Karl-Michael Haus
(Hrsg.)

Neurophysiologische Behandlung bei Erwachsenen und Kindern

Zentralneurologische Störungen verstehen und behandeln

4. Auflage

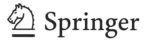 Springer

Hrsg.
Karl-Michael Haus
Praxis Ergotherapie Haus
Landau, Deutschland

ISBN 978-3-662-62291-9   ISBN 978-3-662-62292-6 (eBook)
https://doi.org/10.1007/978-3-662-62292-6

Die Deutsche Nationalbibliothek verzeichnet diese Publikation in der Deutschen Nationalbibliografie; detaillierte bibliografische Daten sind im Internet über http://dnb.d-nb.de abrufbar.

Einbandabbildung: © New Africa / stock.adobe.com

Springer ist ein Imprint der eingetragenen Gesellschaft Springer-Verlag GmbH, DE und ist ein Teil von Springer Nature.
Die Anschrift der Gesellschaft ist: Heidelberger Platz 3, 14197 Berlin, Germany

Über den Herausgeber

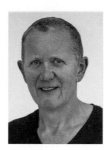

Karl-Michael Haus
© Karl-Michael Haus

Therapeutischer Werdegang
- 1996 Staatsexamen Ergotherapeut
- 1996–1999 Ergotherapeut, Edith-Stein-Fachklinik für Neurologie und Orthopädie
- 1999–2005 Ausbildungsleitung Ergotherapie, Prof. König und Leiser Schulen Kaiserslautern
- 2005 Selbständiger Ergotherapeut:
- Inhaber zweier ergotherapeutischer Praxen in Landau/Pfalz
- Ausrichtung bundes- und europaweiter Fortbildungen im Bereich Neurologie, Schwerpunkt: Schlaganfall, MS, Parkinson sowie Bio- und Neurofeedback (s. ▶ www.ergotherapie-haus.de/ Kurse)

Berufliche Fort- und Weiterbildung
- 1999 Zertifizierter Bobath-Therapeut
- 2000 Bobath-Aufbaukurs: Behandlung Hemiplegie und andere neurologische Erscheinungsbilder
- 2001 Staatl. anerkannter Lehrer für Gesundheitsfachberufe
- 2001 Bobath-Aufbaukurs: Behandlung Erwachsener mit Hemiplegie
- 2002 Zertifizierter AD(H)S-Trainer nach Lauth & Schlottke
- 2003 Bobath-Aufbaukurs: Behandlung Erwachsener mit Hemiplegie
- 2006 Lehrtherapeut für die „Sensorische Integrationstherapie" (Kinderheilkunde)
  2007 Klinischer Neuro- und Biofeedbacktherapeut
- 2009 Zertifizierter Neurofeedbacktherapeut
- 2017 Sektoraler Heilpraktiker „Ergotherapie"

Vorwort

Auch in seiner 4. Auflage erhebt dieses Buch nicht den Anspruch eines medizinisch-neurologischen Fachbuchs und enthält auch keine vorgefertigten Behandlungsrezepte.

Das Buch soll die Entwicklung und Funktionalität „normaler, alltagsrelevanter Bewegungs- und Handlungsabläufe" verständlich machen und dazu beitragen, die Auswirkungen zentralnervöser Schädigungen, individuell auf den Menschen bezogen, ganzheitlich zu erfassen, d. h., die daraus resultierenden Beeinträchtigungen von Körperstrukturen und -funktionen, der Aktivitäten sowie der Teilhabe – unter Berücksichtigung persönlicher und umweltbedingter Kontextfaktoren (ICF) – zu beurteilen. Der Leser lernt u. a. aus Grundkenntnissen der Evolution, der intrauterinen Entwicklung des Embryos, aus der postnatalen sensomotorischen Entwicklung und v. a. aus dem Alltagsgeschehen.

Die Autoren beschreiben anhand der Physiologie die Pathologie und anhand der Pathologie die Physiologie – mit dem Ziel einer intensiven Verknüpfung und Automatisierung der Funktionsweise des Gesamtsystems „zentrales Nervensystem" (ZNS). Wer versucht, die Sprache des ZNS zu verstehen oder, besser, sie zu sprechen (was sicher kein einfacher und wohl über das gesamte Berufsleben anhaltender Weg ist!), wird durch den „phantasievollen und kreativen" Einsatz von Alltagsaktivitäten die therapeutische Vorgehensweise effizienter gestalten und so zu mehr Selbstständigkeit und einer Verbesserung der Lebensqualität und Teilhabe seiner Patienten beitragen. Im F.A.T. (funktionelles Alltagstraining) behandeln wir primär nicht die Schädigung, um den Alltag zu verbessern, sondern schaffen vielmehr funktionelle Kompetenzen (Voraussetzungen) und nutzen Alltagsaktivitäten, um den Grund der Beeinträchtigung, die wir sehen und fühlen, zu behandeln! So ist das F.A.T. eine Art „Kompetenztraining zur Selbsthilfe" mit dem Ziel, den Patienten ressourcenorientiert auf möglichst motivierende und lustbetonte Weise zur erfolgreicheren Umsetzung seines Alltagsgeschehens heranzuführen.

Eine Therapie, die sich rein auf die Theorie bezieht, wird die Selbstständigkeit der Patienten nicht verbessern. Ebenso wenig wird eine rein emotionale, „aus dem Bauch heraus" durchgeführte Therapie keinen funktionellen Gewinn bewirken. Man geht von über 100 Milliarden Neuronen aus, die sich im Zuge einer mehr oder minder starken Läsion neu organisieren bzw. (re)organisieren. Dabei gibt es keinen Schalter, den man einfach drücken könnte, damit es besser wird! Die komplexen funktionellen und neuromuskulären Zusammenhänge werden in diesem Buch erklärt, und dies soll die Lust am Tun beim Patienten sowie am Lassen beim Therapeuten wecken.

Neu in dieser aktualisierten und stark überarbeiteten 4. Auflage ist, dass nahezu alle Beschreibungen durch Behandlungsvideos[1] ergänzt wurden, sodass der multimodale Transfer zwischen theoretischem Wissen und praktischem Tun untermauert wird. Dennoch kann kein Buch die therapeutische Arbeit, also Erfahrungen am und mit dem Betroffenen ersetzen. Das Erkennen, v. a. das Erfühlen z. T. minimaler „normaler" Bewegungsamplituden, und das Transferieren in den Alltag, um letztendlich nicht den Betroffenen zu bewegen, sondern um ihm das Gefühl für seine Bewegung (wieder) zu geben, müssen in der Praxis erfahren werden!

Beim ersten Blick auf das Buchcover denken Sie vielleicht: „Oh, coole Socken!", und ein weiterführender Gedanke könnte sein: „Diese Bewegung ist doch die normalste Sache der Welt!" Und wenn Sie dann versuchen, Ihre Ferse wie auf dem Foto ganz leicht (phasisch) anzuheben, werden Sie auch spüren: „Klar, das geht doch ganz einfach!"

---

1   In eigener Sache: Die Videos sind reale Therapiesituationen und haben sowohl in Bild als auch Ton nicht den HD-Anspruch. Während der Videos erkläre ich viel – dies ist in der Praxis eher weniger der Fall. Die Erklärungen im Video sollen das Verständnis der jeweiligen Vorgehensweise untermauern. Die Fotos der Abbildungen sind meist Momentaufnahmen aus den Videos und verlieren z. T. an Schärfe. Es geht jedoch v. a. um die Beschreibung der Therapiesituation und weniger um die Bildqualität. Die Videos wurden in meiner Freizeit zusammengestellt, ihnen fehlt somit etwas die Professionalität, und man möge mir auch den einen oder anderen Rechtschreibfehler darin verzeihen!

Bitten Sie jedoch in der nächsten Therapie Ihren Patienten mit Hemiplegie darum, seine Ferse genau auf diese Weise anzuheben, so wird ihm dies aufgrund der hohen tonischen Anspannung seiner Wadenmuskulatur kaum möglich sein. Letztendlich liegt unser Therapiefortschritt vor allem in der Rückführung, Erleichterung und Verbesserung solcher Bewegungen und damit der individuellen Alltagssituation. Zu diesem Zweck habe ich Ihnen Anleitungsblätter zur Eigenmobilisation zusammengestellt, die wie die Videos zum Download zur Verfügung stehen. Die Anleitungen können zum Teil so übernommen werden, müssen ggf. aber auch speziell an den jeweiligen Betroffenen adaptiert werden. Alle Übungen werden vorab in der Therapie gebahnt, adaptiert und vor allem vom Betroffenen adäquat ausgeführt, um den Alltag in die Therapie zu integrieren oder besser: um die individuellen Alltagssituationen und -medien zu nutzen, um die Symptomatik zu verbessern, so z. B.:

- das morgendliche Aufstehen zur **Lockerung des Unterschenkels** (späteres Schwungbein),
- das Sitzen am Frühstückstisch zur **Lotaufrichtung der WS** und zur Dehnung der dorsalen Verspannung (Sitzmobilisation),
- das Kämmen und Schminken im Stand zu Verbesserung der **lateralen Beckenstabilität**,
- das Anziehen der Strümpfe (s. Cover) zur **Dehnung und Aktivierung der Wadenmuskulatur**,
- die Nutzung der Treppe zur **Verbesserung des Standbeins**,
- das Einkaufen mittels leichter Stütze auf den Einkaufswagen und/oder das Rasenmähen zur **Verbesserung der Stand- und Schwungbeinphase** etc.

> Sämtliche Videos sowie die Anleitungen zur Eigenmobilisation und zur Visuomotorik können Sie unter folgender Adresse herunterladen: https://doi.org/10.1007/978-3-662-62292-6 unter dem jeweiligen Kapitel herunterladen.

Somit soll das Buch das Verständnis für das zentrale Nervensystem wecken und es mit möglichst alltagsrelevanten Praxisbezügen verknüpfen, um nicht gegen das System, sondern vielmehr „mit" dem System ZNS eine Verbesserung der Lebensqualität zu erzielen, d. h. sowohl beim Betroffenen als auch beim Therapeuten möglichst viele Bewegungserleichterungen – „Aha-" bzw. „Flow-Erlebnisse" – zu schaffen. „Aha-Erlebnisse" wiederum bewirken eine verstärkte Dopamin- und Serotoninausschüttung (und damit Glücksgefühle) und wecken die Lust auf mehr! Aufbauend auf diesen Erlebnissen sollten Sie, ohne bewusst an die theoretischen Inhalte zu denken, Ihre Erfahrungen sammeln und neue Erkenntnisse mit bereits gemachten Erfahrungen verknüpfen, um die Therapie intuitiv, innovativ und – individuell auf das Alltagsgeschehen des Patienten bezogen – reflektiert zu gestalten.

Im ersten Jahrzehnt meiner therapeutischen Tätigkeit durfte ich viel von zwei Bobath-Instruktoren aus Bad Wildbad lernen. Im Laufe der Zeit begegnete ich weiteren beeindruckenden Vorbildern, wie z. B. zwei SI-Lehrtherapeuten aus der Pfalz. Zudem habe ich Einblicke in das Perfetti-Konzept und weitere neurophysiologische Behandlungsverfahren erfahren. 2006 bei der 1. Auflage meinte ich, mein Wissen über die neurophysiologischen Grundlagen, auf die im Prinzip alle neurophysiologischen Verfahren aufbauen, beschreiben zu können. Dabei habe ich neben all den Büchern und Fortbildungen, jedoch das meiste von meinen Patienten gelernt, die trotz ihrer z. T. schweren Symptomatiken mit hoher Motivation und Ausdauer jeden noch so kleinen Schritt in die Normalität der Bewegungsabläufe als Lebensbereicherung mit mir teilten.

Mittlerweile, nach mehr als einem weiteren Jahrzehnt, weiß ich jedoch, dass ich eigentlich recht wenig weiß! Jede Woche kommen neue Eindrücke, Erfahrungen, aber auch Stagnationen hinzu, die immer wieder eine intensive Auseinandersetzung mit der neurologischen Thematik erfordern. Dabei jedoch abwechslungsreich, spannend und „wieder" lehrreich sind, mit dem innerlichen Wunsch, dass „diese" Reise niemals enden möge!

Die Hemiplegie ist nicht heilbar, und zuweilen stoßen wir als Therapeutinnen und Therapeuten auch an alters- und/oder ressourcenbedingte Grenzen. Wir erleben jedoch auch immer wieder kleine Wunder und dürfen Lebensgewinne teilen, die den Aufwand mehr als wert sind, sich intensiv und konstruktiv mit dem ZNS, seiner Neuropathologie und Regenerationsfähigkeit zu beschäftigen.

Last but not least liegt mir in diesem Buch nichts ferner, als irgendein therapeutisches Vorgehen zu beurteilen oder gar zu kritisieren – und letztendlich: „Was hilft, ist gut"!

Die Inhalte des Buches wurden mir nicht in die Wiege gelegt, sondern entstanden vielmehr aus einem knappen Vierteljahrhundert therapeutischer Arbeit und der z. T. jahrzehntelangen therapeutischen Begleitung neurologisch betroffener Menschen. Viele Erkenntnisse, die im Buch als „Roter Faden" gekennzeichnet sind, resultierten aus meinen Fehlern, Über- und Unterforderungen, Stagnationen und deren korrigierenden Maßnahmen.

Intelligente Menschen lernen aus ihren Fehlern – noch intelligentere aus den Fehlern von anderen! Somit möchte ich Sie, liebe Leserinnen und Leser, auf eine spannende Reise durch die Neurologie einladen, um von meinen Fehlern zu profitieren.

Karl-Michael Haus
Landau, im Frühjahr 2021

P.S.: Ein besonderer Dank gilt den Betroffenen, die sich mit viel Geduld für die Videosequenzen zur Verfügung stellten und einer Veröffentlichung zustimmten. Die Betroffenen wurden nicht gezielt ausgewählt. Es waren vielmehr Betroffene, die in unseren Praxen i. d. R. 1- bis 2-mal wöchentlich über Jahr(zehnt)e behandelt wurden und werden und die für die Aufnahmen ihr Einverständnis gaben.

Zugunsten der besseren Lesbarkeit werden die Geschlechter nicht ausdrücklich unterschieden, bei Personenbezeichnungen sind selbstverständlich alle Geschlechter gemeint.

Autorinnen und Autoren

Michael Ertl
Ergotherapeut, Bobath-Therapeut, SI-Lehrtherapeut DVE, Lerntherapeut TheraPlus
An den Thoräckern 30
76829 Landau

Sabine George
Ergotherapeutin
Deutscher Verband der Ergotherapeuten e. V.
Becker-Göring-Str. 26/1
76307 Karlsbad-Ittersbach

Angela Harth, DipCOT, MSc.
Ergotherapeutin, Rehabilitationswissenschaftlerin
Mittlerer Waldweg 25
67281 Kirchheim/Weinstr.

Karl-Michael Haus
Ergotherapeut
Praxis Ergotherapie Haus
Horststraße 53
76829 Landau

Anke Hengelmolen-Greb
Physiotherapeutin, Bobath-Instructor IBITA, Heilpraktikerin (PT), Therapie-Wissenschaftlerin
Am Brandhahn 28
57520 Grünebach

Reinhard Ott-Schindele
Ergotherapeut, Therapieleitung im Therapiezentrum Burgau, APW-anerkannter Kursleiter des Affolter-Modells
Kapuziner Str. 34
89331 Burgau

Birgit Rauchfuß
Ergotherapeutin bc. (NL), Perfetti-Therapeutin (AIDETC-anerkannt)
Praxis für Ergotherapie
Scherlebecker Str. 335
45701 Herten

Inhaltsverzeichnis

Serviceteil

Neurophysiologische und neuropsychologische Grundlagen

Inhaltsverzeichnis

Neurophysiologische Grundlagen – zentrales Nervensystem

Karl-Michael Haus

Inhaltsverzeichnis

Die elektronische Version dieses Kapitels enthält Zusatzmaterial, auf das über folgenden Link zugegriffen
werden kann https://doi.org/10.1007/978-3-662-62292-6_1.

1.1 Funktionelle Einteilung

> Das elementare Ziel des Individuums ist die **Kommunikation** und **Auseinandersetzung** mit der Umwelt und ihre Manipulation.

Um die Kommunikation mit der Umwelt und ihre Manipulation zu ermöglichen, muss die Umwelt erfahren werden. Sowohl äußere Reize der Umwelt als auch Informationen über die Lage, Position und Aktivität des Körpers (innere Reize) im Raum bilden hierfür die Grundlage. Um diese Informationen aufzunehmen und zu verarbeiten, benötigt der Mensch seine Sinne:

- Durch spezielle afferente Nervensysteme – **sensorische Systeme** (Sinnessysteme) – wird die Umwelt für das Lebewesen erfassbar.
- Durch die Wahrnehmung (kognitive Funktionen) wird Umwelt **bewusst**.
- Über efferente Nervensysteme (**motorische Systeme**) werden **Handlungen** (exekutive Funktionen), d. h. eine Interaktion, möglich.

Funktionell gesehen spricht man vom
- **sensorischen (sensiblen) Nervensystem** (▶ Kap. 2),
- **motorischen Nervensystem** (▶ Kap. 3) und
- **vegetativen Nervensystem.**

Das **vegetative Nervensystem** reguliert die Tätigkeit der inneren Organe und stimmt sie auf die Belange des Gesamtorganismus ab. Da es vom Bewusstsein weitgehend unabhängig agiert, wird es auch als **autonomes Nervensystem** bezeichnet.

Das Verständnis dieser zentralen Steuerungszentren (ZNS) sowie deren neuromuskulärer Innervation sind unabdingbare Grundlagen zur Behandlung neurologischer Störungsbilder. Zusammenhänge zwischen der Phylo- und Ontogenese, der sensomotorischen Entwicklung, normaler alltäglicher, meist automatisierter Bewegungsprozesse und neuromuskulären Veränderungen während unseres Lebens bilden hierfür die Grundlage. Es gibt nicht den Schalter, den wir bei der Behandlung drücken, und die Spannung normalisiert sich! Wir sprechen von 100 Mrd. Neuronen (Schaltern), die in jeder Sekunde unseres Tuns 656 quergestreifte Muskeln entsprechend der jeweiligen Anforderung höchst sensibel, meist automatisiert, adaptieren. Es gibt daher nicht *den* Schalter, den wir drücken, und es wird bei jedem besser! Dennoch gibt es gewisse grundlegende Vorgehensweisen, die wir im funktionellen Alltagstraining nutzen. Diese werden in diesem Buch als entsprechende Textbausteine mit der Überschrift „Roter Faden" vorgestellt.

> Wir versuchen, das Nervensystem (zentral, vegetativ) zu verstehen, um es zu beeinflussen!

1.1.1 Neurophysiologie vs. Neuropathologie

Während der Alltagsbewegungen tätigt unser ZNS eine Vielzahl hochkomplexer sensomotorischer Prozesse, die i. d. R. nicht unserem Bewusstsein unterliegen. Neokortikale Strukturen dienen z. B. der sensorischen visuellen, akustischen oder sensiblen taktilen Reizaufnahme sowie der Assoziation/Interpretation mit gespeicherten Erfahrungen. Der Neokortex, v. a. der Frontallappen, ist das evolutionär jüngste Hirnareal. Seine Neurogenese vollzieht sich bis über das 21. Lebensjahr und ist u. a. Sitz unserer emotionalen, sozialen und kreativen Intelligenz (Persönlichkeit). Neokortikale Innervationen sind eher „bewusste", distal betonte phasisch variable Bewegungen wie z. B. handlungsorientierte, fein- und grafomotorische Bewegungsprogramme (◨ Abb. 1.1a, Ebene 1).

Unterhalb der Großhirnrinde befinden sich die Kerngebiete der Basalganglien, Zentren zum Speichern und Abrufen von Informationen (Hippocampus) sowie limbische Strukturen. Sie gestalten v. a. automatisierte, phasisch variable, schnelle, kraftvolle, harmonische Bewegungsabläufe etc. Neben der Sensomotorik erfüllen sie aber auch kognitive und emotional betonte Funktionen (◨ Abb. 1.1a, Ebene 2).

Tiefer liegende und phylogenetisch ältere Zentren wie z. B. der Hirnstamm steuern mit meist automatisierten Haltungs- und Gleichgewichtsreaktionen die permanente Adaption unserer Körperanspannung gegen die sich ständig verändernden Gravitationskräfte (Schwerkraft). Neben den koordinativen Leistungen des Kleinhirns aktiviert der Hirnstamm eher tonisch geprägte, ausdauernde Reaktionen zur Haltungsbewahrung (◨ Abb. 1.1a, Ebene 3).

Aber v. a. das evolutionär älteste zentrale Steuerungszentrum, das Rückenmarksgrau, verfügt über ein reichhaltiges reflexhaftes Repertoire an sensomotorischen Programmen wie z. B. über elementare Prozesse der Lokomotorik, Schutzreaktionen sowie den Spannungsaufbau „gegen die Schwerkraft" (◨ Abb. 1.1a, Ebene 4). Die primäre Aufgabe des Rückenmarks (RM) liegt in der tonischen Tonusaktivierung gegen die Schwerkraft (s. 1. sensomotorischer Regelkreis [SMRK]) z. B. gegen den Antischwerkraftreflex. Reflexe sind unbewusste, „stereotype" Antworten von Effektoren des Körpers auf die Aktivierung von Rezeptoren. Der spinale Reflex wird eingebunden in höhere spinale, subkortikale und (neo) kortikale Zentren zur Reaktion.

Jedes an Land lebende Lebewesen entwickelt bzw. adaptiert sich entsprechend der Schwerkraft (◨ Abb. 1.1b) – je leichter, harmonischer, ökonomischer, graziler (◨ Abb. 1.1c), desto komplexer die neuromuskuläre Innervation. Daher ist das Zusammenspiel aller Steuerungszentren notwendig, um uns ein permanent adaptierendes Spektrum zwischen kraftvollen, schnellen, anstrengenden

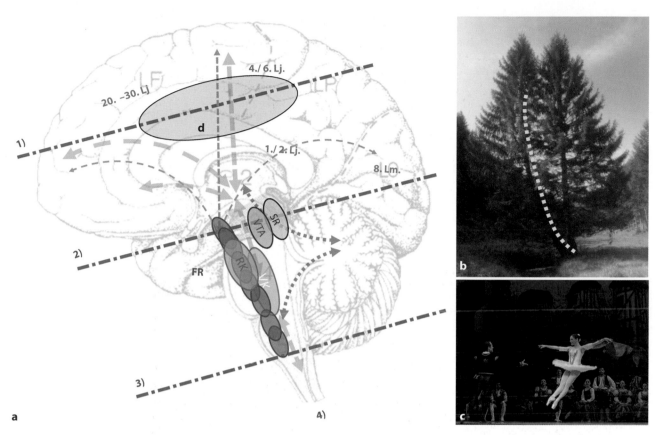

Abb. 1.1 a–d Das ZNS verstehen. **a** Sensomotorische Steuerungszentren (Lj = Lebensjahr, Lm = Lebensmonat); **b** Aufrichtung gegen die Schwerkraft; **c** aufbauend auf die spinalen und subkortikalen Zentren ermöglicht die neokortikale Innervation leichte, harmonische, grazile Bewegungsabläufe; **d** Versorgungsgebiet der A. cerebri media (FR = Formatio reticularis, RK = Raphekerne, VK = Vestibulariskerne, VTA = ventrale tegmentale Area, SN = Substantia nigra). (Aus Haus et al. 2020)

und leichten, harmonischen, flüssigen Bewegungsabläufen in unserem Alltagsleben bis hin zu den grazilsten Tanzvariationen (**∎** Abb. 1.1c) in unserem unendlich variationsreichen Alltagsleben ermöglichen.

1.1.2 Vegetatives oder autonomes Nervensystem

Das vegetative Nervensystem reguliert die Intensität wichtiger, bewusstseinsunabhängiger Körperfunktionen wie z. B. Herzfrequenz, Blutdruck, Grundspannung der Muskulatur, Wärmeregulation etc. Die übergeordneten Zentren liegen im Hypothalamus (► Abschn. 2.3.2, **Hypothalamus**). Da dieses System entweder fördernd oder hemmend in die Organfunktionen eingreift, unterteilt man die antagonistisch unterschiedlichen Bereiche in **Sympathikus** und **Parasympathikus** (Appell 2008, S. 163 ff). Die **sympathischen Anteile** bewirken eine hohe Leistungsbereitschaft, z. B. bei hoher Anstrengung durch die „**Ready for fight or flight**"-Reaktion etc., die u. a. mit einem Anstieg der **Atem- und Herzrate**, der **Muskelspannung, Blutdruckanstieg etc.** einhergeht. Dagegen wird der **Parasympathikus** (Gegenspieler), auch N. vagus,

als sogenannter **Ruhenerv (Regenerierungsnerv, Selbstheilungsnerv)** beschrieben, da er der Regeneration, dem Immunsystem und dem Aufbau körpereigener Reserven dient. Man kann sich das Zusammenspiel zwischen Sympathikus und Parasympathikus ähnlich dem Gas- und Bremspedal eines Autos vorstellen.

1.1.2.1 Stresshormone

Das Stresshormon Noradrenalin aktiviert in Gefahrenbzw. Stresssituationen sympathische Zyklen, die wiederum eine erhöhte Adrenalinproduktion bewirken, um eine unmittelbare Ausnahmesituation zu bewältigen. Dabei steigert sich in kürzester Zeit die komplette Kreislaufaktivität. Reduziert sich die Stressreaktion wiederum, so reduziert sich auch die sympathische Aktivität bzw. die Adrenalinausschüttung. Bei langfristigem (chronischem) Stress kommt neben der permanenten Freisetzung von Noradrenalin ein drittes wichtiges Stresshormon hinzu, das Cortisol. Kurzfristig gesehen dienen alle Stresshormone einer verbesserten physischen und psychischen Leistungsfähigkeit.

Zwischen dem N. vagus (X. Hirnnerv) und den kranialen Ästen des N. accessorius (XI. Hirnnerv) bestehen enge Verbindungen. Daher neigen Muskeln, die der

1

N. accessorius innerviert (M. trapezius, sternocleidomastoideus), bei emotionaler Dysregulation zu vermehrter Muskelanspannung.

■ **Eigene Gedanken**

Der N. accessorius wird in einen spinalen und einen kranialen Ast unterteilt, wobei der spinale die o. g. Muskeln innerviert und, wie oben beschrieben, der kraniale mit dem N. vagus in Verbindung steht. Daraus könnte man eine hemmende Wirkung des Regenerationsnervs N. vagus (X. HN.) auf den XI. Hirnnerv ableiten. Der N. vagus wiederum ist reziprok mit dem Sympathikus verschaltet. Sowohl eine physische als auch psychische „sympathische (Stress)Aktivität" könnte somit zur Einschränkung der kontrollierenden Funktion des N. vagus führen und über die spinalen (enthemmten) Innervationen des N. accessorius die erhöhte Anspannung der Nackenmuskulatur (wie es häufig geschieht) herbeiführen. Eine langfristige, über Jahre bzw. Jahrzehnte andauernde Nackenanspannung der dorsalen zervikothorakalen Muskulatur bewirkt eine verstärkte BWS-Kyphose (= Protraktion Schultergürtel) und HWS-Lordose (Witwenbuckel). Die WS-Rotation geht verloren, und der physiologische Rotationsgang sowie Bewegungen der Arme (v. a. über 90° Elevation) werden erschwert. Diesen z. T. physiologischen Alterungsprozess sehen wir bei nahezu allen neurologischen Störungsbildern (s. ► Kap. 8, ICP, Hemiplegie, MS, IPS, SHT und ◘ Abb. 3.6d–i).

Chronische Stresssituationen und/oder chronische (Nacken)Anspannung jedoch bewirken eine kontinuierliche Cortisolabgabe (= Cortisolüberschuss). Dieser wiederum wird mit vielen Krankheitsbildern in Verbindung gebracht wie z. B. mit Herz- und Blutdruckproblemen, Schlaflosigkeit (Melatoninreduktion) und Konzentrationsstörungen. Man geht davon aus, dass das Hormon Areale der Hippocampusformation schädigt (s. ◘ Abb. 2.5a). Studien des Department of Biological Sciences der Stanford University beschreiben, dass durch die Cortisolüberstimulation Nervenzellen frühzeitig altern und die Neubildung negativ beeinflusst wird. Ebenso zeigten Probanden einer Studie mit einem Cortisolüberschuss Gedächtnis- und Konzentrationsschwierigkeiten.

1.1.2.2 Parasympathische Aktivierung bei neurologischen Krankheitsbildern mittels Atem- und Sprechtraining

Da sowohl eine BWS-Hyperkyphose (Rundrücken) als auch eine LWS-Hyperlordose (Hohlkreuz) das Atmen und Sprechen erschweren, beginnt das Training im Liegen. Hierbei besteht keine Notwendigkeit der Haltungsbewahrung, die Muskulatur ist gelockert, und der Betroffene kann sich leichter auf seine Atmung (Beckenboden) konzentrieren. Zudem sollte möglichst entlordosiert (z. B. mit Knierolle) gelagert werden. Die

Flanken werden freier und erleichtern neben der tiefen Bauchatmung (Kontraktion des Zwerchfells = Lungenausdehnung nach kaudal) auch die Flankenatmung mittels Rippenmuskulatur. Schwerer Betroffene schaffen zu Beginn noch keine 6 Atemzüge pro Minute, daher beginnt man z. B. mit Zählen: 1, 2 s einatmen und 3, 4, 5 s ausatmen. Ein leichtes Anheben des Kopfes bewirkt eine ventrale Anspannung (Bachmuskulatur/Zwerchfell) und erleichtert meist die tiefe Bauchatmung. Mit der Zeit kann sich sowohl das Ein- als auch das Ausatmen entsprechend verlängern (1, 2, 3, 4 s ein- und 5, 6 … 10 s ausatmen). Bei gutem Gelingen kann ein Atem-, Sprech- und Beckenbodentraining (s. unten) im Sitzen, z. B. mit aufgestützten Ellbogen, folgen. Dies erleichtert vorab die physiologische Ausrichtung der WS, und der Betroffene beübt neben Atmen und Sprechen auch seinen Haltungshintergrund.

Aufbauend auf das Atemtraining kann ein Beckenbodentraining folgen. Je stabiler das Becken, desto freier wird die Schulter. Der Betroffene wird gebeten, in den Bauch einzuatmen und beim Ausatmen den Beckenboden anzuziehen. Zu Beginn kann man Anweisungen geben, wie z. B. Urinstrahl anhalten, Gras mit dem Beckenboden pflücken, den Beckenboden ähnlich einem Aufzug hochziehen u. ä.! Mit der Zeit sollte sich jedoch die Kontraktion rein auf die Beckenbodenmuskulatur beschränken, d. h. Po, Glied etc. nicht mitanspannen. Bei gutem Gelingen kann das Training ähnlich dem Atemtraining auch im Sitzen und/oder Stehen, v. a. aber im Alltag ausgeführt werden (s. 67090_4_De_1_MOESM1_ESM).

Herr R. (◘ Abb. 1.2e) ist der 2. GBS-Patient (Guillain-Barré-Syndrom), der vor unserer therapeutischen Intervention seine Zeit überwiegend im Bett verbrachte und dort passiv mobilisiert wurde bzw. im Mobilisationsrollstuhl mit Kopfstütze halbliegend gelagert wurde. Die entsprechende Konstitution vorausgesetzt, verbessert die Sitzposition neben den Vitalfunktionen auch die allgemeine Lebensqualität (Sitz im Aktivrollstuhl, am Küchen-, Wohnzimmertisch im familiären Umfeld etc.)!

Der Patient atmet mit einem ruhigen, tiefen und lockeren Atemzug möglichst durch die Nase ein und durch den Mund aus. Ein dezentes Anheben des Kopfes (= Vorspannung Bauchmuskulatur/Zwerchfell) kann die tiefe Bauchatmung unterstützen! Das Ausatmen sollte etwas langsamer als das Einatmen erfolgen (verhindert ein Hyperventilieren, CO_2 wird ausgeschieden, und die Lunge wird freier für die erneute Sauerstoffaufnahme).

Gelingt es dem Patienten, seine Atmung entsprechend zu modulieren, kann man diesen Vorgang auch sehr gut zur Spastikreduktion verwenden. Man bittet den Patienten z. B. während der behutsamen Dehnung, langsam in angespannte Muskulatur (Arm, Hand etc.) zu atmen und zu entspannen. Dies lässt sich auch für ein Eigenprogramm anwenden.

Neurologische Krankheitsverläufe wie multiple Sklerose (MS), Amyotrophe Lateralsklerose (ALS), Idiopati-

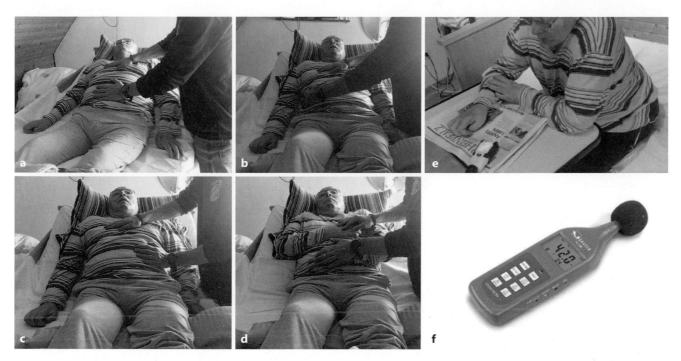

Abb. 1.2   a–f Atemtraining (a–e) und Schallpegelmessgerät (f). (f mit freundl. Genehmigung der Fa. Kern & Sohn GmbH, Balingen)

sches Parkinsonsyndrom (IPS), Guillain-Barré-Syndrom (GBS) etc., aber auch Kinder mit hypotoner Grundspannung (AD(H)S) zeigen meist neben der erhöhten Nackenver- bzw. -anspannung auch eine flache, rasche (paradoxe) Brustatmung: Anheben des Brustkorbes beim Einatmen.

Neben dem zunehmend geringeren Lungenvolumen verstärken diese Atemzyklen auch sympathische Reaktionen, woraus letztendlich eine Verschlechterung kardiopulmonaler Leistungen und eine psychische Anspannung resultieren. Erschwerend hinzu kommt die alltägliche Immobilität, z. B. durch die ganztägige Rollstuhlnutzung und/oder eine andauernde Bettlagerung. Zudem unterstützen die Einbußen der Vigilanz und Kondition sowie die Schwächung des Immunsystems Infekte und Erkältungen bis hin zur Lungenentzündung. Die zunehmende Inaktivität schränkt den Betroffenen sowohl auf seiner Aktivitätsebene als auch auf der Partizipationsebene ein. Es entsteht ein Circulus vitiosus, der zu weiteren Komplikationen wie Kontrakturen, Pneumonien und Embolien führen kann.

Ein regelmäßiges alltägliches Atem- und Beckentraining, sowie ein unterstützendes, kontinuierliches Üben mittels Schallpegelmessgerät (Sprechtraining, z. B. tägliches Zeitungslesen), gilt langfristig neben der Verbesserung der Lebensqualität auch als lebensverlängerte Maßnahme (s. 67090_4_De_1_MOESM1_ESM unter https://doi.org/10.1007/978-3-662-62292-6_1)!

Herr R. leidet seit gut einem Jahr an GBS. In ◘ Abb. 1.2a legt der Therapeut seine Hände auf Brustkorb und Bauchdecke (Zwerchfell). Gerade bei einer neurologisch hypotonen Grundsymptomatik sind die vegetativ beteiligten Muskeln (Zwerchfellatmung, Beckenboden-, Blasenkontrolle etc.) meist noch stärker beeinträchtigt bzw. bedingen sich gegenseitig. So unterstützt eine verbesserte Zwerchfellatmung neben dem Zusammenspiel mit der Beckenbodenmuskulatur häufig auch eine allgemeine Tonusnormalisierung und Becken- bzw. Rumpfstabilisation.

Mit der oberen Hand versucht der Therapeut, die (paradoxe) Brustatmung zu hemmen/kontrollieren/reduzieren. Mit der unteren Hand erfühlt er mit einem dezenten Druck die gewünschte Zwerchfell- bzw. tiefe Bauchatmung (Thoraxbewegungen reduzieren und das Heben und Senken der Bauchdecke unterstützen). Der dezente Druck auf die Bauchdecke sollte lediglich einen wahrnehmungserweiternden Widerstand liefern, d. h., er darf nicht dem ohnehin geschwächten Zwerchfell entgegenwirken. Vor allem Patienten mit MS, Ataxie und/oder Dysarthrie profitieren von der exzentrischen Zwerchfellarbeit (langsames Ausatmen, bremsend gegen den Druck des Therapeuten), u. a. im Zusammenspiel mit Bauch- und Beckenbodenmuskulatur. Die verbesserte Zwerchfellaktivität (u. a. im späteren Sitzen) unterstützt parasympathisch die Funktion der inneren Organe, beeinflusst das Sprechen und ist somit auch an der Bewegungsorganisation des Rumpfes beteiligt. Eine stabile Basis (Becken/unterer Rumpf) unterstützt die obere Rumpffreiheit und damit die Exploration des Kopfes sowie das Hantieren der Arme und Hände.

Die tiefe Bauchatmung wird je nach Konstitution 3- bis 4-mal wiederholt. Anschließend folgt die Flankenatmung. Der Therapeut wechselt die Hand von der Bauchdecke auf die Flanken (untere Rippenbögen). Nun wird der Betroffene gebeten, ähnlich der Bauchatmung in die seitlichen Flanken zu atmen (◘ Abb. 1.2b rechts, ◘ Abb. 1.2c links). Ein langsames, bremsendes (exzentrisches) Ausatmen kann das darauffolgende Einatmen unterstützen. Nun soll der Betroffene selbst seine Hände auf Brustkorb und Bauchdecke (Flanken) legen und das Training als Eigenprogramm in seinen Alltag integrieren (s. 67090_4_De_1_MOESM1_ESM unter https://doi.org/10.1007/978-3-662-62292-6_1).

> **Roter Faden**
>
> Das kognitive Potenzial vorausgesetzt, kann das Atemtraining (Zwerchfellatmung) auch bei Schwerstbetroffenen wie bei einer spastischen Hemiplegie, Schädel-Hirn-Trauma (SHT) mit spastischer Tetraplegie etc. mit einem Entspannungsverfahren gekoppelt werden – vorzugsweise mit einer Methode, die dem Betroffenen schon vor seiner Läsion bekannt war, wie z. B. mit dem autogenen Training, der progressiven Muskelrelaxation (PMR) nach Jacobsen und/oder der Feldenkrais-Methode. Der Betroffene beginnt in Rückenlage (RL) (vor dem Aufstehen) mit geschlossenen Augen – v. a. beim Ausatmen mit einer Selbstinstruktion – evtl. zu Beginn: „Mein rechter Arm (Bein) ist ganz locker!" Später kann es auf die jeweilig verspanntesten Strukturen angewendet werden: „Meine rechte Schulter ist ganz locker", „Mein rechter Ober-, Unterarm, Hand, Finger sind ganz locker"; „Mein linker Ober-, Unterschenkel, Fuß sind ganz locker" (Überkreuzen der Körpermitte bei Tetra-Symptomatik); „Meine linke Schulter; rechter Ober-, Unterschenkel ..." etc. Die bewusste kortikale Zuwendung kann die Somatosensibilität verbessern und einen hemmenden Einfluss auf enthemmte subkortikale und spinale sowie auf kompensatorische Prozesse nehmen. Täglich ausgeführt erleichtert die Spannungsreduktion das Alltagsleben und unterstützt die therapeutische Intervention!

1.1.2.3 Sprechvorgang

Über 100 Muskeln sind an der Atmung, Stimmgebung und letztendlich an der Aussprache beteiligt. Z. B. beschreibt man bei einer Läsion im Hirnstamm/Kleinhirn (MS-Herde, Infarkte etc.), die oft mit einer hypotonen Grundsymptomatik einhergeht, eine skandierende Sprache (leise, langsam, verwaschen, abgehackt). Aber auch mehr als drei Viertel der IPS-Betroffenen entwickeln Stimm-, Sprech- und Schluckstörungen (hypokinetisch-rigide Dysarthrie). Durch lautes Sprechen trainiert der Betroffene neben der tiefen Zwerchfellatmung auch seine Brustatmung. Der Betroffene übt je nach Konstitution mittels Schallpegelmessgerät (◘ Abb. 1.2f), Zeitung zu lesen und dabei zu versuchen, einen zwar fordernden, aber nicht überfordernden Dezibel(dB)-Wert zu über-

schreiten. Auch dieser Prozess sollte z. B. durch alltägliches lautes Zeitunglesen in den Alltag integriert werden. Mittels Sprechtraining erhält/fördert/erleichtert der Betroffene neben den o. g. Funktionen auch seine soziale Interaktion.

> **Roter Faden**
>
> Bei neurologisch Betroffenen (bzw. für das betroffene ZNS) ist ein ständiges „Gasgeben im ersten Gang" eher die Regel anstelle der Ausnahme (s. oben). Die hohe sympathische Aktivität bringt den Körper aus dem Gleichgewicht. Stress-, Angst- und Schmerzzustände erhöhen sich, was wiederum zu Kurzatmigkeit, Tonuserhöhung und Herzrhythmusstörungen führen kann (Circulus vitiosus). Die wohl elementarste Regulation zwischen sympathischer und parasympathischer Aktivität finden wir bei der Atmung. Das Einatmen, z. B. wenn wir „vor Schreck Luft holen", ist dabei sympathisch und das entspannende Ausatmen parasympathisch geprägt. Die bei Patienten häufig bestehende gekrümmte, kyphotische und/oder verspannte hyperlordosierte Sitzhaltung (Hohlkreuz) begünstigt die ohnehin flachen, sympathischen Atemphasen (= paradoxe Brustatmung).
>
> Ein entspannendes Atemtraining mit dem Ziel der tiefen Bauchatmung (Zwerchfellatmung) trägt neben der verbesserten Sauerstoffversorgung nicht selten auch zur Körperentspannung und allgemeinen Tonusnormalisierung bei (s. oben). Je nach Konstitution schreibt man dabei 6–10 Atemzügen pro Minute (z. B. 4 s einatmen und 6 s ausatmen) eine besondere (reaktive) parasympathische Wirkung zu (Baroreflex).

1.2 Anatomische Einteilung

Das Nervengewebe wird aus 2 Zelltypen aufgebaut, den **erregbaren Nervenzellen** und den **nicht erregbaren Gliazellen**. Die Verarbeitung der Reize, d. h. **Reizaufnahme**, **Verarbeitung** und **Weiterleitung**, erfolgt über die **Nervenzellen**. Nach der Art ihrer Funktion und Konzentration untergliedert man das Nervensystem grob in 2 Bereiche.
- Das **z**entrale **N**ervensystem (**ZNS**) besteht aus Gehirn und Rückenmark (◘ Abb. 1.3 – gestrichelte Linie).
- **Spinalnerven** verbinden das ZNS mit der Peripherie. Es sind **gemischte Nerven**, die sowohl motorische (ventral) als auch sensorische Anteile (dorsal) besitzen. Den segmentalen Aufbau des Rückenmarks unterteilt man in **31 Segmente**, die jeweils über eigene sensomotorische Schaltkreise verfügen (▸ Abschn. 4.1, „Sensomotorik", ◘ Abb. 4.1 – **Eigenapparat/Verbindungsapparat**). Zu den motorischen efferenten Verbindungsbahnen vom ZNS zur Peripherie zählt u. a. die Pyramidenbahn, zu den zuführenden afferenten

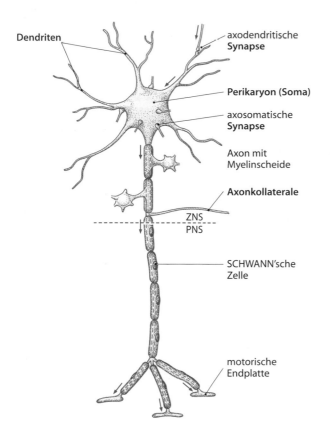

Dendriten

axodendritische
Synapse

Perikaryon (Soma)

axosomatische
Synapse

Axon mit
Myelinscheide

Axonkollaterale

ZNS
PNS

SCHWANN'sche
Zelle

motorische
Endplatte

◻ **Abb. 1.3** Motorisches Neuron. (Aus Zilles und Rehkämper 1998)

Bahnen z. B. das Vorderseitenstrang- und Hinterstrangbahnsystem (► Kap. 4, sensorische Systeme; ◻ Abb. 2.10).

– Das periphere Nervensystem (**PNS**) besteht aus neuronalen Strukturen, den Nervensträngen (Traktus) und den Nervengeflechten (Plexus), die sich außerhalb des Rückenmarks befinden. Aus den 8 Zervikalsegmenten entspringen die peripheren (gemischten) Nervenwurzeln für Atemmuskulatur und die oberen Extremitäten. Aus den 12 Thorakalsegmenten kommen die Nervenstränge für die Brustwand. Die Nerven aus den 5 Lenden- und 5 Kreuzbeinsegmenten versorgen u. a. die unteren Extremitäten, und jene aus den 3 Steißbeinsegmenten innervieren die Haut über dem Steißbein.

1.3 Aufbau der Nervenzelle (Neuron)

Die Nervenzelle (das Neuron) bildet die kleinste funktionelle Einheit des ZNS und besteht aus einem **Zellkörper**, **genannt Perikaryon** (Soma oder Körper), mit meist mehreren Fortsätzen. Unterschieden werden hier:

– **Dendriten**: zuführende Fortsätze für die Informationsaufnahme,

– **Axon** oder **Neurit**: ableitender Fortsatz für die Informationsabgabe, quasi das „Kabel".

Die Verbindung des Axons zu anderen Neuronen nennt man **Synapse** (griech. „synapsis" für Verknüpfung). Die meisten Axone teilen sich an ihren Endigungen in mehrere Synapsen auf und geben dadurch die Informationen an andere parallel geschaltete Neurone weiter (**Axonkollaterale**). Die Axone können Längen von über einem Meter erreichen und stellen dadurch Nervenverbindungen über große Distanzen her. Die Weiterleitung der Erregung erfolgt über elektrochemische Prozesse (**Aktionspotenziale**) – elektronisch über das Axon und chemisch mittels Botenstoffen (Dopamin, Serotonin, Adrenalin, Acetylcholin, Glutamat u. a.) über die Synapse.

Das ZNS besteht aus etwa 100 Mrd. Neuronen, manche Autoren beschreiben auch bis zu 1 Billion (1.000.000.000.000)! Wenn wir im Vergleich in einer klaren Nacht in den Sternenhimmel schauen, sehen wir etwa 3000 Sterne, also nur den minimalsten Bruchteil dessen, was sich an Neuronen in unserem Kopf befindet! Jeder von uns besitzt eine unvorstellbar hohe Zahl an Neuronen, die wiederum zu jeder Sekunde unseres Lebens und Tuns mittels zigtausender Verbindungen kommunizieren. Jeder hat seine Welt, seine Wirklichkeit, seine individuelle Persönlichkeit im Kopf!

❯ Dass diese neuronale Kommunikation während unseres Lebens i. d. R. reibungslos funktioniert, ist wohl das wahre „Wunder des Lebens". So ist das Gehirn wohl auch das einzige Organ, bei dem man bei einer Organspende lieber der Spender als der Empfänger wäre! Das HeartMath Institute beschreibt, dass ein Gefühl der „Dankbarkeit" parasympathische Zyklen aktiviert und unser Hormon- und Immunsystem stärkt. Eine gewisse Dankbarkeit trotz z. T. schwerer Symptomatiken für ein Überleben, für positive Momente/Situationen/Therapiefortschritte kann sich somit positiv auf den Rehaverlauf und die Lebensqualität auswirken.

Somit sprechen wir von 100 Mrd. neuronalen Schaltern, die in jeder Sekunde unseres Tuns 652 Muskeln entsprechend der jeweiligen Anforderung i. d. R. höchst sensibel adaptieren. Entsprechend adaptiert sich die alltägliche normale Bewegungsinnervation permanent zwischen tonischen, eher stereotypen (haltungsbewahrenden) und phasischen, variablen (bewegungsausführenden) Spannungszuständen. Dabei gibt es „nicht" das Neuron, den Muskel, den Schalter, den wir drücken, und es wird bei jedem besser! Um zu stehen – müssen wir stehen, um zu gehen – müssen wir gehen, um zu hantieren – müssen wir hantieren, und um letztendlich den Alltag zu verbessern – müssen wir im Alltag agieren!

❯ Im Funktionellen Alltagstraining (F.A.T.) therapieren wir nicht bestimmte Muskeln, isolierte Bewegungen etc., um den Alltag zu verbessern – sondern schaffen vielmehr ressourcenorientiert, entsprechend der sensomotorischen Entwicklung, neuromuskuläre Voraussetzung und nutzen letztendlich alltägliche Situationen und Bewegungen, um die neuromuskuläre Innervation des Betroffenen nachhaltig und alltagsrelevant zu verbessern.

Unabhängig vom Konzept/Vorgehensweise/Ansatz etc., immer dann, wenn sich eine Bewegung leichter, harmonischer, lockerer anfühlt und/oder ausgeführt wird – haben wir wieder Synapsen/Schalter reaktiviert – die die Kompensation verringern und den Alltag verbessern!

Kenntnisse über die neuromuskuläre Innervation zentraler Steuerungszentren, die Zusammenhänge zwischen der Phylo- und der Ontogenese, über die sensomotorische Entwicklung, normale alltägliche, meist automatisierte Bewegungsprozesse sowie skelettale und neuromuskuläre Veränderungen während unseres Lebens sind daher unabdingbar.

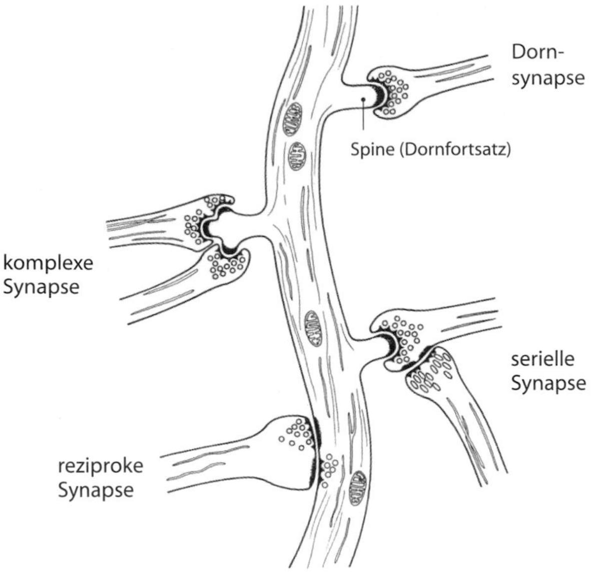

Abb. 1.4 Dendrit mit verschiedenen Synapsen. (Aus Zilles und Rehkämper 1998)

1.3.1 Synapsen

An den Zellfortsätzen bilden sich knopfartige Verbindungsstellen, die als Synapsen bezeichnet werden und funktionelle Verbindungsstellen zwischen den Neuronen (Abb. 1.4) herstellen. Die Synapse bildet einen winzigen Spalt von etwa 20 Nanometern (5000-mal dünner als ein menschliches Haar). Die folgende Übersicht zeigt verschiedene Möglichkeiten für diese Verbindung.

Synapsen

- **Axodendritische Synapsen**: Synapsen zwischen dem verdickten Ende des Axons (präsynaptischer Anteil) und dem Dendrit (postsynaptischer Anteil)
- **Axosomatische Synapsen**: Synapsen zwischen Axon und Perikaryon
- **Axoaxonische Synapsen**: Synapsen zwischen Axon und Axon (an einem Neuron befinden sich 100–1000 Synapsen)
- **Periphere Synapsen:** gebildet von der **motorischen Endplatte**, an der das Axon die Skelettmuskulatur innerviert (Abb. 1.3)

1.3.1.1 Übertragung der Erregung

Synapsen übertragen in der Regel das elektrische Erregungspotenzial aus dem präsynaptischen Axon durch **chemische Botenstoffe** (**Transmitter**; Dopamin, Serotonin, Adrenalin, Acetylcholin, Glutamat, GABA etc.) auf das postsynaptische Neuron.

Durch die Art des Transmitters kann die Wirkung auf das Folgeneuron **erregend** (Glutamat) oder **hemmend** (GABA) ausfallen. „Lernen bedeutet im Grunde genommen, diesen Prozess so zu verändern, dass es leichter oder schwieriger wird, die Nervenzelle auf der anderen Seite des Spalts zu erregen" (Dominique de Quervain, siehe ► http://www.brainscience.ch/quervain.html) (= **synaptische Plastizität**). Dies erlaubt uns, bis ins hohe Alter zu lernen und neue Erfahrungen zu sammeln.

Dopamin und Serotonin werden im allgemeinen Sprachgebrauch als „Glückshormone" beschrieben, die u. a. in sogenannten Flow-Situationen wie z. B. bei „Aha-" oder „Erfolgserlebnissen" ausgeschüttet werden und die Lust auf Neues wecken. Eine der größten therapeutischen Herausforderungen liegt darin, mittelschwere bis schwere Situationen zu schaffen, die ein erfolgreiches Handeln zulassen, d. h., deren Anforderungsniveau im oberen Leistungsbereich liegt, um das interne Belohnungszentrum anzuregen und den „inner drive" bzw. die intrinsische Motivation zu erhalten (s. unten, Neurotransmitter Dopamin).

Neurotransmitter – Serotonin

Während bei Morbus Parkinson der Dopaminmangel im Vordergrund steht (s. unten), beschreibt man bei **MS** eher ein **Serotonindefizit**, was u. a. mit einem erhöhten Depressionsrisiko einhergeht. An einer schweren Depression erkranken etwa 50 %, nimmt man leichtere Formen hinzu, sind es ca. 70 % aller MS-Betroffenen (► www.amsel.de). Die medikamentöse Therapie liegt meist in der Gabe von Serotonin-Wiederaufnahmehemmern (Fluoxetin, Venlafaxin etc.).

Serotonin selbst kann die Blut-Hirn-Schranke nicht überwinden und muss im Gehirn selbst produziert werden, das meiste in Kerngebieten (Raphe-Kerne) innerhalb der Formatio reticularis (Hirnstamm, s. Abb. 1.1a „RK"). Die Raphekerne projizieren v. a. in das Frontalhirn, das Kleinhirn und RM.

Im Nervensystem wirkt Serotonin entspannend, stimmungsaufhellend, schlafregulierend, angstlösend, antidepressiv und hat einen positiven Einfluss auf viele kognitive Fähigkeiten (Zufriedenheitshormon). Bei akutem Stress steigt der Serotoninspiegel kurzfristig an, wodurch es als wichtiger Stresspuffer dient. Wird der Stress jedoch chronisch, so sinken die Serotoninwerte, da es stärker verbraucht und auch weniger gebildet wird!

❯ Serotonin ist ein wichtiger Transmitter kognitiver und sensomotorischer Impulse. Je mehr (chronischer) Stress, desto weniger Serotonin.

Ein Serotoninmangel beeinträchtigt meist das Gefühlsleben. Man wird ängstlich, unzufrieden, grundlos gestresst, miserabel gelaunt sowie anfällig für Migräne bis hin zu ernsthaften Depressionen. Hauptbaustein zur Serotoninproduktion bildet die Aminosäure L-Tryptophan, sie kann die Blut-Hirn-Schranke überwinden! L-Tryptophan besitzt jedoch leider wenig Durchsetzungsvermögen. Solange andere Aminosäuren wie z. B. Tyrosin, Leucin, Valin etc. die Blut-Hirn-Schranke passieren, stellt sich L-Tryptophan ganz hinten an. Sich wohlzufühlen hatte im evolutionären Ranking nicht die oberste Priorität.

Durch körperliche Aktivitäten (Ausdauer – „ohne Stress") verbrauchen die Skelettmuskeln nach und nach alle Energieträger – vorab Zucker/Kohlenhydrate, danach folgen neben Fettsäuren irgendwann auch die Aminosäuren. Wenn diese in den Muskeln ge- bzw. verbraucht werden, findet Tryptophan eine verbesserte Zugangsmöglichkeit ins Gehirn, um Serotonin aufzubauen. Das heißt, körperliche Bewegung „ohne Stress" fördert die Bildung von Serotonin. Nach einer nicht allzu stressigen körperlichen Aktivität wie z. B. einem Spaziergang, Schwimmen, Joggen, Fahrradfahren etc. fühlen wir uns besser! Forschungsberichte an Labormäusen beschreiben die Neubildung von Nervengewebe (Hippocampus) in Kombination von Bewegung und Serotonin (❯ www. ms-life.de).

■ **Neurotransmitter – Dopamin**
Bei **Morbus Parkinson** beschreibt man ein **Dopamindefizit**. Dopaminerge Projektionen entspringen der **Substantia nigra** (◨ Abb. 1.1d, SN) und dem **ventralen Tegmentum** (◨ Abb. 1.1d, VTA = ventrale tegmentale Area). Während das VTA v. a. in die präfrontalen Kortex seine Axone sendet und vermutlich für eine gewisse Form von Hochstimmung (intrinsische Motivation, gute Laune, Neugierde, Flow etc.) verantwortlich ist, projiziert die Substantia nigra in die Basalganglien. Letztere dienen dazu, neokortikal entworfene Bewegungsideen auszusieben (zu hemmen) und die physiologisch sinnvollsten zu verstärken (initiieren). Eine Ablagerung von Proteinen (α-Synuclein/Lewy-Körperchen) in diesen

◨ **Tab. 1.1**   Minus- und Plussymptome bei Morbus Parkinson (IPS)

Minussymptome	Plussymptome
Dopaminmangel	Acetylcholinüberschuss
Bradykinese, Akinese und Hypokinese	Tremor
Reduzierte Mimik (Maskengesicht)	Rigor
Mikrographie (kleiner werdendes Schriftbild, vor allem gegen Ende des Satzes)	Stark flektierte Körperhaltung (tonische Anspannung, ausgehend vom M. trapezius pars descendens bis zur Wade)
Trippelschritte	

Kerngebieten führt zum Zerfall von Neuronen (> 60 % pars compacta), d. h. zum **Untergang dopaminerger Neurone**. Die fehlende Aktivierung – oder besser: „zu starke Hemmung" – für die Ausführung automatisierter, harmonischer Bewegungsabläufe beschreiben die typischen Bewegungsstörungen bei Morbus Parkinson. Das Transmitterungleichgewicht zwischen Dopaminmangel (Minussymptome) bei relativem Acetylcholin- und Glutamatüberschuss (Plussymptome) führt zu den typischen motorischen Symptomen: Tremor, Rigor, Bradykinese bzw. Akinese (Symptomtrias – Leit- bzw. Kardinalsymptome) (◨ Tab. 1.1).

Während bei MS eher die stressfreie phasische Aktivierung im Vordergrund steht, geht es bei Morbus Parkinson vielmehr um die tonische Detonisierung. Die verstärkte Nackensteifigkeit bildet eines der Frühsymptome (M. trapezius pars descendens). Schon anhand dieser Lockerung verbessert sich das Körpergefühl, und mobilisierende Dehntechniken können leichter umgesetzt werden. Mit zunehmender Kopffreiheit (Körper hängt nicht mehr am Kopf!) werden auch die restlichen Bewegungsabläufe harmonischer, und der Verlust internal generierter Cues (Reize) kann leichter mittels externer Cues kompensiert werden. Z. B. durch gezielte Aufmerksamkeitszuwendung und/oder durch die Verwendung weniger automatisierter Bewegungsfolgen wie z. B. Storchengang (linkes Knie – rechte Hand und umgekehrt) werden Bewegungen „entautomatisiert" („closed-loop performance"). Sowohl psychische als auch physische positive Veränderungen/Gefühle aktivieren die Dopaminproduktion (s. oben, Hochgefühle). Daher spielt neben einem positiv gestalteten Therapiesetting auch der allgemeine Lebenswandel bei Parkinson-Betroffenen eine nicht zu unterschätzende Rolle. So können sich positive Erlebnisse günstig auf den Krankheitsverlauf auswirken.

1

Roter Faden

Das **Planen, Erwarten, Gedanken und Eintreten positiver Erlebnisse** erhöhen die **Dopaminproduktion (VTA)**. Auch bei Demenz (Parkinson-Demenz), wie sie etwa bei einem Drittel der Parkinson-Betroffenen auftritt (pflege.de), könnte dies ein schönes Ereignis sein, das schon einmal (evtl. ähnlich) erlebt wurde (Theaterbesuch, Wanderung, Vernissage etc.). Marker/Hinweise/Bilder z. B. an der Küchenpinnwand und/oder Gespräche darüber fördern die Erinnerung und Erwartung. Ist das Ereignis mit Bewegung verbunden, wie z. B. eine schöne Wanderung mit Einkehr etc., fördert dies zudem die Serotoninproduktion (s. ▶ Abschn. 2.4.1, ◘ Abb. 2.5).

Therapierelevanz

Als Verstärker und damit als extrinsische Motivation sollte schon auf kleinste Therapiefortschritte wie z. B. eine verbesserte Kontrolle der Spastizität, leichtere, harmonische Bewegungsabläufe etc. unmittelbar ein positives Feedback (Erfolgserlebnis) erfolgen. Dass die Therapieinhalte von Patienten positiv besetzt werden, ist entscheidend für den Therapieverlauf (▶ Abschn. 2.4, „Limbisches System").

Die Erregung führt zu einer weiteren Erregung und die Hemmung zu einer Aktivitätsverringerung des postsynaptischen Neurons.

1.3.2 Weiterleitung der Erregung

❯ Ob eine Erregung als Aktionspotenzial weitergeleitet wird, hängt davon ab, ob eine bestimmte **Größe, d. h. ein bestimmter Schwellenwert,** überschritten wird.

Die Erregungen werden innerhalb des Perikaryons summiert und als Aktionspotenzial über das Axon an andere Zellen weitergeleitet. Man kann sich diesen Vorgang etwa wie bei einem brechenden Staudamm vorstellen.

❯ Das Erregungspotenzial folgt dem **„Alles-oder-nichts-Prinzip",** d. h., es entsteht entweder gar nicht oder es wird in voller Stärke bis zur synaptischen Verbindung weitergeleitet.

Die erregende Wirkung des Axons kann je nach Erregungspotenzial einen **erregenden oder hemmenden** (inhibierenden) Einfluss auf das postsynaptische Neuron ausüben. Die Erregung an den motorischen Endplatten führt zur Kontraktion der entsprechenden Muskeln und somit zur Bahnung einer Bewegung. Spinale und subkortikale haltungsbewahrende Programme (Spannung/

Tonus gegen die Schwerkraft), werden z. B. über kortikale Zentren **hemmend** kontrolliert, so dass zwar stets genug Haltespannung gegen die Schwerkraft besteht, jedoch parallel eine Hantierfunktion leicht, harmonisch ausgeführt = **gebahnt** werden kann. So lassen sich u. a. die im Bobath-Konzept gebräuchlichen Begrifflichkeiten **„Hemmung und Bahnung"** erklären.

Bereits in den 1970er-Jahren entdeckten die Hirnforscher Timothy Bliss und Terje Løm, dass ein präsynaptischer schwacher Reiz auch nur eine schwache Reaktion am postsynaptischen Neuron auslöst. Ein starker Reiz jedoch löste nicht nur eine starke Reaktion am empfangenen Neuron aus, sondern noch Stunden später reagierte das Neuron viel stärker auf eine schwache Stimulation des Startneurons. Die synaptische Übertragung war durch die Aktivität offenbar effektiver geworden. Dieser Effekt wird als Langzeitpotenzierung bzw. LTP („longterm potentiation") bezeichnet. Ähnlich beschrieb schon 1949 der kanadische Psychobiologe Donald Hebb: Wenn Nervenzelle A immer wieder Nervenzelle B aktiviert, ändert sich die Verschaltung dahingehend, dass es für A immer leichter wird, B zu stimulieren. Grundsätzlich ist jedoch nicht nur eine Zelle aktiv, sondern ganze Zellnetzwerke („Neurons that fire together wire together", Siegrid Löwel und Wolf Singe; ▶ https://science.sciencemag.org/content/255/5041/209.long). Auch wenn wir einfachheitshalber und eher symbolisch von dem Neuron, der Synapse, dem Botenstoff, dem Muskel sprechen, bildet die Synapse selbst nur einen minimalen Teil der neuronalen Innervation.

Isoliert gesehen würde eine rein positive Rückkopplung (LTP) der Neurone zu einer stetigen Aktivierung neuronaler Verknüpfungen (Übererregung) führen, daher gibt es noch einen Gegenspielereffekt, die Langzeitdepression (LTD, „long-term depression"). Hierbei reicht eine Aktivierung des präsynaptischen Neurons nicht mehr aus, um das postsynaptische Neuron zu aktivieren, d. h., es wird immer schwerer für Neuron A, B zu stimulieren.

❯ Das Erlernen neuer Bewegungsmuster kann zur Depression (LTP) alter bestehender Signalwege führen. Bei einer zentralen Schädigung sollten daher im Zuge der neuronalen Reorganisation unter Einbeziehung des Schwerkraftfeldes – möglichst individuell auf den Betroffenen bezogen – alltagsrelevante Betätigungen erfolgreich einfließen!

❯ **Motorisches Lernen/eigene Gedanken**: Die Neurogenese vollzieht sich nach einem genetischen Programm, das sich entsprechend der sensomotorischen Entwicklung und Lebenserfahrungen stets durch In- und Output adaptiert. Je höher die neuronalen Steuerungszentren, desto komplexer (harmonischer, leichter) die Bewegungsprogramme (s. . Abb. 1.1.). Greift ein Kleinkind zum ersten Mal nach einem Glas, so fällt

◻ Abb. 1.5 Vereinfachte Darstellung der Erregungsverarbeitung im ZNS. (Mod. nach Deetjen und Speckmann 1992; mit freundl. Genehmigung)

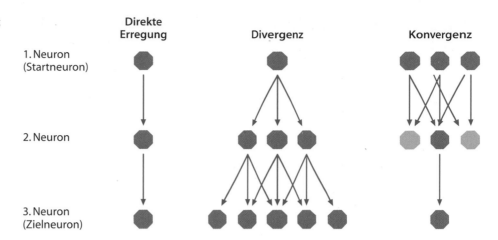

1.3.3 Periphere Neurone

Eine Zerstörung zentraler Neurone ist nicht mehr reversibel. Reorganisationsprozesse erfolgen über noch intakte Neurone, die die beeinträchtigten Funktionen übernehmen (neuronale Plastizität).

> **Periphere Verschaltungen** besitzen ein gewisses Genesungspotenzial. Die Axone sprossen ab der Läsionsstelle wieder neu aus und wachsen mit einer Geschwindigkeit von ca. 1 mm pro Tag zu ihrem ursprünglichen Innervationsorgan.

1.4 Vereinfachte Darstellung der Reizverarbeitung im Neuronenverband

1.4.1 Erregende Reizverarbeitung

In ◻ Abb. 1.5 ist die Reizverarbeitung vereinfacht dargestellt.

1.4.1.1 Direkte Erregung
Die direkte Erregung wird gradlinig vom Startneuron bis zum Zielneuron weitergeleitet. Die Neuronenketten sind dabei häufig über Axonkollateralen mit parallel verlaufenden Neuronenketten verbunden (s. unten: Divergenz- und Konvergenzprinzip). ◻ Tab. 1.2 zeigt ein Beispiel für die direkte Erregung.

1.4.1.2 Divergenz (Auseinandergehen)
Über Axonkollateralen findet eine Erregungserweiterung zu parallel liegenden Neuronen statt. Auf diese Weise wird es möglich, dass ein verhältnismäßig kleiner Reiz durch zahlreiche Nervenzellen wahrgenommen wird. Dies ermöglicht u. a. die **differenzierte Sensibilität der Finger**.

1.4.1.3 Konvergenz (Fusion)
Ist das Erregungspotenzial der vorgeschalteten Zelle zu gering, um den Schwellenwert der direkt nachgeschalteten Zelle zu überwinden, bedarf es mehrerer Startneurone, die über kollaterale Axone (1. Neuron) das Erregungspotenzial der nachgeschalteten Zelle erhöhen. Durch das Konvergenzprinzip ist es möglich, die Vielzahl eintreffender Reize (Erregung) zu **selektieren** und **auf das Wesentliche zu reduzieren**, um z. B. eine Reizüberflutung zu verhindern.

> Bei der Erregungsverarbeitung im ZNS sind Konvergenz (Erregungserweiterung) und Divergenz (Zusammenfassen von Erregungspotenzialen) eng miteinander vernetzt (Speckmann 1992).

1.4.2 Hemmende Reizverarbeitung

In ◻ Abb. 1.6 ist die hemmende Reizverarbeitung vereinfacht dargestellt.

1.4.2.1 Rückwärtshemmung und Adaption
Durch die Axonkollaterale über ein hemmendes Neuron erfolgt die nachgeschaltete Hemmung des Startneurons. Dieser Vorgang begrenzt u. a. die Wiederholungsfrequenz des Startneurons und ermöglicht somit die Aufnahme „neuer" Reize. Die **Adaption** der Rezeptoren an einen gleichbleibenden Reiz wird ermöglicht. Die bestehende Energie (Aufmerksamkeit) muss währenddessen nicht permanent auf den bestehenden Reiz gerichtet werden.

Bei einem neuen Wecker z. B. wird dessen Ticken als laut empfunden, mit zunehmender Gewöhnung erfolgt eine Adaption an den Reiz. Akustisch wird dann erst wie-

---

es oft noch um. Greift es jedoch richtig, so zeigt sich die neuromuskuläre Innervation erfolgreich! Das heißt, das Kind „lernt" nicht, nicht mehr das Glas umzuwerfen (LTD), sondern vielmehr das erfolgreiche Greifen (LTP). Eine adäquate, nachhaltige synaptische Signalübertragung hängt somit vor allem mit einer „erfolgreichen" neuromuskulären Innervation zusammen!

1

◨ **Tab. 1.2**   Beispiel für die zentrale Verschaltung der epikritischen Oberflächensensibilität

1. Neuron	2. Neuron	3. Neuron	4. Neuron
Spinalganglion	2Nucleus gracilis u. Nucleus cutaneus	Thalamus	Gyrus postcentralis (primär somatosensorisches Kortexareal)

der sein lautes Klingelgeräusch wahrgenommen. Dieser Regelkreis zeigt sich vor allem bei Rezeptoren, die äußere Reize aufnehmen, den Exterozeptoren, z. B. bei den Mechanorezeptoren der Finger. Legt man die rechte Hand auf den linken Unterarm, so ist die Empfindung im Moment der Ausführung sehr bewusst, verliert aber die Intensität durch den Bewegungsmangel. Diese Adaption verhindert die Fokussierung auf eine Reizsituation (Eigenhemmung) und ermöglicht dadurch die permanente Neuaufnahme von Sinneseindrücken.

> ▶ **Beispiel**

Ein motorisches Beispiel der **Rückwärtshemmung** finden wir bei der dosierten Bewegungskontrolle. α-Motoneurone, die einen bestimmten Muskel innervieren, senden über rückläufige Kollaterale zu hemmenden Neuronen eine Art Eigenhemmung, die nach ihrem Entdecker Renshaw-Zellen genannt werden. Dieser Mechanismus bewirkt eine Weiterleitung dosierter Impulse und verhindert eine überschießende, verkrampfende Erregung (Appell 2008). Dadurch wird es möglich, nicht nur den Muskel über die α-Motoneurone zu kontrahieren, sondern die dosierte Bewegungskontrolle über permanent wechselnde sensorische Einflüsse zu gewährleisten, wie z. B. das Halten eines Plastikbechers beim Einschenken und Austrinken. ◀

1.4.2.2 Vorwärtshemmung

Durch kollaterale Axone, die einen hemmenden Einfluss auf Nachbarneurone ausüben, wird die Reizintensität des primären Startneurons verstärkt und die der parallel liegenden Neurone vermindert. Bei sensorischen Prozessen erfolgt hierdurch eine Differenzierung (Kontrastierung) des Reizes, daher bezeichnet man diesen Prozess als Kontrastphänomen.

Befindet man sich auf einer Party mit einer entsprechend hohen Geräuschkulisse, wird es schwer, differenzierte Geräusche wahrzunehmen. Hört man jedoch in der Menge seinen Namen, werden die Geräusche des Umfelds gehemmt und dadurch das Gespräch, dem man zuhören möchte, intensiviert.

Innerhalb normaler Bewegungsabläufe ist dieser Vorgang unabdinglich. Das agonistisch erregende Neuron wirkt über kollaterale Verschaltungen hemmend auf die Innervation des Antagonisten, und zwar genau in dem Maße, wie es die harmonische Bewegungsausführung erfordert. Somit wirkt die agonistische Erregung/Muskelaktivität (z. B. Armflexoren) hemmend auf die antagonistische Muskulatur (Armextensoren). Dies bezeichnet man als **reziproke Hemmung**. Wäre die reziproke Hemmung zu gering

bzw. der Tonus des Antagonisten zu hoch, würde die Bewegungsausführung zäh fließend verlaufen (▶ Abschn. 8.4, IPS – Rigor/Zahnradphänomen). Eine unkoordinierte Hemmung wiederum könnte zu überschießenden, ausfahrenden Bewegungen führen (▶ Abschn. 8.2, „SHT" – „Ataxie"). Da innerhalb normaler Bewegungsabläufe das Agonisten-Antagonisten-Verhältnis permanent tonisch/phasisch wechselt und sich stets auf mehrere Muskelgruppen bezieht, bezeichnet man das harmonische Gesamtzusammenspiel der Muskulatur, die auf einem unterschiedlichen Erregungsniveau aktiviert wird, als **reziproke Innervation** (▶ Abschn. 3.5.7, „Reziproke Hemmung").

Ebenso können wir diese Prozesse im Zusammenhang mit **Aufmerksamkeitsleistungen** beobachten. Richtet man seine (selektive) Aufmerksamkeit bei einer Vorlesung auf die Worte des Dozenten, so hemmt man reziprok die akustischen Reize, wie Gespräche der Teilnehmer, oder optische Reize, wie die Geschehnisse vor dem Fenster, gerade so viel, wie es die adäquate Informationsaufnahme erfordert. Kommt es jedoch zu einer interessanten Äußerung eines Teilnehmers (geteilte Aufmerksamkeit), schwindet die Aufmerksamkeit auf den Dozenten und richtet sich auf den Beitrag (▶ Abschn. 6.3, „Aufmerksamkeit"). Unser ZNS ist somit prädestiniert, den Fokus auf relevante Reize zu legen und Unwichtiges von Wichtigem zu trennen. Dieser Vorgang kann sich jedoch auch negativ auf die Therapie auswirken.

> **Therapierelevanz**

Bei der Hemiplegie liegt das Bewusstsein des Patienten stärker auf der „gesunden" Seite. Berührt man beide Hände gleichzeitig, wird v. a. die bessere Seite wahrgenommen, weshalb man diesen Vorgang nach Möglichkeit vermeiden sollte. Ebenso wird bei einer Eigenmassage im Raps- oder Kiesbad das Bewusstsein bei der ausführenden Hand und weniger beim betroffenen Arm liegen. Therapeuten sollten daher auch die Streichungen möglichst selbst ausführen, um die betroffene Seite für den Patienten erfahrbarer zu machen.

1.4.2.3 Bahnung/Entbahnung und Hemmung/Enthemmung

■ **Bahnung (Fazilitation)**

Das 1. Neuron wirkt mit einer erregenden Daueraktivität auf das 3. Neuron, das wiederum die Erregung auf das 4. Neuron weiterprojiziert und dadurch z. B. eine Bewe-

◨ **Abb. 1.6** Vereinfachte Darstellung der hemmenden Reizverarbeitung. (Mod. nach Deetjen und Speckmann 1992; mit freundl. Genehmigung)

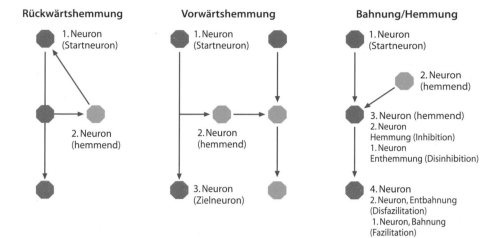

Rückwärtshemmung
- 1. Neuron (Startneuron)
- 2. Neuron (hemmend)

Vorwärtshemmung
- 1. Neuron (Startneuron)
- 2. Neuron (hemmend)
- 3. Neuron (Zielneuron)

Bahnung/Hemmung
- 1. Neuron (Startneuron)
- 2. Neuron (hemmend)
- 3. Neuron (hemmend) 2. Neuron Hemmung (Inhibition) 1. Neuron Enthemmung (Disinhibition)
- 4. Neuron 2. Neuron, Entbahnung (Disfazilitation) 1. Neuron, Bahnung (Fazilitation)

gung an der Skelettmuskulatur (motorische Endplatte) anbahnt.

Roter Faden

Eine langanhaltende tonische (Dauer-)Innervation führt zu muskulären Verspannung/Verklebungen (= Myogelosen) und fortlaufend zu myofaszialen Verfilzungen (Triggerpunkten/-arealen). Diese beginnen dort, wo der Nerv auf den Muskel trifft (motorische Endplatte). Je verspannter die Struktur, desto druck- und schmerzempfindlicher das Gewebe und desto schwerer die phasische, alltagsrelevante Innervation. Zu Beginn folgen daher meist eine manuelle Mobilisation (Mikrostretch/Triggerpunkte) und aufbauend mobilisierende Dehntechniken (Makrostretch)! Eine positive Nachhaltigkeit erreichen wir jedoch erst mit der (Wieder-)Gewinnung möglichst alltagsrelevanter Bewegungsabläufe (= phasische neuromuskuläre Innervationen, s. ▶ Abschn. 5.1.3).

■ **Hemmung (Inhibition)**
Die kurzzeitige Entladung des 2. hemmenden Neurons führt zur Unterbrechung der Dauererregung, also zur Hemmung (Inhibition) des 3. Neurons, was wiederum am 4. Neuron zu einer Entbahnung (Disfazilitation) führt.

■ **Enthemmung (Disinhibition)**
Vermindert das 2. Neuron seine hemmende Entladung, erfolgt eine Enthemmung (Disinhibition) des 3. Neurons, wodurch wiederum das 4. Neuron seine bahnende Wirkung zeigt.

❯ **Erregende** und **hemmende Einflüsse** wirken sich nicht nur auf das postsynaptische Neuron (3. Neuron), sondern auch auf nachgeschaltete Neurone aus (Speckmann 1992; s. Beispiel in „Therapierelevanz", ▶ Abschn. 1.4.3).

1.4.3 Bewegungsausführung

❯ **Hemmung** und **Bahnung** bedingen sich bei der Bewegungsausführung entsprechend der Bewegungsidee und der äußeren Umwelteinflüsse reziprok (wechselseitig) (◨ Abb. 1.7).

Der **Ausfall des 2. hemmenden Neurons** bewirkt eine permanente Erregung des 3. Neurons, was sich z. B. bei der Skelettmuskulatur in einer pathologischen Tonuserhöhung zeigen kann. Jede weitere Bahnung würde in diesem Fall zu einer weiteren Tonuserhöhung (bis hin zur Spastik) führen und somit der normalen Bewegungsanbahnung entgegenwirken.

Therapierelevanz

Um **Spastik zu reduzieren**, führt man die betroffene Extremität in eine Position, in der die Erregung des 1. Neurons ihre geringste Wirkung zeigt (z. B. Rückenlage (RL) = nur geringe Notwendigkeit der Haltungsbewahrung), und das 2. Neuron über seine größtmögliche Hemmung verfügt – dies nennt man **spasmushemmende Stellung** (z. B. RL – Hüftbeugung > 90°, das Knie wird dabei Richtung Bauch geführt = Hemmung der Streckspastik im Bein). Um eine **Bewegung zu bahnen** (Fazilitieren; 4. Neuron), muss eine Enthemmung (Disinhibition) des 3. Neurons erfolgen, die einerseits einen pathologischen Tonusanstieg (s. assoziierte Reaktion) verhindert, aber andererseits eine physiologische Bewegungsausführung ermöglicht, z. B. aus der RL (s. oben): Ein langsames, bremsendes Loslassen (exzentrisch) oder Anziehen (konzentrisch) des Knies = Aktivität der Hüftbeuger und/oder ein konzentrisches Strecken des Beines aus der endgradigen Hüftflexion mit Druck der Ferse gegen die therapeutische Schulter – ohne eine Spastik im Bein/Fuß/

1

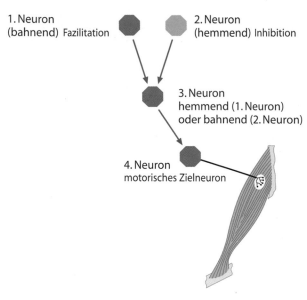

1. Neuron
(bahnend) Fazilitation

2. Neuron
(hemmend) Inhibition

3. Neuron
hemmend (1. Neuron)
oder bahnend (2. Neuron)

4. Neuron
motorisches Zielneuron

■ **Abb. 1.7**   Neuronale Verschaltung zur Bewegungsanbahnung

Zehen auszulösen. Bei Anzeichen einer pathologischen Tonuserhöhung (z. B. Zehenkrallen) wird das Bein exzentrisch wieder langsam bremsend mit Druck der therapeutischen Schulter in die Hüftflexion zurückgeführt. Positionen, die eine physiologische Bewegungsanbahnung ermöglichen (die Hemmung reduzieren), werden daher als **disinhibitorische Stellung** bezeichnet. In der unteren Extremität wäre dies z. B. der Kniestand zur Anbahnung der physiologischen Beckenstabilität. Durch die Flexion des Knies wird das pathologische Extensorenmuster im Bein gehemmt und durch die gleichzeitige Extension im Hüftgelenk die physiologische   Beckenstabilität/Gewichtsübernahme gebahnt (vorbereitet).

1.5   Nicht erregbare Gliazellen

Gliazellen sind vor allem zahlreicher (10-mal mehr als Neurone) und in ihrer Funktion vielseitiger als Neurone. Zudem besitzen sie die Möglichkeit der Regeneration. Je nach Erscheinungsbild und Funktion unterteilt man sie in 3 Hauptgruppen:

1.5.1   Astroglia/-zyten

Sie bilden die häufigste Zellform im ZNS. Mit ihren sternförmig abstrahlenden Fortsätzen dienen sie der Stütz- und Ernährungsfunktion von Neuronen.

1.5.2   Oligodendroglia/-zyten

Da die Erregungsleitung der Axone über elektrische Impulse verläuft, bedarf es einer isolierenden Schicht. Diese wird durch die Oligodendroglia bereitgestellt, die die Myelinscheide (Markscheide) bildet. In ■ Abb. 1.8a umwickeln die Fortsätze der Oligodendrogliazelle mehrere Axone. Entsprechend der Anzahl der Umwicklungen verdickt sich die Myelinscheide und bedeckt dabei mit den Fortsätzen jeweils ca. 1 mm des Axons.

Zwischen den Gliafortsätzen entsteht ein schmaler Spalt, in dem die Oberfläche des Axons frei liegt (■ Abb. 1.8b,c links). Dieser Bereich wird als **Ranvier-Schnürring** bezeichnet. Während die Erregung an unmyelinisierten Axonen kontinuierlich über die ganze Axonenlänge weitergeleitet wird (■ Abb. 1.8c rechts), erfolgt an den myelinisierten Axonen ein Überspringen der Myelinscheide (Isolierschicht). Das Erregungspotenzial springt von Schnürring zu Schnürring (**saltatorische Erregung**) und erreicht dabei eine Geschwindigkeit, welche die der unmyelinisierten Axone um ein Vielfaches übersteigt (100-mal schneller).

> Je größer der Durchmesser der Myelinscheide, desto höher ist die Leitungsgeschwindigkeit des Axons (■ Abb. 1.8c und ■ Tab. 1.3).

Daher sind vor allem Nervenbahnen, die große Strecken mit hoher Geschwindigkeit überwinden müssen, wie die Pyramidenbahn, Axone des α-Motoneurons oder der Somatosensorik, stärker myelinisiert.

> Die Bildung der Myelinscheide und Aussprossung synaptischer Verbindungen beschreibt man als **Hirnreifung**. Unter anderem entwickeln sich so die Händigkeit, die Fein- und Grafomotorik und das Abstraktionsvermögen des Menschen (Voraussetzung für Schulreife).

1.5.3   Mikrogliazellen

Sie kommen meist nur im geschädigten Nervensystem vor. Es sind sog. Fresszellen, die geschädigte oder abgestorbene Neurone entsorgen.

Im eigentlichen Sinn zählt man die Mikroglia nicht zum neuronalen Gewebe, sondern zu den Makrophagen (Abwehrzellen), die in das ZNS eingewandert sind. Entsprechend ihrer Aufgabe könnte man sie als Müllmänner und Polizisten des ZNS bezeichnen (Trepel 2003).

> **Das Gliagewebe** erfüllt eine Reihe von Hilfsfunktionen, ohne die das neuronale Gewebe nicht funktionsfähig wäre.

◼ **Tab. 1.3** Durchmesser und Leitungsgeschwindigkeit verschiedener Nervenfasern

Funktion	Durchmesser in µm	Geschwindigkeit in m/s
Afferente Faser der Muskelspindel = Ia-Faser	10–20	70–120
Afferente Faser der Sehnenspindel = Ib-Faser	10–20	70–120
Efferente Faser der Muskulatur = α-Motoneuron = Aα-Fasern	12–20	70–120
Efferente Fasern der Muskelspindeln = γ-Motoneuron = Aγ-Fasern	3–6	15–30
Afferente Fasern der Hautrezeptoren (Schmerz/Temperatur)	2–5	12–30
Fasern der tiefen Drucksensibilität (Muskel)	2–5	10–25
Marklose Schmerzfasern des vegetativen Nervensystems	1 (keine Myelinscheide)	1

▶ **Beispiel**

Selbsterfahrung mit 2 Personen Im Versuch mit 2 Personen kann man die Nervenleitgeschwindigkeit „überlisten". Dies lässt sich am besten am Bein demonstrieren, da es die vom ZNS am weitesten entfernte Extremität (mit der längsten Leitungsstrecke) ist. Die Testperson legt sich möglichst bequem mit dem Rücken auf eine Liege. Die Arme und Beine liegen ebenfalls locker gestreckt auf der Unterlage. Die zweite Person hebt mit ihren Händen ein Bein an. Die Testperson wird aufgefordert, das Bein möglichst locker hängen zu lassen, bis das komplette Gewicht des Beins in den Händen zu spüren ist. Gegebenenfalls kann man durch ein kurzes Auf- und Abbewegen des Beins die Entspanntheit prüfen. Die Versuchsperson wird nun aufgefordert, beim Zurückziehen und Loslassen der Hände das Bein in der Luft zu halten und nicht auf die Unterlage fallen zu lassen. Selbst bei mehrmaliger Versuchswiederholung wird es nur schwer gelingen, das Bein in der Luft zu halten. ◀

1.6 Graue und weiße Substanz

Da die Zellmembranen der Myelinscheiden Fette (Lipide) enthalten, erscheinen Gebiete mit einer hohen Anzahl an **myelinisierten Axonen** weißlich. Daher bezeichnet man diese Gebiete als **weiße Substanz**.

Unmyelinisierte Axone, Dendriten und die **Perikaryen** besitzen dagegen ein rötlich braunes Erscheinungsbild und werden als **graue Substanz** bezeichnet. Die weiße Substanz (myelinisierte Axone) stellt die Verbindung über weite Entfernungen (z. B. Projektionsbahnen) zu den neuronalen Verarbeitungszentren her, d. h. zur grauen Substanz (z. B. Hirnkerne).

Zur Neuropathologie in Verbindung mit Gliagewebe und weißer/grauer Substanz siehe Exkurs 1.1: Neuropathologie.

1.7 Die Hemiplegie verstehen!

Wie kann man das komplexe System ZNS verstehen, seine Schädigung sowie eine daraus resultierende Hemiplegie, und wie erkläre ich dem Betroffenen seinen „Schlaganfall"?

Wie schon beschrieben, sprechen wir von über 100 Mrd. Neuronen, d. h., jeder hat mehr Neurone im Kopf, als Menschen auf der Erde leben! So hat jeder seine eigene kleine, kommunizierende Welt im Kopf! Vergleichen wir nun unser Nervensystem mit der Erde, kann man sich einen **Schlaganfall** ähnlich einer Naturkatastrophe vorstellen: Schlagartig bricht die Kommunikation eines Landes zusammen. Umliegende Länder oder gar Kontinente, wie z. B. die intakte kontralaterale Hemisphäre, versuchen unmittelbar, die Kommunikation aufrechtzuerhalten bzw. wiederherzustellen („kompensatorische Bewältigung des Alltags"), was im Späteren auch als „**Kompensation**" beschrieben wird. Dies ist jedoch i. d. R. anstrengend, unökonomisch und schmälert zudem die Aktivitäten im betroffenen Land. Es entwickelt sich ein „Circulus vitiosus" (◼ Abb. 1.9a), der die betroffene Kommunikation zunehmend erschwert!

Idealerweise würde man auf „kompensatorische Prozesse" verzichten, jedoch wäre dann die (selbstständige) Bewältigung des Alltags meist nicht mehr möglich. Daher streben wir in der Therapie zwar stets das Ideal „normale Bewegung" an, müssen aber im Zuge der eigenständigen Alltagsbewältigung dieses Ideal häufig einschränken.

Das Bild einer hohen **kompensatorischen Anspannung** zeigt sich verstärkt bei schlaffen Paresen. Das ZNS leitet dabei nahezu alle Aktionspotenziale auf die „gesunde", wahrnehmbarere Körperseite, während die Stimulation der betroffenen Seite nahezu ausbleibt (s. auch 67090_4_De_4_MOESM1_ESM unter https://doi.org/10.1007/978-3-662-62292-6_1).

Reichen die kompensatorischen Strategien z. B. beim Sitz, Stand, Gehen etc. nicht (mehr) aus, so greift das Nervensystem auf tiefer liegende, noch intakte subkortikale Steuerungszentren der betroffenen Seite zurück, z. B. auf Hirnstamm und Rückenmark. Enthemmte ele-

1

Intrakraniale Geschwülste/Hirntumore entstehen meist durch eine Entartung des Gliagewebes (astrozytäre Gliome). Sie bilden die häufigste Form bösartiger Hirntumore. Je nach Art der Gliazellen unterscheidet man das Astrozytom (Tumor Grad I–III), das Glioblastom (schwerste Form – Grad IV) sowie diverse Mischformen. Allen Tumoren gemeinsam ist eine unkontrollierte Vermehrung der Zellen. Hingegen sind aufgrund der fehlenden Zellteilung der Neurone neuronale Tumoren sehr selten.

Bei der **multiplen Sklerose** (s. ▶ Abschn. 8.3) kommt es zur schubweisen, fortschreitenden und herdförmigen Schädigung bzw. Auflösung der Myelinscheide (weiße Substanz) im ZNS (◘ Abb. 1.8). Diese Schädigung kann zu einer deutlichen Reduzierung der Nervenleitgeschwindigkeit (◘ Tab. 1.3, Unterschied myelinisierter und unmyelinisierter markloser Nervenfasern) bzw. zum kompletten Ausfall der Reizweiterleitung führen. Dadurch kann man sich erklären, dass bei MS-Patienten die Symptomatik in der unteren Extremität häufig schwerwiegender und früher entsteht (▶ Abschn. 1.5.3, Beispiel „Selbsterfahrung mit 2 Personen") als in der oberen Extremität. Die Herde können dabei je nach Größe und Lokalisation zu schweren sensorischen und motorischen Ausfallerscheinungen führen oder auch in sog. stummen Regionen (kleinere Herde) unerkannt bleiben. T-Lymphozyten (weiße Blutkörperchen) passieren die Bluthirnschranke und greifen die Myelinscheide als quasi körperfremdes Gewebe an (Fehlfunktion des Immunsystems). Hieraus resultieren sog. Entmarkungsherde (= Plaques), die in erster Linie eine Leitungsverlangsamung herbeiführen (dmsg.de). Da sich Gliazellen, d. h.

das Axon ummantelnde Markgewebe, recht schnell wieder regenerieren können, gibt es zuweilen nach einem Schub auch eine nahezu vollständige Remission. Im weiteren Verlauf schädigen jedoch Fresszellen (Makrophage) neben der Myelinscheide auch das Axon selbst, und es kommt zur Vernarbung/Verhärtung (Sklerose) des Nervengewebes, was zu einem nachhaltigen Funktionsverlust führt. Ein Entmarkungsherd von ca. 1 cm^2 kann in der Großhirnrinde (ca. 1800 cm^2 Fläche) nahezu symptomfrei bleiben, während er im Hirnstamm, z. B. in den Bahnstrukturen Medulla oblongata/Rückenmark, zu fatalen Folgen führt!

Besonders markhaltige Regionen liegen unmittelbar unter der Großhirnrinde (u. a. Capsula interna, ◘ Abb. 1.1d). Eine Schädigung kann sich durch den Innervationsverlust in einer meist distal betonten schlaffen Parese und/oder Sensibilitätsstörungen der kontralateralen Extremitäten zeigen und/oder durch die mangelnde Kontrolle subkortikaler und spinaler Zentren zum Auftreten von Pyramidenbahnzeichen (Kloni/Babinski) bis hin zur Spastizität führen. Es besteht häufig eine beidseitige Symptomatik, wobei die sensorischen und/oder motorischen Beeinträchtigungen auf einer Seite dominieren.

Das ZNS nutzt die „kompensatorische (enthemmte) Hirnstammaktivität" zur Haltungsbewahrung (M. trapezius pars descendens – Innervation: XI. Hirnnerv) und hebt z. B. die Hand über die Schulter bzw. zur Haltungsbewahrung im freien Sitz, Stand und Gehen über das Hochziehen beider Schulterblätter. Bewegungsabläufe verlieren an Rotation, Harmonie etc. und werden schwerfällig, steif, verkrampft und unökonomisch.

---

mentare Bewegungsprogramme zur Haltungsbewahrung (= Tonus gegen die Schwerkraft, ▶ Abschn. 4.2, „Erster sensomotorischer Regelkreis") werden aktiviert. Dies entspricht einer erhöhten Streckaktivität in Beinen und Rumpf sowie einer Beugeaktivität der Arme. Unter dieser pathologischen – oder besser: „enthemmten" – Anspannung verstehen wir im Folgenden die **Spastizität**.

❯ Noch „bevor" eine assoziierte Reaktion (Spastizität) in der betroffenen Seite auftritt, kommt es zur kompensatorischen Anspannung auf der „gesunden" Seite (◘ Abb. 1.9a, 1.10). Das heißt, bevor der Betroffene wieder lernt, seine Spastik zu kontrollieren, muss er die Kompensation kontrollieren!

▶ Beispiel

Befindet sich ein spitzer Stein in unserem Schuh und fehlt uns die Möglichkeit, ihn zu entfernen, so belasten wir kompensatorisch im Stand, beim Gehen etc. nur das andere Bein, während wir das Bein mit dem Stein möglichst entlastend im raschen Beistellschritt mitbewegen! Um die Bewegung zu verbessern, reicht es nicht, die

Kompensation zu reduzieren; wir müssen vielmehr den Grund der atypischen Bewegungsmuster suchen(!), d. h. den Stein entfernen. So werden kompensatorische Strategien unnötig, und wir können das betroffene Bein wieder belasten! ◀

1.7.1 Praxis: Alltagsbeispiel „Sitz/Stand"

Die meisten durch Schlaganfall sensomotorisch Betroffenen befinden sich in einem Zustand der **Hypo-** (◘ Abb. 1.11a) oder der **Hypertonie** (◘ Abb. 1.11b) bzw. variieren irgendwo dazwischen. Teilweise kann der gleiche Betroffene im Sitzen (geringere Anforderung an den Haltungshintergrund, ◘ Abb. 1.11a) eine hypotone Grundsymptomatik zeigen, während er im Stand und Gehen deutlich mehr spastische Anteile zeigt (◘ Abb. 1.11b). In ◘ Abb. 1.10 und 1.11 sehen wir beispielhafte Behandlungsinhalte einer rechtsseitigen Hemiplegie (Szenen nachgestellt).

Unmittelbar nach einem Schlaganfall spricht man meist von der sogenannten **Schockphase** (◘ Abb. 1.11a),

◘ **Abb. 1.8** **a** Myelinscheide; **b** Ranvier-Schnürring; **c** Erregungsleitung. (**a** aus Schmidt 1998; **c** aus Zilles und Rehkämper 1998)

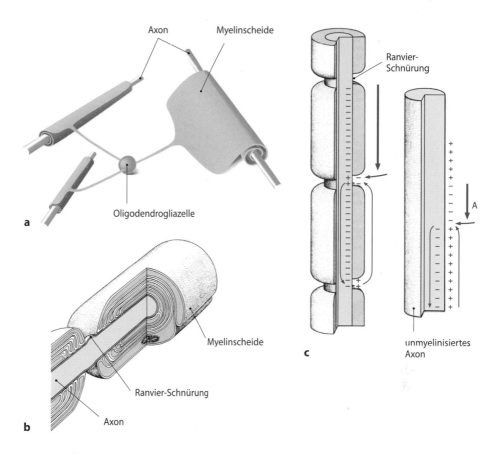

Axon   Myelinscheide

Ranvier-Schnürung

Oligodendrogliazelle

a

Myelinscheide

Ranvier-Schnürung

Axon

b

c

A

unmyelinisiertes Axon

Circulus vitiosus

Mediainfarkt rechts

„Gesunde Hemisphäre"

3. Stressbedingte Aktivierung retikulärer/limbischer/vegetativ-sympatischer Strukturen …

1. Stress/Chaos für die „gesunde" Körperseite = reaktive, zu hohe „kompensatorische" phasische Anspannung

Motoneurone

gehemmt

2. Muskuläre Dyskoordination (enthemmte/pathologische Spannungserhöhung) linke Körperseite! „Assoziierte Reaktion/Spastik"

Subkortikale Zentren

a

Mediainfarkt rechts (Hemi links)

Striatum (Basalganglien)   Thalamus

Ncl. ruber

Pons (Kleinhirn)   Formatio reticularis

Olive   Ncl. cuneatus et Ncl. gracilis (Hinterstrangkerne)

Tractus corticospinalis

Lateralis   Ventralis

b

◘ **Abb. 1.9** **a,b** Circulus vitiosus bei Schlaganfall

1

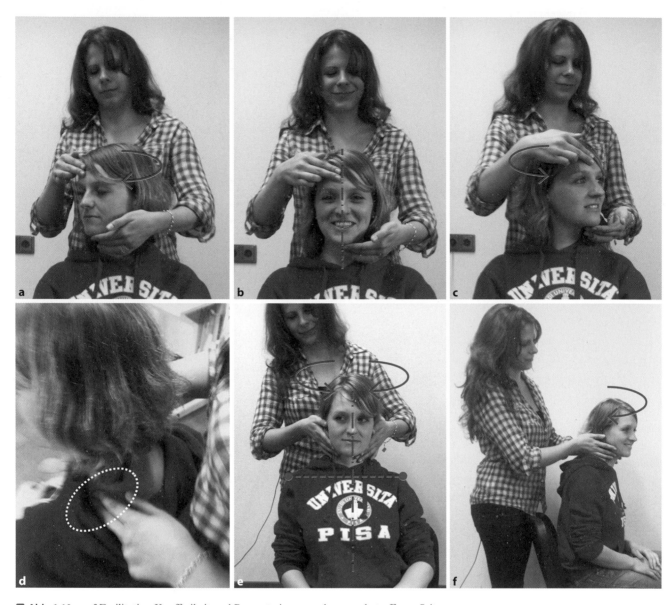

☐ **Abb. 1.10   a–f** Fazilitation Kopffreiheit und Bewusstseinszuwendung zur betroffenen Seite

die von einer Hypotonie geprägt wird. Das Körperge-wicht gleitet mangels Muskelspannung auf die betrof-fene Seite, und das ZNS nutzt zur Alltagsbewältigung der „Sitzstabilität" kompensatorische Strategien auf der „gesunden" Seite (Schulter/Rumpf, ☐ Abb. 1.11a). Die betroffene Seite rückt zunehmend „aus dem Bewusst-sein" (☐ Abb. 1.11b), was wir z. B. bei länger zurück-liegenden Läsionen anhand der Gesichtsfeldausrichtung zur gesunden Seite erkennen. Die Umweltorientierung, Körpergewicht, Hantierfunktionen etc. richten sich auf die relativ intakte, gesunde, für das ZNS besser wahr-nehmbare Seite. Dabei muss nun – neben der kom-pensatorischen Schulteraktivität – die betroffene Seite das „stabilisierende Widerlager" gegen die Schwerkraft leisten. Mangels proximaler Haltestabilität, v. a. im Be-cken/unterer Rumpf, reagiert das ZNS mit elementaren Haltemustern (▶ Abschn. 4.2, „Erster sensorischer Re-

gelkreis"), d. h. mit einer hohen, enthemmten (= spas-tischen) Anspannung v. a. der distalen Extremitäten. In dieser Position macht es wenig Sinn, den therapeu-tischen Fokus auf die betroffene obere Extremität zu lenken, da das ZNS die pathologische oder, besser, ent-hemmte distale Anspannung zur „Haltungsbewahrung" benötigt. Existenzieller hingegen ist es, den Grund dieser Anspannung zu beseitigen, d. h., eine Verbesserung des physiologischen, symmetrischen Sitzgleichgewichts an-zustreben!

❯ Um der zunehmenden Vernachlässigung der betroffe-nen Seite entgegenzuwirken bzw. sie zu verhindern, ist es wichtig, „**Alltagssituationen**" zu erarbeiten, die das Bewusstsein für die betroffene Seite (wieder) aktivieren. Sie sollten jedoch ohne größere Anstrengung umsetz-bar sein. Dies bedeutet, bei der gesunden Schulter

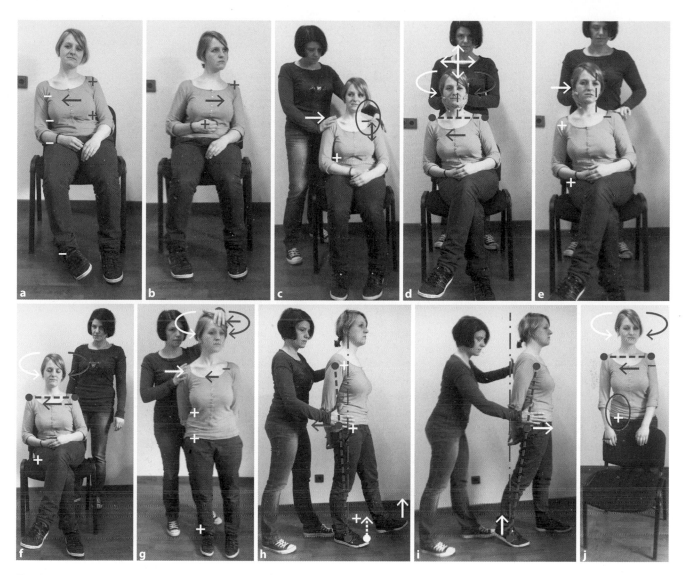

□ Abb. 1.11   a–j Alltagssituationen zur Kommunikationsverbesserung geschädigter Strukturen

eine Kompensation und auf der betroffenen Seite eine enthemmte distale Haltespannung unnötig zu machen (□ Abb. 1.11f, j)!

Die anhaltende hohe kompensatorische Aktivität der gesunden Nackenmuskulatur führt zu **Verspannungen/ Myogelosen** und fixiert den Kopf bzw. orientiert das Gesichtsfeld zur gesunden Seite hin (□ Abb. 1.11b). Der Kopf kann nur unter Spannung auf die betroffene Seite gerichtet und/oder fazilitiert werden, was wiederum die Umweltorientierung zur betroffenen Seite hin beeinträchtigt. Bei schwerer Betroffenen verliert z. B. der Musculus trapezius pars descendens seine durch die Hemisphärenlateralisierung gewonnene physiologisch-asymmetrische Stabilitätsfunktion der ipsilateralen Schulter (▶ Abschn. 11.1, „Sensomotorische Entwicklung und motorisches Lernen") und kontrahiert symmetrisch tonisch durch seinen permanenten Span-

nungsaufbau die betroffene Schulter in die Retraktion. In der weiterleitenden Massensynergie setzt sich das pathologische Flexionsmuster der betroffenen oberen Extremität fort.

❯ Eine Körper- und Raumseite, die nicht mehr bewusst wahrgenommen wird, wird auch vom ZNS nicht bewusst und/oder automatisiert eingesetzt!

Zudem behindert die Verspannung (▶ Abschn. 5.1.3, „Myogelosen") der „gesunden" Nackenmuskulatur (verhärtete Stellen) auch die Kopfwendung zur gesunden Seite (Dehnung der Myogelose). Der Kopf ist in seiner Position mehr oder weniger fixiert (gefangen) und behindert als wichtigste Schlüsselregion (▶ Abschn. 5.4, „Schlüsselregionen") die Harmonie aller weiteren Bewegungsabläufe, was sich wiederum im oben beschriebenen Circulus vitiosus widerspiegelt.

1

■ **Selbsterfahrung**

Wenn wir versuchen, mit Augen, Kopf und Rumpf „en bloc" einige Schritte rasch zu gehen, wird uns schnell die fehlende Bewegungsökonomie deutlich, die aus der Kopffixierung resultiert!

In ◘ Abb. 1.10a fazilitiert die Therapeutin mehrmals leicht den Kopf zur betroffenen Seite und wieder zurück in die Mitte (um die Mitte zu finden, müssen wir uns um die Mitte bewegen!). Dabei „fühlt" sie anhand der harmonischen, geschmeidigen Bewegungsausführung, inwieweit und wie leicht die Zuwendung für die Betroffene umsetzbar ist. Zur Prüfung der Adaptionsfähigkeit der Muskelspindeln (▸ Abschn. 4.2.1, „Funktionsweise", Muskelspindeln) variiert die Therapeutin ihre Fazilitation anhand der Bewegungsgeschwindigkeit und des Bewegungsausmaßes (Koordination) und erfühlt dabei die Qualität der Bewegungsausführung! Als Steigerung fixiert der Betroffene mit seinen Augen ein Ziel (z. B. Bild an der Wand) und rotiert mit dem Kopf gegen die fixierenden Augen (Vorbereitung auf die spätere Visuomotorik). Die Zuwendung zur betroffenen Seite hin (◘ Abb. 1.10a) fördert sensorisch die entsprechende Raumorientierung und entlastet zudem muskulär – leicht und harmonisch ausgeführt – die kontralaterale Nackenverspannung (Verbesserung der Durchblutung). Meist geht diese Zuwendung mit einer Verringerung kompensatorischer Aktivitäten und der Reduktion distaler Verspannungen auf der betroffenen Seite einher. In ähnlicher Weise lässt sich auch die kompensatorische Anspannung in der gesunden oberen und/oder unteren Extremität bzw. die entsprechend fehlende (hypotone) und/oder zu hohe, hypertone Spannung in der betroffenen Extremität erfühlen (▸ Kap. 11, „ICF-orientierte Befunderhebung").

❯❯ Fühlt sich die **Fazilitation** der Bewegung für den Therapeuten schwer, angespannt, verkrampft etc. an, so ist sie auch für die Betroffene schwer, verkrampft etc. umsetzbar. Zeigt sich hingegen die Bewegungsausführung leicht und harmonisch, ist sie auch für den Betroffenen leicht und harmonisch!

Zu Beginn der Fazilitation befindet sich die Betroffene in möglichst entspannter, angelehnter Sitzposition („Lümmelposition"), d. h., es besteht keine Notwendigkeit für kompensatorische Haltearbeit! Ein leichter Druck gegen die Stirn (◘ Abb. 1.10b) aktiviert agonistisch die ventralen Gegenspieler (▸ Abschn. 3.5.7, reziproke Hemmung) und unterstützt die symmetrische Raumorientierung. In ◘ Abb. 1.10c wird der Kopf zur gesunden Seite fazilitiert, wobei die Myogelosen noch deutlicher zum Vorschein kommen, d. h., palpierbar sind (◘ Abb. 1.10d). Zur Mobilisation übt die Therapeutin einen intensiven, jedoch schmerzfreien Druck ca. > 20 s lang quer zu den verspannten Muskelfasern aus (◘ Abb. 1.10c). Die **Querdehnung** fördert die Durchblutung und den Stoffwechsel,

was sich nach mehrmaliger Wiederholung durch deutlich weichere Strukturen erfühlen lässt (▸ Abschn. 5.1.3, „Myogelosen"). Unterstützt wird die Mobilisation durch einen leichten ventralen Stirndruck an der betroffenen Seite (agonistische Aktivität der Gegenspieler, s. oben).

Aufbauend auf der Stabilität folgt die Mobilität, d. h., der Kopf wird unter Querdehnung, zunächst langsam und mit geringem Bewegungsausmaß, leicht zur betroffenen Seite, immer wieder in die Mitte und wieder zur gesunden Seite geführt. Im Zuge der harmonischen Umsetzung steigern sich die Bewegungsgeschwindigkeit und das Bewegungsausmaß, d. h. die Kopffreiheit, und somit verbessert sich die Bewegungsökonomie. Die Betroffene führt nun eigenständig, leicht und harmonisch den Kopf zur betroffenen Seite, immer wieder zur Mitte und zur gesunden Seite. Dieser Prozess wiederholt sich mit jeder neu eingenommenen Position (◘ Abb. 1.10f, aufrechter Sitz; ◘ Abb. 1.11g–j, Stand, Schrittstellung etc.).

❯❯ Mit zunehmender Lockerung der verspannten Muskelstrukturen verbessert sich die Sensorik und somit das Körpergefühl!

Damit die Wirkung der therapeutischen Intervention nachhaltig ist, müssen wir jedoch den „Transfer" in den Alltag schaffen! Soweit es die kognitiven Fähigkeiten zulassen, erlernt die Betroffene in ◘ Abb. 1.11c in einem ersten Schritt, ihre gesunde Schulter zu entspannen. Dies geschieht z. B. durch mehrmaliges An- und Entspannen der Schulter. Die Therapeutin prüft anhand der Schulterspannung und/oder durch eine leichte, harmonische Fazilitation der gesunden oberen Extremität die Anspannung. Die taktile Stimulation/Fazilitation sollte jedoch möglichst gering ausfallen, um nicht zu viel Aufmerksamkeit auf die gesunde Seite zu lenken. Durch eine „minimale" Berührung „erfühlt" die Therapeutin eine evtl. beginnende kompensatorische Anspannung (◘ Abb. 1.11c, Kreis).

Als Steigerung übt sie nun einen mehrmaligen adäquaten Druck auf die laterale und/oder ventrale rechte, betroffene Schulter aus (jeweils ca. 6–7 s lang; agonistische Aktivierung der Gegenspieler). Die Betroffene hält diesem Druck durch einen isometrischen Spannungsaufbau in der betroffenen Seite entgegen; das führt zum Aufbau physiologischer Sitzstabilität auf dieser Seite. Die Druckintensität orientiert sich bzw. variiert entsprechend der ausbleibenden kompensatorischen Aktivität der gesunden Seite und/oder einer pathologischen distalen Anspannung (beides Zeichen der Überforderung!).

In einem zweiten Schritt verlagert die Betroffene das Körpergewicht auf ihre betroffene Gesäßhälfte. Dies wird unterstützt, indem sie (nach Möglichkeit) das gesunde Bein über das betroffene schlägt (◘ Abb. 1.11d). Physiologisch übernimmt in dieser Position die betroffene Beckenseite die Sitzstabilität! Gelingt dies jedoch nicht (was meist der Fall ist!), wird die Sitzstabilität durch eine kompensatorische Anspannung (= Circulus vitiosus) der kontralateralen, gesunden Schulter (▶ Abschn. 3.6.2, „Assoziierte Bewegungen") und/oder durch eine enthemmte Anspannung (▶ Abschn. 3.6.3, „Assoziierte Reaktionen" und ▶ Abschn. 3.6.4, „Spastizität") der meist distalen, betroffenen (oberen) Extremitäten hergestellt. Beides sind Zeichen einer Überforderung! Das heißt, wir müssen das Anforderungsniveau reduzieren, z. B. durch die Einnahme dieser Position im „angelehnten" Sitz (s. auch 67090_4_De_4_MOESM1_ESM unter https:// doi.org/10.1007/978-3-662-62292-6_1).

Aufbauend auf die Stabilität der betroffenen Seite fazilitiert die Therapeutin an der Schlüsselregion „Kopf" zuerst kleine, langsame Kopf- und Rumpfstellreaktionen zur betroffenen Seite hin. Wieder in der Mitte angekommen, wird immer wieder die harmonische Kopffreiheit in allen Raumebenen kontrolliert bzw. geübt.

> Der **Kopf** bildet die wichtigste Schlüsselregion (. Tab. 5.2): Er bildet beim Gehen den Punctum fixum, um den sich der Körper bewegt. Je verspannter der Nacken, desto fixierter der Kopf, und entsprechend stärker hängt der Körper am Kopf! Je freier der Kopf, desto leichter die Bewegungen: Bekommen wir den Kopf nicht, bekommen wir die normale Bewegung nicht!

Gelingt dies harmonisch, wird die langsame, dynamische Gewichtsübernahme zur betroffenen Seite hin fazilitiert (◼ Abb. 1.11d). Im Wechsel folgen nun stabilisierende (isometrische) und dynamische (isotonische) Aktivitäten der betroffenen Seite durch eine laterale und/oder ventrale Stimulation von Kopf und Schulter (◼ Abb. 1.11d).

In ◼ Abb. 1.11f „erfühlt" nun die Betroffene, zunächst mit geschlossenen Augen (Fokus richtet sich nach innen), die entspannte gesunde Schulter, die entspannte betroffene distale Extremität sowie die (zunächst dezente) Gewichtsübernahme der betroffenen Seite: So gelingt eher der Transfer in den Alltag!

> Wir suchen Wege, um die Kommunikation der betroffenen Seite „wieder" herzustellen bzw. sie „wieder" ins Bewusstsein zu führen (◼ Abb. 1.9b). Somit therapieren wir nicht die Symptomatik, um den Alltag zu verbessern, sondern nutzen vielmehr den Alltag (Sitz/Stand), um die Symptomatik zu verbessern (s. auch ▶ Kap. 7, „ICF"; ▶ Kap. 12, „CMOP-E")!

Gelingt eine möglichst physiologische Einnahme der Sitzposition, d. h., die gesunde Schulter ist locker und beide Arme/Hände liegen locker z. B. auf den Oberschenkeln auf, so soll die Betroffene diese Position möglichst oft – zu Beginn noch eher bewusst, später zunehmend automatisiert (evtl. mit geschlossenen Augen) – einnehmen. Ergänzend wird dabei der Kopf immer wieder locker und leicht in den 3 Raumebenen bewegt – mit der sagittalen Kopffreiheit beginnend (z. B. vom Becken her eingeleitete

Rumpfaufrichtung, ◼ Abb. 1.10f), über die frontale Gewichtsübernahme zur betroffenen Seite (◼ Abb. 1.11d) bis zur transversalen Rotation der gelockerten Schultern (oberer Rumpf) gegen das stabilisierende Becken beim Gehen (◼ Abb. 1.11h,i). Bei kognitiven Einschränkungen sollten diese Position und die entsprechenden Bewegungen auch mit dem Angehörigen, Betreuer, Pflegepersonal etc. abgesprochen und eingeübt werden! Je öfter dies stattfindet, desto öfter werden kommunikative Impulse auf die betroffenen Regionen projiziert!

Durch die adäquate, spannungsfreie Einnahme der Position können erste Arm- und Hantierfunktionen mit der oberen Extremität geübt werden (s. Fallbeispiele, ▶ Kap. 11). Als Steigerung werden der aufrechte Sitz, der Transfer zum Stand sowie der Stand selbst vorgenommen.

Ähnlich wie in ◼ Abb. 1.11c–f aktiviert die Therapeutin in ◼ Abb. 1.11g durch einen isometrischen Druck die laterale und/oder ventrale Standbeinstabilität der betroffenen Seite. Dabei belastet sie bewusst das betroffene Bein und entspannt sowohl das gesunde Bein (was man am locker werdenden Knie fühlen und beobachten kann) als auch die gesunde Schulter. Die betroffene Hüfte/das betroffene Bein extendiert (Beckenretraktion bzw. Hüftflexion absolut vermeiden!), der Oberkörper befindet sich achsengerecht im Lot zwischen Ohr, Schulter, Becken, Knie und Fuß. Eventuell kann als ventrale Hüftorientierung und auch als Sicherheit eine Küchenzeile, ein Sideboard, Tisch, Stuhl, Waschbecken etc. dienen (s. auch ◼ Abb. 8.23a–d, 8.30a–d). Im weiteren Verlauf fazilitiert die Therapeutin am Becken den Körper (Ohr, Schulter, Becken, Fuß) in einer Achse (◼ Abb. 1.11h) nach dorsal, bis sich die Zehen des gesunden Beins anheben (1. ventrale Haltearbeit des betroffenen Beckens). Das gewonnene ventrale Wiederlager (Hüftextension) ermöglicht eine laterale, phasisch abduktorische Standbeinstabilität der betroffenen Seite als Vorbereitung der späteren Schwungbeinphase sowie eine Stimulation der Fußhebefunktion im betroffenen Bein. Im Wechsel folgt nun wieder die achsengerechte Vorverlagerung des **Beckens** auf das gesunde Standbein, bis sich die betroffene Ferse dezent anhebt → Übung der Abrollphase → Übergang zur Schwungbeinphase im betroffenen Bein! Durch einen Augenschluss kann das Körpergefühl noch intensiviert werden. Gewinnt die Betroffene an physiologischer Stabilität und Sicherheit, so soll sie ähnlich wie in ◼ Abb. 1.11j die Standposition möglichst oft eigenständig ausführen. Hierbei kann wiederum zur Sicherheit und zur ventralen Beckenorientierung (Vermeidung der Beckenretraktion auf der betroffenen Seite) eine Küchenzeile etc. (s. oben) dienen.

> Die Gewichtsübernahme im Sitz bzw. im Standbein ist auch im normalen Leben keine einseitige Dauerbelastung. Daher sollte die betroffene Seite immer wieder in die Mitte geführt werden: Das bedeutet, die Mitte

1

suchen und finden bzw. Entspannung erfahren, das Gewicht auf die gesunde Seite verlagern (Wechsel Ent- und Anspannung). Dabei kann sich die Muskulatur der betroffenen Seite von der Anstrengung erholen und erneut im Rahmen ihrer physiologischen Möglichkeiten die Stabilität übernehmen.

Literatur

Appell HJ (2008) Funktionelle Anatomie, 4. Aufl. Springer, Berlin, Heidelberg

Deetjen P, Speckmann EJ (1992) Physiologie. Urban & Schwarzenberg, München

Haus KM, Held C, Kowalski A, Krombholz A, Nowak M, Schneider E, Strauß G, Wiedemann M (2020) Praxisbuch Biofeedback und Neurofeedback. Springer, Berlin, Heidelberg

Schmidt R (1998) Neuro- und Sinnesphysiologie. Springer, Berlin, Heidelberg

Speckmann EJ (1992) Spektrum der Wissenschaft: Verständliche Forschung. Gehirn und Nervensystem. Spektrum, Heidelberg

Trepel M (2003) Neuroanatomie. Urban & Fischer, München

Zilles K, Rehkämper G (1998) Funktionelle Neuroanatomie. Springer, Berlin, Heidelberg

Sensorische Systeme

Karl-Michael Haus

Inhaltsverzeichnis

Die elektronische Version dieses Kapitels enthält Zusatzmaterial, auf das über folgenden Link zugegriffen werden kann https://doi.org/10.1007/978-3-662-62292-6_2.

2

Definition

Unter **sensorischen Systemen** versteht man alle Nervenstrukturen, die zuständig sind für die
- Reizaufnahme (Sensoren),
- Reizweiterleitung und
- Reizverarbeitung.

Sinnessysteme, die nur bestimmte Informationen verarbeiten, werden als **Sinnesmodalität** oder **modalspezifisches Verarbeitungssystem** zusammengefasst.

Bezieht sich die Verarbeitung auf mehrere Sinnesmodalitäten oder deren Integration, spricht man von **multimodalen** oder **integrativen Verarbeitungssystemen**.

Die im Text erwähnten Videos finden Sie im jeweiligen Kapitel bzw. unter https://doi.org/10.1007/978-3-662-62292-6_2.

2.1   Sinnessysteme des Menschen

2.1.1   Sinneseindruck, Sinnesempfindung und Wahrnehmung

2.1.1.1   Sinneseindruck

Definition

Sinneseindrücke sind die einfachsten Einheiten einer Sinnesmodalität und werden daher auch als Submodalitäten bezeichnet.

Sinneseindrücke der Oberflächensensibilität sind unter anderem **glatt, rau, geriffelt, spröde** etc. Beim visuellen System entspricht dies **hell, dunkel, Farbe, Form, bewegt, stehend** etc.

2.1.1.2   Sinnesempfindung

Da ein Sinneseindruck nahezu nie isoliert entsteht, werden die Sinneseindrücke einer Sinnesmodalität über Assoziationsfasern in **sekundär sensorischen Assoziationsarealen** zusammengetragen.

Definition

Eine Summe von Sinneseindrücken (Submodalitäten) bezeichnet man als **Sinnesempfindung** (auf ein Sinnessystem bezogen: **modalspezifische Wahrnehmung**).

Sinneseindrücke werden aus der Peripherie über Projektionsbahnen auf die primär sensorischen Felder projiziert.

Nach vorheriger Selektion (durch den Thalamus) werden sie in den sekundär sensorischen Assoziationsfeldern zur modalspezifischen **Sinnesempfindung** zusammengetragen und als Erinnerungsbilder (**Engramme**) verankert.

Definition

Engramme sind abgespeicherte Sinneseindrücke und Empfindungen.

Man sieht z. B. einen Eisklotz (optischer Reiz) und weiß anhand seines somatosensiblen Engramms, dass dieser sich kalt und glatt anfühlt.

► Beispiel

Selbsterfahrung (2 Personen): Sinnestäuschung anhand der Oberflächensensibilität Zwei Personen sitzen sich gegenüber. Eine Person legt ihre rechte Hand mit gespreizten Fingern flach auf die linke Hand der anderen Person (flacher Betgriff). Nun fährt eine Person mit Daumen und Mittelfinger der freien Hand über die zusammengelegten Mittelfinger beider Personen. Der somatosensorische Kortex benutzt ein Engramm, das dem Finger der eigenen Hand entspricht. Durch das Fühlen der unterschiedlichen Finger entstehen Empfindungen, die ungefähr dem von Parästhesien entsprechen. (Bader-Johansson 2000) ◄

❯ Eine **Sinnesempfindung** entspricht einer modalspezifischen Wahrnehmung.

2.1.1.3   Wahrnehmung (mehrere Sinnessysteme – multimodale Wahrnehmung)

Im realen Leben treten stets mehrere Sinnesempfindungen gleichzeitig auf, sie werden im ZNS **parallel verarbeitet**.

Definition

Wahrnehmung entsteht durch die Integration der jeweiligen Sinnesmodalitäten (**multimodale Verarbeitung**) und durch ihre Interpretation mittels Gedächtnisinhalten (Engrammen).

► Beispiel

Multimodale Wahrnehmung eines Apfels Es fühlt sich an wie ein Apfel (taktile Empfindung), es sieht aus wie ein Apfel (optische Empfindung), es schmeckt wie ein Apfel (gustatorische Empfindung), das macht die multimodale Wahrnehmung des Apfels aus. Durch das Zusammenwirken (Assoziationen) der Sinnesempfindungen wird der Apfel wahrgenommen und im Gedächtnis als Apfel abgespeichert. Sieht man später einen Apfel (modalspezifisch optisch) oder hört man das Wort „Apfel" (akustisch), kann man sich allein durch das visuelle Bild oder das Wort in etwa vorstellen, wie er schmeckt, wie er riecht und wie er sich anfühlt. ◄

Es ist wichtig, einen Gegenstand über mehrere Sinneskanäle (multimodal) wahrzunehmen. Das visuelle

System stellt dabei zwar neuronal die umfangreichste Sinnesmodalität dar, wird jedoch der Apfel nur über das optische System empfunden, wird nie eine Beziehung zu dem Apfel aufgebaut. Es bleibt nur ein Gegenstand, der ggf. noch als Apfel bezeichnet wird. Trotz der hohen neuronalen Leistung des visuellen Systems stellen die Basissinne die weitaus wichtigeren Sinnessysteme für die Wahrnehmung dar. Nur durch die Interaktion, das Hantieren (Berühren, Bewegen etc.) mit einem Gegenstand wird er begreifbar und erfahrbar (Piaget, „Begreifen durch Ergreifen").

Wer sich selbst nicht richtig spürt, wird bei der Wahrnehmung fremder Reize ebenso Schwierigkeiten haben. Ein wesentlicher Faktor, vor allem für die Intensität der Wahrnehmung, bildet zudem die emotionale Bewertung (▶ Abschn. 2.4, „Limbisches System"). Ein gut schmeckender Apfel bleibt länger im Gedächtnis haften als z. B. ein weniger gut schmeckender.

2.1.2 Reizaufnahme

Die **Reizaufnahme** beginnt damit, dass ein chemischer oder physikalischer Vorgang (Reiz) aus der Umwelt oder dem eigenen Körper spezialisierte Nervenzellen (Sinnesfühler) erregt. Diese spezialisierten Nervenzellen nennt man **Sensoren** oder **Rezeptoren**. (In der neueren Literatur wird häufig der Begriff „Sensor" anstelle von „Rezeptor" verwendet.)

> ┌─ **Definition** ────────────────────
> **Sensoren** sind Zellen, die physikalische und chemische Reize in eine nervöse Erregung (Aktionspotenzial) umwandeln und dieses Aktionspotenzial über afferente Bahnen dem ZNS zuleiten.

Für jede Sinnesmodalität oder Empfindung bestehen spezialisierte Sensoren. Eine Ausnahme bilden dabei die Nozizeptoren, die zum Teil auch auf unterschiedliche Reize (Schmerz, Druck, Temperatur) reagieren können.

Über die genaue Anzahl der menschlichen Sinne bestehen, je nach Literatur, unterschiedliche Sichtweisen. Zu den klassischen **5 Sinnen** zählen: Gesichtssinn, Gehörsinn, Geruchssinn, Geschmackssinn und Tastsinn (Oberflächensensibilität „taktil"). In dieser Beschreibung werden der Gleichgewichtssinn, „vestibuläre Wahrnehmung", und der Bewegungs-, Stellungs- und Kraftsinn zusammenfassend als Tiefensensibilität, „Propriozeption", hinzugefügt.

2.1.2.1 Reize: Informationen aus der Umwelt und dem Körper

> ❯ Einen Reiz, der dem Sensor entspricht und die Wahrnehmungsschwelle passiert, nennt man **adäquaten Reiz**.

Ist ein Reiz nicht für die Sinnesmodalität ausgelegt oder überwindet er nicht die Reizschwelle, spricht man von einem **inadäquaten Reiz**.

Es wird unterschieden zwischen:

- **niederschwelligen Rezeptoren**, die schon auf eine geringe Reizintensität reagieren, wie z. B. die Mechanorezeptoren der Haut, und
- **hochschwelligen Rezeptoren**, die eine hohe Reizintensität benötigen, wie z. B. die Nozizeptoren (Schmerzrezeptoren).

Nach der Art der eintreffenden Reize unterscheidet man 2 Gruppen von Sinnessystemen:

- **Exterozeptoren**, die sensorisch die Reize aus der Umwelt aufnehmen und
- **Interozeptoren**, die sensibel die Reize aus dem Körperinnern aufnehmen.

Die Gruppe der Exterozeptoren beinhaltet die klassischen 5 Sinnessysteme, hinzugekommen sind die 2 Systeme der Interozeptoren (Propriozeption und vestibuläre Wahrnehmung). Deshalb spricht man heute von 7 Sinnessystemen (◨ Tab. 2.1). Zu den Basissinnen des Kindes im Mutterleib siehe Exkurs 2.1.

2.2 Formatio reticularis (FR)

Die Formatio reticularis bildet eine netzartige Formation aus Hirnkernen (graue Substanz), die sich, vom Rückenmark ausgehend, über den gesamten **Hirnstamm** bis hin zum Hypothalamus erstreckt. Sie erhält erregende Zuflüsse aus nahezu allen Sinnessystemen, womit sie ein multimodales **Integrationszentrum** auf Hirnstammebene darstellt. Sie unterhält reziproke **Verschaltungen** zu zahlreichen anderen Gehirnregionen und reguliert u. a. lebenswichtige Funktionen, wie z. B. das Atem- und Kreislaufzentrum, Schlaf-wach-Rhythmus etc. (Trepel 2003). Somit bildet sie einen Knotenpunkt zwischen höheren Gehirnregionen („**aufsteigendes Retikularissystem**") und dem tiefer liegenden Rückenmark („**absteigendes Retikularissystem**"). ◨ Abb. 2.1 zeigt die retikuläre Informationsverarbeitung (s. auch Exkurs 2.2).

◧ Tab. 2.1   Die Sinnessysteme des Menschen

Organe	Art der Sinnesmodalität	Rezeptoren	Art der Rezeptoren
Auge	Visuell (Gesichtssinn)	Retina (Netzhaut)	
Ohr	Akustisch (Gehörsinn)	Innenohr (in der Schnecke)	
Nase	Olfaktorisch (Geruchssinn)	Riechepithel	Sensorische Exterozeptoren
Mund (Zunge)	Gustatorisch (Geschmackssinn)	Geschmacksknospen	
Haut	Taktil (Tastsinn), Oberflächensensibilität (epikritisch und protopathisch)	Mechanische, Thermo- und Schmerzrezeptoren	
Muskeln	Propriozeptiv, Tiefensensibilität (Stellungssinn)	Muskelspindel	
Sehnen	Kinästhetisch (Kraftsinn und Bewegungssinn)	Sehnenspindel	Sensible Interozeptoren
Gelenke		Gelenkrezeptoren	
Vestibulum (Innenohr)	Vestibulär (Gleichgewichtssinn)	Makulaorgane, Bogengänge	

Exkurs 2.1

Pädiatrie Das Kind bewegt sich bereits im Mutterleib, dabei führt es den Daumen zum Mund, es dreht sich von der einen auf die andere Seite oder mit dem Kopf von oben nach unten. Somit wird deutlich, dass die Aufnahme von Sinnesempfindungen bereits im Mutterleib beginnen muss. Für die Ausführung der oben genannten Bewegungen benötigt das Kind eine Empfindung für:

- die Stellung/Bewegung der Extremitäten (Daumen zum Mund führen) → **propriozeptiv,**
- die Berührung (Daumenlutschen) → **taktil,**
- das Gleichgewicht (beim Drehen/Wenden des Körpers) → **vestibulär.**

Diese Sinnesmodalitäten bilden das Fundament der menschlichen Bewegungsentwicklung, weshalb sie als **Basissinne** bezeichnet werden. Das Kind benötigt in seiner Entwicklung intakte Sinnesorgane für eine adäquate Reizaufnahme und gut funktionierende integrative Sinneszentren für die **Verarbeitung** der Sinnesmodalitäten (**sensorische Integration, SI**). Eine Verarbeitungsbeeinträchtigung der Modalitäten kann sowohl zu sensomotorischen und psychomotorischen als auch zu kognitiven Störungen führen.

2.2.1   Verschaltungen der Formatio reticularis (FR)

2.2.1.1   Aufsteigendes Retikularissystem

- Die reziproke Verschaltung mit dem **limbischen System** dient einer emotionalen Bewertung der eintreffenden Reize (angenehm oder unangenehm). Durch erregungssteigernde oder hemmende Einflüsse wird die Reaktion oder das Verhalten auf eintreffende Reize moduliert (▸ Abschn. 2.4 „Limbisches System").
- Durch Verbindungen über den Thalamus zum **Neokortex** führen die sensorischen/erregenden Afferenzen (Aktionspotenziale) zu einer Erhöhung der neokortikalen Aktivität (Arousalsystem) und beeinflussen somit die **allgemeine Bewusstseinslage.** Dieses System wird als **a**ufsteigendes **r**etikuläres **A**ktivierungssystem, „**ARAS**", bezeichnet (▸ Kap. 6, „Neuropsychologie", ▸ Abschn. 6.3, „Aufmerksamkeit").

2.2.1.2   Absteigendes Retikularissystem

- Über den Tractus reticulospinalis reguliert die FR über die γ-**Motoneurone** die unspezifische Tonussituation.
- Über die Verbindung zu den **Basalganglien** (Substantia nigra) beeinflusst die FR automatisierte Bewegungsvorgänge, vor allem die des Rumpfs und der proximalen Gelenke (▸ Abschn. 3.5.8, „Efferenzen", → EPS). Zudem beinhaltet die FR Zentren für die Koordination und die Steuerung der Augenmotorik.
- Durch die reziproke Verschaltung mit dem **Hypothalamus** (Zentrum des vegetativen Nervensystems, „NS") kontrolliert die FR die vegetativen Funktionen.
- Eine besondere Rolle wird der **Schmerzverarbeitung** zugeschrieben. Absteigende Bahnen, deren Ursprungskerne sich vor allem im Hirnstamm befinden, besitzen eine hemmende Wirkung auf die afferenten Schmerzreize. Auf diese Weise haben sie auch eine modulierende Wirkung auf den Reiz (Schmidt 1998).

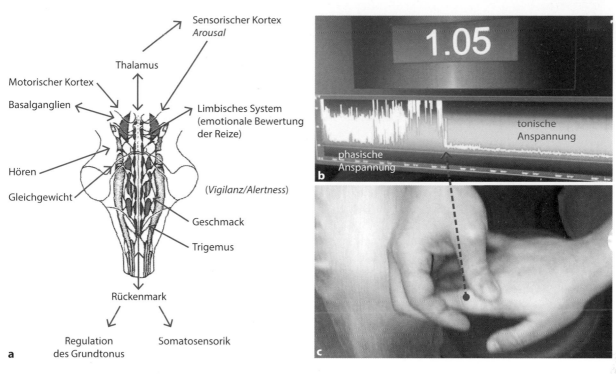

Sensorischer Kortex
Arousal

Thalamus

Motorischer Kortex

Basalganglien

Limbisches System
(emotionale Bewertung
der Reize)

Hören

Gleichgewicht

(Vigilanz/Alertness)

Geschmack

Trigemus

Rückenmark

Regulation
des Grundtonus

Somatosensorik

tonische
Anspannung

phasische
Anspannung

◘ Abb. 2.1 a–c Modellhafte Darstellung der retikulären Informationsverarbeitung. (**a** aus Trepel 1995; mit freundl. Genehmigung)

❯ Die **Formatio reticularis** dient als eine Art „Herzschrittmacher" für das Gehirn. Über aufsteigende Projektionen moduliert sie die kortikale Erregung (s. oben und ▶ Abschn. 6.3.1, tonisches Arousal/Alertness – Daueraufmerksamkeit/Wachsamkeit), und durch die Innervation der γ-Motoneuronen reguliert sie die Körpergrundspannung sowie die phasische Anspannung wie z. B. bei Stress, Angst, (zu) hoher sensorischer und/oder motorischer Anforderung etc. (◘ Abb. 2.1b, phasische Anspannung). Hören wir z. B. einen lauten Knall, werden wir wacher, um die (evtl. Gefahren-) Situation zu interpretieren (aufsteigende Erregungsmodulation). Zudem steigt unsere Körperanspannung, um uns der (evtl. Gefahren-)Situation zu entziehen (absteigende Projektionen).

2.2.2 Praxis

Wir sitzen mit unserem Partner oder unserer Partnerin abends beim Fernsehen auf dem Sofa, er/sie legt die Hand langsam auf unser Schulter und beginnt mit einer leichten Druckmassage; Reaktion: angenehm, beruhigend, tonussenkend etc. Nun gehen wir nachts durch eine dunkle Gasse, drei finstere Gestalten stehen an einer Ecke, und als wir diese passieren, berührt plötzlich eine unbekannte Hand unsere Schulter; Reaktion: Stress, Panik, Anspannung etc. Das heißt der „gleiche" taktile

Berührungsreiz löst ganz unterschiedliche kortikale (aufsteigend) und muskuläre (absteigend) Erregungszustände aus! ◀

2.2.2.1 Retikuläre Erregungsmodulation

Um eine Alltagsaufgabe erfolgreich zu bewältigen, benötigen wir für die kognitiven Anteile eine optimale „kortikale" Erregung sowie für die physischen Anforderungen eine adäquate Körperspannung! Die Art, wie wir als Therapeuten auf den Betroffenen zugehen und/ oder mit ihm umgehen, ihn fazilitieren, ansprechen etc., kann einen modulierenden Einfluss besitzen. Sprechen wir z. B. „laut", ist es eher anregend und macht wacher, sprechen wir hingegen leise, ist es eher beruhigend. Ähnlich vollzieht es sich mit Berührungen. Rasche, schnelle Streichungen aktivieren eher, während langsame eher erregungshemmend wirken.

Selektive Aufmerksamkeit Die Formatio reticularis (Hirnstamm) reguliert durch ihr aufsteigendes Aktivierungssystem, das ARAS, die kortikale Erregung (**Arousal**). Durch eine **Übererregung** oder durch den Verlust hemmender Einflüsse gehen Funktionen, wie selektive Aufmerksamkeit, verloren. Dabei treffen zu viele Reize auf die kortikalen Strukturen, eine Selektion der wichtigen Reize ist nur noch eingeschränkt möglich. Dies kann bis zu Krampfanfällen, wie z. B. Epilepsie, führen (▶ Kap. 6 „Neuropsychologie, Auf-

2

merksamkeit“). Eine **mangelnde Erregung** verhindert eine adäquate Reizverarbeitung, da nicht genug Reize (Aktionspotenziale) in den Kortex projiziert werden.

Grundtonus Die absteigenden Systeme sind über die Innervation der γ-Motoneurone (▶ Abschn. 4.2) für die unspezifische Tonusregulation verantwortlich, d. h., sie regulieren den Grundtonus. Durch die enge Verknüpfung mit dem limbischen System kann ein Reiz – je nach emotionaler Bewertung und Motivation – den Grundtonus steigern oder senken. Eine Unterversorgung der absteigenden Systeme zeigt sich durch einen generellen Hypotonus.

Assoziierte Reaktion (▶ Abschn. 4.2) Eine Störung absteigender Bahnen kann eine pathologische Aktivitätserhöhung in der Formatio reticularis auslösen. Dies führt, verstärkt durch das limbische System (Schmerzen, Emotionen wie Angst, Furcht etc.), zu einer erhöhten, **phasischen Innervation** v. a. der γ-Motoneurone (▶ Abschn. 5.1.3, „Phasische Muskelfasern“), wodurch neben der kompensatorischen Anspannung („gesunde“ Seite) auf der betroffenen Seite eine pathologische Tonuserhöhung bis hin zur permanenten Spastik entstehen kann. Geringe motorische Anforderungen, zum Teil schon der Gedanke an eine Bewegung, können dabei zur Kontraktion der meistens gegen die Schwerkraft gerichteten Muskulatur führen (assoziierte Reaktion) (▶ Kap. 3, „Motorische Systeme“, ▶ Abschn. 3.6, „Tonus“).

2.2.2.2 Phasisch-tonische Anspannung

Retikuläre Strukturen führen eher zu einer phasischen Anspannung (s. oben, Innervation der γ-Motoneurone und ▶ Abschn. 5.1.3, „Muskelfasertypen“). Dies geschieht u. a. physisch u. a. bei schnellen, kraftvollen Bewegungsabläufen sowie psychisch bei Stress, Angst, Schmerz etc. Die phasische Innervation ist unendlich variabel zwischen den o. g. kraftvollen Bewegungsamplituden bis hin zu leichten grazilen Bewegungsabläufen. Das muskuläre Gewebe wird jedoch nur minder durchblutet, so dass i. d. R. nur von geringer Ausdauer besteht (Sprintermuskel)! Die tonische Aktivität hingegen führt zu verbessertem Stoffwechsel, besserer Durchblutung, der Regeneration und ermöglicht v. a. haltungsbewahrende, ausdauernde Bewegungsabläufe. Unsere Alltagsbewegungen sind geprägt von einem permanenten variablen, adaptiven Wechsel zwischen tonischen und phasischen Spannungszuständen (s. ▶ Abschn. 3.6.1, „Tonische/phasische Innervation“).

Der Alltag des Hemiplegikers ist nicht selten geprägt von Stress, Unsicherheit, Schmerzen, sensorischen Einschränkungen und/oder motorischer Überforderung etc. In ◘ Abb. 2.1b sehen wir anhand einer EMG-Amplitude exemplarisch die Muskelaktivität der betroffenen, ventralen Unterarmmuskulatur in Ruhe. Vor allem zu Beginn einer Erkrankung zeigen sich noch recht hohe, stressbesetzte phasische Aktivitäten. Käme jetzt eine Bewegungsanforderung bzw. -ausführung, würde die Spannung der Hand- und Fingerbeuger noch unangemessen ansteigen! Da die phasische Innervation jedoch nicht von Dauer ist, verändert sich die neuromuskuläre Innervation zu einer (relativ hohen) tonisch geprägten „stereotypen“ Anspannung. Entsprechend verändert sich auch das Muskel- und Fasziengewebe dahingehend, dass es zunehmend haltungsbewahrend fixierend verklebt/verfilzt und v. a. harmonisch ausgleichenden Bewegungsamplituden entgegenwirkt (Circulus vitiosus).

In der Folge beschreibt die Betroffene eine „positiv“ besetzte Lebenssituation, z. B. eine Urlaubssituation, ein Kochrezept, einen Witz etc., worauf „unmittelbar“ die Innervation von der stressbesetzten phasischen Spannung auf eine tonische wechselt (◘ Abb. 2.1b – Pfeil). Dies spürt der Therapeut z. B. durch die leichte, harmonische Beweglichkeit der betroffenen Extremitäten, der Hand und/oder den Fingern und bildet die Grundlage einer ersten selektiven Bewegungsausführung!

Die **retikuläre Aktivität** steht in enger Verbindung mit vegetativen und limbischen Strukturen! Das vegetative Nervensystem (▶ Abschn. 1.1.2) unterteilt sich in Sympathikus und Parasympathikus, die wiederum im wechselseitigen Verhältnis stehen. Das heißt, es kann nur eine Aktivität dominieren, sympathisch oder parasympathisch – man kann z. B. nicht gleichzeitig „Zorn“ und „Freude“ empfinden. Ein positiver Gedanke kann die evtl. stressbedingte phasische Anspannung lösen und so die Basis harmonischer Bewegungsabläufe schaffen. Er sollte jedoch v. a. der Tonusregulation dienen und darf nicht die Therapie bestimmen bzw. von der sensomotorischen Zielsetzung ablenken (▶ Abschn. 6.5)!

Innerhalb der retikulären Kerngebiete (s. oben, FR) befinden sich die Raphe-Kerne (◘ Abb. 1.1a RK), die das Serotonin produzieren und mit ihren projizierenden Bahnen ins Frontalhirn, Kleinhirn und RM ziehen. Serotonin bildet einen wichtigen Botenstoff für kognitive und sensomotorische Impulse. Zudem gilt es als Stresspuffer, bei chronischem Stress (wie z. B. einer neurologischen Schädigung) wird mehr verbraucht und weniger gebildet (s. ▶ Abschn. 1.3.1, „Übertragung der Erregung“).

Excurse 2.2

Neuropathologie Höher liegende Zentren wie der Thalamus, die Basalganglien und der Kortex haben einen höheren metabolischen Bedarf (Stoffwechsel) als die tiefer liegenden Hirnstammzentren. Ein kurzzeitiger Sauerstoffmangel, z. B. infolge eines Herzstillstands, kann zur Schädigung dieser höheren Zentren führen – bei noch intakten Zentren des Hirnstamms. Dabei bleiben die lebenserhaltenden Funktionen im Atem- und Kreislaufzentrum (s. oben) intakt – bei völligem Verlust des Bewusstseins. Man spricht hierbei u. a. vom apallischen Syndrom.

2.3 Thalamus und Hypothalamus (Dienzephalon)

2.3.1 Thalamus

Der Thalamus spielt eine tragende Rolle bei der Verarbeitung von Sinneseindrücken, da alle Sinneseindrücke (mit Ausnahme des olfaktorischen) über ihn verschaltet werden. Er bildet die vorletzte Verschaltungsstelle, von der aus die Reize nach vorheriger Selektion (► Kap. 6, „Neuropsychologie", **kortikothalamisches Gating, phasisches Arousal**) zu den entsprechenden sensorischen Kortexarealen weitergeleitet werden.

Im übertragenen Sinn kann man den Thalamus mit dem Receiver einer Satellitenanlage vergleichen. Alle Fernsehsender (Reize) projizieren auf die Satellitenschüssel (Kortex). Durch den Receiver erfolgt dann eine Reizselektion (Hemmung des uninteressanten und Bahnung des gewünschten Programms), die nur das ausgewählte Programm (Interesse/Aufmerksamkeit) auf dem TV-Gerät (Bewusstsein) erscheinen lässt.

Funktionell und anatomisch gliedert sich der Thalamus in spezifische und unspezifische Anteile (► Kap. 6, „Neuropsychologie", ◻ Abb. 6.3):

- Unter den **spezifischen Thalamuskernen** (lateraler Thalamus) versteht man die evolutionär jüngeren Kerngebiete, die spezielle Funktionsabläufe ermöglichen. Zu diesen gehört unter anderem die Projektion der Sinneseindrücke zu den primär sensorischen Rindenfeldern (somatosensorisch, akustisch, visuell). Die spezifischen Thalamuskerne projizieren in einer Eins-zu-eins-Projektion von der Peripherie, wie z. B. dem rechten Zeigefinger, zum entsprechenden somatosensorischen linken Kortexareal (► Kap. 4, „Afferenzen").
- Die **unspezifischen Thalamuskerne** (medialer Thalamus) werden wesentlich vom aufsteigenden retikulären, aktivierenden System **„ARAS"** in der Formatio reticularis gesteuert. Sie projizieren diffus in den gesamten Kortex, was wiederum zu einer unspezifischen Erregung der kortikalen Strukturen führt (**„tonisches Arousal"**). Dieser Vorgang dient vor allem der Wachsamkeits- und Aufmerksamkeitsregulation (► Abschn. 6.3, „Aufmerksamkeit").

2.3.2 Hypothalamus

Der Hypothalamus übernimmt als oberstes Regulationszentrum die **Steuerung der vegetativen Funktionen**. Die hypothalamischen Kerne sind zudem über das limbische System an der Steuerung der Motivation und Emotionen beteiligt.

2.4 Limbisches System

Durch zum Teil ausgedehnte Strukturen bildet das limbische System (LS) ein integratives Verarbeitungszentrum für die **affektive und emotionale Bewertung** aller Sinneseindrücke (meist im Abgleich mit bestehenden Erfahrungen und Gedächtnisinhalten). Entsprechend dieser Bewertung erfolgt die Reaktion auf die Eindrücke.

Die folgende Übersicht gibt eine vereinfachte Darstellung der funktionellen Zuordnung des Wahrnehmungsprozesses.

> **Funktionelle Zuordnung des Wahrnehmungsprozesses**
> - Die sensorische Verarbeitung geschieht in den thalamokortikalen Strukturen.
> - Die motorische Beantwortung findet in den motorischen Systemen statt (► Kap. 3, „Motorische Systeme") – **Sensomotorik**.
> - Die emotionale Bewertung erfolgt durch das limbische System – **Psychomotorik**.

Das limbische System bildet sowohl durch seine Lage als auch funktionell eine Verbindung zwischen neokortikalen und Stammhirnfunktionen. Es vermittelt zwischen den organischen Bedürfnissen, die für das Überleben des Individuums notwendig sind und durch Triebe gesteuert werden (Leistung des Zwischen- und Stammhirns), und der kognitiven Verarbeitung auf neokortikaler Ebene (◻ Abb. 2.2).

> Das limbische System steuert angeborenes und erworbenes Verhalten (Lernen) und bildet den Ursprungsort von Trieben, Motivation und Emotionen.

> ► **Beispiel**

Nächtlicher Waldspaziergang Eine fremde, unbekannte Situation wie ein nächtlicher Waldspaziergang kann die Emotion der „Furcht" auslösen. Als motorische Verhaltensweise zeigt sich eine Steigerung des Gangtempos (Lobus frontalis/motorische Kortizes: Motivation und motorisches Programm zum schnelleren Gehen). Der Grundtonus erhöht sich (Formatio reticularis, absteigend: γ-Motoneurone). Durch die vegetativen Reaktionen

◘ **Abb. 2.2** Funktionen des limbischen Systems

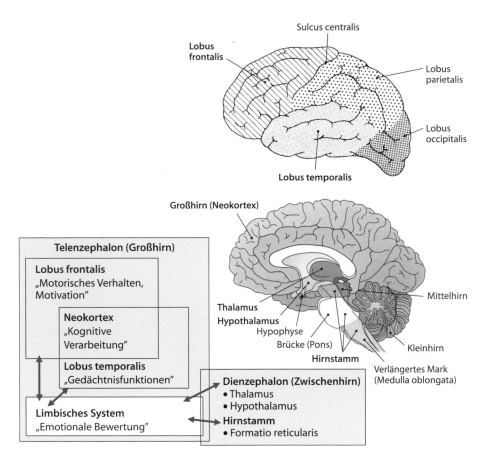

kommt es zu einer Erhöhung des Herzschlags sowie zur Gänsehaut, die Haare stehen „zu Berge" (Hypothalamus: Herzfrequenz steigt, Körpertemperatur sinkt). Die Aufmerksamkeit wird auf Umweltreize, wie z. B. Geräusche oder sich bewegende Objekte, gerichtet (Formatio reticularis, aufsteigend: ARAS) und permanent mit Gedächtnisinhalten, d. h. mit dem, was passieren könnte, verglichen (Lobus temporalis/Gedächtnissysteme). ◄

In der folgenden Übersicht sind die Funktionen des limbischen Systems zusammengefasst.

> **Funktionen des limbischen Systems**
> ▬ Steuerung emotionaler Verhaltensweisen
> ▬ **Motivations-, Lust-, Unlustzentrum** (subkortikales Motivationsareal, „inner drive")
> ▬ **Informationsübertragung** aus dem Kurzzeitgedächtnis in das Langzeitgedächtnis sowie Abgleich der Eindrücke mit bestehenden Erfahrungen (► Abschn. 6.4, „Gedächtnissysteme")
> ▬ Kontrolle der Steuerung der **vegetativen Reaktionen**

Emotionen sind Reaktionen, die sich durch motorisches Verhalten (z. B. Gesichtsausdruck), vegetative Reaktio-

nen (z. B. Schwitzen) und endokrine Reaktionen (z. B. Pulsschlag) äußern. Diese angeborenen Reaktionsmuster sind in nahezu allen Kulturen gleich. Zu den 6 Basisemotionen zählt man Freude, Überraschung, Angst, Furcht, Traurigkeit und Abscheu (Schmidt 1998).

Die Funktionen des limbischen Systems werden durch verschiedene **Strukturen** ermöglicht:
- **Hippocampus** (Ammonshorn): Gedächtnis, Verhalten, Orientierung, Bewusstsein und Motivation;
- **Gyrus cinguli**: vegetative Modulation, psycho- und lokomotorischer Antrieb;
- **Corpus mamillare** (Mamillarkörper): Gedächtnis, Affektverhalten, Beeinflussung von Sexualfunktionen;
- **Corpus amygdaloideum** (Mandelkern): Affektverhalten, Beeinflussung vegetativer und sexueller Funktionen (◘ Abb. 2.3).

2.4.1 Praxis

Das limbische System, auch als emotionales Gehirn beschrieben (Hirn des Säugers), belegt alle eintreffenden Sinnesinformationen mit einer gewissen Erregung (► Abschn. 2.2, „Formatio reticularis") und Emotionen (Lust-/Unlustzentrum). Ein Kerngebiet, die sogenannte **Amygdala** (Mandelkern, ◘ Abb. 2.3, 2.5a: ◘ Abb. 2.4 zeigt das Gehirn von außen), dient dazu, bestimmte

◻ Abb. 2.3   Strukturen des limbischen Systems

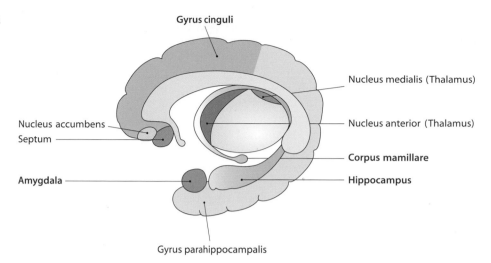

Gyrus cinguli

Nucleus medialis (Thalamus)

Nucleus anterior (Thalamus)

Nucleus accumbens

Septum

Corpus mamillare

Amygdala

Hippocampus

Gyrus parahippocampalis

◻ Abb. 2.4   Sensorische Großhirnrinde: Die Großhirnrinde wurde 1909 von Brodmann funktionell in 52 spezifische Areale untergliedert. Da man heute eher von einem Gesamtsystem mit Untersystemen spricht, weicht man von der Spezifizierung der Areale ab. Häufig treten jedoch Störungsbilder auf, die in einer signifikanten Weise mit dem Brodmann-Schema übereinstimmen, sodass die Kartierung auch weiterhin Bestandteil in den gängigen Lehrbüchern ist. (Aus Birbaumer und Schmidt 1996)

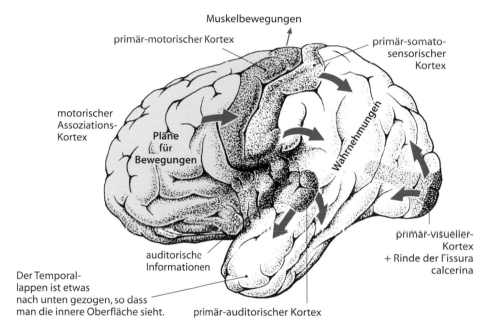

Muskelbewegungen

primär-motorischer Kortex

primär-somato-sensorischer Kortex

motorischer Assoziations-Kortex

Pläne für Bewegungen

Wahrnehmungen

auditorische Informationen

Der Temporal-lappen ist etwas nach unten gezogen, so dass man die innere Oberfläche sieht.

primär-auditorischer Kortex

primär-visueller-Kortex + Rinde der Fissura calcerina

Situationen auf den Grad ihrer Gefährlichkeit hin einzuschätzen. Dabei entstehen Erregungen wie Angst, Wut, Gefahr etc. Das Hirn wird wach, um in einem Sekundenbruchteil Lösungen zu finden und sich der Gefahr zu entziehen. Das heißt, in dieser hohen kortikalen Erregung ist der Organismus offen für die Umwelt und entsprechend leicht ablenkbar. Nicht nachvollziehbare (Therapie-)Situationen, Angst, Stress, Unsicherheit, Schmerz etc. führen zu einer entsprechenden Erregung!

Die angrenzende **Hippocampusformation** (◻ Abb. 2.4) dient hingegen der Informationsaufnahme und Speicherung, d. h. eher der Fokussierung nach innen. Liegt nun die Aufmerksamkeit bei der Lösung einer bedrohlichen Situation (Amygdala/Übererregung), so ist die Informationsverarbeitung im Sinne von (Wiederer-)Lernen bzw. das Wiedererfahren sensomotorischer Prozesse einer betroffenen Körperseite (Hemiplegie!) nur sehr bedingt und wenig nachhaltig möglich (s. unten, Therapierelevanz).

Bei bewusstseinseingetrübten Patienten, wie z. B. beim apallischen Syndrom, versucht man über olfaktorische Reize das Bewusstsein zu wecken, da die olfaktorischen Reize direkt in das limbische System projizieren und somit nicht über den Thalamus (▶ Abschn. 6.3.4, „Thalamus: the Gate") verschaltet werden.

Bei einer **Schädigung des Gyrus cinguli** (z. B. durch Tumoren) zeigt sich entsprechend seiner Funktion ein psycho- und lokomotorischer Antriebsmangel. Zudem kann eine Persönlichkeitsveränderung eintreten, die sich unter anderem durch aggressives Verhalten oder Zwangshandlungen (Weinen oder Lachen) zeigen kann.

Eine kortikale Übererregung oder fehlende **Hemmung** der kortikalen Erregung kann im Bereich des medialen Temporallappens zur sogenannten **Temporallappenepilepsie** führen. Das limbische System, vor allem der Hippocampus und das Corpus mamillare, spielt dabei eine wichtige Rolle. Diese Epilepsieform ist gekennzeichnet

2

durch eine „Aura epileptica", bei der u. a. olfaktorische, gustatorische, visuelle und akustische Empfindungen sowie Fremdheits- und Bekanntheitserlebnisse (Déjà-vu-Erlebnis) auftreten können.

Ein **chronischer Alkoholabusus** kann zu dem von Korsakow (1887) beschriebenen Syndrom **„Korsakow-Syndrom"** führen: Dieses Syndrom geht mit einer ausgeprägten Zerstörung des Corpus mamillare einher. Die Patienten zeigen einen schweren Defekt beim Lernen neuer Informationen. Das Langzeitgedächtnis ist meist intakt, das Kurzzeitgedächtnis jedoch kaum noch vorhanden. Die Patienten sind meist örtlich und zeitlich desorientiert.

Therapierelevanz

Die **Auswahl der Therapieinhalte** bzw. der **Therapiemedien** und deren adäquate Darbietung entscheiden schon früh über Erfolg oder Misserfolg der Therapie. Die Einbeziehung der **Motivation des Patienten** ist somit ein elementarer Faktor für die Therapieplanung. Je mehr positive Assoziationen der Patient zu dem Dargebotenen aufbauen kann und je höher sein Interesse an der Ausführung liegt, desto höher wird auch die Motivation zum Erreichen des Ziels ausfallen. Die positive Zielerreichung bildet einen elementaren Faktor zur Aktivierung des „Inner Drives" (inneren Antrieb, intrinsische Motivation). Folgende **Faktoren** beeinflussen das Ausmaß der Motivation und bieten Ansätze für Therapieinhalte:

- Fähigkeiten des Patienten: physiologische Bewegungen fordern, **sensomotorische, kognitive Überforderung** vermeiden, Ziel erreichbar? Überforderung → kortikale Übererregung und muskuläre, phasische Anspannung (◘ Abb. 2.1b)
- Interessen des Patienten: Ziele des Patienten, Hobbys, Spiele, Medien, Gewohnheiten etc. mit einbeziehen (► Kap. 12)
- Bedürfnisse des Patienten (s. oben)

Somit bildet das limbische System mit seinen Anteilen die funktionale Einheit für Emotionen, Antrieb und Lernen. Unmittelbar über dem Balken befindet sich der Gyrus cinguli. Während seine Projektionen zum Frontallappen eher eine perspektivische, abwartende Handlungsplanung (Impulskontrolle) ermöglichen, trifft der Gyrus cinguli eher unmittelbare Entscheidungen. Weiterhin bestehen enge Verbindungen mit dem Parietal- und Temporallappen sowie mit der Amygdala, dem Hippocampus und dem Nucleus accumbens.

Aufgrund seiner Zugehörigkeit zum Belohnungssystem zählt man den Nucleus accumbens funktionell zum limbischen System (v. a. Hippocampus, Amygdala). Anatomisch gesehen ist er jedoch eher mit den motorischen Systemen der Basalganglien (Striatum) verbunden. Seine limbischen Eingänge und motorischen Ausgänge machen den Nucleus accumbens zu einer funktionellen Schnittstelle zwischen dem limbischen und dem motorischen System („limbic-motoric interface"). Dopaminerge Projektionen der VTA (◘ Abb. 1.1) in den Nucleus accumbens macht man für die Erwartung an ein Glücksgefühl verantwortlich. Das heißt, die perspektivische Erwartung, dass eine Situation erfolgreich verläuft, steigert die Dopaminproduktion und motivationales Verhalten für die entsprechenden Handlungen.

Roter Faden

Planen, Erwarten und Eintreten positiver Erlebnisse erhöhen die Dopaminproduktion (VTA). Bei Alzheimer könnte dies ein schönes Ereignis sein, das schon einmal (evtl. ähnlich) erlebt wurde (Theaterbesuch, Wanderung, Vernissage etc.). Marker/Hinweise z. B. an der Küchenpinnwand und/oder Gespräche darüber fördern die Erinnerung. Ist das Ereignis mit Bewegung verbunden wie z. B. eine schöne Wanderung mit Einkehr etc., fördert dies zudem das Serotonin (s. ► Abschn. 1.3.1, „Synapsen").

Der Hippocampus (◘ Abb. 2.3) bildet eine wurmartig gebogene Struktur, die innen am Temporallappen liegt. Er bezieht seine Informationen aus dem Thalamus, dem Gyrus cinguli, der Amygdala und nahezu allen Kortexarealen, wodurch er eine weitere wichtige Schnittstelle des limbischen Systems bildet. Seine elementare Rolle liegt bei der Gedächtniskonsolidierung, d. h. bei der Übertragung von Gedächtnisinhalten aus dem Kurzzeit- in das Langzeitgedächtnis. Während der gesamten Lebenszeit kommt es, v. a. beim Erwerb neuer Gedächtnisinhalten, zu Neubildungen zwischen bestehenden Nervenzellen (neuronale Plastizität) sowie zur Neurogenese im Gyrus dentatus.

Bis in die 1960er-Jahre wurde noch vom Abschluss der „Neurogenese" beim Erwachsenen gesprochen. Heute steht jedoch fest, dass sich bis ins hohe Alter neue Signalwege bilden und andere wegfallen, Zellverbände sich stärker miteinander verknüpfen oder voneinander abkoppeln (neuronale Plastizität). Zudem gibt es Regionen, in denen auch beim erwachsenen Menschen neue Nervenzellen nachwachsen. Der Hippocampus bildet dabei eine Art „Geburtsstätte" neuer Nervenzellen. Möglichst viel stressfreie Bewegung, positive Erlebnisse und die Auseinandersetzung mit kognitiven Prozessen schreibt man hierfür eine besondere Bedeutung zu (► https://www.dasgehirn.info/denken/gedaechtnis/lernen-von-zelle-zu-zelle).

Durch seine starken reziproken Verbindungen zur Amygdala, dem Furchtzentrum unseres Gehirns, kommt dem Hippocampus eine zusätzliche Rolle bei der Verarbeitung von Emotionen zu. Dies macht den Hippocampus aber auch anfällig für starke emotionale Reize

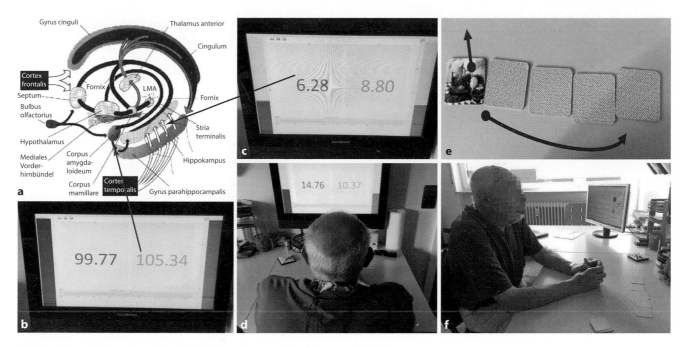

 Abb. 2.5   **a–f** Behandlungsbeispiel Alzheimer-Demenz. (Aus Haus et al. 2020)

und Stressoren (= reziproke Hemmung durch die erhöhte Stressaktivität der Amygdala, s. unten).

Die Amygdala (Corpus amygdaloideum) ist an der Furchtkonditionierung beteiligt und spielt so eine wichtige Rolle bei der Einschätzung möglicher Gefahrensituationen sowie bei der Bildung entsprechender Emotionen wie Furcht und Angst. Eine dauerhaft stressbesetzte Aktivität wie z. B. bei einem Trauma, chronischem Stress, Angststörungen etc. reduziert die Anzahl an Dendriten im Hippocampus und PFC (reziproke Hemmung).

2.4.1.1 Behandlungsbeispiel: Herr B, Alzheimer-Demenz (AD)

Bei der Alzheimer-Demenz führt das Absterben von Nervenzellen im gesamten Gehirn zu einem Gewebeverlust, was u. a. die Bereiche Denken, Planen und Erinnern betrifft. Vor allem aber im Hippocampus, der bei der Bildung neuer Erinnerungen eine wichtige Rolle spielt, ist die Schrumpfung besonders ausgeprägt. Anamnestisch können wir bei einem sehr hohen Anteil unserer Alzheimer-Patienten ein eher stressbesetztes (beruflich/privat) zurückliegendes Leben erkennen. Bei Herrn B. (▪ Abb. 2.5) besteht die Diagnose Alzheimer-Demenz (AD) und Idiopathisches Parkinsonsyndrom (IPS). Seine Frau schildert, dass er über Jahrzehnte sehr engagiert z. T. zwei Jobs gleichzeitig auf einer Behörde ausgeübt hatte. In ▪ Abb. 2.5f ist deutlich eine verspannte Hyperkyphose der BWS mit entsprechender Hyperlordose der HWS (Witwenbuckel) zu erkennen. Dieser Zustand ist typisch für eine jahrzehntelange Nackenverspannung (v. a. M. trapezius pars descendens) und würde auch den stressbesetzten Lebenslauf bestätigen.

Der Alzheimer-Betroffene ist i. d. R. mit seiner Situation nicht zufrieden! Auch wenn die Erinnerungen fehlen, spürt er, dass in seinem Umfeld „irgendetwas" nicht stimmt. Er findet jedoch keine Lösung, was wiederum die Stresssituation/innere physische und psychische Anspannung verstärkt. Aggression und/oder Rückzug sind oft die Folge (Hirnstamm). Wie oben beschrieben, hemmt die verstärkte Anspannung der Amygdala (v. a. über eine lange Dauer!) reziprok die Hippocampusformation.

▪ Eigene Gedanken

Ein System, das nicht (mehr) genutzt wird, wird neuronal auch nicht mehr versorgt und geht zugrunde (s. auch ▶ Abschn. 1.3.2, „Weiterleitung der Erregung"; LTD, „long-term depression"). Positive, stressfreie Gefühle/Erlebnisse (s. oben, VTA) können somit nicht nur zu einer Verbesserung der Lebensqualität beitragen, sondern vielleicht ein Stück weit auch der Symptomatik entgegenwirken! Mittels EMG-Biofeedback können wir die hohe physische (Sympathikus) und psychische (Amygdala) Aktivität wiederspiegeln (▪ Abb. 2.5b–d). In einem ersten Schritt sucht Herr B. eine Position, in der sich die Nackenspannung deutlich reduziert, z. B. mit aufgestützten Ellenbogen (▪ Abb. 2.5d). Mit einer beginnenden leichten Druckmassage wird im Therapieverlauf die Nackenmuskulatur zunehmend lockerer. Hier messen wir die Nackenanspannung mittels EMG-Biofeedback, dies ist jedoch ebenso effektiv durch Palpation möglich. Der Therapeut spürt recht schnell die lockere Anspannung und gewonnene Kopffreiheit. Zudem liefern gelockerte Nackenmuskeln ein besseres physisches Kör-

2

pergefühl, was sich i. d. R. auch positiv auf die Psyche auswirkt!

Mit gelockerten Schultern können wir auch vegetativ eine positive Veränderung bei Herrn B. feststellen. Gestik/Mimik sind deutlich entspannter, und seine Kommunikation verbessert sich. In ◙ Abb. 2.5e beübt Herr B. im (nur) entspannten Zustand seine Merk- und Lernfähigkeit (◙ Abb. 2.5a–c, Hippocampus). Er nutzt hierfür z. B. ein Deutschland-Memory (Erinnerungen aus dem Langzeitgedächtnis). Kann er das umgedrehte Kärtchen recht schnell benennen (< 2 s = automatisiertes Wissen) und/oder durch Überlegen nach etwas längerer Zeit benennen (Assoziationen zwischen visuellen und sprachlichen Zentren), so bekommt er die Karte (sieht seine Erfolge), und eine Neue wird hinten hinzugefügt. Fällt es ihm jedoch schwer bzw. fehlt die Zuordnung, so wird das Kärtchen zur Wiederholung wieder hinten angelegt. Mit jedem Gelingen freuen wir uns gestisch/mimisch mit Herrn B.! Je nach Tagesverfassung kann die Zahl der Kärtchen variieren (2, 3, 4…, das Mögliche verlangen). Bei einer muskulären Anspannung (Amygdala/Stress!) reduziert Herr B. zuerst seine muskuläre Spannung, bevor er sich wieder den kognitiven Bereichen widmet.

Wir können die AD nicht heilen, Herr B. beschreibt jedoch im Laufe der Therapie z. T. Kärtchen, die er bislang nicht kannte (Abspeicherung neuer Inhalte!). Ebenso berichtet die Ehefrau, dass das Alltagsleben deutlich entspannter verläuft. Er schaue z. B. wieder die Nachrichten, sei ruhiger und ausgeglichener. Zudem hätten sich auch allg. Bewegungsabläufe wie das Aufstehen, Anziehen und Gehen deutlich verbessert.

2.4.2 Frustration vs. Motivation

Belohnung von außen (= extrinsische Motivation) erfolgt im Prinzip mittels Belohnung und Bestrafung. Die intrinsische Motivation („inner drive") hingegen erfolgt durch das Bedürfnis nach Selbständigkeit, das Einschätzen der eigenen Fähigkeiten/Kompetenzen sowie durch die soziale Interaktion mit anderen. Die intrinsische Motivation steigert sich durch Freude am Tun, Interesse und v. a. durch „erfolgreich" bewältigte Herausforderungen (s. oben). Es ist daher elementar, von den Betroffenen das „Mögliche" und nicht das Unmögliche zu verlangen. Unlösbare Anforderungen aktivieren die Amygdala (s. ◙ Abb. 2.5a), führen zu Angst und Vermeidungsverhalten. Zudem hemmen sie reziprok die Hippocampusformation. Diese wiederum ist für Gedächtnistransfers und Motivation mitverantwortlich und beinhaltet neuronal gesehen das größte Potenzial an Stammzellen (aus denen sich lebenslang „neue" Neurone bilden können)! Wir werden in den weiteren Abschnitten vegetative, sensible, motorische, sensomotorische und psychische Gegebenheiten kennenlernen, die uns dabei unterstützen, das „Mögliche" und nicht das „Unmögliche" von unseren Klienten zu verlangen, um mittels intrinsischer Motivation den Rehabilitationsprozess positiver zu gestalten!

2.5 Sensorische Areale der Großhirnrinde, Reizverarbeitung

Die **Reizverarbeitung** beginnt auf spinaler Ebene (Rückenmark/Eigen- und Fremdreflexapparat) und wird aufsteigend zu den supraspinalen Zentren stetig umfangreicher und differenzierter, vor allem in den **Assoziationsarealen der Großhirnrinde** (▶ Kap. 6, „Neuropsychologie", Wahrnehmung).

Der Kortex ist durch eine tiefe, quer verlaufende Furche (Fissura longitudinalis cerebri) in 2 Hemisphären geteilt, die über den Balken (Corpus callosum) miteinander verbunden sind. Die Gehirnrinde setzt sich vor allem aus **Nervenzellen** (graue Substanz) zusammen.

Die ausgebreitete Fläche der Großhirnrinde entspricht ungefähr 2200 cm² (ca. 2 DIN-A3-Seiten). Um diese Oberfläche auf kleinem Raum unterzubringen, ist der Kortex mit Furchen (Sulci) und Windungen (Gyri) überzogen. Die wohl bekannteste Furche bildet dabei der **Sulcus centralis**. Dieser zieht ungefähr von einem Ohr zum anderen und bildet die Grenze zwischen dem **Lobus frontalis** (Frontallappen, motorische und handlungsorientierte Areale, ▶ Kap. 3, „Motorische Systeme") im vorderen Bereich und dem **Lobus parietalis** (Parietallappen) im dahinter liegenden Bereich.

2.5.1 Projektions- und Assoziationsareale

Im hinteren Bereich des Gehirns befinden sich die sensorischen Areale: **Lobus parietalis**, **occipitalis** und **temporalis**. In jedem dieser sensorischen Gehirnlappen erfolgt eine modalspezifische Reizverarbeitung:
- Die Areale, in die die Sinneseindrücke direkt projiziert werden, nennt man **primär-sensorische Projektionsareale** (s. folgende Übersicht). ◙ Abb. 2.4 zeigt die Einteilung der Großhirnrinde in **Areale**.
- Das Zusammenführen der einzelnen Sinneseindrücke bzw. Submodalitäten zu einer Sinnesempfindung vollzieht sich in den **modalspezifischen sekundären Assoziationsarealen**.
- Die Bereiche, in denen die Gehirnlappen ineinander übergehen und somit die Informationen der einzelnen Modalitäten untereinander (multimodal) und mit bestehenden Gedächtnisinhalten abgleichen, nennt man **tertiäre Assoziationsareale**.

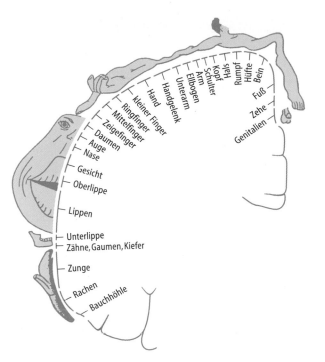

Abb. 2.6 Sensorischer Homunkulus. (Aus Schmidt und Thews 1997)

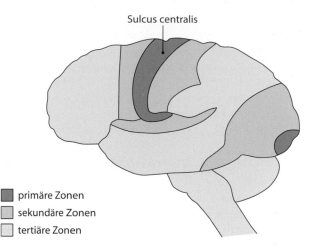

■ primäre Zonen

■ sekundäre Zonen

□ tertiäre Zonen

Abb. 2.7 Einfaches Modell der hierarchischen sensorischen Verarbeitung im Kortex nach Luria

sitzen auch die anderen spezifischen Strukturen, wie z. B. die spezifischen Thalamuskerne, der Tractus corticospinalis (Pyramidenbahn) etc., eine somatotope Gliederung. ■ Abb. 2.6 zeigt den sensorischen Homunkulus nach Penfield und Rasmussen (1950) im Gyrus postcentralis (primär-somatosensorisches Projektionsareal, Areal 1–3), der in etwa seinem motorischen Bruder im Gyrus praecentralis (primär-motorisches Projektionsareal, Areal 4) vor der Zentralfurche (Sulcus centralis) entspricht.

> Die Assoziationsareale bilden die neuronalen Strukturen der multimodalen Wahrnehmung und damit die Grundlage für den Ablauf einer bewussten Handlung.

Die Assoziationsareale bilden die Gehirnbereiche zur Verarbeitung der sogenannten **höheren kognitiven** und **exekutiven Leistungen** (▶ Kap. 6, „Neuropsychologie"). Das motorische Assoziationsareal im Lobus frontalis (präfrontaler Kortex) ist durch reichhaltige Assoziationsfasern in diese kognitiven Prozesse (Bewegungsplanung) integriert.

In ■ Abb. 2.7 wird das Modell der hierarchischen sensorischen Verarbeitung von Luria dargestellt.

Die folgende Übersicht zeigt die Funktionen der primären, sekundären und tertiären Areale.

Primäre Projektionsareale

- **Lobus parietalis:** primär-somatosensorisches Projektionsareal für Tiefensensibilität/Propriozeption und Oberflächensensibilität
- **Lobus occipitalis:** visueller Kortex für die Verarbeitung visueller Reize
- **Lobus temporalis:** auditiver Kortex für die Verarbeitung akustischer Reize
- **Lobus frontalis** (vor dem Sulcus centralis): primär-motorisches Projektionsareal für die Steuerung bewusster Bewegungen, vor allem der Ziel- und Greifbewegungen (▶ Kap. 3, „Motorische Systeme").

2.5.1.1 Somatotope Gliederung

Die primär sensorischen und motorischen Projektionsareale verfügen über eine **somatotope Gliederung** (■ Abb. 2.6), d. h., jede Muskelgruppe und jedes Hautareal (Dermatom) des Körpers wird entsprechend seiner Lage kortikal repräsentiert.

Der Umfang einer kortikalen Repräsentation richtet sich dabei nicht nach dem Umfang des Muskels oder der Größe der Hautfläche, sondern vielmehr nach den **funktionellen Eigenschaften** bzw. der Differenziertheit der Sensorik oder Bewegung. In den primären Arealen herrscht keine Seitendominanz, d. h., die rechten und linken sensorischen und motorischen primären Areale sind gleich stark repräsentiert. Neben den primären Projektionsarealen be-

---

Funktionen der Areale

- **Primäre Projektionsareale:**
  - Erfassung von Sinneseindrücken
  - Keine Seitendominanz
  - Somatotope Gliederung
- **Sekundäre Assoziationsareale** (modalspezifisch):
  - Verbindung von Eindrücken und Empfindungen
  - Speicherung der Empfindungen (Engramme)
- **Tertiäre Assoziationsareale** (multimodal):
  - Assoziation der Modalitäten miteinander (parallele Verarbeitung)

2

- Vergleich mit Gedächtnisinhalten
- Herstellung des Bezugs zur Umwelt
- Grundlage aller bewussten, kognitiven und exekutiven Funktionen (▶ Kap. 6, „Neuropsychologie")
- Ausfiltern nicht relevanter Informationen

2.5.1.2 Entwicklung und Störungen der Areale

Untersuchungen zur Entwicklung und kortikalen Myelinisierung (▶ Kap. 1) nach Flechsig zeigten, dass die Myelinisierung zuerst in den primären Projektionsarealen (Sinneseindrücke, früh myelinisierend) erfolgt, danach in den sekundären Assoziationsarealen (Sinnesempfindung) und abschließend (spät myelinisierend) in den tertiären Assoziationsarealen (Wahrnehmung). Zudem ist die Ausbildung der Felder von der Disposition und den Erfahrungen des Individuums selbst abhängig. So gibt es z. B. Menschen, die in bestimmten Sinnesmodalitäten (Sehen, Hören) über besondere Fähigkeiten verfügen.

Pädiatrische Störungsbilder

Eine Störung im Bereich des Sinneseindrucks (primäres Areal) ist bei einem Kind weitaus gravierender als bei einem Erwachsenen. Der Erwachsene konnte im Laufe seines Lebens Erfahrungen abspeichern und setzt diese bei der multimodalen Abgleichung ein. Das Kind hingegen kann auf diese Grundlage nicht zurückgreifen und hat somit auch Einschränkungen in den aufbauenden Bereichen (Wahrnehmung). Ist nur eine Sinnesmodalität betroffen (primäres oder sekundäres Rindenfeld), so kann sich dies als Teilleistungsstörung zeigen.

Neuropathologische Störungsbilder

Störungsbilder der somatosensorischen Areale (Lobus parietalis):
- Primäre somatosensorische Projektionsareale (Gyrus postcentralis): **Anästhesien**, Taubheitsgefühl (primäre Sensibilitätsstörung).
- Sekundäre somatosensorische Assoziationsareale: **taktile Agnosie** (Astereognosie); trotz erhaltener Sensibilität ist der Patient nicht in der Lage, einen Gegenstand durch Ertasten zu erkennen. Bei visueller und/oder akustischer Darbietung wird er sofort erkannt.
- Tertiäre sensorische Assoziationsareale (multimodal): **ideatorische Apraxie** (meistens linkshirnige Schädigung), die Unfähigkeit im Gebrauch von Alltagsgegenständen und ihren Handlungsabfolgen (▶ Kap. 10, „Neuropsychologische Syndrome").

Therapierelevanz

Sensorische Areale der Großhirnrinde
Folgende Fragen können einen Eindruck über ein mögliches Störungsbild vermitteln (▶ Kap. 11, Befunderhebung):
- Kann der Patient Sinneseindrücke, Submodalitäten adäquat deuten?
- In welcher Sinnesmodalität bestehen Einschränkungen?
- Wie fühlen sich die Bewegungen des Patienten an (steif, locker, Tonus, Sensibilität)? Wie bewegt er sich? Wie ist seine Koordination? Wie geht er mit Gegenständen um (Stereognosie)?
- Wie, wann und wo bestehen Schmerzen, Missempfindungen etc.?
- Wie ist die Selbstwahrnehmung des Patienten (Krankheitseinsicht, Einschätzung seiner Fähigkeiten, Möglichkeiten etc.)?

(Die neuropsychologischen Störungsbilder werden eingehend in ▶ Kap. 10 besprochen.)

2.5.1.3 Praxis

Um auf eine Verarbeitungsstörung einzuwirken, muss die Therapie entsprechend der Defizite ausgerichtet werden. Dabei ist es notwendig, auf noch vorhandene Ressourcen in der Sensorik sowie in der Motorik aufzubauen.

Soweit es die Konstitution zulässt, ist es von grundlegender Bedeutung, unmittelbar nach einer Läsion mit der Therapie zu beginnen, um die vernachlässigten Körperregionen (Extremitäten) schnellstmöglich funktionell zu aktivieren und so wieder ins Bewusstsein zu rufen.

ADL-Bereiche (ADL: „activities of daily living") bieten, rechtzeitig eingesetzt, die ideale Grundlage, da der Patient einen Bezug zu seinem Tun aufbauen kann. Der Therapeut hat ein breites Spektrum an alltäglichen Medien, wie z. B. das Erstellen einer Einkaufsliste für einen Obstsalat oder das Anrühren der Schlagsahne mit dem Schneebesen. Es geht im therapeutischen Sinn nicht um die Einkaufsliste, sondern es kommt stets darauf an, dass das gewählte Medium dem Krankheitsbild bzw. der Symptomatik entspricht.

In der Befunderhebung stellt man fest, welches Verarbeitungssystem gestört ist (primäres, sekundäres oder tertiäres Areal bzw. Eindruck, Empfindung oder Wahrnehmung).

> Da bei der „multimodalen" Wahrnehmung immer mehrere Modalitäten beteiligt sind, ist ein Mensch mit einer Wahrnehmungsstörung in der Regel auch immer multimodal betroffen (z. B. Apraxie).

Bei einer taktilen Wahrnehmungsstörung hantieren die Patienten oft mit einem zu hohen Tonus. Die Handhabung der Gegenstände kann dabei verkrampft wirken. Der Patient versucht, sein mangelndes Tastempfinden durch einen erhöhten Druck, d. h. über die Propriozeptoren zu kompensieren, um so den Gegenstand besser wahrzunehmen. Bei diesem hohen Tonus darf jedoch nicht von einer Spastik gesprochen werden, sondern lediglich von einer Tonuserhöhung (▸ Abschn. 3.6.4, „Spastizität").

2.5.2 Hemisphärendominanz/neokortikale Neurogenese

Die primären Projektionsfelder besitzen in beiden Hemisphären funktionell eine identische Gliederung. Erst die zunehmende **Spezialisierung** bestimmter Funktionen oder Fähigkeiten führt zu einer Schwerpunktverteilung in der Reizverarbeitung zwischen rechter und linker Hemisphäre (zur „Hemisphärendominanz" s. auch ▸ Kap. 6, „Neuropsychologie"). Das wohl alltäglichste Beispiel ist dabei der Einsatz der rechten Hand, der wiederum linkshemisphärisch gesteuert wird. Da die **linke Hemisphäre** für die Sprachproduktion und die analysierende Verarbeitung (Handlungsplanung) verantwortlich ist, wurde sie früher als dominante Hemisphäre bezeichnet. In der jüngeren Literatur wird diese Meinung jedoch revidiert, da auch die **rechte Hemisphäre** für spezifische Kriterien der Reizverarbeitung zuständig ist. Dies gilt vor allem für die räumliche Beziehung, die ganzheitlich integrative Verarbeitung sowie für die Ausführung und Gestaltung emotionaler Vorgänge, wie z. B. bei der nichtsprachlichen Kommunikation (Gestik, Mimik).

Neben der kortikalen Aktivierung über retikuläre Strukturen schreiben zahlreiche Studien dem präfrontalen Kortex (PFK) der v. a. rechten Hemisphäre eine dominante Rolle bei der Kontrolle und Intension, der „anhaltenden, kontrollierten Aufmerksamkeitszuwendung" zu (Daueraufmerksamkeit; Sturm 2009). Bereits vor über hundert Jahren wurde vermutet, dass ein intaktes Frontalhirn für die Einhaltung sozialer Normen verantwortlich ist. Auch jüngere Arbeiten berichten von einer gewissen rechtsseitigen Hemisphärendominanz bei der Regulation von Aufmerksamkeitsprozessen.

Neben dem limbischen System (LS) (s. oben) bildet der PFK ein weiteres, höher kontrollierendes Motivationszentrum. Er steuert und reguliert Handlungsabläufe (Praxie) und ist an komplexen Verhaltensweisen wie Antrieb und Motivation beteiligt. Während limbische Strukturen unmittelbar reagieren (innerhalb von Millisekunden) und eher der elementaren Bedürfnisbefriedigung dienen (Triebe, sexuelle Erregung etc.), ermöglicht der PFK eine planvolle, perspektivische Vorgehensweise zur Zielerfüllung. Z. B. wurde durch bildgebende Kontrollstudien nachgewiesen, dass das Betrachten erotischer Filme ohne bestimmte Instruktionen mit einer erhöhten

Aktivierung limbischer Strukturen einhergeht, während eine Vergleichsgruppe angewiesen wurde, die sexuelle Erregung aktiv zu unterdrücken. Bei Letzteren zeigte sich eine erhöhte Aktivierung im rechten Gyrus cinguli (Teil des LS, welches mit dem PFK eng verflochten ist). Auch in anderen Studien konnte nachgewiesen werden, dass der rechte PFK für die komplexere Verhaltens- und Emotionsregulation, d. h. für die Selbstkontrolle von wesentlicher Bedeutung ist. Vor allem beim „Lügen", d. h. bei einer bewussten „Wahrheitsunterdrückung", sind diese komplexen Inhibitionsprozesse im rechten PFK notwendig.

▪ **Lernen, geordnete, strukturierte Orientierung**
Der PFK setzt bewusst Prioritäten, fokussiert die entsprechende Aufmerksamkeitszuwendung und reguliert das Arbeits- bzw. Kurzzeitgedächtnis, was man mit der Gegenwartsdauer, d. h. mit dem „Hier und Jetzt" vergleichen kann. Der Gyrus cinguli bildet die Gehirnwindung unmittelbar oberhalb des Balkens und bildet somit die Brücke zwischen Emotionen, Verhalten und Denken, womit er in die Aufmerksamkeitszuwendung entsprechend den präfrontalen Prioritäten involviert ist. Die Amygdala bewertet Situationen entsprechend ihrer Gefährlichkeit und moduliert emotionale Zustände dahingehend, um auf Gefahr/Panik/Furcht/Distress etc. zu reagieren. Der Hippocampus hingegen dient der Encodierung (Aufnahme und Verarbeitung) relevanter Informationen (Möller et al. 2017). Damit bindet er die neokortikalen Erregungen, Ereignisse und Erlebnisse zu langfristigen Gedächtnisinhalten (Spitzer 2014).

▪ **Negative Emotionen**
Fehlt ein möglicher Lösungsansatz entsprechend den präfrontalen Prioritäten bzw. wird eine Person gezwungen, sich wiederholt mit nicht lösbaren Situationen auseinanderzusetzen, so erfolgt über den Gyrus cinguli ein tendenzielles Vermeidungsverhalten. Die durch die Amygdala ausgelösten Verhaltensweisen zielen auf Möglichkeiten, sich der (Distress-)Situation zu entziehen. Hieraus können Unlust, Dessinteresse bis hin zu oppositionellen Verhaltensweisen resultieren, wobei ein positiv besetztes Lernen im Sinne einer nachhaltigen Hippocampusaktivität verloren geht!

▪ **Neuropsychologie Selbstkontrolle**
Kontrolliertes, d. h. strukturiertes, geordnetes Handeln bedingt ein gewisses, automatisiertes Maß an inadäquaten Reaktionen und/oder unmittelbare Impulse zu unterdrücken. Impulsive Verhaltensweisen hingegen klassifizieren sich durch spontanes, unreguliertes Verhalten. Diese Selbstkontrolle jedoch, d. h. Unterdrückung bestimmter emotionaler Regungen, ist notwendig, um innerhalb sozialer, moralischer und gesetzlicher Normen harmonisch zu agieren.

2

▪ Neuropathologie

Während Betroffene mit einer Läsion im PFK oftmals ganz gute kognitive Leistungen (Gedächtnis/Wahrnehmung) und/oder sensomotorische Aktivitäten erbringen, fehlt häufig die Kontrolle, unmittelbaren Bedürfnissen und Impulsen zu widerstehen. Dies zeigt sich u. a. in sozial unangemessenem Verhalten wie z. B. taktlosen, gestisch, mimisch und verbal inadäquaten Bemerkungen, einer erhöhten Reizbarkeit, Distanzlosigkeit bis hin zu kriminellen Handlungen etc. bei Unaufmerksamkeit und erhöhter Ablenkbarkeit (Landis et al. 1990).

▪ Entwicklung der Selbstkontrolle

Die Unterdrückung spontaner Impulse und das Widerstehen emotionaler Regungen vollziehen sich im Zuge der Hirnreifung. Vergleichen wir z. B. eine erste Grundschulklasse mit einer vierten, so ist bei den Schülern der ersten Klasse eine deutlich höhere Unruhe zu erkennen, während die Viertklässler i. d. R. relativ geordnet dem Schulalltag folgen können. Als typisches Experiment über die Kompetenzen zum Belohnungsaufschub gilt der sogenannte „Marshmallow-Test", bei dem der Proband sofort ein Marshmallow erhalten kann bzw. zwei Marshmallows bekommt, wenn er eine gewisse Zeit wartet (ca. 15 min). Die Studien zeigten, dass die Fähigkeit zum Belohnungsaufschub erst mit zunehmender Selbstkontrolle möglich wird und v. a. mit der Reifung des Frontalhirns zusammenhängt. Dieses wiederum ist, verglichen mit anderen neuronalen Strukturen, das Zentrum, das am spätesten, bis ins junge Erwachsenenalter (21.–23. Lebensjahr) ausreift (Gogtay et al. 2004). So erklärt es z. B. die erhöhte Risikobereitschaft von Jugendlichen, die auch im sozialen Kontext ihre Impulse recht häufig ungefiltert zum Ausdruck bringen.

Trotz dieser Spezialisierung der Hemisphären ist die einwandfreie Funktionsweise des Gehirns von der parallelen Zusammenarbeit (über die Kommissurenbahnen – Corpus callosum) beider Hemisphären abhängig (Exkurs 2.3, „Neuropsychologie").

❯ Der Mensch besitzt 1 Gehirn mit 2 Hemisphären (▶ Kap. 6, „Neuropsychologie").

2.5.3 Projektionsbahnen, Reizweiterleitung

Die überwiegende Anzahl (knapp 90 %) der kortikalen Zellverbände besteht aus nach ihrer Form beschriebenen **Pyramidenzellen**. Diese verfügen neben nahen auch über weitverzweigte interkortikale Faserverbindungen (**weiße Substanz**), die teilweise bis zum Rückenmark führen. Die Fasern der Pyramidenzellen besitzen eine eher bahnende Funktion.

Bei den restlichen Zellen spricht man von Nichtpyramidenzellen oder von **Sternzellen** (Schmidt 1998). Ihnen

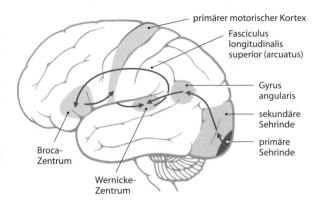

☐ **Abb. 2.8** Assoziative Verschaltung von der visuellen Erfassung eines Gegenstands bis zu seiner verbalen Benennung. (Aus Schiebler et al. 1995)

werden Nahverbindungen mit hemmender Wirkung zugeschrieben. Sie dürften dabei der Feinabstimmung und Modulation von Erregungsmustern dienen. Das heißt, es handelt sich v. a. um inhibitorische (hemmende) Interneurone (= Schaltzellen), die in der Kleinhirnrinde (motorische Impulse) und im PFK lokalisiert sind. So gewinnen sicher die durch Sternzellen regulierten Schaltkreise für die Impuls- bzw. Selbstkontrolle an Bedeutung!

Die Fasern (weiße Substanz) gliedert man nach ihrem Verlauf in 3 Fasersysteme. In der folgenden Übersicht sind diese dargestellt.

Fasersysteme

▬ **Projektionsfasern**: Sie verbinden den Kortex mit den subkortikalen Zentren, u. a. mit den Basalganglien, dem Thalamus, Kleinhirn und dem Rückenmark. Sie verlaufen absteigend, z. B. zur Reizbeantwortung (Tractus corticospinalis [Pyramidenbahn] in der Capsula interna), als auch aufsteigend vom Rückenmark zum Kortex, um die Reize an höher gelegene Verarbeitungszentren zu projizieren.

▬ **Assoziationsfasern/-bahnen**: Sie bilden den weitaus größten Anteil der Nervenfasern und verbinden die Kortexareale interhemisphärisch. Dabei dienen sie den assoziativen und integrativen Leistungen, d. h. den kognitiven Gehirnleistungen (☐ Abb. 2.8).

▬ **Kommissurenfasern/-bahnen**: Sie verbinden in einer Punkt-zu-Punkt-Projektion die identischen Areale beider Hemisphären miteinander. Die bekannteste und größte Verbindung bildet dabei das Corpus callosum (Balken). Diese Fasern verbinden mit Ausnahme der Sehrinde alle symmetrischen Areale miteinander. Da in den primären Arealen keine Seitendominanz besteht, sind die Fasern in diesen Arealen am deutlichsten präsent.

◘ Abb. 2.9 a–d Herr D., Neglect links.
a Berührungen am Nacken; **b** Bewegungsaufforderung zur Kopfdrehung; **c** vegetative
und spinale Reaktionen; **d** Auslöschphänomen. (**d** aus Haus et al. 2020)

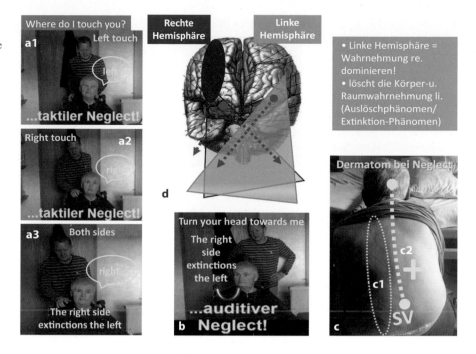

2.5.3.1 Im Überblick: Projektion der Wahrnehmung

Die Verarbeitung der Sinneserfahrungen geschieht in folgenden Arealen:

- Alle Sinneserfahrungen (mit Ausnahme der olfaktorischen, die direkt ins limbische System projiziert) projizieren aus dem Rückenmark (Somatosensorik) und dem Hirnstamm (Hirnnerven) über den Thalamus zu den **primären Projektionsarealen** in den Kortex.
- Die **sensorischen Reize** werden entsprechend ihrer Sinnesmodalität in den modalspezifischen primären Projektionsarealen aufgenommen, wie z. B. die somatosensorischen Reize im Gyrus postcentralis (Lobus parietalis).

Nach vorheriger Selektion (Gate) werden die Sinneseindrücke über Assoziationsfasern (Fasern, die Areale innerhalb einer Hemisphäre verbinden) in den nächstgelegenen **sekundären Assoziationsarealen** zusammengetragen und mit modalspezifischen Gedächtnisinhalten verglichen (Engrammen); es entsteht eine **Sinnesempfindung**. Dieser Vorgang vollzieht sich meist parallel auf mehreren Modalitäten (Sehen, Tasten, Hören).

In den **tertiären Assoziationsarealen** werden die Empfindungen multimodal integriert, mit Gedächtnisinhalten interpretiert und somit **wahrgenommen**. In den Assoziationsarealen erfolgt die Weiterverarbeitung der höheren Gehirnleistungen (► Kap. 6, „Neuropsychologie", kognitive und exekutive Funktionen). Die **Reizbeantwortung** erfolgt über die motorischen Systeme.

2.5.3.2 Therapiebeispiel: Neglect-Symptomatik

Man schreibt in der räumlichen Beziehung der rechten frontalen Hemisphäre eine beidseitige Aufmerksamkeitszuwendung zu, während sich die linke Hemisphäre v. a. auf die Fokussierung zur rechten Raumhälfte beschränkt. Somit besteht eine größere Zuwendung nach rechts, der Anteil der Rechtshänder liegt zwischen 85 und 90 %. Man begrüßt sich i. d. R. mit der rechten Hand, und bei Menschen, die sich im Nebel (London) verlaufen, geschieht dies ebenfalls tendenziell nach rechts. Somit ist eine Beeinträchtigung der rechten Hemisphäre in Bezug auf die räumliche Beziehung meist gravierender und therapieresistenter als eine Läsion der linken Hemisphäre (s. ◘ Abb. 2.9d). Die wohl deutlichste Form einer halbseitigen Wahrnehmungsbeeinträchtigung für Körper- und Raumseite beschreibt der Neglect (von lateinisch: neglegere = nicht wissen, vernachlässigen). Er wird häufig als Störung der Aufmerksamkeit beschrieben. Der Betroffene nimmt die der Hirnläsion gegenüberliegende Seite seines Körpers und seiner Umgebung nicht oder nur noch schlecht wahr (s. auch ► Abschn. 6.10, „Räumliche Störungen" und ► Abschn. 10.1.4, „Neglect" und 67090_4_De_2_MOESM1_ESM unter https://doi.org/10.1007/978-3-662-62292-6_2)!

Herr D, Neglect links. In ◘ Abb. 2.9a wird Herr D. aufgefordert, Berührungsreize an der jeweiligen Schulter zu benennen. In ◘ Abb. 2.9a1 berührt der Therapeut die linke Schulter, und Herr D. antwortet „links", in ◘ Abb. 2.9a2 erfolgt auf den Berührungsreiz rechts die Antwort „rechts". Bei beidseitiger Berührung (◘ Abb. 2.9a3) antwortet Herr D. wiederum mit „rechts"! Die rechte Seite/Wahrnehmung liegt stärker im Bewusstsein und löscht die linke Intervention (taktiler Neglect). In ◘ Abb. 2.9b soll Herr D.

2

auf Aufforderung den Kopf zum links hinten stehenden Therapeuten richten. Er dreht ihn jedoch über die rechte (eigentlich bewusstseinsentferntere) Seite zurück (auditiver Neglect). Beim beidseitigen Bestreichen rechts und links der WS mit einem Stift (ohne Mine) fällt die vegetative dermatome Reaktion (nach ca. 1 min) auf der betroffenen linken Seite deutlich schwächer aus (◻ Abb. 2.9c1). Die vegetative Hyposensibilität ist ein wichtiges Zeichen, um bei Hemiplegikern Kälte- und/oder Wärmereize deutlich vorsichtiger einzusetzen, um z. B. Frostbeulen durch Coolpacks oder Verbrennungen durch Wärmeflaschen zu vermeiden! Ebenso zeigt sich eine spinale haltungsbewahrende Reaktion. Das Körpergewicht ist deutlich auf die linke Seite verlagert (Pusher-Symptomatik!), da jetzt die rechte Seite haltungsbewahrend eine gewisse Sicherheit bietet. Für die Gewichtsverlagerung nach rechts müsste die linke Seite haltungsbewahrend aktiv werden. Da diese jedoch nicht existent ist, vermeidet der Betroffene eine entsprechende Gewichtsverlagerung bzw. drückt sich vielmehr nach links (damit er mit rechts halten kann).

Beim typischen Mediainfarkt sind die vestibulären Zentren (Hirnstamm, Vestibulariskerne, Kleinhirn) relativ intakt. Das heißt, Kopf- und Schultergürtel richten sich trotz Gewichtsverlagerung zur hypotonen betroffenen und/oder kompensatorisch angespannten „gesunden" Seite im Schwerkraftfeld aus. Bei einer schweren Schädigung, die auch subkortikale Zentren (Hirnstamm) betrifft, agiert das ZNS mit spinalen haltungsbewahrenden Programmen. Es nutzt u. a. den spinal innervierten M. erector spinae, wobei hierbei der Kopf der WS folgt (◻ Abb. 2.9c2). Die erhöhte Wahrnehmungsverarbeitung der „gesunden" linke Hemisphäre löscht reziprok die Aktivitäten der betroffenen rechten = Auslösch- bzw. Extinktionsphänomen (◻ Abb. 2.9d, s. 67090_4_De_2_MOESM1_ESM unter https://doi.org/10.1007/978-3-662-62292-6_2). Bei einem späteren Rehaaufenthalt lag Herr D. ca. 6 Wochen mit seiner rechten Seite am Fenster und konnte die Natur, allerlei Tiere etc. beobachten (s. 67090_4_De_2_MOESM1_ESM, ◻ Abb. 2.9c: Neglect-Befund). Es ist wohl fraglich(?), ob die Wahrnehmung der linken Körperseite besser wird, wenn sich das Bewusstsein im Alltag stets nach rechts orientiert (s. 67090_4_De_2_MOESM1_ESM).

> **Roter Faden**
>
> Wie bei jeder hemiplegischen Behandlungen müssen wir besonders bei einer Neglect-Symptomatik auf den kompensatorischen Einsatz der „gesunden" Seite achten! Vor allem bei relativ hohen (stressbesetzten) Bewegungsanforderungen wie z. B. beim Transfer zum Stand leitet das ZNS seine Aktionspotenziale auf die „gesunde" Seite und löscht reziprok die betroffene Seite. Dies führt zum von Davis (2002) beschriebenen „Pusher-Syndrom", was wiederum mit einer erhöhten Sturzgefahr einhergeht. Der Betroffene muss daher

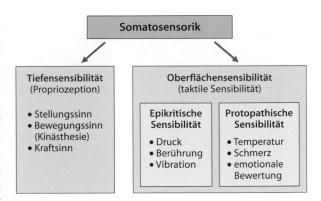

◻ **Abb. 2.10** Einteilung der Somatosensibilität nach Lage der Rezeptoren

> sehr behutsam, mit möglichst geringer kompensatorischer Aktivität („gesunde" Seite), an die Gewichtsübernahme zur betroffenen Seite herangeführt werden (s. 67090_4_De_2_MOESM1_ESM).

> **Exkurs 2.3**
>
> **Neuropathologie** Im präfrontalen Kortex (Assoziationsareal im Lobus frontalis) befinden sich die meisten Sternzellen. Dies könnte seine übergeordnete Rolle bei der Planung und Ausführung von Handlungen sowie das Enthemmungssyndrom bei einer Schädigung erklären.

2.6 Somatosensibilität (propriozeptiv, epikritisch, protopathisch)

Die Somatosensibilität (griech. Soma = Körper) umfasst:
- **Oberflächensensibilität** (Rezeptoren der Haut), Reize, die unmittelbar auf die Körperoberfläche einwirken, und
- **Tiefensensibilität** (Muskel-, Sehnen- und Gelenkrezeptoren), Reize, die Auskunft über die Bewegung, die Kraft und die Stellung des Körpers aus tiefer liegenden Strukturen liefern.

2.6.1 Unterteilung der Somatosensibilität

Über die Einteilungen der Somatosensibilität bestehen unterschiedliche Ansichten. In der klinischen Diagnostik und in der therapeutisch orientierten Literatur findet man meist eine Unterteilung der Somatosensibilität **nach Lage der Rezeptoren** (◻ Abb. 2.10). Die Empfindungen der Haut werden dabei als Oberflächensensibilität (► Abschn. 4.3, „Zweiter sensomotorischer Regelkreis") beschrieben. Als Synonym für die Oberflächensensibilität werden häufig, vom Tastsinn her führend, die Begriffe „taktil" oder „tak-

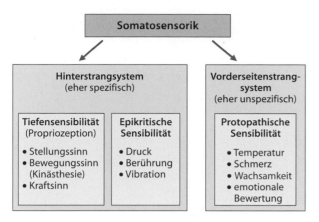

Abb. 2.11 Einteilung der Somatosensibilität nach Art der verarbeitenden Systeme

tile Sensibilität" verwendet. Nach der Art der Reize bzw. Rezeptoren und der damit verbundenen Empfindung wird die Oberflächensensibilität in 2 neuronal grundverschiedene Strukturen unterteilt: in die epikritische Sensibilität und die protopathische Sensibilität.

Die **epikritische Sensibilität** ist dabei vor allem für das mechanische Empfinden von Reizen wie Druck, Berührung und Vibration verantwortlich. Entsprechend der mechanischen Empfindung werden die Rezeptoren der epikritischen Sensibilität als „Mechanorezeptoren" bezeichnet.

Der **protopathischen Sensibilität** schreibt man die Empfindung für Schmerzen und Temperatur zu. Entsprechend bezeichnet man die Rezeptoren als „Nozizeptoren und Thermorezeptoren". Zudem erfolgt die emotionale Bewertung (angenehm oder unangenehm) der taktilen Reize über die protopathische Sensibilität.

Die Empfindung der tiefer liegenden Körperstrukturen wird als Tiefensensibilität (► Abschn. 4.2, „Erster sensomotorischer Regelkreis") bezeichnet. Bei der Tiefensensibilität verwendet man häufig das Synonym „**Propriozeption**". Vereinzelt wird auch noch der Begriff Kinästhesie verwendet, jedoch bezieht sich dieser Begriff rein auf die Bewegung und ist daher allenfalls für den Bewegungssinn (nur eine Submodalität der Propriozeption) verwendbar.

Neurophysiologisch beschreibt man die Somatosensibilität **nach der Art der Reizverarbeitung** (■ Abb. 2.11). Hierbei bilden die 2 großen aufsteigenden Bahnsysteme die anatomische und funktionelle Grundlage der Einteilung. Man unterscheidet:

- **Hinterstrangsystem**, in dem die Informationen der Propriozeption und Epikritik verarbeitet werden, und
- **Vorderseitenstrangsystem**, das für die Verarbeitung der protopathischen Reize verantwortlich ist.

> ► **Beispiel**

Selbsterfahrung der Somatosensibilität Eine Person (Proband) legt sich mit entkleidetem Arm und/oder Bein in Rückenlage auf den Boden. Der Behandler umgreift mit beiden Händen den Oberarm und fährt mit leichtem Druck nach distal über die Hand bis zu den Fingerspitzen; dies wiederholt er 7- bis 8-mal. Da sich die Sensoren der Haut relativ schnell an den taktilen Reiz adaptieren, verändert der Behandler seine Ausstreichtechnik. Er fährt nun alternierend Hand für Hand von proximal nach distal; dies wird ebenfalls mehrmals wiederholt. Im dritten Durchgang benutzt der Behandler zum Ausstreichen ein Tuch oder einen Igelball o. Ä., um dadurch einen neuen Reiz zu setzen. Der Proband spürt nach dem Ausstreichen seine Extremität intensiver. Bewegungen werden deutlich leichter ausgeführt als z. B. mit der gegenüberliegenden, nicht stimulierten Extremität (s. auch Behandlungsvideo: Somatosensorik). ◄

2.6.2 Funktion des Hinterstrangsystems

Das **Hinterstrangsystem** projiziert **differenzierte epikritische und propriozeptive Informationen** an das somatosensorische Projektionsareal. Häufig wird dabei das epikritische System als übergeordnetes System beschrieben, das die propriozeptive Sensibilität beinhaltet. Der Mensch muss erst erfahren haben, wie sich eine Oberfläche anfühlt, bevor er es sicher weiß. Die Empfindungen werden durch dieses spezifische System differenzierter, klarer und bewusster wahrgenommen. Es bildet somit die sensorische Grundlage für das taktile Erkennen (Tastsinn) von und Hantieren mit bestimmten Objekten: **stereognostische Leistungen** (► Abschn. 4.3, „Zweiter sensomotorischer Regelkreis").

2.6.3 Funktion des Vorderstrangsystems

Das **Vorderseitenstrangbahnsystem** ist phylogenetisch das ältere System und ontogenetisch schon sehr früh entwickelt (z. T. im Embryonalstadium). Stark vereinfacht und evolutionär könnte man das System mit der Oberflächensensibilität der gemeinen Regenbogenforelle vergleichen. Sie ist seitlich sehr stark durchblutet (Regenbogenfarben) und fühlt mit ihren Flanken und v. a. Brust- und Schwanzflossen den Fließdruck sowie Hindernisse im Wasser. Besonders Kleinkinder sind seitlich an den Flanken, v. a. Richtung Achsel (s. oben) und an den Fußsohlen (Schwanzflosse) besonders sensibel (kitzelig)! Die protopathische Verarbeitung beginnt schon auf RM-Ebene, so entfernen wir z. B. reflexhaft unseren Fuß oder unsere Hand vom Schmerzreiz (RM) und schauen erst dann, was es eigentlich war (Kortex).

Durch seine Verknüpfung über die Formatio reticularis mit dem limbischen System ist das Vorderseitenstrangbahnsystem wesentlich an der Alertness (Wachsamkeit) sowie an der **emotionalen Bewertung** von Hautreizen beteiligt. Es übermittelt vor allem **Schmerz**, **Temperatur** und **starke Druckreize**. Diese sind eher unbestimmt, wenig ab-

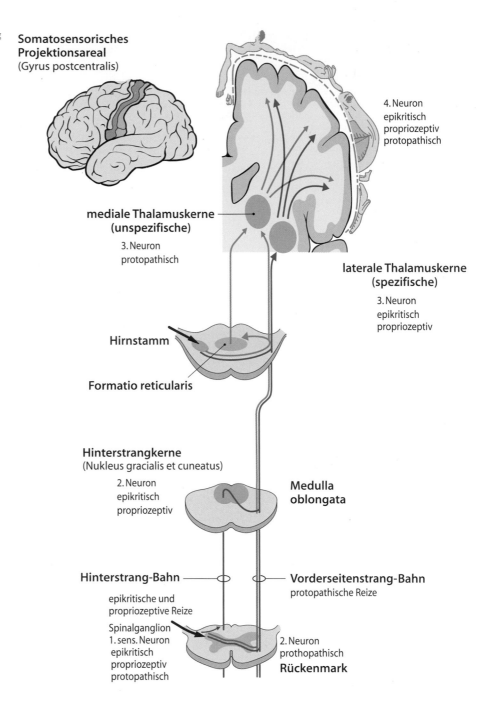

■ **Abb. 2.12** Vereinfachte Darstellung des Hinterstrang- und Vorderseitenstrangsystems

Somatosensorisches Projektionsareal
(Gyrus postcentralis)

4. Neuron
epikritisch
propriozeptiv
protopathisch

mediale Thalamuskerne (unspezifische)

3. Neuron
protopathisch

laterale Thalamuskerne (spezifische)

3. Neuron
epikritisch
propriozeptiv

Hirnstamm

Formatio reticularis

Hinterstrangkerne
(Nukleus gracialis et cuneatus)

2. Neuron
epikritisch
propriozeptiv

Medulla oblongata

Hinterstrang-Bahn

epikritische und
propriozeptive Reize

Spinalganglion
1. sens. Neuron
epikritisch
propriozeptiv
protopathisch

Vorderseitenstrang-Bahn
protopathische Reize

2. Neuron
prothopathisch

Rückenmark

grenzbar und lokalisierbar. Die Gewichtung der Bahnen liegt dabei vor allem in der unspezifischen Verarbeitung. Hierdurch ist es wesentlich an der Steuerung der kortikalen Erregung (ARAS) beteiligt. Handelt es sich dabei um Reize mit einem hohen Aufforderungscharakter, aktiviert die Formatio reticularis über das **ARAS** die medialen (unspezifischen) Thalamuskerne, die wiederum zu einer unspezifischen kortikalen Erregung (Arousal) beitragen. Diese Kerngebiete bilden dabei eine Funktionseinheit, die über das ARAS und das unspezifische thalamokortikale System die kortikale Erregbarkeit (Arousal) steuern (▶ Kap. 6, „Neuropsychologie") sowie vegetative Prozesse begleiten. Hierdurch beeinflussen die **Eingänge dieses Sys-**

tems den **Grad der Wachsamkeit** und **Aufmerksamkeit**. Die Erregung kann gezielt auf bestimmte kortikale Bereiche gelenkt werden (Aufmerksamkeit) und, verbunden mit dem **spezifischen kortikalen Informationstransfer**, zur bewussten **Wahrnehmung** beitragen (▶ Abschn. 8.1.4, „Die Hand zum Hantieren führen").

Das evolutionär ältere Vorderseitenstrang- bzw. protopathische System bildet bei Geburt das dominierende System. Der Neugeborene kann z. B. Kälte und Wärme als angenehm oder unangenehm differenzieren. Er nimmt Schmerzreize wahr, während das taktile Erfassen von Gegenständen (Stereognosie) noch sehr begrenzt möglich ist! Erst im Zuge der v. a. neokortikalen Hirnreifung

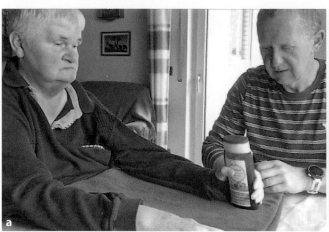
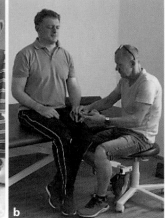
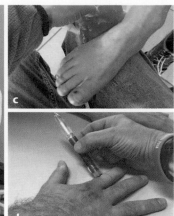

Abb. 2.13 a–d Einsatz protopathischer Medien bei der Behandlung neurologischer Störungsbilder

(4.–6. Lebensjahr) entwickelt sich das epikritische (zusammen mit dem propriozeptiven) Hinterstrangsystem und wird zum dominierenden taktilen System. Hautreize werden klar lokalisiert, und bekannte Gegenstände können taktil (Stereognosie) erfasst und zugeordnet werden. Im Alter, v. a. bei entsprechender Bewegungs- und Wahrnehmungseinschränkung (längeres Sitzen, Liegen im Alltag), gehen diese Kompetenzen wieder verloren, und protopathische Anteile gewinnen. So beschreiben z. B. viele ältere Menschen in Pflegeeinrichtungen nicht spezielle Strukturen, sondern eher unspezifisch: Alles tut weh, alle Knochen tun weh …!

Abb. 2.12 zeigt die vereinfachte Darstellung des Hinterstrang- und Vorderseitenstrangsystems. Die Verknüpfungen zwischen der Formatio reticularis und dem limbischen System wurden nicht aufgeführt. Die spezifischen Fasern des Vorderseitenstrangsystems verlaufen ab den Hinterstrangkernen im Hinterstrangsystem zum Kortex (▶ Abschn. 8.1.4, „Sinnesorgan Hand", Therapiebeispiel).

2.6.3.1 Behandlungsbeispiele

Herr Sch. (Abb. 2.13b) erlitt ein schweres Schädel-Hirn-Trauma (SHT) (Kraniektomie) mit linksseitiger Hemiparese und Restneglectsymptomatik. Es gelingt ihm nur sehr schwer, bei taktilen Berührungen seine Finger der linken Hand adäquat zu benennen. Bei Berührungen mit einem Coolpack (Kältereiz) hingegen erfolgt eine schnellere, zutreffendere Antwort. In Abb. 2.13c (Hemiparese rechts mit hypotoner Grundsymptomatik) wurden Eisapplikationen zur (Wieder-)Integration enthemmter subkortikaler und spinaler Reaktion (Pyramidenbahnzeichen) genutzt, wie z. B. zur Wieder-Integration der Babinski-Reaktion. Über retikuläre Verknüpfungen (Alertness/Wachsamkeit) wird es möglich, bei stark bewusstseinseingeschränkten Betroffenen wie z. B. bei Neglect die Bewusstseinszuwendung zu verbessern.

In Abb. 2.13a beginnt Herr D. z. B. mit gekühlten Alltagsmedien zu hantieren. Es ist jedoch Vorsicht geboten, da es schneller zu Verbrennungen und/oder Frostbeulen kommen kann (s. 67090_4_De_2_MOESM2_ESM unter https://doi.org/10.1007/978-3-662-62292-6_2). Herr H. hält in Abb. 2.13d ohne Visuskontrolle dem Druck an unterschiedlichsten Fingerpositionen entgegen.

Bei Herrn H. (54 Jahre, Abb. 2.14) besteht seit 15 Jahren die Diagnose Multiple Sklerose (MS), zudem erlitt er vor 2 Jahren eine Subarachnoidalblutung (SAB) mit Hemiparese rechts bei proximaler hypotoner Grundsymptomatik (Rumpf/Becken/untere Extremität) und distal orientierter Spastizität in der oberen Extremität (Unterarm/Hand/Finger). Eine permanente, tonisch stereotype Überforderung/Anspannung/Spastik führt zu Verklebungen/Myogelosen/Triggerpunkten entsprechender Muskeln. Die variable phasische Innervation geht verloren (s. ▶ Abschn. 3.6.1, „Normaler Tonus").

> Die tonische Daueran- bzw. -verspannung der eher haltungsfixierenden Muskeln (Anteile) hemmen reziprok die phasischen Gegenspieler, die wiederum atrophieren. Das ZNS innerviert „nicht" den phasisch atrophierten Muskel (Anteil) gegen die tonische Verspannung (ergibt keinen Sinn!). Im Zuge des Krankheitsverlaufs verstärkt sich i. d. R. die tonische, stereotype Verspannung bei gleichzeitiger Reduktion phasischer, variabler Amplituden.

Die Therapie beginnt in RL, da keine Notwendigkeit der Haltungsbewahrung besteht (Abb. 2.14) und somit Herr H. am ehesten seine enthemmten, assoziierten Reaktionen kontrollieren kann. Zu Beginn erfolgt eine proximal beginnende Druckmassage in tiefe verspannte Muskelbäuche (Abb. 2.14a). Der Druck soll stark genug sein, um die Verspannungen (Myogelosen) zu lösen, er darf jedoch keine Schmerzen verursachen. In einer Schmerzskala von 1 bis 6 liegt der ausgeübte Druck bei

2

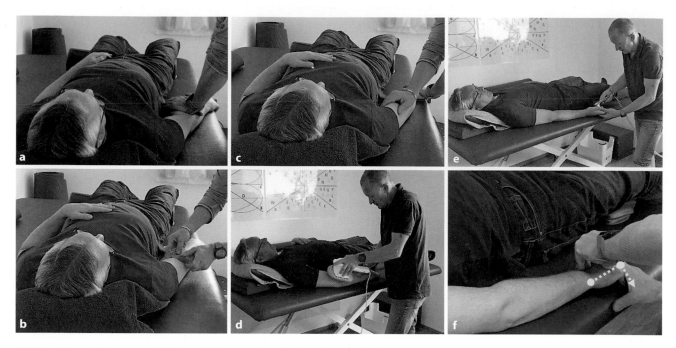

☐ **Abb. 2.14 a–f** Somatosensibilität. **a** Tiefe propriozeptive Druckanwendung in verspannte Muskelstrukturen; **b, c** oberflächliche protopathische Bewusstseinszuwendung mittels (thermischen) Streichungen; **d** großflächige propriozeptiv (epikritische) Vibrationsmassage;
e kleinflächige (propriozeptiv) epikritische Vibrationsmassage; **f** epi-

kritische Stimulation der Fingerbeeren (Mechanorezeptoren) mittels
Druck über die Fingergrundgelenke (propriozeptiv). (67090_4_
De_2_MOESM3_ESM zu ☐ Abb. 2.14a finden Sie unter https://doi.
org/10.1007/978-3-662-62292-6_2)

ca. 2 bis 3 (leicht unangenehm o. ä.). Häufig sind die
verspannten Muskelbäuche am proximalen Unterarm
lokalisiert, wie z. B. im M. flexor digitorum profundus
(wichtiger Muskel zum späteren Aufdehnen der Palmaraponeurose). Mit entsprechender Erfahrung erfühlt man
recht schnell die verspannten Strukturen bzw. werden
sie auch vom Betroffenen selbst beschrieben. Der Druck
sollte langsam und etwas länger (ca. 20 s +) ausgeführt
werden. Die optimale Druckanwendung zeigt sich, wenn
a) der Druckschmerz nachlässt und b) die Struktur lockerer, entspannter ist. Im entspannteren Zustand verbessern sich der Stoffwechsel sowie die Wahrnehmung,
d. h. das Köpergefühl. Förderlich wäre es nun, die
phasischen Gegenspieler und/oder bei zweigelenkigen
Muskeln die phasischen Muskelanteile zu aktivieren.
Tonische Muskeln werden sehr langsam gedehnt, sodass sich die Muskelspindeln entsprechend adaptieren
können (s. ▸ Abschn. 4.2, „1. SMRK"); phasisch atrophierte Muskelbäuche hingegen werden im Stretch durch
federnde Impulse aktiviert, z. B. durch federnde Impulse
auf den max. flektierten Handrücken. Die verspannten
Beuger befinden sich in max. Beugestellung (= geringste
Spannung), und die phasischen Gegenspieler (Strecker)
in einem Stretch (Muskelspindeln gespannt). Mit zunehmenden Streckfunktionen wird nun passiv/assistiv die
Hand mit möglichst hoher Eigenaktivität des Betroffenen
in die Dorsalextension (konzentrisch) und/oder langsam
bremsend exzentrisch wieder in die Beugestellung geführt
(s. 67090_4_De_2_MOESM3_ESM).

> **Roter Faden**
>
> Die reine Druckanwendung/Massage ist nur die eine
> Seite der Medaille. Sie löst verspannte Strukturen
> und ermöglicht die phasische Innervation. Um eine
> Nachhaltigkeit zu erzielen, muss aber der Grund der
> (distalen) Verspannung verbessert werden. Dies ist
> bei den meisten neurologisch Betroffen eine fehlende
> proximale (Becken-)Stabilität.

In ☐ Abb. 2.14b wird die obere Extremität mittels protopathischer Eisapplikationen (Coolpack) stimuliert. Das
Vorderseitenstrangsystem ermöglicht als phylogenetisch
und ontogenetisch älteres Wahrnehmungssystem häufig
für die Betroffenen eine leichtere Wahrnehmung. Anhand der Geschwindigkeit der Streichungen (langsam/
schnell) kann über retikuläre Verschaltungen kranial die
kortikale Erregung (Arousal) und/oder nach kaudal die
Körpergrundspannung (s. ▸ Abschn. 2.2, „Formatio reticularis", Y-Schleife) moduliert werden. Die gesteigerte
kortikale Präsens zeigt sich u. a. durch eine verbesserte
Kontrolle subkortikal und spinal enthemmter Reaktionen (= Spastikreduktion/Finger lockerer). Aufbauend
folgen in ☐ Abb. 2.14c unspezifisch modulierende Streichungen, die über limbische Verknüpfungen neben der
Wahrnehmung auch die Motivation (angenehme Empfindung) verbessern können. Da über die Dauer eine
Adaption der Hautreize erfolgt, ist es wichtig max. 6- bis

7-mal die gleichen Streichungen auszuführen. Danach die Streichtechnik (Druck/Reihenfolge/Geschwindigkeit) und/oder das Medium (Handtuch, Schwamm, Igelball etc.) wechseln. Die Streichungen werden i. d. R. (Ausnahme z. B. Handödem) von proximal nach distal ausgeführt. Zudem sollte immer eine Hand an der Extremität bleiben.

Sowohl die Projektion der propriozeptiven als auch der epikritischen Sensibilität erfolgt über das Hinterstrangbahnsystem, daher besteht zwischen beiden Systemen eine enge Verknüpfung. Die Rezeptoren beider Systeme besitzen eine hohe Adaptionsfähigkeit, d. h., sie gewöhnen sich sehr rasch an den Reiz. Ohne Adaption wäre der Reiz permanent präsent, und es könnten keine neuen Informationen aufgenommen werden! Propriozeptiv liefern die Muskelspindeln jede Sekunde unseres Tuns Informationen der permanent wechselnden Spannungszustände. Epikritisch können mittels Mechanorezeptoren differenzierteste Texturen und Oberflächen taktil erfasst werden. Vibrationsreize umgehen diese Adaption und erhöhen dadurch die neuronale Präsenz. In ▪ Abb. 2.14d erfolgt mittels Vibrax eine großflächige, etwas in die Tiefe gehende Stimulation der Muskelspindeln (Prop.) und oberflächlich der Mechanorezeptoren, i. d. R. von proximal beginnend nach distal, v. a. an verspannten Muskelbäuchen. Die Massage des M. trapezius pars descendens (hohe Rezeptorendichte) führt neben der Verbesserung des Körpergefühls häufig auch zur verbesserten Raumwahrnehmung. Der Kopf richtet sich nicht selten leichter/ freier zur betroffenen Seite. **Bei Betroffenen mit (Hand) Ödemen/Herzschrittmacher/Defibrillator o. ä. muss auf diese Anwendung jedoch verzichtet werden!** In ▪ Abb. 2.14e erfolgt mittels kleinflächiger Vibration (Novafon, elektrische Zahnbürste, Handbürsten etc.) des Daumen- und Kleinfingerballens (eher prop.) sowie der Fingerbeeren (epikritisch) eine somatosensible Stimulation. Ein langsamer, propriozeptiver Druck über die flektierten Fingergrundgelenke (▪ Abb. 2.14f) sowie auf die in Mittel- und Endgelenk stabilisierten gestreckten Finger stimuliert die epikritischen Mechanorezeptoren in den Fingerbeeren. Dies wird ausgeführt, bis die gestreckten Finger und die Handwurzel (Daumen- und Kleinfingerballen) locker auf der Unterlage aufliegen. Welche Stimulation bzw. Medium und/oder Streichtechnik gewählt wird, zeigt sich letztendlich in der verbesserten kortikalen Kontrolle = gelockerte Extremitäten/Finger etc. Die protopathische wie auch die propriozeptive/epikritische Sensibilisierung dienen v. a. der Verbesserung des Körpergefühls als „Vorbereitung" sensomotorisch stereognostischer Leistungen (= taktiles Erfassen der Umwelt).

2.7 Vestibulariskerne

In der Medulla oblongata befinden sich auf jeder Seite 4 verschiedene Vestibulariskerne. Sie erhalten afferente

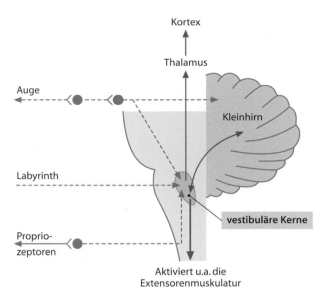

▪ **Abb. 2.15** Efferente und afferente Verschaltungen der Vestibulariskerne. (Aus Schmidt und Thews 1997)

Informationen aus den **Vestibulärorganen**, den **Muskelspindeln** der Skelettmuskulatur (vor allem aus der Nackenmuskulatur) und aus dem **visuellen System**. Die efferenten Projektionen führen vor allem ins **Kleinhirn**, über den **Thalamus** zum Kortex, zu den **Augenmuskelnerven** und ins **Rückenmark** (Extensorentonus). Durch diese Verbindungen stellen die Vestibulariskerne ein modalspezifisches Integrationszentrum für die Verarbeitung vestibulärer Reize dar (▶ Abschn. 4.4.2, „Rezeptoren des 3. SMRK").

▪ Abb. 2.15 zeigt efferente und afferente Verschaltungen der Vestibulariskerne. Die Vestibulariskerne bilden damit ein modalspezifisches Integrationszentrum für die vestibuläre Verarbeitung.

Die wichtigsten Informationen kommen aus dem visuellen System, den Vestibulärorganen (Labyrinth im Innenohr) und aus den Rezeptoren der Nackenmuskulatur (Propriozeption). Die Nackenmuskulatur ist dabei durch eine besonders hohe Anzahl an Muskelspindeln gekennzeichnet. Blinde Menschen z. B. können sich dadurch in ihrer gewohnten Umgebung ohne Probleme bewegen.

Schon anhand der anatomischen Lage besteht eine enge Vernetzung zwischen Vestibulariskernen und retikulären Strukturen. Die zentrale Aufgabe des vestibulären Systems besteht v. a. in der automatisierten, permanenten Tonusaktivierung der lotgerechten Haltungsbewahrung (gegen die Schwerkraft) entsprechend der (neo) kortikalen Zielvorgabe.

> ▶ **Beispiel**

Selbsterfahrung Wir setzen das vestibuläre System etwas unter Stress, indem wir uns so weit wie möglich auf unsere Zehenspitzen stellen (Steigerung: Augen schließen). Alle Muskelgruppen, die gegen die Schwerkraft arbeiten, werden angespannt. Je mehr Stress, desto höher die An-

2

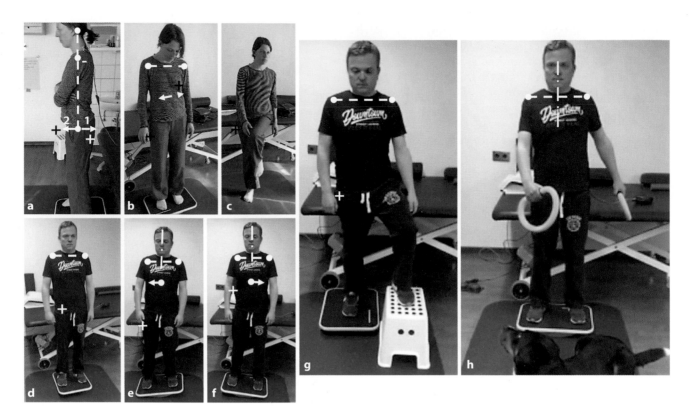

◘ Abb. 2.16   a–h Einsatz vestibulärer Medien entsprechend den Bewegungsebenen. **a, d** Sagittalebene; **b, e, f** Frontalebene; **c, h** Transversalebene; **g** physiologisch variable Standbeinstabilität im betroffenen Bein

spannung. Die Körperspannung gestaltet sich nun eher haltungs„fixierend" anstelle feinster, variabler, ausgleichender Haltereaktionen. ◄

Mittels vestibulärer Medien können wir somit einen modulierenden Einfluss auf die kortikale Erregung nehmen sowie auch tonusaktivierend auf hypotone Spannungszustände. Im pädiatrischen Bereich eignen sich z. B. bei der Behandlung von AD(H)S eher impulskontrollierende, statische Medien, d. h. Parcours mit z. B. Hockern, Balancierstegen, dünnen Brettern etc., um sowohl die Körpergrundspannung zu verbessern als auch die kortikale Erregung entsprechend zu optimieren. Soweit es die Konstitution zulässt, kann auch eine Kombination zwischen Anforderungen aus dem Hirnleistungstraining (HLT bei Geriatrie/Demenz) mit vestibulären Medien, z. B. auf einem Wackelbrett stehend (◘ Abb. 2.16), die erfolgreiche Umsetzung kognitiver Anforderungen erleichtern.

■ **Neurologie**
Eine Schädigung auf den Hirnstamm kontrollierender neuronaler Strukturen wie z. B. Basalganglien (IPS), Neokortex (Mediainfarkt) etc. bewirkt häufig eine kompensatorisch und/oder pathologisch enthemmte erhöhte Muskelanspannung, d. h. quasi eine enthemmte Hirnstammfunktion. Dabei kann eine schwere zentrale Schädigung wie das apallische Syndrom zu einer ausgeprägten hypertonen Tetraspastik führen, während eine

Schädigung des Hirnstamms/Kleinhirns selbst (Basilaristhrombose, Ponsinfarkt, MS-Plaques etc.) eher eine zentrale Hypotonie, Schwindel und Koordinationsprobleme (Ataxie) verursacht.

> **Roter Faden**
>
> **Hemiplegie/Hemiparese** Bei einer erhöhten kompensatorischen Hirnstammaktivität verliert die Bewegung an Harmonie, Leichtigkeit etc. (s. oben, Selbsterfahrung/Zehenstand). Sehr deutlich spürt man dies z. B. bei Neglect, indem man versucht, die „gesunde" Hand/Arm des Betroffenen leicht und locker zu fazilitieren. Dabei fühlt sich auch die „gesunde" Extremität eher steif und fest an. Auch auf der betroffenen Seite sind noch mögliche Bewegungsabläufe meist durch sehr angespannte Massenbewegungen geprägt.

2.7.1 Schritte zur Reduktion kompensatorischer und/oder pathologisch enthemmter Reaktionen mittels Funktionsanbahnung

1. Zur tonischen Detonisierung mobilisieren/triggern wir manuell (Mikrostretch) myofasziale Verfilzungen/

Triggerpunkte/Areal, dehnen Myogelosen (Makrostretch) und aktivieren passiv(-assistiv) eine leichte, harmonische Gelenks- bzw. Bewegungsfreiheit (phasische Innervation).

2. Zur phasischen Aktivierung beginnen/suchen wir leichte, harmonische, möglichst „eigenaktive" Bewegungssequenzen in RL (= keine Notwendigkeit der Haltungsbewahrung).

3. Wir achten auf kompensatorische Aktivitäten der gelockerten „gesunden" Seite/Extremitäten (keine assoziierten [Mit-]Bewegungen).

4. Wir führen den tonisch ange- bzw. verspannten Muskel (s. oben, Schritt 1) in seine Kontraktionsrichtung (= Detonisierung) und setzen den phasischen Gegenspieler in den Stretch (= Spannung, ◨ Abb. 4.10a1).

5. Nun suchen wir mittels phasischer (federnder) Impulse in den gestretchten Muskel erste Spannungsaktivität. Fühlen wir diese, suchen wir (schon kleinste) kon- und exzentrische Bewegungsamplituden in die Physiologie (s. 67090_4_De_2_MOESM3_ESM unter https://doi.org/10.1007/978-3-662-62292-6_2).

6. Gelingen erste, leichte Bewegungssequenzen (= Kontrolle kompensatorischer Prozesse und/oder pathologisch enthemmter Reaktionen), so schließt der Betroffene seine Augen. Vor allem 3 Rezeptorsysteme – Visus (sensorisch), propriozeptiv und Vestibulärorgane (sensibel) – projizieren in die Vestibulariskerne. Ein Mediainfarkt betrifft v. a. somatosensible Areale (propriozeptiv). Dies kann z. T. über die sensorischen Projektionen des Visus ausgeglichen/kompensiert werden, bedingt aber Stress und **stressbedingt eine höhere kompensatorische Anspannung**.

7. Bewegungsamplituden mittels Lidschluss wiederum benötigen eine erhöhte „sensible" spinale (somatosensible) und subkortikale (vestibuläre) Vernetzung (betroffene Areale). Dies spüren wir, wenn wir z. B. eine beliebige langsame Armbewegung mit offenen und geschlossenen Augen (ohne Sensorik) tätigen. Letztere wird intensiver somatosensibel wahrgenommen.

8. Gelingt die harmonische Bewegungsausführung mit geschlossenen Augen (= verbesserte sensible Empfindung), so kann sie mit offenen Augen leichter im Alltag (nach der Therapie) ausgeführt werden. Wird die Bewegung jedoch verspannter, so müssen wir wieder einen Schritt zurückgehen und die Augen öffnen.

9. Punkte 1–6 gelten für nahezu alle Bewegungen (Ausnahme evtl. Drehschwindel o. ä.), d. h. im Sitz/Stand und letztendlich im Alltag. Immer dann, wenn eine Bewegung leichter, harmonischer und lockerer ausgeführt wird, schließt der Betroffene zur Wiederholung seine Augen, um noch mehr Alltagstransfer (dann mit offenen Augen) zu ermöglichen.

2.7.2 Therapiebeispiel: Einsatz vestibulärer Medien bei hypotoner Grundsymptomatik

Bei **hypotoner Grundsymptomatik/fehlender Stabilität** hingegen nutzen wir vestibuläre Medien (s. ◨ Abb. 2.16, Wackelbrett), um eine **physiologische Haltespannung** zu aktivieren. In ◨ Abb. 2.16a sehen wir Frau B., bei der seit knapp 20 Jahren die Diagnose MS vorliegt. Sie hatte kürzlich einen Schub mit stationärem Aufenthalt. Ihr größtes Problem ist die fehlende Hüftstabilität rechts. Vor allem im Tagesverlauf verschlechtert sich die Situation, ihr rechtes Becken knickt ein, das Knie schlägt zuweilen nach dorsal durch und/oder das Sprunggelenk knickt ein. Die ca. 16. Therapieeinheit beginnt in der Sagittalebene im freien Stand auf einem Wackelbrett. In früheren Einheiten stabilisierte sie sich dabei noch mit den Armen aufliegend auf einem Stehpult (ventrale Kette). Sie faltet nun die Arme ineinander (Vorsicht bei Sturzgefahr – verzögerte Schutzreaktion!). In dieser Armposition gelingt es ihr am leichtesten, die kompensatorische Nackenanspannung (M. trapezius pars descendens) zu kontrollieren.

> **Roter Faden**
>
> Die kompensatorische Nackenan- bzw. -verspannung aktiviert v. a. die tonische Streckmuskulatur (Muster, bis in die Wade) und erschwert somit (reziproke Hemmung) den Aufbau der ventral ausgleichenden Beckenverankerung (dynamische Beckenstabilität). Daher ist es für die Betroffene i. d. R. leichter, vorab mit geringerem Anforderungsniveau sowie mit ventraler Arm-, Ellbogenstütz oder Handauflage und relativ „gelockerten" Schultern auf dem Wackelbrett die Bewegungen auszuführen!

Bei dem sagittalen Kompetenzgewinn geht es v. a. um die Aktivierung des stabilisierenden ventralen Widerlagers der agonistisch tätigen Streckmuskulatur. Kompensiert der Nacken (Schulterretraktion/kopfwärts eingeleitetes Extensionsmuster) und/oder geht die ventrale Beckenverankerung verloren (= Beckenretraktion), so verliert Frau B. das Lot. Daher führt Frau B. in ◨ Abb. 2.16a vorab das Becken mit verstärktem Fersendruck langsam nach dorsal (◨ Abb. 2.16a1, Zehen werden frei/heben sich = ventrale Verankerung!) und wieder zurück zur Mitte. Aufbauend führt sie nun das Becken nach ventral, bis der Druck auf den medialen Vorfuß (Fußballen) kommt und die Ferse etwas freier wird (◨ Abb. 2.16a2). Im Anschluss wechselt sie nun mittels Beckenbewegung (lotgerecht – lockerer Oberkörper) von der Ferse auf den Vorfuß und wieder zurück. Mit zunehmendem Kompetenzgewinn/Sicherheit (Wiederholungen) steigert sie das Bewegungsausmaß bzw.

schließt dabei ihre Augen (nur mit Sicherheitsperson). Das Lot entscheidet über die Qualität der Ausführung. Ein Lotverlust bzw. die Nackenanspannung (im Video mittels EMG-Biofeedback messbar) sind Zeiger der Überforderung/Stress. Frau B. soll/darf sich im Alltag viel, jedoch möglichst stressfrei bewegen (s. auch ► Abschn. 1.1.3.1, Übertragung von Erregung – Serotonin).

Der sagittale Kompetenzgewinn (ventral/dorsale Haltungsbewahrung) bildet die Voraussetzung für eine frontal ausgleichende Rumpf- und Kopfstellreaktion. In ◘ Abb. 2.16b, e wurde das Wackelbrett gedreht, sodass Frau B. und Herr H. (Hemiparese rechts, s. 67090_4_De_2_MOESM4_ESM) nun die frontale, seitliche Gewichtsverlagerung im Sinne von **„Suchen und Finden der ‚Mitte'"** beüben. Die physiologische Gewichtsverlagerung nach rechts bedingt eine laterale abduktorische Beckenstabilität rechts. Hierbei ist stets auf die kompensatorische Anspannung der linken Schulter und/oder auf die pathologisch enthemmte Anspannung der rechten Schulter zu achten (Arm zieht in die Spastik). Schultern und Kopf bleiben locker und frei. Die Gewichtsverlagerung zur „gesunden" besseren linken Seite (◘ Abb. 2.16f) bedingt eine Lateralflexion rechts. Ziel ist es, immer wieder aus der seitlichen Gewichtsverlagerung die Mitte zu finden. Durch Lidschluss wird die propriozeptiv vestibuläre Verarbeitung noch stärker gefordert. Als weitere Steigerung/Alltagstransfer beüben Frau B. und Herr H. z. B. die Blickfixierung, indem sie, mittig auf dem Wackelbrett stehend, einen Punkt (Wandbild) fixieren und dabei den Kopf leicht nach rechts und links drehen (s. 67090_4_De_4_MOESM3_ESM unter https://doi.org/10.1007/978-3-662-62292-6_2). Das Bewusstsein liegt bei der Blickfixierung bzw. bei der leichten Kopfrotation, während über propriozeptiv-vestibuläre Verknüpfungen das Gleichgewicht/Lot relativ automatisiert gehalten wird. Bei Überforderung Anforderung verringern, Arme, Ellbogen auflegen/abstützen etc.

Roter Faden

Innerhalb der Therapie entscheidet v. a. die „qualitative" Bewegungsausführung, d. h. weniger die Quantität (Beispiel: 50 m gehen), sondern vielmehr das „Wie". Besser weniger, langsamer, richtiger, lotgerechter, physiologischer als viel verkehrt. Aufbauend auf die physiologische Ausführung steigern wir die räumliche (Bewegungsausmaß) und/oder zeitliche (Bewegungsgeschwindigkeit) Koordination. Außerhalb der Therapie müssen wir dieses Ziel im Zuge der Selbständigkeit leider einschränken! Je mehr der Betroffene jedoch sein „Lot" wieder gewinnt, desto stressfreier die Bewegung und desto leichter der Alltag!

In ◘ Abb. 2.16g beübt Herr H. sein rechtes Standbein. Das linke „gesunde" Bein steht dabei möglichst locker auf einer Stufe, einem Hocker, Stuhl etc., die entsprechende Konstitution vorausgesetzt. Je höher das linke Bein aufgestellt ist, desto mehr Hüftextension rechts (= Stretch der Hüftbeuger) und desto leichter die ventrale Verankerung und entsprechend physiologischer die laterale abduktorische Beckenstabilität (= Schultern und Kopf werden freier). Mittels lotgerechter (◘ Abb. 2.16a) dorsaler Beckenverlagerung und erhöhten Fersendrucks stimuliert Herr H. seine propriozeptive Wahrnehmung und steigert seine tonische, haltungsbewahrende Stabilität.

Die lotgerechte „Becken"-Vorverlagerung über die funktionelle Fußlängsachse (Ferse-Fußballen) auf den medialen Vorfuß aktiviert über die „positive Stützreaktion" (medialer Vorfuß, s. ◘ Abb. 3.8b2) die phasisch dynamische Bewegungsstabilität (z. B. spätere Sprungbereitschaft). Im Zuge der physiologischeren Standbeinstabilität rechts werden die Schultern/Kopf sowie das linke Bein freier. Durch federnde Impulse (mit dem linken Fuß/Zehen auf den Hocker auftippen etc.) und/oder Koordinationsbewegungen (mit dem linken Fuß von der vorderen linken zur rechten hinteren Ecke, seitlich die Kante entlang fahren etc.) wird mit gekreuztem Streckreflex (s. ► Abschn. 3.5.7, ◘ Abb. 3.9b) innerhalb des Rückenmarksgraus die Standbeinstabilität rechts gesteigert. Während wieder das Bewusstsein bei der leichten/lockeren Koordination (= Verringerung kompensatorischer Anspannung) des linken Beines/Fußes liegt, wird die Standbeinstabilität rechts relativ automatisiert (= Alltagstransfer) über propriozeptiv-vestibuläre Zentren aktiviert (Steigerung bei entsprechender Sicherheit – Lidschluss).

Mit zunehmender physiologischer Beckenstabilität werden Schulter und Kopf freier für die letzte Bewegungsebene des Homo sapiens – die Transversalebene (z. B. Rotationsgang). In ◘ Abb. 2.16c geht Frau B. vor und zurück, indem sie jeweils die linke Hand zum rechten Bein bzw. die rechte Hand zum linken Bein führt. Dies stellt innerhalb der Therapie eine sehr hohe Herausforderung (v. a. noch mit geschlossenen Augen) für die propriozeptiv-vestibuläre Verarbeitung dar, erleichtert ihr jedoch das spätere, stabilere, leichtere „Gehen" im Alltag. Herr H. rotiert in ◘ Abb. 2.16h mit freiem Kopf und lockeren Schultern Gewichte (z. B. zwei halb volle Wasserflaschen) mittig auf einem Wackelbrett stehend (lockerer, oberer Rumpf gegen stabilisierendes Becken/Standbeine) als Vorbereitung für das spätere leichtere Gehen im Rotationsgang (s. 67090_4_De_2_MOESM4_ESM und 67090_4_De_4_MOESM2_ESM https://doi.org/10.1007/978-3-662-62292-6_2).

Roter Faden

Das propriozeptive System integriert die Reize aus Muskeln, Sehnen und Gelenken. Hinzu kommen vestibuläre Reize und z. T. noch Empfindungen aus den

Hautrezeptoren. Das Zusammenspiel dieser Komponenten erzeugt unser „sensibles" Körpergefühl, sodass uns zu jedem Zeitpunkt mit geschlossenen Augen die Lage, Bewegung und Rotation unseres Körpers im Raum präsent ist (Geraedts 2020).

2.7.2.1 Praxis: Aktivierung physiologischer Haltestabilität mittels propriozeptiv-vestibulärer Verknüpfungen

1. Sagittal beginnend den Körper ins Lot bringen (Ohr, Schulter, Becken, Knie; Fuß). Ventrale Kette (Hüftverankerung/Widerlager) aktivieren (◘ Abb. 2.16a, d, g).
2. Vorab mit Arm-, Ellbogen-, Handstütz; Steigerung: Augen geschlossenen, Blickfixierung mit Kopfrotation, freier Stand etc. (s. ◘ Abb. 3.7–3.9).
3. Aufbauend auf das sagittal aufgerichtete Becken/Körperlot Wechsel in die Frontalebene (◘ Abb. 2.16b, e, f, laterale Rumpf- und abduktorische Beckenstabilität), Schultern gelockert und Kopf frei im Raum, beweglich für physiologische Kopf- und Rumpfstellreaktionen (s. 67090_4_De_2_MOESM4_ESM).
4. Transversalebene (◘ Abb. 2.16c,h), Rotation lockerer oberer Rumpf gegen stabiles Becken (Th4–Th8), Rotationsgang (s. 67090_4_De_2_MOESM4_ESM).

Literatur

Bader-Johansson C (2000) Motorik und Interaktion. Thieme, Stuttgart

Birbaumer N, Schmidt RF (1996) Biologische Psychologie. Springer, Berlin, Heidelberg

Davis P (2002) Hemiplegie. Springer, Berlin, Heidelberg

Gogtay et al (2004) https://www.aerzteblatt.de/archiv/141049/Hirnentwicklung-in-der-Adoleszenz

Geraedts P (2020) Motorische Entwicklung und Steuerung. Springer, Berlin, Heidelberg

Haus KM, Held C, Kowalski A et al (2020) Praxisbuch Biofeedback und Neurofeedback, 3. Aufl. Springer, Berlin, Heidelberg

Möller HJ, Laux G, Kapfhammer HP (2017) Psychiatrie, Psychosomatik, Psychotherapie, 5. Aufl. Springer, Heidelberg

Landis et al (1990) https://n.neurology.org/content/48/5/1185.short

Schiebler TH et al (Hrsg) (1995) Anatomie. Springer, Berlin, Heidelberg

Schmidt R (1998) Neuro- und Sinnesphysiologie. Springer, Berlin, Heidelberg

Schmidt RF, Thews G (1997) Physiologie des Menschen. Springer, Berlin, Heidelberg

Spitzer M (2014) Digitale Demenz. Droemer, München

Sturm W (2009) Lehrbuch der klinischen Neuropsychologie. Spektrum, Heidelberg

Trepel M (1995) Neuroanatomie: Struktur und Funktion. Urban & Schwarzenberg, München

Trepel M (2003) Neuroanatomie. Urban & Fischer, München

Motorische Systeme

Karl-Michael Haus

Inhaltsverzeichnis

Die elektronische Version dieses Kapitels enthält Zusatzmaterial, auf das über folgenden Link zugegriffen werden kann https://doi.org/10.1007/978-3-662-62292-6_3.

3

Die im Text erwähnten Videos finden Sie im jeweiligen Kapitel bzw. unter https://doi.org/10.1007/978-3-662-62292-6_3.

3.1 Faktoren normaler Bewegungsvorgänge

Normale Bewegungsvorgänge werden nur dann verständlich, wenn man sie als **„Funktion"**, d. h. im Sinne einer Handlung, versteht. Die auf die Wahrnehmung (Perzeption) erfolgende **Handlung (Aktion)** wird v. a. von 5 Faktoren bestimmt, und zwar von:

- **der Sensorik** (Lage der Körperteile zueinander, Position des Körpers im Raum sowie zum Zielobjekt),
- **kognitiven Funktionen** (komplexe Wahrnehmung, d. h. Identifikation und Interpretation der Umwelt, der Situation, des Objektes etc.),
- **Emotionen und Motivation** (Gefühle, Bezug oder Interesse, Erfolg),
- **den exekutiven Funktionen** (Vorbereitung, Planung und Kontrolle von Handlungen) und
- **der Motorik** (Muskeln und Gelenke).

Im Zuge der Rückgewinnung funktioneller Bewegungsabläufe sollten die hier genannten Aspekte in die Therapiegestaltung mit einfließen. Erst dadurch wird dem Menschen eine alltagsrelevante Umsetzung der Therapieinhalte möglich.

> Es gibt keine normale Bewegung ohne Sensorik und keine taktile Wahrnehmung ohne Bewegung.

Dabei unterliegt die Bewegungsausführung neben der sensomotorischen Steuerung auch den **höheren psychischen, kognitiven und exekutiven Prozessen**. Vernachlässigt man diese, werden unter dem funktionellen, alltagsrelevanten Gesichtspunkt wesentliche Kriterien einer normalen Bewegung missachtet. Die sensorischen Systeme wurden bereits im ▸ Kap. 2 besprochen, sensomotorische Regelkreise werden in ▸ Kap. 4 erläutert, die kognitiven, exekutiven und emotionalen Faktoren sind Bestandteil des ▸ Kap. 6, „Neuropsychologie". Die Zusammenfassung oben soll das Verständnis untermauern, dass eine normale Bewegung in einen ganzheitlichen Prozess eingebunden ist und ihre Ausführung ein intaktes ZNS voraussetzt. Die folgende z. T. isolierte Beschreibung der motorischen Systeme dient v. a. der didaktischen Vermittlung.

3.2 Motorik

> **Motorik**
>
> Der Begriff Motorik bezeichnet willkürliche Bewegungsvorgänge.

Die **Motorik** dient dem Menschen dazu,
- sich seiner **Umwelt bewusst zu werden** (Kopffreiheit),
- sich in **seiner Umwelt zu bewegen** (Lokomotorik),
- mit ihr zu **kommunizieren** (Mimik, Gestik) und
- sie zu **manipulieren** (**Ziel-** und **Greifmotorik**).

Um dabei den Körper im Raum aufrecht zu halten, bedarf es einer **stabilisierenden Motorik**, der **Haltungsmotorik** (Gleichgewicht, Haltungstonus).

3.2.1 Haltungsmotorik

Für den Begriff Haltungsmotorik werden oft die Synonyme „postural set" (Bobath) oder **posturale Motorik** (vom engl. „posture": Körperhaltung) verwendet; teilweise findet man auch das Synonym Stützmotorik. Da jedoch die Haltungsmotorik v. a. aus dynamisch stabilisierenden Anteilen besteht, wird der Begriff Stützmotorik dieser Aktivität nicht gerecht. Selbst im ruhigen Sitz/Stand sind minimale Bewegungsschwankungen messbar (▸ Abschn. 5.5.1, „Equilibriumsreaktionen"). Daher ist auch eine Beschreibung „Fixation des Körpers" inadäquat. Um die **Haltung im Raum** zu bewahren, innerviert unser ZNS mittels v. a. propriozeptiv-vestibulärer Sensibilität (s. ▸ Kap. 2), meist automatisiert permanent und höchst variabel (tonisch-phasisch) 652 Skelettmuskeln, daher nutzen wir im Buch den Begriff der „**Haltungsbewahrung**".

> Innerhalb physiologischer Bewegungsabläufe kommt es nicht zur Fixierung, sondern vielmehr zur **Stabilisierung** des Körpers, was stets mit kleinsten **dynamischen Prozessen** verbunden ist.

Um die Umwelt zu manipulieren bzw. um mit Objekten zu hantieren, bedarf es der **Ziel- und Greifmotorik.** Die Zielmotorik ist immer von der Haltungsmotorik abhängig, da ohne eine stabilisierende, ausgleichende und korrigierende Basis (Haltungsbewahrung) die gezielte Interaktion mit der Umwelt nicht möglich ist. Der Kopf mit seinen existenziellen Rezeptorsystemen Augen (visuelle Erfassung), Labyrinth (Lage und Bewegung im Raum) sowie Nackenmuskulatur (Körperstellung, Anspannung und Bewegung) bildet die wichtigste Körperregion (▸ Abschn. 5.4, „Schlüsselpunkte (SP) und Schlüsselregionen"). Die Kopfdrehung zum Bewegungsziel dient der Zielerfassung, worauf der Kopf/die Augen sich in Zielrichtung orientieren und der Körper der kopfwärts eingeleiteten Bewegung folgt. Währenddessen vollziehen sich stets minimale Ausgleichsbewegungen, z. B. Kopfstellreaktionen (► Abschn. 5.5, „Gleichgewichtsreaktionen/Balance"), sodass der Kopf z. B. beim Gehen den lockeren Punctum fixum bildet, um den sich der Körper bewegt (ohne Kopffreiheit, keine normale Bewegung – ► Abschn. 1.7, „Hemiplegie verstehen"). Rumpf und Schultergürtel bieten dabei im Sitz die stabilisierende Basis, während im Stand und beim Gehen das Becken an stabilisierender Bedeutung gewinnt.

> **Roter Faden**
>
> Innerhalb normaler Bewegungsabläufe bewegt sich der Körper um den zum Bewegungsziel orientierten leichten, lockeren, ausgleichenden Kopf. Das Becken bietet die dynamische Stabilität für die stabilisierende Mobilität der Schultern, z. B. zum Hantieren mit Gegenständen und für den Rotationsgang.
>
> Verliert jedoch das Becken seine Stabilität, so kompensiert das ZNS mittels verstärkter Nacken- bzw. Schulteranspannung (M. trapezius pars descendens). Je höher die Nackenanspannung, desto mehr hängt der Körper am Kopf (z. B. Witwenbuckel) und desto mehr gehen Kopf- und Schulterfreiheit z. B. für den Rotationsgang verloren.

Die ventrale[1] **Beckenaufrichtung/-verankerung** spielt dabei eine zentrale Rolle. Beispielsweise bietet die ventrale Beckenverankerung (Sagittalebene) die Grundlage zur lotgerechten Rumpfaufrichtung (Extension), was den Körper ins „Lot" zwischen Ohr, Schulter, Becken, Fuß bringt und fortführend die Schulterblattadduktion und Schultergelenkaußenrotation, Unterarmsupination sowie Handgelenkdorsalextension und letztendlich die Fingerfreiheit z. B. für harmonische Präzisionsgriffe ermöglicht (s. auch ◘ Abb. 8.5a). Geht die ventrale Verankerung verloren, so wird die Rumpfaufrichtung/Haltung z. B. im Stand über das Extensionsmuster (Nacken, lumbaler Rumpf) kompensiert, was wiederum in den entsprechenden Bereichen langfristig Schmerzen verursachen kann (s. ◘ Abb. 3.6d). Gleitet hingegen das Becken mangels ventraler Haltespannung nach dorsal (Rumpfflexion, Innenrotation, Pronation, Palmarflexion, ◘ Abb. 3.6e–i und 8.5b und/oder c), so geht auch die Ökonomie der Fingerbewegungen verloren. Zudem wird die fehlende ventrale Beckenstabilität, v. a. im Sitz, über die Nackenmuskulatur bzw. im Stand über die lumbale Rückenmuskulatur kompensatorisch

übernommen, was nicht selten zu Verspannung und Schmerzen in den entsprechenden Regionen führt.

3.2.2 Zielmotorik

Nach der meist visuellen Erfassung führt die Zielmotorik die Hand zum Bewegungsziel. Dabei ist es im Schultergelenk möglich, mit gestrecktem Arm einen etwa hemisphärischen Bereich im Raum zu erfassen („Fühlraum" nach Loeb 1887). Innerhalb dieses Raums ist der Arm auch ohne Kopfbewegung weitgehend unter visueller Kontrolle. Nach der visuellen Zielerfassung und Interpretation des zu hantierenden Gegenstands erfolgt **die Heranführung der Hand** an ein **Zielobjekt**. Dies geschieht durch eine Winkelveränderung im Ellbogen- und Handgelenk, bei der die Umwendebewegungen des Unterarms (Pro- und Supination) eine wichtige Rolle spielen. Die Bewegungsspur der Hand verläuft **„gradlinig"** (oder mit leicht geschwungenem Bogen) zum Zielobjekt (**ökonomische Bewegungsausführung**). Unterarm und Oberarm folgen der Hand durch eine dynamische Stabilisation in Schultergürtel, Rumpf und Becken.

3.2.3 Greifmotorik

Die **Dorsalextension des Handgelenks** bietet die Stabilität für eine Vielzahl unterschiedlicher **Greifformen**, die man wiederum in 2 Grundtypen unterteilt:
- Kraftgriff und
- Präzisionsgriff.

Der **Kraftgriff** ist durch einen globalen Faustschluss geprägt und dient dem Hantieren mit schweren Gegenständen. Dagegen führt der **Präzisionsgriff** zu differenzierten, feinmotorischen Greifmöglichkeiten, wie z. B. dem **Spitzgriff** zwischen Daumen und Zeigefinger zum Aufheben einer Nadel oder dem **Oppositionsgriff** zwischen dem Daumen und den anderen Fingern.

> ❯ Geht bei der Hemiparese die Geschmeidigkeit und Leichtigkeit der Feinmotorik in Fingern und Hand verloren, so wird dies häufig über Ellbogen, Schulter und Nacken kompensiert. Das Schriftbild kann dabei zwar dem prämorbiden ähneln, führt jedoch zu starken Schulter- und **Nackenverspannungen**, da diese Strukturen eher die dynamische Stabilität bieten und nicht für leichte, harmonische Bewegungsabläufe angelegt sind (v. a. Zahnärzte, Goldschmiede und Berufsgruppen mit ähnlichen motorischen Anforderungen leiden nicht selten unter dieser Problematik!).
>
> Bei einer spastischen Hand (z. B. Hemiparese) müssen wir v. a. den Grund für die enthemmte (i. d. R. haltungsfixierende) Reaktion/Anspannung der Hand/Finger beseitigen (fehlende proximale Stabilität). Ist dies verbessert, geht es um die tonische Detoni-

---

1 Die Beckenaufrichtung wird z. T. unterschiedlich beschrieben. In der meist deutschsprachigen Literatur beschreibt man die Aufrichtung mit der Beckenhebung = Symphyse hebt sich = Hyperkyphose BWS (Rundrücken) und Beckensenkung = Symphyse senkt sich = Rumpf richtet sich auf (LWS Lordose)! Das versteht leider kein Betroffener, daher sprechen wir eher von der Rumpfaufrichtung (auch wenn sich das Becken/die Symphyse dabei senkt!).

3

sierung (Daumen-, Kleinfingerballen, Palmaraponeurose etc.) und phasische Aktivierung der Finger
(s. 67090_4_De_2_MOESM3_ESM und 67090_4_
De_4_MOESM8_ESM).

3.2.4 Automatisierte und bewusst automatisierte Bewegungsanteile

❯ Jede Bewegung verändert den Körperschwerpunkt zum
Schwerkraftfeld.

Daher muss das ZNS permanent die Position des Körpers
neu berechnen/adaptieren, um die Haltung und Bewegung
im Raum (Haltungsmotorik) zu bewahren. Die Anpassung
dieser Haltungsprogramme, wie z. B. Gleichgewichtsreaktionen, werden in subkortikalen und spinalen Integrati-
onssystemen, wie z. B. den Kerngebieten des Hirnstamms
(▶ Kap. 4, Vestibularissystem), reguliert. Diese Prozesse
werden weitgehend **automatisiert** ausgeführt. In der Koordination und Harmonisierung zwischen den haltungsmotorischen Programmen (Hirnstamm) und den zielmotorischen Programmen (Kortex, Basalganglien) spielt
v. a. das Kleinhirn eine dominierende, koordinative Rolle.

Dem Greifakt der Hand (Hantierfunktion) geht in der
Regel die visuelle Erfassung des Zielobjekts voraus. Es erfolgt eine Lokalisation und Identifikation des Gegenstands
im Raum und dadurch eine Interpretation seiner Merkmale (Wahrnehmung). Bereits die Lokalisation bestimmt
das Ausmaß der Zielbewegung, die Interpretation (Größe,
Gewicht, Form etc.) bestimmt die adäquate Griffadaption.

❯ Zielgerichtetes Greifen ist ein kognitiver, **bewusster
Prozess** (Identifikation und Interpretation des Objekts) auf höherer sensomotorischer Ebene (Großhirnrinde bzw. Neokortex und Basalganglien), wobei das
eigentliche Greifen in der Regel ebenfalls automatisiert
geschieht, deshalb bezeichnet man den Vorgang auch
als **bewusst-automatisiert**.

In ▪ Abb. 3.1 sind Motorikarten und neuronale Steuerungssysteme dargestellt, die beteiligt sind, wenn eine erwachsene Person eine normale Greifbewegung ausführt.

Therapierelevanz

Rumpf Basis der Ziel- und Greifmotorik ist die Haltungsmotorik, d. h., **„Rumpf ist Trumpf"**, denn ohne
einen adäquaten Haltungshintergrund ist die Ausführung physiologischer Ziel- und Greifbewegungen
nicht möglich. Der Rumpf/das Becken bildet dabei
einen stabilisierenden Mittelpunkt für die Mobilität
der Arme und Beine. Man unterteilt den Rumpf in
den oberen und den unteren Rumpfteil. Dieser zen-

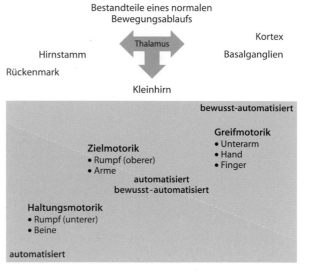

▪ **Abb. 3.1** Motorikarten und neuronale Steuerungssysteme beim
Ausführen einer normalen Greifbewegung (bei Erwachsenen)

trale Punkt (Th10–Th12) wird (u. a. im Bobath-Konzept) als **„zentraler Schlüsselpunkt"** (ZSP) bezeichnet.
Hierbei gewährleistet der untere Rumpfanteil mit
dem Becken die dynamische Stabilität für die Mobilität des oberen und umgekehrt (▶ Kap. 5, „Neuromuskuläre Grundlagen normaler Bewegungen").

Neuronale Verschaltung Man kann sicherlich die
rechte Rumpfseite bewusst verkürzen und auch automatisiert mit der Hand eine Fliege vom Bein verjagen,
jedoch sind innerhalb normaler Bewegungsabläufe die
grobmotorischen, stabilisierenden Bewegungsanteile
der **proximalen Muskelgruppen** (Rumpf, Becken,
Schulter) eher **automatisiert** als die distalen Hantierfunktionen (Feinmotorik) der Hand.

Besitzen wir unser Gleichgewicht, denken wir
nicht daran (nicht bewusst), verlieren wir es jedoch,
denken wir nur noch daran (bewusst).

Vor allem die **differenzierte distale Handmotorik** nimmt im Sinne der **bewussten Verarbeitung** die
höchste Stellung ein. Es macht somit funktionell wenig
Sinn, eine normalerweise automatisierte Rumpfbewegung kognitiv zu üben, wie z. B. durch die Anweisung
„Verkürzen Sie Ihre rechte Rumpfseite". Die Rumpf-
anpassung sollte vielmehr reaktiv auf eine bewusste
Ziel- und Greifbewegung erfolgen (s. Fallbeispiele).

Greifbewegung/Hantierfunktionen Die Adaption
der Griffform ist ein **kognitiver Prozess**, der sich an
der Identifikation und Interpretation des zu greifen-
den Objekts orientiert. Auch hierbei geht es weniger
um die bewusste Steuerung der jeweiligen Fingerbewegung, sondern vielmehr um die bewusste Griffadaption der Finger an das Zielobjekt. In der normalen Bewegung ist der Vorgang der Griffadaption

bewusst (Objektbezug) mit automatisierter Finger-passung: bewusst automatisierte Bewegung. Die **Anweisung** im Sinne eines neuronalen Programms sollte daher nicht lauten: „Strecken oder beugen Sie Ihren Zeigefinger", sondern vielmehr: „Greifen, stoßen, holen, halten Sie die Flasche, das Buch, den Teller etc."

Die stereotype Übung bestimmter Grifftechniken bringt im alltagsrelevanten Einsatz nur wenig Vorteile, wohingegen Alltagsgegenstände des Patienten den Zugriff auf neuronale Programme (Feedforward) erleichtern. Zudem führt die bewusste Steuerung der Finger zu einer Tonuserhöhung und benötigt ein weitaus höheres Maß an Aufmerksamkeitsressourcen (s. auch ▶ Kap. 6, „Neuropsychologie") als automatisierte Bewegungsabläufe (▶ Abschn. 3.4, „Entwicklung neuronaler Bewegungsprogramme").

Roter Faden

Fehlt die sagittale Beckenverankerung im Stand (= Beckenretraktion), so geht auch die laterale Beckenstabilität v. a. während der Standbeinphase verloren (Trendelenburg'sches Zeichen). Der Oberkörper neigt sich zur betroffenen Seite, und das ZNS kompensiert die fehlende Beckenstabilität im Sinne einer assoziierten (Stress-)Situation über die Rumpfseite (Lateralflexion, M. erector spinae), über Schulteranspannung bis hin zur distalen Verkrampfung/Spastik der Hand/Finger (s. 67090_4_De_4_MOESM1_ESM).

Das ZNS braucht/nutzt die Spastik der Hand als Ausgleich der fehlenden Beckenstabilität, d. h., ohne eine Verbesserung der Beckenstabilität werden auch die physiologischen Bewegungskompetenzen von Hand und/oder Fingern begrenzt sein. Im Gegenzug wiederum begünstigt die proximale Becken-, Rumpf- und Schulterstabilität die Umsetzung distaler, harmonischer, lockerer Hand- und Fingermotorik.

- **Bahnung/Wiedergewinnung leichter, harmonischer Finger- und Hantierfunktionen:**
1. Position mit wenig Notwendigkeit an die Haltungsbewahrung einnehmen, z. B. Rückenlage (RL).
2. Tonische verspannte Muskeln von proximal ausgehend nach distal detonisieren/lockern. Myogelosen/Triggerpunkte/-areale z. B. im M. pectoralis, M biceps brachii, M. digitorum profundus, Daumen- und Kleinfingerballen manuell detonisieren/dehnen.
3. Phasische Aktivität der Gegenspieler und/oder bei zweigelenkigen Muskeln der distalen Muskelanteile aktivieren (s. 67090_4_De_2_MOESM3_ESM).
4. Mit geschlossenen Augen leichte, harmonische Spannungszustände und/oder Bewegungssequenzen sensibel nachfühlen/beschreiben lassen.

5. Aufbau proximaler Haltestabilität bei gelockerten distalen Strukturen (Schulter/Arm/Hand/Finger – Verspannung = Zeichen der Überforderung).
6. Transfer in den Sitz (Vierfüßler, Knie, Halbknie, Stand …) mit z. B. aufgestützten Ellbogen/Händen.
7. Selektive Becken- (Lot-), Schulterblatt-, Gelenk- und Arm-Hand-Stabilität, z. B. durch Stützübungen (s. 67090_4_De_3_MOESM2_ESM, 67090_4_De_4_MOESM2_ESM und 67090_4_De_8_MOESM3_ESM, in den jeweiligen Kapiteln).
8. Vor allem leichtes, phasisches Hantieren mit Alltagsgegenständen, Wegschnippen, Balancieren, drehen … (s. 67090_4_De_4_MOESM7_ESM, 67090_4_De_4_MOESM8_ESM und/oder 67090_4_De_4_MOESM9_ESM, in den jeweiligen Kapiteln).

❯ In der Ausführung einer alltäglichen Bewegung sind wir uns weder der Tätigkeit des einzelnen Muskels bewusst, noch können wir jeden Moment des Bewegungsablaufs genau verfolgen. „Das Gehirn weiß nichts von Muskeln, es kennt nur Bewegung" (Hughlings Jackson zit. nach Bobath 1976, S. 1).

Die folgende Übersicht stellt die Kennzeichen eines normalen Bewegungsablaufs zusammen.

Normale Bewegungsabläufe
Normale Bewegungsabläufe sind
- **automatisiert** (Haltungsmotorik und proximale Anteile der Zielmotorik),
- **bewusst-automatisiert** (distale Anteile der Zielmotorik sowie der Greifmotorik),
- **zweckorientiert** (einer Handlung dienend),
- **zielgerichtet** (ein Ziel anstrebend),
- **Erfolg versprechend** (Motivation),
- **ökonomisch** (geringstmöglicher Aufwand, größtmöglicher Erfolg).

Normale Bewegungsprogramme unterliegen der Steuerung kortikaler und subkortikaler Systeme, die hierarchisch und parallel miteinander verschaltet sind.

Damit ein Bewegungsablauf koordiniert werden kann, muss ein permanenter Rückfluss sensorischer Informationen (Afferenzen) stattfinden und eine Korrektur ermöglichen. Diese Rückmeldemechanismen nennt man **Reafferenzen.**

Definition

Reafferenzen sind Afferenzen, die durch die eigene Bewegung bzw. Handlung entstehen.

3

❯ Verlieren wir die i. d. R. automatisierten und/oder bewusst-automatisierten haltungsbewahrenden und stabilisierenden Bewegungskompetenzen, so greift das ZNS auf (enthemmte) spinale und subkortikale Zentren zurück, deren Innervation eher fixierende Spannungen (Spastik) bis in distale Strukturen auslösen (s. 67090_4_De_4_MOESM1_ESM in ▶ Kap. 4).

3.3 Bedeutung sensorischer Afferenzen und Reafferenzen für die Bewegung

Bei jeder Bewegungsausführung muss das ZNS durch sensorische Afferenzen informiert werden über:
- die Position des Körpers,
- die Umwelt,
- den Ablauf der Bewegung.

Die komplexe Wahrnehmung der Umwelt und die auszuführende Handlungsplanung liegen eng zusammen, z. T. werden sie als eine Einheit beschrieben. Wie beim Fußballspiel müssen die Spieler permanent die Situation, d. h. den Ball, ihre Mitspieler und Gegner, erfassen und entsprechend dem Spiel handeln.
- Das ZNS wird permanent über die Körperstellung (propriozeptiv), die Lage des Körpers im Raum (vestibulär, taktil, visuell) sowie über die Umwelt (Exterozeptoren) informiert. Dieser permanent ablaufende **Wahrnehmungsprozess** bildet die Ausgangsbasis für die Planung, Ausführung und Kontrolle einer Handlung.
- Der Handlungsantrieb erfolgt über subkortikale und kortikale **Motivationsareale.** Hierbei spielen vor allem das limbische System (subkortikal) und der präfrontale Kortex (kortikal) eine wesentliche Rolle. Beispielsweise führt das Bedürfnis „Durst" zu einem Handlungsantrieb, bei dem das Gehirn ein **Bewegungsprogramm (Efferenz)** entwickelt, um das Bedürfnis „Durst" zu befriedigen – ein Glas Wasser greifen. Das Bewegungsprogramm bildet die Grundlage der Bewegungseinleitung.
- Die Reafferenzen werden dabei **permanent mit dem Bewegungsprogramm** (Efferenzkopie), v. a. im **Kleinhirn, verglichen.** Unterschiede zwischen Reafferenz **(Ist-Zustand)** und Bewegungsprogramm **(Soll-Zustand)** erzeugen ein Korrektursignal, das das Bewegungsprogramm entsprechend korrigiert.

> **Definition**
>
> Ein Bewegungsprogramm ist die neuronale Repräsentation einer Bewegung, d. h. die räumliche und zeitliche Abfolge einer Bewegung.

3.4 Entwicklung neuronaler Bewegungsprogramme

In der Theorie unterscheidet man bei der Entwicklung **neuronaler Programme** 3 Bereiche:
- das Erzeugungsfeedback (Körperbeziehung),
- das Ergebnisfeedback (Objektbeziehung) und
- das daraus resultierende Feedforward (voraussichtliche Handlungsabfolge).

Synonyme für den Begriff „neuronales Programm" sind je nach Literatur: Feedforward, Efferenzkopie, neuronales Modell etc.

3.4.1 Erzeugungsfeedback (internes Feedback)

> **Definition**
>
> Unter Erzeugungsfeedback versteht man das Feedback, das durch eine selbst ausgelöste Bewegung vom Körper und/oder seinen Teilen verursacht wird. Die hierdurch ausgelösten Reafferenzen werden mit dem erwarteten Ergebnis verglichen und bei Bedarf adaptiert.

> ▶ **Beispiel**

Ein Säugling schlägt zufällig mit seinem Arm gegen die Kante der Wickelkommode. Der taktile Input führt zu einer willkürlichen Wiederholung der Handlung. Nach mehrmaliger Wiederholung wird die Bewegung als neuronales Programm abgespeichert, und der Säugling führt, wissend was passiert (Feedforward), seine Hand an die Wickelkommode. Die sensorische Rückmeldung erfolgt vor allem durch die Basissysteme (propriozeptiv, taktil und vestibulär). ◀

3.4.2 Ergebnisfeedback (externes Feedback)

> **Definition**
>
> Beim Ergebnisfeedback handelt es sich um eine durch die eigene Bewegung bewirkte Veränderung der Umwelt.

> ▶ **Beispiel**

„Heb-auf-Spiel" Der Säugling berührt zufällig einen Gegenstand auf der Wickelkommode, der daraufhin herunterfällt. Die Mutter hebt ihn wieder vom Boden auf. Nach mehrmaliger Wiederholung wird die Bewegung als neuronales Programm abgespeichert. Die Mütter kennen meist nur zu gut die exzessiven „Heb-auf-Spiele" ihrer Säuglinge.

Die Reaktion der Mutter verstärkt zudem die Ausführung der Bewegung. Die Sensorik wird hierbei überwiegend von den Exterozeptoren (Reizen aus der Umwelt) – visuell, akustisch, olfaktorisch etc. – übernommen. ◄

3.4.3 Feedforward (engl. „forward planning": Vorausplanung)

Definition

Feedforward-Programme sind Planungsprozesse, die aus dem Erzeugungs- und Ergebnisfeedback (sensorische Feedbacks) resultieren und die die Bewegungsvorstellung einer bestimmten Handlung beinhalten.

Das ZNS wählt anhand der Bewegungsvorstellung das effektivste Bewegungsprogramm zum Erreichen eines Ziels aus (ökonomisches Prinzip). Dabei ist der Körper zu jeder Zeit über den Zustand der Körpermuskulatur und die Stellung der Gelenke zueinander informiert (Schaltregel nach Magnus 1924, zit. nach Bobath 1998, S. 21). Bei einer Abweichung vom Soll- zum Ist-Zustand (Reafferenzen, Kleinhirn) wird korrigierend eingegriffen, um so die Bewegung an die abweichende Situation zu adaptieren. Um dies zu ermöglichen, muss eine Assoziation mit der Umweltsituation stattfinden (z. B. Identifikation und Interpretation von Objekten), die an höhere Gehirnleistungen (Kognition) gekoppelt ist. Beim Erwachsenen werden nahezu alle Bewegungsvorgänge durch Feedforward-Programme eingeleitet.

▶ **Beispiel**

Koffer am Bahnhof abholen Man holt auf dem Bahnsteig den Koffer eines Bekannten ab. Beim Anblick des großen Koffers assoziiert das Gehirn: „großer Koffer, viel Inhalt, also hohes Gewicht". Der Tonus wird durch das Feedforward-Programm im Voraus an die kommende Situation adaptiert. Mit einer relativ hohen Vorspannung wird der Koffer angehoben. Wäre der Koffer jetzt leer, würde er hoch in die Luft geschleudert, bis das sensorische Feedback rückmeldet: geringes Gewicht, d. h., der Koffer ist leer, worauf der Tonus sich entsprechend der Situation senkt.

Treppe heruntergehen Man geht im Dunkeln eine bekannte Treppe herunter und vermutet noch eine Stufe, hat sich jedoch geirrt. Der letzte Schritt wird mit zu hohem Tonus ausgeführt und als hartes Aufsetzen empfunden. Hat sich das Feedforward um eine Stufe verschätzt, d. h., es kommt noch eine Stufe, so wird der letzte Schritt mit zu niedrigem Tonus ausgeführt. Das Knie knickt ein, bis das sensorische Feedback den Tonus nachspannt. ◄

3.4.3.1 Praxis

Die meisten **Bewegungen des Erwachsenen** werden über das **visuelle System** initiiert und über **Feedforward-Programme** gesteuert. Möchte man z. B. aus einem Glas Wasser (Identifikation) trinken, so adaptiert sich der Tonus der Hand und damit die Griffposition entsprechend der Größe und dem Gewicht des Gegenstands. Bei der Bewegungsanbahnung sollte daher verstärkt auf die bestehenden Feedforward-Programme zurückgegriffen werden. Der Patient kann so die Bewegung leichter wieder erlernen und automatisierter ausführen. Alltagsrelevante Gegenstände, die der Patient kennt, haben dabei eine besondere Bedeutung.

Deshalb sollte auf verbale Anweisungen (Initiierung über das akustische System) wie „**Strecken**, **greifen** oder **ergreifen** Sie den Gegenstand, **packen** Sie zu, **halten** Sie fest" etc. verzichtet werden. Sie initiieren Feedforward-Programme, die mit einer hohen neuromuskulären Aktivität einhergehen.

❯ Anweisungen wie „**Erfühlen, fühlen, spüren Sie, lassen Sie los, locker, schnippen Sie weg**" etc. führen zu einer dynamischen Flexibilität der Handmotorik bei der Bewegungsanbahnung.

▶ **Beispiel**

Die obere Extremität ist bei **Hemiplegikern** meist von einem erhöhten Beugetonus (Beugemuster) gekennzeichnet, der der Ausführung normaler harmonischer Bewegungsabläufe entgegenwirkt. Die Anweisung „**Strecken** Sie ihren Arm aus" initiiert ein Feedforward, das eine **Aktivität der Armstrecker** (M. triceps) bewirkt. Dabei arbeiten die Armstrecker gegen den erhöhten Tonus der Beuger, woraus nicht unbedingt eine Reduktion von Beugetonus resultieren muss. Eine Anweisung, wie z. B. „Lassen Sie den Arm **locker nach unten sinken** (mit der Schwerkraft)" spricht hingegen ein Feedforward an, das sich direkt auf die Tonussituation der Beuger bezieht und die Bewegung harmonischer gestalten kann. ◄

3.4.3.2 Neue Bewegungsprogramme

Neue Bewegungsprogramme werden nicht als gesamte Bewegung neu erlernt. Das ZNS greift auf bereits bestehende Feedforward-Programme (**Grundmuster**) zurück und fügt den **neuen Bewegungsbestandteil** hinzu.

❯ Die Vorstellung einer Bewegung bestimmt den Tonus.

▬ **Bekannte, häufig verwendete Bewegungsabläufe** verlaufen automatisiert, ökonomisch, harmonisch und mit einem relativ geringen Tonusniveau.
▬ **Neue, schwierige und differenzierte Bewegungsmuster** unterliegen hingegen einer größeren kortikalen Kontrolle (sind bewusster) und besitzen einen höheren Tonus (s. Beispiel „Selbsterfahrung"). Wird diese neu

3

erlernte Bewegung zur Gewohnheit, reduziert sich der Tonus, und die Bewegung wird automatisiert und harmonischer ausgeführt.

▪ **Bahnung/Reaktivierung automatisierter Bewegungsabläufe**

1. Voraussetzungen normaler, harmonischer Bewegungsabläufe schaffen, d. h., tonische Muskeln detonisieren – phasische aktivieren (s. Muskelinnervation).
2. Beispiel: Standbein links. Linkes Bein im Lot stabilisieren und Instruktionen: „Gehen Sie locker leicht mit ihrem rechten Bein nach vorn", „Bleiben Sie kurz vorn", „Gehen Sie nun mit Ihrem (linken) Becken (im Lot) zurück, bis sich die Zehen rechts heben" (Bewusstsein rechte Zehen „durch" automatisierte Stabilisation links, s. ◘ Abb. 3.13a1–5).
3. Gelingt Punkt 2 wiederholt adäquat, bitten wir den Betroffenen, die Augen zu schließen = schalten externes Feedback aus und aktivieren verstärkt die interne Sensibilität = selektive Aufmerksamkeit.
4. Gelingt Punkt 3 wiederholt, sprechen wir mit dem Betroffenen über seinen Alltag, die Nachbarn, seinen Urlaub, wiederholen aber dabei die Bewegungsabläufe = geteilte Aufmerksamkeit.

Roter Faden

Für die geteilte Aufmerksamkeit, d. h. zwei Sachen parallel zu tätigen, sollte eine Tätigkeit relativ automatisiert sein, um mehr Bewusstsein der anderen zu widmen! Gelingt eine Bewegung leicht und locker, kann man ein Gespräch initiieren, worauf der Betroffene sein Bewusstsein lenkt und das ZNS parallel die Bewegung koordiniert (= Alltagstransfer). Wird hingegen die Bewegung schlechter, angespannter, so widmen wir wieder das Bewusstsein der leichten, harmonischen Bewegungsausführung!

► Beispiel

Selbsterfahrung a) Nehmen Sie ein leeres Blatt, einen Stift und schreiben Sie 4-mal den Buchstaben **A** (egal ob groß, klein, gedruckt oder lateinisch). Bitte vor dem Weiterlesen ausführen! b) Nun ziehen Sie die Linien des **A** genau nach. Bitte ausführen!

Bei a) ging es um das Ziel „Schreiben des Buchstaben **A**". Die Bewegung geschah weitgehend automatisch. Bei b) geht es um das bewusste Nachzeichnen der Linien: Wie ziehe ich möglichst genau die Linien nach?

Sie bemerken bei Punkt b) eine höhere Anspannung (Tonus) in den Fingern, eine größere Aufmerksamkeitsleistung und eine geringere Bewegungsgeschwindigkeit beim exakten Nachfahren des Buchstaben **A**. Bei der automatisierten Ausführung greift das ZNS auf ein vorhandenes Bewegungsprogramm (Feedforward) zurück. Bei einer neuen bewussten Bewegung hingegen kontrolliert

und korrigiert das ZNS die geplante Bewegungsausführung über die Feedbacksysteme (**Erzeugungsfeedback – Basissinne, Ergebnisfeedback – Fernsinne**). Entsprechend werden die Bewegungen **langsamer,** mit einem **höheren Tonus** und einer **höheren Aufmerksamkeit** ausgeführt. ◄

3.5 Motorische Steuerungssysteme

Man unterteilt die motorischen Systeme des ZNS in mehrere Komponenten, beginnend mit dem entwicklungsgeschichtlich ältesten Teil – dem **Rückenmarks,** dem **Hirnstamm** und dem **Kleinhirn** – über die **Basalganglien** bis zur **Großhirnrinde** als phylogenetisch jüngstem Teil.

3.5.1 Phylogenetische Entwicklung

Die Untersuchung der jeweiligen Funktionen ergab, dass sich die Entwicklung der fortschreitenden Differenzierung nicht in einem Umbau der vorhandenen, sondern durch einen Überbau von neuen, leistungsfähigeren Systemen vollzog. Aus dieser Entwicklung resultiert der **hierarchische Aufbau des ZNS.** Man darf hierbei jedoch nicht vergessen, dass die jeweiligen Steuerungssysteme sowohl **hierarchisch** als auch **parallel** zueinander arbeiten. Durch die parallele Verarbeitung ist es möglich, unterschiedliche Aspekte einer sensorischen Information zusammenzutragen (z. B. sieht aus wie ein Apfel, fühlt sich an wie ein Apfel etc.) und als gemeinsamen Kontext (das Objekt zum Begriff „Apfel") abzuspeichern.

3.5.2 Großhirnrinde (Neokortex)

Siehe auch ► Abschn. 4.6, „Fünfter sensomotorischer Regelkreis".

Die Oberfläche der Großhirnrinde wird in jeder Hemisphäre in 4 Lappen unterteilt:

- **Lobus frontalis** (Frontallappen, motorische Kortizes und Assoziationsareale),
- **Lobus parietalis** (Scheitellappen),
- **Lobus occipitalis** (Hinterhauptlappen),
- **Lobus temporalis** (Schläfenlappen).

Scheitel-, Hinterhaupt- und Schläfenlappen dienen der Verarbeitung von Wahrnehmungsprozessen (► Kap. 2, „Sensorische Systeme", s. auch ◘ Abb. 2.2).

3.5.2.1 Kortikale Verschaltungen

Der Kortex und vor allem seine Assoziationsareale dienen der Verarbeitung der höheren kognitiven und exekutiven Gehirnleistungen (► Kap. 6, „Neuropsychologie"). In den sensorischen Assoziationsarealen werden die Wahrnehmungsprozesse verarbeitet, die die Grundlage für die Planung, Steuerung und Kontrolle

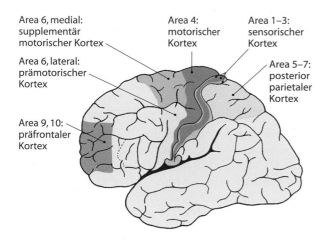

Abb. 3.2 Motorische Kortizes. (Aus Schmidt 1998)

3.5.2.3 Verschaltungen des präfrontalen Kortex

- **Thalamus** (Informationen aus den Basalganglien und Kleinhirn)
- **Formatio reticularis** (Aufmerksamkeit)
- **Amygdala, Hippocampus** (Gedächtnis, Lernen)
- **Limbisches System** (Motivation, emotionale Bewertung, Energie)
- **Verschaltungen zu allen Assoziationskortizes** (Zusammenfluss der sensorischen Wahrnehmung zur Umsetzung in eine Handlung)

Alle Verbindungen sind reziprok geschaltet, d. h., es bestehen sowohl Afferenzen als auch Efferenzen zum präfrontalen Kortex. In der folgenden Übersicht sind die Funktionen des präfrontalen Kortex zusammengefasst.

> **Funktionen des präfrontalen Kortex**
> - Entwicklung und Steuerung der Persönlichkeit (Sitz der Persönlichkeit) (Exkurs 3.1)
> - Koordination der Reizaufnahme im Kurzzeitgedächtnis (▶ Kap. 6, „Neuropsychologie")
> - Emotionale Bewertung (Verbindung zum limbischen System)
> - Richtung der Aufmerksamkeit auf bestimmte Reize (Entscheidungsdominanz, Zielpriorität setzen, Fokussierung der Aufmerksamkeit im Sinne der Zielsetzung, d. h. motivationsspezifische Erregung)
> - Planung von Handlungen und Verhalten (Zielbestimmung, s. oben)
> - Permanenter Abgleich mit dem zeitlichen Ablauf (Reafferenzen)
> - Steuerung der Eigenschaften wie Initiative, Antrieb, Affekt, Motivation

einer Bewegung bilden. Vor allem der **posterior-parietale Kortex** (◉ Abb. 3.2, Area 5–7) liefert die sensorischen Informationen, die für das Ergreifen eines Gegenstands notwendig sind (▶ Kap. 4, sensomotorische Regelkreise). Das limbische System (subkortikal) und das präfrontale Kortexareal sind an der Auslegung der emotionalen Motivationslage beteiligt.

Die Steuerung und Ausführung zielgerichteter Bewegungen unterliegt vor allem 4 Kortexarealen:

- dem **posterior-parietalen Kortex** im Lobus parietalis für die sensorische Informationsverarbeitung, (▶ Kap. 2, „Sensorische Systeme", sensorischer Assoziationskortex),
- dem **präfrontalen Kortex** (motorischer Assoziationskortex),
- dem **prä- und supplementär-motorischen Kortex** und
- dem **primär-motorischen Kortex**, die zusammen den **Lobus frontalis** (Frontallappen) bilden und für die motorische Umsetzung verantwortlich sind.

Der posterior-parietale Kortex liefert die somatosensorischen Informationen zu den motorischen Kortexarealen im Lobus frontalis. Die 3 motorischen Kortizes steuern unterschiedliche Aspekte einer Bewegung.

3.5.2.2 Präfrontaler Kortex
Der Lobus frontalis reguliert und steuert die Motorik. Er ist mit seinen präfrontalen Assoziationsarealen (**präfrontaler Kortex**) an komplexen Verhaltensweisen wie Antrieb und Motivation beteiligt. Im Vergleich zu den anderen Gehirnlappen finden sich im präfrontalen Kortex die meisten Sternzellen (▶ Abschn. 2.5.3). Diesen wird im Gegensatz zu den exzitatorischen, bahnenden Pyramidenzellen (80–90 % aller neurokortikaler Zellen) eine inhibitorische (hemmende) Wirkung zugeschrieben. Mit dieser Funktion wirkt der präfrontale Kortex selektierend und modulierend auf die reziproken Verschaltungen mit nahezu allen Systemen des ZNS.

❯ Der präfrontale Kortex dient der Planung, Vorbereitung, Kontrolle und Bewertung von Handlungen und bildet damit das zentrale Steuerungssystem der exekutiven Funktionen, die nötig sind, um zur richtigen Zeit am richtigen Ort die richtige Bewegung auszuführen.

Der Handlungsantrieb kann durch die Bildung äußerer Sinneseindrücke, Motivation (vorhersehbares Eintreten eines Ereignisses) oder durch einen inneren Antrieb (innerer Drive) zustande kommen (▶ Kap. 6, „Neuropsychologie").

> **▶ Beispiel**
>
> **Handlungsantrieb durch innere Reize: Primärbedürfnis Trinken** Die verminderte Speichelsekretion führt zu einem typischen Trockenheitsgefühl im Mund. Das limbische System (Lust-Unlust-System) reagiert auf basaler Ebene (Trieb). Ihm geht es in erster Linie um die Durststillung.

Durch die enge Verknüpfung mit dem Geschmacks- und Geruchssinn wählt es das naheliegendste Getränk aus, um das Bedürfnis zu befriedigen. Der Frontalkortex dagegen verknüpft den Durstreiz mit anderen Assoziationsfeldern. Er wählt das Getränk differenzierter aus, z. B. ein kaltes Getränk im Sommer, ein warmes im Winter (somatosensorische Assoziationsfelder), und entwickelt eine entsprechende Bewegungsstrategie (motorische Kortizes), um das Getränk zu besorgen.

Handlungsantrieb durch äußere Reize Ein Freund verabredet sich mit Ihnen, gegen 21 Uhr in einem bekannten Lokal etwas trinken zu gehen. Sie müssen sich entsprechend anziehen und mit dem Auto in die Stadt fahren, vorher noch am Geldautomat das nötige Kleingeld besorgen und tanken, damit Sie das Lokal erreichen. Würden Sie die obige Reihenfolge nicht einhalten oder eine der Teilhandlungen vergessen, würde das Ziel nicht erreicht. Die Aufgabe des präfrontalen Kortex liegt hierbei vor allem in der „zeitlichen Organisation des Verhaltens". ◄

Exkurs 3.1

Neuropathologie Besonders große, beidseitige (seltener bei einseitigen) Läsionen der präfrontalen Areale führen zu einer schwerwiegenden Veränderung der Persönlichkeit. Dies zeigt sich oft in einer Antriebsminderung, Aufmerksamkeitsstörung und Reduzierung der intellektuellen Fähigkeiten. Teilweise kommt es zu einem unkontrollierten Affektausbruch (Beeinträchtigung der Impulskontrolle). Auch Scham und Taktgefühl gehen verloren, was als Affektinkontinenz und/oder Enthemmungssyndrom beschrieben wird (Trepel 2003). Teilweise spricht man auch vom **Frontalhirnsyndrom** oder in der neueren Literatur vom „**dysexekutiven Syndrom**".

3.5.2.4 Sekundär-motorischer Kortex

Der sekundär-motorische Kortex wird aus dem lateralen (äußeren) **prämotorischen** und dem medialen (innen liegenden) **supplementär-motorischen Kortex** (◙ Abb. 3.2, Area 6) gebildet. Beide Kortexareale besitzen ebenfalls eine somatotope Gliederung, die sich jedoch weniger differenziert als der Homunkulus (◙ Abb. 2.6) des primär-motorischen Kortex gestaltet.

- Die Neurone des supplementär-motorischen Kortex reagieren vor allem auf propriozeptive (innere) Reize,
- während der prämotorische Kortex auf visuelle oder akustische Reize reagiert.

Beide Areale sind reziprok mit dem primär-motorischen Kortex verschaltet und an den Ursprungsgebieten der Pyramidenbahn mit beteiligt.

> - Der **prämotorische Kortex** dient der Initiierung einer Bewegung durch einen äußeren Reiz und der Orientierung des Körpers am Ziel (Exkurs 3.2).

- Die **supplementär-motorischen Kortizes** spielen eine besondere Rolle bei der Planung und Ausführung komplexer Bewegungsfolgen sowie bei der Koordination der beiden Extremitäten zueinander (Hand-Hand-Koordination).

Steuerung der Bewegungsprogramme

Beim Erwachsenen wird der größte Teil der Bewegungsplanung über den supplementär-motorischen Kortex gesteuert. Die automatisierte Ausführung (Feedforward) ermöglicht es dem Menschen, während der Bewegungsabläufe seine Aufmerksamkeit nicht auf die Bewegung als solche zu richten, sondern auf die zu bewältigende Aufgabe (Ziel).

► Beispiel

Beim **Autofahren** richtet sich die Aufmerksamkeit auf den Verkehr und die Verkehrszeichen, evtl. noch auf das Gespräch mit dem Beifahrer oder das Suchen bestimmter Hausnummern etc. Die Bewegungsvorgänge wie Schalten, Blinken, Bremsen, Kopf drehen etc. laufen (mit der entsprechenden Routine) automatisiert ab. Nur auf diese Weise ist die Bewältigung komplexer Bewegungsabläufe, wie sie im Alltag die Regel sind, möglich. ◄

Planung komplexer automatisierter Bewegungsvorgänge

Die **Beteiligung des supplementär-motorischen Kortex** an komplizierten Bewegungsvorgängen wurde durch Untersuchungen anhand der Hirndurchblutung belegt. Es zeigte sich, dass bei sehr einfachen Fingerbewegungen vorwiegend der primär-motorische Kortex (mit den somatosensorischen Kortizes) der kontralateralen Hemisphäre aktiviert ist. Wurde die Bewegung komplizierter, war auch ein deutlicher Aktivitätsanstieg im supplementär-motorischen Kortex erkennbar. Diese Aktivität zeigte sich auch, wenn sich der Proband die Bewegung nur vorstellte, wohingegen hierbei die Aktivitätserhöhung im primär-motorischen Kortex ausblieb. Die Effizienz von Therapiekonzepten, deren Bewegungsanbahnung auf rein mentaler Ebene ansetzt, d. h. ohne die eigentliche Bewegungsausführung, sollte man daher kritisch hinterfragen!

Therapierelevanz

Parkinson Der supplementär-motorische Kortex erhält über die motorischen Kerne des Thalamus afferente Zuströme aus den Basalganglien. Bei **Parkinson-Patienten** ist dieser Zufluss deutlich reduziert. Die Patienten zeigen entsprechend eine Bewegungsarmut für selbst initiierte Bewegungen, die von propriozeptiver Führung abhängig ist (s. ► Abschn. 8.4, IPS).

Bewegungsentwicklung Der prämotorische Kortex spielt bei der motorischen Entwicklung eine tragende Rolle. Ein Neugeborenes bewegt sich um der Bewegung willen (Erzeugungsfeedback). Es stößt mit seinen Extremitäten gegen Gegenstände, spürt zuerst sich und später den Gegenstand. In der weiteren Entwicklung kommt es zum Hantieren mit Gegenständen. Durch die visuelle Kontrolle lernt es, mit seinem Hantieren eine Veränderung der Umwelt herbeizuführen (Ergebnisfeedback). Die mehrmalige Wiederholung führt zu neuronalen Bewe-

gungsmodellen, die später bei Bedarf im supplementär-motorischen Kortex abrufbar sind. Es ist wichtig, dass das ZNS nicht durch den stets gleichen Vorgang ein Bewegungsmodell erstellt, sondern vielmehr durch multiple Versuche den Einsatz der Extremitäten an die Umwelt adaptiert. Somit muss nicht mehr jede Einzelbewegung neu erlernt werden. Bei neuen Bewegungen wird ein Modell aus dem vorhandenen Repertoire gezogen und dieses um die neu hinzugekommene Bewegungskomponente ergänzt.

Entsprechend den neurologischen Defiziten gestalten sich die Therapieinhalte bei der Parkinson-Behandlung. Da die Bewegungsinitiierung durch innere Reize (Basalganglien – supplementär-motorischer Kortex) verloren geht, versucht man durch äußere Reize (prämotorischer Kortex = externe Cues) die Bewegung in Gang zu setzen (▶ Kap. 4, sensomotorische Regelkreise).

3.5.2.5 Primär-motorischer Kortex (motorischer Kortex, Gyrus praecentralis, Area 4)

❯ Der primär-motorische Kortex bildet die Ausgangsstation für die bewusste Durchführung distaler feinmotorischer Bewegungsprogramme.

Der primär-motorische Kortex zeigt eine relativ genaue somatotope Gliederung der kontralateralen Körperseite (d. h. eine Gliederung der Lage entsprechend den Körperteilen, s. Homunkulus, ▢ Abb. 2.6). Er besitzt interkortikale Afferenzen aus dem prä- und v. a. supplementär-motorischen Kortex sowie aus dem somatosensorischen Kortex (Lobus parietalis). Zudem erhält er (über den Thalamus) Afferenzen aus dem Kleinhirn und den Basalganglien. Seine Neurone (Pyramidenbahn, Tractus corticospinalis) projizieren mit Ausnahme der Muskeln, die nahe an der Körpermittelinie liegen (wie z. B. Stirn-, Kehlkopf-, Kaumuskulatur etc.), vorwiegend in die Effektormuskulatur der kontralateralen Körperseite, wobei es sich hauptsächlich um die distalen Muskelgruppen der oberen Extremität handelt (bewusste, feinmotorische Bewegungen der Finger).

3.5.3 Zusammenfassung: die motorische Steuerung in der Großhirnrinde

Siehe auch ▶ Abschn. 4.6, „Fünfter sensomotorischer Regelkreis".

3.5.3.1 Afferente und efferente Bahnen

- **Afferenzen:** Die motorischen Kortizes erhalten ihre Hauptafferenzen aus den sensorischen und motorischen Assoziationsarealen (Lobus parietalis, Lobus praefrontalis), zudem via Thalamus aus den optischen und akustischen Arealen (v. a. prämotorischer Kortex), aus Basalganglien (v. a. supplementär-motorischer Kortex) und aus dem Kleinhirn (v. a. primärmotorischer Kortex).
- **Efferenzen:** Die Pyramidenbahn (Tractus corticospinalis, pyramidalmotorisches System/PS) zieht als Hauptefferenz (▶ Abschn. 3.5.8, „Efferenzen") über kollaterale Verschaltungen zu allen subkortikalen (Basalganglien, Kleinhirn, Hirnstamm) und spinalen motorischen Systemen. Sie nimmt dabei einen kontrollierenden (hemmenden) Einfluss auf die somatosensorischen Zuströme und die spinale Reflexaktivität ein (▶ Abschn. 3.5.8, „Pyramidenbahn").
- **Kortizes:** Anteile des **präfrontalen Kortex** initiieren mit dem limbischen System (subkortikales Motivationsareal) den Handlungsantrieb. Zudem steuert der präfrontale Kortex die kognitiven und exekutiven Vorgänge, die nötig sind, um am richtigen Ort zur richtigen Zeit das richtige Verhalten zu zeigen. **Afferenzen** und **Reafferenzen** aus dem **posterior-parietalen Kortex** (sensorisches Assoziationsareal) liefern u. a. die sensorischen Informationen über die Stellung und Bewegung des Körpers zur Bewegungsplanung und -ausführung.

3.5.3.2 Funktionen
- Der **prämotorische Kortex** wählt Verhaltensmuster als **Reaktion auf einen äußeren Reiz** oder eine Reizsituation aus.
- Der **supplementär-motorische Kortex** wählt **Verhaltensmuster auf einen inneren Reiz** hin aus. Er bildet damit ein wichtiges Bindeglied zwischen Planung und Handlung.
- Der **primär-motorische Kortex** ist für die **Bewegungsausführung** zuständig, er steuert dabei vor allem die

3

Neuropathologie Entsprechend den Funktionen führt eine **Dysfunktion der Basalganglien** zu motorischen, kognitiven und emotionalen Störungsbildern. Im Vordergrund stehen die motorischen Beeinträchtigungen, die aus einem Ungleichgewicht in der Verschaltung innerhalb der Kerne resultieren und sich durch hypokinetische (als Parkinson-Krankheit) oder hyperkinetische (als Huntington-Chorea, Athetose) Bewegungsstörungen zeigen können.

Das **Striatum** besitzt normalerweise eine hemmende Wirkung auf die Motorik. Eine Störung zeigt sich daher in enthemmten, überschießenden Bewegungen. Das häufigste **hyperkinetische** Krankheitsbild ist die **Huntington-Chorea**, der ein degenerativer Prozess des Striatums zugrunde liegt (Trepel 2003). Es treten unkontrollierte Bewegungen der Rumpf-, Kopf-, und Gesichtsmuskulatur sowie der Extremitäten auf. Häufig werden diese Bewegungen von athetotischen (langsamen, schraubenden) Bewegungen begleitet (griech. Hyperkinesis: Überbewegung; griech. Chorea: Veitstanz; griech. Athetos: ohne festen Stand).

Eine Schädigung des **Nucleus subthalamicus** führt zu einem Verlust der hemmenden Kontrolle auf das ipsilaterale Pallidum und somit zu einer Aktivitätssteigerung der gleichseitigen motorischen Kortexareale. Hierdurch zeigen sich hyperkinetische Bewegungsmuster auf der kontralateralen Körperseite, die vor allem **durch die proximalen Muskelgruppen an Schulter und Becken eingeleitet** werden. Die Patienten führen dabei plötzliche, auswerfende Bewegungen mit ihren Extremitäten aus. Dieses Krankheitsbild wird als **Ballismus** bzw. bei einseitiger Schädigung als Hemiballismus bezeichnet (griech. ballein: werfen).

Die **Substantia nigra** ist reziprok mit dem Striatum verschaltet. Die efferenten Zuflüsse der Substantia nigra zum Striatum erfolgen über den Transmitter **Dopamin**. Hierdurch hemmen die nigrostriatalen Bahnen indirekt die Aktivität des Striatums. Da die Neurone des Striatums (s. oben) eine eher hemmende Wirkung auf die motorischen Impulse ausüben, führt die Reduktion dieser Hemmung (Disinhibition) wiederum zur Bewegungsförderung. Deswegen wird der Substantia nigra eine bedeutende Funktion bei der v. a. automatisierten Bewegungsinitiierung und beim Bewegungsantrieb zugeschrieben. Stark vereinfacht kann man sagen, die Substantia nigra hemmt durch ihre dopaminergen Neurone den Hemmer (Striatum). Geht die hemmende Wirkung auf das Striatum verloren, gewinnt die Hemmung der motorischen Impulse (Hauptfunktion des Striatums), wodurch eine Akinese (Bewegungsarmut) resultiert. Die bekannteste Erkrankung, die mit dem Untergang der Substantia nigra zusammenhängt, ist die **Parkinson-Krankheit** (s. auch ▶ Kap. 8, „Neurologische Krankheits- und Störungsbilder").

Pädiatrie Eine Verarbeitungsstörung der Basalganglien kann bei Kindern sogenannte Tics auslösen, was sich beispielsweise durch ein unwillkürliches Zusammendrücken der Augenlider oder Ähnliches zeigt. Soweit diese Tics die normale Entwicklung des Kindes nicht beeinträchtigen, sollte hier keine therapeutische Intervention stattfinden. Die Tics verwachsen sich in der Regel mit der Pubertät. Eine gezielte Therapie durch Medikamente oder den Versuch des bewussten Unterdrückens führt meist zur Verlagerung zu einer anderen, im Bewegungsausmaß noch umfangreicheren Variante der Tics.

---

bewussten Ziel- und Greifbewegungen der distalen Extremitäten.

> ❯ Der **Handlungsantrieb** (präfrontaler Kortex, limbisches System) und die **Bewegungsentwürfe** (prä- und supplementär-motorische Kortizes) werden in ein Bewegungsprogramm umgesetzt und ausgeführt (primärmotorischer Kortex).

3.5.4 Basalganglien

Siehe auch ▶ Kap. 4, sensomotorische Regelkreise.

┌─ **Definition** ──────────────────────────
│ Allgemein bezeichnet man die **Basalganglien** als eine
│ Gruppe bilateraler Hirnkerne, die tief unter der Groß-
│ hirnrinde liegen und dem motorischen System zu-
│ geordnet sind (Trepel 2003).
└──────────────────────────────────────

Die Basalganglien sind beteiligt an:
- der Steuerung der proximalen Extremitäten und der Augenmotorik,
- sensomotorischen Prozessen der Bewegungsprogrammerstellung,
- der motivationsabhängigen Planung (Motivation),
- der Selektion von Bewegungsprogrammen (Kognition) (▶ Abschn. 4.5, „Vierter sensomotorischer Regelkreis").

Als Synonym für die Basalganglien wird vor allem in der deutschsprachigen älteren Literatur der Begriff „Stammganglien" verwendet. Dabei sind meist auch die Kerne des Hirnstamms (Nucleus ruber etc.) mit eingeschlossen.

Zu Dysfunktionen und Störungen der Basalganglien siehe Exkurs 3.3.

3.5.4.1 Kerne der Basalganglien
- **Striatum** (bildet sich aus dem **Nucleus caudatus** und dem **Putamen**)
- **Globus pallidus** (Pallidum)

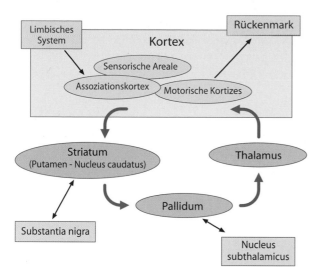

Abb. 3.3 Vereinfachte Darstellung: Verschaltung der Basalganglien (blaue Pfeile). (Mod. nach Trepel 2003; mit freundl. Genehmigung)

— **Nucleus subthalamicus**
— **Substantia nigra**

Die Basalganglien (▣ Abb. 3.3) besitzen **keine direkte Verbindung zum Rückenmark**, sondern beeinflussen die Motorik über Rückkopplungsschleifen von der Großhirnrinde über das Striatum zum Pallidum, weiter zum Thalamus und wieder zurück zur Großhirnrinde.

Hauptsächlich führen die **Projektionen der Basalganglien** zu den präfrontalen, prämotorischen und v. a. supplementär-motorischen Kortexarealen (weniger zum primär-motorischen Kortex). Die motorische Informationsübertragung ist dabei somatotopisch gegliedert. Neben dieser Hauptleitungsschleife bestehen noch 2 weitere wichtige Nebenschleifen zwischen dem Striatum und der Substantia nigra sowie zwischen dem Pallidum und dem Nucleus subthalamicus.

In ihrem Zusammenspiel bewirken die Basalganglien eine **Feinabstimmung** der im Assoziationskortex entworfenen Bewegungsprogramme. Ein Bewegungsprogramm, das sinnvoll und situationsadäquat ausfällt, wird ausgeführt (enthemmt), und ein Programm, das nicht situationsadäquat ausfällt und unsinnig erscheint, wird unterdrückt (gehemmt).

> **Wichtig**
> **Enthemmung** und **Hemmung** sind die wichtigsten Mechanismen der Basalganglien, die über die Ausführung oder Nichtausführung eines im Assoziationskortex erarbeiteten Bewegungsprogramms entscheiden.

3.5.5 Kleinhirn (Zerebellum)

> Das Kleinhirn bildet das wichtigste Integrationszentrum für die Koordination und Feinabstimmung von Bewegungsabläufen der Extremitäten und des Rumpfs (Trepel 2003).

Das Kleinhirn ist für die harmonische Ausführung motorischer Handlungen von entscheidender Bedeutung (▶ Abschn. 4.4.2, „Rezeptoren des 3. SMRK"; ▶ Abschn. 4.4.3, „Kleinhirn").

3.5.5.1 Lernen motorischer Verhaltensweisen

Das Kleinhirn spielt eine wesentliche Rolle bei der Adaption und beim Lernen neuer motorischer Verhaltensweisen. Damit lässt sich die Tatsache erklären, dass die Aneignung motorischer Verhaltensweisen für Amnesiepatienten (▶ Abschn. 6.7, „Gedächtnisstörung, Amnesiesyndrome") möglich ist.

> **▶ Beispiel**

Selbsterfahrungsparcours Zur Durchführung eines Parcours benötigen Sie mindestens 2 Sicherheitspersonen und mehrere Probanden. Die Probanden sollten vorher den Parcours nicht sehen. Die Sicherheitspersonen platzieren im Abstand von ca. 1 m verschiedene Gegenstände auf dem Boden, z. B. Tücher, Eimer, Rundhölzer, Wackelbrett, und zum Schluss einen Stuhl bzw. für die ganz Mutigen einen Tisch mit Stuhl, um Herauf- und Herunterzusteigen. Die 2 Sicherheitspersonen bitten eine Testperson herein; diese soll ein Auge schließen und mit dem anderen Auge durch ein umgedrehtes Fernglas auf den Boden schauen. Das Fernglas hält sie mit der Funktionshand fest, die andere Hand soll möglichst locker seitlich am Körper hängen. Während die Testperson den Parcours absolviert, wird sie von den Sicherheitspersonen rechts- und linksseitig begleitet. Die verbale Aufforderung (evtl. mehrmals) lautet: „Bleiben Sie ganz locker." Der visuelle Eindruck stimmt nicht mehr mit der somatosensorischen und vestibulären Rückmeldung überein. Das ZNS und hierbei vor allem das Kleinhirn versucht, sich an die neue Situation zu adaptieren. Insbesondere das Kleinhirn, das den harmonischen Ablauf einer Bewegung gestaltet, sucht nach Kompensationsmechanismen. Die ungewohnte Situation führt über den Thalamus (Sinneseindrücke), das limbische System (Angst, Unsicherheit) sowie die Formatio reticularis (Wachheitsgrad) zu einer Aktivierung der α-Motoneurone. Die Sicherheitspersonen werden schnell feststellen, dass die Versuchspersonen je nach Hindernis verstärkt assoziierte Bewegungen zeigen. Die Schwungbeinphase wird sehr starr im Extensionsmuster (Zirkumduktion) ausgeführt, die Zehen berühren nahezu immer vor der Ferse den Boden (normales Gangbild: Ferse hat zuerst Bodenkontakt). Der Arm geht zunehmend ins Beugemuster, und selbst mehrmalige verbale und taktile Anweisungen – „Lassen Sie bitte Ihren Arm locker" – sind beim nächsten Hindernis vergessen. Mit zunehmender Reizdarbietung bzw. Wiederholung lernen die Probanden, mit der neuen Situation umzugehen, was sich u. a. durch die deutliche Reduktion der assoziierten Bewegungen und sicherere Bewegungsabläufe zeigt. Die Testpersonen, die bereits den Parcours beendet haben, sollten die Bewegungen der folgenden Personen sehr genau beobachten und analysieren (s. 67090_4_De_4_MOESM1_ESM in ▶ Kap. 4). ◄

> **Wichtig**
>
> Das ZNS (Kleinhirn, Basalganglien etc.) muss nach einem Schlaganfall und den daraus zur Alltagsbewältigung resultierenden Kompensationsstrategien sowie enthemmten (pathologischen) Bewegungsmustern **„normale Bewegung" wiedererlernen!** Dafür müssen wir das Anforderungsniveau entsprechend den physiologischen Möglichkeiten adaptieren, um die besagten Strategien und Muster unnötig zu machen (▶ Abschn. 1.7, „Hemiplegie verstehen", Sitz/Stand). Aufbauend auf die physiologischen Ressourcen nutzen wir nun die Alltagsbewegungen, in denen diese Muster eigentlich entstehen, wie Sitz, Stand, Gehen etc., um die Symptomatik zu reduzieren.

3.5.5.2 Zusammenwirken zwischen Basalganglien und Kleinhirn

Der Bewegungsantrieb erfolgt im limbischen System und wird über die Assoziationskortizes zum einen direkt an die motorischen Kortizes weitergeleitet und zum anderen indirekt über die Basalganglien und das Kleinhirn verschaltet.

Die Verschaltung des Kleinhirns verläuft vom Kortex über den Pons ins Kleinhirn. Ein im Assoziationskortex entworfener Bewegungsplan wird moduliert und korrigiert. Der nun fein abgestimmte Bewegungsplan führt zurück zum Thalamus.

Von den Basalganglien gelangt der kortikale Bewegungsentwurf in das Striatum. Das Striatum leitet den modulierten Impuls weiter an das Pallidum. Beide Anteile wirken auf den assoziativen Bewegungsplan ein (das Striatum eher hemmend, das Pallidum eher bahnend), wobei das Pallidum seinen Einfluss direkt am Thalamus ausübt. Hierdurch entscheidet das Pallidum, ob die vom Kleinhirn ankommenden Impulse (s. unten) endgültig ausgeführt werden. Beide Verschaltungen (Kleinhirn und Basalganglien) führen im Thalamus (spezifische motorische Kerne) zusammen, von wo aus die Erregung direkt an die motorischen Kortizes weitergeleitet wird und der Bewegungsplan schließlich zur Bewegungsausführung gelangt (Trepel 2003).

> **Wichtig**
>
> Da Basalganglien und das Kleinhirn Projektionen zu den motorischen Systemen des Hirnstamms besitzen (Basalganglien – Substantia nigra, Formatio reticularis

und Kleinhirn – Nucleus ruber), sind sie ein wichtiges Bindeglied zwischen den motorischen Systemen der neokortikalen Strukturen und den motorischen Systemen des Hirnstamms.

> **Wichtig**
>
> Das Kleinhirn ist reziprok eng mit den Vestibulariskernen verknüpft. Hierdurch erfahrt es v. a. sensible propriozeptive Informationen aus dem RM (Nackenmuskulatur) und dem Vestibulärorgan sowie weitere v. a. visuelle sensorische Informationen. Diese nutzt es zur Planung, Feinabstimmung (Ist zum Soll) sowie zur räumlichen (Bewegungsausmaß) und zeitlichen (Bewegungsgeschwindigkeit) Koordination. Grundsätzlich kann jede Störung der an der Bewegungssteuerung beteiligten Systeme (Hirnstamm/RM) eine Ataxie (s. ▶ Abschn. 4.4 und 8.2) verursachen, die häufigste liegt jedoch in einer Schädigung des Kleinhirns. Es überprüft entsprechend der kortikalen Zielvorgabe permanent anhand einer Efferenzkopie (Bewegungskopie) den Ist- zum Sollzustand und koordiniert dadurch die Feinabstimmung (Harmonie) der Bewegungsausführung. Bei einer Schädigung geht diese feinabgestimmte reziproke Innervation (Koordination) verloren. Die Bewegung wird überschießend/ausfahrend, das Kleinhirn korrigiert und die Bewegung wird noch ausfahrender in die entgegengesetzte Richtung, d. h. mit Zielannäherung stärker. Im Prinzip ist es ein Suchen, Finden und Wiederverlieren der Innervation. Dies kann sowohl den Kopf und den Rumpf als auch die Extremitäten betreffen. Daher liegt Ziel der Ataxiebehandlung v. a. darin, Ruhe und Ordnung (wieder) in die Bewegung zu bringen. Das heißt, mit jeder harmonischeren, geordneteren Bewegungsausführung (re)aktivieren wir Zentren, Bahnen und somit Innervationen in die Physiologie (s. 67090_4_De_11_MOESM1_ESM in ▶ Kap. 11).

3.5.6 Hirnstamm

Siehe auch ▶ Abschn. 4.4, „Dritter sensomotorischer Regelkreis".

Die Kraft, die allgegenwärtig auf unseren Körper einwirkt, ist die **Schwerkraft** (Gravitationskraft). Zudem kommen durch die Ausführung dynamischer Bewegungen Beschleunigungskräfte (Zentrifugalkräfte) hinzu. Nach Newton (Gesetzmäßigkeit der Kräfte) muss dabei jeder einwirkenden Kraft die gleiche Kraft entgegenwirken, um den Körper im Raum aufrecht zu halten und zu bewegen. Es muss somit im Verhältnis zur eingenommenen Unterstützungsfläche (Schwerkrafteinwirkung auf den Körper) und der auszuführenden Aktivität eine permanente Gleichgewicht herstellende Muskelanspannung (Tonus) erfolgen. Ohne den Tonus in den Beinen und im Rumpf würde der Körper im Raum zusammensinken, die Aufrichtung des Körpers (**Haltung**) könnte nicht gewährleistet werden. Ebenso muss bei jedem **Stellungswechsel** der Körperpartien (Änderung der Schwerkraft) im Raum eine Muskelanspannung erfolgen, die das entsprechende **Gleichgewicht** wiederherstellt und somit die Haltung ständig aktualisiert. **Stell- und Gleichgewichtsreaktionen** bilden die Grundlage zur **Aufrechthaltung** des Körpers im Raum (**Haltungsmotorik**) und bilden damit die stabilisierende Basis jeder zielgerichteten Aktivität (▶ Abschn. 3.2.1 und 4.4, „Dritter sensomotorischer Regelkreis").

In die Organisation dieser Reaktionen sind somit alle Ebenen des ZNS eingebunden, jedoch spielen die Kerne des Hirnstamms die dominierende Rolle.

> **Wichtig**
>
> Der Hirnstamm bildet ein wichtiges Integrationszentrum, das – vor allem durch propriozeptive vestibuläre und visuelle Informationen – Haltungsreaktionen (Haltungshintergrund) in Abstimmung mit der kortikalen Zielvorgabe (Bewegungsziel) moduliert (s. auch ▶ Abschn. 3.5.5, „Kleinhirn", Koordination).

3.5.6.1 Kerne des Hirnstamms
Nucleus ruber (roter Kern)
Der Nucleus ruber erhält seine Hauptafferenzen aus der kontralateralen Kleinhirnhemisphäre und zudem aus dem ipsilateralen Kortex (Zielvorgabe). Mit seiner Hauptefferenz, dem Tractus rubrospinalis, zieht er in einer direkten Projektion ins Rückenmark und wirkt dabei bahnend auf die Flexorenmuskulatur, womit er indirekt die Extensoren hemmt. Er innerviert die Muskulatur der distalen Extremitäten. Der Nucleus ruber bildet einen bedeutenden Anteil der subkortikalen motorischen Steuerung (s. auch ▶ Abschn. 3.5.8, „Efferenzen").

Nuclei vestibulares (Vestibulariskerne)
Siehe auch ▶ Kap. 4, sensomotorische Regelkreise.

Die Nuclei vestibulares erhalten ihre Hauptefferenzen aus dem Vestibularisapparat (vestibulär) sowie aus den Muskel- und Gelenkrezeptoren der Skelettmuskulatur (propriozeptiv). Die sensorischen Informationen werden unter Beteiligung des Kleinhirns verrechnet und tragen so zum Gesamtbild der Körperposition im Raum bei. Die Vestibulariskerne innervieren vor allem die α-Motoneuronen der Extensoren. Damit führen sie zu automatisierten Korrekturbewegungen gegen die Schwerkraft (s. auch ▶ Abschn. 3.5.8, „Efferenzen").

Formatio reticularis
Die Formatio reticularis bildet ein Netz aus abgrenzbaren Neuronenkernen, das den gesamten Hirnstamm durchzieht (▶ Kap. 2, „Sensorische Systeme"). Neben den aufsteigenden Systemen (ARAS) unterhält die Formatio reticularis über den Tractus reticulospinalis (EPS) direkte Verbindungen ins Rückenmark. Mit dieser Bahn trägt sie zu einer differenzierten Tonusbeeinflussung der Flexoren (medullärer Teil) und Extensoren (pontiner Teil) des Rumpfs und der proximalen Extremitätenmuskulatur bei. Dadurch ist sie an der Hemmung zahlreicher intraspinaler Reflexe (Muskeleigenreflexe) beteiligt, wodurch sie den **Grundtonus** (γ-Motoneuronen) und die Tonussituation im Sinne von Stell- und Gleichgewichtsreaktionen (vor allem an den gegen die Schwerkraft wirkenden Muskelgruppen) reguliert.

3.5.6.2 Halte- und Stellreaktionen
Die Modulation der Haltungsmotorik entsteht durch die Integration und Aneinanderreihung elementarer Muskelreflexe, deren Verschaltung auf Hirnstammebene lokalisiert ist. Dabei unterscheidet man vor allem die **Haltereaktionen** und die **Stellreaktionen**.

- **Haltereaktionen** dienen der Tonusadaption (Haltungstonus) an die jeweilige Unterstützungsfläche (gegen die Schwerkraft). Sie gewährleisten die Stabilität des Körpers im Raum, wie z. B. für das ruhige aufrechte Stehen (▶ Kap. 5, „Neuromuskuläre Grundlagen normaler Bewegungen").
- **Stellreaktionen** bringen, aufbauend auf die Haltereaktionen, den Körper aus einer ungewöhnlichen Stellung in die normale Körperstellung zurück, d. h., sie bewirken eine physiologische Lageänderung des Körpers.

3.5.6.3 Haltereaktionen (Synonyme: Haltereflexe, statische Reflexe, Stellungsreflexe)

In der Beschreibung dieser Bewegungsmuster wurde, vor allem in der älteren Literatur, noch von „**Reflexen**" gesprochen. Da jedoch im Normalfall die Halte- und Stellreflexe in eine zweckgerichtete Zielmotorik eingebunden sind und je nach Aktivität in ihrer Gesamtheit ein breites Variationsspektrum zeigen können, scheint der Begriff der **Reaktionen** angebrachter als die Bezeichnung Reflexe. In der Beschreibung (wie auch in der neueren Literatur) wird daher von den Halte- und Stellreaktionen gesprochen.

> **Definition**
>
> **Haltereaktionen** sind tonische Reaktionen des Körpers, die durch eine Veränderung der Kopfposition ausgelöst werden.

Zwei Rezeptorsysteme bilden die **Grundlage** für die Haltereaktionen:
- vestibuläres System: Rezeptoren für die Stellung und Bewegung des Körpers im Raum, hauptsächlich die **Vestibularisorgane** im Innenohr;
- Propriozeption: Rezeptoren für die Stellung und Bewegung der Gelenke, vor allem die Muskelspindeln der **Nackenmuskulatur** (Position Kopf zum Rumpf).

3

Neuropathologie Die oben beschriebenen Haltereaktionen treten in den normalen Bewegungsabläufen nur noch dezent als unterstützende Erscheinungsbilder auf, wie z. B. beim einhändigen Ballweitwerfen. Der Wurfarm sowie das Stützbein sind auf der Gesichtsseite extendiert, während die gesichtsabgewandten Extremitäten eine Flexionstendenz zeigen (ATNR). Ebenso kann man im Sommer beim Sonnenbaden (vor allem in Rückenlage) ähnliche Ruhepositionen erkennen. Wird das Gesicht nach rechts gedreht, folgt häufig der rechte Arm in die Extension, während der linke Arm in die Flexion zieht (ATNR). Ähnlich erkennt man STNR-Tendenzen bei hoher Anstrengung, z. B. bei der Ausführung von Klimmzügen: Die Arme und der Kopf gehen in die Flexion, während die Beine eine Extension ausführen. Die Muster sind durch ihre Einbindung in die Steuerungsabläufe höherer Systeme jederzeit bewusst zu verändern und zeigen stets ein adäquates Tonusverhältnis. Im Gegensatz dazu führt ein Ausfall der höher liegenden Systeme zum Verlust der kortikalen Kontrolle. Die durch die Reaktion (Reflex) ausgelöste Stellung der Extremitäten und der unphysiologische Tonus (Spastik) bleiben erhalten, solange auch der Kopf die reflexauslösende Position einnimmt. Dieses Bild zeigen häufig kortikal schwer betroffene Patienten bei erhaltenen Hirnstammfunktionen, z. B. durch eine Hypoxie (Sauerstoffmangel) infolge einer Reanimation (▸ Abschn. 2.2, „Formatio reticularis", apallisches Syndrom).

Pädiatrie Die beschriebenen Reaktionen sind ein integraler Bestandteil eines auf allen Stufen des ZNS ablaufenden, v. a. pränatalen Bewegungsprogramms. Sie bilden grundlegende Bewegungsmuster, die die Tonussituation (Haltungstonus) einstellen und sich stets an die Zielvorgabe höherer Systeme adaptieren. Die tonischen Reaktionen sind bei der Geburt teilweise noch dezent vorhanden. Bei der Kopfdrehung nach rechts (ATNR, Fechterstellung) steigt der Extensorentonus der rechten Extremitäten und der Flexorentonus der linken (vor allem in den Armen). In der normalen postnatalen motorischen Entwicklung werden die Reaktionen mit zunehmender kortikaler Reifung bzw. mit der Differenzierung der Bewegung in die Bewegungsabläufe integriert. Gelingt diese Integration nicht, spricht man von persistierenden (fortbestehenden) Reaktionsmustern. Ihr Erscheinungsbild kann zwischen einem sehr dezenten Auftreten (= Reaktion) bis hin zu einem abnormen stereotypen Tonus (= Reflex, z. B. Spastik aufgrund einer Zerebralparese) variieren (s. ◨ Abb. 3.5a1 und a2). Sie beeinträchtigen die normale motorische Entwicklung. Sind diese Reaktionen beim Neugeborenen stereotyp auslösbar, d. h. reflexhaft, sollte umgehend ein Pädiater konsultiert werden. Vor allem die TLR sollte schon bei der Geburt integriert sein. Ihr Auftreten ist immer pathologisch zu bewerten und kann ein möglicher Hinweis auf eine infantile Zerebralparese sein.

Man unterscheidet daher Reaktionen, die durch eine Lageänderung des Kopfs im Raum aktiviert werden, von Reaktionen, die durch eine Stimulation der Nackenmuskulatur ausgelöst werden.

Die tonischen Labyrinthreaktionen

Die tonischen Labyrinthreaktionen erfolgen durch die Lageänderung des Kopfs im Raum, wodurch die Vestibularisorgane aktiviert werden (◨ Abb. 3.5a2).

■ **Tonische Labyrinthreaktion (TLR)**

In der Rückenlage führt die Extension des Kopfs zu einer Extension aller Extremitäten. In der Bauchlage führt eine Flexion des Kopfs zur Flexion der Extremitäten. Durch die Verbindungen zu den anderen Reflexmustern, vor allem zur symmetrisch-tonischen Nackenreaktion (STNR; s. unten) mit ihrer ähnlichen Reaktionsauslösung (Flexion und Extension des Kopfs), ist die isolierte Darstellung des TLR nur schwer möglich. Ein relativ sicheres Zeichen für eine dominante TLR zeigt die Beugung bzw. Streckung aller 4 Extremitäten bei einer Flexion (Bauchlage) bzw. Extension (Rückenlage) des Kopfs.

Die tonischen Nackenreaktionen

Die tonischen Reaktionen erfolgen durch eine Positionsänderung des Kopfs in Relation zum Körper, wodurch vor allem die Muskelspindeln der Nackenmuskulatur stimuliert werden (s. auch Exkurs 3.4).

■ **Symmetrisch-tonische Nackenreaktion (STNR)**

Durch eine Extension des Kopfs erfolgen eine Extension der oberen Extremitäten und eine Flexion der unteren Extremitäten. Bei der Flexion des Kopfs erfolgen die Flexion der oberen Extremitäten und die Extension der unteren Extremitäten. Die Reaktion ist häufig an die asymmetrisch-tonische Nackenreaktion (ATNR) gekoppelt.

■ **Asymmetrisch-tonische Nackenreaktion (ATNR)**

Durch eine Kopfdrehung werden die gesichtsseitigen Extremitäten extendiert und die der Hinterkopfseite gebeugt (**Fechterstellung**, ◨ Abb. 3.5a1). Die ATNR tritt hauptsächlich in Rückenlage auf.

Ein Verlust der kortikalen Kontrolle, z. B. durch ein Schädel-Hirn-Trauma, einen Schlaganfall, eine zentrale strukturelle Schädigung des Kleinkinds – wie z. B. eine

Zerebralparese oder eine mangelnde Hirnreifung –, können zu einer erhöhten tonischen Reflexaktivität (ATNR, STNR, TLR) führen. Der je nach Schädigung entstehende abnorm hohe Tonus (Spastik) wirkt normalen Stell- und Gleichgewichtsreaktionen entgegen, womit die physiologische Ausführung von Bewegungsabläufen behindert wird. Man spricht auch von Enthemmung der Reflexe, weshalb die Spastik z. T. auch als Enthemmungsphänomen beschrieben wird.

3.5.6.4 Stellreaktionen (Synonyme: Stellreflexe oder statokinetische Reaktionen)

> **Wichtig**
> Stellreaktionen besitzen einen übergeordneten hemmenden Einfluss auf die tonischen Haltereaktionen (◘ Abb. 3.4, s. auch 67090_4_De_2_MOESM4_ESM in ▶ Kap. 2 und 67090_4_De_4_MOESM2_ESM in ▶ Kap. 4).

Stellreaktionen sind ab der Geburt vorhanden und ermöglichen dem Säugling erste Aktivitäten gegen die Schwerkraft (Hemmung bzw. Integration der Haltereflexe).

Die Haltungskontrolle entwickelt sich, mit der Kopfkontrolle beginnend (von kranial nach kaudal), über den Rumpf zu den Extremitäten (von proximal nach distal). Die Stellreaktionen bilden sich im Laufe dieser Entwicklung (kortikale Reifung) bis zum 6.–7. Lebensmonat aus und schaffen die Grundlage für die komplexeren Gleichgewichtsreaktionen.

Das Kind greift mit etwa 7 Monaten aus der Bauchlage nach Gegenständen, während es sich gleichzeitig mit der anderen Hand abstützt. Aus der Rückenlage hebt es den Kopf (Flexion) und streckt die Arme seiner Mutter entgegen, um sich dann zum Sitz hochzuziehen. Es beginnt, sich mit den Armen nach vorn abzustützen, sowie mit den ersten freien Sitzversuchen (Anbahnen der Gleichgewichtsreaktionen). Mit ca. 8–9 Monaten beginnt es alternierend zu krabbeln, zieht sich an Möbeln hoch und geht (über eine große Unterstützungsfläche) mit weit abduzierten Beinen im Seitschritt (Abduktionsgang) an diesen entlang. Mit Einnahme des Stands verbessert sich der Sitz, das Kind dreht sich um sich selbst und wird deutlich stabiler.

Aus der motorischen Entwicklung wird deutlich, dass sich die Interaktion mit der Umwelt im Zuge der Haltungskontrolle gegen die Schwerkraft entwickelt. Die Ausbildung der Stellreaktionen und die darauf aufbauenden Gleichgewichtsreaktionen (Haltungsmotorik) bilden die automatisierte Grundlage für die Ausführung zielgerichteter Bewegungen.

> **Wichtig**
> Die **Stellreaktionen** richten den Kopf und den Körper gegen die Schwerkraft aus.

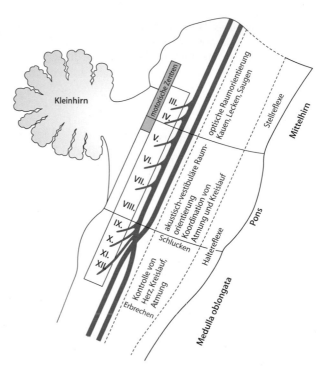

◘ **Abb. 3.4** Entwicklung und Bedeutung der Stell- und Gleichgewichtsreaktionen. (Aus Delank 1991; mit freundl. Genehmigung)

Die **Rezeptoren** dieser Reaktionen sind vor allem
- die Muskelspindeln der Nackenmuskulatur (propriozeptiv),
- der Vestibularisapparat (vestibulär),
- die Oberflächensensibilität der Haut (taktil) sowie
- das visuelle System.

Man unterteilt die Stellreflexe (Stellreaktionen) anhand der Rezeptoren in **5 Gruppen**:
- Labyrinthstellreflex auf den Kopf,
- Körperstellreflex auf den Kopf,
- Nackenstellreflex,
- Körperstellreflex auf den Körper,
- optische Stellreflexe.

■ **Labyrinthstellreflex auf den Kopf**
Dieser Reflex dient dazu, den Kopf stets in einer symmetrischen (physiologischen) Position zu halten. Die Augen sind dabei waagerecht (horizontal) im Raum ausgerichtet.

■ **Körperstellreflex auf den Kopf**
Durch diesen Reflex richtet der Kopf seine Position anhand der Körperstellung aus.

■ **Nackenstellreflex**
Bei jeder Bewegung des Kopfs wird der Nacken gedreht, während der Rumpf in seiner Position bleibt. Dies kann, entsprechend den Bewegungsachsen der HWS, eine Ex-

3

tension, Flexion, Lateralflexion oder Rotation sein. Der Nackenstellreflex dient dazu, dass sich der Rumpf entsprechend dem Kopf ausrichtet. Man geht z. B. durch die Stadt und wird gerufen. Zuerst dreht sich der Kopf zur Reizquelle, dem dann unvermittelt der Rumpf (Körper) folgt.

Therapierelevanz

Brock und Wechsler (1927, zit. nach Bobath 1976, S. 50) beschrieben eine Reflexkette, die am Kopf (Labyrinth) beginnt und über die Nackenmuskulatur die Körpermuskulatur in kaudaler Richtung aktiviert. Durch diese Reflexkette wird die Bedeutung des Kopfs als einer der wichtigsten Schlüsselpunkte (▶ Kap. 5, „Neuromuskuläre Grundlagen normaler Bewegungen"; ▶ Abschn. 11.6, „Fallbeispiel Herr K.") untermauert. Die Bewegung des Kopfs aktiviert, entsprechend den Bewegungsachsen der Halswirbelsäule (HWS), eine Muskelkette, die der eingeleiteten Bewegung entspricht. Bewegt man den Kopf nach rechts und das Ohr zur Schulter, folgt einer Lateralflexion (Seitneigung) der HWS eine komplette Lateralflexion der Wirbelsäule (WS). Eine Extension des Kopfs führt zur Extension der WS und schließlich weiter zu einer Extension der Hüft-, Knie- und Sprunggelenke (die Extension der Sprunggelenke wird als Dorsalflexion beschrieben). Somit kann durch die Fazilitation des Kopfs die entsprechende Bewegungssequenz unterstützt werden.

Körperstellreflex auf den Körper Der Körperstellreflex auf den Körper dient dem Körper dazu, seine normale Position zu finden, auch wenn der Kopf nicht in seiner normalen Stellung steht. Beispielsweise sucht ein Kfz-Mechaniker nach einer versteckten Schraube im Verdeck und beugt dabei den Kopf, während der Körper die entsprechende Stabilität liefern muss.

Optische Stellreflexe Optische Reflexe sind nur bei intakter Sehrinde möglich. Sie tragen vor allem bei den höher entwickelten Lebewesen zur Orientierung des Kopfs bei. Beim Menschen spielen sie eine wichtige Rolle für die Haltungsorientierung und prägen dadurch zu einem wesentlichen Teil die motorischen Verhaltensweisen. Eine zusätzliche Bedeutung findet das System bei einer Schädigung der vestibulären Verarbeitung. Brock und Wechsler (1927; zit. nach Bobath 1976) untersuchten Affen, denen beidseitig die Labyrinthe entfernt worden waren. Nach ca. 14 Tagen konnten die Tiere über das optische System den Verlust der Labyrinthe ausgleichen.

❯ **Wichtig**
Stellreaktionen spielen eine elementare Rolle bei der Regulation der Haltungsmotorik.

Enthemmte Reflexe vs. physiologische Reaktionen

In ◖ Abb. 3.5a sehen wir die 17-jährige Maja mit einer hochgradigen infantilen Zerebralparese. Laut Aussage der Mutter war ihre Tochter bis zur U5 noch ohne Befund. Erst mit dem Verlassen der Horizontale (Sitz/Stand) begannen/steigerten sich die spastischen Spannungszustände. In ◖ Abb. 3.5a1 zeigt sich bei Kopfdrehung nach rechts die ATNR (Fechterstellung) bzw. bei ◖ Abb. 3.5a2 bei Kopfanhebung (Flexion) die STNR. In Rückenlage (geringe Anforderung an die Haltungsbewahrung) wurden die Beine über 90°Hüfte/Knie angewinkelt (= spasmushemmende Stellung, s. auch ◖ Abb. 3.9e4) und mittels Vibrationsreizen die sensible Körperwahrnehmung stimuliert, bis sich die Extremitäten (Arme/Beine) entspannten. Von kranial ausgehend folgten möglichst leichte Kopfwendebewegungen bei Blickfixierung (des Therapeuten) = Kopf rotiert um die Augen. Im Zuge der gewonnenen Kopffreiheit folgte die Gewichtsverlagerung zur rechten/linken Seite, indem die angewinkelten Beine entsprechend verlagert wurden (◖ Abb. 3.5a2). Im Zuge physiologischer Rumpfstellreaktionen, d. h. ohne Auslösen der Reflexmuster, verlängerte sich bei Gewichtsverlagerung nach rechts die rechte Rumpfseite, während sich die abgewandte Rumpfseite verkürzte[2].

Aufbau physiologischer Kopf- und Rumpfstellreaktionen

In ◖ Abb. 3.5b verlagert Herr H. (Hemiparese rechts und MS) seinen Körperschwerpunkt (flektierter Oberkörper) nach dorsal links, worauf v. a. die ventrale kinematische Kette rechts (Beckenverankerung) aktiviert wird.

Roter Faden

Während der Dorsalbewegung des Rumpfes bewegt sich der Ursprung des Hüftbeugers (Punctum mobile) ex- und konzentrisch „phasisch" gegen seinen Ansatz (Punctum fixum – proximaler Femur, s. ▶ Abschn. 3.6.1, Muskelinnervation). Diese „phasische" Kontraktion bildet eine Basiskompetenz der physiologischen LWS-Lordose, für den späteren lotgerechten/aufrechten Sitz, Stand und Rotationsgang (s. 67090_4_De_3_MOESM1_ESM unter https://doi.org/10.1007/978-3-662-62292-6_3 und 67090_4_De_11_MOESM1_ESM in ▶ Kap. 11).

---

2 Da wir hierbei von einer sehr schweren neurologischen Symptomatik sprechen und die Therapie nur 1× wöchentlich (45 min) stattfand, waren die Therapiefortschritte leider relativ begrenzt. Nach Aussage der Mutter des Mädchens genoss Letztere die Therapie jedoch sehr und fühlte sich danach deutlich entspannter. Zudem mussten wir die Therapie nach 20 Behandlungen (2 Rezepte) wegen eines örtlich wechselnden Ausbildungsplatzes beenden.

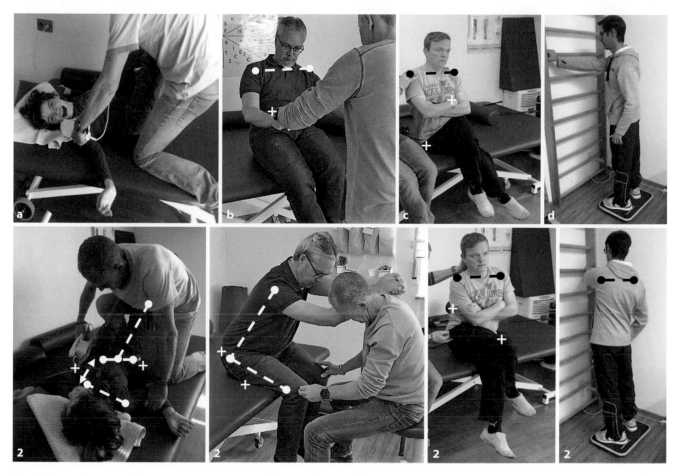

◘ Abb. 3.5 a–d Halte- und Stellreflexe vs. Stell- und Gleichgewichtsreaktionen anhand unterschiedlicher neurologischer Störungsbilder. (Das 67090_4_De_3_MOESM1_ESM zu ◘ Abb. 3.5b1 finden Sie unter https://doi.org/10.1007/978-3-662-62292-6_3)

Während der flektierten Dorsalbewegung des Oberkörpers stabilisiert sich Herr H. zudem mit seinen Beinen, indem er sein rechtes über das linke Bein schlägt. Die Ischiokruralen rechts arbeiten dabei distal phasisch stabilisierend, während sie reziprok die **kompensatorisch tonische Aktivität des M. rectus femoris (rechts) hemmen** (s. ► Abschn. 3.5.7, „Reziproke Hemmung" und ◘ Abb. 3.10a). In ◘ Abb. 3.5b2 nach verlagert Herr H. seinen Oberkörper nach ventral (Vorbereitung: Transfer zum Stand). Da hierbei je nach Symptomatik und Situation ein zu hoher Extensionstonus bestehen kann, stützt sich Herr H. in ◘ Abb. 3.5b2 mit seinem Armen ab (ventrale Kette = reziproke Hemmung dorsaler Überanspannung). Häufig fehlt aber bei flektierter Hüfte/Körpervorlage (= Hemmung des pathologischen Extensionsmusters) der physiologische Extensionstonus. Hierbei wäre zur Aktivierung entsprechender dorsaler Spannungen ein Anheben der Arme in flektierter Hüfte, d. h. in vorgebeugter Haltung möglich. Die **sagittale** Beckenstabilität bildet die Voraussetzung physiologischer, **frontaler** Kopf-Rumpf-Stellreaktionen (s. 67090_4_De_3_MOESM1_ESM). In ◘ Abb. 3.5c1 verlagert Herr H. (Hemiparese rechts) sein Körpergewicht auf die betroffene Seite. Um kompensa-

torische Spanungszustände zu minimieren, überschlägt er sein linkes über das rechte gewichtstragende Bein und aktiviert die laterale abduktorische Beckenstabilität rechts. Parallel wird das linke Becken über eine Lateralflexion links angehoben. Die Schultern richten sich frei „horizontal" aus, d. h. keine kompensatorische Anspannung links und/oder pathologisch enthemmte Anspannung der rechten Schulter. Der Kopf bleibt frei im vertikalen Lot. Eine Steigerung ließe sich z. B. mit folgender Aufforderung erreichen: „Schauen Sie auf das Bild (Blickfixation) und drehen Sie den Kopf leicht und locker (Kopffreiheit) nach rechts und links."

In ◘ Abb. 3.5c2 verlagert Herr H. sein Gewicht auf die linke „gesunde" Seite und hebt sein rechtes Becken mittels Lateralflexion rechts ohne Anspannung der Schulter an (s. 67090_4_De_4_MOESM2_ESM in ► Kap. 4). Das stabile Becken und die lotgerechte Ausrichtung des Oberkörpers ermöglichen den Übergang in die Transversalebene (Rumpfrotation Th6–Th10). Herr F. (schweres SHT mit Rumpf-, Gang- und Extremitätenataxie) steigert mittels vestibulärer Medien (Wackelbrett) seine automatisierte Beckenstabilität bei relativ lockeren Koor-

3

dinationsübungen der oberen Extremitäten. Z. B. fährt er locker und leicht auf der Sprossenwandstange mit der rechten Hand zur linken Seite (◐ Abb. 3.5d) und wieder zurück und/oder greift bei locker herabhängenden Armen mit der linken Hand zur rechten Seite und wieder zurück und im Wechsel mit rechter Hand zu linken Ecke (◐ Abb. 3.5d2).

3.5.6.5 Gleichgewichtsreaktionen

Siehe auch ► Kap. 5, „Neuromuskuläre Grundlagen normaler Bewegungen".

Gleichgewichtsreaktionen bauen in ihrer Entwicklung auf die Stellreaktionen auf (verfeinern) und dienen der Aufrechterhaltung und Wiedergewinnung der Balance beim Stehen und Gehen. Die Gleichgewichtsreaktionen werden durch Reizung der Labyrinthe ausgelöst. Sie sind komplexer als die Stellreaktionen und in ihrer Vielfalt an Bewegungsmustern spezifisch für die menschliche Motorik. Es handelt sich um automatisierte Bewegungsabläufe, die in der Regel nicht bewusst gesteuert werden. Voraussetzung adäquater Gleichgewichtsreaktionen sind normale Tonusverhältnisse des Rumpfs und der proximalen Extremitätenmuskulatur.

> **Wichtig**
> Gleichgewichtsreaktionen sind Adaptionen des Körpers an die wechselnde Unterstützungsfläche, d. h., es sind Reaktionen auf eine Lageänderung des Körperschwerpunkts durch die Änderung der Position der Extremitäten im Verhältnis zum Rumpf.

3.5.6.6 Neuronale Verschaltung

Das Kleinhirn ist das zentrale Kontrollorgan der neuronalen Verschaltung (Rohen 1994). Es besitzt sehr schnell leitende kortikozerebelläre Bahnen (Verbindungen mit dem Kortex), über die die Anpassung der Haltungsmotorik im Hirnstamm (s. Vestibulariskerne) entsprechend der vom Großhirn entworfenen Zielmotorik erfolgt (► Abschn. 3.5.5, „Kleinhirn").

Therapierelevanz

Bei Patienten mit einer starken zerebralen Schädigung, wie z. B. der Hemiplegie, besteht eine Enthemmung der tonischen Reflexe (s. ◐ Abb. 3.5). Der Kopf (Körperschwerpunkt) ist dabei häufig zur weniger betroffenen Seite gerichtet (verlagert), während in der gesichtsabgewandten Seite, vor allem in der oberen Extremität, ein erhöhter (haltungsfixierender) Beugetonus besteht (s. ATNR). Dies kann zu einer Spastizität führen, die die Ausführung/Bahnung physiologischer Stellreaktionen verhindert.

Patienten mit einer leichten Spastizität und nahezu normalem Tonus zeigen dagegen adäquate Stellreaktionen. Aus diesen Beobachtungen wird deutlich,

dass eine **Beziehung zwischen** den **tonischen Haltereaktionen** und den **übergeordneten Stellreaktionen besteht**. Durch die Anbahnung physiologischer Stell- und Gleichgewichtsreaktionen, dem Potenzial des Patienten entsprechend, kann somit ein positiver Einfluss auf die pathologische Reflexaktivität erfolgen (Hemmung der tonischen Haltereaktionen durch die Bahnung der Stellreaktionen).

Eine Störung der kortikalen Bahnen kann über die Innervation der **Motoneurone** zu einer pathologischen Tonuserhöhung führen. Schon kleinste motorische Anforderungen (auch an die weniger betroffene Seite) können eine (pathologische) Kontraktion der meistens gegen die Schwerkraft gerichteten Muskulatur auf der betroffenen Seite auslösen (**assoziierte Reaktion**), was im Extremfall bis zur permanenten Spastik führt (► Abschn. 4.2, „Erster sensomotorischer Regelkreis").

Die Kerne des Hirnstamms projizieren bevorzugt auf die Motoneurone (► Abschn. 3.5.7, „Rückenmarks", extrapyramidal motorische Bahnen) des Rumpfs und der proximalen Extremitätenmuskulatur und sind dabei vor allem für Massenbewegungen verantwortlich (Trepel 2003). Dies zeigt sich vor allem bei einem Ausfall oder einer Beeinträchtigung der Pyramidenbahnen und dem dadurch bedingten Verlust selektiver Bewegungsmuster.

Roter Faden

Stellreaktionen sind die ersten physiologischen Bewegungsabläufe des Neugeborenen. Lagern wir das Kind in RL auf unsere beiden Unterarme und stabilisieren den Rücken und Kopf, so spüren wir schon recht früh bei einer dorsalen Verlagerung die Tendenz des Kopfes nach ventral. Verlagern wir nach ventral, so kommt eine Spannung nach dorsal, bei seitlicher Verlagerung die entsprechende lotbewahrende Ausrichtung zur Gegenseite.

Die Wiedergewinnung physiologischer Rumpf- und Kopfstellreaktionen integriert pathologisch enthemmte subkortikale (Hirnstamm: TLR, STNR, ATNR) und spinale (enthemmter Tonus gegen die Schwerkraft = Spastik) Reaktionen bzw. Reflexe (s. auch ◐ Abb. 3.5c,d, 3.7a, 4.5 sowie 67090_4_De_2_MOESM4_ESM in ► Kap. 2 und 67090_4_De_4_MOESM2_ESM in ► Kap. 4).

3.5.7 Rückenmarksgrau

Siehe auch ► Kap. 4, erster und zweiter sensomotorischer Regelkreis.

Als das evolutionär älteste zentrale Steuerungszentrum verfügt auch das Rückenmarksgrau über ein

Exkurs 3.5

Neuropathologie Die **Poliomyelitis** (Kinderlähmung) ist eine typische Schädigung der Motoneurone in den Vorderhörnern des Rückenmarks. Sie führt zu einer schlaffen Lähmung bei völlig erhaltener Sensibilität.

Bei der Diagnose **Querschnittslähmung** sind 2 Faktoren von entscheidender Bedeutung. Zum einen ist die Lokalisation der Schädigung relevant, also das entsprechend geschädigte Segment. Zum anderen ist es bedeutsam, ob es sich dabei um einen kompletten oder inkompletten Querschnitt handelt. Durch die Lokalisationshöhe der Läsion sind Rückschlüsse über die Art und das Ausmaß der Beeinträchtigung möglich – also ob die Arme, der Rumpf oder die Beine betroffen sind und welches Hilfsmittel, z. B. welcher Typ des Rollstuhls, eingesetzt werden muss. Die Schwere der Läsion (komplett oder inkomplett) bestimmt die therapeutische Vorgehensweise im Sinne der Restitution, Kompensation oder Substitution.

Bei einem kompletten Querschnitt liegt das Ziel sicherlich im bestmöglichen Einsatz der vorhandenen Mobilität, d. h. vor allem im kompensatorischen Einsatz vorhandener Ressourcen und in der Versorgung mit adäquaten Hilfsmitteln. Bei einer inkompletten oder halbseitigen Schädigung ist in ähnlicher Weise wie bei einer Zerebralparese zu verfahren. Das primäre Ziel liegt hierbei in der Restitution, d. h. in einer möglichst normalen Bewegungsanbahnung. Ein zu früher Einsatz kompensatorischer Faktoren würde diesem Ziel entgegenwirken. Eine halbseitige Störung zeigt neben den motorischen Ausfällen meist auch eine **dissoziierte Empfindungsstörung**.

reichhaltiges reflexhaftes Repertoire an sensomotorischen Programmen, wie z. B. elementare Prozesse der Lokomotorik, Schutzreaktionen sowie den Spannungsaufbau **„gegen die Schwerkraft"**. Es setzt sich aus der grauen Substanz, den Zellkörpern der Neurone (Perikaryon, Soma) sowie der weißen Substanz – ihren Fortsätzen (Axone und Dendriten) – zusammen. Die Form der grauen Substanz entspricht dabei in etwa der eines Schmetterlings. In den vorderen breiten Flügelspitzen **(Vorderhörner),** befinden sich Neurone, die über die Nervenleitung der Peripherie direkt an der Skelettmuskulatur innervieren (**Motoneurone**, α- und γ-Motoneurone). Sie bilden damit die letzte zentrale Verschaltungsstelle aller motorischen Impulse. Um letztendlich einen alltagsrelevanten Bewegungsprozess harmonisch zu gestalten, z. B. das Eingießen einer Flüssigkeit, werden **Renshaw-Zellen** notwendig. Sie passen die Muskelspannung über eine Art Eigenhemmung auf spinaler Ebene an die stetig wechselnden Anforderungen an (Appel 2008).

> **Wichtig**
> Diese hochkomplexen sensomotorischen Steuerungsprozesse unterliegen i. d. R. nicht dem Bewusstsein, womit z. B. das Hantieren mit Flüssigkeiten und weichen Gegenständen, z. B. Plastikbecher, Cremetuben, Schwämmen, Schaumköpfen, Ein- und Ausgießen etc., v. a. in der Feinabstimmung von Bewegung eine zentrale Bedeutung gewinnt!

3.5.7.1 Funktionen des Rückenmarks

Zwischen den sensorischen Afferenzen und den Motoneuronen des Rückenmarks kommt es zu einer Reihe neuronaler Verschaltungen (Reflexbögen), deren Erregung zur Bahnung oder Hemmung von Bewegung führt.

> **Definition**
> Unter Reflexbogen versteht man einen geschlossenen Leitungsbogen, der, vom peripheren **Rezeptor** ausgehend, über **Afferenzen** im jeweils zuständigen Verarbeitungssystem im **ZNS** (spinal oder supraspinal) verschaltet wird (Verarbeitung) und über **Efferenzen** zum **Effektor** (Muskel) zurückführt (► Kap. 4, sensomotorische Regelkreise; ◘ Abb. 4.4). Die **Reflexbögen** bilden auf Segmentebene oder über mehrere Segmente verschaltet die Grundlage spinaler Motorik.

Das Rückenmark ist hierbei für die Ausführung zahlreicher mono- und polysynaptischer Reflexe verantwortlich. Zur Neuropathologie des Rückenmarks siehe Exkurs 3.5.

3.5.7.2 Reflexe (Reaktionen)

> **Definition**
> Unter Reflex versteht man die Antwort des Körpers (Muskulatur) auf die Erregung eines Rezeptors (► Kap. 2, „Sensorische Systeme", Rezeptor Reiz).

Die qualitative und quantitative Reflexantwort wird von der Erregung des Rezeptors bestimmt. Reflexe haben sich in der Evolution schon früh entwickelt und bestimmen z. T. noch die Motorik von niederen Tieren. Im Laufe der phylogenetischen Entwicklung der Motorik wurden sie in das Bewegungsrepertoire der jeweiligen Art integriert. Sie werden dabei von höheren neuronalen Systemen reguliert und bilden elementare Bausteine einer physiologischen Bewegung (s. auch ► Abschn. 3.5.6, tonische Reflexe). In normalen Bewegungsabläufen zeigen sich Reflexe nicht mehr stereotyp, eine isolierte Reflexaktivität tritt daher nur in Testsituationen oder durch eine Schädigung supraspinaler Systeme auf. Eingebunden in

3

höhere spinale, subkortikale und kortikale Systeme wird aus dem stereotypen Reflex eine adaptive Reaktion.

Therapierelevanz

Isolierte (enthemmte) Reflexaktivität behindert durch den unangemessen hohen Tonus physiologische Bewegungsabläufe (s. ◩ Abb. 3.5a1–2). Wie oben beschrieben, kann sich dies durch die mangelnde Entwicklung (mangelnde Integration, in abgeschwächter Form) oder durch eine Schädigung supraspinaler Strukturen zeigen. Das Auftreten der Reflexaktivität, zu der man bei einer strukturellen Schädigung auch die Spastik zählen kann (▶ Abschn. 4.2, „Erster sensomotorischer Regelkreis", Antischwerkraftreflex), ist nur ein Zeichen der Pathologie und nicht die Pathologie selbst. Der Therapieschwerpunkt sollte daher in erster Linie in der **Funktionsanbahnung** der geschädigten Strukturen liegen (Hemmung durch Bahnung) und nicht rein im Abbau der Reflexaktivität. Somit müssen wir sowohl die isolierte Reflexaktivitäten und ihre Pathologie als auch die physiologische Einbindung in (evolutionär) höhere supraspinale Bewegungsprogramme des Rückenmarksgraus verstehen!

Mit zunehmender Verbesserung der Bewegungsabläufe werden die Reflexe integriert (bei vorhandenem Potenzial). Der Grundsatz sollte daher nicht Hemmung der Reflexe und Bahnung der Bewegung, sondern vielmehr **Hemmung durch Bahnung** lauten. Dabei kann man die klassischen spasmushemmenden Stellungen oder auch den Einsatz einer größeren Unterstützungsfläche (geringe(re) Notwendigkeit der Haltungsbewahrung) als Basis für die Bahnung benutzen, da hierbei dem Patienten die Ausführung physiologischer Bewegungsabläufe am ehesten gelingt. Die alleinige Hemmung der Reflexaktivität bringt noch keinen funktionellen Gewinn. Als Therapiegrundlage dient dabei das noch vorhandene Bewegungspotenzial des Patienten. Für die Befundung und Therapie bedeutet dies, dass es weitaus wichtiger ist, die **physiologischen Restfähigkeiten zu erkennen**, als nur die Symptome zu analysieren. Dieser Prozess findet seine größte Gewichtung bei der Erstbefundung, jedoch müssen sich die Therapieinhalte stets an das wiedergewonnene Potenzial adaptieren. Bertha Bobath prägte den Satz „Befund und Therapie sind nicht voneinander zu trennen".

3.5.7.3 Reziproke Hemmung (Innervation)

Um eine Bewegung physiologisch auszuführen, darf der Tonus des Antagonisten nicht zu hoch sein, damit er die Aktivität des Agonisten (Synergisten) nicht behindert. Er darf jedoch auch nicht zu niedrig sein, um den nötigen Widerhalt für die Stabilisierung des Gelenks (Kokontraktion) zu gewährleisten oder um eine überschießende Bewegung des Agonisten zu verhindern. In ◩ Abb. 3.9a

wird deutlich, dass die 1α-Faser direkt das Motoneuron aktiviert und damit die Kontraktion des entsprechenden Muskels (Extensor oder Flexor) herbeiführt. Durch die kollaterale Verschaltung über ein Interneuron (welches hemmend wirkt) erfolgt die Hemmung der antagonistisch wirkenden Muskulatur. Die agonistische Aktivität der Extensoren hemmt damit die Aktivität der antagonistisch wirkenden Flexoren und umgekehrt. Die Hemmung der agonistischen Muskulatur erfolgt bewegungsbegleitend und adaptiert sich an die jeweilige Situation stabilisierend oder mobilisierend. Diese wechselseitige, aufeinander abgestimmte (reziproke) Hemmung sichert den harmonischen Ablauf einer Bewegung, was **im Gesamtbewegungsablauf** als **reziproke Innervation** bezeichnet wird (▶ Abschn. 1.4.2, „Hemmende Reizverarbeitung").

3.5.7.4 Die Motorik des Rückenmarks

Aufbauend auf der Reflexaktivität bildet das Rückenmark elementare (eher stereotype) Haltungs- und Bewegungsprogramme, die durch äußere Einflüsse oder durch die Steuerung spinaler und supraspinaler Systeme automatisiert ausgeführt werden.

Entwicklungsprozesse vom Vier- zum Zweibeiner

Bei unseren vierbeinigen Vorfahren wurde die Last des Rumpfes noch gemeinsam von Schulter- und Beckengürtel getragen. Mit der evolutionären Hirnentwicklung kam es zur ersten vertikalen Aufrichtung. Die Unterstützungsfläche auf dem Boden verringerte sich, wobei das Körpergewicht im Stand die Tendenz hatte, wieder nach vorn auf die stützenden Arme zu ziehen. Der Frühmensch/Primat zeigte noch eine C-förmige WS. Mit zunehmend ventral stabilisierender Beckenverankerung (= Beckenkippung) und der darauf aufbauenden Rückenmuskulatur entwickelte sich ein stabilisierendes Becken, das den aufrechten Stand und einen frei werdenden mobilen Schultergürtel für den Rotationsgang ermöglichte. Im Verhältnis zu anderen Säugern weist der Mensch eine größtenteils evolutionär bedingt lange „postnatale" Reifungszeit auf (> 21 Lebensjahr). Die Größe unseres Gehirns entspricht bei Geburt etwa einem Viertel seiner späteren Größe im Erwachsenenalter.

Entsprechend postnatal vollzieht sich die sagittale Aufrichtung der WS, d. h. von der C-förmigen embryonalen zur physiologisch doppelten S-förmigen Krümmung für den aufrechten Stand und zum Rotationsgang im Zuge der sensomotorischen Hirnreifung. Von kranial ausgehend, entwickelt das Kleinkind zu Beginn die HWS-Lordose mit der Kopfhebung ab ca. dem 3. Lebensmonat (LM) (◩ Abb. 3.6a1) und verfeinert diese mit dem ersten Sitzen, d. h. mit dem Verlassen der Horizontalen (◩ Abb. 3.6a2). Mit ca. 10 Monaten zieht es sich an Möbelstücken hoch und aktiviert über die ventrale Kette (Verankerung) zunehmend die Hüftextension und im Zusammenspiel mit den agonistischen (Rücken-)Extensoren die physiologische

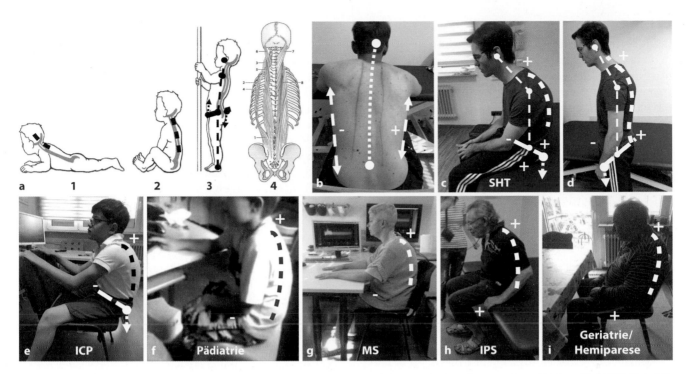

■ Abb. 3.6 a1–3 Ontogenetische Entwicklung der WS; **a4** M. erector spinae; **b–i** neuropädiatrische Störungsbilder. (a1–4 aus Wottke 2004; f–i aus Haus et al. 2020). (67090_4_De_3_MOESM2_ESM zu ■ Abb. 3.6a finden Sie unter https://doi.org/10.1007/978-3-662-62292-6_3)

LWS-Lordose (■ Abb. 3.6a3). Dabei aktivieren genetisch bestimmte sensomotorische Reifungsprozesse (Input/Output) die tonisch-phasische Innervation. Das Kind steht gestützt eher tonisch haltungsbewahrend am Sofa/Möbelstück und setzt mittels seiner wippenden Knie phasisch federnde Impulse (Basis der späteren Sprungbereitschaft). Mit zunehmender sagittal ventraler Verankerung stabilisiert/kräftigt sich die LWS-Lordose, wodurch die BWS kyphotisch zwischen der stabilisierenden LWS (untere BWS) und dynamischen HWS (obere BWS) vermittelt. Die immobilste Stelle befindet sich dabei zwischen Th6 und Th10, wodurch die BWS transversale Rotationsbewegungen zwischen oberem und unterem Rumpf ermöglicht. Im Lot stehend[3] (physiologische S-Form) verbessert sich die Belastbarkeit der WS um bis um das 10-fache. Das ventral gesicherte, sagittal stabilisierte Becken bildet die Voraussetzung erster frontaler Schritte (Abduktionsgang), die das Kind „noch" gestützt an Möbelstücken tätigt (= Aufbau lateraler Beckenstabilität). Sagittal ventral verankert und frontal lateral stabilisiert gewinnt das Kleinkind an proximalem (Becken-)Haltungshintergrund, worauf distal Schultern/Kopf freier für transversale Rotationsbewegungen werden. Es gelingen erste geführte Schritte (ca. 11. LM) bzw. ab ca. dem 12. LM zu Beginn noch im Passgang erste freie Schritte.

---

3 Von „im Lot stehend" sprechen wir im Stand von einer Linie zwischen Ohr (anstelle des Kopfes), Schulter, Becken, Knie und Füßen (s. ■ Abb. 3.8e–g).

> **Roter Faden**
>
> **Muskuloskelettale Aufrichtung** Man könnte unseren Rumpf/WS mit einem Segelschiff vergleichen. Das Becken bildet dabei den stabilen Rumpf (■ Abb. 3.6a3), die WS den Mast und der Kopf die Flagge bzw. den Ausguck zur sensorischen Orientierung in und Kommunikation mit der Umwelt. Das stabile Becken gleicht den Wellengang aus und stabilisiert den Mast, um durch die Segel LWS-Lordose (wichtigstes Großsegel), BWS-Kyphose und HWS-Lordose entsprechende Fahrt aufzunehmen. Die 3 Kurven der aufgerichteten WS (3 adäquat gespannte Segel) ermöglichen eine 10-fache Belastbarkeit bei gleicher muskulärer Anspannung. Die Flagge/Kopf wird frei, um sich leicht und locker im Wind auszurichten.

Verlieren wir das Becken (■ Abb. 3.6c–e) sowohl im Hohlkreuz (LWS-Hyperlordose, s. ■ Abb. 3.6d) als auch im Rundrücken (BWS-Hyperkyphose, s. ■ Abb. 8.42c), so verlieren wir an Stabilität und Ökonomie (s. ■ Abb. 3.13).

Je besser die neuromuskuläre Innervation, desto stabiler das Becken und umso leichter, feiner, harmonischer und auch koordiniert kraftvoller werden unsere Bewegungsabläufe.

Die Sagittalebene bildet die elementarste Aufrichtung gegen die Schwerkraft, es dominiert das Zusammenspiel zwischen den tonischen Streckern und phasischen

Beugern (ventrale Verankerung/Widerlager). Während beim Neugeborenen noch die eher tonische haltungsbewahrende Innervation dominiert, entwickelt sich postnatal mit der Hirnreifung die phasische Innervation (Schnellkraft, Harmonie etc.), die im Alterungsprozess (ab ca. 30. Lebensjahr) jedoch wieder verloren geht.

Roter Faden

Bei einer Störung, Schädigung oder (altersbedingten) Degeneration der „postnatal" reifenden neuronalen Strukturen geht die Innervation verloren, und die WS verfällt „wieder" in die evolutionär früher angelegte C-Form. Die BWS-Kyphose vermittelt nun nicht mehr zwischen stabilisierendem Becken (LWS-Lordose), dynamischer Schulter und explorierender Kopffreiheit (HWS-Lordose), sondern dient eher kompensatorisch **fixierend** (ca. Th6–Th10) der (frühen) Haltungsbewahrung. Durch die andauernde Immobilität verklebt/verfilzt und verdickt sich die große Rückenfaszie (Fascia thoracolumbalis), was zu einer weiteren Bewegungseinschränkung führt!

Das physiologische **Lot** geht verloren, der Körper hängt quasi am Kopf, d. h., Kopffreiheit und dynamischer Schultergürtel (Rotationsgang) werden zunehmend eingeschränkt.

Therapiebeispiele

◘ Abb. 3.6b–i zeigt unterschiedlichste neurologischer Störungsbilder.

◘ Abb. 3.6e zeigt Lorenz (12 Jahre) mit infantiler Zerebralparese. Ventral fehlt ihm die Verankerung zur Beckenaufrichtung, wobei seine Nackenverspannung (EMG-gemessen) i. d. R. mehr als 50 bis > 100 μV beträgt.

Bei Marcel (◘ Abb. 3.6f) besteht eine ausgeprägte ADHS-Symptomatik. Nach kranial takten retikuläre Strukturen als eine Art „Hirnschrittmacher" die Gehirnaktivität (EEG). Nach kaudal taktet im Prinzip das gleiche System unsere Grundspannung (s. 1. SMRK – γ-Schleife). Daher sieht man sehr häufig bei Kindern mit AD(H)S auch eine beeinträchtige Körpergrundspannung! Marcel liebt PC-Spiele! Um sein Potenzial zu prüfen, darf er in ◘ Abb. 3.6f das PC-Game spielen, solange er relativ aufrecht sitzen kann. Im ersten Turn gelingt es ihm 11 s, seine Haltung zu bewahren, in einer 2. Chance nochmal 4 s, d. h. er muss quasi seinen Schulalltag (6 Unterrichtseinheiten) in dieser gekrümmten Position (◘ Abb. 3.6f) fristen! Vielleicht werden daraus die geringe physische und/oder kognitive Ausdauer sowie das z. T. auffällige sozioemotionale Verhalten dieser Kinder erklär- und verstehbarer?

◘ Abb. 3.6g zeigt Frau R., die seit gut 20 Jahren an MS leidet. Bei ihr geht es nach der Lockerung der kompensatorischen Nackenverspannung und Mobilisation der BWS (Th6–Th10) v. a. um die „Aktivierung" ventraler Haltestabilität/Verankerung.

Bei Herrn P. in ◘ Abb. 3.6h mit IPS besteht eine extrem hohe Anspannung in Nacken und Ischiokruralen, die die Rumpfaufrichtung verhindern. Beide Muskelgruppen bedingen sich gegenseitig, daher liegt das primäre Ziel v. a. in der **Detonisierung.**

Bei Herrn B. (81 Jahre) in ◘ Abb. 3.6i bestehen eine Hemiparese rechts und (evtl. altersbedingte) parkinsonähnliche Schwierigkeiten in der Bewegungsinitiierung. Auch hier besteht eine hohe, v. a. rechtsseitige Anspannung (s. oben, Herr P.), die eine Rumpfaufrichtung und/oder Körpervorlage, z. B. für den Transfer zum Stand, behindern.

Allen Bildern (◘ Abb. 3.6b–i) ist eine **hohe Nackenanspannung** im Bereich des M. trapezius pars descendens gemein (ausführliche Beschreibung in ► Abschn. 8.1), der **kompensatorisch die fehlende Beckenstabilität** ausgleicht. Er wird über den Hirnstamm, d. h. den XI. Hirnnerv (N. accessorius), sowie über spinale Äste (Plexus cervicalis) innerviert und ist schon früh an haltungsbewahrenden Prozessen beteiligt (◘ Abb. 3.6a1 – HWS-Lordose). Zudem besitzt er eine hohe vegetative, physische und psychische Komponente. Das heißt, das ZNS nutzt bei einer (neo)kortikalen Schädigung/Störung „kompensatorisch" (enthemmte) Hirnstamm- und spinale Programme zur Haltungsbewahrung. Seine verstärkte Anspannung bedingt jedoch eine Hyperlordose der HWS (Nackenverspannungen – die sicher der eine oder andere Leser aus eigenen stressbesetzten Situation kennt!). Seine permanente An- bzw. Verspannung kann jedoch über die Jahre (oder gar Jahrzehnte) zu einer HWS-Hyperlordose und kompensatorisch ausgleichender BWS-Hyperkyphose führen (= Witwenbuckel). Die sagittale Aufrichtung der WS, frontale Rumpf- und Kopfstellreaktionen sowie Rotation (Th8 gegen Th10), d. h. oberer (SG) gegen unteren Rumpf (Becken), gehen verloren (◘ Abb. 3.6c–i). Er hebt die Scapula nach kranial und hemmt damit (permanent) reziprok die den Schultergürtel auf dem Thorax fixierenden Muskelteile Pars transversa und Pars ascendens (Basis für physiologische Armbewegungen).

Roter Faden

Der Kopf bildet den Punctum fixum beim Gehen, um den sich der Köper bewegt (s. Sprintvideos von Usain Bolt: Alles bewegt sich, nur nicht der Kopf) Der M. trapezius pars descendens stabilisiert dabei phasisch den Kopf im Lot durch leichte, harmonische, minimalste Tonusadaptionen (Equilibriumsreaktionen) gegen die permanent wechselnden Schwerkrafteinflüsse. Je verspannter der Muskel, desto mehr hängt der Körper am Kopf, desto unökonomischer die Bewegungen, desto höher ist die sympathische Aktivität und **entsprechend schlechter die sensible Wahrnehmung/Körpergefühl.**

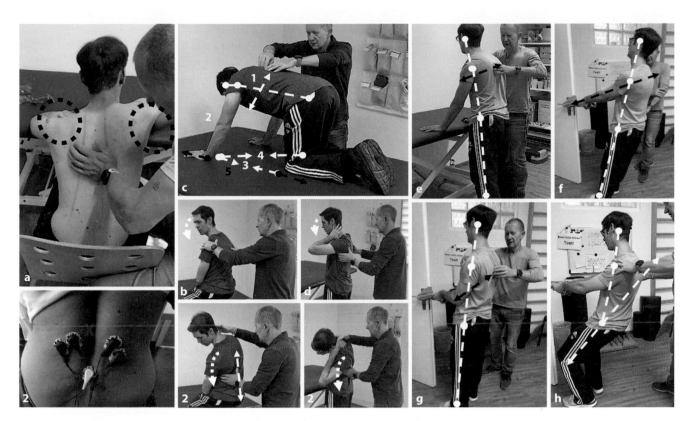

◘ Abb. 3.7   a Mobilisation, Aufrichtung und Lotgewinnung der WS; **b** und **d** Mobilisation der oberen BWS und HWS im Kniestand und Stand; **c** Lotgewinnung im Vierfüßler; **e–h** Lotgewinnung im Stand. (a2 aus Haus et al. 2020). (67090_4_De_3_MOESM3_ESM zu ◘ Abb. 3.7a finden Sie unter https://doi.org/10.1007/978-3-662-62292-6_3)

Bei einem Apoplex im Versorgungsgebiet der A. cerebri media bleiben, v. a. bei leichteren Verläufen/Paresen, die vestibulär verarbeiteten Zentren im Hirnstamm intakt. Vielmehr zeigt sich eine Schädigung sensibler und/oder motorischer Projektionen. Bei dieser Schädigung richtet sich der Kopf entsprechend der Schwerkraft (Frontalebene) relativ symmetrisch im Raum aus (s. ◘ Abb. 2.16e h, 3.5b und c1–2). Bei schwereren Läsionen, bei denen die haltungsbewahrende Hirnstammfunktionen selbst- bzw. mitbetroffen ist (◘ Abb. 1.1a1–3), greift das spinale (relativ intakte) ZNS auf die autochthone (eher haltungsfixierende) Muskulatur zurück (u. a. M. erector spinae, ◘ Abb. 3.6a4 – Innervation: Spinalnerven). Hierbei folgt der Kopf der Ausrichtung der WS zur angespannten bzw. verspannten Rumpfseite und richtet sich nicht mehr im Schwerkraftfeld aus (◘ Abb. 2.9c, 3.6b).

In ◘ Abb. 3.6b–d sehen wir Herrn F., der durch einen Fahrradunfall ein schweres SHT (Grad 3) erlitt (s. ► Abschn. 8.2, SHT, Ataxie). Hieraus resultierten eine ausgeprägte Rumpf-, Gang- und Extremitätenataxie. Sensibel zeigen die Dermatome in ◘ Abb. 3.6b bei beidseitigem Bestreichen (z. B. mit einem Stift ohne Mine) rechts und links der WS eine deutliche Ausstrahlung im Bereich der spinalen zervikalen und oberen thorakalen Innervationsgebiete. Nach kaudal zeigt sich dagegen eine deutlich geringere Aktivität.

Der M. erector spinae (Aufrichter der WS, ◘ Abb. 3.6a4) wird **spinal innerviert**. Da er sich auf mehrere autochthone Rückenstrecker bezieht, ist er nicht klar abgrenzbar. Zu seinem medialen Trakt zählen die Mm. interspinales für die **Dorsalextension von HWS und LWS** sowie der M. spinalis, dessen einseitige Kontraktion die **Lateralflexion der BWS und HWS** zur ipsilateralen Seite ausführt (= Kopf folgt WS). Frontal zeigt sich in ◘ Abb. 3.6b eine deutlich erhöhte **spinale Aktivität** in Form einer Lateralflexion rechts von HWS und BWS. Im Sitz (◘ Abb. 3.6c) besteht eine spannungsbesetzte Hyperlordose der HWS mit weiterführend fixierender Hyperkyphose der BWS. Im Stand (◘ Abb. 3.6d) kommt fortführend die Hyperlordose der LWS (Hohlkreuz) hinzu. Die fixierende Anspannung wirkt der physiologischen Beckenstabilität und Schultermobilität entgegen, das Lot (Ohr/Schulter/Becken/Füße) geht verloren, und koordinative Bewegungen von Rumpf und Extremitäten werden verunmöglicht!

Roter Faden

Je mehr wir das physiologische Lot der WS „wieder" gewinnen, desto harmonischer die Bewegungen und desto leichter der Alltag und höher die Lebensqualität!

3

■ **Wege ins Lot**
(s. 67090_4_De_3_MOESM2_ESM und 67090_4_De_3_
MOESM3_ESM unter https://doi.org/10.1007/978-3-
662-62292-6_3): In ▣ Abb. 3.7 sehen wir Herrn F. mit
einem SHT (s. oben). Zur Mobilisation der BWS sitzt der
Therapeut auf der zu dehnenden (verkürzten) Rumpfseite (Frontalebene). Dies kann aus einer pathologischen
Lateralflexion auf der betroffenen Seite (= hypertone
Grundsymptomatik) oder aus einer **kompensatorischen
Anspannung** auf der „gesunden" Seite (hypotone Grundsymptomatik) resultieren. Die Beine stehen physiologisch
hüftbreit auf dem Boden, und Herr F. stützt sich mit
seinen Ellbogen auf die Unterlage (Tisch). Die ventrale
Stütze erleichtert die dorsale Detonisierung (was man
am gelockerten Nacken/Rücken palpieren kann). Herr F.
lässt sein Becken leicht nach dorsal gleiten, sodass sich
die Rückenfalte der lumbalen WS (▣ Abb. 3.7a2) minimiert (= physiologisch stabilisierende LWS-Position).
Kranial aufbauend (ab ca. Th10, 11) wird nun die BWS-
Hyperkyphose mobilisiert, was fortführend die kompensatorische HWS-Hyperlordose reduziert (= lockere
Schultern), bis sich Ohr, Schulter und Becken möglichst
im Lot befinden (s. ▶ Abschn. 5.1.4, „Muskuloskelettale
Aufrichtung der WS").

Roter Faden

Bewegungen der WS dienten phylogenetisch (evolutionär) der Fortbewegung, s. gemeine Forelle (RM),
Waran (Reptilhirn)! Beim Homo sapiens wird die WS
vom stabilisierenden Becken getragen und dient aufgerichtet (3 physiologische Kurven, s. ▣ Abb. 3.6a3
und ▶ Abschn. 5.1.4) u. a. dem Rotationsgang
(Schultern rotieren gegen das stabilisierende Becken
und den zum Bewegungsziel orientierten Kopf) sowie
als Basis der Schulter- und Armbewegungen. Gehen
Bewegungskompetenzen (neuronale Schädigung/In-
nervation) in Schulter/Arm/Hand/Finger verloren, so
versucht das ZNS, die Bewegungsausführung mittels
spinaler Innervation über WS-Bewegungen zu bewältigen. Im Sitz (pränatal früher als der Stand) versuchen wir, die im Lot stehende WS (Punctum fixum)
sagittal um die Schulterblätter zu bewegen (Punctum
mobile), im Vierfüßler (▣ Abb. 3.7c1) oder Stand
(▣ Abb. 3.7e–h) mit stabilisierendem Becken. Die
Schulterblätter gleiten zur WS (Adduktion) und wieder weg (Abduktion), ohne die WS selbst zu bewegen
(s. 67090_4_De_3_MOESM2_ESM).

Die sagittal im Lot aufgerichtete WS lässt Herr F. nun
langsam mittels Ellbogenstütz in die Schulterblätter
(beidseitige Skapulaadduktion) gleiten (ohne LWS-
Hyperlordose/Falte) bzw. richtet sie wieder langsam
auf (beidseitige Skapulaabduktion ohne BWS-Hyperkyphose). Eine Instruktion könnte lauten: Das Ohr

bildet die Spitze der WS, die sich jetzt nicht mehr aktiv
bewegt (= im Lot bleibt), nun fällt sie langsam in die
Schultern bzw. richtet sich wieder auf. Die WS (Ohr/
Schulter) bewegt sich dabei (Punctum mobile) ventral/
dorsal um die stabilisierenden Schulterblätter (Punctum
fixum). Die Schulterblattstabilisatoren werden ex- bzw.
konzentrisch **phasisch** aktiviert (s. ▶ Abschn. 3.6.1, „Tonisch-phasische Innervation"), und die kompensatorische Nackenan- bzw. -verspannung wird reduziert! Die
Nackenmuskulatur wird (palpierbar) lockerer und der
Kopf freier, was Herrn F. u. a. ein visuomotorisches
Training erleichtert (s. 67090_4_De_4_MOESM3_ESM
in ▶ Kap. 4)

Um die frontale Rumpfsymmetrie zu verbessern,
verlagert Herr F. nun sagittal aufgerichtet sein Gewicht
(Th6–Th10) nach rechts (s. 67090_4_De_3_MOESM3_
ESM https://doi.org/10.1007/978-3-662-62292-6_3). Die
ventrale Stützaktivität rechts löst/lockert/verringert wieder die Nackenverspannung, was der Therapeut anhand
der Muskelbäuche des M. trapezius pars descendens palpiert (= Lockerung der HWS-Lordose, ▣ Abb. 3.7c, e).
Ggf. kann durch eine leichte Druckanwendung das Gewebe weiter gelockert werden. Aufbauend führt Herr F.
nun leichte, freie Kopfbewegungen nach rechts und links
aus, wobei er mit den Augen einen Gegenstand an der
Wand (Bild/Aufkleber) fixiert (s. oben).

Der Therapeut fazilitiert im Zuge der Gewichtsverlagerung nach rechts etwas das Anheben am bzw. des linken Beckens (Lateralflexion linke Rumpfseite = reaktive
Lateralextension rechts). Mittels Druckmassage werden
zunehmend verspannte Strukturen (▣ Abb. 3.7a) von ca.
Th6–Th8 ausgehend nach kranial gelöst. In ▣ Abb. 3.7a
untergreift dabei der Therapeutenarm möglichst proximal den Schultergürtel rechts (weniger am Humerus)
und führt seine Hand zur linken Schulter. Auch der
Therapeutenrücken sollte möglichst rückenschonend im
Lot sein. Einerseits erfüllt die Therapeutenhand eine
evtl. **kompensatorische Anspannung** der linken Schulter.
Andererseits dient der Arm quasi als Hebel, um die
Gewichtsverlagerung nach rechts mit geringstmöglicher
therapeutischer Anstrengung zu fazilitieren. Kopf (vertikal) und Schultern (horizontal) bleiben frei und richten
sich entsprechend der Schwerkraft aus. Herr F. verlagert
nun frontal, vorab langsam, sein Körpergewicht auf seine
rechte Gesäßseite (= physiologische Kopf- und Rumpfstellreaktion). Gelingt dies, so steigern sich Bewegungsausmaß und -geschwindigkeit (immer wieder zurück in
die Mitte). Als Steigerung darf Herr F. rechts sitzend
seine linke Gesäßhälfte konzentrisch anheben und langsam exzentrisch wieder ablassen (Lateralflexion links =
L-Extension/Verlängerung rechts). Als Vorbereitung
zur späteren Schwungbeinphase (Gehen) stellt Herr F.
bei Gewichtsverlagerung nach rechts und angehobenem
linken Becken sein linkes Bein langsam vor und wieder
zurück (und danach immer wieder zurück in die Aus-
gangsstellung/Mitte/Sitzgleichgewicht!).

Roter Faden

Die Sagittalebene (s. oben, sagittale Aufrichtung der WS) bildet die Voraussetzung für den Übergang in die Frontalebene. Je physiologischer die Frontalebene, desto stabiler wiederum die Sagittalebene! Das Kleinkind bekommt erst den stabilen Sitz, wenn es bereits steht, es steht stabiler, wenn es bereits geht etc., d. h., die physiologische Ausführung einer höheren Ebene stabilisiert die niedrigere.

Herr F. wechselt in den Vierfüßlerstand (Abb. 3.7c https://doi.org/10.1007/978-3-662-62292-6_3 und 67090_4_ De_11_MOESM2_ESM in ▶ Kap. 11). Herr F. schaut auf die Unterlage, die Hände befinden sich unter den Schultern und die Knie hüftbreit unter dem Becken. Die 4 Druckpunkte zwischen Händen und Knien aktivieren die ventrale kinematische Muskelkette zwischen Hand, Schultergürtel, schräger und gerader Bauchmuskulatur, den Hüftbeugern und Knien. Die Wirbelsäule wird entlastet und kann leichter ins Lot zwischen Ohr, Schulter und Becken geführt bzw. gehalten werden. Die Übung (Abb. 3.7c) ist etwas schwerer umsetzbar bzw. dem verspannten, wahrnehmungsbeeinträchtigten Betroffenen erklärbar, als es den Anschein hat! Deshalb ist es absolut notwendig, dass es der Therapeut im Vorhinein selbst erfühlt (so wie alle Übungen). Es erleichtert das Erklären und Fazilitieren. Herr F. hält das Lot (physiologische Ausrichtung der WS) zwischen Ohr, Schulter und Becken, nun lässt er (im Lot) BWS/Rumpf langsam zwischen die Schulterblätter fallen (Abb. 3.7c1). Die Schulterblätter (SB) adduzieren (beidseitig) etwas bremsend max. zur WS bzw. abduzieren durch einen reinen Druck in die Arme und Schultergürtel zurück in die Abduktion (wichtig: ohne kompensatorische Krümmung der BWS bzw. Hohlkreuz in der LWS). Herr F. aktiviert (ähnlich der sensomotorischen Entwicklung) alle Muskelgruppen, die physiologisch das Schulterblatt (SB) auf dem Thorax stabilisieren (im Prinzip die Gegenspieler des Pars descendens und die Grundlage der Armmotorik), sowie die Hüftflexoren für die spätere ventrale Beckenverankerung und Rumpfaufrichtung im Sitz. Aufbauend adduziert Herr F. wieder seine Schulterblätter an die WS und knickt fortführend die Ellbogen ein (ähnlich Liegestütz), streckt die Ellbogen/Arme wieder aus und abduziert fortführend wieder die Schulterblätter (Abb. 3.7c2, ohne BWS-Kyphose!).

Im Lot bleibend und beide Schulterblätter auf dem Thorax physiologisch aufliegend (keine Scapula alata), spannt Herr F. als Steigerung der ventralen kinematischen Kette isometrisch seine stützenden Hände und Knie gegeneinander an (Hände und Knie bleiben auf der Unterlage), als wolle er gefühlt eine Falte in die Unterlage ziehen (Abb. 3.7c3, jeweils 5× für ca. 2/3 s) bzw. überkreuzt die Spannung rechte Hand zum linken Knie und umgekehrt (Abb. 3.7c4). Mittels gewonnener ventraler Verankerung folgt nun ein Auseinanderdrücken von stützenden Händen und Knien = Stabilisierung der dorsalen kinematischen Kette (Lot – SG-WS-Becken, Abb. 3.7c5). Der isometrischen Stabilität folgen dynamische Koordinationsbewegungen von Armen und Beinen, z. B. streckt Herr F. sein rechtes/linkes Bein nach hinten aus und/oder führt das Knie zum ipsi- bzw. kontralateralen Ellbogen, geht abwechselnd mit der linken/rechten Hand nach vorn und wieder zurück. Gelingt dies, geht Herr F. mit seiner linken Hand, gefolgt vom rechten Knie, und im Wechsel mit der rechten Hand, gefolgt vom linken Knie, auf der Unterlage nach vorn und wieder zurück (= Vierfüßlerpassgang).

▶ Beispiel

Selbsterfahrung: Mobilisation BWS (Th1–Th12) Th1–Th4 sind mit den Bewegungen der **HWS** gekoppelt, Th4–Th8 wirken als **Punctum stabile** zwischen oberer und unterer BWS, Th8–Th12 sind an die Bewegungen der **LWS** gekoppelt.

Wir stellen uns mit hüftbreiten Beinen aufrecht hin und greifen locker mit beiden Händen unsere Wangen (ähnlich Abb. 3.7d1). Nun drehen/rotieren wir ohne Anstrengung mit dem Oberkörper nach rechts (links), bis es nicht mehr weiter geht. Wir atmen tief ein (Hebung der Rippenbögen) und langsam wieder aus. Beim Ausatmen führen wir langsam eine Lateralflexion/Beugung zur ipsilateralen Seite aus (ähnlich Abb. 3.7d2), bis ein leichter Dehnreiz auf der kontralateralen Seite entsteht. Wir warten 3–4 s und gehen wieder zurück. Nun können wir ein kleines Stück weiter rotieren. Wir atmen wieder tief ein und flektieren wieder beim Ausatmen (s. oben). Beim Aufrichten können wir wieder ein Stück weiter rotieren und wiederholen die Dehnung/Lateralflexion ein letztes 3. Mal. Um in der Symmetrie zu bleiben, wiederholen wir die Rotation zur anderen Seite. ◀

In Abb. 3.7b wechselt Herr F. vom Vierfüßler in den sagittal im Lot rumpfaufgerichteten Fersensitz. Um bei Herrn F. die frontale Symmetrie herzustellen (Abb. 3.6b), mobilisieren/dehnen wir v. a. die rechte verkürzte Rumpfseite, d. h. rotieren nach links (Abb. 3.7b1–2). Mit den Händen auf einen Hocker aufgestützt (ventrale Verankerung) richtet sich Herr F. vom Fersensitz in den Kniestand und wieder zurück, klatscht in die Hände, hebt kurz den Hocker an und stellt ihn wieder zurück, setzt den Hocker nach rechts und links etc. und behält dabei so gut wie möglich sein Lot (Steigerung Halbkniestand rechts/links, s. 67090_4_ De_11_MOESM3_ESM in ▶ Kap. 11).

Herr F. wechselt in den Stand, wobei nun Ohr, Schulter, Becken und (hinzukommend) die Füße das Lot bilden (Abb. 3.7e). Er stützt sich mit gestreckten Armen ventral ab und beginnt (ähnlich Abb. 3.7c1) den Thorax/WS (ohne das Lot zu verlieren) sagittal zwischen die Schulterblätter fallen zu lassen (Skapulaadduktion) und

3

wieder rein durch die beidseitige Schulterblattabduktion aufzurichten. Steigerung: Bei adduzierten Schulterblättern die Ellbogen einknicken (ähnlich Liegestütz) und wieder aufrichten mit fortlaufender SB-Abduktion (s. oben, Vierfüßler, s. 67090_4_De_3_MOESM3_ESM und 67090_4_De_11_MOESM1_ESM). Verliert er dabei die frontale Symmetrie (◘ Abb. 3.6b), folgen Mobilisationstechniken der oberen BWS wie in ◘ Abb. 3.7b nun im Stand (◘ Abb. 3.7d1–2). Gelingt es, die Schulterblätter physiologisch auf dem Thorax zu stabilisieren (keine Scapula alata) und dabei das Lot zu halten, knickt Herr F. auf der Ferse stehend (= tonische Stabilität) langsam mit beiden Knien ein und richtet sich wieder auf. Im Anschluss führt er, den Oberkörper im Lot haltend, sein Becken in die Protraktion auf den medialen Vorfuß (s. unten, positive Stützreaktion). Die Ferse wird frei und Herr F. geht in den eher phasischen Zehenstand. Als Vorbereitung auf die spätere Abrollphase beim Gehen folgt der Wechsel zwischen Zehenstand und Ferse. Als Übungsprogramm für zuhause fixiert Herr F. ein Handtuch in einer stabilen Türklinke (◘ Abb. 3.7f–h). Er hält sich im Körperlot mit beiden Händen am Handtuch fest und zieht vorab seinen Körper rein durch eine beidseitige SB-Adduktion und langsam bremsende Abduktion vor bzw. bremsend zurück (◘ Abb. 3.7f).

> **Roter Faden**
>
> Je physiologischer das Lot und stabiler das Becken und der Schultergürtel, desto leichter die Koordination der Extremitäten.

Zur Stabilisierung von SB und oberen Extremitäten folgen fortführend den beiden adduzierten SB die Flexion der Ellbogen bzw. der Ellbogenextension mit anschließender SB-Abduktion ohne das Lot zu verlieren, d. h. ohne Beckenretraktion und/oder Hyperkyphose der BWS (◘ Abb. 3.7g). Um Becken und untere Extremitäten in die Physiologie zu führen, knickt Herr F. mit den Knien langsam bremsend exzentrisch ein bzw. richtet sich wieder konzentrisch auf (◘ Abb. 3.7h).

> **Roter Faden**
>
> Während der Ab- und Adduktion der Schulterblätter gegen die WS (◘ Abb. 3.7c, e–h) bewegen sich die Ursprünge der Schulterblattstabilisatoren (M. trapezius pars transversa und pars ascendens, Mm. rhomboideus, M. serratus anterior) als Punctum mobile ex- und konzentrisch phasisch gegen ihre Ansätze (Punctum fixum – Schulterblatt, s. ► Abschn. 3.6.1, „Muskelinnervation"). Diese **phasische Kontraktion** reduziert die kompensatorische Hyperkyphose der BWS und bildet die stabilisierende Basis physiologischer Arm- und Hantierbewegungen!

3.5.7.5 Positive Stützreaktion beim Gehen

Die **positive Stützreaktion** wurde von Magnusen 1926 (zit. nach Bobath 1976) beschrieben. Er bezeichnete damit die Reaktion, in der eine Extremität von einer mobilen Phase (Schwungbein) in eine stabilisierende Phase (Standbein) übergeht. 2 Faktoren (Reize) lösen die Reaktion aus:

- die muskuläre Anspannung (propriozeptiv) bei einer Dorsalextension der distalen Körperteile (Sprung- und Handgelenk) und
- der taktile Reiz beim Aufkommen des Vorderfußes (Fußballen) auf dem Boden.

Beim Lösen der Reize (muskuläre Anspannung und taktiler Reiz) tritt der umgekehrte Fall ein, d. h., die Extremität geht von der stabilisierenden Phase in die mobile (**negative Stützreaktion**).

> **Roter Faden**
>
> Der **Fersenkontakt** liefert u. a. dem spinalen ZNS (RM) **propriozeptive Informationen** und dient v. a. der tonischen Haltungsbewahrung (z. B. Stand, ◘ Abb. 3.8a1–2, 3.12a1–2). Nur ein Fuß, der **sensibel** empfunden wird, wird auch physiologisch belastet! Beim „normalen" Gehen gleitet das Becken (den Oberkörper im Lot stabilisierend) von der Ferse über die funktionelle Fußlängsachse auf den **medialen Vorfuß (Fußballen) = positive Stützreaktion** (◘ Abb. 3.8b1–2). Das heißt, liegt das Körperlot (Th4–Th8) über dem medialen Vorfuß, kommt es reaktiv (Rückenmarksgrau) zu einer kurzen, eher phasischen Anspannung. Das Weitergleiten des Beckens führt zur zunehmenden Hüftextension im ipsilateralen und zur Gewichtsübernahme im kontralateralen Bein. Die ipsilaterale Hüftextension löst spinal (reaktiv) die Standbeinaktivität, und das dann gelockerte Bein (Knie) kann harmonisch/leicht mit der Schwerkraft nach vorn schwingen (◘ Abb. 3.8b1)!
>
> Die „enthemmte" positive Stützreaktion entspricht einem **Stützreflex** = pathologische Extensionstonuserhöhung im betroffenen Bein (Streckspastik) beim Aufkommen des Vorfußes. Der pathologisch enthemmte Extensionstonus führt zur Beckenretraktion (= Hüftflexion, ◘ Abb. 3.12d). Die Hüftextension (s. oben) bleibt aus, und der reaktive Wechsel zum lockeren Vorschwingen wird verunmöglicht. Das Bein muss mittels Becken vorgehoben werden (◘ Abb. 3.12e).
>
> Daher fazilitieren wir das betroffene Bein unter Beachtung sensomotorischer Prozesse (s. funktionelle Fußlängsachse) an die physiologische Gewichtsübernahme zur Standbeinphase und die physiologische Gewichtsabgabe zur Schwungbeinphase (s. ◘ Abb. 3.8, 3.9, 3.13).

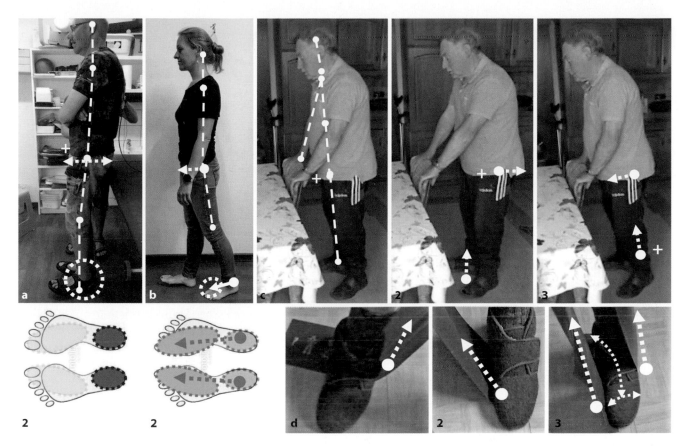

Abb. 3.8 **a1** Verbesserung des Körperlots mittels Fersenkontakt und ventraler Beckenstabilisierung in der offenen ventralen Kette; **a2** tonische Fersenbelastung; **b1** Gewichtsverlagerung während der Standbeinphase; **b2** funktionelle Fußlängsachse und medial phasische Vorfußaktivität; **c1–3** Aufbau des Körperlots mittels ven-tral geschlossener Kette; **d1** stabilisierend tonischer Fersenkontakt; **d2** phasische Bewegungsaktivierung/Sprungbereitschaft; **d3** Fuß-längs- und -quergewölbe. (Das 67090_4_De_3_MOESM4_ESM zu Abb. 3.8c1 finden Sie unter https://doi.org/10.1007/978-3-662-62292-6_3)

Der Stand ist ein Muster der Extension. Die über-wiegend dorsalen Haltemuskeln/Strecker (Ausnahme: Kniestrecker) sind agonistisch aktiv, während die ven-tralen eher phasische Bewegungsmuskeln antagonis-tisch das stabilisierende Widerlager bieten und somit das Lot bzw. Gleichgewicht halten. Die Ferse vermittelt (ähnlich der Handwurzel) als physiologischer Referenz-punkt dem RM/ZNS automatisiert den Kontakt zum Boden, wobei der ruhige, lockere Stand v. a. durch die tonische Innervation geschieht (Abb. 3.8a1–2). Ver-lagert sich der Körperschwerpunkt (KSP) nach ventral, z. B. als Gewichtsverlagerung zum Gehen, auf den **me-dialen Fußballen**, kommen phasische Anteile im Sinne der positiven Stützreaktion hinzu (Abb. 3.8b1–2). Eingebunden in ein automatisiertes, zentrales Programm erfolgt im RM die physiologische Innervation der Stand-beinstabilität. Hierauf folgt eine frontale Gewichtsver-lagerung zur Standbeinseite, worauf das kontralaterale Bein frei wird und im Sinne des gekreuzten Streckrefle-xes (Abb. 3.10b–e) einerseits die Standbeinstabilität verstärkt und anderseits das Schwungbein locker und leicht nach vorn schwingt. Positive Stützreaktion und gekreuzter Streckreflex sind elementare Programme des RMs und eingebunden in höhere zentrale Zentren die Grundlage unseres automatisierten Gehens!

> **Roter Faden**
>
> **Pathologie** Verliert das betroffene Becken seine ven-trale Verankerung = Beckenretraktion (Hüftflexion, fortführend meist auch Schulterretraktion), so ver-liert auch der M. gluteus medius seine laterale ab-duktorische Standbeinstabilität (= „Stress!"). Um Sicherheit zu gewinnen, wird das „gesunde" Bein schnell und kurz nach vorn gesetzt. Stress und Druck des retrahierten betroffenen Beckens auf Ferse und Vorfuß steigern die Aktivität der positiven Stützreak-tion, wodurch der Tonus ansteigt und die folgende, harmonische Schwungbeinphase verloren geht – das betroffenen Bein muss nach vorn gehoben werden (s. ▶ Abschn. 3.6, „Tonus").

Therapiebeispiele

Herr K. (55 Jahre) leidet seit 12 Jahren an MS. In sei-nem Tagesverlauf v. a. am Abend und auch gegen Ende

3

seiner Freizeitaktivitäten, wie z. B. beim E-Bike-Fahren und längeren Spaziergängen, knickt seine linke Hüfte nach hinten weg (Retraktion) und das Sprunggelenk seitwärts weg (Supination). In ◻ Abb. 3.8a beübt er in der offenen Kette seine ventrale Anspannung, indem er im Lot stehend, exzentrisch langsam bremsend, seinen Po an die Unterlage lehnt bzw. konzentrisch davon wegführt. Herr K. erfährt eine propriozeptive Rückmeldung durch den Fersenkontakt. Zudem wird die ventrale Anspannung durch das Anheben der Zehen deutlich. Die locker verschränkten Arme minimieren dabei eine kompensatorische Schulteranspannung. Mittels gewonnenem ventralem Widerlager kann das Becken/die Hüfte ventral stabilisiert werden, und Herr K. führt sein Becken weiter ventral, bis die Ferse frei wird. Das Körperlot/Becken liegt nun auf den medialen Vorfüßen, was Herrn K. mittels positiver Stützreaktion (reaktiv) den Zehenstand erleichtert und die Stabilität in Hüfte, Knie und Sprunggelenk verbessert.

Roter Faden

Physiologie Die Ferse tendiert tonisch und haltungsbewahrend in die Supination (s. ◻ Abb. 3.8a1–2), während über die Fußlängsachse der mediale Vorfuß eher phasisch proniert (◻ Abb. 3.8b1–2). Hieraus resultiert das dynamisch stabilisierende **Fußlängs- und Quergewölbe!**
   Basis hierfür ist ein ventral stabilisiertes Becken.
   Pathologie Geht die ventrale Verankerung (Hüftextension) verloren = **Beckenretraktion** (was bei neurologisch Betroffenen eher die Regel anstelle der Ausnahme ist!), so tendiert der Fuß fortlaufend in die Supination, und die physiologische Gewichtsübernahme kann nicht erfolgen (s. oben, positiver Stützreflex)! Eine Hypertonie/Spastik zeigt sich somit durch eine ausgeprägte/verkrampfte Supinationsstellung (Hohlfuß/Sichelfuß/Spitzfuß), die fehlende Innervation hingegen = hypotone Grundsymptomatik bei hoher kompensatorischer Anspannung der „gesunden" Seite durch einen Knickfuß/Plattfuß (das Sprunggelenk tendiert nach medial in die Pronation).

Herr B. (81 Jahre) erlitt vor 8 Jahren einen Mediainfarkt links mit Aphasie und Hemiparese rechts (◻ Abb. 3.7c, d, 3.9c1–3). Zu Beginn stützt er sich an einem am Tisch angelehnten Stuhl ventral ab (geschlossene Kette) und tätigt ähnlich ◻ Abb. 3.7e lotverbessernde und schulterstabilisierende Stützfunktionen mit Armen, Schultern und Beinen (s. 67090_4_De_3_MOESM4_ESM). Im Anschluss tendiert er mit dem Becken (Lot und Hüftextension bewahrend) nach dorsal, bis sich die Zehen anheben (◻ Abb. 3.8c2, ähnlich der offenen Kette in ◻ Abb. 3.8a). Mittels ventralem Kompetenzgewinn führt er nun das Becken nach ventral auf die medialen

Vorfüße und nutzt mittels physiologisch eingeleiteter **positiver Stützreaktion** die Fersenentlastung und Vorfußbelastung zum Zehenstand (◻ Abb. 3.8c3). Sowohl das Zehenanheben als auch den Zehenstand wiederholt Herr B. vorab mehrmals selektiv, bis er beides verbindet und damit die Abrollphase für das spätere, leichtere Gehen verbessert. Bei gutem Gelingen kann der Therapeut seinen Fuß unter den „gesunden" linken Fuß platzieren, um kompensatorische Prozesse zu erfühlen und/oder das Geschehen isoliert auf den rechten betroffenen Fuß zu lenken.

Eine physiologische Gewichtsübernahme kann mittels Theraband, Handtuch o. ä. unterstützt werden. V. a. bei „**hypotoner Grundsymptomatik**" (Plattfuß) ist es wichtig, **kompensatorische Prozesse der „gesunden" Seite** zu minimieren. Dies kann z. B. durch taktile Prüfung des lockeren „gesunden" Knies geschehen und/oder indem der Therapeutenfuß unter dem „gesunden" steht etc. Um dann **tonische (Halte-)Stabilität** aufzubauen, positionieren wir ein Theraband lateral unter der Ferse (◻ Abb. 3.8d1), sodass der Betroffene mittels Supinatoren das Theraband mit der Ferse halten muss. Bei **hypertoner Symptomatik** (Spitz-, Hohlfuß) geht es nach vorheriger Mobilisation von Wade, Sprunggelenk, Ferse und Mittelfuß, evtl. im Liegen (später Sitz, Stand, Standbein), eher darum, medial mit dem Fußballen (Pronatoren) **phasisch** das Band zu halten (◻ Abb. 3.8d2). Um das Fußlängs- und -quergewölbe zu formen und/oder zwischen hyper- und hypotonen Zuständen adaptiv zu variieren, spannt man das Theraband lateral an der Ferse und medial am Vorfuß (◻ Abb. 3.8d3).

3.5.7.6 Gekreuzte Streckreaktion beim Gehen

Sherrington (zit. nach Bobath 1976) beschrieb 1939 den **gekreuzten Streckreflex** anhand eines „**spinalen Tieres**". Das Tier zeigte auf einen schmerzhaften Reiz eine Reflexkoordination der Extremitäten. Im Zusammenhang mit der positiven Stützreaktion (s. oben) stellte sich dabei ein Beugereflex auf der ipsilateralen, schmerzauslösenden Seite bei gleichzeitiger Extension der kontralateralen Seite ein. **Die Einleitung des Beugereflexes (linkes Bein) sowie des gleichzeitigen Streckreflexes (rechtes Bein) erfolgt über die intraspinale Verschaltung** durch exzitatorische Interneurone. Dabei werden auf spinaler Ebene bei einem Schmerzreiz die Flexoren der ipsilateralen Seite erregt und die Extensoren gehemmt, während in der kontralateralen Seite die Extensoren aktiviert und die Beuger gehemmt werden (◻ Abb. 3.9b). Eingebunden in kortikale Programme sprechen wir nicht mehr vom spinalen gekreuzten Streckreflex, sondern vielmehr von der **gekreuzten Streckreaktion.** Zusammen mit der positiven Stützreaktion bilden sie elementare Bewegungsmuster für das physiologische alternierende Gehen. Die gekreuzte Streckreaktion erhöht beim Abheben des kontralateralen Schwungbeins reflektorisch den Extensorentonus im Standbein.

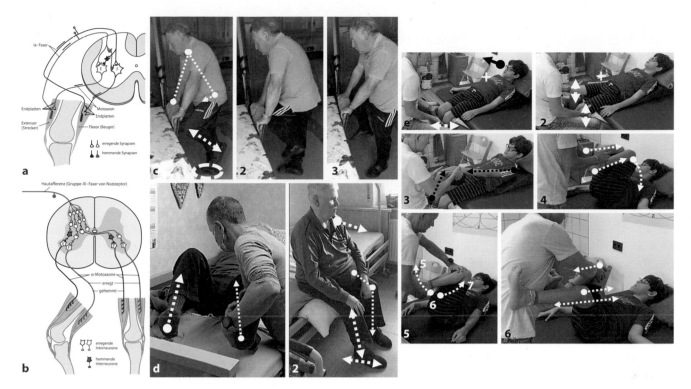

■ **Abb. 3.9 a–e** Spinale Reflexe und kortikal eingebundene Reaktionen des RMs. **a** Beispiel für die Reflexaktivität des Rückenmarks, reziproke Hemmung; **b** gekreuzter Streckreflex; **c1 sagittale** Hüftflexion des gesunden Beines bei Beckenstabilität rechts; **c2 transversale** Hüftflexion des gesunden Beines bei Beckenstabilität rechts; **c3** Hüftflexion im betroffenen Bein (mit möglichst geringer kompensatorischer Anspannung des M. rectus femoris); **d1** Anbahnung von Streckfunktion bei Neglectsymptomatik im Liegen mittels gekreuzter Streckreaktion; **d2** Anbahnung von Streckfunktion/Gewichtsübernahme/Bewusstseinszuwendung bei Neglectsymptomatik im Sitzen mittels gekreuzter Streckreaktion; **e1** Aufbau ventraler Bewegungskompetenzen unter Kontrolle kopfwärts eingeleiteter (HWS-Lordose) pathologischer Tonuserhöhung/Spastik in der unteren Extremität (s. auch 1. SMRK) und kompensatorische Aktivitäten in Schulter und Armen; **e2** selektive phasische Hüftflexion unter Kontrolle kompensatorisch tonischer Anspannung (M. rectus femoris); **e3** Aktivierung der schrägen ventralen Kette und Kontrolle pathologisch enthemmter und kompensatorischer Prozesse; **e4** sagittal ventrale Haltefunktionen, physiologisch, alternierende tonisch-phasische Streckaktivität; **e5** Lateralflexion rechts (links) bei Gewichtsübernahme links (rechts) reaktives Aktivieren physiologischer Streckfunktion mittels positiver Stützreaktion; **e6** alternierende Streck- und Beugeaktivität mittels gekreuzter Streckreaktion. (a, b aus Schmidt 2001)

Therapiebeispiele

Roter Faden

Bitten wir den Hemiplegiker (enthemmte Reaktion = Reflex), in RL seine Beine anzustellen (anzuwinkeln), so winkelt er i. d. R. zuerst sein „gesundes" (bewussteres) Bein an und erhöht je nach Schwere seiner Läsion auf RM-Ebene den pathologisch enthemmten Extensionstonus im betroffenen Bein (was wiederum das Anwinkeln desselben verunmöglicht). Fazilitieren wir dagegen zuerst das betroffene Bein als Stützbein mit Fersenkontakt in die Beugung, so kann dieses (erste) physiologische Stützreaktionen beim folgenden Anstellen (Anwinkeln) des „gesunden" Beines übernehmen (s. ■ Abb. 3.9). Der Reflex (tonisch) hinterlässt im Gegensatz zur Reaktion eine enthemmte Tonussituation.

Durch die mittels der positiven Stützreaktion gewonnene Standbeinstabilität rechts kann das linke „gesunde" Bein leichter gelockert werden. Einerseits verringert sich seine kompensatorische Anspannung. Zum anderen verstärkt das Anbeugen des linken Beines auf RM-Ebene die Haltestabilität des betroffenen rechten Beines. Herr B. führt in ■ Abb. 3.9c, ventral gestützt, sein linkes „gesundes" Bein locker, langsam vor und zurück (= Standbein rechts) bzw. hebt sein Knie zur linken Stuhlkante an und wieder zurück. Das betroffene rechte Standbeinbecken hält dabei das sagittale Lot, d. h., es darf nicht retrahieren (■ Abb. 3.9c). Als Steigerung kann die Geschwindigkeit erhöht werden und/oder, während das linke Knie am Stuhl bleibt, das rechte Standbeinknie einknicken und wieder aufrichten oder mittels Beckenbewegung nach dorsal auf die Ferse (Zehen heben sich) oder nach ventral auf den Vorfuß (zehenstand) gebracht werden. Mit zunehmender Beckenstabilität rechts (vs. Retraktion) kann das linke Knie zur rechten Stuhlkante geführt werden (Rotation unterer gegen oberen Rumpf) (■ Abb. 3.9c2)!

3

Da man auch im „normalen" Leben selten länger auf einem Bein steht, lässt Herr B. im Wechsel sein rechtes Knie locker fallen. Nun hebt er sein rechtes Knie konzentrisch zur Stuhlkante und führt es wieder langsam bremsend, exzentrisch auf den Boden zurück (◘ Abb. 3.9c3). Da dies v. a. selektiv über die Hüftbeuger geschehen soll, lässt Herr B. seinen Unterschenkel möglichst locker (evtl. im Seitenvergleich prüfen – kompensatorische, fußverspannende Aktivität des M. rectus femoris). Zu Beginn bedarf es dabei häufig einer hohen therapeutischen Unterstützung, die sich mit zunehmendem Kompetenzgewinn verringert. Steigerung in die Rotation rechtes Knie zur linken Hand bzw. im Wechsel linkes Knie zur rechten Hand im freien Stand bzw. Rotationsgang (s. auch ◘ Abb. 2.16c und 67090_4_De_3_MOESM5_ESM unter https://doi.org/10.1007/978-3-662-62292-6_3).

Bei Herrn D. in ◘ Abb. 3.9d besteht ein Neglect mit Pusher-Symptomatik. Das heißt, in der rechten „gesunden" Seite besteht ein hoher kompensatorischer Extensionstonus, während die linke betroffene Seite nur noch sehr eingeschränkt im Bewusstsein liegt und eine hypotone Grundspannung besteht (s. 67090_4_De_2_MOESM1_ESM, ◘ Abb. 2.9c und 3.9d2). Zu Beginn wird mittels Druck in die Maleolengabel = Fersenkontakt/Wahrnehmung fazilitierend das linke betroffene Bein im Bett aufgestellt. Herr D. winkelt nun sein (zuvor gelockertes) rechtes „gesundes" Bein entsprechend nach (= Stabilitätsaufbau links). Nun wird das linke Bein möglichst weit hüftflektiert = Stretch der Strecker (spasmushemmende Stellung). Über federnde Impulse – Ferse und medialen Fußballen (positive Stützreaktion) – folgt die Stimulation phasischer Streckaktivität. Herr D. soll nun zu Beginn noch mit offenen Augen dem therapeutischen Druck **reaktiv** (ohne Ansage) entgegenhalten. Mit zunehmender Wahrnehmung gelingt es ihm, sein Bein langsam konzentrisch zu strecken (= Therapeut wegdrücken). Kommt es dabei zum Krampfen der linken Zehen (pathologischer Wechsel von „Flaxibilität" = fehlende Innervation) zur Spastizität (= enthemmte Innervation und/oder dem Einschießen von Kloni = phasische Spastizität), erfolgt über einen verstärkten Fersendruck (sensible Präsenz) und Flexion im Sprunggelenk die Hemmung entsprechender Reflexe. Darauf führt Herr D. langsam bremsend sein Bein wieder in die Flexion zurück (= exzentrische Streckaktivität). Nun führt er sein linkes Bein gegen den therapeutischen Druck zunehmend mehr in die Streckung und hält in der möglichst weiten physiologischen Streckposition (d. h. ohne pathologisches Zeichen, s. oben) dem Therapeutendruck (tonisch) und/oder federnden Impulsen (phasisch) entgegen. Gelingt dies, so schließt er seine Augen und stabilisiert sein linkes Bein über rein sensible Projektionen (= Bewusstseinszuwendung betroffene Seite). Als Steigerung (zu Beginn wieder mit offenen Augen) hält er 1.) dem therapeutischem Druck reaktiv (ohne Ansage) entgegen und hebt 2.) „dann" sein rechtes Bein an (= gekreuzte Streckreaktion, ◘ Abb. 3.9d1). Das

linke Bein gewinnt zunehmend an Streckaktivität und die linke Seite an Bewusstsein, während das rechte „gesunde" Bein kompensatorischen Strecktonus verliert! Es folgt der Transfer zum Sitz (◘ Abb. 3.9d2). Die Reduktion kompensatorischer Streckaktivität rechts und die stabilisierte linke Seite erleichtern Herrn D. die Sitzposition (ohne zu pushen). Herr D. verlagert nun sein Körpergewicht auf sein linkes Bein, d. h., sein linker Fuß lässt sich nicht mehr am Boden bewegen (Extensionsdruck), und hebt sein rechtes Bein etwas an (gekreuzte Streckreaktion), setzt den rechten Fuß vor und zurück, mit zu Beginn offenen und später geschlossenen Augen. Bei einer (Wieder-)Zunahme der Streckaktivität rechts klatscht Herr D. (Koordination hemmt Kompensation) wieder mit der rechten Hand möglichst weit nach rechts oben in die Hand des Therapeuten (= stabilisierende Lateralflexion links).

Bei Lorenz (ICP) besteht eine starke kompensatorische Anspannung in Nacken- (HWS-Hyperlordose) und Schulterbereich und in den oberen Extremitäten sowie eine (kopfwärts eingeleitete) Streckspastik in den unteren Extremitäten (◘ Abb. 3.9e). In ◘ Abb. 3.9e1 nimmt er eine relativ entspannte Liegeposition ein (= keine Notwendigkeit der Haltungsbewahrung bzw. der spastischen Fixation). Zu Beginn schließt er die Augen und konzentriert sich auf seine locker herabhängenden Beine (kognitive Hemmung spinaler Reflexaktivität). Ein lockeres, leichtes, rhythmisches (s. unten, „Rhythmen") alternierendes Fazilitieren der Füße gibt Auskunft, wie weit dies gelingt. Um die pathologische Anspannung nachhaltig positiv zu beeinflussen (Detonisierung), geht es nun um den Aufbau ventral phasischer Aktivität. Lorenz beginnt damit, indem er **sehr langsam** seinen Kopf von der Unterlage hebt, ohne die Beine pathologisch und/oder die Arme kompensatorisch anzuspannen. Mit physiologischer Kopfhebung können auch die Schultern ventral folgen (Kopf/Rumpf bewegt sich flexorisch zum Becken). Ein großes Keilkissen/Unterlage erleichtert Lorenz die physiologische Bewegungsausführung. Mit zunehmender proximaler Stabilität erfolgt nun ein (mit Unterstützung) alternierendes Anheben der Beine (Knie heben sich flexorisch zum Becken). Bleiben die Beine relativ locker, d. h. ohne kompensatorische Anspannung im M. rectus femoris (s. ◘ Abb. 3.11e), so führt Lorenz alternierend seine linke (rechte) Hand zum rechten (linken) Knie und/oder das linke Knie zur rechten Hand (mit offenen, dann geschlossenen Augen, ◘ Abb. 3.9e3).

In ◘ Abb. 3.9e4 werden die Beine max. hüftflektiert. Lorenz versucht in dieser Position, seine ventralen Kompetenzen (◘ Abb. 3.9e1–3) zu nutzen und die Beine isometrisch **sagittal** flektiert zu halten. Nun arbeiten **die Beuger gegen die Schwerkraft** = keine Notwendigkeit/Detonisierung der Streckspastik in den Beinen (= **spasmushemmende Stellung**). Er lässt z. B. zu Beginn beide (später alternierend) Knie langsam exzentrisch los bzw. zieht sie wieder konzentrisch an. Der ventrale Bewegungsgewinn löst bzw. integriert die Spastik der Beine. Es folgt der Aufbau kontrollierter Extensionsaktivität der Beine. Einerseits verbessert die Detonisierung der Strecker ihre Sensibilität, zudem befinden sich die Hüftstrecker in ◻ Abb. 3.9e4–6 im max. Stretch = Dehnung der Spindeln, was wiederum die physiologische Kontraktion erleichtert. Die Beine/Füße werden nun **alternierend** stimuliert. Lorenz reagiert möglichst sensibel, d. h. mit geschlossenen Augen, eher tonisch-stabilisierend auf langsame Druckreize auf die Ferse bzw. eher phasisch auf variable federnde Impulse auf den medialen Fußballen (positive Stützreaktion).

Aufbauend auf die sagittale ventrale Verankerung führt Lorenz mittels **frontaler** Beckenbewegung gegen den Rumpf abwechselnd eine Lateralflexion (links/rechts) aus. Die in Flexion gelagerten Beine dienen dabei als Zeiger ähnlich einer Uhr (Mitte unten = 6, links = 5, rechts = 7). Während der Lateralflexion rechts (Zeiger auf 5) wird das Körpergewicht im Sinne physiologischer Rumpfstellreaktion etwas nach links verlagert und umgekehrt (◻ Abb. 3.9e5, s. auch ◻ Abb. 3.5c1–2 sowie 3. SMRK, ◻ Abb. 4.4a1). Lorenz bringt mittels Beckenbewegung /Lateralflexion rechts seine Füße auf die 5, wieder auf die 6, auf die 7 etc. bzw. schließt seine Augen und errät die vom Therapeuten eingestellte Zeit (Position). Mit sagittal (◻ Abb. 3.9e4) frontaler (◻ Abb. 3.9e5) Rumpfstabilität führt Lorenz nun im Wechsel beide flektierten Beine/Knie **transversal** nach links wieder zur Mitte, nach rechts wieder zur Mitte, indem er sein Becken/den unteren Rumpf gegen den oberen Rumpf rotiert (Th4–Th8, ◻ Abb. 3.9e4, s. auch ◻ Abb. 3.5d1–2, s. 67090_4_De_3_MOESM5_ESM unter https://doi.org/10.1007/978-3-662-62292-6_3).

■ **Physiologische Streckaktivität**

In ◻ Abb. 3.9e6 reagiert Lorenz, zu Beginn noch mit offenen Augen, auf alternierende Druckimpulse in sein rechtes (linkes) Knie mit Extensionsdruck (die Hüftstrecker sind in einem max. Stretch) bei lockeren Unterschenkeln (= ohne Spastik). Aufbauend bzw. im Wechsel lässt er nun (◻ Abb. 3.9e4 und e6) bei Extensionsdruck in das gebeugte Bein sein kontralaterales gebeugtes Bein langsam (exzentrisch) los bzw. zieht es wieder (konzentrisch) zurück (gekreuzte Streckreaktion – Extensionstonus rechts bei ex- und konzentrischer Flexionsaktivität links, s. auch 67090_4_De_3_MOESM5_ESM).

samer Fersendruck stimuliert nun eher die propriozeptiv-tonische Komponente, während rasche, variable federnde Impulse auf den medialen Vorfuß eher epikritisch-phasisch aktivieren. Lorenz schließt seine Augen (= sensible Verarbeitung) und reagiert physiologisch auf entsprechende Druckreize (Ferse/Vorfuß – positive Stützreaktion), d. h. tonisiert und detonisiert. Mit dem steigenden Kompetenzgewinn werden die Beine alternierend zunehmend extensorisch stimuliert, bzw. bei enthemmten Reflexen geht es wieder stärker in Flexionsrichtung. Ziel ist die max. Extension (s. gekreuzte Streckreaktion).

In ◻ Abb. 3.9e6 führt Lorenz nun alternierend ein Bein in die max. Hüftflexion und das kontralaterale in die max. Extension. Es folgen alternierend federnde Impulse in die gestreckten Strecker (Hüftflexion) und Beuger (Hüftextension). Die großen proximalen Gelenkkapseln (Hüfte/Schulter) verfügen über die größten Rezeptoren und sind propriozeptiv sensibler als die kleineren distalen (Ellbogen-/Hand-/Fingergelenke). Die detonisierten Strecker und Beuger reagieren sensibler und kontrahieren mittels Stretch physiologischer (= Sensomotorik!). Eine Stimulation der Gelenks- (Bänder/Gelenkkapsel) und Muskelrezeptoren unterstützt somit die Auslösung der gekreuzten Streckreaktion als Vorbereitung der alternierenden Lokomotorik (s. unten, „Lokomotorik"). Lorenz drückt das stimulierte rechte Knie gegen den Druck des Therapeuten in die Streckung und beugt alternierend sein linkes Bein aus der Streckung (Wechsel).

3

betroffenen Bein auf der Therapiebank und führt mit dem weniger betroffenen Bein die Schwungbeinphase aus. Durch die Flexion des Kniegelenks wird die Gewichtsübernahme gebahnt und gleichzeitig die Extensionsspastik gehemmt. Andere Möglichkeiten wären z. B.: im Kniestand bzw. -gang über die Therapiebank gehen oder mit leicht gebeugten Knien und geradem Rücken an der Wand anlehnen; die leichte Flexion in Hüfte und Knie verhindert dabei das Einschießen der Extension.

3.5.7.7 Neuronale Initiierung der Bewegungsprogramme

Aus der Entdeckung, dass durch einen äußeren Anstoß völlig automatisierte Bewegungsprogramme entstehen, resultiert die Feststellung, dass das ZNS vor allem **programmgesteuert** und nicht reflexgesteuert funktioniert (► Abschn. 3.4, „Entwicklung neuronaler Bewegungsprogramme"). Man unterscheidet hierbei **angeborene Bewegungsprogramme** wie Laufen, Armschwingen, Kratzen etc., die man vor allem der Steuerung durch die spinale Motorik zuschreibt, und **erlernte Bewegungsprogramme** wie Schreiben, Computerbedienen, handwerkliche Tätigkeiten etc., die nach mehrmaliger Ausführung automatisiert ablaufen und durch höhere Systeme organisiert werden.

3.5.7.8 Lokomotorik

Da die angeborenen Programme in erster Linie der Fortbewegung dienen, spricht man von **Lokomotorik** (Lokomotion bedeutet Fortbewegung). Die **spinalen Verschaltungen**, die die lokomotorische Aktivität generieren, bezeichnet man als spinalen **Lokomotionsgenerator** (wobei der genaue Aufbau bisher noch unbekannt ist). Grundlage für das Gehen bildet nach Sherrington (1939) der **gekreuzte Streckreflex (Reaktion) in Kombination mit der positiven Stützreaktion** (s. oben) bei gleichzeitiger Modifizierung durch höhere Systeme.

Die vom Lokomotionsgenerator eingeleiteten Bewegungsmuster sind dabei komplexer und differenzierter als die reine Reflexaktivität. Sie sind gekennzeichnet durch eine reziproke **rhythmische** Aktivität der Beinextensoren (Standbein) und Beinflexoren (Schwungbein). Ebenso ist das **rhythmische** Armschwingen an den Bewegungsmustern beteiligt (Rotationsgang).

3.5.7.9 Rhythmen

Wie oben beschrieben, ist das Gehen wohl das deutlichste Beispiel für **rhythmische Bewegungsabläufe**. Zudem zeigt sich noch eine Vielzahl weiterer Rhythmen wie beim Schwimmen, Tanzen, Kauen, Atmen etc. Rhythmische Bewegungsmuster besitzen eine große Flexibilität in ihrer Ausführung und sind dabei in zweckmäßige Bewegungsprogramme integriert.

Therapierelevanz

Rhythmische Bewegungen sind Bestandteile normaler Bewegungsabläufe und sollten nach Möglichkeit **schon früh in die Therapie mit einfließen**. Mit zunehmender Beckenstabilität (unterer Rumpf) wird der obere Rumpf/SG frei für das lockere Armschwingen im Stehen sowie das lockere Schwingen mit den Beinen im Sitzen, um das spätere Gehen vorzubereiten; dies sind nur einige Beispiele für die Aufnahme rhythmischer Bewegungsabläufe. Das normale Gangtempo liegt bei ca. 120 Schritten pro Minute. Die Arme schwingen dabei alternierend zu den Beinen mit. Bei neurologisch Betroffenen ist das Gangtempo jedoch meist weit geringer. Um eine Überforderung/Stress zu vermeiden, was wiederum mit Kompensation und/oder pathologisch enthemmter Spannung einhergeht, sollten die motorisch elementaren **spinalen** Prozesse beachtet werden!

Der normale Gang wird in der Regel nicht kognitiv gesteuert. Es ist ein im Sinne der Lokomotion automatisierter Prozess, der der Zweckerfüllung eines Bewegungsziels dient. Beispiel: Ich gehe zum Schreibtisch, um Papier und Stift zu holen; ich gehe ans Fenster, um es zu öffnen etc. Bei Bewegungsanweisungen wie „Achten Sie auf Ihren rechten Fuß, setzen Sie ihn nach vorn, schauen Sie genau etc.", verliert der Betroffene sein „Lot"! Der Gang wird unphysiologisch und widerspricht dem normalen Bewegungsablauf. Das Gehen sollte daher stets, dem Potenzial und der Konstitution des Patienten entsprechend, im Tempo und in der qualitativen Ausführung **in eine Handlung eingebunden werden**. Dieser Grundsatz gilt in gleicher Weise für die vorbereitenden Maßnahmen, wie z. B. den Gang an die Treppe oder das Schunkeln nach Musik. Die Faktoren, die das Gehen behindern, werden vom Therapeuten (für den Patienten automatisiert) begleitend fazilitiert.

Dabei folgen aufbauend auf proximal stabilisierende Kompetenzen (Schulter/Becken/Standbein, s. 67090_4_De_2_MOESM4_ESM und 67090_4_De_4_MOESM2_ESM) lokomotorisch alternierende Armpendel- und -schwungbewegungen sowie Schwungbeinbewegungen. Gelingt die Ausführung in der Therapie adäquat, so können Anleitungsübungen für Zuhause die Reaktivierung alltagsrelevanter, physiologischer Bewegungskompetenzen unterstützen (Downloads „Aufrichtung der WS/Lotgewinnung", „Eigenübung zur Schwungbeinphase", „Anleitung zum lockeren Schwungarm" unter https://doi.org/10.1007/978-3-662-62292-6_3).

3.5.7.10 Steuerung des Lokomotionsgenerators

Wie bereits beim Hirnstamm erwähnt wurde, ist die Motorik des Menschen weitaus komplexer als die des

Tieres. Die **kortikale Abhängigkeit der Lokomotorik** zeigt sich bei einer Schädigung der supraspinalen Strukturen, d. h. i. d. R. in einer Störung der postnatalen sensomotorischen Bewegungsentwicklung. Der Gang eines Patienten mit Kleinhirnschädigung wirkt breitbeinig, schwankend und überschießend (s. Ataxie), eine Störung der Basalganglien (Parkinson) zeigt sich durch ein angespanntes, verlangsamtes, schlurfendes Gangbild ohne das Mitschwingen der Arme. Zudem ist das Rückenmark auf die tonisierende Wirkung des Hirnstamms angewiesen. Kortikale Systeme kontrollieren über absteigende Bahnen die Ausführung der Lokomotorik. Die wesentlichsten Faktoren, die dabei eine Rolle spielen, sind:

- der **Bewegungsantrieb**, der die Lokomotion auslöst und den entsprechenden Tonus unterhält,
- der Einbau der Lokomotion in **zielgerichtete und zweckmäßige Bewegungsabläufe**,
- die **Adaption** der Lokomotion an die Umweltbedingungen (z. B. heißer Sand am Strand).

Neben der kortikalen Kontrolle spielen auch spinale Prozesse eine entscheidende Rolle. So muss z. B. der Fuß, wenn er an einen Stein stößt, reflektorisch angehoben werden, um einen Sturz zu verhindern. Diese **Schutzmechanismen**, mit denen die Lokomotion auf eine Störung reagiert, sind bereits auf spinaler Ebene organisiert (▸ Abschn. 3.6, Tonus, Entwicklung der Sprungbereitschaft).

> ❯ **Wichtig**
> Rhythmische Bewegungen werden unter dem Einfluss äußerer Gegebenheiten (Afferenzen), z. B. von Schmerzreizen, des Takts von Musik, einer Treppe, der Beschaffenheit des Untergrunds, im spinalen Lokomotionsgenerator moduliert und durch supraspinale Systeme kontrollierend in einen zweckmäßigen Bewegungsablauf (Handlung) integriert.

3.5.8 Efferenzen

Als **efferente Bahnen** bezeichnet man die absteigenden Bahnen. Sie leiten Signale vom Gehirn ins Rückenmark und steuern über periphere Nervenbahnen (außerhalb des Rückenmarks) an den motorischen Endplatten die Kontraktion der Muskulatur (**Motorik**) sowie die Drüsen des vegetativen Nervensystems.

Vor allem in der älteren Literatur unterscheidet man **2 Systeme**:

- das **pyramidal-motorische System** (PS) und
- das **extrapyramidal-motorische System** (EPS).

Dem **pyramidal-motorischen System (PS)** schreibt man dabei vorwiegend die bewusste Ziel- und Feinmotorik zu, vor allem der distalen Extremitäten (Arm-, Hand- und Fingermuskulatur).

Das **extrapyramidal-motorische System (EPS)** kontrolliert vor allem den Rumpf, die proximalen Muskelgruppen und die automatisierte Ausrichtung der Körperachse (Gleichgewichtsreaktionen) sowie erlernte und automatisierte, eher grobmotorische Bewegungsmuster (teilweise auch als unwillkürliche, subkortikale Motorik beschrieben). Die Ursprungskerne der extrapyramidalen Projektionen finden sich vor allem in den Basalganglien, im Nucleus ruber, den Vestibulariskernen (▸ Kap. 2, „Sensorische Systeme") und der Formatio reticularis (▸ Abschn. 2.2.1, „Absteigendes Retikularissystem").

Diese Untergliederung in PS und EPS ist jedoch aus anatomischer und funktioneller Sicht nicht mehr zeitgemäß, da die Fasern der Pyramidenbahn auch an der Ausführung der Stützmotorik beteiligt sind und die Fasern der extrapyramidalen Bahn (Tractus rubrospinalis) an der Ausführung der Ziel- und Greifmotorik (wenn auch in geringerem Umfang). In der Vorbeschreibung wurde mehrmals darauf hingewiesen, dass die Ziel- und Greifmotorik nur mit einer entsprechenden Haltungsmotorik möglich ist. Beide Systeme sind somit sehr eng miteinander verflochten. Die Untergliederung erfolgt dennoch, um den funktionellen Hintergrund verständlicher darzustellen und die Pathologie bei einer Störung der Pyramidenbahn besser zu verstehen.

3.5.8.1 Die Pyramidenbahn

Die Pyramidenbahn (1. motorisches Neuron) ist mit ca. 1 Mio. Nervenfasern die größte efferente Bahn, die vom Kortex zum Rückenmark zieht. Ungefähr 40 % der efferenten Fasern entspringen dem sekundär-motorischen Kortex (supplementär-motorischen und prämotorischen Kortex, Area 6), 30 % aus dem primär-motorischen Kortex (Area 4) und 30 % aus dem sensorischen Kortex (größtenteils Area 1, 2, 3). Häufig wird als Synonym für die Pyramidenbahn der Tractus corticospinalis verwendet. Da die Fasern der Pyramidenbahn u. a. in das Striatum, den Thalamus und den Nucleus ruber etc. projizieren (und nicht nur in das Rückenmark), bildet der Tractus corticospinalis, der ins Rückenmark projiziert, nur etwa 15 % der Pyramidenbahn und ist daher nicht als Synonym verwendbar. Die Fasern des **Tractus corticospinalis** führen über den Hirnstamm zur Medulla oblongata, in der ca. 70–90 % der Fasern auf die Gegenseite wechseln (Pyramidenkreuzung – Tractus corticospinalis lateralis). Die restlichen Fasern führen über die ipsilaterale Seite nach unten (Tractus corticospinalis ventralis), wo sie dann auf Segmentebene zur kontralateralen Seite wechseln (◘ Abb. 3.10a, s. auch Exkurs 3.6).

Die Fasern des **Tractus corticospinalis** enden im Rückenmark und erfüllen dort vor allem **3 grundlegende Aufgaben**:

- Sie projizieren über Interneurone (Neurone im Rückenmark) auf die α-Motoneurone im **Vorderhorn zur**

3

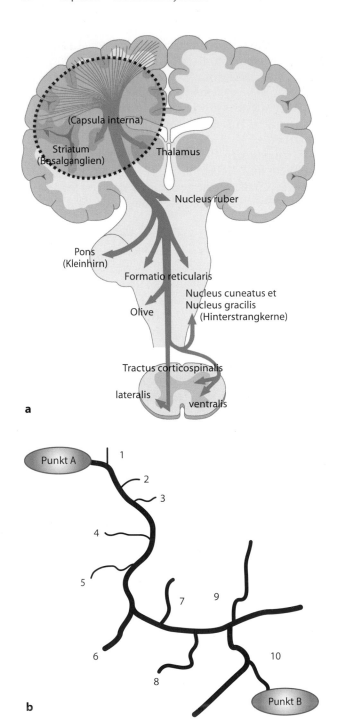

a

b

Darstellung mit Punkt A, Verzweigungen 1–10, und Punkt B

■ **Abb. 3.10 a** Verlauf der Pyramidenbahn (mod. nach Schmidt 1998); **b** vereinfachte Darstellung der hemmenden Wirkung der Pyramidenbahn. (Das 67090_4_De_3_MOESM6_ESM zu ■ Abb. 3.10b finden Sie unter https://doi.org/10.1007/978-3-662-62292-6_3)

distalen Extremitätenmuskulatur. Deshalb spielt die Projektion der Pyramidenbahn eine wichtige Rolle bei der **Ziel- und Feinmotorik – Bahnung von Bewegung vor allem der Feinmotorik.**

— Die Fasern, die ins Hinterhorn ziehen (vor allem diejenigen, deren Ursprung im sensorischen Kortex liegt), besitzen über die Interneurone einen hemmen-

den Einfluss auf die afferenten somatosensorischen Zuströme (Reafferenzen) – **Selektion somatosensorischer Afferenzen.**

— Im intermediären Bereich haben sie einen **kontrollierenden** und **hemmenden** Einfluss auf die synaptischen Prozesse im Rückenmark – **Hemmung der spinalen Reflexaktivität** (Eigen- und Fremdreflexe, ▶ Abschn. 4.2, „Erster sensomotorischer Regelkreis").

Therapierelevanz

Stellen Sie sich vor, Sie sitzen in Ihrem Auto und bahnen den Weg von Punkt A nach Punkt B (■ Abb. 3.10b). Diese Bahnung hemmen wir an der 1., 2., 3., 4. und 5. Kreuzung, um nicht in die falsche Straße einzubiegen. An der 6. Kreuzung müssen Sie nach links bahnen, um auf dem richtigen Weg zu bleiben. Die 7., 8. und 9. Straße müssen wir wiederum hemmen, um nach rechts und nochmals nach links in die 10. Straße zum Ziel zu bahnen. Verknüpfen Sie nun das Beispiel der Straße mit der Pyramidenbahn. Die Pyramidenbahn hemmt in ähnlicher Weise durch ihre Bahnung zum Zielneuron die Reflexaktivität der subkortikalen Systeme, um am richtigen Motoneuron eine physiologische Muskelkontraktion bzw. Bewegung herbeizuführen. Das heißt, wir sollten den (höchst komplexen) Weg (100 Mrd. beteiligte Neurone) und seine Straßen kennen (RM/Hirnstamm/Basalganglien/Neokortex).

Wird die Fahrt bzw. Bahnung schon früh gestört (1. oder 2. Straße), so geht die hemmende Kontrolle verloren, und der Zielort entfernt sich zunehmend weiter. Im Umkehrschluss bedeutet dies, dass wir in der Therapie nicht die komplette Strecke bahnen, sondern vielmehr die falsche Abzweigung herausfinden und korrigieren müssen (**Schlüsselproblem**). Um die falsche Abzweigung zu lokalisieren, ist es von grundlegender Bedeutung herauszufinden, inwieweit die Straße adäquat benutzt wird. Das heißt, die Befunderhebung orientiert sich primär nicht an den Defiziten, sondern vielmehr an den physiologischen Restfähigkeiten: „Was kann der Patient?" Dieser Status ist aufzugreifen, um von dort die weitere Strecke zu bahnen (▶ Kap. 11, „Befunderhebung"). Der Therapeut ist in unserem Beispiel nur der Navigator, der mit dem Betroffenen sein Lot sucht; er ebnet, zeigt oder unterstützt den Weg (gibt dem Patienten das Gefühl für **seine Bewegung**). Fahren muss ihn jedoch der Patient selbst, d. h. **sein ZNS**. Bei einer bekannten Strecke mit einem bekannten Fahrzeug fällt dies in der Regel leichter, d. h. Bewegungsprogramme und Medien oder Gegenstände, die der Patient aus **seinem Alltag** kennt, unterstützen die Fahrt in die Selbstständigkeit.

Neuropathologie Die Pyramidenbahn (Tractus corticospinalis) durchläuft auf ihrem Weg vom Kortex zum Rückenmark die **Capsula interna** (innere Kapsel). Die **Capsula interna** liegt im **Hauptversorgungsgebiet der A. cerebri media** (◘ Abb. 3.10a). Diese Arterie, auch **Schlaganfallarterie** genannt, ist an über 60 % der Schlaganfälle beteiligt. Eine Läsion führt in der Regel zu einer Beeinträchtigung der Pyramidenbahn, aus der eine sensomotorische Störung auf der kontralateralen Seite resultiert. Eine isolierte Schädigung im Motokortex führt zunächst zu einer schlaffen Parese (fehlende Innervation = **Schockphase**) auf der kontralateralen Körperseite (Pyramidenbahnkreuzung), die vor allem die Ausführung distaler, feinmotorischer Bewegungen (durch die Innervation der distalen Muskelgruppen) betrifft. Die Patienten sind meist nur noch in der Lage, grobe Bewegungen, die durch proximale Gelenke eingeleitet werden (Massensynergien), auszuführen. Die Selektivität der Bewegung geht verloren. Die fehlende Projektion (Bahnung) der Pyramidenbahn und der damit verbundene Verlust der hemmenden Kontrolle auf die subkortikalen und spinalen Systeme führen zu einem pathologischen Anstieg der Reflexaktivität (assoziierte Reaktionen). Dies zeigt sich u. a. durch das Auftreten primitiver Reflexe, wie z. B. des Babinski-Reflexes, die beim Erwachsenen eigentlich pyramidal unterdrückt werden (s. 67090_4_De_4_MOESM1_ESM in ▶ Kap. 4).

Beispiel Babinski-Reflex Das Bestreichen des lateralen Fußrands führt zum Abspreizen der Zehen und zu einer Dorsalflexion der Großzehe; dies zeigt sich auch bei sonst unauffälligen pyramidalen Störungen (Trepel 2003).

3.5.8.2 Extrapyramidale Bahnen

Die extrapyramidalmotorischen Bahnen entspringen vorwiegend in den Basalganglien und im Hirnstamm und ziehen von dort ins Rückenmark. Sie innervieren vor allem die α-**Motoneurone** (▶ Abschn. 4.2, „Erster sensomotorischer Regelkreis").

— Die Hauptaufgabe besteht in der **automatisierten Regulierung motorischer Bewegungsabläufe,** u. a. der **Haltungsmotorik.**

— Die Hauptinnervation liegt dabei in der **Rumpf-** sowie der **proximalen Extremitätenmuskulatur (Grobmotorik)**.

3.5.8.3 Praxis

Die extrapyramidalen Bahnen bilden durch ihre Innervation der hauptsächlich proximalen Körpermuskulatur (Rumpf, Extremitäten) die **stabilisierende Grundlage** zur Ausführung von **ziel- und feinmotorischen Tätigkeiten.** Bereits bei der Bewegungsidee, z. B. ein Glas vom Tisch zu nehmen, erfolgt die automatisierte Tonusadaption (Stabilität) der Rumpf- und Schultermuskulatur, um der distalen Hand die Mobilität (Pyramidenbahn) für das Ergreifen des Glases zu gewährleisten.

Massensynergie

Vor allem tonische Massenbewegungen prägen die Extremitätenbewegungen des Neugeborenen. Mit der kortikalen Reifung = postnatale sensomotorische Entwicklung wird durch hinzukommende phasische Anteile die Bewegungsausführung selektiver und koordinierter – das Gehen mit einem Jahr, das Hüpfen (Abspringen/Aufkommen = Sprungbereitschaft) für Spiele wie Gummitwist/Himmel und Hölle etc. sowie die Feinmotorik für Murmelspiele, Malen, Basteln etc. ab etwa 3 Jahren. Bei einem Verlust oder einer Störung der pyramidalen Motorik (s. oben, Tractus corticospinalis, ◘ Abb. 3.10a), z. B. bedingt durch einen Schlaganfall, bleibt (je nach Größe und Art der Schädigung) die Innervation der extrapyramidalen Bahnen weiter bestehen. Die Innervation einer Bewegung erfolgt dabei vor allem tonisch über die proximalen Gelenke, d. h., es wird das Hüftgelenk, weniger das Knie und noch weniger das Fußgelenk, innerviert, wodurch eine fortlaufende Extremitätenbewegung im Sinne der proximalen Gelenkbewegung erfolgt (Massenbewegung bzw. Massensynergie) (Trepel 2003). Beispielsweise führt eine Extension der Hüfte im Extrem zur kompletten Extensionsbewegung des Beins (Streckmuster). Ebenso erfolgt bei der Hüftflexion das Beugemuster des Beins. In ähnlicher Weise gestalten sich die Bewegungsabläufe in der oberen Extremität, d. h., auf die Aktivität des Schultergelenks erfolgt ein entsprechendes Flexions- oder Extensionsmuster im Ellenbogen und Handgelenk. Die extrapyramidalen Bahnen besitzen somit (mit Ausnahme des Nucleus ruber) eine weitaus geringere Beteiligung an der phasischen Innervation der distalen Muskelgruppen als die Pyramidenbahn. Bei einem Ausfall der Pyramidenbahn können sie nur ein Minimum an Extremitätenbeweglichkeit (Hilfshand) ermöglichen, und die Bewegung erfolgt im Sinne der Bewegung des proximalen Gelenks (Massensynergie) (s. oben). Selektive, harmonische, variationsreiche Bewegungen gehen dabei verloren. Zur Neuropathologie der extrapyramidalen Bahnen siehe Exkurs 3.6.

Automatisierte Bewegungsprogramme

Wer von uns sich an die erste Fahrstunde erinnert, kennt die Fokussierung auf neue Handlungen im Auto: Wo sind Blinker, Kupplung, Gas, Bremse etc. – und dabei noch das Fahrzeug fahren, auf den Fahrlehrer hören und die Umwelt erfassen! Es sind **sehr bewusste** (neokortikal) gesteuerte Aktivitäten. Im Zuge der Fahrpraxis automatisieren sich diese Handlungsprozesse, und der Kortex wird frei, um z. B. ein Gespräch mit dem Mitfahrer zu führen. Eine extrapyramidal gesteuerte, automatisierte

3

Bewegung ist ca. 100.000-mal schneller als die neokortikal bewusst gesteuerte. Dabei dienen die extrapyramidalen Bahnen v. a. der automatisierten Regulation unserer Stütz- und Grobmotorik. Da diese Bewegungen in der Regel automatisiert gesteuert werden, macht es auch in der Therapie wenig Sinn, sie bewusst zu fordern.

Roter Faden

Zu Beginn lenken wir den Fokus auf eine bewusste Handlung, die die Notwendigkeit der automatisierten Motorik erfordert. Z. B. steht der Betroffene in Schrittstellung mit dem „gesunden" Bein etwas vorn. Wir bitten ihn, „bewusst" mit seinem Becken (Oberkörper im Lot = keine Beckenretraktion) etwas nach hinten zu gehen, bis sich die Zehen im „gesunden" Fuß im Zuge der dorsalen Gewichtsverlagerung anheben = ventrale Beckenverankerung und automatisiertes Standbein im betroffenen Bein. Gelingt dies, bitten wir ihn, (nach Möglichkeit) die Augen zu schließen, d. h., wir schalten die Sensorik aus und fordern die Ausführung mittels der Sensibilität. Nun darf der Betroffene die Augen wieder öffnen, und wir sprechen während der automatisierten, harmonischen Ausführung z. B. vom Alltagsgeschehen etc. = geteilte Aufmerksamkeit und Transfer in den Alltag.

▶ Beispiel

Im Sitz verlässt der Patient durch eine Gewichtsverlagerung des Rumpfs nach rechts seinen Körperschwerpunkt (Körpermittellinie). Im Sinne physiologischer Rumpfstellreaktionen muss die rechte Beckenseite automatisiert abduktorisch stabilisieren, und die linke Rumpfseite kontrahiert zur Lateralflexion (◘ Abb. 3.5c). Fehlt dem Patienten der Tonus, um die rechte Beckenseite zu stabilisieren oder die linke Rumpfseite zu verkürzen, macht es wenig Sinn, ihn verbal dazu aufzufordern. ◀

Die **isolierte Beübung der Rumpfmuskulatur,** indem man z. B. die Beckenhebung fordert: „Heben Sie Ihr Becken" (konzentrisch, ▶ Kap. 5, „Neuromuskuläre Grundlagen normaler Bewegungen"), „Lassen Sie es langsam ab" (exzentrisch, ▶ Kap. 5) etc., ist für die alltagsrelevante Umsetzung wenig zweckmäßig, da die Lateralflexion des Rumpfs (im Zuge der Gewichtsverlagerung) reaktiv erfolgt. Selbst dem gesunden Menschen fehlt das Potenzial, um beim Ausführen einer bewussten Handlung seine Gedanken auf die Position des Rumpfs zu lenken. Bei einem hirngeschädigten Menschen ist dieser ohnehin unrealistische Gedanke noch weitaus abwegiger.[4]

---

4   Bei der Anweisung „Beckenaufrichtung" richten die meisten Betroffenen den Rumpf auf (was eigentlich eine Beckensenkung ist!). Daher sprechen wir anstelle der Beckensenkung von der leichter verständlichen „Rumpfaufrichtung"!

Der Patient sollte vielmehr auf der **Aktivitätsebene** einen realisierbaren Bewegungsauftrag bekommen, z. B. im Sitz: „Holen Sie das Kissen auf Ihrer rechten Seite." Der Patient greift nach rechts, verlagert den Rumpf entsprechend der Bewegungsvorgabe, und der Therapeut fazilitiert (unterstützt, begleitet, d. h. moduliert) dabei (nonverbal) an der linken Rumpfseite die physiologische Lateralflexion. Das Zielmedium muss dabei so platziert werden, dass für das ZNS eine Notwendigkeit für die Ausführung einer Lateralflexion besteht. Das Kissen sollte dabei nicht zu nahe platziert werden, um die therapeutische Zielsetzung (Rumpfstellreaktion) zu gewährleisten, aber auch nicht zu weit, um eine Frustration (Unmöglichkeit) zu vermeiden.

❯ Wichtig
Die extrapyramidale Motorik bildet die elementare Grundlage für die pyramidale Motorik. Eine differenzierte Ziel- und Greifmotorik ist ohne die stabilisierende Grundlage des Rumpfs/Beckens (WS-Lot), der Schulter und der Beine (Stand) nicht gegeben.

Exkurs 3.7

Neuropathologie Eine isolierte Schädigung der extrapyramidalen Bahnen tritt eher selten ein. Kommt es zu einer Schädigung, tritt diese vorwiegend im Hirnstamm auf, da hier die Fasern enger beisammen liegen. Die Störung zeigt sich durch eine Parese der proximalen Muskelgruppen bei intakter Feinmotorik (Trepel 2003).

3.5.9 Die motorischen Systeme im Überblick

- Die **Idee der Bewegung**, verursacht durch einen inneren Reiz (Trieb, Bedürfnis) oder durch äußere Eindrücke, erfolgt in subkortikalen und kortikalen Motivationsarealen. Zu den kortikalen Arealen zählt vor allem der präfrontale Kortex; die subkortikalen Motivationsareale werden als das limbische System (Lust-Unlust-System) beschrieben.
- Die motorische Umsetzung der Bewegungsidee, der **Bewegungsplan**, erfolgt in den motorischen und somatosensorischen Assoziationsarealen der Großhirnrinde.
- Die **Regulation** des konkreten Ausführungsplans (vor allem Rumpf und proximale Extremitäten) erfolgt über die Basalganglien. Die differenzierte Zielbewegung in Anpassung der äußerlichen Gegebenheiten und die damit verbundene Tonusadaption erfolgen durch das Kleinhirn (Tonus und Koordination).

- Über den Thalamus werden die Informationen aus den Basalganglien und dem Kleinhirn zu den motorischen Kortizes **weitergeschaltet**, von wo aus die Pyramidenbahn in die entsprechenden Motoneurone im Rückenmark projiziert.
- Parallel hierzu findet auf Hirnstammebene über die extrapyramidalen Bahnen die **stabilisierende Grundlage** der Pyramidalmotorik (Ziel und Greifmotorik) statt.

3.6 Tonus

> **Definition**
>
> Der Tonus (griech. Spannung) beschreibt den Spannungszustand der Muskulatur.

3.6.1 Normaler Tonus (Muskelspannung)

In Ruhe erfolgt über die Innervation der α-Motoneurone (Hirnstamm, Formatio reticularis, Kleinhirn, Basalganglien) eine permanente Erregung der Muskulatur. Aus dieser reflektorischen Dauererregung resultiert der **Grund-** oder **Ruhetonus** (ähnlich dem Standgas beim Auto).

3.6.1.1 Normale Tonusverhältnisse

Ein niedriger Tonus (Muskelspannung) herrscht z. B. in der Rückenlage (geringe Notwendigkeit der Haltungsbewahrung), in entspanntem Zustand auf einer großen Unterstützungsfläche. Auf den Zehenspitzen im Einbeinstand ist er dagegen relativ hoch. Innerhalb dieser Extreme bietet der Tonus, entsprechend der Aktivität und den Umweltbedingungen eine hohe Bandbreite an unterschiedlich differenzierten Tonusniveaus (s. tonisch-phasische Innervation). Einerseits muss er haltungsbewahrend so hoch sein, dass er die sicherere Stabilität des Körpers im Raum gewährleistet, und andererseits so niedrig, dass die selektive harmonische, koordinierte Mobilität vor allem der distalen Extremitäten ermöglicht wird. Normaler Tonus zeigt sich als Widerstand (gegen die Schwerkraft), der notwendig ist, um eine Bewegung zielgerichtet und harmonisch (räumlich-zeitliche Koordination) auszuführen (► Kap. 5, „Neuromuskuläre Grundlagen normaler Bewegungen"). Bei einem erhöhten Widerstand gegen (passive) Bewegung liegt ein pathologischer Hypertonus vor (assoziierte Reaktionen, Spastik, Rigor).

- Bei einer fehlenden Innervation z. B. auf spinaler Ebene (komplette Querschnittslähmung) und/oder kortikaler Ebene (Apoplex) fehlt der Tonus (= hypoton), und man spricht von **schlaffer Parese oder Plegie** (s. Schockphase).
- Ist die Muskelspannung bei gleichzeitiger Unbeweglichkeit (Widerstand gegen passive Bewegung) erhöht,

spricht man von einer tonisch geprägten **spastischen Parese oder Plegie (Spastik)**.

- **Klonus** wird als phasische Spastizität beschrieben (s. ► Abschn. 5.1.3, „Spastizität"). Wir sehen ihn auch als eine Art spinalen permanenten, unkontrollierten Wechsel zwischen pathologischem Tonus (Spastik) und fehlender Innervation.
- Eine Anspannung infolge fehlender Innervation auf der „gesunden" Körperseite bzw. mittels der „gesunden" Hemisphäre beschreiben wir als **kompensatorischen Tonus** (je hypotoner die betroffene Seite, desto höher die kompensatorische Anspannung der „gesunden").
- Bei noch vorhandener Restfunktion verwendet man in der Beschreibung häufig den Begriff der **„Parese"**. Sind keine Funktionen vorhanden, d. h. bei einem kompletten Funktionsverlust, spricht man von **„Plegie"**.

Die Tonussituation ermöglicht dem Therapeuten eine unmittelbare **Reflexion** seiner Arbeit. Ist ein spastischer Arm nach der Therapie detonisierter, entspannter oder besitzt ein hypotoner Patient nach der Therapie im physiologischen Sinn mehr Muskelspannung und Funktion, hat der Therapeut etwas Positives erreicht. Ist der Tonus nach der Therapie gleich oder gar schlechter, führt die Therapie in die falsche Richtung und sollte neu überdacht werden.

Bei einem spastischen Patienten liegt das Ziel in der Wiedergewinnung der Kontrolle enthemmter subkortikaler und spinaler Reaktionen, d. h. in der eigenständigen Tonusregulation. Der Patient (bzw. sein ZNS) muss lernen, durch eine Bahnung **physiologischer Bewegungen die Notwendigkeit pathologischer Tonuszustände zu minimieren und zu kontrollieren (Hemmung „durch" Bahnung)**. Gelingt diese Hemmung nicht, wird er bei jeder Aktivitätsanforderung wieder in sein spastisches Muster ziehen (s. auch ► Abschn. 3.6.4, „Spastizität", und 67090_4_ De_4_MOESM1_ESM). Um dabei das „Mögliche" und das „Unmögliche" zu verlangen, sind Kenntnisse der neuromuskulären Innervation unabdinglich.

3.6.1.2 Muskelinnervation

Ein Muskel besteht aus extrafusalen (kontraktile Elemente) und intrafusalen (Muskelspindel) Fasern. Seine letztendliche Funktion erreicht er jedoch erst durch die neuronale Innervation. Dabei unterscheidet man zwischen tonischer und phasischer Innervation/Anspannung. Bei uns gibt es jedoch keine rein tonisch und/oder rein phasisch innervierten Muskeln, da im Prinzip jeder Muskel der Haltungsbewahrung dient und zudem auch Bewegungen ausführt (wenn wir Gehen, sind z. B. alle Muskeln aktiv). Somit wird **jedes Gelenk** entsprechend seiner Schwerkraftausrichtung und Funktion über **tonische und phasische Muskelinnervation koordiniert**. Alle Gelenkspartner, die „eher" der **Haltungsbewahrung** dienen, d. h. **gegen die Schwerkraft** arbeiten, sind „eher" **tonische Muskeln** und die, die „eher" eine

3

Bewegung ausführen, „eher" **phasisch innervierte Muskeln** (s. ▸ Abschn. 5.1.3, Muskelfasertypen).

Die **tonische Innervation obliegt v. a. spinalen und sub-kortikalen (Hirnstamm) Zentren.** Entsprechend ist es die **evolutionär ältere, bei Geburt (sowie im Alter) dominie-rende Innervation.** Sie besitzt eine hohe Ausdauer bei eher geringen Spannungsvariablen (stereotyp). Sie dominiert v. a. am proximalen Ursprung des Muskels (i. d. R. breit-basiger und weniger beweglich) und kontrahiert den An-satz zum Ursprung. Bei zweigelenkigen Muskeln ist der proximale Gelenkspartner eher tonisch und der distale eher phasisch innerviert. Z. B. sind die Ischiokruralen proximal eher haltungsbewahrend tonisch (Hüftexten-sion stabilisierend) und distal eher phasisch aktiv (Knie-flexion bewegungsausführend).

Vor allem **(neo)kortikale Zentren innervieren phasisch.** Entsprechend entwickelt sich die **phasische, evolutionär jüngere** Innervation v. a. postnatal, d. h. im Zuge der sensomotorischen Hirnreifung bis hin zur ca. 3. Lebens-dekade. Sie zeigt eine **hohe Variabilität,** um unmittelbar auf die jeweilige Umweltanforderung zwischen feinen, leichten, harmonischen, aber auch schnellen, kraftvollen (Sprint) Bewegungsabläufen zu reagieren. Ab etwa dem 8. Lebensmonat, d. h. mit den ersten gestützten Steh-versuchen, bringt die aufgerichtete WS den Körper ins Lot. Das Becken wird stabiler, und entsprechend freier und dynamischer wird der Oberkörper (Schultern/Kopf). Etwa mit 2–3 Jahren tätigt das Kind phasisch geprägte Sprungübungen (Gummitwist/Himmel-Hölle etc., s. 67090_4_De_3_MOESM9_ESM unter https://doi.org/10.1007/978-3-662-62292-6_3). 3- bis 4-jährige Bal-letttänzerinnen bewegen sich noch eher (etwas) schlaksig, während sie mit zunehmenden Alter (16, 17 Jahre) grazi-ler werden. Ab etwa dem 18.–20. Lebensjahr laufen wir zur Höchstform auf. Das Alter der meisten Olympioniken liegt zwischen dem 20. und 30. Lebensjahr Mit etwa 30 verlieren wir jedoch wieder an phasischer Innervation (ab 31 = Fußball-AH) und damit an Muskelmasse (zu Beginn etwa 1 % pro Jahr – später mehr, v. a. bei Bewegungsman-gel). Die tonische (= Ausdauer) Innervation, d. h. eine gewisse Steifigkeit, gewinnt zunehmend an Bedeutung (Myogelosen/Triggerpunkte bis hin zu Kontrakturen)!

Um **Gelenk, Becken, Körper, Kopf im Lot** (Gleich-gewicht) zu halten, benötigen wir die Innervation/Koordination zwischen den **tonischen Haltemuskeln** (Haupteffektoren/Agonisten) und den **phasischen Gegen-spielern** (Antagonisten) als **Widerlager** (◪ Abb. 3.11b). Eine **muskuläre Dyskoordination** kann sich durch **to-nisch verspannte** und/oder **phasisch atrophierte Muskel-gruppen** zeigen (s. 67090_4_De_4_MOESM6_ESM). Um die Muskelkoordination nachhaltig zu verbessern, müssen wir das ZNS dazu führen, tonisch innervierte Muskelgruppen zu **detonisieren** (keine Notwendigkeit der Haltungsbewahrung!), um letztendlich die phasische Innervation zu ermöglichen = **aktivieren** und dies so all-tagsrelevant wie möglich!

Solange der tonische Muskel an- bzw. verspannt ist, hemmt er reziprok seinen phasischen Gegenspieler (der zunehmend atrophiert). Die phasische Muskel-innervation besitzt eine geringere Ausdauer und führt relativ schnell schlaffen Spannungszuständen. Wer schon mal länger, z. B. in der Klinik, das Bett hüten musste, spürte, wie schnell die phasische Muskulatur atrophierte – aber ebenso rasch nach der Bettruhe mit zunehmender Mobilität wieder zurückkam!

Solange der tonische Muskel an- bzw. verspannt ist, innerviert das ZNS nicht phasisch (das wäre nicht ökonomisch!). Verliert ein phasischer Muskel an Funktion (z. B. M. iliopsoas), so übernimmt dies der (evolutionär ältere) tonische Synergist (z. B. M. rec-tus femoris). Dies ist jedoch stets mit seiner Funktion als Haupteffektor verbunden. Bei zweigelenkigen Muskeln dominiert (verspannt) dabei zunehmend der tonische Anteil!

In der unteren Extremität/Fuß wird die Ferse z. B. beim Stehen eher tonisch innerviert, die pha-sisch adaptive ausgleichende Innervation erfolgt vielmehr über den medialen Fußballen. Dominiert die enthemmte tonische Innervation, wie z. B. bei der spastischen Hemiplegie, so tendiert der Fuß in die Spitz- bzw. Sichelfußstellung (= Extension und Supination im Sprunggelenk). Daher bevorzugen Betroffene mit einer Hemiparese i. d. R. eher das Bergaufgehen (= Fersenbelastung) anstelle des Berg-abgehens (= eher pronierte, adaptiv ausgleichende Vorfußbelastung).

Vorab muss der tonische Muskel(-Anteil) ge-dehnt, mobilisiert etc. = **detonisiert** werden, um den phasischen Gegenspieler als Effektor zu innervieren!

Die reine Detonisierung, Dehnung, Massage ist dabei nur die halbe Miete! Um eine Nachhaltigkeit zu erzielen, müssen wir den Grund der An- bzw. Verspan-nung minimieren, d. h. den phasischen Gegenspieler aktivieren – und dies so alltagsnah wie möglich!

3.6.1.3 Tonisch-phasische Innervation – Funktionelles Alltagstraining (F.A.T.)

Wie schon in ▸ Kap. 1 erwähnt, benötigen wir für eine leichte, harmonische Alltagsbewegung die permanent adaptierende tonisch-phasische Innervation von ca. 652 Skelettmuskeln. Dennoch werden nun gewisse Muskeln beschrieben, die als Haupteffektoren beispielhaft eine fehlende kompensatorische und/oder pathologisch ent-hemmte Innervation widerspiegeln.

M. iliopsoas

Der **M. iliopsoas** hat (im F.A.T.) eine fundamentale Bedeutung (◪ Abb. 3.11d). Durch seine **ventral phasi-sche Verankerung der LWS-Lordose** hält er den (Ober-)

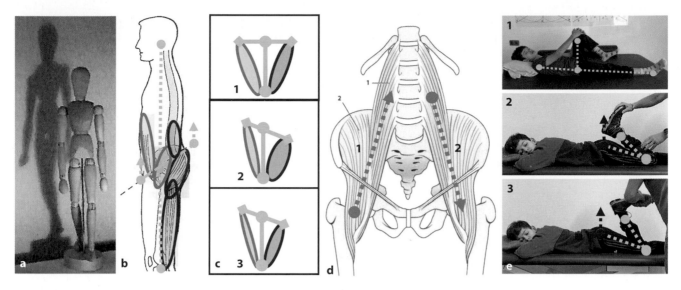

Abb. 3.11 **a** Tonus = Schatten der Bewegung; **b** lotgerechtes Stehen; **c** muskuläre Koordination vs. Dyskoordination; **d** M. iliopsoas; **e** Lorenz mit einer Kontraktur des M. rectus femoris. (**b** und **d** aus Wottke 2004)

Körper/Kopf im Sitz, Stand und Gehen sagittal im Lot (■ Abb. 3.11d2). In der Literatur wird er meist als tonischer Haltemuskel beschrieben und ursächlich für eine **Hüftbeugekontraktur** verantwortlich gemacht. Einiges spricht jedoch dafür, ihn eher **phasisch** zu klassifizieren (s. 67090_4_De_3_MOESM7_ESM unter https://doi.org/10.1007/978-3-662-62292-6_3).

Phasische Gründe:

- Als Haupteffektor ist er der Hüftflexor = phasischer Bewegungsmuskel (■ Abb. 3.11d1).
- Er verankert ventral, im Zuge der postnatalen Reifung, die LWS in ihrer physiologischen Lordose als Basis des Körperlots = zieht **phasisch** den Ursprung zum Ansatz – einer der letzten evolutionären und/ oder postnatalen Schritte zum aufrechten Sitz/Stand (s. ■ Abb. 3.6a2 zu 3).
- Er bildet die ventral sagittale Verankerung = Voraussetzung der frontal lateralen Beckenstabilität (s. M. gluteus medius) = Rotationsgang.
- Was sich zuletzt postnatal mit der Hirnreifung entwickelt, verliert i. d. R auch als erstes wieder seine Funktion im Zuge einer entsprechenden neuronalen Schädigung (s. ■ Abb. 3.6b–i).
- Verliert ein phasischer Haupteffektor seine Funktion, so übernimmt dies der tonische Synergist, und dies zeigt sich nach unserer Erfahrung im proximalen M. rectus femoris.
- Bei den meisten Hemiplegikern palpieren wir z. B. im SV auf der betroffenen Seite, Höhe Nabel – medialer Beckenrand, eher zu wenig Spannung (schlaff) anstelle einer Verspannung.

Für den aufrechten Sitz wird das Becken ventral, v. a. durch den M. iliopsoas (Hüftbeuger), in der ventralen Beckenkippung gesichert. Verlieren wir diese Sicherheit,

so fällt das Becken zurück (= Rundrücken, ■ Abb. 3.6b– i), was im Sitz meist mit einer kompensatorisch verspannten Hyperkyphose der BWS und Hyperlordose der HWS einhergeht und v. a. langfristig zu einer proximalen Verkürzungen der Ischiokruralen führt. Bei Lorenz (12 Jahre, ICP) fehlt in ■ Abb. 3.6e diese Verankerung (bei kontraktem M. iliopsoas wäre dies nicht möglich!). Zudem wurde bei ihm auch eine Beugekontraktur im M. iliopsoas beschrieben. In ■ Abb. 3.11e1 winkelt Lorenz sein Bein maximal an, wobei im angewinkelten Bein die tonische Verspannung der Ischiokruralen das Bewegungsausmaß in die Hüftflexion begrenzt (■ Abb. 3.11e1). In Bauchlage hingegen fehlt die phasische Aktivität der Ischiokruralen, um die Knie anzuwinkeln (■ Abb. 3.11e2–3). Wir sehen in ■ Abb. 3.11e1 jedoch keine Verkürzung des M. iliopsoas (rechtes Knie müsste sich abheben), während wir in der Bauchlage bei einer endgradigen Bewegung „Fuß Richtung Gesäß" = Dehnung M. rectus femoris beidseitig (bei Hemiplegikern v. a. im betroffenen Bein) eine Beckenretraktion (Hüftflexion) und Hyperlordose der LWS sehen. Der distal gesetzte Stretch führt zur Annährung proximaler tonisch verspannter Strukturen. Um nun den aufrechten Sitz (vs. Rundrücken) zu ermöglichen, sollten v. a. die proximalen Ischiokruralen detonisiert und der M. iliopsoas aktiviert werden (= Beckenkippung/Rumpfaufrichtung/Körperlot s. 67090_4_De_11_MOESM1_ESM). Um den Stand und Rotationsgang (vs. Hohlkreuz) zu verbessern, sollte vielmehr der (proximale) M. rectus femoris detonisiert und der M. iliopsoas aktiviert werden! ■ Abb. 3.5b zeigt z. B. Herrn H. (Hemiplegie rechts) im Sitz. Er holt sich u. a. Sicherheit in den Beinen, indem er sein rechtes Bein über das linke führt. Im rechten betroffenen Bein arbeiten nun die dorsalen Ischiokruralen (v. a. distal phasisch), die reziprok ventral den M. rectus femoris detonisieren, was

3

man im M. rectus femoris palpieren kann. Nun bewegt Herr H. langsam gewichtsverlagernd seinen Oberkörper nach dorsal links = phasisch exzentrische Aktivität des M. iliopsoas rechts und wieder phasisch konzentrisch zurück (Oberschenkel ist Punctum fixum, um den sich der Oberkörper (WS) bewegt).

M. trapezius pars descendens

Wie schon beschrieben wurde und noch beschrieben wird, ist der **M. trapezius pars descendens** einer der reaktivsten Muskeln bei vegetativen, physischen und psychischen Stresssituationen. **Tonisch** führt er zur **HWS-Lordose** (enthemmt löst er das Extensionsmuster bis in die Wade/Zehen aus) und hebt die Schultern. **Phasisch** hält er unseren Kopf während des Alltagsgeschehens durch feinste Justierfunktionen (**Equilibriumsreaktionen**) im **Lot**. Eine permanente An- bzw. Verspannung führt zu Myogelosen, Triggerpunkten und zunehmender Versteifung. Je mehr dies geschieht, desto unökonomischer die Bewegung und desto mehr hängt der Körper am Kopf.

> **Wichtig**
>
> Bei Geburt kontrahiert der M. trapezius pars descendens noch überwiegend beidseitig, um z. B. in Bauchlage den Kopf anzuheben und zur Seite zu drehen. Entsprechend der Hirn- bzw. Hemisphärenreifung lateralisiert auch er sich zunehmend. Durch seine phylogenetische Entwicklung vom Kiemenmuskel zu einem der ersten Haltemuskeln des Kopfes war er phylogenetisch sehr früh für die tonische Haltungsbewahrung verantwortlich. Mit der Aufrichtung und zunehmender Beckenstabilität wurde er jedoch frei, um selbst bei sehr hoher Anforderung wie z. B. bei einem Sprint den Kopf phasisch gegen den rotierenden Körper im Lot zu halten. Eine andauernde physische und/oder psychische Stresssituation führt jedoch zunehmend zur tonischen An- bzw. Verspannung. Auch bei psychischen Krankheitsbildern, wie z. B. Sucht- und Zwangsstörungen, Phobien etc., besteht eine hohe Anspannung. Bitten wir den Betroffenen, vor uns Platz zu nehmen, und legen wir unsere Hände auf beide Schultern. Nun soll der Betroffene die rechte (linke) Schulter anziehen, und wir spüren auch eine Kontraktion in der linken (rechten) Schulter.
>
> Jeder Leser kennt sicherlich auch eine Person mit Spannungskopfschmerz und/oder Migräne. Bitten wir diese Person, wieder vor uns sitzend, tief einzuatmen, so fühlen wir auch hierbei eine beidseitige hohe Anspannung. Der Muskel besitzt die höchste Rezeptorendichte der Haltemuskulatur und gibt uns daher unser Körpergefühl. Je verspannter der Muskel, desto schlechter fühlen wir uns und desto unharmonischer sind unsere Bewegungen. Die Physis und die Psyche hängen somit unmittelbar zusammen.
>
> Der M. trapezius pars descendens wird über den XI. Hirnnerv innerviert (= Hirnstamm). Das heißt, der

typische Medianinfarkt i. d. R. (neo)kortikal Betroffener kann diese subkortikale Innervation zur Haltungsbewahrung (dann jedoch eher fixierend) nutzen! Diese enthemmte Kontraktion aktiviert jedoch fortlaufend ein Extensionsmuster bis in die Wade/Supination – Zehen/Spitzfuß. Daher beginnen wir die physiologische Gewichtsübernahme im Stand i. d. R. mit der ventralen (geschlossen) Kette (◨ Abb. 3.7e–h; 3.8c1–3, 3.9c1–3, 3.13a1–5 und b1–4). Das ventrale Widerlager erleichtert die Kontrolle kompensatorischer und/oder enthemmter Reaktionen der dorsalen Muskelgruppen.

Die Innervation des XI. Hirnnerven (N. accessorius – Anspannung Nacken) hemmt wiederum reziprok den X. Hirnnerven (N. vagus), der u. a. für Regeneration, Erholung und Selbstheilung verantwortlich ist!

M. gluteus medius

Neben dem M. trapezius pars descendens spielt der **M. gluteus medius** v. a. beim Gehen (Rotationsgang) eine weitere elementare Rolle.

■ Stand und Gang

Der aufrechte Stand ist ein Muster der Extension. Wenn sich dabei unser Körperschwerpunkt (KSP; ca. Th6–Th8) innerhalb der Standfläche befindet, sprechen wir vom Körperlot (Linie zwischen Ohr/Schulter, Becken und Fuß). Dorsale (Ausnahme Kniestrecker), eher agonistische Haltemuskeln und ventrale, eher antagonistische Bewegungsmuskeln als Widerlager befinden sich im Gleichgewicht (◨ Abb. 3.11b und c1). Die Ferse liefert (ähnlich der Handwurzel) als physiologischer Referenzpunkt dem RM/ZNS automatisierte, sensible Daten über den Kontakt zum Boden. Der **M. gluteus medius** bildet den Casus knacksus für den Rotationsgang. Im Stand stabilisiert er **tonisch**, indem er den Trochanter (Ansatz) isometrisch zum Becken (Ursprung, ◨ Abb. 3.12a2) spannt. Verlagert sich der KSP nach **ventral**, z. B. bei Gewichtsvorverlagerung für das Gehen, auf den „medialen" Fußballen, so kommen phasische Anteile im Sinne der positiven Stützreaktion hinzu (◨ Abb. 3.12b1–2). Eingebunden in automatisierte Programme des RMs erfolgt die physiologische Innervation der Standbeinstabilität. Durch die weitere **frontale** Gewichtsverlagerung auf den medialen Vorfuß des Standbeines wird das kontralaterale Bein frei und schwingt mit dem Standbeinbecken im Sinne des gekreuzten Streckreflexes (Standbeinstabilität verstärkend) leicht und locker nach vorn (◨ Abb. 3.8b1–2).

Um das Absinken des Schwungbeinbeckens zu verhindern, zieht der **M. gluteus medius (zusammen mit dem M. gluteus minimus)** dabei das **Standbeinbecken phasisch zum Trochanter** (◨ Abb. 3.12c1–2, s. 67090_4_De_4_MOESM2_ESM sowie den Download zu den Anleitungen „Eigenübung zum Standbein", „Eigenübung zur Standbeinphase" und „Eigenübung zum Einbeinstand" unter https://doi.org/10.1007/978-3-662-62292-6_3).

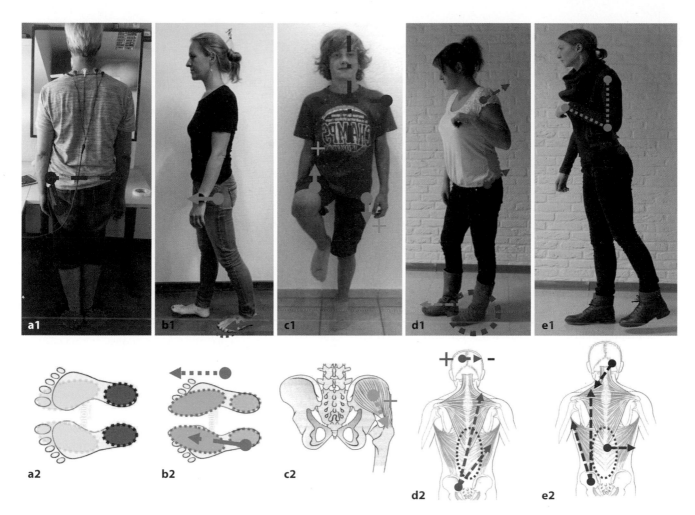

Abb. 3.12   a1 Tonischer Stand mit Fersenkontakt **a2**; **b1** phasisches Gehen mit medialer Vorfußbelastung (s. pos. Stützreaktion) über die physiologische Fußlängsachse **b2**; **c1** phasischer Einbeinstand mittels phasischer Aktivität des M. gluteus medius **c2**; **d1** Verlust des Körperlots/phasische Standbeinstabilität (Beckenretraktion) mit kompensatorischer Anspannung der kontralateralen Rücken- und Nackenmuskulatur **d2**; **e1** kompensatorisches Nach-vorn-Heben des betroffenen Schwungbeines (Zirkumduktion vs. physiologischer Schwungbeinphase) mittels ipsilateraler Rumpf- und Schultermuskulatur **e2**. (Aus Haus et al. 2020)

Roter Faden

Die phasische Standbeinstabilität des M. gluteus medius entwickelte sich quasi in den letzten 5 Minuten der Phylogenese – d. h. von Lucy dem Affenmenschen (v. ca. 4 Mio. Jahre, s. ◻ Abb. 11.1c) mit retrahiertem Becken und Passgang bis heute zum aufrechten Stand (ventrale Beckenverankerung) und Rotationsgang des Homo sapiens!

Das ventral verankerte (s. oben, M. iliopsoas), aufgerichtete Becken (Stand im Lot) setzt den M. gluteus medius in einen „physiologischen Stretch" (ähnlich einer gespannten Feder), der ihm die phasische Standbeinkontraktion ermöglicht (Becken zieht zum Trochanter)! Sowohl bei Beckenhebung (◻ Abb. 8.42c, 3.6c und e–i, Rundrücken) als auch bei Beckensenkung (◻ Abb. 3.6d, 3.7a2, Hohlkreuz) rücken Ursprung und Ansatz des Muskels zusammen, und der natürliche Stretch, d. h. die Standbeinstabilität geht verloren.

Pathologische Muster Wir bitten den Hemiplegiker, in Rückenlage (RL) sein betroffenes Bein anzuwinkeln. Der (enthemmte) M. gluteus medius arbeitet tonisch und zieht das Bein in einer Massensynergie (s. ▶ Abschn. 3.5.8) aus proximalen am Hüftgelenk eingeleiteter Flexion, Außenrotation und Abduktion im Flexionsmuster zur Hüfte.

▶ Beispiel

Selbsterfahrung Physiologie vs. Pathologie: Um ein Gefühl für die Physiologie zu bekommen, bitten wir eine gesunde Person, sich vor uns zu stellen, und palpieren seitlich dorsal, etwas unterhalb des lateralen Beckenkamms (ca. Muskelbauch zwischen dem M. gluteus maximus und medius) rechts. Nun bitten wir die Person, einen leichten, lockeren Schritt mit dem linken Bein nach vorn zu tätigen. Wir spüren (fast) keine Retraktion/Beckenkippung

3

nach dorsal rechts (gerne nochmal mit der anderen Seite wiederholen)! Nun bitten wir den Betroffenen, mit seinem betroffenen Bein einen Schritt nach vorn zu tätigen, und palpieren dabei am „gesunden" Becken. Auch hierbei ist relativ wenig zu spüren.

Nun bitten wir den Betroffenen, mit seinem „gesunden" Bein einen Schritt nach vorn zu tätigen, und fühlen (selbst bei eher leicht Betroffenen) ein dorsallaterales Kippen/Einknicken des Beckens zur betroffenen Seite (in der Literatur wird häufig: „Kippung zur gesunden Seite" beschrieben?).

Beim selben Betroffenen hat somit der M. gluteus medius in RL viel zu viel (tonische) Spannung, während beim Gehen die phasische Standbeinstabilität nahezu gänzlich fehlt!

Das ventral gesicherte und lateral stabilisierte Becken verlagert das Körpergewicht während der Standbeinphase auf die funktionelle Fußlängsachse (■ Abb. 3.12b2). Ein Verlust der ventralen Verankerung/Sicherheit führt zur Beckenretraktion und fortführend zur Supination/Inversion im Sprunggelenk, was wiederum die Spastik verstärkt (Circulus vitiosus, s. ■ Abb. 3.12d,e).

Allein schon die tonisch-phasische Innervation (vom Stehen zum Gehen) des M. gluteus medius beschreibt die Komplexität, die unser ZNS zu jeder Sekunde unseres Tuns leisten muss. Bezieht man dies auf 652 Muskeln, die reziprok im permanenten Wechsel entsprechend der Schwerkraft, Umwelt und unseren Handlungen agieren, ist es nur ein Hauch dessen, was unser ZNS im Gesamten leistet.

Die Beübung bestimmter Gelenke (Flexion/Extension) und/oder ein (Agonisten-)Training bestimmter Muskeln kann diese Komplexität nicht widerspiegeln. Das heißt, um zu sitzen, müssen wir sitzen, um zu stehen, müssen wir stehen, und um zu gehen, müssen wir gehen, und dies so alltagsrelevant wie möglich!

Nach einer neurologischen Schädigung (Apoplex, SHT, MS-Schub etc.) „reorganisiert" sich das ZNS entsprechend seiner vorhandenen Ressourcen. Bewegungen „ohne" Schwerkraft mit Hilfsmitteln wie Schienen/Gehstöcken etc. können zwar eine gewisse Selbständigkeit ermöglichen; da sich jedoch Sensibilität und Motorik verändern, erfolgt dies meist zum Preis (möglichst) physiologischer Bewegung.

Das ZNS lernt etwas anderes „wieder"!

Es ist daher mit dem Betroffenen und im therapeutischen Team abzuwägen, welches Ziel im Vordergrund steht – die (möglichst) normale Bewegung oder die (unmittelbare) maximale Selbständigkeit. ◄

■ **Hemiplegie/Pathologie des Standbeins**

Infolge einer kortikalen Schädigung, z. B. durch einen Mediainfarkt, dominieren häufig (wieder) kranial (s. M. trapezius pars descendens) eingeleitete Extensionsmuster. Die phasische ventrale Beckenverankerung geht verloren und das Standbeinbecken retrahiert

(■ Abb. 3.12d1, Szene nachgestellt). Das Extensionsmuster führt im Bein zum Aufsetzen mit Supination/Spitzfuß, die enthemmte positive Stützreaktion verstärkt die Streckspastik, womit die Standbeinsicherheit verloren geht (Circulus vitiosus)! Das ZNS (gesunde Hemisphäre) korrigiert dies über die kompensatorische Anspannung des M. trapezius pars descendens und den M. latissimus dorsi der gesunden Seite (■ Abb. 3.12d2) – je unphysiologischer, desto mehr!. **Die kompensatorische Aktivität der „gesunden" Hemisphäre hemmt reziprok die Aktivität der betroffenen Hemisphäre = Circulus vitiosus.**

■ **Hemiplegie/Pathologie des Schwungbeins**

Die Schwungbeinphase auf der betroffenen Seite kann nicht mehr reaktiv über einen Dehnreiz der gestreckten Hüfte (RM) eingeleitet werden, und das (schwere/verspannte) Becken/Bein muss durch eine tonische Anspannung des ipsilateralen **M. latissimus** nach vorn gehoben werden (■ Abb. 3.12e1–2, Szene nachgestellt).

M. latissimus dorsi

Im Zuge der sensomotorischen Entwicklung arbeitet der M. latissimus dorsi, der flächenmäßig größte Muskel des Menschen, etwa ab dem 4.–6. Lebensmonat eher tonisch und ermöglicht dem Kleinkind das Schwimmen/Flieger gegen die Schwerkraft. In Bauchlage (BL) werden Kopf und Extremitäten von der Unterstützungsfläche (USF) abgehoben. In der weiteren Hirnreifung, etwa ab dem 4. Lebensjahr, nutzt der M. latissimus dorsi seinen breiten Ursprung (Becken und LWS/BWS) als Punctum fixum, um an seinem Ansatz (proximaler Humerus) große Kräfte zu entfalten. Wir können schwere Kisten heben, Klimmzüge ausführen etc. Am Becken selbst ist er jetzt nur noch synergistisch aktiv.

Werden diese postnatal entwickelten Zentren geschädigt (s. oben), so greift das ZNS auf entwicklungsgeschichtlich frühere Aktivitäten zurück. Wie oben beschrieben, hebt der M. latissimus dorsi infolge einer fehlenden Schwungbeinphase (■ Abb. 3.12e) kompensatorisch das Becken/Bein nach vorn, wobei er wieder **Punctum fixum und mobile wechselt.** Seine kompensatorische Aktivität bedingt jedoch immer seine Funktion als Haupteffektor = Innenrotation/Adduktion/Retroversion Schultergelenk (SG). Das heißt, er stabilisiert oder besser fixiert sich vielmehr für die proximale Bewegungsausführung (Punctum mobile) an seinem distalen Ansatz (Punctum fixum), was mit dem entsprechenden Beugemuster im betroffenen Arm einhergeht!

▶ **Beispiel**

Selbsterfahrung Physiologie vs. Pathologie: Um ein Gefühl für die Physiologie zu bekommen, bitten wir eine gesunde Person, sich vor uns zu stellen, und palpieren beidseitig entlang der LWS an den Muskelbäuchen des M. latissimus dorsi. Nun bitten wir die Person, abwechselnd leichte, lockere Schritte zu tätigen. Wir spüren i. d. R. keine Anspannung und kraniale Beckenhebung! Nun bitten wir den Betroffenen, mit seinem „gesunden" Bein einen Schritt nach vorn zu tätigen, und palpieren dabei am „gesunden" M. latissimus dorsi. Auch hierbei ist relativ wenig zu spüren.

Nun bitten wir den Betroffenen, mit seinem „betroffenen" Bein einen Schritt nach vorn zu tätigen, und fühlen (selbst bei eher leicht Betroffenen) eine Anspannung und Hebung des betroffenen Beckens. Entsprechend zeigt sich auch der Muskelbauch auf der betroffenen Seite meist hypertroph. In der oberen Extremität können wir die „gesunde" Hand bei am Rumpf anliegendem gebeugtem Ellbogen leicht nach außen führen (Außenrotation SG), während dies auf der betroffenen Seite nur sehr bedingt möglich ist (SV). Erschwert wird dies bei Hyperkyphose der BWS (Lot-Verlust) und/oder beim Vorheben des betroffenen Beines.

Mit jedem Schritt, den der Betroffene mittels M. latissimus dorsi nach vorn setzt (bei Hemiparese/-plegie eher die Regel statt der Ausnahme!), zieht er seinen betroffenen Arm ins Beugemuster! Therapieansätze, die sich daher rein auf die obere Extremität/Hand und Finger beschränken, d. h. ohne Berücksichtigung der beschriebenen Becken-/WS-/Stand- und Schwungbeinfunktionen, sollten vielleicht nochmals eingehend überdacht werden! ◄

Therapiebeispiele

> **Roter Faden**
>
> Je hypotoner die betroffene Seite, desto höher die kompensatorische Anspannung der „gesunden".

Herr W. (81 Jahre) erlitt vor knapp 6 Monaten einen Mediainfarkt rechts mit hypotoner Hemiplegie links.[5]

In ◘ Abb. 3.13a1–5 stützt er sich auf die Stuhllehne, womit er die ventral geschlossene Kette aktiviert und damit die dorsale Entspannung erleichtert (– gelockerte Schultern palpierbar).

■ **1. Schritt**

Herr W. lässt sein „gesundes" rechtes Knie locker fallen, **ohne sein Körperlot zu verlieren** (◘ Abb. 3.13a1), d. h. „ohne" Beckenretraktion (links) = **Reduktion kompensatorischer Anspannung rechts und automatisierte Standbeinstabilität li**! Fazilitierend wird dabei dorsal am Gesäß sowie die Rumpfaufrichtung ventral Höhe Sternum (Th4–Th8) unterstützt und das Körperlot über der funktionellen Fußlängsachse stabilisiert (Ferse = Wahrnehmung/media-

---

5 Bei Linksbetroffenen (rechte Hemisphäre) sind Probleme der räumlichen Beziehung (Raum-Lage) häufig stärker ausgeprägt. Der Betroffene neigt dazu, sein Körpergewicht auf die linke betroffene Seite zu verlagern (s. Pusher, ◘ Abb. 2.9c), da er sich re. besser (bewusster) stabilisieren kann. Fehlt nun die entsprechende Stützfunktion, so besteht ein erhöhtes Sturzrisiko.

ler Vorfuß = positive Stützreaktion, s. oben). Zudem wird mittels dezenter Palpation an der „gesunden" Schulter die kompensatorische Anspannung kontrolliert.

Gelingt Herrn W. die Gewichtsübernahme, so schließt er seine Augen und wiederholt die Lockerung des rechten Knies. Im beidseitigen Stand, d. h. in kurzen Pausen, kann dann immer wieder ein Objekt im Raum (Raum-Lage) mit den Augen fixiert werden und dabei der Kopf locker und leicht v. a. nach links, aber auch zu beiden Raumhälften rotiert werden (Blickfixation, Visuomotorik III., IV. und VI. Hirnnerv).

> **Roter Faden**
>
> Die „gesunde" Seite wird bewusst gelockert, zur erfolgreichen Umsetzung muss das ZNS das betroffene Bein „automatisiert" (= Alltagstransfer) stabilisieren.
>
> **Je (bewusst) lockerer, freier das „gesunde" Bein (Schulter), desto automatisiert stabiler das betroffene Bein (Becken).**
>
> Jede harmonisch ausgeführte Bewegung wird mit geschlossenen Augen wiederholt! Durch den Lidschluss schalten wir die Sensorik aus und steigern die sensible Verarbeitung = Sensomotorik.
>
> Selbst bei Betroffenen, die keine sensiblen Einschränkungen zeigen, fällt die Bewegungsausführung ohne Visuskontrolle zu Beginn sehr schwer = Zeichen einer eingeschränkten (automatisierten) sensiblen Empfindung im Bewegungsablauf!
>
> Das (betroffene) Standbeinbecken bewegt sich während der Standbeinphase, den Oberkörper (WS) im Lot haltend, (langsam) nach ventral, während die Schwungbeinphase möglichst reaktiv erfolgen soll! Betroffene setzen i. d. R. das „gesunde" Bein (Seite) bewusst vor, worauf das betroffene Standbeinbecken (Seite) in die „Retraktion" (= Hüftflexion) zieht und an Stabilität bzw. der Oberkörper sein Lot verliert! Verstärkt wird diese Reaktion, wenn mangels Sicherheit (Stress) das „gesunde" Schwungbein zu schnell und kurzschrittig vorgesetzt wird.
>
> Beim normalen Gehen gleitet das Standbeinbecken über den medialen Vorfuß, worauf spinal mittels positiver Stützreaktion eine Standbeinstabilität erfolgt. Mit der weiteren Beckenvorverlagerung und zunehmender „Hüftextension" erfolgt reaktiv (spinal, s. auch ◘ Abb. 3.8b1) eine totale Entspannung = Wechsel zur Schwungbeinphase. Das Knie kann locker und leicht nach vorn schwingen.
>
> Bei Beckenretraktion (Hüftflexion, s. oben) fehlt diese reaktive Einleitung der Schwungbeinphase. Aus der positiven Stützreaktion wird der positive Stützreflex! Um nun die nachhaltige pathologische Anspannung zu lösen, knicken die Betroffenen häufig mit dem „gesunden" Knie ein, was wiederum das Abheben bzw. Vorschwingen des betroffenen Beines noch

3

weiter erschwert. Der Betroffene muss den Wechsel zwischen Anspannung bei Vorfußbelastung und darauffolgender totaler Entspannung „wieder" erlernen (◘ Abb. 3.13a2–4). Je lockerer das betroffene Knie nach vorn fällt, desto physiologischer schwingt auch der Fuß nach vorn, um mit Fersenkontakt wieder aufzusetzen. Zu hoher Tonus bewirkt hingegen ein „bewusstes" Vorsetzen mit Supination und Belastung der Fußaußenkante. Hieraus resultieren nicht selten ein Ein- bzw. Umknicken im Sprunggelenk (Traumata), sowie die Verstärkung des Extensionsmusters.

Wege zum physiologischeren Gehen, von der Standbein- zur Schwungbeinphase:

Aufbau einer Standbeinsicherheit, damit das „gesunde" Bein über das „betroffene" Standbeinbecken (Hüftextension) sicher und langsam nach vorn schwingt (s. 67090_4_De_2_MOESM4_ESM und Download 67090_4_De_3_MOESM13_ESM unter https://doi.org/10.1007/978-3-662-62292-6_3),

— mittels Hüftextension im betroffenen Standbein reaktiver Wechsel zwischen Standbeinstabilität und Schwungbeinmobilität im betroffenen Bein (je lockerer das betroffene Bein/Knie/Wade, desto physiologischer schwingt der Fuß nach vorn, s. Download 67090_4_De_3_MOESM11_ESM),

— lockeres Vorschwingen des betroffenen Knies bzw. Fußes,

— Aufsetzen mit Fersenkontakt (Wahrnehmung) Becken- bzw. Gewichtsverlagerung auf den medialen Vorfuß = positive Stützreaktion und erneutes Standbein.

Die Downloads finden Sie unter https://doi.org/10.1007/978-3-662-62292-6_3.

■   **2. Schritt**

Herr W. stellt in ◘ Abb. 3.13a2 sein lockeres rechtes Bein in Schrittstellung nach vorn und führt sein linkes Becken (möglichst im Lot) etwas nach dorsal, bis sich die Zehen rechts heben = **Fersenkontakt/Wahrnehmung und tonische Stabilität links.** Dabei aktiviert er die **ventrale Verankerung** in der linken Hüfte/Becken (s. auch ◘ Abb. 3.11b–d).

Je leichter sich die Zehe im „gesunden" Bein anheben, desto stabiler die sagittal ventrale Verankerung links als Voraussetzung der frontal lateralen Beckenstabilität.

Aufbauend erfolgt nun ein stetiger Wechsel zwischen rechtem und linkem Standbein (bis sich die Zehen rechts immer wieder leicht anheben). Zur Automatisierung richtet Herr W. seinen Fokus auf eine Uhr mit Sekundenzeiger und versucht, alle 4/3/2 s die rechten Zehen (mittels dorsaler Beckenverlagerung links) anzuheben. Steigerung s. oben, geschlossene Augen. Zu Beginn, eine entsprechende Sicherheit vorausgesetzt, gelingt es meist besser, bei entsprechend großer Schrittstellung die Zehen rechts anzuheben (◘ Abb. 3.13a2). Das ventrale Widerlager/

Verankerung liegt v. a. im proximalen Becken. Mit zunehmendem ventralem Kompetenzgewinn links nähert sich dann der rechte Fuß zur Zehenhebung (Schritt für Schritt) dem linken Fuß, bis er möglichst parallel steht. Die Zehenhebung rechts wird zunehmend mehr distal, d. h. über das komplette linke Bein gesichert. Optimal wäre ein beidseitiges Anheben der Zehen (= Fußheber links), was aber je nach Symptomatik i. d. R. eher sehr spät der Fall ist.

■   **3. Schritt**

Bei angehobenen rechten Zehen (= lockeres rechtes Bein, ◘ Abb. 3.13a2) setzt Herr W. mittels dorsaler Beckenverlagerung links seinen freien rechten Fuß langsam (reaktiv) in Schrittstellung zurück (◘ Abb. 3.13a3) und wechselt wieder zum Standbein rechts. Das linke Bein wird frei und kann sich etwas erholen. Herr W. führt nun sein **linkes Becken nach ventral** über den medialen Fußballen (= positive Stützreaktion) und lässt sein **rechtes Knie wieder locker** zum linken fallen (◘ Abb. 3.13a3).

Je lockerer das rechte „gesunde" Knie fällt, desto stabiler das linke betroffene Standbeinbecken (und umgekehrt = laterale Beckenstabilität links, s. ◘ Abb. 3.12b) als Voraussetzung für den Wechsel vom Stand- zum Schwungbein links!

Es folgt der Wechsel zwischen dorsaler (rechtes Standbein) und ventraler (linkes Standbein) Gewichtsverlagerung. Um die Standbeinstabilität links zu verstärken, koppelt Herr W. die Zehenhebung und das lockere Fallenlassen des Knies rechts miteinander.

Das ZNS braucht etwas Zeit, um die Standbeinstabilität im betroffenen Bein adäquat zu innervieren! Daher wird zuerst das rechte gesunde Knie gelockert = Standbein links, erst dann erfolgt mittels ventraler Gewichtsverlagerung links der rechte „gesunde" Schritt (reaktiv) nach vorn. Ebenso heben sich bei der Dorsalbewegung vorab die rechten Zehen = Standbein links – erst dann erfolgt mittels dorsaler Gewichtsverlagerung des linken Beckens (Oberkörper im Lot haltend) der Schritt rechts (reaktiv) zurück!

Aus der Schrittstellung ◘ Abb. 3.13a2 bewegt Herr W. nun sein linkes Becken etwas nach dorsal – hebt die Zehen rechts an, setzt dann den rechten Fuß zurück, um zum Standbein rechts zu wechseln. Nun lässt er wieder mittels ventraler Beckenverlagerung links das rechte Knie locker fallen (◘ Abb. 3.13a3) und schwingt wieder das rechte Bein locker und leicht nach vorn. Mit zunehmender Sicherheit links erhöht sich die Bewegungsgeschwindigkeit rechts (s. oben, mit geschlossenen Augen/Uhr etc.).

■   **4. Schritt**

Aufbauend auf die Standbeinstabilität links erfolgt die Einleitung der Schwungbeinmobilität links. Herr W. stellt seinen rechten Fuß wieder in Schrittstellung nach vorn und verlagert sein Becken vom linken auf das rechte Standbein. Im Zuge der Gewichtsübernahme rechts und Hüftextension links lässt Herr W. sein **linkes Knie möglichst locker** mit der Schwerkraft zum rechten Knie fallen

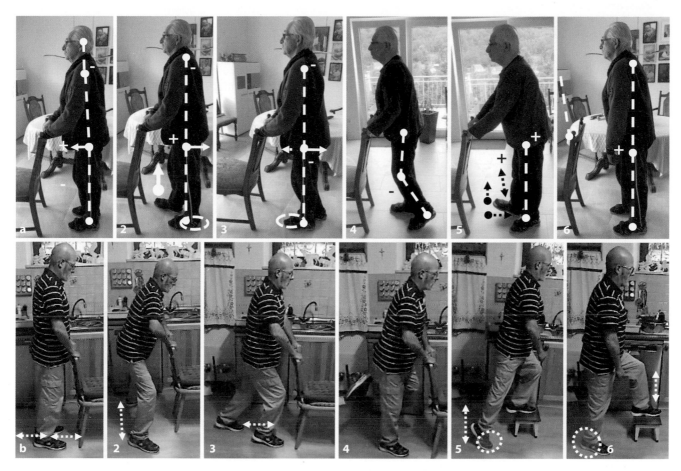

Abb. 3.13   **a1** Herr W. hypotone Hemiparese links – Stand mit ventraler Unterstützung; **a2** Fußhebung rechts durch ventrale Verankerung links; **a3** lockeres Knie rechts = Standbein links; **a4** Vorbereitung vom Standbein zum lockeren Schwungbein; **a5** Wechsel zwischen Zehenhebung und Schwungbein nach hinten bzw. lockeres Knie und Schwungbein nach vorn rechts = Standbein links; **a6** freier lotgerechter Stand;   **b1** Herr G. Hemiparese rechts, Vorfußbelastung und sagittal dorsale und ventrale Sprungbereitschaft; **b2** Sprünge in Ab- und Adduktion; **b3** alternierende Sprünge; **b4** Sprünge mit tonisch-phasischem Wechsel der Ischiokruralen; **b5** Zehenstand/Einbeinsprung bei phasischer Vorfußbelastung; **b6** tonische Standbeinstabilität mit Fersenkontakt rechts bei lockerem Bein links (Einbeinstand rechts)

(das rechte Standbeinknie soll gestreckt bleiben, s. oben, „Roter Faden"). Wiederholung mit geschlossenen Augen, Zeitfaktor etc.

Die Hüftextension im betroffenen linken Standbein löst reaktiv den Wechsel zwischen max. Anspannung/ Standbein (positive Stützreaktion) und totaler Entspannung aus. Das Knie schwingt mit der Schwerkraft locker zum rechten. Je lockerer das betroffene Knie zum „gesunden" fällt, desto leichter, harmonischer die betroffene Schwungbeinphase sowie der Übergang zum darauffolgenden Standbein. Zum Teil können die Betroffenen bei Vorfußbelastung die Spannung (positive Stützreaktion) im betroffenen Bein nicht lösen und knicken dafür mit dem „gesunden" Knie ein (auf Knieextension im gesunden Bein achten)! Da wir jetzt jedoch Bodendistanz verlieren, wird die Schwungbeinphase im betroffenen Bein noch zusätzlich erschwert!

Mit sagittaler Sicherheit folgen Bewegungsamplituden der Frontalebene = „Abduktionsgang". In Abb. 3.13a5 bewegt Herr W. wieder sein Becken nach

dorsal (ventrale Verankerung), bis sich die Zehen rechts heben und der Fuß locker und frei wird.

Aufbauend führt Herr W. nun einen Abduktionsschritt mit möglichst gestrecktem Knie nach rechts aus und wieder langsam zurück, ohne dabei die laterale Beckenstabilität links zu verlieren (Abb. 3.13a5, s. auch Abb. 3.12b2, Steigerung s. oben). Während des Therapieverlaufs steigern sich die Bewegungsabläufe ohne ventrale Stütze etc. und weiter zum „normal(er)en" Gehen mit Einpunktgehstock und/oder ohne Gehhilfen (Abb. 3.13a6, s. auch ► Abschn. 8.1.7, Fazilitation: Stand und Gehen).

Herr G. (74 Jahre) erlitt vor 3 Jahren einen Mediainfarkt links mit rechtsseitig distal betonter spastischer Hemiparese. Er wurde zu Behandlungsbeginn mit einer Fußhebeschiene, einem Gehstock und einem MOTOmed-Bewegungstrainer für die obere und untere Extremität versorgt. Seine Unterschrift tätigte er mit seiner linken gesunden Hand. Nach der 6-wöchigen Reha wurde er seither 2-mal wöchentlich physio- und ergotherapeutisch behan-

3

delt (s. 67090_4_De_3_MOESM8_ESM und 67090_4_De_3_MOESM9_ESM unter https://doi.org/10.1007/978-3-662-62292-6_3). Herr G. begann mit ähnlichen Übungen wie Herr W. in ◼ Abb. 3.13a. Auf die Fußhebeschiene konnte Herr G. recht schnell verzichten. Auch wenn eine Fußhebeschiene dem einen oder anderen den Weg in die Mobilität ermöglicht, sollte eine Verordnung genau abgewogen werden (s. 67090_4_De_3_MOESM9_ESM unter https://doi.org/10.1007/978-3-662-62292-6_3).

Roter Faden

Bei unseren Füßen liefert die proximale Ferse die tonische Stabilität, während in distaler Richtung phasisch ausgleichende, variable, automatisierte Muskelreaktionen erfolgen (s. ▶ Kap. 5, Equilibriumsreaktionen). Diese reichen von feinsten Justierreaktionen bis zu kraftvollen Sprungübungen wie z. B. beim Sprint! Die dorsale Wadenmuskulatur dominiert v. a. im Stand und Gang um ein vielfaches gegenüber der ventralen Unterschenkelmuskulatur. Dorsal liefert dabei der eher tonisch innervierte M. soleus (Ferse/Stand) eine hohe Ausdauer, während die langen Köpfe des eher phasisch innervierten M. gastrocnemius das Knie während des Gehens stabilisieren und eine Sprungbereitschaft (Fußballen) ermöglichen.

Eine Fußschiene unterstützt die proximale tonische Anspannung, bindet jedoch die distale phasische Aktivität! Zudem führt sie zur Immobilität, was wiederum die Verklebung/Verfilzung der Wadenmuskulatur bis hin zu Kontrakturen (Achillessehne/Spitzfuß) begünstigt.

Auch wenn wir im Zuge der Selbständigkeit das Ideal der „normalen" Bewegung aufgeben müssen, sollten wir die Verordnung (VO) einer Fußhebeschiene genau abwägen (s. 67090_4_De_3_MOESM9_ESM).

Einerseits liefert die Schiene nur sehr eingeschränkt sensible Information über die Belastung und/oder Bodenbeschaffenheit. Zum anderen geht der physiologische Kontakt zwischen Ferse und medialem Vorfuß (zur Bildung von Längs- und Quergewölbe) verloren = **keine automatisierten Ausgleichbewegungen = Stress = Erhöhung der Extensionsspastik**, wobei der Stabilitätsverlust des Sprunggelenkes meist mit dem **instabilen retrahierten Becken** zusammenhängt. Zudem ist weniger der Fußheber selbst das Problem, sondern vielmehr die verspannte Wade (durch das über die Nackenmuskulatur eingeleitete Extensionsmuster bis zur Supinationsstellung des Fußes)!

▶ Beispiel

Selbsterfahrung Man sollte vor der VO einer entsprechenden Schiene selbst ein paar Schritte damit gehen! Je früher der Betroffene eine Schiene nutzt (das ZNS reorganisiert sich mit Schiene) und je länger er damit geht, desto schwieriger wird es, das normale Gehen wiederzuerlangen! ◄

Herr G. beginnt zur Stabilisierung (◼ Abb. 3.13b1) mit Fersenkontakt und ventral gestützt langsame, möglichst weite Kniebeugen (je nach Potenzial) in die Hocke. Durch die Anatomie des Sprunggelenks ist hierbei Supinationsstellung kaum möglich, d. h., Herr G. beginnt seinen kompletten Fuß (Ferse/Vorfuß vs. Supinationsstellung) zu belasten. Aus der Hocke heraus drückt er sich nun mit möglichst seinem rechten Bein wieder in den Stand bzw. wechselt langsam, exzentrisch bremsend wieder in die Hocke (linkes Bein möglichst locker!). Fortführend versucht Herr G. nun, mit dem rechten Fuß in der Hocke die Ferse abzuheben und wieder möglichst rasch fallenzulassen (= isolierte Aktivität/Mobilisation: M. soleus). Wieder im lotgerechten Stand wechselt er mit Beckenverlagerung auf die medialen Vorfüße (Fußballen, positive Stützreaktion) zum Zehenstand. Nun erfolgt ein Zusammenspiel aus Fersenkontakt und Kniebeuge und Vorfußbelastung und Zehenstand (s. oben, Steigerung: Augen geschlossen etc.). Nun verlagert Herr G. sein Becken etwas nach ventral, bis die Ferse frei wird, hebt sie an (Zehenstand) und lässt sie wieder möglichst frei und locker fallen (mehrere Wiederholungen). Gelingt dies, so knickt er mit den Knien etwas ein, holt sich Schwung und springt beidbeinig mit der **„medialen" Vorfußbelastung** ab und aufkommend **sagittal** etwa ¾ cm nach vorn und/oder wieder zurück – ähnlich dem Kleinkind: **vorsichtig und klein anfangen** und wenn es läuft, ausbauen! Bei **guter Ausführung** steigert sich Herr G., indem er nach vorn und sofort wieder zurück hüpft bzw. zurück und sofort wieder vor.

In ◼ Abb. 3.13b2 folgen **frontale** Sprünge. Herr G. hüpft aus der Mitte beidbeinig langsam zur Seite, sammelt sich dort und hüpft wieder zurück. Gelingt auch dies adäquat, folgen Sprünge mit geschlossenen Augen. Als Steigerung hüpft er nach außen und mit möglichst wenig Bodenkontakt wieder zurück bzw. steht außen und springt nach innen und sofort wieder zurück. In der jeweiligen Ausgangsposition sollte sich der Betroffene immer wieder sammeln/einloten! Als Verbesserung des Gangbildes tätigt Herr G. in ◼ Abb. 3.13b3 alternierende Sprünge, zu Beginn langsam rechts (links) vor und links (rechts) wieder zurück, dann im permanenten Wechsel alternierend vor und zurück. Die wohl schwierigsten Sprünge zeigt ◼ Abb. 3.13b4. Herr G. springt von einem angewinkelten Bein auf das andere – im Prinzip ein permanenter Wechsel der Ischiokruralen von der tonischen Haltespannung (Hüfte) zum phasischen Kniebeugen.

Mit der entsprechenden **Standbeinsicherheit** geht es in den freien Stand. Herr G. stellt seinen linken „gesunden" Fuß auf einen Hocker (Treppenstufe o. ä.).

Je höher das „gesunde" Bein angewinkelt/aufgestellt ist, desto mehr Hüftextension im betroffenen Standbein und desto physiologischer und leichter kann der M. gluteus medius seine phasisch abduktorische Funktion umsetzen (◘ Abb. 3.12b1–2).

Im Lot stehend wechselt Herr G. von der Kniebeuge/Fersenkotakt mittels ventraler Beckenverlagerung auf den medialen Vorfuß zum Zehenstand (◘ Abb. 3.13b5) und wieder zurück. Durch die gewonnene Standbeinstabilität wird das linke gesunde Bein zunehmend lockerer. Herr G. tippt nun z. B. mehrmals mit dem linken Vorfuß auf den Hocker, fährt mit seinem linken Fuß/Zehen die Kanten des Hockers ab, führt das linke Knie zur rechten Hand etc. (automatisiertes Standbein rechts). Man sollte nicht 5 min auf einem (betroffenen) Bein stehen, daher wird immer wieder das linke Bein aufgestellt, um das rechte wieder zu lockern (s. 67090_4_De_3_MOESM9_ESM).

Vorbereitung der Sprungbereitschaft Sprünge bzw. kleine beidbeinige Hüpfer tätigt das Kleinkind etwa ab dem 16. Lebensmonat. Im Zuge der (neo)kortikalen Reifung erfolgen neben der tonisch stabilisierenden Innervation zunehmend phasische Anteile, die ein variationsreiches reaktives beidbeiniges Lossprin gen und sicheres Wiederaufkommen ermöglichen = „Sprungbereitschaft"!

Da die Sensomotorik stets reziprok mit afferenter (Sensibilität) und efferenter (Motorik) Verarbeitung verbunden ist, stimulieren/aktiveren wir, die entsprechende Konstitution vorausgesetzt, mittels Sprungübungen kortikale Zentren „phasischer" Verarbeitung!

Wichtig: Becken, Bein und medialer Vorfuß müssen in der Lage sein, das Abspringen und Aufkommen zu stabilisieren (s. 67090_4_De_3_MOESM7_ESM und 67090_4_De_3_MOESM9_ESM)!

Physiologisch tonisch und phasisch variabler Tonus vs. Pathologie (hypo/hyper) und Kompensation (◘ Tab. 3.1)

3.6.1.4 Allgemeine Tonusdifferenz der Extremitäten

Man kann sich im Handstand fortbewegen oder als Gewichtheber große Kräfte zum Heben oder Reißen von Gewichten einsetzen, im normalen Leben ist der Tonus der oberen Extremität jedoch eher geringer als in der unteren.

> **Wichtig**
> Die obere Extremität ist primär zum Hantieren (phasische Mobilität) ausgestattet, die untere Extremität zum Stützen (tonische Stabilität) und zur Fortbewegung (phasische Lokomotion).

Der zuvor erwähnte Grundsatz sollte in die Therapie mit einfließen. Der Arm bzw. die Hand wird in Alltagssituationen eher selten in Stützfunktion eingesetzt, wenn man nicht gerade an Unterarmgehstützen geht. Bei einer muskulären Dyskoordination im Schultergelenk (wie bei nahezu allen Hemiplegikern) oder bei Begleitsymptomatiken, wie z. B. einem Handödem, kann die **unsachgemäße Ausführung von Stützfunktionen** gravierende Folgen für den Arm nach sich ziehen. Ungeachtet der therapeutischen Relevanz einer disinhibitorischen Stellung, wie z. B. des Armstützes, sollte dennoch der Arm über die nötige Stabilität verfügen, und die Gelenke sollten im anatomischen Sinne eingestellt sein (► Kap. 5, Schulter). Während der Stützarbeit sind die Bewegungen des Rumpfs gegen den Arm (proximal gegen distal) und die Belastung der Gelenke (vor allem Schulter-, Handgelenk) mit Bedacht auszuwählen, d. h., sie sollten nicht allzu große Bewegungsausmaße und/oder Gewichte annehmen. Bei einem **Handödem** muss gänzlich auf die Stützfunktion verzichtet werden. Die Belastung kann zu Mikrotraumen führen, was wiederum die Strukturen schwächt, Schmerzen auslöst und einer Funktionsverbesserung entgegenwirkt. Eine mögliche Alternative wäre dabei der Stütz auf den gebeugten Ellenbogen (z. B. in Rückenlage). An dieser Stelle sei nochmals angemerkt, dass die Ursache von **Schulterschmerzen** zu einem gewissen Anteil aus Handlingsfehlern resultiert, wie z. B. eine fehlende Außenrotation bei Abduktionsbewegungen über 90°. Nicht selten bedeuten Schulterschmerzen den funktionellen Verlust der oberen Extremität (► Abschn. 8.1, „Hemiplegie")!

3.6.2 Assoziierte Bewegungen

Definition

Assoziierte Bewegungen sind **physiologische Bewegungen** einer Körperseite, die durch eine extrem hohe Anstrengung (physiologischer Stress) der anderen Körperseite entstehen. Im Gegensatz zur assoziierten Reaktion entsteht bei der assoziierten Bewegung keine bleibende Tonusveränderung.

◘ Tab. 3.1 Tonus

Hypotoner Tonus	Normaler Tonus		Angespannter/stressbesetzter, kompensatorischer Tonus „Fixierend"	Enthemmte Innervation „Hyperton"
	Phasische Innervation	Tonische Innervation		
Fehlende Innervation (Schockphase)	V. a. (neo)kortikale Innervation Evolutionär jünger	V. a. spinale und subkortikale Innervation Evolutionär älter	Innervation der „gesunden" Hemisphäre = **assoziierte Bewegungen** subkortikaler und spinaler Zentren	Enthemmte spinale und subkortikale Innervation = **assoziierte Reaktion**
Unmittelbar nach der Läsion kortikaler, subkortikaler und spinaler Zentren	Entwickelt sich mit der pränatalen Reifung bis ca. 3. Lebensdekade	Bei Geburt und im Alter dominierend	Unmittelbar nach der Läsion	Enthemmte Reorganisation spinaler und subkortikaler Zentren
Schlaffe Parese/Plegie (Atrophie)	**Bewegungs-ausführend** (eher offene Kette/variabel)	**Haltungs-bewahrend** (eher geschlossene Kette/stereotyp)	Muskuläre Dyskoordination ausgleichend	**Spastik/Rigor/Klonus** Myogelosen, Triggerpunkte, Kontrakturen
Physiologischer Tonus muss aufgebaut/angebahnt werden	Muskel zur Bewegungsausführung (geringe Ausdauer) Distaler Teil (Ansatz)	Muskeln, die gegen die Schwerkraft arbeiten (hohe Ausdauer) Proximaler Teil (Ursprung)	Auf der „gesunden" Körperseite (hemmt Innervation der betroffenen Seite)	Pathologischer Tonus muss gehemmt/detonisiert/„wieder" kontrolliert bzw. integriert werden
Keine Stabilität möglich Muskel gestretcht in phasische Funktion bringen Zweigelenkige Muskeln: vorab proximal tonischen Anteil maximal dehnen	Kontraktion: Ursprung zum Ansatz Zweigelenkige M.: distaler Gelenkspartner	Kontraktion: Ansatz zum Ursprung Zweigelenkige M.: proximaler Gelenkspartner	Innervation/Tonus der betroffenen Seite verbessern	Keine Mobilität möglich. Gleicht phasische Innervation durch tonische Synergisten aus (Dehnen/Mobilisieren/reziprok Hemmen)
Eigenständige Tonusbahnung mittels physiologischer (möglichst alltagsrelevanter) Prozesse	Eher Kopf, oberer Rumpf, Schulter, Arme, Hände etc.	Eher unterer Rumpf, Becken Beine		Eigenständige Tonusregulation **durch** Bahnung physiologischer (möglichst alltagsrelevanter) Prozesse

---

Therapierelevanz

In der Therapie wird der Patient aufgefordert, mit seinem Zeigefinger (der betroffenen Seite) eine Extension auszuführen, er begleitet die Zeigefingerbewegung mit dem Zeigefinger der kontralateralen Seite (assoziierte Bewegung). Man sollte jedoch bei der Anbahnung selektiver Fingerbewegungen auf die **Mitbewegung der weniger betroffenen Seite unbedingt achten**, da der Therapieschwerpunkt der betroffenen Seite gilt. Das ZNS schießt die Aktionspotenziale zur „gesunden" wahrnehmbareren Seite! Das heißt, durch das Mitbewegen/Bewegen der „gesunden" Seite reduziert sich neuromuskuläre Innervation zur Bewegungsanbahnung auf der betroffenen Seite. Lediglich bei Patienten, die sich bei der Bewegungsausführung sehr anstrengen und dabei einen zu hohen Tonus aufbauen, sollte man die Anweisung geben, die Bewegung „kurz" auf der weniger betroffenen Seite (1-, maximal 2-mal) auszuführen. So spürt der Patient, dass eigentlich relativ wenig Tonus für die Bewegung notwendig ist.

▶ Beispiel

Selbsterfahrung Fordern Sie einen Kollegen auf, mit seiner angespannten Hand einen Luftballon in die Luft zu schlagen und ihn wieder mit der angespannten Hand aufzufangen. Danach soll er versuchen, den Ballon auf dem Handteller hinter den Rücken zu führen. Sie beobachten dabei die gegenüberliegende Hand und werden sehen, dass die Spannung der Hand ebenfalls stark ansteigt (assoziierte Bewegung, s. auch Selbsterfahrung zu ▶ Abschn. 3.5.5, „Kleinhirn"). ◀

3.6.3 Assoziierte Reaktionen

Der Verlust der kortikalen **hemmenden** Kontrolle führt zu einer abnormen Tonussteigerung (**Spastik**) subkortikaler und spinaler Zentren.

⊙ Wichtig

Assoziierte Reaktionen resultieren aus einem Reiz, der die individuelle Hemmschwelle des Patienten übersteigt (Lance 1982, zit. nach Paeth-Rohlfs 1999, S. 20).

Sie entstehen immer auf der **betroffenen Seite** und sind **immer pathologisch**. Der pathologische Extensionstonus (Tonus gegen die Schwerkraft) wird kopfwärts über die Nackenmuskulatur, HWS-Lordose eingeleitet und zieht bis in die Wade/Spitzfuß. Da die obere Extremität im Sitz/Stand/Gehen gebeugt gegen die Schwerkraft kontrahiert, zeigt sich hierbei i. d. R. ein Beugemuster (Beugespastik). Das heißt, die pathologisch enthemmte Tonuserhöhung führt zu einer abnormen Aktivierung (Massensynergie) der gegen die Schwerkraft wirkenden Muskulatur.

Therapierelevanz

Eine assoziierte Reaktion ist stets ein Zeichen einer Überforderung (Spastik = permanente assoziierte Reaktion). Bei einem Hemiplegiker sind die **Auslöser** einer assoziierten Reaktion nicht auf die Bewegungen der kontralateralen Körperseite beschränkt. Sie entstehen unter anderem

- beim Beugen des betroffenen Beins gegen das Streckmuster (ins Beugemuster);
  beim Wechseln der Unterstützungsfläche (wie z. B. vom Liegen zum Sitz), – Die Grundpositionen Liegen/Sitz/Stand benötigen eine weitaus geringere neuromuskuläre Innervation als der Transfer zwischen den Grundpositionen, d. h., bestehen schon in der jeweiligen Grundposition neuromuskuläre Defizite (Gesichtsausrichtung/Gewichtsverlagerung/spastische enthemmte Anspannung etc.), so wird der Transfer dazwischen noch symptomträchtiger! ;
- ebenso beim Gähnen oder in Stresssituationen.

Ein Hemiplegiker führt nach seiner Läsion kompensatorische Bewegungen mit seiner weniger betroffenen Hand bzw. deren Fingern aus. Der Kopf (Blickfeld) ist dabei auf die Handlung gerichtet und von der betroffenen Seite abgewandt.

- Das Zusammenwirken der tonischen Reflexaktivität (▶ Abschn. 3.5.6, „ATNR") mit einer assoziierten Reaktion kann die Beugespastik verstärken.
- Zudem untermauern negative Gefühlsregungen wie Schmerz-, Stress-, Unsicherheits- und Angstsituationen oder große Anstrengungen diesen Vorgang.

3.6.3.1 Praxis
Hemmung der assoziierten Reaktionen

Solange die Bahnung nicht ausreicht, um die assoziierte Reaktion zu hemmen, wird der Patient keine physiologische Bewegung ausführen können. Jede Bewegungsidee oder der Versuch, eine gezielte Bewegung auszuführen, kann eine assoziierte Reaktion verstärken, wodurch der Patient in sein spastisches Muster (Beugemuster) zieht.

Roter Faden

Die Spastik ist dabei nicht unser Grundproblem, sondern vielmehr ihre fehlende Kontrolle. Im F.A.T. versuchen wir entsprechend der sensomotorischen Entwicklung, die Kontrolle über spinale, subkortikale und (neo)kortikale Zentren „wieder" zu gewinnen. Da im Gegensatz zur ICP-Symptomatik (◨ Abb. 3.9e) beim Erwachsenen die Kontrolle, d. h. die sensomotorische Verarbeitung (s. ▶ Kap. 4, SMRK) schon bestand – sprechen wir von „Reaktivierung".

Die eigenständige Tonusregulation (Kontrolle der Spastik) muss möglich sein, um physiologische Bewegungsabläufe auf der betroffenen Seite auszuführen.

Möglichkeiten zur Erarbeitung einer Funktionsverbesserung sind u. a.:

- tonische Detonisierung, phasische Aktivierung,
- Herstellung/Verbesserung des Körperlots,
- spasmushemmende Stellungen,
- Vergrößerung der Unterstützungsfläche,
- inhibierende Griffe,
- agonistisch isometrische (eher die tonischen Haltemuskeln = Stabilität) und/oder isotonische (eher phasische Bewegungsmuskeln = konzentrisch/exzentrisch) Aktivität der Muskeln, die der Spastik entgegenwirkt, aus dem spastischen Muster heraus (◨ Abb. 8.15e,f),
- exzentrische oder konzentrische Bewegungsabläufe,
- Kontrolle eines normalisierten Tonusniveaus bei Aktivitäten der „gesunden" Extremität,
- Reduzierung des räumlichen (Bewegungsausmaß) und zeitlichen (Bewegungsgeschwindigkeit) Anforderungsniveaus,
- Fazilitation normaler Bewegungsmuster (dem Betroffenen bzw. seinem ZNS die Möglichkeiten und das Gefühl für seine Bewegung geben).

Wird bei Patienten, deren Läsion schon längere Zeit zurückliegt, das Bewegungspotenzial z. B. im Bein verbessert, ohne dass sich dadurch die Spastik im Arm verschlechtert, so ist dies als Therapiefortschritt anzusehen. Die Vorgehensweise zum Anbahnen der ersten physiologischen Bewegungsmuster wird in den verschiedenen Fallbeispielen beschrieben.

Wirkung der Formatio reticularis auf assoziierte Reaktionen

Die Formatio reticularis reguliert durch ihre unspezifischen Anteile über die γ-Motoneurone den Grundtonus des Körpers.

Durch eine Hirnläsion kommt es zur Schädigung der kortikalen Systeme. Der Körper reagiert mit Stress und Angst. Die Formatio reticularis (▶ Kap. 2, „Sensorische Systeme") steigert über ihr absteigendes Aktivierungssystem die Grundspannung (s. tonisch-phasische An-

3

spannung), vor allem in den betroffenen Muskelgruppen (γ-Motoneurone), woraus ein eher unspezifisches, erhöhtes Erregungsniveau auf der betroffenen Seite resultiert. Dies erklärt, warum schon der Gedanke an eine Bewegung eine assoziierte Reaktion auslösen kann. Selektive Bewegungen gehen dabei verloren, und es kommt zu **Massensynergien**. Hierbei dominieren vor allem die Muskelgruppen, die gegen die Schwerkraft arbeiten, d. h. in der oberen Extremität die Flexoren (Beugemuster), im Rumpf und der unteren Extremität die Extensoren (Streckmuster).

In bestimmten Ausgangslagen bzw. Gelenkstellungen können durch die Hebelwirkung entgegengesetzte Muskeln dominieren. Die Patienten führen z. B. in der unteren Extremität eine Strecksynergie, vom Hüftgelenk (proximal) ausgehend eine Extension, Adduktion, Innenrotation, Extension im Kniegelenk und Plantarflexion, Supination im Sprunggelenk (Streckmuster) aus. Eine **selektive Bewegung**, wie z. B. die Dorsalflexion des Sprunggelenks, ist dabei nicht möglich. Bei der Bewegungsaufforderung, das Bein anzuziehen, bewegt der Patient dieses in Form einer Flexion, Außenrotation, Adduktion im Hüftgelenk, Flexion im Kniegelenk und Dorsalflexion im Sprunggelenk ins Beugemuster. Hierbei ist die selektive Plantarflexion im Sprunggelenk aktiv nicht möglich (Beugesynergie). Ein dominierendes Beugemuster in der unteren Extremität ist häufig mit einer erhöhten Schmerzwahrnehmung (Schutz-, Fluchtreflex) verbunden.

Ein Patient sollte durch die Bahnung selektiver Bewegungen lernen, seinen **pathologischen Tonus zu hemmen**. Selektive Bewegungen bilden die Voraussetzung physiologischer Bewegungsabläufe, wie z. B. die Dorsalextension (funktionelle Flexion) im Sprunggelenk bei Extension im Hüftgelenk für ein physiologisches Gangbild.

3.6.3.2 Assoziierte Bewegungen vs. assoziierte Reaktionen

Kommt es im Alltagsgeschehen zu **hohen sensomotorischen Anforderungen**, so reagiert das ZNS mit einer entsprechend hohen kompensatorischen Anstrengung, die als **assoziierte Bewegungen** beschrieben wird. Dabei wird ein hohes Maß an Aufmerksamkeit auf die Bewegung gelenkt. Die Muskelspannung steigt, und die Ausführung verliert an Harmonie. Man kann dies z. B. bei Kleinkindern beobachten, die bei feinmotorischen Anforderungen mit einer starken Zungen- und Mundmotorik reagieren und/oder bei Daumen-/Fingeropposition bzw. Diadochokinese starke Mitbewegungen auf der kontralateralen Seite zeigen.

> ► **Beispiel**
>
> **Selbsterfahrung** Assoziierte Bewegungen zeigen sich, wenn wir z. B. eine unbeteiligte Person bitten, mit einem Auge (das andere geschlossen!) in ein umgedrehtes Fernglas zu schauen und dabei einen Hindernisparcours zu bewältigen. Der freie Arm/Hand soll(te) locker herunterhängen. Bedingt durch die neokortikale Einschränkung (Fernglas) und je nach Schwere der Hindernisse gerät das ZNS

unter Stress, die phasische Bewegungsharmonie geht verloren. Subkortikale und spinale Zentren übernehmen die Steuerung, und die Körperspannung steigt „tonisch" an (s. oben). Die herunterhängende Hand zieht ins Beugemuster, bzw. das Schwungbein wird mittels hohem Extensionstonus über die Zirkumduktion nach vorn gesetzt, ähnlich ◘ Abb. 4.2e (s. 67090_4_De_4_MOESM1_ESM). ◄

Ein **Schlaganfall** schädigt meist sensomotorische Zentren, woraus je nach Schwere der Läsion eine Hemiparese bzw. Hemiplegie resultiert. Auf diese „schlagartige" Beeinträchtigung der Bewegungssteuerung reagiert das ZNS mit **2 Arten von** körpereigenen funktionalen **Strategien**:
- Die **„gesunde"** Körperhälfte[6] zeigt ein hohes Maß an kompensatorischer Anstrengung, d. h. **assoziierte Bewegungen**. Die **betroffene** Seite reagiert ähnlich, jedoch enthemmt und dann mit assoziierten Reaktionen, d. h. mit einer pathologischen Tonusanspannung gegen die Schwerkraft (**Spastizität**).

> **Roter Faden**
>
> Je höher die Kompensation der „gesunden" Körperseite, desto hypotoner die betroffene Seite.

> ❯ **Wichtig**
> - **Assoziierte Bewegungen** sind physiologische Ausgleichsbewegungen bei hoher sensomotorischer Anforderung, meist auf der kontralateralen Seite.
> - **Enthemmte assoziierte Bewegungen** sind assoziierte Reaktionen (immer auf der betroffenen Seite, immer pathologisch).
> - **Permanente assoziierte Reaktionen** bedeuten **Spastizität**.

3.6.4 Spastizität

> ┌ **Definition** ─────────────
> Eine Spastik ist ein verstärkter muskulärer Widerstand gegen eine passive Bewegung.

Spastizität kann als das Ergebnis plastischer Reorganisation von Reflexaktivität des Rückenmarks gesehen werden. Sie ist teilweise oder ganz von der kortikalen Kontrolle gelöst. Der Verlust der kortikalen Bahnung oder Hemmung wird meist durch eine Läsion der motorischen Efferenzen verursacht. Dies betrifft in erster Linie den Verlauf der **Pyramidenbahn** (► Abschn. 3.5.8, „Efferenzen").

---

6   Der Einfachheit halber sprechen wir im Buch von der „gesunden" Körperseite anstelle der „nicht direkt betroffenen" und/oder „weniger betroffenen Seite"!

Wie aus den vorherigen Beschreibungen deutlich wird, ist jedoch auch die **extrapyramidale Motorik** betroffen. Zum einen ist der Kortex innerhalb seiner Bewegungsplanung an der Gestaltung der Haltungsmotorik beteiligt, um dabei die adäquate Basis für die Ausführung einer feinmotorischen Tätigkeit zu gewährleisten. Andererseits innervieren subkortikale Systeme (Nucleus ruber) neben ihrer Hauptaufgabe – der Haltungsmotorik – auch die distalen Muskelgruppen und sind somit an der Ausführung von Ziel- und Greifbewegungen beteiligt. Es wurde eingangs darauf hingewiesen, dass innerhalb eines Bewegungsablaufs pyramidale und extrapyramidale Motorik nicht zu trennen sind.

> **Wichtig**
>
> Eine isolierte Übung der Ziel- und Feinmotorik ohne Berücksichtigung der stabilisierenden Haltungsmotorik (**s. u. a. Becken/Körperlot**) ist funktionell gesehen sinnlos.

Bei der Ausführung einer konzentrierten, gezielten und bewussten Bewegung steigt die Aufmerksamkeit (► Abschn. 6.3, „Aufmerksamkeit", Formatio reticularis) und damit verbunden die Innervation der γ-Motoneurone entsprechend an. Durch dieses erhöhte Reizpotenzial der Muskelspindeln wird das Auftreten einer assoziierten Reaktion verstärkt, was wiederum mit einer abnormen Tonuserhöhung einhergeht (► Kap. 11, ◘ Tab. 11.2, „Einteilung nach Schwere der Spastizität").

Wird hingegen die Bewegung automatisiert ausgeführt, wird meist weniger Tonus (Ökonomie) eingesetzt, und die Zielerreichung wird wahrscheinlicher. Die Bewegungsanbahnung sollte daher nach Möglichkeit in normale automatisierte Bewegungsabläufe, die einem Zweck dienen oder ein Ziel ansteuern, also in eine Handlung, integriert werden (► Abschn. 3.2.4; Selbsterfahrung, automatisierte und bewusste Bewegungen). Die folgende Übersicht nennt typische Alltagssituationen, die zu einer Tonuserhöhung führen.

Alltagssituationen, die zu einer Tonuserhöhung führen

- Stress, z. B. wenn man in Zeitnot gerät oder wenn eine Aufgabe als unüberwindbar erscheint
- Erlernen von neuen ungewohnten Bewegungsabläufen
- Emotionen wie Freude, Ärger, Frust, Trauer
- Schmerzen, auch schon der Gedanke daran
- Gefahr, Angst, Unsicherheit
- Unsicherer, rutschiger Boden (über einen Steg oder Balken gehen, über frisch gewischten Boden etc.)
- Mangelnde sensorische Wahrnehmung, z. B. im Dunkeln eine unbekannte Treppe (► Abschn. 3.5.5, Selbsterfahrungsparcours) begehen
- Neue Situationen, eine neue Umgebung

Bei Patienten mit einer Hirnläsion wirken sich diese Zustände noch schwerwiegender aus. Einerseits wird durch die erhöhte Entladung der γ-Motoneurone (Formatio reticularis) ein erhöhtes Kontraktionspotenzial geschaffen, andererseits geht durch eine Läsion der Pyramidenbahn die hemmende Kontrolle der α-Motoneurone teilweise verloren. Erschwerend kommt der mangelnde sensible Input (Tiefen- und Oberflächensensibilität) hinzu. Hierdurch wird deutlich, dass die Therapiegestaltung diese Kriterien beachten muss, um nicht in die Spastik hinein zu arbeiten oder diese zu verstärken.

Roter Faden

Es gibt nicht die spastische oder hypotone Hemiparese bzw. -plegie! Ein Betroffener kann im Liegen, Sitzen mangels neuronalem Innervationsverlust eine hypotone Symptomatik zeigen (Subluxation, Gewichtsverlagerung zur betroffenen Seite, kompensatorische Anspannung der „gesunden" Seite etc.), während sich beim gleichen Betroffenen im Stand oder beim Gehen (= höhere Anforderung an die Haltungsbewahrung und somit eine höhere Notwendigkeit enthemmter subkortikaler und spinaler Reaktionen) eine Beugespastik in der oberen und Streckspastik in Extremität zeigen kann. Daher müssen wir stets mit den Anforderungen entsprechend der Unterstützungsfläche ressourcenorientiert und situationsabhängig zwischen Detonisierung und Reaktivierung variieren.

Literatur

Appell HJ (2008) Funktionelle Anatomie, 4. Aufl. Springer, Berlin, Heidelberg

Bobath B (1976) Abnorme Haltungsreflexe bei Gehirnschäden, 3. Aufl. Thieme, Stuttgart

Bobath B (1998) Die Hemiplegie Erwachsener: Befundaufnahme, Beurteilung und Behandlung (Schaltregel nach Magnus). Thieme, Stuttgart

Delank HW (1991) Neurologie, 6. Aufl. Thieme, Stuttgart

Haus KM, Held C, Kowalski A et al (2020) Praxisbuch Biofeedback und Neurofeedback, 3. Aufl. Springer, Berlin, Heidelberg

Loeb J (1887) Unternehmungen über den Fühlraum der Hand. Erste Mitteilung: Gleiche Fühlstrecken. Archiv für die gesamte Physiologie des Menschen und der Tiere, 41. http://echo.mpiwg-berlin.mpg.de/ECHOdocuView?url=/permanent/vlp/lit37644/index.meta&start=1&pn=16. Zugegriffen: 19. Febr. 2014

Rohen J (1994) Funktionelle Anatomie des Nervensystems. Schattauer, Stuttgart

Paeth-Rohlfs B (1999) Erfahrungen mit dem Bobath-Konzept. Thieme, Stuttgart

Sherrington C (1939) Selected writings of Sir Charles Sherrington. A testimonial. Hamish Hamilton, London

Schmidt R (1998) Neuro- und Sinnesphysiologie. Springer, Berlin, Heidelberg

Schmidt R (2001) Neuro- und Sinnesphysiologie. Springer, Berlin, Heidelberg

Trepel M (2003) Neuroanatomie. Urban & Fischer, München

Wottke D (2004) Die große orthopädische Rückenschule. Springer, Berlin, Heidelberg

Sensomotorik

Karl-Michael Haus

Inhaltsverzeichnis

Die elektronische Version dieses Kapitels enthält Zusatzmaterial, auf das über folgenden Link zugegriffen
werden kann https://doi.org/10.1007/978-3-662-62292-6_4.

4

Die im Text erwähnten Videos finden Sie im jeweiligen Kapitel bzw. unter https://doi.org/10.1007/978-3-662-62292-6_4.

4.1 Fünf sensomotorische Regelkreise (SMRK)

Das ZNS bildet ein Netzwerk von über 100 Mrd. Nervenzellen, die durch Nervenbahnen mehr oder weniger miteinander in Verbindung stehen. Man geht davon aus, dass eine Gehirnzelle zwischen 10.000 und 100.000 synaptische Verbindungen zu andern Zellen (Zellverbänden) pflegt. Diese können neu aufgebaut, verstärkt und auch abgebaut werden (Nägerl et al. 2004).

Da man *nie* von einer „stets gleichen Umwelt" ausgehen kann bzw. sich in unserem Leben ein Bewegungsablauf niemals exakt wiederholt (kennen wir vom Kegeln oder Dart), sind unsere Alltagsbewegungen eine Art „Problemlösungsstrategie" innerhalb der sich stetig verändernden Umwelt. Glücklicherweise sind diese mannigfachen Bewegungsprozesse „feedforwardgesteuert", d. h., sie werden überwiegend automatisiert ausgeführt. Dabei entwickeln die neuronalen Netzwerke, entsprechend den ständig wechselnden Umweltbedingungen, Strategien, die uns ein relativ geordnetes Alltagsleben ermöglichen! Die harmonische Ausführung einer Alltagsbewegung ist somit stets vom Zusammenspiel aller neuronalen Strukturen abhängig. Die folgende sensomotorische Beschreibung bzw. Untergliederung dient daher v. a. dem Verständnis des eigentlich hochkomplexen zentralen Nervensystems (ZNS).

Innerhalb der sensomotorischen Verschaltungen treten 5 Regelkreise zum Vorschein, die als **SMRK** bezeichnet werden (in Anlehnung an Rohen 1994).

Die sensomotorischen Regelkreise dienen der Steuerung aller **Motorik**. Die wichtigsten **sensiblen Systeme** bilden dabei die sogenannten Basissinne:

- Tiefensensibilität (propriozeptiv),
- Oberflächensensibilität (taktil),
- Gleichgewichtssinn (vestibulär).

Die Afferenzen beginnen an den Rezeptoren in tiefer gelegenen (Tiefensensibilität) und oberflächlichen (Oberflächensensibilität) Strukturen des Körpers sowie im Gleichgewichtsorgan des Innenohrs. Sie führen zum jeweiligen Steuerungssystem im ZNS, werden dort entsprechend der Reizsituation aufgenommen, verarbeitet (kognitive und exekutive Funktionen) und führen durch efferente Projektionen in die motorischen Endplatten der Skelettmuskulatur zur Bewegungsausführung.

Hierdurch ergibt sich ein geschlossener Leitungsbogen, der von den **Rezeptoren** der Peripherie ausgeht, über **Afferenzen** im jeweils zuständigen **System im ZNS** (spinal oder supraspinal) verschaltet und verarbeitet wird und über **Efferenzen** zum **Effektor** (Muskel) zurückführt.

Die **Leitungssysteme des Rückenmarks** unterteilt man grob in:

- Eigenapparat und
- Verbindungsapparat.

Über den **spinalen Eigenapparat** (◻ Abb. 4.1; s. auch ▸ Abschn. 4.3.1) werden die Reize auf Segmentebene (1. SMRK) bzw. durch Interneurone über mehrere Segmentebenen (2. SMRK) im Rückenmark verschaltet (**spinal**: zum Rückenmark gehörig). Durch die Projektionsbahnen (wie z. B. Hinterstrang- und Vorderseitenstrangbahn) des **Verbindungsapparats** gelangen einerseits afferente sensorische Informationen an die supraspinalen Zentren (Gehirn), andererseits werden von diesen über absteigende efferente Projektionsbahnen (z. B. Tractus corticospinalis/Pyramidenbahn) die motorischen Aktivitäten der Körpermuskulatur reguliert (**supraspinal**: oberhalb des Rückenmarks).

Die Regelung einfacher automatischer Bewegungsabläufe (**Eigenreflex und Fremdreflex**) geschieht dabei über das Rückenmark (s. ▸ Abschn. 3.5.7, RM).

❯ **Wichtig**

Je komplexer und bewusster sich ein **Bewegungsablauf** gestaltet (z. B. die Feinmotorik), desto höher liegen die dafür zuständigen neuronalen Zentren.

Die höher liegenden Zentren besitzen dabei eine modulierende (bahnende) oder eine kontrollierende (hemmende) Wirkung auf die tiefer liegenden. Der **hierarchische Aufbau** gliedert sich wie folgt:

- vom Rückenmark ausgehend,
- über den Hirnstamm,
- das Kleinhirn und die Basalganglien,
- bis zum Neokortex als oberstes Kontroll- und Steuerungssystem.

Neben der hierarchischen Organisation bestimmen vor allem **parallele Verschaltungen**, wie z. B. die Reizintegration über mehrere Systeme (multimodale Verarbeitungszentren), die Bewegungsausführung. Das reibungslose, harmonische Zusammenwirken dieser Prozesse – die Funktionsfähigkeit der Gelenke und Muskulatur vorausgesetzt – führt zum Ablauf einer physiologischen Bewegung. Die folgende Übersicht zeigt die Untergliederung der 5 sensomotorischen Regelkreise.

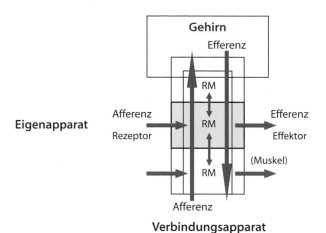

Gehirn

Efferenz

RM

Eigenapparat

Afferenz   Efferenz

Rezeptor   RM   Effektor

(Muskel)

RM

Afferenz

Verbindungsapparat

◘ **Abb. 4.1** Eigen- und Verbindungsapparat des Rückenmarks (RM). (Mod. nach Deetjen und Speckmann 1992; mit freundl. Genehmigung)

Untergliederung der 5 sensomotorischen Regelkreise
- 1. SMRK: Propriozeption (Tiefensensibilität)
- 2. SMRK: Taktilität (Oberflächensensibilität)
- 3. SMRK: vestibulär (Gleichgewichtssensibilität)
- 4. SMRK: EPS (**extra**pyramidalmotorisches System), bestehend vor allem aus Basalganglien, limbischen Strukturen, Hirnstamm und anderen subkortikalen Zentren, u. a. zuständig für eher automatisierte, proximale, grobmotorische Bewegungsabläufe
- 5. SMRK: PS (**pyramidal**motorisches System), vor allem aus neokortikalen Zentren, zuständig für eher bewusste, distale, feinmotorische Bewegungsvorgänge

---

4.2 Erster sensomotorischer Regelkreis (propriozeptiv)

Der 1. SMRK bildet trotz seines einfachen Bauplans einen der wichtigsten motorischen Reflexbögen; seine wesentlichen Steuerfunktionen sind in der folgenden Übersicht zusammengefasst. Der Mensch setzt sich unbewusst einem ständig wechselnden Schwerkraftfeld aus. Man bewegt sich auf einem festen, weichen oder rutschigen Untergrund, Gewichte werden langsam oder schnell gehoben und getragen. Dabei muss sich der Muskeltonus permanent an die wechselnden Umweltbedingungen anpassen. Diese **Tonusanpassung** erfolgt weitgehend **reaktiv** durch die **Steuerung des 1. SMRK** (◘ Abb. 4.2) (Synonyme: 2. motorisches Neuron, Antischwerkraftreflex, monosynaptischer Reflexbogen). Zur Neuropathologie des 1. SMRK siehe Exkurs 4.1.

---

1. Sensomotorischer Regelkreis
- Der 1. SMRK dient der **Muskellängen- und Spannungskontrolle.**
- Seine primäre Aufgabe liegt im **reaktiven Aufbau von Haltungstonus** (tonische Innervation gegen die Schwerkraft).
- Er bildet die **gemeinsame Endstrecke aller sensomotorischen Systeme**, die auf ihn kontrollierend und damit hemmend einwirken.
- Ein **Verlust der kortikalen Kontrolle** führt zu einer gesteigerten Reflexaktivität, die sich in einer pathologischen Tonuserhöhung, wie z. B. durch Klonus oder durch eine Spastik, bemerkbar macht.

4.2.1 Funktionsweise

Die Dehnung eines Muskels bewirkt zugleich eine Dehnung der in den Muskel eingelagerten Muskelspindeln (◘ Abb. 4.2a2, intrafusale Fasern). Durch die Dehnung der Muskelspindeln (Rezeptoren) entsteht ein Aktionspotenzial, das direkt über die **Ia-Faser** (Abschn. 5.1.3, Muskelfasertypen) **an das α-Motoneuron** geleitet wird und dadurch die Kontraktion des homonymen (gleichen) Muskels herbeiführt. Dies geschieht, um der Dehnung entgegenzuwirken und damit die Länge des Muskels konstant zu halten. Die Kontraktion des Muskels sowie seiner Synergisten (▶ Kap. 5, „Neuromuskuläre Grundlagen normaler Bewegungen") – (Muskeldehnreflex) – erfolgt dabei reaktiv (**α-Motoneuron:** motorische Nervenzelle, deren Synapse als motorische Endplatte an der Skelettmuskulatur innerviert; **Homonym:** Rezeptor und Effektor (Muskel) gleiches Organ).

Die Schwerkraft oder Gravitationskraft bildet eine allgegenwertige Konstante, mit der sich jedes Lebewesen der Erde und auch unser ZNS von der Geburt bis zum Tode auseinandersetzt (s. auch ◘ Abb. 1.1).

Durch den **Muskeldehnreflex** werden die Muskelgruppen vorwiegend tonisch aktiviert, da sie gegen die Schwerkraft arbeiten. Der reflektorische Erhalt der Muskellänge ermöglicht die Aufrechthaltung des Körpers im Raum. **Isoliert gesehen ist dieser stereotype Mechanismus bewegungsfeindlich. Eingebunden in höhere neuronale Zentren wird aus dem stereotypen Reflex eine adaptive Reaktion, d. h., der Reflex wird durch die kortikale Bewegungsbahnung/Kontrolle** (u. a. Tractus corticospinalis) **gehemmt.** Die Hemmung der spinalen Reflexaktivität geschieht in dem Maße, dass sie eine **zielgerichtete Bewegung harmonisch zulässt** und **gleichzeitig** so gering ist, dass sie **die Haltungsbewahrung gegen die Schwerkraft gewährleistet.** Damit bildet der 1. SMRK die gemeinsame Endstrecke aller motorischen Impulse, die in spinale und supraspinale Bewegungsprogramme integriert sind. Durch die

4

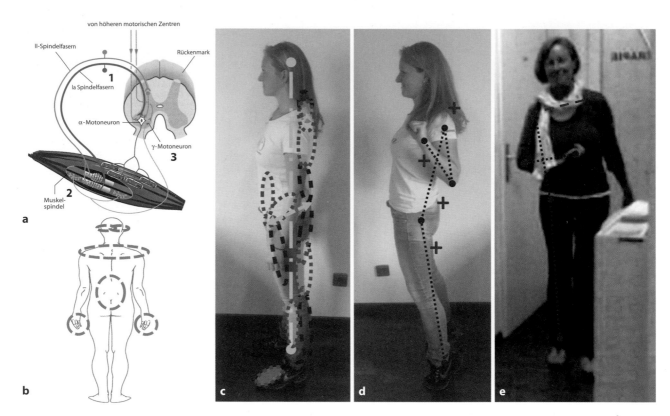

Figure 4.2 with panels a, b, c, d, e

◧ **Abb. 4.2   a1** Erster sensomotorischer Regelkreis (1. SMRK); **a2** Muskelspindeln; **a3** γ-Motoneuron; **b** Muskelgruppen mit hoher Rezeptordichte; **c** sagittale Balance/Körperlot zwischen ventralen phasischen Bewegungsmuskeln und überwiegend dorsal tonischen Haltemuskeln; **d** stereotyper Tonus gegen die Schwerkraft; **e** pathologisch enthemmte Bewegungsmuster. (**a** aus Schmidt und Thews 1997; **c**, **d** aus Haus et al. 2020). (Das 67090_4_De_4_MOESM1_ESM zu ◧ Abb. 4.2a finden Sie unter https://doi.org/10.1007/978-3-662-62292-6_4)

Exkurs 4.1

Neuropathologie Der Leitungsbogen des 1. SMRK findet im Rückenmark auf Segmentebene statt. Die Funktion des Muskeldehnreflexes (oder auch Antischwerkraftreflex) wird durch einen kurzen Schlag auf die Sehne des vorgedehnten Muskels überprüft. Die Vordehnung eines Muskels (z. B. beim M. quadriceps femoris durch das Flektieren des Knies) bewirkt eine Anspannung der dazugehörigen Muskelspindeln. Ein Schlag auf die Sehne stimuliert zusätzlich die schon vorgespannten Muskelspindeln, wodurch bei einem intakten Reflexbogen die Reizantwort durch einen kurzen Impuls am homonymen Muskel (Effektor) erfolgt. Anhand einer veränderten Reflexantwort ist die Lokalisation einer Rückenmarkläsion möglich. Der Reflexbogen wurde früher fälschlicherweise als Patella-Sehnen-Reflex bezeichnet, da die Kontraktion des Muskels nicht durch die Sehnenspindeln, sondern durch die Muskelspindeln ausgelöst wird. Isoliert gesehen, tritt der Reflex innerhalb physiologischer Bewegungsabläufe nicht in Erscheinung, er dient rein der Diagnostik. Eine **zerebrale Schädigung** führt meist durch den Verlust der bahnenden bzw. hemmenden kortikalen Kontrolle zu einer Verstärkung der Reflexaktivität, die bis zu einer permanenten Spastik führen kann. Dabei ist der **Reflexbogen nicht geschädigt**, sondern zeigt vielmehr eine **erhöhte, d. h. enthemmte Reflexaktivität** (▶ Abschn. 3.6.3, „Assoziierte Reaktionen") **gegen die Schwerkraft**.

Kontraktion verkürzt sich der Muskel, was wiederum zur Entdehnung der Muskelspindeln führt, wodurch sich die afferente Entladung der Ia-Fasern und somit der Tonus am homonymen Muskel wieder reduziert.

Roter Faden

Aus dem Sport kennen wir verschiedenste **Dehntechniken**, die die Muskelspindeln mehr oder weniger aktivieren. Ein schnell mit Druck durchgeführtes, federndes Dehnen aktiviert v. a. phasische Muskelspindeln und erhöht die Muskelspannung. Solche federnde Impulse können im Sinne einer Voraktivierung bei hypotonen Tonussituationen eingesetzt werden und die darauffolgende Bewegungsausführung erleichtern. Langsames und dosiertes Dehnen hingegen führt zu einer eher tonischen Aktivitätsverringerung, um den Tonus zu reduzieren und eine Beweglichkeitsverbesserung zu erzielen (Appell 2008; s. auch Dehnung von Sehnen- und Muskelspindeln).

Tonisch verspannte Muskeln werden daher langsam gedehnt/detonisiert, um den verspannten extra- (Muskelfasern) und intrafusalen Fasern (Muskelspindeln/Rezeptoren) eine Adaption zu ermöglichen! Bei langanhaltender Immobilität zeigen sich zunehmend myofasziale Verfilzungen ˙ = Triggerpunkte/-areale. Diese sollten eher **manuell** mobilisiert/getriggert werden (Mikrostretch), was wiederum die darauffolgende Dehnung (Makrostretch) erleichtert.

Die Verspannung/Verklebung des Muskels beginnt dort, wo der Nerv auf den Muskel trifft (motorische Endplatte). Der Muskel wird druck- und schmerzempfindlich (gesundes Gewebe hingen nicht!). Je verspannter der Muskel, desto schlechter seine Innervation.

Je entspannter der verspannte Muskel, desto besser seine Sensibilität.

Phasisch atrophierte Muskeln werden im Stretch (= gedehnte Muskelspindel = kann leichter feuern) durch federnde Impulse aktiviert!

4.2.2 Rezeptoren des 1. SMRK

Zu den Rezeptoren des 1. SMRK gehörten:
- Muskelspindeln,
- Sehnenspindeln (Golgi – Sehnenorgan),
- Mechanorezeptoren (▶ Abschn. 4.3, 2. SMRK).

4.2.2.1 Muskelspindeln

Definition

Muskelspindeln sind Rezeptoren, die auf die Längenveränderung eines Muskels reagieren (Längenkontrollsystem). Sowohl die Dehnung (räumliche Komponente = Bewegungsausmaß) als auch die Dehnungsgeschwindigkeit (zeitliche Komponente = Bewegungsgeschwindigkeit) führt zur Tonuserhöhung.

Die **Muskelspindeln** bilden die **wichtigsten Rezeptoren innerhalb des Muskels**. Die Anzahl der Muskelspindeln pro Muskel kann zwischen 40 und 500 Spindeln variieren. Die **meisten Spindeln** finden sich in der **Nacken-** und **Handmuskulatur** sowie in den Muskeln der **Augenmotorik**. Teilweise werden Muskelspindeln auch als **Dehnungsrezeptoren** bezeichnet (◘ Abb. 4.2a2, 4.2b).

▶ Die Muskelspindeln (Rezeptoren) der **Nackenmuskulatur** liefern permanent Informationen über die Position des Körpers, seine Spannung sowie die Bewegung. Kommt es z. B. durch kompensatorische oder auch psychoreaktive Prozesse zu Verspannungen in diesen Regionen geht einerseits die Harmonie der Körperbewegungen verloren. Andererseits wird auch das Körpergefühl (Tiefensensibilität) beeinträchtigt, was neben den physischen Faktoren auch psychische Unsicherheiten auslösen kann.

Die Spindeln sind mit afferenten Nervenendigungen, den **Ia-Fasern**, ringförmig umwickelt. Diese Wicklungen reagieren sowohl auf Dehnung (**räumlich**) als auch auf die Dehngeschwindigkeit (**zeitlich**) = **Bewegungsausmaß und Bewegungsgeschwindigkeit**. Neben der Ia-Faser (Gruppe I), der primären Muskelspindelafferenz, gibt es die sekundäre Muskelspindelafferenz (Gruppe II). Die primären Afferenzen (Gruppe I) haben vorwiegend **dynamische Eigenschaften**, d. h., sie reagieren auf Bewegung – **es bewegt sich etwas**. Die sekundären Afferenzen (Gruppe II) besitzen eher **statische Messeigenschaften**. Sie geben **Auskunft über die momentane Länge des Muskels**. Die Dehnung einer Spindel führt zu einer erhöhten **afferenten Erregung**. Über die dicken, markhaltigen **Ia-Fasern** wird die Erregung mit hoher Geschwindigkeit (70–120 m/s) ins Rückenmark geleitet, von wo aus der Impuls über eine **direkte synaptische Verbindung** (monosynaptisch) zum Motoneuron der Vorderhornzelle weitergegeben wird. Das α-Motoneuron bewirkt über die Innervation der **motorischen Endplatten** die Kontraktion des homonymen Muskels (◘ Abb. 4.2a). Neben der monosynaptischen Verschaltung auf den homonymen Muskel projizieren die Ia-Fasern über kollaterale Synapsen auf die Motoneurone der synergistischen Muskeln (heteronyme Verschaltung). Diese Verschaltungen führen zu einem längenstabilisierenden Reflex (**Muskeldehnreflex** oder **Antischwerkraftreflex**).

Therapierelevanz

Der Verlust der kortikalen Kontrolle, z. B. durch eine Läsion der Pyramidenbahn (Apoplex), führt zu einer gesteigerten Reflexaktivität der subkortikalen Systeme. Dies kann sich u. a. durch eine pathologische Tonuserhöhung (**Spastik**) der vor allem bei den gegen die **Schwerkraft wirkenden Muskelgruppen** zeigen. In Rumpf und Bein bedeutet dies meist eine Streckspastik und im Arm die Beugespastik (◘ Abb. 4.2c). Die **Spastik** ist definiert als erhöhter Widerstand gegen passive Bewegung. Es kommt zu assoziierten Reaktionen, die bis zur permanenten Spastik führen können (s. motorische Systeme, ▶ Abschn. 3.6.2 und 3.6.3, 67090_4_De_4_MOESM1_ESM). Sowohl das **Dehnungsausmaß** (räumlich) als auch die **Dehngeschwindigkeit** (zeitlich) kann zu einer Erhöhung der Spastizität führen. Daher sollten die Extremitäten nicht in endgradiger Endstellung (Extremdehnung) gelagert werden. Die Dehnung einer Spastik muss sehr langsam erfolgen, damit sich die enthemmten Muskelspindeln an die Bewegung bzw. Position adap-

4

tieren können. Die primäre Pathologie liegt nicht in der Spastizität, sondern vielmehr im **Verlust der kortikalen Kontrolle/Bahnung,** durch die wiederum die **Hemmung** der subkortikalen Systeme (z. T. Reflexaktivität) innerhalb normaler Bewegungsabläufe erfolgt.

> **Wichtig**
>
> Nicht der enthemmte Reflexbogen „Tonus gegen die Schwerkraft = Spastik" (◘ Abb. 4.2a, e) ist unser Problem, sondern die fehlende kortikale Kontrolle! Die Hemmung der spinalen Reflexaktivität erfolgt durch die spinale, subkortikale und (neo)kortikale Bahnung physiologischer Bewegungsabläufe → „Hemmung durch Bahnung" (s. 67090_4_De_3_MOESM4_ESM und 67090_4_De_3_MOESM5_ESM).

▶ Beispiel

Selbsterfahrung Wir stellen uns aufrecht in den Raum. Würden wir nun alle tonischen Muskeln, die gegen die Schwerkraft arbeiten, lockern, würden sich die Arme nach unten bewegen, und Rumpf/Beine würden zusammensinken. In den Armen würden die Flexoren und in Nacken/Rumpf und den Beinen die Extensoren gedehnt, d. h., alle Muskeln, die **gegen die Schwerkraft** arbeiten, dehnen sich. Die Muskeldehnung (extrafusale Fasern) führt ebenso zur Dehnung der intrafusalen Fasern mit den Muskelspindeln. Der oben beschriebene Regelkreis beginnt. Isoliert gesehen führt dieser Regelkreis zum starren Tonusaufbau gegen die Schwerkraft und ist damit bewegungsfeindlich (◘ Abb. 4.2c). Daher wird dieser Prozess im normalen Bewegungsablauf durch die Bahnung höher liegender Zentren gehemmt (ist integriert). Ein einfaches Beispiel wäre der gekreuzte Streckreflex (▶ Abschn. 4.3, 2. SMRK). ◀

Therapierelevanz

Da sich **normale Bewegung stets unter dem Einfluss der Schwerkraft** vollzieht, sollten Umweltbedingungen, die die Schwerkraft ausschließen, wie z. B. ein Bewegungsbad, oder Positionen, die sie verringern, wie z. B. im Liegen, bei Menschen mit zentralnervösen Schädigungen (Apoplex, etc.) zur Bahnung alltäglicher Funktionen wie Stehen, Gehen oder Greiffunktionen im Sitzen, auf ihre Wirksamkeit reflektiert werden.

> Ähnlich dem α-Motoneuron, das über die motorischen Endplatten eine Kontraktion der Muskulatur herbeiführt, besitzen auch die **Muskelspindeln** (. Abb. 4.2a3) ein innervierendes Neuron, das γ-Motoneuron.

Das **γ-Motoneuron** (◘ Abb. 4.2a3) leitet über die Kontraktion der intrafusalen Muskelfasern eine Dehnung der Muskelspindel ein. Diese Dehnung der Muskelspindel aktiviert, ähnlich wie bei der Muskeldehnung durch die Schwerkraft, das α-Motoneuron, was wiederum zur Kontraktion des Muskels führt (**indirekte Erregung**).

Bei der **indirekten Erregung über das γ-Motoneuron** bleibt die Entladungsfrequenz der Muskelspindel ebenso wie bei der Muskeldehnung gegen die Schwerkraft erhalten, d. h., die Muskellänge folgt auch hier der Spindellänge (γ-Spindelschleife). Somit unterstützt das γ-Motoneuron, ähnlich wie eine Servolenkung beim Auto, die Herbeiführung der Muskelkontraktion.

Die **Erregung der γ-Motoneurone** erfolgt vor allem über die motorischen Zentren des Hirnstamms (**Formatio reticularis**), des Kleinhirns sowie der Basalganglien und dient u. a. der Regulation des unspezifischen, **allgemeinen Grundtonus** (Sensibilisieren, Vorspannen der Muskelspindeln).

> **Wichtig**
>
> **Hemiplegie/Hemiparese** Unter hoher Anstrengung, Stress, Angst, Unsicherheit etc. aktiviert die retikuläre Innervation (▶ Abschn. 2.2) vegetativ-sympathisch zu Beginn der Symptomatik v. a. die phasische Muskulatur. Da phasisch regulierende Zentren häufig selbst betroffen sind (Mediainfarkt) und die Innervation ohnehin nur eine geringe Ausdauer besitzt, erfolgt im Zuge der neuronalen Reorganisation auf der betroffenen Seite eine eher tonisch fixierende Innervation. Dies vollzieht sich unter einer relativ hohen stereotypen Anspannung, die gepaart mit der Immobilität langfristig zu Muskelverspannungen bzw. -verklebungen, sogenannten Myogelosen und/oder myofaszialen Triggerpunkten (werden z. T. auch als Synonyme genutzt) bis hin zu Kontrakturen führen kann (▶ Abschn. 5.1.3). Die Harmonie der Bewegung geht verloren. Da vegetativ nur ein System aktiv sein kann, d. h. sympathisch oder parasympathisch, kann ein Gespräch über eine positiv besetzte Lebenssituation, eine kurze humoristische Einlage (Lachen!) o. Ä. die Spannung unmittelbar lösen. Dies sollte jedoch nur der Sache dienen, um den Fokus der sensomotorischen Behandlung nicht zu verlieren!

Die Kontraktion der Skelettmuskulatur kann nur über **2 Erregungswege** erfolgen:

- über die direkte Erregung des α-Motoneurons,
- über die indirekte Erregung mittels des γ-Motoneurons, das die Muskelspindel dehnt, wodurch das α-Motoneuron erregt wird und zur Kontraktion des Muskels führt.
- Hinzu kommen die sogenannten **Renshaw-Zellen** auf spinaler Ebene, die die Muskelanspannung über eine Art Eigenhemmung (der α-Motoneurone) an die stetig wechselnden Anforderungen adaptieren, z. B. beim Eingießen einer Flüssigkeit oder beim Aufschlagen eines rohen Eies o. Ä.

4.2.2.2 Praxis
Klonus

Kommt es zu einer **fehlenden Kontrolle der γ-Aktivierung**, so besteht eine erhöhte Reizsensibilität. Der gesteigerte Dehnreiz der Muskelspindel führt zur Entladung des α-Motoneurons. Diese kontrahiert den homonymen Muskel, was wiederum die Muskelspindel entdehnt und somit in gleicher Weise die Kontraktionserregung reduziert. Die unentwegte Aneinanderreihung von Dehnung und Entdehnung bzw. von Anspannen und Entspannen führt zu rhythmischen Zuckungen des Muskels und wird als **Klonus** bezeichnet. Dabei unterscheidet man zwischen dem **erschöpflichen Klonus**, der sich nach dem Beginn reduziert und ausläuft und dem **unerschöpflichen Klonus**, der fortwährend besteht. Ein Klonus zeigt sich vor allem in der unteren Extremität und ist stets ein **Hinweis auf eine pathologisch erhöhte Extensorenaktivität**.

Klonus könnte man als eine Art spinale, reaktive, rhythmische Auseinandersetzung mit der Schwerkraft (Dehnreiz) beschreiben, die zwischen Spastik (enthemmter Kontraktion) und fehlender Innervation wechselt.

Klonusprüfung

Der Patient sitzt ohne Bodenkontakt auf der Therapiebank, und die Beine hängen locker herunter. Der Therapeut stabilisiert mit einer Hand das Knie, damit es nicht nach oben ausweichen kann. Mit der anderen Hand führt er am Vorderfuß eine ruckartige Dorsalextension im Sprunggelenk aus. Hierdurch erfolgt eine rasche Dehnung der Achillessehne, was bei einer pathologischen Tonuserhöhung der Extensoren zum Einschießen des Klonus führt.

Das Einschießen des Klonus vermittelt dem Patienten ein Gefühl der Unsicherheit, wodurch er sich u. a. nicht auf sein betroffenes Bein stellen will. Durch eine Positionsveränderung des Oberschenkels, des Unterschenkels und des Fußes, sodass Fersenkontakt (anstelle enthemmter Vorfußbelastung) entsteht, kann er dem Klonus entgegenwirken. Zudem kann Druck auf das Knie (Unterschenkel oder auch Ferse) den Klonus lösen (physiologischer Referenzpunkt = sensible neuronale Präsentation), und das Bein erhält die nötige Stützaktivität, um den Körper aufzurichten Sehnenspindeln.

Die Sehnenspindeln liegen am Muskel-Sehnen-Übergang. Der Sehnenrezeptor ist ähnlich wie die Muskelspindel eingekapselt und beinhaltet Faserbündel von 3 bis zu 25 Muskelfasern. Die von der Sehnenspindel abgehenden Afferenzen sind die dicken markhaltigen **Ib-Fasern** (70–120 m/s). Kommt es neben der Längenveränderung (Muskelspindel) zu einer **Spannungszunahme** des Muskels, reagiert die Sehnenspindel.

Die Spannung (passiv oder aktiv) der Sehnenspindel führt zu einer Erregung, die über die **Ib-Faser** im Rückenmark die **Aktivität der homonymen α-Motoneurone hemmt** und dadurch den Tonus der agonistisch wirkenden Muskulatur reduziert. Zugleich wird der Tonus an

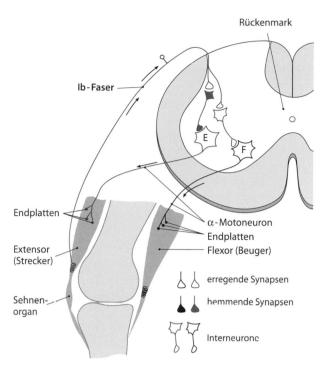

⬛ Abb. 4.3 Sehnenspindeln (Golgi-Sehnenorgan, Tendorezeptoren, Golgi-Tendon-Organ/GTO). (Aus Schmidt 2001)

der antagonistischen (entgegenwirkenden) Muskulatur über erregende Interneurone erhöht. Die Sehnenspindel wird durch aktive Kontraktion und passive Dehnung aktiviert. Diese Regelung dient u. a. als muskulärer **Schutzmechanismus**, der einer **Überbeanspruchung der Muskulatur entgegenwirkt**. ⬛ Abb. 4.3 zeigt schematisch die Wirkungsweise der Sehnenspindel.

> ▶ **Beispiel**

Selbsterfahrung Wir fassen mit der linken Hand um die ulnare Seite des rechten Handgelenks. Nun drücken wir gegen einen ungefähr glcichblcibenden Widerstand unserer linken Hand den rechten Arm in die Extension. Kurz vor der endgradigen Extensionsstellung verringert sich die Streckkraft des rechten Arms. Im Zuge der Ellenbogenextension wird die Sehne des M. biceps gedehnt. Nahe der Extensionsendstellung beginnt die Erregung der Sehnenspindel, die dadurch hemmend auf den Tonus des M. triceps wirkt. In gleicher Weise verringert sich der Tonus des M. biceps brachii bei der endgradigen Flexionsbewegung durch die Sehnenspindel des M. triceps. Die hemmende Wirkung entsteht auch bei zu großer Muskelanspannung, ohne dabei die endgradige Gelenkstellung einzunehmen. Dieser Schutzmechanismus dient als Überlastungsschutz beim Heben von schweren Gewichten. Im Gegensatz dazu ist die Kraft in Kontraktionsrichtung, d. h. von der endgradigen Position heraus, am größten. Die Flexoren kontrahieren am effektivsten aus der endgradigen Extension wie umgekehrt die Extensoren aus der endgradigen Flexion. Sportler, wie z. B. Speerwerfer, führen ihren Wurf-

4

arm weit nach hinten, um so das größte Muskelpotenzial zu mobilisieren (der Stretch bestimmt die Bewegung). ◄

Roter Faden

Um in der spastischen Extremität mit der Bewegungsbahnung zu beginnen, führen wir den/die tonisch angespannten Gelenkspartner in ihre endgradige Kontraktionsrichtung (= Detonisierung) und gleichzeitig den/die phasischen Gegenspieler in einen Stretch. Bespiel: Wir gehen mit dem Ellbogen in die max. Flexion = Detonisierung M. biceps und Stretch M. triceps.

Phasisch federnde Impulse in die gestretchten Muskeln fördern nun einerseits die Entladung der gedehnten Muskelspindeln (intrafusalen Fasern) = neuronale Präsenz und hemmen zudem reziprok über die Sehnenspindeln die Tonisierung der spastischen Gegenspieler.

Der Weg zur phasischen Innervation wird freier. Nun nutzen/fazilitieren wir kleinste Bewegungsamplituden der Beugung (Muster) heraus (konzentrisch) bzw. wieder (exzentrisch) bremsend zurück. Nun fühlen, suchen wir (sprichwörtlich) Synapse für Synapse die Harmonie/Physiologie. Fühlt es sich leichter/harmonischer an, so ist es auch für den Betroffenen leichter und harmonischer. Dieser „schließt nun seine Augen", um über rein sensible Kanäle die Bewegung zu koordinieren, was wiederum später mit offenen Augen (Sensorik) i. d. R. entsprechend leichter fällt!

Die Sehnenspindel reagiert auf die Spannungszunahme im Muskel (Spannungskontrollsystem). Die hemmende Wirkung dient als Schutzmechanismus, der den Muskel vor Überbelastung schützt. Das Spannungskontrollsystem wirkt im Gegensatz zum Dehnungskontrollsystem (Muskelspindeln) immer auf mehrere Muskelgruppen einer Extremität (z. B. auf alle Ellenbogenflexoren) und ist daher stets **polysynaptisch**.

Neben den Muskel- und Sehnenspindeln liefern auch tiefer liegende Mechanorezeptoren Informationen (wie z. B. das Vibrationsempfinden) für die propriozeptive Wahrnehmung. Diese werden im Zusammenhang mit dem folgenden 2. SMRK näher besprochen (s. 67090_4_De_2_MOESM3_ESM).

4.2.3 Zusammenfassung: Tiefensensibilität (Propriozeption)

— Die Rezeptoren des 1. SMRK liegen in der Gewebstiefe und bilden somit die Basis der **propriozeptiven Wahrnehmung (Tiefensensibilität)**. **Propriozeptive Afferenzen** werden über das Hinterstrangbahnsystem zu den neokortikalen Rindenfeldern projiziert (▶ Abschn. 2.6.2, „Funktion des Hinterstrangsystems") und führen von dort zum primär-sensorischen Rindenfeld (im Gyrus postcentralis, primär-somatosensorischer Kortex). Man bezeichnet diese auch als **spinalen Verbindungsapparat**.

— Die **Tiefensensibilität** (Propriozeption) gibt uns Auskunft über die **Stellung der Extremitäten** zueinander und im Raum (**Stellungssinn**). Sie dient der Empfindung von **passiver und aktiver Bewegung** sowie zur Messung des Widerstands, gegen den eine Bewegung ausgeführt wird (**Bewegungssinn** oder **Kinästhesie**). Die **Muskelanspannung**, die nötig ist, um den **Körper oder die Extremität im Raum zu bewegen** oder um einen **Gegenstand zu ergreifen und zu halten**, erfolgt über den **Kraftsinn**. Durch die propriozeptiven Informationen wird das ZNS zu jeder Zeit über die Position und Aktivität seiner Körperteile informiert. Dadurch erhält der Mensch das **automatisierte Bewegungspotenzial**, einen Gegenstand zu greifen, ohne sich dabei über den Weg zum Gegenstand, die Bewegung oder die nötige Muskelanspannung bewusst Gedanken zu machen (Ausnahme: Der Gegenstand befindet sich außerhalb des Bewegungsspielraums).

— **Efferenzen**: Auf RM-Segmentebene bilden diese Afferenzen im Verbund mit spinomuskulären Efferenzen (2. motorisches Neuron) einen elementaren Reflexbogen, der im Prinzip „jeden" Muskel innerviert (◘ Abb. 4.2a, Synonyme: monosynaptischer Reflexbogen, Antischwerkraftreflex, Patellasehnenreflex), d. h., 652 Skelettmuskeln werden, je nach Körperposition, reflexhaft gegen die (Schwer-)Kraft aktiviert. Diese evolutionär frühe haltungsbewahrende (besser fixierende) Innervation geschieht **tonisch stereotyp = tonische Muskulatur**.

— Muskeln mit einer hohen Rezeptordichte bzw. hoher Sensibilität (◘ Abb. 4.2b):
  – **Augenmuskeln** (Visuomotorik) zur Exploration des externen Feedbacks im Raum (Blickfixierung, Umwelterfassung),
  – **Nackenmuskulatur** (M. trapezius pars descendens) mit seiner hohen vegetativen, physio- und psychoreaktiven Komponente,
  – **lumbale Rückenmuskulatur**, v. a. zur Haltungsbewahrung im Stand und Gang,
  – **Handmuskulatur** (Daumen- und Kleinfingerballen) zur Ausführung leichter, harmonischer fein- und grafomotorischer Hantierfunktionen.

Im Stand entspräche diese tonische, kopfwärts beginnende (Nacken/HWS-Extension) Statomotorik im Rumpf und der unteren Extremität einem Extensionsmuster. In der oberen Extremität hingegen dominieren gegen die Schwerkraft die Beuger. Isoliert gesehen wäre diese tonisch fixierende Innervation „bewegungsfeindlich" (◘ Abb. 4.2d). Um physiologisch, locker, leicht im Raum aufrecht „im Lot" zu stehen, brauchen wir neben den beschriebenen agonistischen, überwiegend dorsal-tonischen Haltemuskeln (Ausnahme: Kniestrecker) ein ventrales Widerlager durch die antagonistisch phasischen Bewegungsmuskeln (◘ Abb. 4.2c). Diese phasische Innervation (Widerlager) entwickelt sich mit der postnatalen Reifung bis über die 2. Lebensdekade und verringert sich wieder ab ca. der 4. Dekade. Im lockeren Stand findet dabei ein ständiger Wechsel zwischen den ventralen und dorsalen Muskelketten statt – permanentes Suchen und Finden der Körpermitte bzw. des Körperlots = Equilibriumsreaktionen. Es sind minimale tonische Anpassungsreaktionen, die nicht der bewussten Steuerung unterliegen.

Der 1. SMRK bildet die **sagittale Basis** für die Aufrichtung gegen die Schwerkraft als **Voraussetzung frontaler Bewegungsabläufe** (s. 2. SMRK). Auf spinaler Ebene sowie im Übergang zu subkortikalen Zentren (statomotorische Haltereflexe) dominiert die tonische Innervation. Sie kontrahiert den Ansatz zum Ursprung des Muskels bzw. dominiert bei zweigelenkigen Muskeln am proximalen Gelenk. Mit der postnatalen Reifung höherer subkortikaler und kortikaler Zentren kommen stetig bis hin zum 21. Lebensjahr phasische Innervationsanteile hinzu. Phasisch kontrahiert der Muskel vom Ursprung zum Ansatz bzw. dominiert am distalen Gelenk (bei zweigelenkigen Muskeln).

Je adaptiver und variabler der Tonus, desto mehr phasische Innervation und höher die (neo)kortikale Innervation!

> ▶ **Beispiel**

Selbsterfahrung Diese „feinsten" reaktiven, für unser Auge nicht wahrnehmbaren Justierbewegungen fühlen wir, wenn wir die Anforderung erhöhen und uns möglichst weit auf unsere Zehenspitzen stellen und die Augen schließen. Durch den permanenten Wechsel zwischen den überwiegend dorsal-tonischen und ventral-phasischen Muskelgruppen (Ausnahme: Kniestrecker), spricht man daher im aufrechten Sitz und/oder Stand, wenn sich der Körperschwerpunkt (KSP) im Lot befindet, auch von einer geschlossenen kinematischen Kette. Diese Feinjustierung zur „sagittalen" Balance bedingt eine sehr hohe neuromuskuläre Innervation. Je komplexer die neuromuskuläre Innervation, desto niedriger die muskuläre Anspannung, desto leichter der aufrechte Sitz, Stand und Gang und desto harmonischer unsere Bewegungsabläufe. ◄

4.2.3.1 Praxis
Sensorik

■ **Hemiplegie und posturaler Hemineglect**

Nicht nur bei einer Neglectsymptomatik richtet sich durch den Einsatz der „gesunden" Hemisphäre das Bewusstsein des Betroffenen zur „gesunden" Seite, was unschwer an der Ausrichtung des Gesichtsfelds zu erkennen ist. Das ZNS orientiert sich bzw. nutzt generell die **besser wahrnehmbare Körper- und Umweltseite**, was

wiederum die neuronalen Funktionen der betroffenen Seite einschränkt, z. T. sogar verschlechtert (Auslöschphänomen). Stellt man sich z. B. hinter die betroffene Körperseite und ruft den Namen des Betroffenen, dreht dieser häufig den Kopf über die „gesunde" Seite nach hinten (was in diesem Fall unökonomisch wäre, s. ◘ Abb. 2.9a,b).

Eine Vibrationsmassage (Vibrax, vorher mit Arzt absprechen!) der betroffenen Nackenmuskulatur verbessert die Wahrnehmung, das Bewusstsein sowie das Körpergefühl (s. 67090_4_De_2_MOESM3_ESM). Dabei erfolgt häufig eine relativ automatisierte Ausrichtung des Gesichtsfelds zur betroffenen Seite bei gleichzeitiger Reduktion enthemmter Spannungszustände (Spastik).

Passive Mobilisation

Über die passive Mobilisation der Gelenke, von proximal beginnend, werden die Strukturen (Extremität) kortikal erfahrbarer (bewusster), woraus wiederum hemmende Einflüsse (Reduktion) auf hypertone Muskelzustände (übersteigerte Rückenmarkaktivität) resultieren können. Zudem dient die Mobilisation der Kontrakturprophylaxe. Häufig wird dabei die Anwendung von Zug (Traktion) und Druck (Kompression) beschrieben. Da jedoch in den zu mobilisierenden Gelenken in der Regel eine muskuläre Dyskoordination besteht, sollte die Anwendung von Zug (auch bei Hypertonus) vermieden werden (um eine mögliche Traumatisierung zu verhindern). Beispielsweise haben röntgenologische Untersuchungen an hypertonen Schultergelenken belegt, dass auch hierbei keine Übereinstimmung der Gelenkpartner besteht. Die Luxation ist dabei häufig äußerlich nicht sicht- und tastbar, wie z. B. bei der Subluxation. Bedingt durch die unphysiologische Muskelverspannung besteht jedoch eine deutliche Inkongruenz zwischen dem Humeruskopf und der Gelenkfläche der Skapula. Durch das Ausüben von dosiertem Druck (Kompression) gleitet der Gelenkkopf in die Gelenkpfanne. Es werden vor allem die gelenknahen Mechanorezeptoren (▶ Abschn. 4.3.2, 2. SMRK, Mechanorezeptoren) stimuliert, die durch den sensorischen Input zur Tonusregulierung beitragen können. Die passive Mobilisation ist eine auf die Funktionsanbahnung vorbereitende Maßnahme, die Ausführung einer funktionellen Bewegung selbst wird nicht verbessert. Sie muss sehr langsam und dosiert ausgeführt werden, da zu schnelle, ruckartige Bewegungen die Muskelspindel aktivieren und somit eine Tonuserhöhung bewirken (s. unten).

4.2.3.2 Bewegungsanbahnung

Das Erkennen/Erfühlen zum Teil minimaler „normaler" Bewegungsamplituden und das Übertragen in den Alltag, letztendlich nicht, um den Patienten zu bewegen, sondern um ihm das Gefühl für seine Bewegung (wieder) zu geben (= fazilitieren), ist grundlegender Inhalt des funktionellen Alltagstrainings (F.A.T.). Die dosierte

4

räumliche und zeitliche Bewegungsausführung bzw. -fazilitation (► Kap. 5) bildet einen elementaren Therapiebaustein. Ein eher geringes Bewegungsausmaß und eine langsamere Bewegungsausführung sind für den Betroffenen i. d. R. eher umsetzbar und daher physiologischer („weniger ist oft mehr"). Im Zuge physiologischer Eigenaktivität kann sowohl das räumliche als auch das zeitliche Bewegungsniveau als Steigerung dienen.

Lagerung

Wird eine Extremität in einer spasmushemmenden Position endgradig gelagert, so ist der spastische Muskel ebenfalls endgradig gedehnt. Die Muskelspindel steht permanent unter Spannung, wodurch bei Endlagerung ebenfalls eine starke Tonuserhöhung einhergehen kann. Die Extremität sollte zwar aus dem spastischen Muster heraus gelagert werden, jedoch nur nahe an der endgradigen Gelenkstellung, um dadurch eine permanente Stimulation der Muskelspindel des hypertonen Muskels zu vermeiden.

Reduzierte oder fehlende Tonusaktivität

Fehlende Tonusaktivität auf der betroffenen Seite geht oft mit einer hohen kompensatorischen Anspannung auf der gesunden Seite einher. Daher liegt der erste Schritt in der Reduktion kompensatorischer Strategien (► Abschn. 1.7). Darauf aufbauend erfolgt die Aktivierung der betroffenen Strukturen, wobei eine **passive (therapeutische) Vorspannung des hypotonen Muskelbauchs bzw. der Muskelspindeln** die Kontraktionsfähigkeit erleichtern kann. Spannt der Therapeut mit seinen Händen den Muskelbauch während des Bewegungsablaufs vor, z. B. beim Aufstehen den Hüftstrecker M. gluteus maximus oder die hypotonen Bauchmuskeln bei einer Flexion der Wirbelsäule (WS) (► Kap. 11, Fallbeispiele), so kann die physiologische Bewegungsausführung (Kontraktion des hypotonen Muskels) unterstützt, erleichtert und angebahnt werden. In ähnlicher Weise können ein leichtes Beklopfen der hypotonen Muskelbäuche (**Tapping**) und/oder federnde Impulse in den gestretchten Muskel die Muskelspindeln stimulieren, wodurch ebenfalls eine Verbesserung der Kontraktionsbereitschaft entstehen kann.

4.3   Zweiter sensomotorischer Regelkreis (taktil)

Um eine Bewegung auszuführen, müssen höher liegende spinale- und supraspinale Systeme integrierend/kontrollierend (hemmend) auf den 1. SMRK einwirken. Schon bei einfachen Schutzbewegungen wie beim Zurückziehen des Arms oder des Beins auf einen Schmerzreiz (s. ► Abschn. 3.5.7, gekreuzter Streckreflex) wirkt der 2. SMRK hemmend auf den 1. SMRK ein (dessen primäre Aufgabe im Tonusaufbau gegen die

Schwerkraft liegt). Um das Zurückziehen des Beins auf einen Schmerzreiz auf spinaler Ebene zu ermöglichen (◘ Abb. 4.4a1), sind vor allem 2 Systeme notwendig:

- **Tiefensensibilität**, d. h. die Kenntnis über Lage (Stellungssinn), Tonus (Kraftsinn) und Aktivität (Bewegungssinn) des Körpers und der Extremitäten (propriozeptiv), und darauf aufbauend
- **Oberflächensensibilität**, d. h. die Information über die Einwirkungen der Umwelt (Schmerzreiz) auf die Körperoberfläche.

Mit dem 2. SMRK verlassen wir schon auf spinaler Ebene die **sagittale Aufrichtung** gegen die Schwerkraft (s. 1. SMRK) und aktivieren ausgleichende **frontale haltungsbewahrende Rumpfstellreaktionen**. Phylogenetisch könnte man dies in etwa mit der Fortbewegung der gemeinen Forelle vergleichen. Durch permanent wechselnde Lateralflexionen rechts/links und entsprechend adaptive Lateralextension bewegt sie sich flussaufwärts. Auch wenn wir unsere rechte Rumpfseite flektieren, erfolgt die Lateralextension links (und umgekehrt). Die Forelle fühlt mit dem Mund, seitlich an ihren Flanken (Regenbogenfarben) sowie mit ihren Flossen. Entsprechend sensibel sind wir auch im Bereich des Mundes/Zunge, am Rumpf eher seitlich (anstelle Vorder- oder Hinterseite), besonders aber unter den Achseln, sowie an den Händen/Fingern und Fußsohlen.

4.3.1 Funktionsweise

Der 2. SMRK wirkt, aufbauend auf den 1. SMRK, über mehrere Rückenmarksegmente. Man bezeichnet dies als „**Eigenapparat des Rückenmarks**". Die vorherrschende Motorik bilden dabei einfache Reflexaktivitäten wie (beim Bewegungsablauf des Gehens):

- **positive Stützreaktion** (► Abschn. 3.5.7, Druck auf den Vorderfuß, 67090_4_De_3_MOESM4_ESM) oder
- **gekreuzte Streckreaktion** (◘ Abb. 4.4a2, ► Abschn. 4.3.6 Schmerzrezeptoren, 67090_4_De_3_MOESM5_ESM), der durch einen äußeren taktilen Reiz ausgelöst wird.

Da der Rezeptor (Haut) und Effektor (Muskel, der die Bewegung ausführt) in unterschiedlichen Organen lokalisiert sind, spricht man auch von **Fremd- oder polysynaptischen Reflexen bzw. Reaktionen**. Typische Bewegungsmuster auf dieser Ebene sind:

- Abwehr- und Schutzbewegungen (z. B. positive Stützreaktionen, gekreuzte Streckreaktion) und
- elementare rhythmische Bewegungsmuster, die in kortikale Bewegungsprogramme integriert sind.

Man spricht auch von **Lokomotorik** (► Kap. 3, „Motorische Systeme", „Rückenmark").

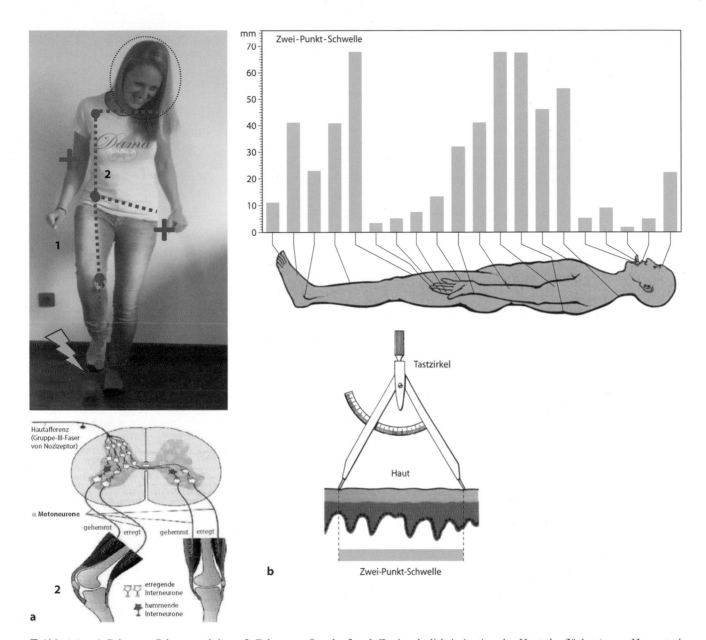

Abb. 4.4 **a1** Gekreuzte Schmerzreaktion; **a2** Gekreuzter Streckreflex; **b** Zweipunktdiskrimination der Hautoberfläche. (**a** aus Haus et al. 2020; **b** aus Birbaumer und Schmidt 2003)

4.3.2 Rezeptoren des 2. SMRK

Um auf äußere Reize adäquat zu reagieren, dienen dem 2. SMRK neben den propriozeptiven Rezeptoren (Muskel- und Sehnenspindeln) die Rezeptoren der Oberflächensensibilität.

Entsprechend der Reizqualität unterteilt man die **Rezeptoren der Oberflächensensibilität** in:

- Mechanorezeptoren für den Tastsinn (Druck, Textur, Oberfläche, d. h. epikritisch),
- Thermorezeptoren für den Temperatursinn (Temperatur, d. h. protopathisch),
- Nozizeptoren für den Schmerzsinn (Schmerz, d. h. protopathisch).

(Die Thermorezeptoren reagieren bis zu einer Hauterwärmung von ca. 43 °C. Steigt die Hauttemperatur weiter, geht der Wärmereiz in einen schmerzhaften Hitzereiz über, wodurch die Schmerzrezeptoren (Synonym: Nozizeptoren) aktiviert werden.)

> **Wichtig**
> Die propriozeptive Empfindung (Tiefensensibilität), d. h. die Wahrnehmung des eigenen Körpers, bildet die Grundlage, um über die Oberflächensensibilität taktil die Umwelt, wie z. B. Oberflächen, Objekte etc., zu erfassen! Der Betroffene muss sich erst seiner Hand/ seiner Finger etc. bewusst sein, um damit zu fühlen bzw. zu hantieren (s. 67090_4_De_2_MOESM3_ESM)!

4

Bereits vor 100 Jahren erkannte der Physiologe Max von Frey, dass die Oberfläche der Haut (je nach Körperteil) unterschiedlich differenzierte Empfindungsqualitäten besitzt. Frey bezeichnete die Stellen der Haut, die auf die Einwirkung der Tasthaare reagierten, als **Tastpunkte**. Die Dichte der Tastpunkte bzw. die Dichte der Rezeptoren ist dabei entscheidend für die Genauigkeit der Tastempfindung. Beispielsweise besitzt die Handregion im Gegensatz zum Rumpf eine weitaus höhere Rezeptorendichte – bereits Tastreize mit der Einwirkungsstärke von 0,5 g werden wahrgenommen.

Durch die **Zweipunktdiskrimination** (◨ Abb. 4.4b) lässt sich die Differenziertheit der Empfindung überprüfen. Dabei werden die Spitzen eines Tastzirkels mehrmals in unterschiedlichem Abstand auf der Haut platziert. Die Empfindungsgenauigkeit resultiert aus dem Abstand, bei dem die Versuchsperson gerade noch 2 Spitzen lokalisiert. Eine besonders hohe Sensibilität besteht vor allem in den Mund- und Handregionen (Innenhandfläche, Fingerkuppen).

4.3.2.1 Grundtypen der Mechanorezeptoren

Die mechanischen Empfindungen der Haut sind vor allem Druck, Berührung und Vibration (Bruggencate, zit. nach Birbaumer und Schmidt 1996). Bei Versuchen an der behaarten und unbehaarten Haut von Katzen und Menschen (Fingerbeeren, Handinnenfläche) wurden **4 Grundtypen von Mechanorezeptoren** lokalisiert. Um variabel für die Erfassung neuer Reizsituationen zu bleiben, erfolgt bei allen Rezeptoren nach einer kurzen Zeit eine Gewöhnung (**Adaption**) an gleichbleibende Reize. Die Mechanorezeptoren werden daher nach ihrem Adaptionsverhalten unterteilt. Je nach Literatur findet man auch die histologischen Bezeichnungen nach ihren Entdeckern bzw. Erstbeschreibern:

- SA ("slowly **a**dapting"): SA-I-Rezeptoren oder **Merkel-Scheibe** und SA-II-Rezeptoren oder **Ruffini-Körperchen**,
- RA ("**r**apidly **a**dapting"): RA-Rezeptoren oder **Meissner-Körperchen**,
- PC ("**P**acini **C**orpuscle"): PC-Rezeptoren oder **Pacini-Körperchen**.

In der behaarten Haut fehlen die Meissner-Körperchen, stattdessen findet man dort sensorisch innervierte Haarwurzeln (Haarfollikelsensoren).

SA-I-Rezeptoren (Merkel-Scheibe oder Merkel-Tastscheibe)

Die SA-I-Rezeptoren sind langsam adaptierende ("slowly adapting") **Druckrezeptoren**, die vor allem auf senkrecht einwirkenden Druck reagieren, wie z. B. das Körpergewicht auf der Fußsohle (Fersenkontakt eher tonisch stabilisierend, medialer Vorfuß eher phasisch dynamisch). Durch die langsame Adaption vermitteln sie **Informationen über die Dauer und die Intensität der Reizeinwirkung**. Dadurch reagieren die SA-Rezeptoren im Gegensatz zu den anderen Mechanorezeptoren auch auf die gleichbleibende und konstante Einwirkung von Reizen (Merkel steht immer **unter Druck** ☺).

SA-II-Rezeptoren (Ruffini-Körperchen)

Die zweite Gruppe der langsam adaptierenden Druckrezeptoren reagiert vor allem auf **Dehnreize**. Sie registrieren damit die Richtung und Stärke von Schwerkräften, d. h., sie reagieren auf Zug, wie er z. B. beim Hantieren mit Werkzeugen durch die Dehnung der Hautoberfläche entsteht (Ruffini **schert** sich um nichts ☺).

> **Wichtig**
> Die SA-Rezeptoren (Merkel-Scheiben und Ruffini-Körperchen) sind **Druckrezeptoren**, die auf Druck oder Zug reagieren.

RA-Rezeptoren (Meißner-Körperchen)

Die Adaption der RA-Rezeptoren der unbehaarten Haut bzw. der Haarfollikel der behaarten Haut liegt unter einer Sekunde. Sie reagieren vor allem auf **Bewegungsreize**. Fährt man z. B. mit dem Daumen über die Handinnenfläche oder über die behaarte Haut des Unterarms, wird hauptsächlich die Bewegung registriert oder genauer die Bewegungsgeschwindigkeit (Meisner-Porzellan darf nur **ganz sensibel** berührt werden ☺).

> **Wichtig**
> Die RA-Rezeptoren registrieren vor allem die Geschwindigkeit einer Hautberührung und werden daher auch als **Berührungsrezeptoren** bezeichnet.

PC-Rezeptoren (Pacini-Körperchen)

PC-Rezeptoren sind sehr schnell adaptierende Rezeptoren, ihre Reaktion erfolgt nur bei Beginn und Beendigung von Reizen. Da eine **Vibration** eine hohe Abfolge an beginnenden und endenden Reizen beinhaltet, bilden **Vibrationsreize** den adäquaten Reiz für die PC-Rezeptoren. Neben der Unterhaut sind die PC-Rezeptoren auch in der Knochenhaut, in Gelenkkapseln, in den Sehnen und in den Muskelfaszien in wechselnder Anzahl vorhanden (Opernsänger Pacini hat Vibration in der Stimme ☺).

> **Wichtig**
> PC-Rezeptoren sind sehr schnell adaptierende Rezeptoren, die vor allem auf Vibrationsreize reagieren (**Vibrationsrezeptoren**).

Entsprechend ihrer Reizaufnahme geben die Mechanorezeptoren (s. PC-Rezeptoren) Auskunft über die Körperstellung und die Stärke der auf den Körper einwirkenden Kräfte. Sie sind daher (zu einem geringeren Umfang als die Muskel- und Sehnenspindeln) auch an der propriozeptiven Wahrnehmungsverarbeitung (Tiefensensibilität) beteiligt.

4.3.3 Tastsinn

Durch die 4 Grundtypen der Mechanorezeptoren werden die unterschiedlichen Aspekte einer mechanischen Hauteinwirkung zusammengetragen und über afferente Bahnen zur Auswertung an das ZNS projiziert. Der permanente schnelle Abgleich **aller** eintreffenden Hautreize bildet die Grundlage für die Empfindung des differenzierten **Tastsinns**. Die Innervationsdichte der Rezeptoren korreliert dabei mit der Genauigkeit und dem Umfang der Empfindung (◘ Abb. 4.4b, Zweipunktdiskrimination). Vor allem in den Hautregionen der Innenhand und den Fingerbeeren besteht eine hohe Innervationsdichte bzw. hohe Tastsensorik. Das Tastempfinden setzt sich aus **dynamischen** (Berührung, Vibration) **und statischen (Druck) Empfindungen** zusammen. Um die taktile Erkennung eines Gegenstands zu ermöglichen, reicht das reine Auflegen auf die Haut nicht aus. Der Gegenstand muss in der Hand bzw. Fingern bewegt (hantiert) werden.

> ▶ **Beispiel**
>
> **Selbsterfahrung** Wenn wir unsere Hand leicht auf den dorsalen Unterarm des anderen Arms legen und die Hand nicht mehr bewegen, spüren wir nach kurzer Zeit die Hand nicht mehr (**Adaption der Rezeptoren**). Erst wenn sich die Hand **wieder auf dem Arm bewegt,** können die Sinnesrezeptoren wieder reagieren, und wir spüren wieder unsere Hand bzw. den Unterarm. ◀

4.3.3.1 Praxis: Befundung der Mechanorezeptoren

Man untersucht mit leichten Berührungsreizen die epikritische (taktile) Sensibilität (**SA-Rezeptoren**). Auf die Stimulation mit einem Wattebausch oder durch einen leichten Druck mit dem Finger soll der Patient den Reiz (leichter Druckreiz) erkennen und die Reizstelle lokalisieren (ohne Visuskontrolle). Zur Spitz-Stumpf-Diskrimination wählt man eine etwas gröbere Stecknadel (erhöhter Druck und Dehnreiz, keinen Schmerz auslösen). Hierbei soll der Patient bei unregelmäßigen Reizintervallen zwischen dem breiten Nadelkopf und der Nadelspitze unterscheiden.

Die Sensorik der **RA-Rezeptoren** (Berührungsreize) überprüft man, indem der Tester mit dem Finger oder dem breiten Kopf der Stecknadel Zahlen auf die Haut (Innenhandfläche, Handrücken, Unterarm etc.) des Patienten schreibt.

Zur Überprüfung der **PC-Rezeptoren** (Vibrationsreize) eignet sich eine Stimmgabel. Die Rezeptoren reagieren vor allem durch das Aufsetzen der Stimmgabel auf die Knochenpunkte wie Ellbogen, Fingergrundgelenke etc.

▪ Vorgehensweise

Bei zerebral geschädigten Patienten kommt es in der Regel distal zu größeren Sensibilitätsausfällen als proximal. Der Tester beginnt daher die Befundung an der distalen Extremität. Sind die distalen Empfindungen ohne Befund, erübrigt sich meist die differenzierte proximale Abtestung (ökonomische Vorgehensweise).

▪ Darbietung der Reize

Schwerer betroffene Patienten können leichtere Hautreize oft nicht zuordnen. Der Tester sollte dabei die Druckintensität erhöhen und die Berührungsreize intensivieren, z. B. die Zahlen größer und langsamer schreiben. Zudem sollten die **dekubitusgefährdeten Körperregionen (Rückenlage)** wie Hinterkopf, Schulter, Ellenbogen, Gesäß und Ferse auf ihre grobe Druckempfindlichkeit untersucht werden.

▪ Adaption der Rezeptoren

Um der Adaption entgegenzuwirken, sollte der Therapeut in der Stimulation der Berührungsreize variieren. Beispielsweise sollte man beim Ausstreichen einer Extremität maximal 6- bis 7-mal die gleiche Ausstreichtechnik verwenden. Zur weiteren Stimulation können unterschiedliche Streichtechniken (quer oder längs) und/oder Streichmedien (Igelball oder Handtuch etc.) eingesetzt werden.

▪ Kompensation

Um das mangelnde Tastempfinden auszugleichen, führen Patienten häufig die Bewegungen mit einem zu hohen Tonus aus. Die Tätigkeiten wirken dabei starr und verkrampft. Sie erhöhen den Druck auf den Gegenstand und kompensieren so über die **propriozeptiven Rezeptoren** (Sehnen- und Muskelspindeln) die **Defizite der taktilen Sensibilität**. Diese Tonuserhöhung ist **nicht mit einer Spastik** oder Ähnlichem **zu vergleichen**. Sie hinterlässt keine bleibende Tonuserhöhung und reduziert sich im Zuge der Sensibilitätsverbesserung.

▪ Periphere und zentrale Schädigung

Peripheren Nervenbahnen schreibt man im Gegensatz zu den zentralen ein gewisses Genesungspotenzial zu. Man geht davon aus, dass die Axone an der Läsionsstelle neu aussprossen und mit einer Geschwindigkeit von ca. 1 mm/Tag zu ihrem ursprünglichen Innervationsorgan wachsen. Der Therapeut lokalisiert die Läsionsstelle (Schulter/Ober-, Unterarm) und fördert, von dieser ausgehend, z. B. durch das Setzen von Reizstrom (vor und hinter der Läsionsstelle) oder durch taktile und/oder thermische Reize etc. das Wachstum der Axone. Bei einer zentralen Schädigung hingegen sind die Empfindungen zwar in den proximalen Körperregionen (Schulter) noch intakter, jedoch befindet sich in den distalen Körperregionen (v. a. in der Hand) ein weitaus größeres Rezeptorpotenzial. Zudem ist die Hand in die Bewusstseinsprozesse weitaus mehr involviert als z. B. die Schulter oder der Rumpf. Der Behandler sollte daher bei einer zentralen Schädigung sein Augenmerk in erster Linie den distalen Körperregionen, wie z. B. der Hand, widmen.

Entsprechendes gilt für die Sensibilisierung der unteren Extremität. Um eine pathologisch erhöhte Extensorenaktivität im Sinne eines positiven Stützreflexes zu verhindern, sollte die Sensibilität des Fußes auf die Gewichtsübernahme vorbereitet werden (Desensibilisierung der übersteigerten Reaktion, s. auch ◘ Abb. 3.13a).

■ Die Extremität ins Bewusstsein bringen

Bei mangelnder oder gar fehlender Sensibilität wird die Extremität (Arm, Hand und/oder Bein, Fuß) nur noch bedingt wahrgenommen. Der Hemiplegiker vernachlässigt seine Hand, wodurch sie nicht mehr für die Dinge des täglichen Lebens eingesetzt wird. Die Hand/Körperseite verschwindet zunehmend aus dem Bewusstsein, und im Gegenzug wird **eine Hand, die nicht mehr bewusst ist, auch nicht mehr bewusst eingesetzt.** Deutlich wird dieser Vorgang u. a., indem der Patient zunehmend seinen Kopf zur gesunden Seite richtet, was letztendlich zu einer weiteren Verschlechterung der ohnehin prekären Situation führt.

Es ist daher unabdingbar, die Hand (Extremität) frühest- und bestmöglich ins Bewusstsein zu bringen. Anhand der oben beschriebenen Rezeptorarten gibt es unterschiedliche Möglichkeiten, wie z. B. Druck (und Zug), Berührung und **Vibration.** Der Therapeut sollte es mit möglichst vielen Sinnesmodalitäten versuchen, um die betroffenen Körperregionen wieder ins Bewusstsein zu rücken (s. 67090_4_De_2_MOESM3_ESM).

Das Ausstreichen mit Bürsten unterschiedlicher Härte, elektrischer Zahnbürsten etc., kann man mit Vibrationsreizen vergleichen, die v. a. die Mechanorezeptoren der Hautoberfläche stimulieren (► Abschn. 2.6, „Somatosensibilität" – Hinterstrangsystem/epikritische und propriozeptive Sensibilität). Hautregionen, die über eine hohe Rezeptorendichte verfügen, wie z. B. die Handinnen- und Außenflächen sowie die Fingerbeeren, sind dabei besonders sinnvoll. Tiefer greifende Vibrationsreize, wie z. B. von Massagestäben, Vibrax etc., stimulieren hingegen die Rezeptoren der Tiefe, d. h. Muskel- und Sehnenspindeln (s. Propriozeption). Hierbei kann man v. a. die Muskelbäuche ansprechen, z. B. im Daumen- und Kleinfingerballen. Diese Bereiche werden als **physiologische Referenzpunkte** bezeichnet, die dem Gehirn u. a. Informationen über Lage, Position und Anspannung liefern. Das zunehmende Bewusstwerden der Extremität kann wiederum hemmenden Einfluss auf die spinale Reflexaktivität nehmen. Um eine gewisse Nachhaltigkeit zu schaffen, sollten (müssen) auf die sensible Reizung funktionelle Handlungsabläufe, wie z. B. Stützaktivitäten, Hantierfunktionen etc., folgen. Nicht selten sprechen Patienten nach der Stimulation mit einem Vibrationsgerät davon, dass sie ihre Hand wieder oder besser spüren, oder Patienten, die auf einer Vibrationsplatte stehen, davon, dass sie ihr Bein wieder intensiver wahrnehmen. Ein Patient, der sein Bein nicht spürt (= Stress), übernimmt auch nur ungern Gewicht auf dieses Bein.

Die sensible Stimulation der betroffenen Körperregionen wird dabei entsprechend der Reizverarbeitung durch Druck-, Berührungs- und Vibrationsreize bestimmt.

Bei tiefer liegenden zentralnervösen Schädigungen, wie z. B. Thalamuseinblutungen etc., können Patienten mit der differenzierten epikritisch-propriozeptiven Stimulation überfordert sein. Dabei zeigen sich z. T. starke Missempfindungen bis hin zu undifferenzierten, brennenden Schmerzzuständen, und die Stimulation kann zu einer Erhöhung der Spastizität führen. Hierbei sollte man (vorab) durch eine protopathische Sensibilisierung, d. h. über das phylogenetisch ältere „Vorderseitenstrangsystem", eine Verbesserung herbeiführen (s. auch Kälte- und Wärmeanwendung). Unspezifische Reize, wie z. B. Massagen mit Rasierschaum, Lotionen etc., oder Raps, Linsen, Bohnen und warme Kiesbäder können zur Wahrnehmungsverbesserung führen und Missempfindungen und Schmerzen lindern. Aufbauend können stereognostische Inhalte (s. unten) einfließen, z. B. das Heraussuchen/-fühlen taktiler Gegenstände (Murmeln, Münzen etc.) aus den Wannenbädern.

■ Berührung

Schnelle, kraftvolle Berührungsreize, wie z. B. Tapping, wirken tonuserhöhend, während leichte sanfte Streichungen eher zur Entspannung beitragen. Die Berührungsreize des Therapeuten sollten klar und strukturiert an einer Körperregion gesetzt werden, z. B. vom Arm absteigend zur Hand. Ein diffuses Wechseln zwischen mehreren Körperregionen, z. B. schnelle Berührungen an Kopf, Schulter, Arm etc., oder die parallele Stimulation von 2 Körperregionen (Arm, Bein) verschlechtern die ohnehin gestörte Wahrnehmungsverarbeitung noch zusätzlich. Eine beidseitige Berührung lenkt den Fokus auf die „gesunde", besser wahrnehmbare Seite, wodurch sich die Empfindung der betroffenen Seite eher verschlechtert. Ebenso trainiert eine Eigenmassage, z. B. im Rapsbad, eher die „gesunde" Extremität. Durch **Vibrationen** erfolgt eine permanente schnelle Abfolge von Hautreizen, die häufig zu einer Wahrnehmungsverbesserung beiträgt. Vor allem die Handinnenflächen, Fingerbeeren sowie die knöchernen Gelenkstrukturen sind besonders sensibel.

■ Therapeutische Messfühler

Auch für den Therapeuten selbst ist der **Tastsinn** eines der wichtigsten Messkriterien zur Befunderhebung und Behandlung bewegungsgestörter Patienten. Visuell nimmt man zwar die Bewegungsstörung wahr, weshalb jedoch diese ursächlich bedingt ist, wird erst durch die differenzierte Palpation erkannt. Der Therapeut fühlt, **wo und in welcher Position bzw. in welchem Bewegungsablauf** muskuläre Verspannungen, Dyskoordinationen etc. bestehen. Beim Abbau der abnormen Tonusverhältnisse, z. B. durch die Einnahme spasmushemmender Stellungen und die darauf aufbauende physiologische Bewegungsanbahnung, spürt (erfühlt) der Therapeut durch seine

Neuropathologie Unter „Gnosie" versteht man die Fähigkeit, bekannte Objekte zu erkennen. Bei fehlenden oder gestörten Fähigkeiten trotz intakter Rezeptoren und Afferenzen spricht man von Agnosie. Ein typisches Beispiel dafür ist die **visuelle Agnosie**. Der Mensch kann sich zwar sehend (intakte Sehbahnen) im Raum bewegen, Gegenstände jedoch visuell nicht zuordnen. Man spricht hierbei auch von der Seelenblindheit. Die Agnosie kann modalspezifisch auftreten, z. B. nur visuell, oder multimodal in Erscheinung

treten, d. h., mehrere Sinnessysteme (visuell, akustisch, taktil) sind betroffen. Teilweise wird die Astereognosie (Synonym: taktile Agnosie) auch auf Patienten mit einer starken somatosensiblen (propriozeptiv, taktil) Schädigung bezogen. Hierbei handelt es sich jedoch um eine primäre sensorische Wahrnehmungsstörung und nicht um das fehlende Erkennen von Gegenständen. Eine Sonderform der Agnosie bildet die Anosognosie, das bedeutet fehlende Krankheitseinsicht (s. ▶ Abschn. 10.2, „Agnosie").

Hände schon früh, ob es sich um eine **assoziierte Reaktion oder um einen physiologischen Bewegungsablauf** handelt. Ebenso basiert die therapeutische Unterstützung bei der Bewegungsanbahnung auf der taktilen Rückmeldung. Der Therapeut fühlt dabei die zunehmende Aktivität des Patienten und reduziert in gleicher Weise seine Unterstützung, da nur **aus der Eigenaktivität des Patienten ein funktioneller Bewegungsgewinn resultiert.**

4.3.4 Stereognostische Leistungen (Ertasten von bekannten Gegenständen)

Wie das Wort „Ertasten" schon sagt, ist das Ertasten ein dynamischer Prozess. Erst die **bewegte Hand kann Gegenstände ertasten** und zuordnen. Durch die Zuordnung der Tastempfindung zu bestehenden Gedächtnisinhalten (Engrammen) zählt man die stereognostischen Leistungen zu den sogenannten höheren kognitiven Gehirnfunktionen (Gnosie, von griech. „gnosis": Erkennen, Kenntnis; ▶ Abschn. 10.2, „Agnosie", ▶ Abschn. 10.2.3, „Taktile Agnosie"; s. auch Exkurs 4.2). Man greift in die Hosentasche und ertastet den Autoschlüssel oder das 50-Cent-Stück für den Parkautomaten. Das Zusammenspiel aller Rezeptorinformationen ist dabei die oberflächensensible Grundlage des differenzierten Tastsinns. Durch die Bewegung wird zum einen eine größere Anzahl an Mechanorezeptoren aktiviert, und zum anderen wird die Reizadaption verhindert bzw. verringert. Ein weiterer, nicht unwesentlicher Teil der Sensorik erfolgt zudem über die Propriozeptoren (Tiefensensibilität), die unter anderem Auskunft über die Größe (Stellungssinn), Gewicht (Kraftsinn) etc. der Tastgegenstände vermittelt. Beide Systeme zusammen (stereo), d. h. Oberflächen- und Tiefensensibilität, bilden die sensorische Grundlage für die stereognostischen Leistungen. Im Gegenzug kann man bei guten stereognostischen Leistungen auch auf entsprechend gute Sinnesmodalitäten (taktil/propriozeptiv) schließen.

4.3.4.1 Praxis: Befundung der stereognostischen Leistungen

Man gibt dem Patienten (ohne Visuskontrolle) **ihm bekannte (alltägliche) Gegenstände**, wie z. B. einen Schlüssel, Kugelschreiber, Radiergummi etc., in die Hand. Der Patient sollte den Gegenstand benennen und seinen Gebrauch andeuten (Handlungsplanung zur Überprüfung auf Apraxie). Im Falle einer Aphasie sollte man den Gegenstand wieder zu den anderen Gegenständen zurücklegen; der Patient soll dann den eben in der Hand gehaltenen Gegenstand erneut auswählen. Falls die motorischen Einschränkungen das aktive Hantieren verhindern, bewegt der Therapeut im Sinne einer Tastaktivität Hand und Finger des Patienten. Der Tastschwerpunkt liegt dabei in den Fingerbeeren und der Handinnenfläche. Bei sensorischen Einschränkungen sollten die Tastreize größer, gröber, prägnanter ausgewählt werden. Kann der Patient z. B. große Gegenstände adäquat zuordnen und hat er nur bei kleinen, wenig differenzierten Gegenständen Schwierigkeiten, so sind die stereognostischen Leistungen im Grunde vorhanden, und die Defizite sind eher in der Sinnesempfindung zu suchen. Eine gewisse Variantenvielfalt an alltäglichen Gegenständen ist nötig, da z. B. das Auswählen zwischen 2 gleich großen Schlüsseln auch einen gesunden Menschen an die Grenze seiner stereognostischen Leistungsfähigkeit führt.

4.3.5 Thermorezeptoren

Thermorezeptoren können **Kältereize** und **Wärmereize** aufnehmen. Besonders temperaturempfindlich sind dabei die Oberfläche der Gesichtshaut, die Handinnenfläche und die Fingerbeeren. Der Einwirkung von Temperaturreizen schreibt man eine emotionale Wirkung zu, d. h., die Reize werden als angenehm oder unangenehm bewertet. Zudem besteht über retikuläre Verknüpfungen eine verstärkte Aufmerksamkeitszuwendung (▶ Kap. 2, „Sensorische Systeme", protopathische Sensibilität, s. 67090_4_De_2_MOESM2_ESM und 67090_4_De_2_MOESM3_ESM).

4

> **Wichtig**
>
> Die Empfindlichkeit für Wärme- bzw. Kältereize steigt mit der Geschwindigkeit der Temperaturänderung an.

Steigt man z. B. in eine warme Badewanne, empfindet man zunächst das warme Wasser sehr intensiv, mit zunehmender **Adaption** bei gleicher Wassertemperatur lässt die Wärmeempfindung nach. Entsprechendes gilt auch im Sommer beim Sprung ins Schwimmbecken. Das Kältegefühl ist zu Beginn sehr intensiv und reduziert sich nach kurzer Zeit zu einem eher neutralen Gefühl. Beide Bereiche sind dabei an eine **emotionale Gefühlsbewertung** (angenehm oder unangenehm) gekoppelt. Der Bereich, in dem die Wärme- oder Kälteempfindung nur kurzfristig wahrgenommen wird, d. h. in dem sich eine **vollständige Adaption** der Thermorezeptoren vollzieht, liegt zwischen ca. 31 und 36 °C und wird als **neutraler Bereich** (Indifferenzzone) bezeichnet. Die Bereiche darunter werden als kalt, die darüber als warm empfunden.

Steigt die Hauttemperatur über 43 °C, weicht die Wärmeempfindung einer **Hitzeempfindung**. Da diese Hitzeempfindung als **Hitzeschmerz** wahrgenommen wird und zudem zur Gewebsschädigung führt, schreibt man die Sensorik den Schmerz- bzw. Nozizeptoren zu.

Kälteempfindungen werden bei einer Hauttemperatur unterhalb von 25 °C als unangenehm erlebt, wobei ab ca. 17 °C der Kälteschmerz (s. oben, Nozizeptoren) einsetzt. Eine sehr langsame Temperaturänderung kann durch die Adaption der Thermorezeptoren zu einem Ausbleiben der Wärme- bzw. Kälteempfindung führen. Hieraus kann man sich den Zusammenhang mit der Entstehung einer Erkältung erklären. Die Projektion der thermischen Reize erfolgt über die Vorderseitenstrangbahnen (protopathisches System).

> **Wichtig**
>
> Temperaturempfindungen werden von der Ausgangstemperatur der Haut, der Geschwindigkeit der Temperaturänderung und der Größe des reizeinwirkenden Hautareals bestimmt (Birbaumer und Schmidt 1996).

4.3.5.1 Praxis: Befundung der Thermorezeptoren

Für die Abschätzung von Temperaturreizen eignen sich vor allem die Hautregionen der Innenhandfläche. Die Adaption der Thermorezeptoren ist hier am geringsten, wodurch eine relativ konstante Temperaturangabe (Temperaturgefühl) möglich wird. Der Tester benutzt 2 unterschiedlich temperierte Behälter (Reagenzgläser, Filmdosen o. Ä.). Ein Behälter wird mit erwärmtem Wasser (ca. 40 °C) gefüllt, der andere mit im Kühlschrank oder Eisfach (der Eisreiz sollte nicht zu lange gesetzt werden) abgekühltem Wasser. Die Behälter werden abwechselnd auf die Haut der Innenhandfläche platziert, während der Patient (ohne Visuskontrolle) die Temperaturunterschiede (kalt, warm) erkennen soll.

Therapierelevanz

Die Temperaturempfindung spielt in der Bewältigung von Alltagssituationen eine wichtige Rolle. Dies beginnt mit der Einschätzung der Wassertemperatur beim morgendlichen Waschen (falls die Sensorik nicht gegeben ist, muss der Patient vorab die Wassertemperatur durch die weniger betroffene Hand regulieren), bei der Nahrungszubereitung und reicht bis hin zum Einschätzen der Sonneneinstrahlung beim Sonnenbaden. Bei einer fehlenden Temperaturempfindung bleibt die adäquate Reizreaktion auf eine Temperaturänderung aus, d. h., der Patient entzieht sich nicht einer übermäßigen Wärme- bzw. Kälteeinwirkung. Dabei ist besondere Vorsicht geboten, da sich z. B. die betroffene Extremität eher unterkühlt (Eispack) bzw. eher überwärmt (Wärmeflaschen, Sonnenbaden, Badewasser).

4.3.5.2 Praxis: Kälte- und Wärmeverfahren

Kälte- und Wärmeanwendungen zählen zu den ältesten therapeutischen Maßnahmen. Kältereize bilden mittels protopathischer Verarbeitung eine evolutionär schon frühe sensible Empfindung. Dabei erfolgen über das Vorderseitenstrangsystem (s. ▶ Kap. 2) Verknüpfungen zu retikulären (Alertness) und limbischen (Emotionen) Zentren sowie über mediale Thalamuskerne eine frühe Bewusstseinszuwendung. Schwer wahrnehmungsbeeinträchtige Menschen (z. B. Neglect) können daher relativ früh von der Kälteanwendung profitieren (s. auch 67090_4_De_4_MOESM4_ESM unter https://doi.org/10.1007/978-3-662-62292-6_4). Die **Wirkung einer Kälte- bzw. Wärmeanwendung** ist u. a. abhängig von:

- der Dauer der Maßnahme,
- der Einwirkung der Maßnahme (oberflächige oder tiefer liegende Strukturen),
- dem Allgemeinzustand des Patienten,
- der betroffenen Körperregion.

Durch die Vielseitigkeit der genannten Faktoren ist eine genaue Vorhersage über die Wirkungsweise der jeweiligen Anwendung nur bedingt zu treffen und im Individualfall gesondert abzuklären. Beide Verfahren sollten als vorbereitende Maßnahmen dienen, die die eigentliche Funktionsverbesserung erleichtert bzw. erst ermöglicht. ◘ Tab. 4.1 beschreibt die möglichen Einsatzgebiete und Richtlinien von Kälte- und Wärmeverfahren.

Bei Patienten mit Sensibilitätsdefiziten muss die Anwendung thermischer Reize sehr genau kontrolliert werden. Durch die fehlende Sensibilität können sie nicht adäquat auf einen gewebsschädigenden Reiz (Verbrennung bei über 50 °C oder Unterkühlung bei unter 5 °C) reagieren. Auf beide Anwendungsverfahren erfolgen häufig eine Erhöhung der Herzfrequenz und ein Anstieg des Blutdrucks (vegetative Reaktion).

◻ Tab. 4.1 Kälte- und Wärmeanwendungen

Kälteanwendung	Wärmeanwendung
Indikation	
Tonusaktivierend Verbesserung der Durchblutung	Detonisieren/Entspannen Verbesserung der Durchblutung
Schmerzreduktion	Schmerzreduktion
Reduktion von Ödemen (mit Lagerung und Bewegung kombiniert)	Verbesserung der Gelenkmobilität
Entzündungshemmung	Verbesserte Dehnbarkeit kollagener Fasern zur Kontrakturbeseitigung
Verbesserung der Gelenkmobilität	Degenerative Gelenkschädigungen (Arthrose)
Entzündliche Prozesse (akutes Rheuma/Arthritis) Spastik reduzierend Bewusstsein/Alertness fördernd (z. B. Neglect)	Chronische Formen rheumatischer Erkrankungen Entspannend, beruhigend
Anwendungsmöglichkeiten	
Kalt- bzw. Eiswasserbad	Heiße Rollen
Eisspritze (um punktuelle Reize zu setzen)	Paraffinbad
Gekühlte Gelkissen „cold packs"	Handbäder, Wickel und erwärmte Gelkissen, „hot packs"
Plastiktüte oder Frotteehandtuch mit zerkleinerten Eiswürfeln	Kies- oder Sandwärmekästen
Gekühltes Frotteehandtuch	Ultraschalltherapie (für tiefer liegende Strukturen)
Allgemeine Anwendungskriterien	
Wirkung hängt ab von Intensität (Temperatur) des Reizes, Dauer der Anwendung	
Kälte	**Wärme**
Hemmende, entspannende Wirkung (z. B. bei Schmerz durch Gefäßerweiterung)	Weitet die Gefäße
Bremst Entwicklung der Entzündungsprozesse durch Verringerung der Durchblutung	Verbessert die Durchblutung
Vorbereitende Maßnahme zur Schmerzreduktion (z. B. Schulterschmerz) mit anschließender Tonusnormalisierung: zerkleinerte Eiswürfel, die in ein dünnes Frotteehandtuch oder in einen Plastikbeutel eingewickelt sind: **milde Kälte** einsetzen	Reduziert durch Mangeldurchblutung verursachten Schmerz
Keine „cool packs" verwenden!	Wärmereize bis ca. 40 °C:
	– Schmerzlindernd und beruhigend (oberflächliche Einwirkung)
	Temperaturen zwischen **40 und 50 °C**:
	– Größter therapeutischer Nutzen (Tiefeneinwirkung)
	Langanhaltende Wärmebehandlungen:
	– Förderung der Durchblutung der Haut und der Muskulatur (vor allem feuchte Wärme wie Wickel/Umschläge etc.)
	– Verbesserung der Dehnbarkeit kollagener Fasern
	– Vorbereitende Maßnahme zur Kontrakturbehandlung („hot pack")

Kälteanwendung

Ein Eisbad mit zerkleinerten Eiswürfeln (2/3 Eiswürfel, 1/3 L Wasser) kann bei Patienten mit einer hohen Flexorenspastizität in Fingern und Handgelenk zum **Abbau der pathologischen Tonuserhöhung** beitragen (erhöhte korti-kale Präsenz = Hemmung spinaler Reflexe). Der Therapeut führt dabei mit seiner Hand die spastische Hand des Patienten mehrmals (2- bis 3-mal) für ca. 2–3 s in ein Eiswasserbad. Unmittelbar nach der Anwendung lässt sich die Hand häufig leichter mobilisieren und zuweilen zu einer vollständigen Extension in den Finger- und Handgelenken führen. Bei der **Mobilisation** ist darauf zu achten, dass zuerst die Fingergelenke (beginnend an den Grundgelenken) in die Extension mobilisiert werden und dann das Handgelenk. Würde man vorab die Extension des Handgelenks forcieren, würde sich der Zug auf die Fingerflexoren zusätzlich erhöhen. Das Eisbad dient dabei als vorbereitende Maßnahme und hinterlässt, isoliert gesehen, in der Regel keinen bleibenden Eindruck (Ausnahme Kontrakturprophylaxe). Der Patient muss lernen, sein **neu gewonnenes Bewegungspotenzial** aktiv im Rahmen seiner Möglichkeiten (z. B. leichte Stützfunktionen o. Ä.) einzusetzen, um so einen funktionellen Gewinn zu erzielen. Der Gewinn kann schon darin bestehen, dass die Hand in weiteren Anwendungen leichter und schneller zu mobilisieren ist und/oder länger in einer physiologischen Position gelagert werden kann. Als vorbereitende Maßnahme zur Schmerzreduktion (z. B. Schulterschmerz) mit anschließender Tonusnormalisierung eignen sich sehr gut zerkleinerte Eiswürfel, die in ein dünnes Frotteehandtuch oder in einen Plastikbeutel eingewickelt sind: **milde Kälte**. Sie kühlen die Hauttemperatur nur auf **maximal 5 °C** ab. Der Einsatz der sogenannten „cool packs" senkt die Temperatur bis an die 0 °C-Grenze und kann zu Gewebsschäden führen (Frostbeulen). Zudem beeinträchtigen die Kältepackungen das Bewegungs- und Schmerzempfinden und sollten daher **nicht** vor einer sensomotorischen Behandlung eingesetzt werden. Ein zu scharfer Kältereiz kann die durch die Entzündung bedingte, ohnehin übersteigerte Stoffwechselsituation noch zusätzlich erhöhen. Daher sollte vor allem bei einem Handödem Abstand von einer zu starken Kälteanwendung (weniger als +5 °C) genommen werden, wobei vor allem im akuten Stadium einer Reflexdystrophie der Einsatz z. B. von Gelkissen aus dem Kühlschrank (milde Kälte) durchaus schmerzreduzierend wirken kann (▶ Abschn. 8.1.4, „Sinnesorgan Hand", „Reflexdystrophie").

4.3.6 Schmerzrezeptoren

❯ **Wichtig**
Gewebsveränderungen, die zu einer Schädigung (noxa: lat. Schaden) führen, werden durch sogenannte **Nozizeptoren** (Synonym: Schmerzrezeptoren) wahrgenommen.

Es gibt:
- **mechanosensible Nozizeptoren**, die nur auf mechanische Reize reagieren,
- **hitzeempfindliche Nozizeptoren**, die nur thermische Schädigungen wahrnehmen, und
- **polymodale Nozizeptoren**, die mechanische, thermische und chemische Reize wahrnehmen können.

Nozizeptoren reagieren auf das Eintreten einer inneren (Entzündung) oder äußeren Schädigung (z. B. Quetschungen) durch das **Auslösen von Schmerzen**.

❯ **Wichtig**
Die Schmerzempfindung stellt eine physiologische Alarmfunktion dar, die den Körper vor schädigenden Einwirkungen schützt und nahezu immer ein negatives Gefühlserlebnis beinhaltet.

Bei einem Schmerzempfinden, das ohne Schädigung entsteht, spricht man von pathologischem Schmerz, z. B. beim zentralen Schmerz (Exkurs 4.3).

Der **somatische Schmerz** (Soma bedeutet Körper) wird in die beiden Submodalitäten **Tiefenschmerz** und **Oberflächenschmerz** unterteilt. Der Oberflächenschmerz entsteht in den höher liegenden Strukturen der Haut, während der Tiefenschmerz von den tiefer liegenden Strukturen wie den Skelettmuskeln, dem Bindegewebe, den Knochen und den Gelenken ausgeht. Beispielsweise kommt es bei einem tiefen Nadelstich zuerst zu einem kurzen, hellen, klar lokalisierenden Schmerz an der Hautoberfläche (Oberflächenschmerz), dem dann ein zweiter dumpfer, brennender, wenig abgrenzbarer und länger anhaltender Schmerz folgt (Tiefenschmerz). In den Strukturen der Haut können beide Komponenten empfunden werden, während in den tiefer liegenden Strukturen dagegen meist nur der **dumpfe Tiefenschmerz** entsteht. Auf den hellen Schmerz folgt in der Regel eine motorische Flexorenreaktion, wie das Wegziehen der Extremität (Flucht- oder Schutzreflex). Der dumpfe Tiefenschmerz wird dagegen häufig von emotionalen, vegetativen Reaktionen wie Schweißausbruch, Übelkeit oder Erbrechen etc. begleitet (Bruggencate, zit. nach Birbaumer und Schmidt 1996).

Durch Tests mit Versuchspersonen konnte nachgewiesen werden, dass bei den Nozizeptoren die **Reizadaption ausbleibt**. Eher noch wurde eine **Sensibilisierung** nachgewiesen, d. h. ein Empfindlicherwerden auf Schmerzreize. Teilweise werden Nozizeptoren erst bei einer pathophysiologischen Veränderung des Gewebes aktiv, z. B. bei einer Entzündung. Dabei führt ein Reiz, der normalerweise keine Schmerzempfindung auslöst, zu einer Erregung der Nozizeptoren und damit verbunden zu einer erhöhten Schmerzempfindung. Man spricht dabei von den sogenannten schlafenden Nozizeptoren, die durch die pathologische Gewebeänderung geweckt bzw. sensibilisiert werden.

Die Schmerzempfindung kann über Stunden und Tage bestehen und verschwindet erst, wenn der Schmerzreiz beseitigt wurde (z. B. Zahnschmerz). Neben dem Entstehungsort spielt auch die Dauer der Schmerzempfindung eine wesentliche Rolle.
- Verschwindet der Schmerz nach Beseitigung der Schädigung, spricht man von **akutem Schmerz**. Dabei

Neuropathologie Bei Läsion der unspezifischen Thalamuskerne (Thalamussyndrom) spricht man oft von zentralem Schmerz oder dem sogenannten Thalamusschmerz. Dieser tritt spontan oder bei einer leichten Berührung auf. Die Patienten beschreiben den Schmerz als sehr intensiv, stechend, brennend und überaus unangenehm. Der Schmerzort ist nicht eindeutig lokalisierbar und betrifft meist die kompletten Extremitäten auf der betroffenen Körperseite

(therapeutisch nahezu nicht beeinflussbar). Neuere Studien zeigten, dass dieser undifferenzierte Schmerz auch durch eine Läsion der somatosensorischen Verarbeitungszentren im Kortex entstehen kann und somit nicht ausschließlich auf eine Läsion des Thalamus zurückzuführen ist. Die Stimulation über das epikritische System bildet dabei einen möglichen Ansatzpunkt, um das protopathische System (Schmerzempfindung) zu beeinflussen.

ist der Schmerz klar lokalisierbar, und die Schmerzempfindung hängt wesentlich von der Intensität des Reizes bzw. der Schädigung ab.
- Bei Schmerzen, die hingegen immer wiederkehren (Migräne) oder über längere Zeit bestehen (Rückenschmerzen), spricht man von Dauerschmerz oder **chronischem Schmerz** (über ein halbes Jahr).

Eine weitere Schmerzform bildet der sogenannte **viszerale Schmerz** (Eingeweideschmerz). Er entsteht vor allem durch die schnelle Dehnung oder krampfartige Kontraktion der glatten Muskulatur, z. B. bei einer Gallen- oder Nierenkolik (Bruggencate, zit. nach Birbaumer und Schmidt 1996). Der viszerale Schmerz wird meist als dumpfer Schmerz empfunden.

4.3.6.1 Praxis: Befundung der Schmerzrezeptoren

Bei der Befundung der Schmerzrezeptoren kann der Therapeut sich nur auf die Beobachtungen der Patientenreaktionen beschränken. Bei **fehlenden Schmerzreaktionen** (was eher seltener vorkommt) kann ggf. ein leichtes Kneifen der Oberhaut oder die Spitz-stumpf-Diskrimination (s. Befund Mechanorezeptoren) einen Hinweis über die vorhandene Schmerzempfindung geben. Im Allgemeinen besteht eher eine Hypersensibilität, d. h. eine **erhöhte Schmerzempfindlichkeit**, die die Therapiefortschritte nachhaltig einschränkt. Bei komatösen Patienten (z. B. apallisches Syndrom), die nicht bewusst auf Schmerzreize reagieren, können vegetative Reaktionen wie Schweißausbruch, Pulsschlag, Sauerstoffsättigung und/oder eine Veränderung des Blutdrucks einen Hinweis auf bestehende Schmerzzustände geben.

Bei der **Befunderhebung von Schmerzen** ist zu beachten:
- Wo liegt der Schmerzort (Lokalisation, oberflächlich oder tiefer liegend, örtlich begrenzt, ausstrahlend oder projizierend)?
- Seit wann besteht der Schmerz (vor oder nach der Läsion)?
- Was könnte die Ursache des Schmerzes sein (Trauma, Überlastung)?

- Wie äußert sich der Schmerz, wie ist der Schmerz (dumpfer, lang anhaltender Schmerz, stechender, kurzer Schmerz)?
- Wann entsteht der Schmerz (permanent, in bestimmten Gelenkpositionen, Berührung, Tageszeit: am Morgen oder am Abend)?
- Welche Faktoren verschlimmern bzw. verringern den Schmerz (Mobilität oder Immobilität, Wärme oder Kälte)?

Der Mensch bewertet das Schmerzgefühl negativ und versucht alles, um es zu vermeiden. Kommt es in der Therapie vermehrt zu **schmerzhaften Negativerlebnissen**, verliert der Therapeut das Vertrauen und die Motivation des Patienten. Das Schmerzempfinden unterliegt dabei den gleichen Gesetzmäßigkeiten wie alle anderen Sinnesempfindungen. Das Schmerzgefühl wird sehr schnell als Engramm im Kurz- bzw. Langzeitgedächtnis gespeichert. Kommt es zu einer Situation, die den Patienten den kommenden Schmerz erahnen lässt (Feedforward), reagiert sein Körper mit Abwehrmechanismen. Es entsteht eine **Tonuserhöhung** (Schutzhaltung), die die schmerzauslösenden Bewegungen verhindert und durch ein **Flexionsmuster** geprägt ist, wie das Wegziehen der Hand von der Herdplatte (Schutz- oder Fluchtreflex). Bei zerebral geschädigten Personen wirken sich beide Faktoren negativ auf die physiologische Bewegungsanbahnung aus. Assoziierte Reaktionen (Angst, Stress) treten dabei schneller und stärker auf, wodurch häufig ein ausgeprägtes Beugemuster in der oberen Extremität entsteht bzw. verstärkt wird. Im Krankheitsverlauf hemiplegischer Patienten tritt z. T. der sogenannte Schulterschmerz auf, der im Extremfall so stark ausfallen kann, dass der Patient keine Bewegungen (passiv oder aktiv) zulässt, und bis zum völligen Funktionsverlust der Hand führen kann (▶ Abschn. 8.1.3, „Schulterschmerz").

4

4.3.7 Zusammenfassung: Oberflächensensibilität

— Die **Rezeptoren der Hautoberfläche** bilden die Grundlage der taktilen Empfindung. Neben der interspinalen Reizverarbeitung (Eigenapparat des Rückenmarks/RM) projizieren kollaterale Synapsen (Verbindungsapparat des RM) taktile Informationen in supraspinale. Verarbeitungszentren. Vor allem über die Hinterstrangbahnen (epikritisch oder propriozeptiv, s. unten) und die Vorderseitenstrangbahnen (protopathisch) werden sensible Sinneseindrücke der Hautoberfläche in das primär somatosensorische Areal (Gyros postcentralis) projiziert.

— Nach vorheriger Gewichtung (Thalamus) werden die Eindrücke zur taktilen Sinnesempfindung in die kortikalen Assoziationsareale verschaltet (▶ Abschn. 2.2.1, „Aufsteigendes Retikularissystem").

— Man unterscheidet nach der Art der Reizverarbeitung ein eher unspezifisches, wenig abgrenzbares und affektbetontes System, das nach Head als **protopathische Sensibilität** bezeichnet wird, und ein wesentlich differenzierteres, spezifischeres System, die sogenannte **epikritische Sensibilität**. Die Unterscheidung entspricht dabei dem Vorderseitenstrang- und Hinterstrangbahnsystem (s. oben), wobei dabei das Hinterstrangbahnsystem (epikritisches System) auch die propriozeptiven Projektionen beinhaltet. Durch die **exakten Leistungen des epikritischen Systems** bildet es **zusammen mit der propriozeptiven Wahrnehmung** die sensorische Grundlage der **stereognostischen Leistungen** (Ertasten von Gegenständen).

— Die Fähigkeit der exakten Empfindung korreliert mit der Innervationsdichte der Rezeptoren (▶ Abschn. 4.3.2, Messung der Zweipunktdiskrimination), wodurch vor allem die Innenhandfläche und die Fingerbeeren hohe Empfindungsqualitäten besitzen. Bereits intrauterin und während der ersten Lebensmonate sind vor allem die Empfindungen des protopathischen Systems (emotionale Bewertung der taktilen Reize, Schmerzempfindung) entscheidend, während die epikritische Wahrnehmung erst im Zuge der Hirnreifung (Myelinisierung) erfahren bzw. erlernt (begriffen) werden muss. Mit der zunehmenden Differenzierung gewinnt das epikritische System gegenüber dem protopathischen System an Gewichtung. Man geht davon aus, dass ab der **Schulreife (4./6. Lebensjahr) das epikritische System das dominierende System für die taktile Reizverarbeitung darstellt** (s. auch Exkurs 4.4).

Das protopathische System ist das phylogenetisch ältere System. Über mediale Thalamuskerne (◪ Abb. 2.10) bildet es einen Bestandteil des vegetativen Nervensystems (▶ Kap. 1), wobei es neben der Schmerz- und Temperaturwahrnehmung hohe erregungsmodulierende (▶ Abschn. 2.2, „Formatio reticularis") und emotionale (▶ Abschn. 2.4, „Limbisches System") Verknüpfungen besitzt. Die propriozeptive Wahrnehmung liefert Informationen über unsere Körperstrukturen und ihre Spannungs- und Bewegungszustände (s. auch ◪ Abb. 8.15; 8.16).

> ❯ **Wichtig**
> Durch die **epikritische Reizverarbeitung** werden die Reize (Strukturen) klarer lokalisierbar (differenzierter) und erfassbar, die affektbetonte Komponente der protopathischen Empfindung tritt zurück (Rohen 1994).

4.4   Dritter sensomotorischer Regelkreis (vestibulär)

Während die motorischen Programme des RMs eher niederen Wirbeltiere gleichen, wie z. B. die Fortbewegung der gemeinen Forelle (gekreuzter Streckreflex), befinden sich im Markhirn komplexere, noch eher haltungsfixierende Reflexe, wie z. B. der TLR, phylogenetisch ähnlich der Fortbewegung von Walen. Der STNR ähnelt dem Landgang der Robbe, während der ATNR an die Fortbewegung von Waranen erinnert – allesamt niedere Bewegungsprogramme, deren Auftreten mit Ausnahme des TLR (stets pathologisch) noch max. bis zum 3./4. Lebensmonat persistieren darf! Aufbauend folgt das Hinterhirn mit der nach vorn gewölbten Pons und dem nach hinten gefalteten Kleinhirn. Das Kleinhirn besitzt eine 4-mal höhere Anzahl an Nervenzellen als die gesamte Großhirnrinde. Mit seiner reziproken Verknüpfung zu den **Vestibulariskernen** (◪ Abb. 1.1, VK) bildet es das zentrale Steuerungszentrum unseres weitgehend automatisierten Gleichgewichts (Balance).

Um unseren **Körper im Schwerkraftfeld** aufrecht zu halten und zu bewegen, bedarf es einer stabilisierenden Motorik (**Haltungshintergrund**). Diese Steuerung obliegt vor allem den motorischen Kerngebieten des Hirnstamms, dem Kleinhirn sowie den Basalganglien. Die haltungsmotorischen Bewegungsabläufe rücken nur bedingt in unser Bewusstsein (z. B. beim Stolpern), d. h., sie sind weitgehend **automatisiert**.

Roter Faden

Solange wir unser Gleichgewicht besitzen, denken wir nicht daran. Wenn wir es verlieren, denken wir nur noch daran (bewusst).

Eingebunden in kortikale Bewegungsprogramme dient das Gleichgewicht u. a. der weitgehend automatisierten Modulation kranial beginnender Kopf- und Rumpf-

Exkurs 4.4

Pädiatrie Eine Verzögerung in der **epikritischen Reizverarbeitung** kann dazu führen, dass taktile Reize nicht klar lokalisiert, sondern undifferenziert wahrgenommen werden und von den Kindern nicht zugeordnet werden können. Die Kinder können dabei schon auf minimale Hautreize, z. B. durch enge Kleidung, das Kleideretikett des T-Shirts oder die dezente Berührung einer Person, **sehr emotional abweisend reagieren**. Häufig besteht dabei eine Einschränkung der epikritischen Verarbeitung (keine differenzierte Reizzuordnung), was sich u. a. auch durch Schwierigkeiten bei feinmotorischen Tätigkeiten wie Schreiben, Schneiden, Knöpfe schließen, Schnürsenkel oder Schleifen binden etc., zeigen kann. Da das propriozeptive System (Tiefensensibilität) eng mit dem epikritischen System verflochten ist (Hin-

terstrangbahnsystem), kann über dieses eine Förderung der epikritischen Leistungen erfolgen, z. B. durch verstärkten Zug und Druck auf die Gelenke (Tau ziehen, Kletterwand, Knautsch- oder Krabbelkissen). Die taktilen Reize werden stärker bzw. klarer und können vom Kind **besser zugeordnet werden**. Beide Systeme können zur physiologischen Hemmung der protopathischen Empfindung beitragen.

Neuropathologie/Geriatrie Im Alter kann durch mangelnde propriozeptive und epikritische Stimulation, z. B. durch langes Sitzen und mangelnde Bewegung/Aktivität etc., ein Abbau der epikritischen Empfindungen erfolgen. Dadurch gewinnt das protopathische (ältere) System wieder an Gewichtung, woraus u. a. eine erhöhte Schmerzempfindlichkeit resultieren kann.

---

stellreaktionen (○ Abb. 4.5a–c), die permanent unseren Kopf/Körper im ständig wechselnden Gravitationsfeld ausrichten. Bewegen wir ein Kleinkind z. B. im Sitz mit seinem Körperschwerpunkt (KSP = Th4–Th8, ○ Abb. 4.5a) nach links, so richtet es seinen Kopf nach rechts; bewegen wir es nach vorn, so tendiert es mit seinem Kopf nach dorsal etc., d. h. entgegen der bzw. ausgleichend zur Schwerkraft!

Roter Faden

Stellreaktionen zählen zu den „ersten" physiologischen Bewegungsabläufen in Auseinandersetzung mit der Umwelt und integrieren quasi Halte- und Stellreflexe des Markhirns (STNR etc.) sowie die enthemmte Reflexaktivität des RMs (Spastik). Mit Verlassen der Horizontalen (Sitz/Stand/Gang) bilden sie die stabilisierende Basis all unserer bewusstseinszugewandten Bewegungsabläufe und Hantierfunktionen (s. 67090_4_De_2_MOESM4_ESM und 67090_4_De_4_MOESM2_ESM unter https://doi.org/10.1007/978-3-662-62292-6_4).

Um einen Alltagstransfer zu erzielen, müssen die Stellreaktionen entsprechend automatisiert gebahnt werden. Z. B. zur Tonisierung der linken hypotonen Rumpfseite = Lateralflexion links klatscht der Betroffene mit seiner „gesunden" rechten Hand und entsprechender Gewichtsverlagerung nach rechts in die Hand des Therapeuten. Das Bewusstsein liegt beim Klatschen, während die Gewichtsverlagerung nach rechts und Lateralflexion links automatisiert erfolgen (s. 67090_4_De_2_MOESM1_ESM).

Die wichtigsten sensorischen Afferenzen des Gleichgewichtes bestehen aus der Tiefensensibilität (s. 1. SMRK), dem Vestibularapparat (○ Abb. 4.5d, Innenohr) als in-

ternem sensiblem Feedback des Körpers sowie dem visuellen System als externem sensorischem Feedback, das ca. 80 % unserer Umwelt widerspiegelt und uns somit mit nach vorn gerichteten Augen als Sehtier klassifiziert. Die motorischen Projektionen sorgen v. a. für eine in die kortikale Zielvorgabe eingebundene, weitgehend automatisierte haltungsbewahrende Stabilität unseres Körpers im Raum wie Stand-, Gang- und Stützmotorik sowie für die Visuomotorik (v. a. Vestibulo- und Spinozerebellum). Vor allem das Zerebrozerebellum steuert mittels exakter Zielmotorik die harmonische Bewegungsplanung und -ausführung unserer Extremitäten.

■ **Neuropathologie**
Eine Schädigung höherliegender, kontrollierender, kortikaler Zentren kann sich durch kompensatorisch erhöhte Hirnstammaktivität und/oder pathologisch enthemmte Hirnstammreflexe (stärkere Schädigung) zeigen. Eine subkortikale **kompensatorische Anspannung** zeigt sich durch eher **starre, unharmonische, fixierende Bewegungsabläufe**, z. B. beim Fazilitieren. Enthemmte Reflexe des Markhirns wie der **TLR** (s. oben) aktivieren bei Kopfextension (v. a. Rückenlage) den pathologisch enthemmten Extensionstonus, der sich bis in die (Wade/Achillessehne) Fußspitze fortsetzt. In RL wird die ventrale Aufrichtung gegen die Schwerkraft verunmöglicht. Ebenso dominiert im Sitz, Stand und Gang das Extensionsmuster. Ein enthemmter **STNR** steigert bei Ausrichtung des Gesichtsfeldes zur „gesunden" Seite die Flexionsspastik der abgewandten betroffenen oberen Extremität.

Roter Faden

In einem ersten Schritt suchen wir fazilitierend leichte, harmonische Bewegungsamplituden, z. B. im Liegen (keine Notwendigkeit der Haltungsbewahrung), Sitz,

4

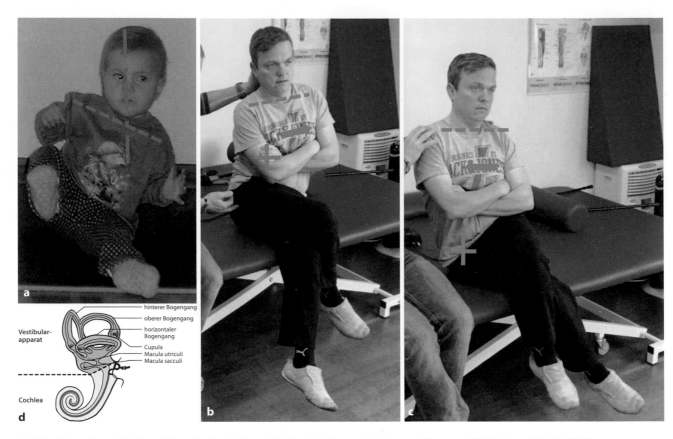

◨ **Abb. 4.5 a–d a–c** Kopf- und Rumpfstellreaktionen; **d** Labyrinth (Innenohr). (**a–c** aus Haus et al. 2020; **d** aus Schmidt 2001)

Stand und/oder Gehen (s. 67090_4_De_4_MOESM4_ESM unter https://doi.org/10.1007/978-3-662-62292-6_4)! Diese können von kleinsten Beuge- und Streckaktivitäten des Ellbogens bis zum Rückwärtsgehen variieren. Gelingt es dem Betroffenen, leichte, harmonische Bewegungen auszuführen (= Reduktion kompensatorischer Hirnstammaktivität/Anspannung), so bitten wir ihn, die Bewegung mit geschlossenen Augen zu wiederholen bzw. bei entsprechender Harmonie auszubauen. Die neuronale Steuerung obliegt nun v. a. den sensiblen Projektionen.

4.4.1 Funktionsweise

Der **Hirnstamm** unterhält starke reziproke Verschaltungen zum Rückenmark sowie zu höher liegenden Zentren (Kleinhirn, Basalganglien, Kortex). Seine Hauptaufgabe liegt in der Ausführung **tonischer Halte- und Stellreaktionen**, wodurch er eine dynamische Stabilität (Basis) für kortikal eingeleitete Ziel- und Greifbewegungen bildet. Für die Planung und Ausführung neuronaler Bewegungsprogramme sind vor allem die Basalganglien und der motorische Kortex verantwortlich. Die Bewegungen sind stärker im Bewusstsein repräsentiert als z. B. die Identifikation

und Interpretation und damit verbunden das bewusste Ergreifen eines Gegenstands (Ziel- und Greifmotorik).

Die Koordination zwischen den kortikalen Bewegungsprogrammen (Zielvorgabe) und der Motorik des Hirnstamms obliegt dabei dem **Kleinhirn** (s. oben). Es moduliert, entsprechend dem Bewegungsprogramm, den Tonus und die Position der Körperteile im Raum (Gleichgewicht). Das Kleinhirn bildet dabei die wichtigste Verschaltungsstelle in der Verknüpfung zwischen den haltungs- und den zielmotorischen Bewegungsabläufen (▶ Abschn. 5.5, „Gleichgewichtsreaktionen/Balance").

❯ **Wichtig**
Die Hauptaufgabe des 3. SMRK liegt in der harmonischen Gestaltung von Bewegungsabläufen. Die wichtigste Verschaltungsstelle zwischen der Haltungsmotorik (Hirnstamm) und der Zielmotorik (motorischer Kortex, Basalganglien) bildet das Kleinhirn.

4.4.2 Rezeptoren des 3. SMRK

Der Zusammenhang zwischen den propriozeptiven und taktilen Leistungen wurde bereits im ▶ Abschn. 4.3.4, „Stereognostische Leistungen", besprochen. Dieser Tastbereich wurde Ende des 19. Jahrhunderts von dem Physiologen Loeb als **Fühlraum** (▶ Abschn. 8.1.4, „Sin-

Pädiatrie Die mangelnde zentrale Verarbeitung der Makulaorgane kann zu einer **Schwerkraftunsicherheit** (hypothetisches Erscheinungsbild in der sensorischen Integrationstherapie, SI) führen. Das Kind vermeidet dabei Bewegungen, was häufig mit einer **Abwehr gegen Bewegung** und meist auch mit einer motorischen Entwicklungsverzögerung verbunden ist – ein eher seltenes, aber schwerwiegendes Krankheitsbild. Ein relativ häufiges Erscheinungsbild innerhalb der SI ist die Störung der postural-okulären Haltungskontrolle. Die Kinder zeigen einen verminderten Grundtonus (Extensorentonus), sind ungeschickt und in der Regel feinmotorisch auffällig. Eine Stimulation der Makulaorgane erhöht, über die Verschaltung des Hirn-

stamms (vor allem der Vestibulariskerne), den Extensorentonus. Lineare Beschleunigung, wie z. B. Rollbrett fahren in Bauchlage (horizontal) oder Trampolin springen (vertikal), bildet dabei adäquate Reize für die Makulaorgane und kann damit zu einer verbesserten Tonussituation beitragen (s. auch ▶ Abschn. 4.2, 1. SMRK). Die mangelnde Rezeptorverarbeitung der Bogengänge kann zu **Unsicherheit gegenüber Bewegung** (hypothetisches Erscheinungsbild SI) führen. Das Kind vermeidet Bewegungen vor allem rotatorischer Art, wie z. B. Schaukeln, zudem fällt es ihm schwer, den Bodenkontakt (Rückmeldung über Propriozeption und Makulaorgane) aufzugeben (geht nicht gerne schwimmen, klettern etc.).

---

nesorgan Hand") bezeichnet. Außerhalb dieses Bereichs beschrieb er den sogenannten **Sehraum**. Um den Körper innerhalb des Sehraums bzw. in der Umwelt zu bewegen, bedarf es einer **nichtvisuellen Raumvorstellung** (blinde Menschen können sich ebenfalls im Raum bewegen). Zum einen muss die Gesamtheit der Gelenkstellungen in Rumpf und den Extremitäten, aufbauend auf den Stellungssinn, erfasst werden (**Körperstellung**). Zum anderen bedarf es einer Analyse des Körpers und seiner Bewegung im Raum (**Körperschema**). Der Gesamteindruck der Körperstellung bildet sich dabei aus der integrativen Verarbeitung der propriozeptiven (vor allem Stellungssinn) und taktilen Informationen. Hinzu kommt ein weiteres System, das Auskunft über die Stellung und Bewegung des Körpers (des Kopfs) im Verhältnis zur Schwerkraft erteilt: das **Gleichgewichts-** oder **vestibuläre System**. Aufbauend auf der Propriozeption (▶ Abschn. 4.2.2, 1. SMRK, Muskel- und Sehnenspindeln) und der Oberflächensensibilität (▶ Abschn. 4.3.2, 2. SMRK, Mechanorezeptoren), liefert der **Vestibularapparat** die **Sensorik für die Bewegung und Position des Kopfs im Raum.**

4.4.2.1 Vestibularapparat (Gleichgewichtsorgan)

Der Mensch besitzt 2 Arten von Vestibularorganen:
- **3 Bogengänge**, deren anatomische Lage ungefähr den 3 Raumebenen entspricht, und
- **2 Makulaorgane**, die etwa im rechten Winkel zueinander angeordnet sind.

Zusammen mit der Cochlea (Schnecke für die Hörwahrnehmung) bilden sie das Labyrinth im Innenohr (◘ Abb. 4.5d).

Rotationsbewegungen (sagittal, frontal und transversal) bilden dabei den adäquaten Reiz für die **Bogengänge**, wohingegen die **statische Position des Kopfs sowie lineare Beschleunigung** (vor und zurück [horizontal], auf und ab [vertikal]) den **Makulaorganen** (Exkurs 4.5) obliegt. Somit verfügt das ZNS mit beiden Ohren insgesamt über

10 Gleichgewichtsorgane, die Informationen über die Art der Bewegungen und die Stellung des Kopfs liefern. Der Informationstransfer erfolgt über den Nervus vestibulocochlearis, den VIII. Hirnnerv, der die Reize zentralwärts an die **Vestibulariskerne** in der Medulla oblongata leitet (▶ Abschn. 2.7, „Vestibulariskerne").

Die Informationen des Vestibularorgans sind dem Gesunden weit weniger bewusst als die anderer Sinnesmodalitäten, wie z. B. des Sehens oder Hörens. Kommt es jedoch zu einer Störung des Systems, können die Folgen für die normale Bewegung gravierend sein. Dies wird allein dadurch deutlich, dass die Ausführung einer gezielten Bewegung wesentlich leichter ohne die Augen oder Ohrenkontrolle möglich ist als ohne den Gleichgewichtssinn.

> **Wichtig**
>
> Fehlt oder verlieren wir die physische Sicherheit (Gleichgewicht), d. h. unsere physische Mitte, so hat dies häufig auch Folgen für die psychische Mitte!

Therapierelevanz

Die isolierte Messung eines Bogengangs kommt im normalen Leben nahezu nie vor. Es findet stets eine abgleichende Messung aller Bogengänge statt. Die Störung eines Bogengangs könnte sich u. a. durch ein **Vermeidungsverhalten** für bestimmte Situationen, z. B. für Rotationsbewegungen, zeigen. Meist werden Kopf und Rumpf in der Symmetrieebene gehalten (en bloc), d. h., eine Kopfdrehung gegen den Körper wird vermieden und durch eine Anspannung des Schultergürtels (Retraktion und Elevation) über den propriozeptiven Input kompensiert (s. Beispiel aus der Pädiatrie in Exkurs 4.5). Entsteht eine einseitige Schädigung des Vestibularapparats sehr langsam, z. B. durch einen langsam wachsenden Tumor, kann durch die gute Adaptionsfähigkeit des Kleinhirns der Befund lange Zeit unerkannt bleiben und erst beim Komplettausfall in Erscheinung treten.

4

4.4.2.2 Praxis: Befunderhebung des Vestibularapparats

Bei den **vestibulären Verarbeitungsstörungen** unterscheidet man zwischen zentralen und peripheren Störungen (▶ Abschn. 4.4.3, Befund Kleinhirn).

- Bei der **peripheren Störung** spricht man von einer Schädigung des Vestibularapparats bzw. des N. vestibularis zum Gehirn (Vestibulariskerne).
- Die **zentrale Störung** beginnt mit dem Eintritt ins zentrale Nervensystem, was vor allem den Hirnstamm mit den Vestibulariskernen und das Kleinhirn betrifft (▶ Kap. 3, „Motorische Systeme", Kleinhirn; Exkurs 4.6).

Bei einer **peripheren Störung** des Vestibularapparats kann das Kleinhirn (zentrale Verarbeitung) den mangelnden sensorischen Input durch die anderen Sinnessysteme kompensieren, vor allem durch visuelle, aber auch durch proriozeptive Informationen. Gravierende Unterschiede zwischen dem Einbeinstand mit geschlossenen Augen und offenen Augen und eine Falltendenz zu stets der gleichen Seite können ein erster Hinweis auf eine periphere Schädigung sein (wobei der Einbeinstand z. T. auch bei Gesunden starke Unsicherheiten zeigt).

Bei einer **zentralen Verarbeitung** ist die visuelle Kompensation möglich, weshalb die Auffälligkeiten einer peripheren Schädigung z. T. erst bei Wegnahme der Augenkontrolle (Augen schließen, 2 Systeme fallen aus) auffällig wird.

Zum weiteren Nachweis einer Störung des Vestibularapparats können, neben den Steh- und Gehproben (▶ Abschn. 8.2, SHT, „Kleinhirnataxie und Ataxie"), Testverfahren wie der Zeigeversuch nach Barany und der Unterberger-Tretversuch dienlich sein.

Zeigeversuch nach Barany

Der Untersucher platziert sich mit ausgestreckten Zeigefingern vor dem Patienten. Der Patient berührt zuerst mit offenen Augen die Zeigefinger des Untersuchers, danach schließt er seine Augen und wiederholt die Zielbewegung. Bei einer Vestibularisschädigung weicht der Patient mit seinen Fingern auf die Seite des betroffenen Vestibularorgans hin ab.

Unterberger-Tretversuch

Der Patient tritt mit geschlossenen Augen mindestens 40 Schritte auf der Stelle. Eine Positionsabweichung in die stets gleiche Richtung um mehr als 45° von der Ursprungsposition gilt als Hinweis auf eine homolaterale Vestibularisstörung.

4.4.2.3 Praxis: Behandlungsmöglichkeiten

Das **Gleichgewichtssystem** erhält seine Informationen vor allem aus 3 Sinnesmodalitäten (▶ Kap. 2, „Sensorische Systeme"):

- den Vestibularapparaten (vestibulär),
- dem visuellen System (visuell) und
- den Muskel- und Sehnenspindeln (proriozeptiv).

Kommt es zum Ausfall von einer der 3 Modalitäten, kann dies durch die beiden anderen Systeme mehr oder weniger kompensiert werden. Ein Blinder z. B. bewegt sich ohne sein visuelles System wie ein Sehender. Kommt es jedoch zum Ausfall von 2 Systemen oder zu einer zentralen Verarbeitungsstörung (ZNS), so kann dies schwerwiegende Folgen haben. Die Patienten fühlen sich oft durch die mangelnden sensorischen Informationen unsicher und beschreiben ein **Schwindelgefühl** (Hauptsymptom). Einerseits sollte man die noch vorhanden Restfähigkeiten des gestörten Systems nutzen und andererseits über den verstärkten Input der noch intakten Systeme die Mangelsensorik ausgleichen (kompensieren). Beispielsweise beginnt man mit Rumpf- und Beckenbewegungen auf der Sagittalebene (z. B. ventrale Beckenverankerung bei Rumpfextension) mit der geringsten vestibulären Anforderung und steigert das Bewegungsausmaß über die Frontalebene (Lateralflexion) bis zur Rumpfrotation auf der Transversalebene (▶ Abschn. 8.2, „Kleinhirnataxie und Ataxie"). Ebenso ist die Art der **Unterstützungsfläche** ein mögliches Kriterium. Die Rücken- oder Bauchlage (große USF) stellt die geringsten Ansprüche an die vestibuläre Verarbeitung und erfordert die geringste Aktivität, was die Therapiefortschritte begrenzt. **Steigerungsmöglichkeiten** sollten daher dem vorhandenen Potenzial des Patienten entsprechen. Möglichkeiten bieten, dabei der freie Sitz, der Sitz auf einer mobilen Unterlage (Pezziball), der Stand, der Einbeinstand, der Stand auf einer mobilen Unterlage (Wackelbrett) etc. Der Wechsel von einer USF zur nächsthöheren sollte so früh wie möglich stattfinden, da die stabile Sitzposition erst mit dem Stand erreicht wird. Dabei sind jedoch kompensatorische Ausgleichsbewegungen (s. unten) zu vermeiden. Parallel dazu kann man durch einen **proriozeptiven Input** (Widerstand) oder durch eine **taktile Unterstützung** (das Abfahren der Hand auf einer Unterlage) die Bewegungsausführung verbessern. Haltefunktionen oder Bewegungen gegen Widerstand erhöhen ebenfalls den proriozeptiven Input, wodurch die Bewegungsausführung dem Betroffenen oft leichter fällt als die Bewegungen im freien Raum. Bei Arbeiten gegen Widerstand oder bei der Einnahme von Haltefunktionen (vor allem in den Extremitäten) muss darauf geachtet werden, dass der Patient keine kompensatorischen Bewegungsmuster verwendet. **Kompensation** führt zu einer Tonuserhöhung, die der Ausführung physiologischer Bewegungsabläufe entgegenwirkt. Bei Vorliegen einer schweren Rumpfataxie macht die Anbahnung selektiver Extremitätenbewegungen keinen Sinn. Der Rumpf bildet die stabile Basis zur Ausführung einer selektiven Arm- und Beinbewegung und sollte daher primär behandelt werden (Rumpf ist Trumpf). Ermüdet der Patient, kann über die Rückenlage (Ausschalten

Neuropathologie Eine Störung des Vestibularapparats zeigt sich häufig durch eine Fallneigung zur betroffenen Seite (Ohr) und einen akut einsetzenden Drehschwindel bei Kopfbewegungen, der so stark ausfallen kann, dass er den Patienten ans Bett fesselt. Ferner zeigen sich vegetative Symptome wie Übelkeit und Erbrechen, die sich mit der Kopfbewegung verstärken (Mumenthaler und Mattle 1997). Durch die motorische Lernfähigkeit des Kleinhirns können bei entsprechendem Schwindeltraining gute Therapieerfolge erzielt werden.

Pädiatrie Bei Kindern kann man in freien Spielbeobachtungen auf eventuelle Auffälligkeiten schließen. Eine Verarbeitungsstörung in den Bogengängen kann z. B. zu einem Vermeidungsverhalten für bestimmte Bewegungs- und/oder Rotationsebenen führen und/oder übermäßig starke vegetative Reaktionen wie Übelkeit und Erbrechen hervorrufen. Dabei ist zu beachten, dass die vegetativen Reaktionen auch verspätet eintreten können. Die Nachfrage an die Eltern oder ihre Aussage über Übelkeit oder Erbrechen nach der Therapie (evtl. erst abends) ist dabei besonders zu beachten. Eine Verarbeitungsstörung der Makulaorgane kann sich dagegen schon durch statische Unsicherheiten zeigen. Die Kinder können oft nur schwer die Füße vom Boden entfernen, d. h., sie klettern, schaukeln oder springen nicht.

der Rumpfaktivität) die selektive Bewegungsanbahnung der Extremitäten stattfinden.

Therapierelevanz des vestibulären (peripheren oder zentralen) Schwindels

Wegen der guten Adaptionsfähigkeit des Hirnstamms und des Kleinhirns (motorische Lernfähigkeit) sind durch ein gezieltes Schwindeltraining im Allgemeinen gute Fortschritte zu erzielen. Der Betroffene sollte dabei möglichst oft an den gerade noch tolerierbaren Bereich geführt werden. Hierdurch wird das vestibuläre (und das vegetative) System im Sinne des habituativen Lernens an die neue Reizsituation gewöhnt. Medikamente können bei extremen Anfangsbeschwerden hilfreich sein, sie sollten jedoch nach Möglichkeit (1–2 Tage später) reduziert und ausgeschlichen werden. Sie führen lediglich zu einer Symptomunterdrückung und verhindern den eigentlichen Prozess der Habituation (Lernen durch Gewöhnung).

Stellung und Fazilitation des Kopfs

Der Kopf beinhaltet alle Rezeptoren des Gleichgewichtssystems: das Gleichgewichtsorgan im Innenohr (vestibulär), die Augen (visuell) sowie die Muskel- und Sehnenspindeln der Nackenmuskulatur (propriozeptiv), die in großer Anzahl vorhanden sind und permanent Informationen über die Stellung des Kopfs zum Rumpf vermitteln. Damit bildet er einen **besonderen Schlüsselpunkt,** der sowohl an **greif-, ziel- und haltungsmotorischen Prozessen beteiligt** ist. Erreicht der Patient keine physiologische Kopfposition, wird auch keine physiologische Bewegung ausgeführt (s. auch ◼ Abb. 8.28). In der Therapie, vor allem in der Frühphase, ist daher der Erhalt der Kopfmobilität von grundlegender Bedeutung, sei es durch passive oder aktive Mobilisation oder durch eine adäquate, abwechslungsreiche Lagerung. Die meisten physiologischen Bewegungsmuster werden kopfwärts eingeleitet. Man schaut z. B. mit dem Kopf weit nach oben (Extension), woraus eine weiterlaufende Bewegung in die Rumpfextension erfolgt. Beim Blick nach unten wird die Flexion des Körpers eingeleitet. Die Seitneigung (Ohr geht zur Schulter) bedingt in ihrer Weiterführung eine Lateralflexion der WS (s. 67090_4_De_4_MOESM2_ESM und 67090_4_De_4_MOESM3_ESM unter https://doi.org/10.1007/978-3-662-62292-6_4).

> ⟩ **Wichtig**
> Die Stellung des Kopfs zum Rumpf entscheidet über die Position des Körpers im Raum. Damit bildet der Kopf einen der wichtigsten Schlüsselpunkte des Körpers (▸ Kap. 5).

4.4.3 Kleinhirn

Das Kleinhirn (Zerebellum) ist das **wichtigste Integrationszentrum für die Tonusabstimmung und Koordination** von Rumpf- und Extremitätenbewegungen (▸ Abschn. 3.5.5, „Kleinhirn"). Alle an der Motorik beteiligten Systeme (▸ Kap. 3, „Motorische Systeme") werden im Kleinhirn verschaltet, wodurch eine situationsentsprechende und harmonische Bewegungsausführung (reziproke Innervation) entsteht.

> ⟩ **Wichtig**
> **Hemiplegie/Hemiparese:** Das Kleinhirn ist das zentrale Kontrollorgan für motorisches Lernen. Um das motorische Lernen anzuregen, sollten wir in der Therapie kompensatorische Strategien und enthemmte Spannungszustände minimieren, um die Möglichkeit physiologischer, harmonischer, normaler Bewegungsanteile zu schaffen. Diese sollten dann physiologisch ausgeführt, immer wieder mit geschlossenen Augen wiederholt und mit zunehmender Verbesserung erweitert werden, um für das Kleinhirn die Möglichkeiten des Wiedererlernens zu schaffen! Durch das Schließen der Augen muss das ZNS/Kleinhirn verstärkt auf sensible Projektionen (propriozeptiv, taktil, vestibulär)

4

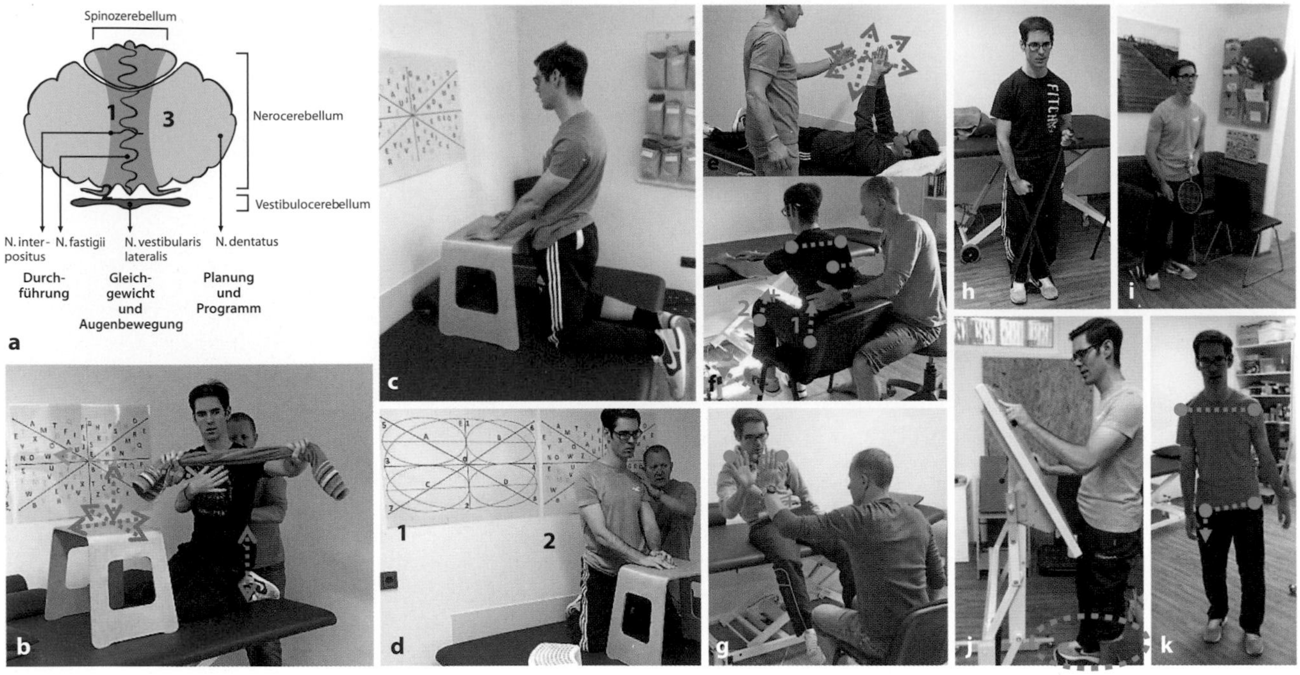

Abb. 4.6 a–k **a** Kleinhirn; **b** bilaterale Koordination im Kniestand; **c** Visuomotorik an der Tafel; **d** Visuomotorik im Raum; **e** Lateralflexion links mit Beckenhebung (Schwungbein); **f** Lateralflexion links mittels Rumpfstellreaktion; **g** Koordination obere Extremitäten; **h** tonische Standbeinstabilität mittels Therabändern; **i** Luftballontennis im Stand; **j** Koordination auf dem Wackelbrett; **k** Rotationsgang. (**a** aus Schmidt 2001). (Das 67090_4_De_4_MOESM3_ESM zu Abb. 4.6c finden Sie unter https://doi.org/10.1007/978-3-662-62292-6_4)

zugreifen, um die Bewegungsausführung permanent zu steuern. Im späteren Alltagstransfer kann die Augensensorik auf das Bewegungsziel/Tätigkeit gelenkt werden und nicht auf kompensatorische Prozesse der Bewegungsausführung.

Aus entwicklungsgeschichtlicher (Phylogenese) und funktioneller Sicht wird das Kleinhirn in 3 Anteile unterteilt. Entsprechend den **einströmenden Afferenzen** nennt man die Kleinhirnteile (Abb. 4.6a):

- Vestibulozerebellum,
- Spinozerebellum,
- Neozerebellum.

4.4.3.1 Vestibulozerebellum (Urkleinhirn)

Das Vestibulozerebellum (VZ) ist der älteste Kleinhirnteil und wird daher auch als Archizerebellum („arche" bedeutet Anfang) bezeichnet. Seine **Afferenzen** erhält es zum größten Teil über die **Vestibulariskerne** aus dem **Vestibularapparat** (Labyrinth) und aus dem **visuellen System**. Durch die Informationen aus den Vestibularorganen **koordiniert es die Augenbewegungen im Verhältnis zur Kopfbewegung**. Es gewährleistet damit die Ausrichtung und Stabilisierung der Blickmotorik auf das Blickziel, vor allem bei Bewegungen des Kopfs (s. **vestibulookulärer Reflex**).

Durch seine engen reziproken Verschaltungen zu den Vestibulariskernen (Vestibularapparat), zum Rückenmark (s. Spinozerebellum = SZ) und zum visuellen System erhält das VZ Informationen über die Stellung und Bewegung des Körpers im Raum.

> **Wichtig**
> Das Vestibulozerebellum integriert die **Halte- und Stellreaktionen** des Hirnstamms in kortikale Bewegungsprogramme, wodurch es haltungs- und lokomotorische Prozesse steuert und kontrolliert (s. 67090_4_De_3_MOESM6_ESM und 67090_4_De_4_MOESM2_ESM).

Dabei projiziert es vor allem **in die Muskulatur des Rumpfes und in die proximalen Muskelgruppen**, um den Körper gegen die Schwerkraft im Gleichgewicht zu halten. Zusammen mit dem Spinozerebellum (s. unten) hat das Vestibulozerebellum daher die Hauptaufgabe (neben der Okulomotorik, s. oben), Haltung, Tonus und Körpergleichgewicht (im Raum) zu modulieren.

Mit der Entwicklung der Sehfähigkeit (bis etwa zum 8. Lebensmonat, s. Abb. 1.1) entwickelt sich die Kopfkontrolle als absolute Voraussetzung der weiteren Körperaufrichtung. Dabei dient der Kopf mit seinen Nah- und Fernsinnen der Orientierung im Raum. Erst mit der Kopfkontrolle steuert das Kind willentlich seine Arme und Beine (Geraedts 2020).

Zur Pathologie des Vestibulozerebellums siehe Exkurs 4.7.

Selbsterfahrung Wir fixieren mit den Augen ein Objekt und bewegen dabei den Kopf; die Augen bewegen sich dabei entgegengesetzt der Kopf- bzw. Körperbewegung. Wir ermöglichen damit der Retina (Netzhaut) eine Blickerfassung bzw. -stabilisierung (▶ Abschn. 4.4.2, Bogengangorgane). Der situationsbezogene, sehr schnelle Vorgang verläuft im Wesentlichen ohne bewusste kortikale Steuerung, was durch die direkte Verschaltung des Gleichgewichtssystems mit den motorischen Augenhirnnerven (III. N. oculomotorius, IV. N. trochlearis, VI. N. abducens) ermöglicht wird (vestibulookulärer Reflex). Wir versuchen nun, ca. 10 m im Passgang zu gehen, und behalten dabei Rumpf, Kopf sowie die Augen starr in einer Ebene („en bloc"). Wie fühlt sich die Bewegungsausführung für uns an? ◀

Die ersten (senso)motorischen Projektionen, die das ZNS verlassen (III., IV. und VI. Hirnnerv, s. oben), dienen der Visuomotorik. Zu Beginn geht es um die Blickfixierung (der „freie" Kopf rotiert um die Augen), später um die horizontale, vertikale Objekterfassung sowie die akkommodative beidseitige Augenkoordination (Naheinstellung der Augen durch die Kopplung zwischen Divergenz und Konvergenz). In der obigen Selbsterfahrung (Augen-Kopf-Rumpf „en bloc") fühlt sich die Bewegung sehr steif, ungewohnt an. Grundlage der visuomotorischen Koordination bilden die Rumpfstabilität und Kopffreiheit. Fehlt proximale Stabilität, so hängt der Körper am Kopf! Bei neurologischen Bewegungsstörungen ist dies eher die Regel statt der Ausnahme. Bewegungsabläufe werden steifer und unharmonischer. Ebenso wirkt auch eine Einschränkung der Visuomotorik leichten, harmonischen (stressfreien) Bewegungsabläufen entgegen! Daher ist die Integration des visuomotorischen Trainings ein existenzieller Bestandteil der neurophysiologischen Bewegungsanbahnung (s. ▣ Abb. 4.6c,d sowie 67090_4_De_4_MOESM3_ESM und Download 67090_4_De_4_MOESM11_ESM unter https://doi.org/10.1007/978-3-662-62292-6_4).

Die visuomotorischen Vorlagen sollte man im Copyshop auf DIN A3 ausdrucken, laminieren und in entsprechender Höhe platzieren. Das „bewusste" visuomotorische Training kann dann auch zur Automatisierung verschiedenster Haltepositionen beitragen (s. 67090_4_De_4_MOESM3_ESM).

Das Kleinhirn vergleicht und adaptiert räumlich-zeitlich anhand von Efferenzen mit jeder Sekunde unseres Tuns den Soll- zum Ist-Zustand. Dabei bildet es ein hochkomplexes Netzwerk, das auf engstem Raum mehr Neurone i. d. R. automatisiert steuert/koordiniert als im restlichen ZNS!

Eine Störung des geordneten, räumlich-zeitlichen Bewegungsablaufes beschreibt man als Ataxie (s. ▶ Abschn. 8.2.2). Sie gleicht einem stetigen Wechsel zwischen Innervation und Innervationsverlust! Je stressbesetzter die Bewegung, desto ataktischer wird die Ausführung. Daher suchen wir im F.A.T. proximal beginnend Wege (▣ Abb. 4.6a1–2, Spino- und Vestibulozerebellum), um Ruhe und Ordnung ins ZNS bringen als Basis für die Koordination der Augen (Vestibulozerebellum) und Extremitäten (▣ Abb. 4.6a3, Neozerebellum).

Die vestibulookulären Reflexe lassen sich in die **statischen und statokinetischen Reflexe** unterteilen. Der Vestibulookularreflex wird durch eine Kopfbewegung ausgelöst und führt zur gegenläufigen Augenbewegung, sodass das wahrgenommene Objekt regungslos bleibt, obwohl sich der Kopf/Körper bewegt!

Wenn wir bei unserer Morgentoilette in den Spiegel schauen, um uns zu kämmen und zu waschen, können wir mit unseren Augen unser Spiegelbild fixieren, obwohl sich dabei permanent unser Kopf bewegt. Dies ist durch die reflexhafte statische Position der Augen auf dem Blickziel während der Körperbewegungen möglich. Rasieren, kämmen, schminken etc. sind daher feste Therapiebestandteile. Wir nutzen den Alltag zur Symptomreduktion, d. h. zur Verbesserung der Visuomotorik (s. 67090_4_De_2_MOESM1_ESM). ◀

Der wohl bekannteste statokinetische Reflex ist der **Nystagmus**. Wenn wir aus dem Fenster eines fahrenden Zuges schauen, fixiert unser Auge einen Punkt in der Landschaft. Während sich der Zug langsam an dem Fixierpunkt vorbeibewegt, verfolgen die Augen den Punkt entgegengesetzt der Fahrtrichtung. Entschwindet der Punkt aus dem Gesichtsfeld, springt das Auge nach vorn, um einen neuen Punkt in der Landschaft zu fixieren. Der Wechsel zwischen langsamer Augenfolgebewegung (Fixierpunkt) und schnellem Springen zum neuen Fixierpunkt bezeichnet man als Nystagmus. (Das Springen von einem Fixierpunkt zum nächsten nennt man Sakkaden.)

Pathologie des Vestibulozerebellums Eine Schädigung zeigt sich vor allem durch Symptome, die die vestibuläre Verarbeitung betreffen. Es kommt zur **Gang-, Stand- und Rumpfataxie** sowie zu **Gleichgewichtsstörungen bei Rumpf- und Kopfbewegungen**. Der Gang wird breitbeinig und unsicher. Die Blickfixierung

(Konvergenz/Divergenz) kann verloren gehen, was sich u. a. durch einen Spontannystagmus, der bereits in Ruhe auftritt, zeigen kann. Zudem können Gleichgewichtsstörungen, Übelkeit mit Erbrechen sowie ruckartige oder abgehackte Folgebewegungen der Augen (Nystagmus) auftreten. Die Extremitäten sind in der Regel nicht betroffen.

4.4.3.2 Spinozerebellum (Paleozerebellum oder Altkleinhirn)

Das Spinozerebellum steht in enger Verbindung mit dem Vestibulozerebellum. Es wird auch als Vermis oder als Kleinhirnwurm bezeichnet. Seine **Hauptafferenzen** kommen aus dem **Rückenmark (Propriozeption)**. Vor allem die **Nackenmuskulatur besitzt** im Verhältnis zu anderen Muskelgruppen eine besonders **hohe Anzahl an Muskelspindeln**. Dies ermöglicht **sehr exakte Informationen über die Position des Kopfs zum Rumpf** und somit über **die Position des Körpers im Raum**. Zudem erhält es Informationen aus dem motorischen und sensorischen Kortex sowie den vestibulären und visuellen Systemen über den Ablauf von Bewegungsvorgängen.

Es vergleicht dabei den kortikalen **Bewegungsplan und -ablauf** mit gespeicherten Bewegungsprogrammen (**Efferenzkopien**) und den somatosensorischen Informationen aus dem Rückenmark (Soll- und Ist-Zustand). Sobald eine Abweichung von der Efferenzkopie entsteht, greift es kontrollierend über den N. fastigii in die motorischen Zentren des **Nucleus ruber** (▶ Abschn. 2.2, Hirnstamm) an der Rumpfmuskulatur und über den Thalamus und die Basalganglien in den motorischen Kortex an den proximalen Muskelgruppen ein.

> **Wichtig**
>
> Das Spinozerebellum dient vor allem der **Koordination** von Haltungsbewegungen (Sitz/Stand) und **Lokomotion** (Gang).

Zudem unterhält der N. interpositus über den Thalamus Verbindungen zu den motorischen Kortizes, woraus eine modulierende Wirkung auf die distalen Bewegungsabläufe (PS) resultiert.

Zur Pathologie des Spinozerebellums siehe Exkurs 4.8.

Therapierelevanz

Um die propriozeptiven Informationen an das Spinozerebellum zu verstärken, werden in der Therapie z. T. Arm- bzw. Gewichtsmanschetten zur Ausführung zielgerichteter Bewegungen benutzt. Das Gewicht der Manschetten darf dabei die konstitutionelle Verfassung des Patienten nicht übersteigen. Der Ein-

satz von **Gewichtsmanschetten** birgt die große **Gefahr einer motorischen Überforderung** und der damit verbundenen Einübung von **kompensatorischen Bewegungsmustern (= Schultern ziehen hoch, M. trapezius pars descendens)**. Zu Beginn sollten die Bewegungsziele eher großflächiger gewählt werden (Beispiel: Malen eines Seidentuchs ohne genaue Struktur) und mit Reduktion des Intentionstremors differenzierter (Beispiel: auf das Seidentuch unten rechts rote kleine Kreise malen etc.). Auch hierbei bildet das vorhandene Bewegungspotenzial die Basis, um darauf aufbauend die Defizite zu therapieren.

Exkurs 4.8

Pathologie des Spinozerebellums Die Pathologie des Spinozerebellums betrifft vor allem die Innervation der Haltungsmotorik durch eine funktionelle Fehlabstimmung der entsprechenden Muskelgruppen (Agonisten und Antagonisten). Dies führt zu **Gang-** und **Standataxien** mit Schwankungen in alle Richtungen (vor, zurück und zur Seite). Vor allem in der unteren Extremität kann es zu einer ataktischen Störung der Zielmotorik kommen (s. 67090_4_De_4_MOESM3_ESM).

4.4.3.3 Neozerebellum (Zerebrozerebellum, Neukleinhirn oder Pontozerebellum)

Mit den beiden Kleinhirnhemisphären bildet das Neozerebellum den größten und jüngsten Anteil des Kleinhirns. Seine **Hauptafferenzen** erhält es über den Pons (reziproke Verschaltung) aus dem **Neokortex**. Über den N. dentatus und den Thalamus ist das Neozerebellum mit allen motorischen Kortizes reziprok verschaltet. Durch die neuronale Schleife zwischen **Zerebellum,** Thalamus und Kortex ist das Kleinhirn stets an der neuronalen Bewegungsplanung und Ausführung beteiligt.

Zur Pathologie des Spinozerebellums siehe Exkurs 4.9.

> **Wichtig**
>
> Die Hauptaufgabe des Neozerebellums liegt in der **Koordination und Harmonisierung** der im Kortex entstandenen Bewegungsabläufe, vor allem bei der Ausführung automatisierter zielmotorischer Bewegungsabläufe (Hand-Auge- und Hand-Hand-Koordination).

Exkurs 4.9

Pathologie des Neozerebellums Es zeigt sich eine Extremitätenataxie, bei der die Bewegungsimpulse meist überschießend sind und die Extremität über das Ziel hinausführen (**Dysmetrie** oder positiver Rebound). Die Bewegungen erscheinen stark verwackelt und werden bei Zielannährung stärker (▶ Abschn. 4.4.4, Intentionstremor, s. 67090_4_De_3_MOESM3_ESM Video ◘ Abb. 4.12, 67090_4_De_3_MOESM6_ESM, 67090_4_De_4_MOESM7_ESM). Es kommt zu einem gestörten Zusammenspiel der Extremitäten (**Koordinationsstörungen**). Die Sprache wirkt abgehackt und schleppend, wobei teilweise jede einzelne Silbe des Worts betont wird (**skandierende Sprechweise**).

4.4.4 Zusammenfassung: Kleinhirnfunktionen

- Stabilisierung der Blickmotorik auf ein Blickziel hin (vestibulookulärer Reflex)
- Steuerung und Korrektur der haltungsmotorischen Anteile (Tonus, Gleichgewicht)
- Harmonische Durchführung der vom Großhirn entworfenen Bewegungsprogramme, vor allem der Zielmotorik
- Koordination der Haltungsmotorik auf die Zielmotorik und Korrektur der Bewegungsabläufe hin (durch reafferenten Input)

❯ **Wichtig**
Die Funktionen des Kleinhirns liegen in der **Regulation** von Haltungs-, Ziel- und Blickmotorik (Poek und Hacke 1998).

■ **Intentions- oder Aktionstremor**
Der Intentionstremor ist gekennzeichnet durch ein Zittern der betroffenen Körperteile. Er zeigt sich durch eine rhythmisch alternierende Innervation der Agonisten und Antagonisten und ist willkürlich nur bedingt beeinflussbar. Der Intentionstremor tritt im Gegensatz zum Ruhetremor, der bei Störungen in den Basalganglien charakteristisch ist, immer bei einer Bewegungsausführung (Zielbewegung) auf und wird mit der Zielannäherung stärker, weshalb er in der neueren Literatur auch als Aktionstremor bezeichnet wird (s. auch Exkurs 4.10).

4.4.5 Therapiebeispiel

Roter Faden

Um Ruhe und Ordnung in die Bewegungskoordination zu bringen, nutzen wir die Entwicklungsschritte der postnatalen Entwicklung (Vierfüßler/Kniestand/Stand/Gang/Wackelbrett, s. ▶ Abschn. 11.2).

Drehen, Sitzen, Krabbeln, Aufrichten, Gehen etc. werden nicht gelernt! Das gesunde Kind besitzt genetische Programme, die ihm bei entsprechendem In- und Output den Entwicklungsschritt, wie z. B. das Gehen, mit etwa einem Jahr ermöglichen. Das Kleinhirn speichert diese erfolgreich bewältigten Bewegungsprogramme als Engramme ab. Bei unseren Betroffenen müssen wir diese Programme reaktivieren, d. h. ressourcenorientiert mittels propriozeptiver Sensibilität von proximal nach distal tonisch-phasische Voraussetzungen schaffen (SZ), über die vestibuläre Sensibilität und visuelle Sensorik die Sagittal-, Frontal- und Transversalebene die Bewegung im Raum erarbeiten (VC), um ein visuelles Orientieren und Hantieren in der individuellen Umwelt (NZ) zu ermöglichen!

4.4.5.1 Vierfüßler

Herr F. (s. auch ◘ Abb. 3.6b–d) stabilisiert sein Lot (s. 67090_4_De_3_MOESM3_ESM und 67090_4_De_11_MOESM2_ESM). Er stützt dabei auf den Händen und Knien (= geschlossene ventrale Kette zwischen den 4 Druckpunkten) und stabilisiert sowohl Rumpf, Schulterblätter und Hüftbeuger (Spino- und Vestibulozerebellum, SZ + VZ) als Vorbereitung für den späteren Sitz/Stand sowie Arm- und Beinbewegungen (Neozerebellum, NZ). Aufbauend führt er nun im Wechsel die linke/rechte Hand vor und zurück, klatscht abwechselnd in die Hände des Therapeuten etc. und streckt das linke/rechte Bein nach hinten aus bzw. versucht es möglichst weit zum kontralateralen Ellbogen zu flektieren (optimal alternierend linken (rechten) Ellbogen – rechtes (linkes) Knie). Gelingt dies, bewegt Herr F. zu Beginn selektiv die linke Hand etwas vor, dann das rechte Knie, dann die rechte Hand, der das linke Knie folgt, um sich aufbauend im alternierenden Vierfüßlergang (rechte Hand/linkes Knie und Wechsel linke Hand/rechtes Knie) im Raum vor und zurück zu bewegen (s. auch ◘ Abb. 11.5e1–4).

4.4.5.2 Fersensitz

Herr F. spannt beidhändig ein Handtuch (Außenrotatoren/Schulterblattadduktoren) und stützt sich damit auf einem Hocker ab (◘ Abb. 4.6b–d, Video Abb. 8.31a, ventrale Verankerung). Die „Ruhe" in Rumpf und Extremitäten bestimmen das Anforderungsniveau! Nun schiebt er mittels sagittaler Rumpfbewegung und gestreckten Armen das Handtuch langsam auf dem Hocker vor und zurück, stabilisiert es mittig, hebt das Becken zum Kniestand und setzt sich wieder langsam auf die Ferse etc. (SZ – Steigerung: Halbkniestand rechts/links). Mit entsprechender proximaler Sicherheit bewegt er bilateral das Handtuch im stabilen Fersensitz (später Knie- und Halbkniestand) auf dem Hocker vor und zurück, nach rechts/links und/oder hebt es kurz an und stützt sich wieder ab (NZ).

4

Neuropathologie Eine zielgerichtete Bewegung beginnt mit der Kontraktion des Agonisten bei gleichzeitiger Hemmung des Antagonisten (s. reziproke Innervation). Gegen Bewegungsende werden die Antagonisten in dem Maße aktiviert, dass sie die Bewegung verlangsamen und zum richtigen Zeitpunkt stoppen. Vor allem propriozeptive Informationen steuern diese Verlangsamung. Bei einer Schädigung des Spinozerebellums ist dieses Zusammenspiel gestört. Die Anfangskontraktion des Agonisten ist verlängert, die Erschlaffung des Antagonisten ist verzögert oder fehlt. Die Kontraktion des Antagonisten, die die Bewegung abbremsen soll, fehlt. Der propriozeptive Input wird dadurch nicht mehr adäquat als Korrektursignal umgesetzt, und die Bewegungen werden abgehackt und überschießend (**Ataxie**). Parallel dazu tritt ein **Intentionstremor** auf, der mit zunehmender Zielannäherung stärker wird (Illert in Deetjen und Speckmann 1992).

4.4.5.3 Kniestand

(Lot: Ohr, Schulter, Becken, s. auch 67090_4_De_11_MOESM3_ESM): Der Kniestand dient als Vorbereitung zum späteren Stand. Herr F. stützt sich mit aufgerichtetem Oberkörper mit seinen Händen auf den Hocker (◻ Abb. 4.6b–d, ventrale Stütze – Widerlager Becken). Nun verlagert er bei horizontal ausgerichtetem Schultergürtel und vertikal ausgerichtetem Kopf (d. h. im Lot bleibend) seinen Körperschwerpunkt (KSP – Th4–Th10) auf sein rechtes (linkes) Knie (SZ) und bewegt das linke (rechte) entlastete Knie leicht und locker nach links, setzt damit kurz auf und wieder zurück (Frontalebene, Vorbereitung zum Abduktionsgang). Aufbauend übernimmt das linke (rechte) abduzierte Knie das Gewicht und das rechte Knie folgt zum linken und wieder zurück. Mit der entsprechenden Beckenstabilität verschränkt Herr F. seine Hände hinter dem Rücken/Po, möglichst kaudal (= Hüftextension und Rumpfaufrichtung), und wiederholt die obigen Bewegungen ohne Armstütze. Der M. gluteus medius kann seine frontale, phasisch abduktorische (Standbein-)Stabilität nur bei sagittal aufgerichtetem, extendiertem Becken entfalten. Das heißt, sowohl Hohlkreuz (LWS-Hyperlordose) als auch Rundrücken (BWS-Hyperkyphose) = Verlust des Lots sind möglichst zu vermeiden! Beides bedingt eine kompensatorische Nackenanspannung (HWS-Hyperlordose), die einer Reaktivierung der Beckenstabilität entgegenwirkt. Kommt es zu einer BWS-Hyperkyphose bzw. LWS-Hyperlordose, folgen lotstabilisierende Übungen ähnlich ◻ Abb. 3.7c, e im Kniestand mit aufgestützten Armen. Bei gutem Gelingen geht Herr F. im Kniestand abduktorisch zur linken (rechten) Bankkante und wieder zurück (SZ + VZ).

Mit zunehmender Beckenstabilität werden Oberkörper (Th4–Th10), d. h. Schultern, Arme und Kopf, freier, um z. B. wie in ◻ Abb. 4.6b das gespannte Handtuch mit ausgestreckten Armen transversal nach rechts zur Mitte und wieder nach links vor und zurück zu führen (SZ, VZ und NZ, Vorbereitung zum Rotationsgang).

Das Körperlot Rumpf und freier Kopf (SZ/VZ) bildet die Grundlage der Visuomotorik. Erst die Lage des Kopfes zum Körper sowie seine Ausrichtung entsprechend den Gravitationskräften im Raum (s. ◻ Abb. 4.5a–c, Kopf- und Rumpfstellreaktionen) ermöglichen eine visuomotorische Exploration, d. h. das Erfassen, Fixieren und Verfolgen von Objekten im Raum.

Da bei Herrn F. eine Okulomotoriusparese rechts vorliegt, beübt er mit stabilisiertem Rumpf und freierem Kopf im gestützten (freien) Kniestand seine Visuomotorik (s. ▶ Abschn. 8.2.1.). Dafür wird ein handelsüblicher Laserpointer mittig auf einen Haarreifen gesteckt und symmetrisch zur Hirnfurche auf dem Kopf platziert (◻ Abb. 4.6c). Herr F. sieht beidäugig Doppelbilder und da v. a. die vertikale Koordination des rechten Auges beeinträchtigt ist (s. ◻ Abb. 8.27), schließt er zu Beginn sein linkes Auge. Er fixiert mit dem rechten Auge die Bildmitte (s. 67090_4_De_4_MOESM3_ESM unter https://doi.org/10.1007/978-3-662-62292-6_4) und bewegt dabei mittels Kopfbewegung den Pointer auf einer vertikalen Linie nach oben und unten (Blickfixierung – Kopf rotiert vertikal um das Auge).

Die Blickfixierung bildet die Basis der Visuomotorik, da wir sie aufbauend für alle visuomotorischen Koordinationsbewegungen benötigen (s. oben, vestibulookuläre Reflexe). Es handelt sich jedoch weniger um eine Fixierung, sondern ähnlich, wie wenn wir uns maximal auf die Zehen stellen und unser Körper durch minimalste tonische Ausgleichs- und Anpassungsreaktionen (s. Equilibriumsreaktionen) seinen Schwerpunkt (Th6–Th10) zentriert, schwingt auch das Auge im Sinne von Equilibriumsreaktionen minimalst (für uns i. d. R. nicht wahrnehmbar), um v. a.

unbewegliche Objekte zu lokalisieren. Die Blickfixierung sollte jeweils etwa 3–4 s gehalten werden (können) und variiert im Raum zwischen nahen (Konvergenz: 30, 40 cm) und weiter entfernten Objekten (Divergenz: 3, 4 m), während der Kopf im Kniestand, Sitz, Stand etc. um die Augen rotiert.

Sakkaden, Sprung- oder Koordinationsbewegungen sind sehr rasche Bewegungen zu den Zielobjekten. Kleine Sprünge benötigen wir z. B. beim Lesen, gröbere, um Objekte im Raum zu erfassen. Auf der Buchstabentafel in ◘ Abb. 4.6c und d2 hält Herr F. den Pointer mittig zentriert und sucht mit seinem Auge das „E" oben rechts, dann folgt der Pointer dem Auge. Nun sucht er das „K" unten rechts etc., wobei mit Kompetenzgewinn (Reaktivierung) die Sprünge räumlich enger und zeitlich schneller werden (VZ).

Herr F. hält den Pointer nun mittig zentriert und sucht Buchstaben/Wörter im oberen rechten Quadranten (Sakkaden). Buchstaben sind im Prinzip abgelegte visuelle Engramme, auf die das Kleinhirn zugreift (= visuelle Reaktivierung). Z. B. sucht er mit dem rechten Auge den Anfangsbuchstaben (s)eines Wortes (Koordination Auge – VS) und fährt dann mit dem Pointer nach (Koordination Kopf-Auge – VZ + SZ). Nun bleibt der Pointer beim Buchstaben, und Herr F. sucht mit dem Auge den zweiten etc. So geht es weiter, bis das Wort beendet ist. Entsprechendes folgt im unteren Bildrand bzw. aufbauend mit wechselnden Buchstaben aus dem oberen und unteren rechten Bildrand! Im Anschluss wiederholt Herr F. die Übungen mit beiden Augen. Mit dem Kompetenzgewinn der rechten Augenkoordination sollten sich Doppelbilder reduzieren, bei einer Verstärkung (= Kompensation linkes Auge) schließt er wieder das linke Auge. Buchstaben/Wörter (◘ Abb. 4.6c und d2) eignen sich u. a. zur Beübung von Sakkaden (z. B. beim Lesen) und Sprachproblemen (Aphasie, linkshemisphärisch Betroffene). Bei rechtshemisphärisch Betroffenen können Raumlageanforderungen einfließen, z. B. unter Blickfixierung und durch Kopfbewegungen mit einem Pointer Kreise, Ovale, Koordinaten etc. nachfahren und/oder suchen (◘ Abb. 4.6d1, s. auch 67090_4_De_4_MOESM3_ESM und Download „Visuomotorik" unter https://doi.org/10.1007/978-3-662-62292-6_4).

Im Anschluss dreht sich Herr F. in den Raum, und es folgen langsame, v. a. vertikale Konvergenz- (Nahsehen) und Divergenzübungen (In-die-Ferne-Sehen). Er beginnt mit dem rechten Auge und sucht z. B. die Kante zwischen Decke und Wand, fährt diese ab etc. (oben, ca. 3 m). Nun sucht er die Bankkante der Therapiebank vor sich (unten – 30 cm) und fährt diese ab (und wieder Wechsel). In gleicher Weise folgen wieder beidäugige Übungen. Aufbauend

transferiert Herr F. seine Kompetenzen in spätere Koordinationsabläufe, wie z. B. in die Hände klatschen, Luftballontennis (Engramme als Tennislehrer etc.), zu Beginn mit dem rechten Auge (v. a. vertikal), später beidäugig.

> **Roter Faden**
>
> **Alltagstransfer** Der Betroffene soll sich nach Möglichkeit mit Spiegel kämmen, rasieren etc. Dabei trainiert er mittels einer täglichen Alltagsaktivität seine Visuomotorik (s. 67090_4_De_2_MOESM1_ESM).

4.4.5.4 Rückenlage

Mit der proximalen Ordnung/Lot/Stabilität wechselt Herr F. nochmals in die RL (◘ Abb. 4.6e = keine Notwendigkeit der Haltungsbewahrung!). Er beginnt mit leichten, harmonischen, bilateralen Armbewegungen, indem er mit flach zusammengelegten Händen die gestreckten Arme über 90°eleviert (= Aktivierung der phasischen Schulterblattstabilisatoren, s. auch ► Abschn. 8.1.3). Nun bewegt er im Zuge der Ordnung die Arme schneller, weiter vor und zurück. Aufbauend beugt/streckt er die Ellbogen, klatscht in die Hände, mit der rechten/linken Hand etc. (s. Video ◘ Abb. 8.31a und 67090_4_De_11_MOESM1_ESM). In der unteren Extremität hält Herr F. z. B. beide Beine in der max. Flexion (= die Schwerkraft unterstützt die Flexion/im Sitz/Stand ventrale Verankerung). Nun lässt er alternierend jeweils ein Bein langsam los, bis die Ferse die Liege berührt, geht wieder zurück und wiederholt mit dem anderen. Gelingt dies, so stellt er beide Füße auf und führt abwechselnd das rechte Knie (= Standbein links) zur linken Hand und umgekehrt (ähnlich ◘ Abb. 3.9e, ventrale Kette).

4.4.5.5 Sitz

Herr F. transferiert in den Sitz. ◘ Abb. 3.6b zeigt eine fehlende Spannung der linken Rumpfseite. In ◘ Abb. 4.6f stützt sich Herr F. mit den Ellbogen ab (ventrale Stütze) und sucht sein sagittales Lot. Darauf aufbauenden verlagert er frontal sein Körpergewicht nach rechts, hebt das linke Becken (Lateralflexion) entsprechend einer Rumpfstellreaktion (◘ Abb. 4.6f1, spätere Schwungbeinphase). Der stabilen Beckenhebung folgt das Anheben des Knies (◘ Abb. 4.6f2, nur durch die Hüftflexion/Beckenretraktion kontrollieren bzw. vermeiden) und weiter ein Vorsetzen des linken Fußes (◘ Abb. 4.6f3). Beim Heben des Knies sowie bei der leichten Vor- und Zurückbewegung des Fußes ist auf das gehobene stabile Becken zu achten! Das heißt, die LWS bleibt stabilisierend im Lot und hebt nicht durch eine kompensatorische Beckenretraktion das Bein bzw. den Fuß. Herr F. setzt sich wieder in den symmetrischen Sitz, ruht kurz aus, hebt das linke Becken wieder an, dem das Knie folgt, und setzt seinen Fuß wieder zurück. Dies

4

wiederholt Herr F. mehrmals auch mit geschlossenen Augen, bis die Rumpfsymmetrie hergestellt ist! Dann wiederholt er die Übung alternierend beidseitig! Verliert sich die Spannung links, liegt der Schwerpunkt wieder entsprechend bei der Lateralflexion links.

In ◘ Abb. 4.6g stützt sich Herr F. auf seinen rechten Ellbogen und klatscht aus dieser Position mit der rechten Hand in die Hand des Therapeuten und geht sofort wieder in den Ellbogenstütz zurück (= Lateralflexion links beim Klatschen). Geschwindigkeit und Ausmaß adaptieren sich wieder entsprechend der geordneten Ausführung. Mit zunehmender frontaler Rumpfstabilität (links) wechseln die Ellbogen bzw. das Klatschen entsprechend auf der Rumpfsymmetrie!

Die gewonnene symmetrische Rumpfstabilität nutzt Herr F. nun für die Augen- und Extremitätenkoordination. Als ehemaliger Sport- und Tennislehrer spielt er im Sitzen ein Luftballontennis (ähnlich ◘ Abb. 4.6i) zur Reaktivierung abgespeicherter Efferenzen, wobei er zu Beginn mit dem rechten Auge (linkes geschlossen), später beidäugig den Ballon lokalisiert. Herr F. wechselt die Extremitäten, wobei sich Geschwindigkeit und Bewegungsausmaß wieder entsprechend der geordneten Bewegungsausführung adaptieren. Die therapeutische Geschwindigkeit und Zielvorgabe des Ballons orientieren sich anfangs anhand der sagittalen Rumpfausrichtung (SZ) und vertikalen Augenkoordination (VZ, oben/unten), später frontal seitlich und zuletzt transversal über die Körpermitte. Mit zunehmender Rumpfstabilität und Armdynamik freut sich Herr F. über den Wechsel zwischen Vor- (Supination) und Rückhand (Pronation, NZ). Falls die Doppelbilder stärker und dann meist auch die Koordination unharmonischer werden (?), schließt Herr F. wieder sein linkes Auge.

4.4.5.6 Stand
Transfer in den Stand. Zur tonischen Standsicherheit (Ruhe/Ordnung) aktiviert Herr F. mittels zwei Therabändern seine ventrale/gekreuzte Kette (SZ). In ◘ Abb. 4.6h werden diese beidseitig lateral unter der Ferse (Supination) platziert. Er zieht nun alternierend über die Körpermitte mit der rechten (linken) oberen Extremität/Hand gegen den linken (rechten) Fuß (überkreuzte Koordination). Mit entsprechender Stabilität wechseln die Therabänder als Vorbereitung zur phasischen Sprungbereitschaft beidseitig unter die medialen Vorfüße (Fußballen). Herr F. zieht nun ähnlich wie oben mit dem rechten/linken Arm gegen das linke/rechte Bein oder beidseitig mit den Händen (gelingen die Bewegungen, so schließt Herr F. seine Augen, s. ◘ Abb. 8.31 in ► Kap. 8). Mit der gewonnenen tonisch-phasischen Standsicherheit und als Vorbereitung zum stabileren Rotationsgang (◘ Abb. 4.6k) spielt Herr F. nun das Luftballontennis im Stand (◘ Abb. 4.6i).

4.5 Vierter sensomotorischer Regelkreis

Im 4. SMRK (ehemals EPS – extrapyramidalmotorisches System) und dem 5. SMRK (PS – pyramidalmotorisches System) beschäftigen wir uns mit den subkortikalen und kortikalen Zentren der Motorik. Während das **PS v. a. beim Menschen** (und ansatzweise noch beim Primaten) eine dominierende Bewegungskontrolle besitzt, steuert das EPS die Motorik nahezu aller **Säugetiere**. Früher trennte man beide Systeme. Da das EPS zwar kollaterale Bahnen zur Pyramidenbahn besitzt, jedoch auch von prämotorischen und supplementärmotorischen (neo)kortikalen Arealen innerviert wird, ist eine klare **funktionelle Trennung** der Systeme nicht möglich (◘ Tab. 4.2 – daher dort: „eher"). Z. B. streicht man sich relativ automatisiert durch die Haare (distale Feinmotorik) und/oder kann bewusst den seitlichen Rumpf verkürzen (proximale Grobmotorik)! Zum Verständnis spezieller neurologischer Krankheitsbilder und der entsprechenden Behandlungsansätze es jedoch sinnvoll, die Hauptinnervationen des jeweiligen Systems zu kennen. Bei Morbus Parkinson nutzen wir u. a. durch die gezielte Aufmerksamkeitszuwendung (PS) externe Signale, um den Verlust internal generierter Cues (Startreize für eine automatisierte Bewegung) zu kompensieren. Das heißt, die Bewegungseinleitung wird „entautomatisiert". Bei der Hemiplegie (Mediainfarkt = Schädigung der Capsula interna/Pyramidenbahn) wiederum nutzen wir ressourcenorientiert spinale, subkortikale, eher automatisierte Bewegungsprogramme (EPS), um darauf aufbauend selektive, distale, feinmotorische, harmonische Bewegungskompetenzen und Hantierfunktionen zu bahnen.

> **Wichtig**
> Aufbauend auf der Haltungsmotorik ist der 4. SMRK (Synonyme: parapyramidales, nichtpyramidales System, extrapyramidalmotorisches System, EPS) vor allem **an der Planung und der automatisierten Ausführung** bewusst (s. 5. SMRK) eingeleiteter Bewegungsprogramme beteiligt.

Zu seinen neuronalen Strukturen zählen vor allem:
- die Basalganglien (BG),
- das Limbische System (LS, s. ► Abschn. 2.4, ◘ Abb. 2.5a) und
- der Thalamus.

Dabei bildet der 4. SMRK eine Reihe neuronaler Schaltkreise, von denen der Hauptregelkreis zwischen Kortex, Basalganglien (Striatum, Pallidum), Thalamus und Kortex (► Kap. 3, ◘ Abb. 3.3) liegt. Neben den sensorischen Afferenzen aus dem parietalen Kortex (Somatosensorik) und dem inferior-temporalen Kortex (vestibuläres Rindenfeld) spielen die Informationen aus den motorischen Kortizes (vor allem supplementär motorischer Kortex),

◻ Tab. 4.2 Kortikale und neokortikale Steuerungszentren der Motorik

	EPS (4. SMRK)	PS (5. SMRK)
Anatomie	BG, LS, Thalamus	Neokortex
Motorik	Eher proximale Grobmotorik	Eher distale Feinmotorik
	Eher Massenbewegungen	Eher selektive Bewegungen
	Eher Hand-Hand-Koordination	Eher Hand-Auge-Koordination
	Eher automatisierte Bewegungsabläufe	Eher bewusste Hantierfunktionen
	Eher Schwungbewegungen/Lokomotorik/klatschen/fangen …	Eher gezielt, kontrollierte Koordination
Pathologie u. a.:	IPS, Tourette-Syndrom, Tics etc.	Hemiparese/Hemiplegie, Neglect, Aphasie, Apraxie etc.

die parallel zur Pyramidenbahn auch in die Basalganglien projizieren, eine besondere Rolle.

4.5.1 Funktionsweise

Die **Basalganglien** sind subkortikale Kernregionen, die in motorische, kognitive und mnestische Prozesse involviert sind. In die kortikale Zielvorgabe eingebunden, dienen sie u. a. der Initiierung und Ausführung i. d. R. automatisierter (ohne Bewusstseinszuwendung) Bewegungsprogramme. Ihre Verarbeitung ist weitaus schneller (ca. 100.000-mal) als die bewusste, kortikale Bewegungsausführung (s. auch ◻ Tab. 4.2 und ► Abschn. 3.5.4).

Jeder kann sich an seine erste Fahrstunde erinnern, alle Bewegungsabläufe – Blinken, Bremsen, Schalten etc. – waren sehr bewusst kortikal gesteuert, während es heute weitgehend automatisiert geschieht und dadurch Gespräche mit Mitfahrern, Gedanken an Projekte, Telefonieren etc. parallel möglich werden. Somit bilden diese automatisierten Bewegungsprogramme die Basis der geteilten Aufmerksamkeit.

► Beispiel

Selbstversuch Wir nehmen einen Stift und zeichnen 4-mal beliebig den Buchstaben „a" (egal ob groß/klein/gedruckt …!) Nun zeichnen wir die 4 Buchstaben möglichst exakt nach. Versuch 1 (eher EPS) geht locker, leicht … (= automatisiert)! Versuch 2 (eher PS) hingegen bedarf eines permanenten visuellen (bewussten) Abgleichs mit Versuch 1 und daher einer weitaus größeren Aufmerksamkeit. Zudem zeigt sich dabei eine höhere Tonusanspannung, und es dauert entsprechend länger! ◄

Die Basalganglien (vor allem das Striatum) erhalten Informationen aus:

- dem Gyrus cinguli (limbisches System, emotionale Bewertung),
- dem präfrontalen Kortex (exekutives Zentralorgan, Bewegungsplanung),
- dem supplementär motorischen Kortex (vor allem interne Bewegungsinitiierung, bimanuelle Tätigkeiten),
- dem prämotorischen Kortex (Innervation der Rumpf- bzw. rumpfnahen Muskulatur, deren Bewegung vor allem durch externe Reize [visuell, akustisch] ausgelöst wird),
- dem primär-motorischen Kortex (Innervation der distalen Muskelgruppen, bewusste, feinmotorische Bewegungsabläufe).

Innerhalb des Hauptschaltkreises erfolgt eine hemmende (Striatum) oder bahnende (Pallidum) Verbindung, die nach der Umschaltung in den speziellen Thalamuskernen die verarbeiteten Informationen in die jeweiligen motorischen Ursprungsgebiete der motorischen Kortizes zurückprojiziert. Dabei sind die Hauptverbindungen zwischen den Basalganglien (Striatum) und dem supplementär-motorischen Kortex (Umsetzung des **inneren** Bewegungsplans zur motorischen Ausführung) zu sehen.

Roter Faden

Ist die Bewegungsausführung leicht, harmonisch etc., so können wir mit dem Betroffenen ein Alltagsgespräch führen. Das Bewusstsein liegt beim Gespräch, während die Bewegungsausführung automatisiert moduliert wird (geteilte Aufmerksamkeit – Transfer in den Alltag[1]). Sollte sich wieder eine Bewegungsverschlechterung/-anspannung einstellen, widmen wir das Bewusstsein wieder der physiologischeren Bewegungsausführung!

Beispiel: Zwei Personen gehen im Park spazieren und unterhalten sich. Wird das Gespräch intensiver, so bleiben sie stehen (= Bewusstsein beim Gespräch), bis es wieder abflacht, und laufen dann weiter. Kommt nun eine Wasserpfütze, unebene Stelle, steiniger Weg o. ä., erlischt das Gespräch (= Bewusstsein beim Weg), bis das Hindernis überwunden ist. So wechselt unser Bewusstsein entsprechend der Anforderung!

Je automatisierter wir die physiologische Bewegungsausführung reaktivieren, desto größer der Alltagstransfer!

Zur Neuropathologie der Basalganglien siehe Exkurs 4.8a.

---

1   Dies gilt nicht für Morbus Parkinson, da wir hierbei die Aufmerksamkeit/Bewusstsein zur Bewegungsinitiierung benötigen.

4

Neuropathologie Innerhalb der Basalganglien bestehen noch weitere Schaltkreise, von denen einer eine besondere therapeutische Relevanz besitzt. Zwischen dem **Striatum** (Eingangsstation der Basalganglien) und der **Substantia nigra** bestehen **starke reziproke Verbindungen,** bei denen u. a. die Substantia nigra (Pars compacta) durch ihre **dopaminergen Projektionen** einen **hemmenden Einfluss auf das Striatum** ausübt. Man geht davon aus, dass das **Striatum**, das selbst einen **hemmenden Einfluss auf die motorischen Impulse** (aus den motorischen Kortizes) besitzt, in seiner hemmenden Wirkung reduziert wird. Ein Untergang der dopaminergen Projektionen aus der Substantia nigra hat demzufolge eine übersteigerte Aktivität, d. h. eine übersteigerte Hemmung der Bewegungsimpulse des Striatums, zur Folge. Die Bewegungen werden verlangsamt, zäh

fließend, sie „versanden" und werden in ihrem Variationsreichtum reduziert (▶ Abschn. 8.3).

Das dadurch entstehende Krankheitsbild wurde schon vor knapp 200 Jahren von dem englischen Arzt James Parkinson als „shaking palsy" (**Schüttellähmung**) beschrieben. Heute weiß man allerdings, dass es sich nicht um eine Lähmung im eigentlichen Sinne handelt, sondern, wie oben beschrieben, um eine Symptomatik, die mit dem Untergang der dopaminergen Neuronen in der Substantia nigra zusammenhängt. Man spricht daher heute vom **idiopathischen Parkinson-Syndrom (IPS)** (Synonyme: Parkinson-Krankheit, Morbus Parkinson, Parkinson-Syndrom). Das IPS ist bisher nicht heilbar, dennoch konnten in den letzten Jahren Therapiefortschritte erzielt werden, die neben der Lebenserwartung auch zu einer deutlichen Steigerung der Lebensqualität beitrugen.

> **Wichtig**
> Die Basalganglien sind maßgeblich und modulierend (Hemmung/Bahnung) an jeder bewusst (willkürlich) eingeleiteten Bewegungsausführung beteiligt.

▶ **Beispiel**

Hemmende Wirkung des Striatums (vereinfachte Darstellung) Wir sitzen abends gemütlich auf dem Sofa und schauen fern. Unser Mund wird zunehmend trockener, das vegetative Nervensystem aktiviert das limbische System (LS, intrinsisches Motivationszentrum): Trinken! Über Projektionen zum Frontallappen (höheres Motivationszentrum) erfolgt eine genauere Auswahl: Was! Im Abgleich mit dem Langzeitgedächtnis bekommen wir die Info: Wo! Wir stehen auf und gehen in die Küche zum Kühlschrank. Mit dem Aufstehen ist das Bewegungsprogramm – in die Küche gehen, den Kühlschrank öffnen, Flasche Wasser herausnehmen und öffnen, Glas holen, einschenken, trinken – nahezu komplett automatisiert initiiert. Unsere Gedanken (Bewusstsein) sind schon mit dem Aufstehen (bis zum Trinken) frei bzw. bei neuen Überlegungen.

Nun gäbe es sicher hunderte von Bewegungsmöglichkeiten, um zur Küche zu kommen, um oder über den Tisch nach rechts oder links, um das Sofa, durch den Flur etc.! Das Striatum hemmt jedoch in Millisekunden die Flut der Möglichkeiten, bis die ökonomischste übrigbleibt, die mittels dopaminerger Projektionen aus der Substantia nigra (hemmt den Hemmer) initiiert wird.

Ein kennzeichnendes Symptom bei IPS (s. ▶ Abschn. 8.4), das mit dem Untergang der Substantia nigra verbunden wird, ist die fehlende Initiierung/Einleitung von v. a. automatisierten Bewegungsabläufen. ◄

4.5.2 Bahnung von Arm- und Handfunktionen

Dem 4. SMRK obliegt v. a. die Steuerung automatisierter proximaler Bewegungsprogramme. Hierzu kann man aufbauend auf die Stand- und Gangsicherheit (s. 1., 2. und 3. SMRK) Bewegungen der oberen Extremität zählen. Mit dem ersten Verlassen der Horizontalen (Sitzen im +/−6. Lebensmonat) dient die obere Extremität als Stütze (Stützfunktionen, ◘ Abb. 4.7b1 und c). Das Kind aktiviert dabei alle Muskeln, die das Schulterblatt physiologisch auf dem Thorax stabilisieren (Schulterblattstabilität, s. auch 67090_4_De_8_ MOESM1_ESM). Mit zunehmender Beckenstabilität werden Arme und Hände frei und dienen vorab eher ausgleichenden (Arm)Stellreaktion (◘ Abb. 4.7b2 und d, s. 67090_4_De_4_MOESM2_ESM). Diese Armstellreaktionen aktivieren alle Muskelgruppen zur physiologischen Stabilisation des Schultergürtels (Skapula) auf dem Thorax, die wiederum Arm- und Hantierfunktion rein im Schultergelenk ermöglichen (= Armbewegung bis ca. 70/80°). Das heißt, nicht Schulter/Nacken oder kontralaterale Rumpfseite heben die Hand, was bei Hemiplegikern eher die Regel anstelle der Ausnahme ist (s. ◘ Abb. 4.12; 67090_4_De_4_MOESM4_ESM, 67090_4_De_4_MOESM7_ESM und 67090_4_De_8_ MOESM1_ESM; ◘ Abb. 8.11, 3 Phasen der Armbewegung: 1. Phase). Den Stellreaktionen folgen v. a. bilaterale Tätigkeiten wie z. B. das beidseitige Halten, Klatschen, Werfen und Fangen, Trommeln, das Tragen einer Kiste, das Halten der Flasche beim Öffnen etc. (s. 67090_4_De_3_MOESM6_ESM, 67090_4_De_3_ MOESM9_ESM, 67090_4_De_4_MOESM2_ESM und/oder 67090_4_De_11_MOESM1_ESM).

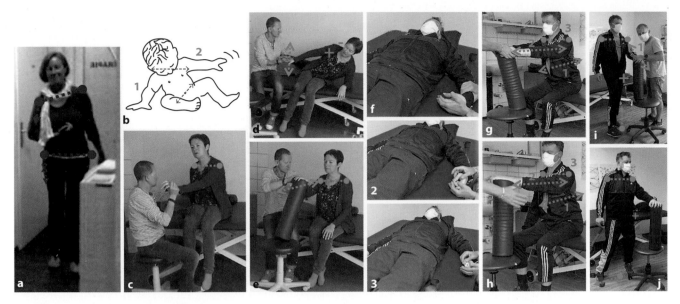

◘ Abb. 4.7 **a** Pathologische Standbeinphase Frau C.; **b** Stütz- (1) und Stellreaktionen (2); **c** Armstütz und lockeres Hantieren; **d** Stellreaktionen; **e** Reaktivieren von Armfunktionen im Sitz; **f** Sensibilisieren und Aktivieren von Hand- und Fingerfunktionen im Liegen; **g** bilaterale Armfunktionen; **h** laterale Armfunktionen; **i** ventrale Aktivierung der Standbeinfunktion links ohne Armspastizität; **j** laterale abduktorische Beckenstabilität links ohne Armspastizität. (Das 67090_4_De_4_MOESM4_ESM zu ◘ Abb. 4.7f finden Sie unter https://doi.org/10.1007/978-3-662-62292-6_4)

Roter Faden

Wir sehen Spastik als eine Art „Bewegungsstress" (s. 67090_4_De_4_MOESM1_ESM unter https://doi.org/10.1007/978-3-662-62292-6_4). Zentren zur harmonischen Muskelinnervation gehen verloren und das ZNS versucht, über noch intakte Strukturen „kompensatorisch" über die „gesunde" Seite und/oder über pathologisch enthemmte Reaktionen (Markhirn)/Reflexe (spinal) die Bewegungen gegen die Schwerkraft auszuführen. In ◘ Abb. 4.7a sehen wir Frau C. während der Standbeinphase. Frau C. fehlt die laterale, phasisch-abduktorische Beckenstabilität rechts (= Stress). Das Schwungbeinbecken links wird nicht gehoben (Becken bleibt horizontal), was sie (ihr ZNS) durch eine fixierende Spastik in der rechten oberen Extremität und durch Lateralflexion Rumpf ausgleicht! Nicht das betroffene Becken senkt sich phasisch stabilisierend, sondern die Schulter fixierend! Die Standbeinrumpfseite rechts ist verkürzt und Schultergürtel/Kopf sind nicht physiologisch horizontal bzw. vertikal ausgerichtet (s. Physiologie ◘ Abb. 3.12b, dort linkes Standbein). Nicht die Spastik ist unser Problem, sondern vielmehr ihr Grund (Stress). Es macht daher wenig Sinn, isoliert den Arm/Hand/Finger zu therapieren und z. B. die mangelnde Beckenstabilität zu ignorieren! Wir suchen daher im F.A.T. stressfreie Positionen, um anhand der sensomotorischen Entwicklung möglichst alltagsrelevant harmonische Bewegungsabläufe zu reaktivieren. Das Auslösen der Spastizität dient dabei als Zeiger der Stresssituation (= Überforderung). Frau C. beginnt daher mit stabilisierenden Stützfunktionen (◘ Abb. 4.7b,c) als Grundlage physiologischer Armstellreaktionen (◘ Abb. 4.7d) bis hin zu ersten manipulativen Arm- und Hantierfunktionen (◘ Abb. 4.7e, 67090_4_De_4_MOESM2_ESM unter https://doi.org/10.1007/978-3-662-62292-6_4).

Die Reaktivierung physiologischer Funktionen in der oberen Extremität ist von einem (möglichst) freien Kopf, einem symmetrischen Rumpf sowie von einem stabilen Becken abhängig.

Die Armfunktion beginnt im Schulterblatt! Durch eine (anhaltende) kyphotische BWS (Lotverlust) wird das Schulterblatt auf dem Thorax fixiert (verklebt)! Daher beginnt die Therapie der physiologischen Armfunktion mit einer lumbalen Beckenaufrichtung (Lot-WS, s. auch ◘ Abb. 8.43) und einer (möglichst) seitengleichen Aktivierung der Skapulaab- und -adduktion! Die Schulterblätter gleiten „leicht" über den Thorax zur im Lot stehenden WS (Oberkörper) und wieder weg, ohne die WS selbst (Hyperkyphose BWS) kompensatorisch zu bewegen! Dies kann je nach Konstitution im Vierfüßler (◘ Abb. 3.7c), im Sitz mit aufgestütztem Arm oder Ellbogen (s. 67090_4_De_4_MOESM2_ESM), im Stand mit aufgestützten Händen (67090_4_De_11_MOESM4_ESM und 67090_4_De_11_MOESM5_ESM, ◘ Abb. 3.7e, 3.8c und „Anleitung_Lotgewinnung" unter https://doi.

4

org/10.1007/978-3-662-62292-6_4) etc. geschehen (s. 67090_4_De_3_MOESM2_ESM).

Bitten wir den Betroffenen, seinen Arm/Hand zu heben, so geschieht dies sehr oft mittels M. trapezius pars ascendens (= Schulter hebt). Bitten wir einen Gesunden, seinen Arm/Hand etwas anzuheben, so bleibt die Schulter stabil! Durch das Heben des Arms mittels Pars descendens erfolgt eine reziproke Hemmung aller Muskelgruppen, die das Schulterblatt physiologisch auf dem Thorax stabilisieren. Je stärker dies geschieht, desto unwahrscheinlicher wird die Reaktivierung physiologischer Arm- und Hantierfunktionen. Einerseits verlieren die Außenrotatoren ihre Basis. Im Seitenvergleich steht der Angulus inferior ab (Scapula alata). Andererseits erfolgt v. a. bei einer langjährigen spastischen Symptomatik (= Fixierung) eine kranial gerichtete Verklebung bzw. Verhärtung der Muskelstrukturen und der Skapula, was eine Armhebung über 70°/80° verunmöglicht!

Zeigt sich das Schulterblatt (SB) relativ fest (verklebt). Es bedarf daher einer vorherigen therapeutischen SB-Mobilisation (67090_4_De_4_MOESM7_ESM, 67090_4_De_8_MOESM1_ESM und 67090_4_De_8_MOESM3_ESM). Zudem versuchen die Betroffenen v. a. bei schlechter Sensibilität, die SB-Bewegungen mittels BWS-(Hyper)Kyphose auszuführen. Daher evtl. in RL mobilisieren, kleinschrittig vorgehen und auf kompensatorische BWS-Bewegungen achten!

▶ **Beispiel**

Selbstversuch Um sich in die Situation des Betroffenen leichter einzufühlen, gleiten wir im Sitzen mit unserem Becken nach hinten (= BWS-Kyphose/Rundrücken) und ziehen unseren Schultergürtel maximal ans Ohr. In dieser Position versuchen wir, den gestreckten Arm anzuheben. Nun richten wir die WS lotgerecht auf (aufrechter Sitz), bleiben mit unserer Schulter auf dem Thorax und elevieren den gestreckten Arm erneut. Bei der zweiten Bewegung kann der Arm deutlich leichter, harmonischer und v. a. höher eleviert werden. ◀

4.5.3 Therapiebeispiel

Herr Sch. (43 Jahre, SHT mit akutem Hirnödem (Kraniektomie), Hemiplegie links und Restneglectsymptomatik) beginnt die Reaktivierung seiner Armmotorik in Rückenlage. Da neben der distal dominierenden Spastizität auch starke sensible Einschränkungen bestehen (s. auch 67090_4_De_2_MOESM2_ESM), beginnt die Therapie mit einer propriozeptiven phasischen Aktivierung von Arm-, Hand- und Fingerstreckern (s. ❑ Abb. 4.7f1 und 4.10, s. 67090_4_De_4_MOESM4_ESM). Bei ge-

lockerten Fingern schnalzt Herr H. mit seinem Daumen gegen Zeige-, Mittelfinger etc. und benennt diese jeweils (= ins Bewusstsein führen, ❑ Abb. 4.7f2). Aufbauend folgen stereognostische Medien, die z. T. gekühlt sind (Nutzung protopathischer Sensibilität, ❑ Abb. 4.7f3, s. 67090_4_De_2_MOESM2_ESM). Nun beginnt er, ähnlich wie in ❑ Abb. 4.6e und 8.10f, mit beidhändigen Übungen (s. auch 67090_4_De_8_MOESM1_ESM). Während in Rückenlage die Schulterblätter über den Thorax selbst fixiert werden, muss dies im Sitz, Stand etc. über die Schulterblattmuskulatur selbst geschehen. Um dies physiologisch zu aktivieren, wechselt Herr Sch. in den Sitz, um vorab im Ellbogenstütz, später im Stand und Handstütz sein Lot der WS auszurichten und die Schulterblätter ab- und adduktorisch gegen die WS zu stabilisieren (ähnlich ❑ Abb. 3.7e).

In ❑ Abb. 4.7g beginnt Herr Sch., bilateral eine flexible Therapierolle zu halten. Im Gegensatz zum Faltgriff, bei dem funktionell v. a. die Koordination der „gesunden" Extremität beübt wird, bedarf es beim bilateralen Halten der Kokontraktion beider Arme. Die Innervation erfolgt bei der Hand-Hand-Koordination verstärkt über Zentren des 4. SMRK. Federnde Impulse in den betroffenen linken Arm erleichtern Herr Sch. das Halten. Zu Beginn schiebt er beidseitig (Retraktion linke Schulter vermeiden!) die Rolle mittels sagittaler Rumpfbewegung nach vorn (linke Schulter über linkes Knie = Transfer zum Stand) und wieder zurück (❑ Abb. 4.7g1). Durch die Stützfunktion aktiviert Herr Sch. die stabilisierende Schulterblattmuskultur und minimiert die pathologisch enthemmte (betroffene Seite) bzw. kompensatorische Anspannung („gesunde") im M. trapezius pars descendens (= locker palpierbar). Um die frontale Rumpfsymmetrie zu verbessern (linke Rumpfseite aktivieren), verlagert Herr Sch. sein Gewicht auf seine rechte Gesäßhälfte und versucht (mit geschlossenen Augen), sein linkes Becken etwas anzuheben, ohne die horizontale der Schultergürtel zu verlieren bzw. eine spastische Reaktion im Arm auszulösen (❑ Abb. 4.7g3). Gelingt dies, so bleibt er in der vorderen Position und bewegt die Rolle über ein bilaterales Lockerlassen und Wiederausstrecken der Ellbogen vor und zurück (physiologische Reaktivierung von proximalem Rumpf- zu distalen Ellbogenbewegungen). Nun lässt er die rechte „gesunde" Hand möglichst locker und wiederholt die Bewegungen lateral mit dem betroffenen Arm. Federnde Impulse in den gestreckten Arm erleichtern die phasische Stabilität und das Schließen der Augen (bei harmonischer Bewegungsausführung) verbessern die Sensibilität. Er führt nun die Rolle nach vorn bis sich die linke Schulter etwa Höhe Knie positioniert und transferiert aus dieser Position in den Stand (67090_4_De_4_MOESM4_ESM).

Im Stand (❑ Abb. 4.7i) stützt sich Herr Sch. etwas mit gestrecktem Arm und relativ lockeren Fingern auf eine Therapierolle (Stuhllehne, Hocker, Klappbox etc.). Jetzt geht es darum, die Stabilität im betroffenen Becken zu reaktivieren, ohne im Arm/Hand/Fingern zu ver-

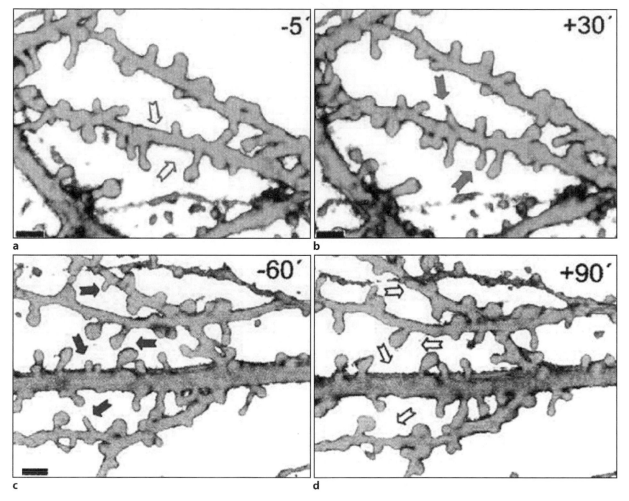

■ **Abb. 4.8   a, b** Langzeitpotenzierung; **c, d** Langzeitdepression

spannen (■ Abb. 4.7i1)! Herr Sch. bewegt seinen rechten „gesunden" Fuß nach vorn (ähnlich ■ Abb. 3.13a), geht mit dem linken Becken etwas zurück, bis sich die Zehen rechts anheben (= sagittal ventrale Verankerung links, ■ Abb. 4.7i2), und abduziert dann langsam seinen rechten Fuß nach rechts, ohne im linken Becken einzuknicken (= frontale laterale Stabilität, ■ Abb. 4.7j)! Zur Automatisierung und Sensibilisierung wiederholt Herr Sch. die Bewegungen mit geschlossenen Augen. Nun lässt er beide Arme locker hängen und schwingt/rotiert die Schulter gegen das Becken als Vorbereitung des Rotationsganges mit möglichst wenig Spastizität der linken oberen Extremität (s. 67090_4_De_4_MOESM4_ESM).

4.6   Fünfter sensomotorischer Regelkreis (pyramidales System)

Das 5. sensomotorische System umfasst vom (Neo) Kortex ausgehend einen riesigen Leitungsbogen, dessen **afferente Projektionen** aus allen anderen **subkortikalen Systemen** stammen:

— Rückenmark (Hinterstrang- und Vorderseitenstrangbahnen),
— Hirnstamm (Vestibulariskerne),
— Kleinhirn (Reafferenzen),
— Basalganglien (motorische Planung) und
— Thalamus (Tractus thalamocorticalis, sensomotorische Informationen).

Die **efferenten Bahnen**, d. h. die Pyramidenbahn (▶ Kap. 3, „Motorische Systeme"; ■ Abb. 4.8a), projizieren absteigend über die Capsula interna, in alle oben genannten Eingangsstationen und kreuzen (größtenteils) in der Medulla oblongata (Tractus corticospinalis) direkt zur kontralateralen Seite (Motoneuronen) des Rückenmarks.

Der Neokortex (■ Abb. 1.1, 3.2, 4.9c) besteht aus 2 Hemisphären, die wiederum in 4 Großhirnlappen aufgeteilt sind. Primäre Rindenfelder bzw. Projektionsareale sind bei Geburt am besten entwickelt, bei ihnen besteht keine Seitendominanz. Mit zunehmend komplexeren Funktionen kommt es jedoch zu einer Art Arbeitsteilung zwischen den beiden Hemisphären. Die linke ist eher analytisch, sprachlich (s. Fallbeispiel Frau W.) und handlungsorientiert

4

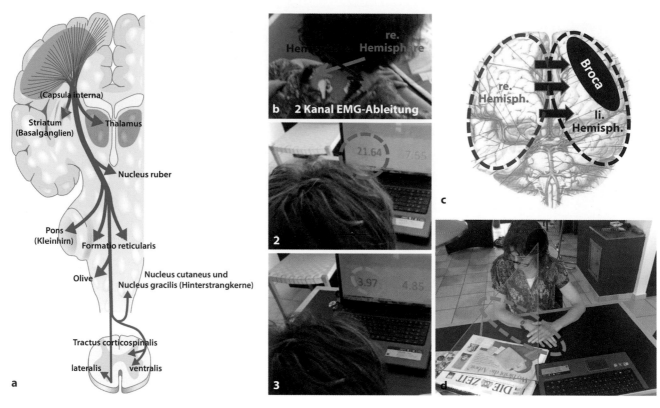

◘ Abb. 4.9 a–d a Pyramidenbahn und Läsion im Versorgungsgebiet der A. cerebri media; **b1** beidseitige EMG-Ableitung am M. trapezius pars descendens; **b2** kompensatorische Anspannung der „gesunden" linken Schulter; **b3** Kontrolle der kompensatorischen Anspannung mit geschlossenen Augen; **c** reziproke Hemmung der betroffenen Hemisphäre, **d** Bewusstseinszuwendung der betroffenen Körper- und Raumseite und kognitive Auseinandersetzung mit den Geschehnissen des täglichen Lebens. (**b1, b2, b4, c, d** aus Haus et al. 2020). (Das 67090_4_De_4_ MOESM5_ESM zu ◘ Abb. 4.9c finden Sie unter https://doi.org/10.1007/978-3-662-62292-6_4)

(Blick durchs Mikroskop), während die rechte Hemisphäre eher ganzheitliche, räumlich konstruktive und emotional intuitive Funktionen zeigt (Blick durchs Fernrohr).

Dabei ist die linke Hemisphäre für die Sensomotorik der rechten Körper- bzw. Raumhälfte verantwortlich und entsprechend die rechte Hemisphäre für die linke Körper- und Raumhälfte. In den sensomotorischen Arealen vollzieht sich die Neurogenese (Hirnreifung) etwa zwischen dem 4. und 6. Lebensjahr (Entwicklung der Händigkeit, Feinmotorik, Körpermitte wird gekreuzt etc.), während sich die Reifung im Frontallappen (evolutionär jüngster Teil) bis zum 21. Lebensjahr vollzieht (Sitz unserer Persönlichkeit, ◘ Abb. 1.1).

In wachem Zustand verarbeitet unser ZNS ca. 10 Mio. Reize (visuell, auditiv, somatosensorisch etc.) pro Sekunde. Die meisten dieser Reize werden im Ultrakurzzeitgedächtnis (sensorisches Gedächtnis) innerhalb von Millisekunden wieder vergessen = weggehemmt (inhibiert), bevor sie ins Bewusstsein rücken. Durch unser Interesse (eher „bottom up") und/oder unsere Aufmerksamkeit (eher „top down") überwinden die bewusstseinszugewandten Reize die Wahrnehmungsschwelle (thalamokortikales Gating), womit eine Reizselektion relevanter Reize in unser Bewusstsein erfolgt.

Roter Faden

Hemmung irrelevanter Reize schützt uns vor Reizüberflutung und ist somit überlebensnotwendig. Bei einer Schädigung einer Hemisphäre, wie z. B. bei einem Mediainfarkt, nutzt das ZNS zum unmittelbaren Überleben die „gesunde" Hemisphäre bzw. wahrnehmbarere Körper- und Raumhälfte. Je stärker dies geschieht = je stärker die Kompensation der „gesunden Seite", desto größer die reziproke Hemmung der betroffenen Hemisphäre, desto geringer die Innervation und desto ausgeprägter die hypotone Grundsymptomatik (Schockphase). Am Eindrucksvollsten sehen wir dies bei einer Neglectsymptomatik (s. ◘ Abb. 2.9a,b).

Mit zunehmendem Krankheitsverlauf richten sich meist Bewusstsein, Handlungen und auch der Körperschwerpunkt (man sitzt nicht gerne im Nirwana – im Nichts) zur „gesunden" Seite. Die betroffene Seite muss jetzt jedoch das zur Schwerkraft stabilisierende oder pathologisch besser „fixierende" Widerlager bieten (= Stress), wodurch das ZNS auf subkortikale Reaktionen und spinale Reflexe (Spastik) zurückgreift.

> Gleichzeitige bilaterale (Berührungs-)Reize z. B. an den Armen sollte man daher möglichst vermeiden, da stets die besser wahrnehmbare Seite ins Bewusstsein rückt und reziprok die betroffene hemmt. Ähnlich ist es auch mit Übungen wie z. B. Faltgriff, beidbeinigem Bridging und/oder Übungsgeräten wie z. B. dem Sitzfahrrad. Man sollte genau beobachten, ob nicht die „gesunde" Extremität die Bewegung kompensatorisch ausführt und somit die Funktionen der betroffenen Seite hemmt und/oder die Pathologie noch verstärkt.

Es wird deutlich, dass die alleinige Beschreibung des primären somatosensorischen Projektionsareals „**Gyrus postcentralis**" als **Eingangsstation** und des primären motorischen Projektionsareals „**Gyrus praecentralis**" als **Ausgangsstation** noch nicht ausreicht, um den 5. SMRK zu beschreiben. Das System ist um ein Vielfaches umfassender und beinhaltet neben den großen Sinnessystemen (Auge, Ohr) auch die sekundären und tertiären Assoziationsareale für die höheren kognitiven und exekutiven Gehirnleistungen (▶ Kap. 6, „Neuropsychologie", ▶ Kap. 10, „Neuropsychologische Syndrome").

❯ Wichtig

Das zentrale Verarbeitungsorgan (Kontrollorgan) des 5. SMRK bildet die gesamte Großhirnrinde.

4.6.1 Funktionsweise

Zur Funktionsweise siehe auch ▶ Kap. 2, „Sensorische Systeme" und ▶ Abschn. 3.5.2, „Großhirnrinde, (Neokortex)".

Über die funktionelle Beschreibung der Synapsen bestehen unterschiedliche Ansichten:

Einerseits hebt man die architektonische Struktur und damit eine **generelle Verortung der Systeme** hervor (Brodmann-Karte: Jedes System ist bei allen Menschen an der gleichen Stelle im Gehirn angelegt. Brodmann hat den Kortex in verschiedene Areale untergliedert und diese nummeriert). Dem steht jedoch entgegen, dass bei einer identischen Läsion z. T. unterschiedlichste Symptome auftreten können.

Andererseits spricht man von einem **Gesamtnetzwerk**, bei dem jede kortikale Nervenzelle mit jeder anderen kortikalen Nervenzelle in Verbindung steht und deren Funktion übernehmen könnte. Diese Ansicht wird dadurch unterstützt, dass bei der Reorganisation von neuronalem Gewebe Nervenzellen bei bestimmten Funktionen aktiv werden (z. T. hemisphärenübergreifend), die vor der Läsion andere, z. T. sehr abweichende Aufgaben erfüllen. Bei über 100 Mrd. Nervenzellen würde jedoch daraus eine unvorstellbar hohe Zahl an synaptischen Verbindungen resultieren. Bedenkt man,

dass jede Verknüpfung mit einem Axon und seiner Myelinisierung (Gliazellen) verbunden ist, würde diese Ansicht beim Menschen zu einem unlösbaren Platzproblem führen (Roth 2001).

Die plausibelste Erklärung, die auch als Grundlage dieses Buchs dient, integriert in abgeschwächter Form beide Ansichten. In dieser Erklärung sind eng benachbarte Zellen über kurze Assoziationsfasern direkt miteinander zu Zellverbänden, „**Modulen**" (Aggregaten), verbunden (relative modalspezifische Verortung), während andere Zellen mit entsprechend langen Assoziationsfasern (interhemisphärisch) und/oder Kommissurenfasern (hemisphärisch) die Verbindungen zwischen den Modulen herstellen (**neuronales Netzwerk**). Dabei gestaltet sich die Verbindung der Neurone nicht mehr direkt von einem kortikalen Neuron zu jedem anderen Neuron, sondern über **Zwischenneurone** (man spricht von 2 Umschaltstationen), wodurch sich der Anteil länger reichender Axone um ein Vielfaches verringert und zugleich die Effizienz des Gesamtnetzwerks gesteigert wird (Roth 2001).

▶ Beispiel

Funktionsweise eines Netzwerks: „Produktionswerk für Pkws" Vergleichen wir die Großhirnrinde mit einer Produktionsstätte für Pkws, bei der ca. 10.000 Mitarbeiter (Nervenzellen) beschäftigt sind. Dabei wird schnell klar, dass eine Vollvernetzung, bei der sich jeder Mitarbeiter mit jedem anderen Mitarbeiter austauschen müsste, keine optimale Lösung darstellen würde. Ebenso würde eine zu große Isolation der Mitarbeiter innerhalb einer Abteilung (Verortung) zu keinem positiven Gesamtergebnis „Pkw" führen. Viel effektiver hingegen ist es, den Grad der Kommunikation (Austausch) innerhalb einer Abteilung in Form von Teams (Gruppenarbeit) möglichst hochzuhalten. Dabei ist ein Team (System oder Modul) für die Einlagerung eigen- oder fremdproduzierter Teile (Speicher), für den Rohbau der Karosserie, für die Lackierung, den Innenausbau, die Endmontage etc. zuständig. Das jeweilige Gruppenergebnis der Teams bzw. der Abteilungen (parallele Verarbeitung) wird modalspezifisch kanalisiert und durch die Abteilungsleiter (hierarchische Verarbeitung) zu einem Gesamtprodukt zusammengetragen (neuronales Netzwerk). Werden z. B. besonders viele rote Pkws benötigt, muss, ausgehend vom Verkauf, das Lager die Order zum Einkauf der roten Farbe erhalten und die Lackierung die Order zur Erhöhung der roten Stückzahlen (modalspezifisch). Der Fahrzeugrohbau, der Innenausbau und die Endmontage sind in diesem Vorgang nur sekundär involviert. Diese Verschaltung begrenzt die Organisation, was wiederum ein planerisches Chaos verhindert und die Effizienz steigert. Wird ein Mitarbeiter aus einer Abteilung ausgetauscht oder versetzt, z. B. weil ein Kollege erkrankt, gelingt diesem die Einarbeitung leichter, wenn er vorher eine ähnliche Tätigkeit ausgeführt hat (Feedforward). Fällt gar eine ganze Abteilung (Modalität) aus, hat dies unweigerlich Folgen auf das ganze System. Hierbei muss die Produktion mit den noch vorhandenen Kräften (Ressourcen) oder über den Einsatz freier Kapazitäten aus anderen Abteilungen aufrechterhalten werden. ◄

Das Beispiel zeigt, dass es beim Gesamtergebnis eines Pkws weniger auf die Anzahl der Mitarbeiter (Zellen) ankommt, sondern vielmehr auf ihre adäquate Koordination (assoziierte Verknüpfungen). Dabei kann keine Abteilung allein einen Pkw herstellen, und der Ausfall einer Abteilung hat unweigerlich auch Folgen auf die Gesamtproduktion (neuronales Netzwerk).

4.6.2 Verortung der Modalitäten (Module) innerhalb des neuronalen Netzwerks

Wie schon erwähnt, kann eine in Art und Ausmaß identische Kortexläsion (PET) zweier Personen unterschiedliche Symptome aufweisen. An welcher Stelle und in welchem Umfang sich letztendlich die kortikalen Verknüpfungen manifestieren, hängt im Wesentlichen vom Erbgut und von den Umweltfaktoren des Individuums selbst ab. Beispielsweise gibt es Menschen mit besonders guten Sinnesleistungen (Sehen, Hören etc.), einem besonderen handwerklichen Talent oder herausragenden Fähigkeiten in den höheren kognitiven Leistungen, wie z. B. ein fotografisches Gedächtnis. Ebenso besitzen blinde Menschen eine umfangreichere somatosensorische Repräsentation für die Tastempfindung als Sehende. Eine relative Verortung, die sich bei allen Menschen in etwa gleich, schreibt man den primären Projektionsarealen zu (frühmyelinisierende Areale).

> **Wichtig**
> Je komplexer sich ein System gestaltet, Je umfangreicher werden seine assoziativen Verknüpfungen. Dadurch entfaltet sich auch die topische Lage entsprechend weitreichender und individueller (► Abschn. 4.6.3, „Neuronale Plastizität").

Therapierelevanz

Wo und in welchem Ausmaß eine Schädigung der kortikalen Strukturen auftritt, spielt für den Therapeuten nur eine sekundäre Rolle. Entscheidender ist die Art der Erkrankung und die daraus resultierende Funktionseinschränkung (Symptomatik). Sie bildet die Grundlage der therapeutischen Vorgehensweise.

4.6.3 Neuronale Plastizität

Die **Aufnahme (relevanter und Hemmung nicht relevanter), Verarbeitung, Speicherung** und **Abgabe** von Informationen durch das neuronale Netzwerk an die Umwelt

bilden die Grundlage für die Anpassung und das Überleben des Individuums. Die **Planung und Wiederholung erfolgreicher Handlungen** bzw. die Vermeidung von Misserfolgen sichert dabei das Überleben (s. ► Kap. 1). Diese lebenslange umweltbedingte Anpassung (Adaption) wird durch die **Plastizität** des Nervensystems ermöglicht. Bei einer Vernetzung von über 100 Mrd. Neuronen geht man davon aus, dass eine Gehirnzelle zwischen 10.000 und 100.000 synaptische Verbindungen zu anderen Zellen (Zellverbänden) pflegt. Diese können neu aufgebaut, verstärkt und auch abgebaut werden.

> **Wichtig**
> Die neuronale Plastizität ist abhängig von der **Manipulation** und dem **Resultat** (Erfolg oder Misserfolg) im Zusammenspiel zwischen Mensch und Umwelt. Alle **Lernprozesse** einschließlich der kindlichen Reifungsprozesse sind Ausdruck **neuronaler Plastizität** (► Abschn. 1.3.1).

Neurobiologen des Max-Planck-Instituts konnten nachweisen, dass es kurze Zeit nach einer intensiven Reizung (**Langzeitpotenzierung**) zur Bildung neuer, dornenartiger Ausstülpungen kommt (◘ Abb. 4.8a,b).

Therapierelevanz

Versuchen wir (hypothetisch) dieses Wissen auf unsere Therapie zu transferieren, so ist einerseits eine gewisse Fokussierung auf die Therapieschwerpunkte von grundlegender Bedeutung. Beispielsweise hemmen Gespräche (was nicht selten vorkommt!) über die letzte Woche, den Nachbarn, das Wetter etc. die sensomotorische Potenzierung (► Abschn. 6.3, „Aufmerksamkeit"). Um unseren Patienten mit all seinen Problemen und Bedürfnissen zu verstehen, muss hierfür sicherlich Raum geschaffen werden, jedoch sollte es nicht parallel zur sensomotorischen Behandlung geschehen. Gelingt hingegen die Bewegungsausführung physiologisch, kann zur Bewegungsautomatisierung ein Gespräch stattfinden. Aber auch kompensatorische Bewegungsstrategien oder ein paralleles Hantieren, z. B. im Faltgriff, können den Fokus auf die gesunde Hand (Körperseite) lenken und somit eher die Kompensation anstelle der Funktion fördern! Andererseits gilt es aber, potenzialverstärkende Maßnahmen wie Motivation, Erfolgserlebnisse, vorhandene Assoziationen (► Abschn. 6.5, Hebb-Regel), zu aktivieren und langfristig zu wiederholen. Dies wird umso wahrscheinlicher, je mehr die Handlungen, Gegenstände, Bewegungskompetenzen an das Alltagsgeschehen gebunden sind (► Kap. 11, F.A.T.).

In weiteren Experimenten wurde aber auch eine Langzeitdepression nachgewiesen. Bleibt die Stimulation aus bzw. rückt sie aus dem Bewusstsein, kann auch eine

Rückbildung der Dornen an den Neuronen entstehen (◘ Abb. 4.8c,d). Dies wäre eine Erklärung dafür, dass bei hemiplegischen Patienten z. T. die betroffene Körperseite mit zunehmendem Krankheitsverlauf aus dem Bewusstsein rückt (Kopf/Gesichtsfeld richtet sich zur „guten" Seite, ◘ Abb. 8.5d). In einer weiteren Studie zeigten die Forscher, dass bei der Setzung von 2 zeitlich versetzten Reizen zum gleichen Zielneuron der jüngere Reiz vom älteren Ressourcen abzieht und dadurch stärker neuronal präsentiert wird. Dabei spricht vieles dafür, dass diese Konkurrenz zwischen bestehenden Signalwegen eine weitere Erklärung für die Plastizität unseres Gehirns und damit auch unseres Gedächtnisses und Lernvermögens sein könnte. Je stärker neue Signalwege mit nicht genutzten Signalwegen konkurrieren, desto eher treten die nicht mehr benötigten Informationen in den Hintergrund oder werden sogar ganz gelöscht (Nägerl et al. 2004).

Therapierelevanz

Es ist sinnvoll, frühestmöglich mit alten, bestehenden Signalwegen (z. B. Feedforwardprogrammen), d. h. mit Alltagsbewegungen und Handlungen, zu beginnen. Im Umkehrschluss könnten **sogar abstrakte, stereotype Therapiemaßnahmen**, die für den Patienten „ohne Sinn" sind, d. h. keinen Bezug und keine Verbesserung des Alltags herstellen und keine alltägliche Wiederholung stattfinden lassen, eine **Reduktion/Löschung** (alter) **synaptischer Verbindungen herbeiführen**.

Die Aussprossung von Axonen und Dendriten und die damit verbundene Bildung von neuen synaptischen Verknüpfungen schreibt man bestimmten **Wachstumsfaktoren** zu. Diese wachstumsfördernden Proteine, die in den ersten Lebensjahren, in der Pubertät, während der Schwangerschaft und nach einer **Gehirnläsion** (Reorganisation) in **besonders hohem Maß nachgewiesen werden**, spielen dabei eine wesentliche Rolle.

Bedingt durch die ständig neue und lebenslange Auseinandersetzung mit taktilen Reizen und dem damit verbundenen Neuhinzukommen von epikritischen und propriozeptiven Erfahrungen, besitzen die sensomotorischen Kortexareale eine sehr hohe neuronale Plastizität (was sich positiv auf den Rehabilitationsprozess auswirkt).

> **Wichtig**
> Ein Mensch entwickelt im Laufe seines Lebens sein ganz **persönliches neuronales Netzwerk**.

Neben seinen genetischen Programmen übt ein Mensch einen Beruf mit bestimmten Fertigkeiten aus, betreibt besondere Hobbys oder spezielle Sportarten und gestaltet dadurch sein eigenes individuelles Netzwerk (Sig-

nalwege). Untersuchungen durch bildgebende Verfahren (**Positronenemissionstomografie** = PET) zeigen, dass z. B. Klavierspieler oder Blinde, die die Braille-Schrift (Blindenschrift) lesen, eine größere kortikale Repräsentation der feinmotorischen Areale besitzen als andere, die keine derartigen Fertigkeiten entwickelt haben.

> **Wichtig**
> Ein verändertes sensomotorisches Erleben führt zu **strukturellen** (der anatomischen Architektur) und zu **funktionellen Veränderungen des ZNS**.

Einerseits werden dabei relevante Informationen gespeichert und zweckbezogen (erfolgreich) umgesetzt und andererseits unzweckmäßige Verknüpfungen entfernt (▶ Abschn. 6.5, „Lernprozesse").

4.6.4 Zusammenarbeit der sensomotorischen Regelkreise

Der pyramidale Leitungsbogen zieht von den sensomotorischen Kortexarealen über die Pyramidenbahn (Tractus corticospinalis) direkt zu den überwiegend kontralateralen Motoneuronen ins Rückenmark. Während einer Bewegungsausführung erfolgen durch die sensorischen Feedbacksysteme Reafferenzen, über die der weitere Bewegungsablauf (Kleinhirn) entsprechend der kortikalen Zielvorgabe moduliert wird. Um diese kortikale Leistung zu ermöglichen, bedarf es der **gesamten Großhirnrinde**, in der auch die großen Sinnessysteme wie Auge und Ohr (Fernsinne) sowie die Areale für die höheren kognitiven und exekutiven Gehirnleistungen im Frontal- und Parietallappen integriert sind.

Früher schrieb man dabei der Großhirnrinde die übergeordnete Kontrollfunktion in einem, vom Rückenmark ausgehend, hierarchisch aufgebauten System zu. Aus den vorhergehenden Erklärungen wird jedoch deutlich, dass **alle 5 Regelkreise** in ihrer Gesamtheit für eine physiologische Bewegungsausführung notwendig und verantwortlich sind. Die Innervation der Rumpf-, der Becken- und der Schultermuskulatur (z. B. für die automatisierte Ausführung von Gleichgewichtsreaktionen) erfolgt schon vor dem Heben des Arms und dem bewussten Greifen der Hand.

> ▶ **Beispiel**

Selbstversuch Wenn wir aus dem aufrechten Stand unsere locker herunterhängenden Arme auf ca. 90° Flexion anheben, erfolgt schon kurz vor der Armbewegung eine dezente stabilisierende Schwerpunktverlagerung der Beine und des Rumpfs nach posterior, um so das adäquate Gegengewicht für die Armhebung herzustellen.

Wechselspiel zwischen bewussten und automatisierten Bewegungsabläufen: Spaziergang Wenn sich zwei Menschen bei einem Spaziergang unterhalten, geschieht das

4

Gehen weitgehend automatisiert. Selbst kleinere Hindernisse, die keine besondere Herausforderung für das Gleichgewichtssystem sind, werden unter minimaler Beachtung umgangen. Die bewusste Aufmerksamkeit wird weiter dem Gespräch gewidmet. Gewinnt jedoch der Inhalt des Gesprächs eine stärkere Bedeutung, so bleiben die Personen stehen, um ihre ganze Aufmerksamkeit (Bewusstsein) auf das Gespräch zu lenken. Umgekehrt führt ein relativ schweres Hindernis, z. B. der schmale Steg einer Brücke, zum Verstummen des Gesprächs, und die Aufmerksamkeit liegt in der Überwindung des Hindernisses. Bewusste und automatisierte Bewegungen fließen somit graduell und situationsentsprechend ineinander über, wobei man grundlegend davon ausgehen kann, dass der überwiegende Bewegungsanteil eines Erwachsenen im Sinne einer bewussten Handlung automatisiert ausgeführt wird. ◀

4.6.5 Reorganisationsprozesse

Eine zentralnervöse Schädigung (z. B. Infarkt) führt meist zu einer drastischen Veränderung der Lebenssituation. Selbst einfachste Aufgaben wie das Waschen, das Anziehen, die Nahrungsaufnahme (ADLs) oder die Mitteilung der Grundbedürfnisse sind dem Patienten nicht mehr oder nur noch eingeschränkt möglich. Zu diesem Zeitpunkt besteht eine sehr hohe Anforderung an die zentrale Plastizität (s. oben, Ausschüttung der Wachstumsfaktoren). Das ZNS ist zur schnellstmöglichen Wiederherstellung der grundlegenden Funktionen gezwungen, d. h. zur Erfüllung der Primärbedürfnisse.

Die motorische Art und Weise, mit der der Betroffene dabei seine Situation meistert, ist prägend für die weiteren Reorganisationsprozesse. In dieser Phase besteht zwar eine erhöhte Bereitschaft zur Rückgewinnung verloren gegangener Funktionen, durch eine fehlende Stimulation jedoch (gelernte Inaktivität) und durch den Gebrauch kompensatorischer Bewegungsmuster (u. a. Hilfsmittel wie z. B. Fußschiene, Unterarmgehstütze, Vierpunktgehstock etc.) oder gar durch falsches Handling (Bewegung ohne Schwerkraft) kann daraus eine unzweckmäßige Reaktivierung resultieren.

> ❯ **Wichtig**
>
> Verfestigt sich die Kompensation zur Normalität, erfolgt die Adaption (Mulder 2005), die wiederum die Rückgewinnung physiologischer Bewegungsabläufe erheblich erschwert; d. h., kompensatorische oder gar adaptive Bewegungsstrategien **hemmen** physiologische Bewegungsabläufe. Daher sollte unmittelbar nach einer Läsion das primäre Ziel in der Rückgewinnung der „normalen Bewegung" liegen. Ein frühestmöglicher Therapiebeginn im Sinne „normaler Bewegungsanbahnung" ist daher unabdinglich. Erst wenn wir, z. B. im Zuge der Selbstständigkeit, dieses Ideal auf-

geben müssen, sollten wir Adaptionen, z. B. Hilfsmittel, akzeptieren!

Die von der Läsion zerstörten Zellverbände (☐ Abb. 4.9a, schwarzer Bereich) sind in der Regel nicht mehr reversibel. Um diese Gebiete befinden sich jedoch Zellstrukturen, die zwar, bedingt durch die Läsion, ihre Verknüpfungen bzw. Funktion (Funktionsstoffwechsel) verloren haben, jedoch in ihrem Strukturstoffwechsel (Existenzstoffwechsel) noch intakt sind. Da für jede Zelle sowohl der Struktur, als auch der Funktionsstoffwechsel überlebensnotwendig ist, führt die mangelnde oder fehlende Stimulation (Funktion) dieser Randgebiete zur Abwanderung und damit verbunden zur **Funktionsübernahme in anderen Zellverbänden**. Im Zuge dessen kommt es zu einem weiteren kortikalen Repräsentationsverlust der betroffenen Körperregionen, die auf der zum Läsionsort kontralateralen Körperseite gelegen sind. Ein frühestmöglicher Therapiebeginn (soweit es die konstitutionelle Verfassung des Patienten erlaubt) ist unabdinglich, um einerseits eine Abwanderung zu verhindern und andererseits die Zellverbände an die Funktionsübernahme der geschädigten Strukturen zu binden.

4.6.5.1 Therapiebeispiel

Frau W. in ☐ Abb. 4.9b–d leidet an einer rechtsseitigen Hemiparese mit hypotoner Grundsymptomatik. Zudem besteht eine motorisch dominante Aphasie. In ☐ Abb. 4.9b1 messen wir mit einem 2-Kanal-EMG-Biofeedback die Nackenanspannung. Im ruhigen Sitz zeigt sich eine deutlich erhöhte „kompensatorische" Anspannung der linken Nackenmuskulatur (21 μV+) bzw. Innervation der rechten „gesunden" Hemisphäre. Je mehr die Aktivitäten der „gesunden" Hemisphäre, desto größer die reziproke Hemmung der Betroffenen und desto schwerer die Wortfindung und/oder Wortproduktion (☐ Abb. 4.9b2). Erschwert wird dieser Zustand, wenn sich Frau W. in einer Gruppe von Menschen und/oder Stresssituationen befindet (s. ▶ Abschn. 2.4, LS, Amygdala hemmt Hippocampus). Das Sprechen und Lesen gelingt Frau W. deutlich leichter, wenn sie ihre linke Schulter entspannt und ihr Bewusstsein auf die rechte Körper- bzw. Raumhälfte lenkt.

Durch das ventrale Aufstützen und eine therapeutische Dehnungsmobilisation lockert Frau W. im angelehnten Sitz ihre linke Schulter (was i. d. R. recht schnell gelingt). Aufbauend wechselt sie nun zwischen An- und Entspannung, bis sie den lockeren Zustand halten kann. Durch das EMG-Biofeedback wird die Muskelspannung durch Zahlen, Linien und/oder Balken visualisierbar. Der Therapeut kann diese (An- und Ent-)Spannung mit etwas Erfahrung palpieren. Ziel muss jedoch sein, dass Frau W. selbst den Unterschied spürt und v. a. auf die kompensatorische Anspannung in Stresssituationen, z. B. in Menschengruppen, achtet. Zu Beginn gelingt dies mit geschlossenen Augen i. d. R. leichter. Kleine Marker wie z. B. kleine Klebepunkte (= Schulter locker) an (stressbesetzen) Orten wie Telefon, Garderobe etc. können die Automatisierung erleichtern.

Mit kompensatorisch entspannter Schulter wechselt sie auf den rechten Ellenbogenstütz (fördert Schulterstabilität und Armmotorik rechts).

> **Roter Faden**
>
> Vor allem bei hypotoner Grundsymptomatik besteht eine erhöhte kompensatorische Anspannung. Das ZNS versucht, die Anforderung mittels „gesunder" Hemisphäre zu lösen, und aktiviert die „gesunde" Seite (s. 67090_4_De_2_MOESM2_ESM). Assoziierte (Mit-)Bewegungen z. B. der „gesunden" Hand/Finger sind hierfür ein Zeichen (s. 67090_4_De_4_MOESM8_ESM). Aber auch bei „augenscheinlichen" Stützfunktionen in Arm, Ellbogen und/oder Hand z. B. in Sitzposition wird das Körpergewicht (Th4–Th10) nicht adäquat auf die betroffene Seite verlagert. Man fühlt am betroffenen Stützarm/-hand die geringe Belastung (lässt sich leicht bewegen!). Erst mit Lockerung der „gesunden" Seite (Schulter) kommt es zu entsprechenden Stützaktivitäten!

Frau W. lenkt ihr Bewusstsein auf die Tageszeitung in der rechten Raumseite und liest laut die Artikel (◻ Abb. 4.9d). Sie trainiert jeden Morgen durch Zeitunglesen ihre linke betroffene Hemisphäre. Während der Bewegungstherapie darf sie dann gerne (mit lockerer linker Schulter) über die aktuellen Geschehnisse erzählen (= Automatisierung der Bewegung und Beübung der Aphasie).

> **Roter Faden**
>
> Wir therapieren nicht die Symptome, um den Alltag zu verbessern, sondern nutzen vielmehr den Alltag (Zeitunglesen) zur Symptomreduktion!

4.6.6 Sensomotorische Funktion

Auf die enge Verflechtung der Großhirnrinde mit den Basalganglien (5. SMRK [PS] und 4. SMRK [EPS]), vor allem zwischen dem supplementär motorischen Kortex und dem Striatum, wurde schon im ▶ Kap. 3, „Motorische Systeme" hingewiesen. Eine **Untergliederung** liegt darin, dass:

- der 4. SMRK (Basalganglien/Stammganglien) eher für die automatisierten (proximalen, grobmotorischen) und
- der 5. SMRK (Kortex) eher für die bewussten (distalen, feinmotorischen) **Anteile eines Bewegungsablaufs** verantwortlich ist.

Das 4. System innerviert dabei im Wesentlichen an der proximalen bzw. an der rumpfnahen Muskulatur, während das 5. System die Adaption der differenzierten Greifformen über die distalere Muskulatur reguliert (◻ Abb. 3.2), wobei jedoch auch diese Einteilung nur bedingt anwendbar ist, da z. B. das Wegschlagen einer Fliege oder das Wegziehen der Hand von einem heißen Gegenstand zwar völlig automatisiert bzw. automatisch ausgeführt wird, aber dennoch eine Innervation der distalen Muskelgruppen voraussetzt. Hierbei wird vor allem dem **Nucleus ruber** (▶ Abschn. 3.5.6, „Kerne des Hirnstamms") eine besondere Bedeutung zugeschrieben. Das Wegziehen der Hand wird dabei vielleicht in der Geschwindigkeit und im Ausmaß variieren, es wird jedoch immer das stereotype Wegziehen der Hand bleiben und nie die Variationsbreite der komplexen distalen Bewegungsmöglichkeiten, wie sie durch das 5. System möglich werden, erreichen.

> ❯ **Wichtig**
>
> Durch das 5. sensomotorische System (phasische kortikale Innervation) ist es dem Menschen möglich, neue, höchst differenzierte, variationsreiche, zielgerichtete Bewegungen bewusst einzuüben und situationsentsprechend erfolgreich einzusetzen (z. B. beim Sport, bei Artistik, beim Spielen von Musikinstrumenten etc.). Seine neuronalen Strukturen liegen im Versorgungsgebiet der Arteria cerebri media (◻ Abb. 4.9a, Pyramidenbahn/Capsula interna). Bei einer Schädigung der Arterie (Schlaganfall) ist es daher, je nach Schwere, sinnvoll, auf die noch vorhandenen Strukturen bzw. auf die des 4. Systems zuzugreifen, d. h. überwiegend automatisierte Bewegungsabläufe ressourcenorientiert zu trainieren (◻ Abb. 8.1).

Bei dem Selbstversuch in ▶ Kap. 3, „Motorische Systeme", ▶ Abschn. 3.4.3, wurde 4-mal der Buchstabe A ohne Vorgabe von Form und Größe aufgeschrieben. Die Bewegungsausführung erfolgte weitestgehend automatisiert (4. SMRK), wohingegen das bewusste exakte Nachfahren der Buchstaben A eher der kortikalen Steuerung (5. SMRK) unterlag. In ◻ Tab. 4.2 sind grob die neuronalen Steuerungszentren sowie ihre entsprechende Bewegungsinnervation beschrieben. Um die Therapie möglichst ressourcenorientiert aufzubauen, orientieren wir uns beim „typischen" Hemiparetiker (Mediainfarkt) am 4. SMRK und erschließen von hier aus den 5. SMRK. Bei einer Schädigung des 4. SMRK hingegen, wie z. B. bei IPS, nutzen wir den 5. SMRK, um die beeinträchtigte Bewegungsinitiierung bewusst einzuleiten.

Die **bewusste Steuerung** (über den 5. SMRK)

- benötigte eine **höhere Aufmerksamkeit**,
- wurde mit einem **höheren Tonusniveau** und
- mit einer **geringeren Bewegungsgeschwindigkeit**

ausgeführt als die vorherige automatisierte Steuerung. Automatisierte Bewegungen orientieren sich dabei an bestehenden Feedforwardprogrammen, d. h., es sind

4

Bewegungen, die schon durch frühere Erfahrungen (Feedback) gewonnen wurden.

> **Wichtig**
> Bei neuen differenzierten, sehr bewussten Bewegungen muss das ZNS die Bewegungsausführung stärker mit den Feedbacksystemen (Erzeugungs- bzw. Ergebnisfeedback) vergleichen und evtl. korrigierend eingreifen.

Man benötigt daher, wie oben beschrieben, höhere Aufmerksamkeit und mehr Zeit (Verrechnung im ZNS) für die Bewegungsausführung.

Roter Faden

Bei einer Läsion v. a. des 5. SMRK nutzen wir ressourcenorientiert Rückenmarksaktivitäten (positive Stützreaktion/gekreuzte Streckreaktion), aufbauend die Stütz- und Stellreaktionen des Hirnstammes und die eher automatisierten Programme des 4. SMRK, um die Reaktivierung des 5. SMRK zu erleichtern!

Bei einer Läsion des 4. SMRK (IPS) hingegen nutzen wir eher den 5. SMRK, um die automatisierte Bewegungseinleitung bewusst zu starten!

4.6.7 Bahnung von Hand- und Fingerfunktionen

Die Steuerung mittels Pyramidenbahn (PS, ◘ Abb. 4.9a) ist v. a. für die distalen fein- und grafomotorischen Bewegungsabläufe verantwortlich. Zusammen mit dem EPS (s. ◘ Tab. 4.2) steuert sie eher unsere bewussten (PS) und handlungsorientierten Bewegungsabläufe. Die neokortikale Feinjustierung unserer Bewegungsabläufe entwickelt sich bis über die 2. Lebensdekade und ist v. a. von einer phasischen, variationsreichen neuronalen Innervation geprägt. Eine Schädigung pyramidaler Projektionen führt neben dem Innervationsverlust auch zum Kontrollverlust subkortikaler (eher kompensatorische Anspannung) und spinaler Zentren (eher pathologisch enthemmte Anspannung, s. ► Abschn. 3.5.8, Pyramidenbahn).

> **Wichtig**
> Eine Extremität, die nicht im Bewusstsein liegt, wird auch nicht vom ZNS automatisiert eingesetzt.

Das **Bewusstwerden** kann angeregt werden durch:
- Lagerung des Arms im Gesichtsfeld (visuell, ◘ Abb. 4.9d),
- dezente Druckimpulse in die Gelenke bzw. federnde Impulse in die gestreckten, spastischen Gegenspieler bei der passiven Mobilisation (◘ Abb. 4.10b),
- aktiv-assistiven bzw. aktiven Stütz oder Stand (propriozeptiv),

- Vibration, Ausstreichen, Bürsten (taktil, 67090_4_ De_2_MOESM3_ESM, ◘ Abb. 2.14) oder
- aktiv-assistiven Einsatz der Extremität in einer alltäglichen Handlung (Feedforwardprogramme, 67090_4_ De_4_MOESM8_ESM, ◘ Abb. 4.13, 67090_4_De_4_ MOESM9_ESM, ◘ Abb. 4.14).

In ► Abschn. 2.7.1 sind 9 Schritte zur Reduktion enthemmter Reaktionen mittels Bahnung von Hantierfunktionen zusammengefasst.

4.6.7.1 Therapiebeispiel

Um den Verlust der hemmenden kortikalen Kontrolle auszugleichen, nutzt Herr H. zur Reaktivierung seiner Hand- und Fingerbewegungen die RL (= keine Notwendigkeit der Haltungsbewahrung, ◘ Abb. 4.10b–h). Da für Hantierfunktionen im Sitz, Stand und Gang jedoch ein stabiler Schultergürtel/-blatt notwendig ist, sind die Möglichkeiten für den Alltagstransfer begrenzt. In der RL wird das Schulterblatt über den Thorax fixiert, was wiederum mit dem Verlassen der Horizontalen eine wesentlich komplexere neuronale Innervation bedingt! Man kann jedoch die Sensibilität für leichte, harmonische Bewegungsabläufe wiedergewinnen. Entgegengesetzt zum spastischen Beugemuster bahnen wir vom proximalen Schultergelenk (SG) ausgehend die Außenrotation in Ellbogen die Extension und Supination (Unterarm) sowie die Dorsalextension im Handgelenk. Erst die Dorsalextension ermöglicht eine physiologische Vorspannung der Mittelhandmuskulatur, die wiederum selektive Fingerbewegungen, d. h. Flexion im MCP bei Extension in PIP und DIP und umgekehrt, ermöglicht. In ◘ Abb. 4.10b führen wir die Hand in die max. Palmar- und Fingerflexion. Hierdurch wird die enthemmte Anspannung (Spastik) detonisiert, und die phasischen Gegenspieler werden max. gestreckt (s. ◘ Abb. 4.10a1 und b). Es folgen federnde Impulse in die gestretchte Muskulatur (◘ Abb. 4.10b). Mit jedem Impuls senden wir ein propriozeptives Signal an das ZNS. Die verstärkte neuronale Präsenz unterstützt die Kontrolle subkortikaler Reaktionen und spinaler Reflexe (= Finger/Hand werden lockerer). Im Anschluss mobilisieren, dehnen wir langsam die verspannten Strukturen/Myogelosen etc. (◘ Abb. 4.10c). Das ZNS innerviert nicht phasisch gegen einen tonisch verspannten Muskel (macht keinen Sinn!).

Der M. biceps femoris ist der stärkste Beuger (tonisch) und Supinator (phasisch) im Ellbogen. In ◘ Abb. 4.10d nutzen wir seine Anspannung, um mit gestreckten Ellbogen aus der max. Pronationsstellung des Unterarmes die Supination und weiterführend die Außenrotation im SG anzubahnen. Falls aktive Bewegungsimpulse in Richtung Supination/Außenrotation dennoch ausbleiben, kann der Arm noch mit leichtem Druck ins SG getreckt und innenrotiert seitlich an der Bankkante vorbei in die Retroversion geführt werden. Als zweigelenkiger Muskel ist der M. biceps femoris noch an der Anteversion betei-

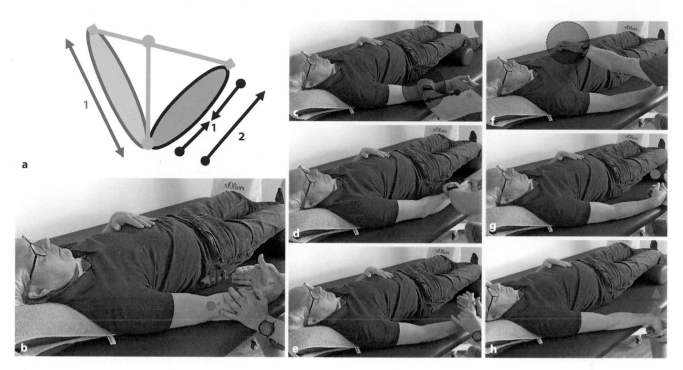

■ **Abb. 4.10 a–h a** Phasische Aktivierung und tonische Detonisierung zur muskulären Balance; **b** phasisch federnde Impulse in endgradiger Flexionsstellung; **c** dehnend mobilisierende Detonisierung; **d** Reaktivierung der Supination/Außenrotation aus max. Pronationsstellung; **e** Handgelenks- und Fingerextension aus der max. Flexion; **f** assoziierte Mitbewegungen kontrollieren; **g** phasische Schnippsbewegungen mit Daumen gegen Finger und Finger gegen Daumen; **h** Handgelenks- und Fingerextension gegen die Schwerkraft. (Das 67090_4_De_4_MOESM6_ESM finden Sie unter https://doi.org/10.1007/978-3-662-62292-6_4)

ligt. Die innenrotierte Retroversion erhöht nochmals den Stretch in die Außenrotatoren und Supinatoren!

Den außenrotierten Arm erkennen wir mit Sicht auf die innere Ellbogenfalte. Mit gelockertem Arm, Unterarm, Hand und Fingern beginnt Herr H. erste aktive Finger- und Handfunktionen. Er streckt z. B. aus der max. Finger- und Palmarflexion seine Finger bzw. streckt mit max. flektierten Fingern sein Handgelenk. Um die Motorik sensibel zu unterstützen, schließt er seine Augen. Mit jedem Bewegungsgewinn werden Hand und Finger lockerer, sodass er erste phasische Schnalzübungen aus dem Oppositionsgriff ausführt. Dabei wird in Flexionsstellung je nach Potenzial der Daumen unter dem Zeige-, Mittel-, Ring- und/oder Kleinfinger platziert. Auf Aufforderung soll er nun den Daumen gegen den Finger schnalzen (abduzieren). Im späteren Sitz nutzen wir dies, um z. B. Papierkügelchen wegzuschnalzen (■ Abb. 4.10g). Während der Reaktivierung von Arm-, Hand- und Fingeraktivitäten achten wir stets auf assoziierte Mitbewegungen der kontralateralen Extremität (■ Abb. 4.10f = „Hand hat Urlaub"). Als Steigerung und Transfer in den Sitz nutzen wir die Schwerkraft (■ Abb. 4.10h). Ähnlich wie in ■ Abb. 4.10e, g. tätigt Herr H. nun die Bewegungen gegen die Schwerkraft. Im Zuge des Bewegungsgewinns geht es darum, die distal gewonnenen Funktionen auf die komplette proximale Gelenkbewegung zu übertragen, d. h. z. B. auch eine Pronation bei flektiertem Ellbogen oder, was meist

schwerer fällt, eine Fingerextension bei gestrecktem Handgelenk!

> **Roter Faden**
>
> Wir trainieren keine Kraft(grade) oder stereotypen Bewegungsabläufe, sondern vielmehr alltagsrelevante Funktionen, also v. a. leichte, phasische, variationsreiche Aktivitäten. Diese reichen von bilateralen Klatsch-, Wurf- und Fangübungen bis hin zu feinsten Balancierbewegungen der Hand- und Fingermotorik, und dies mit möglichst spezifischen Alltagsmedien (s. 67090_4_De_4_MOESM8_ESM). Jede Wohnung besitzt eine sogenannte Krusch- oder Ramschschublade! Nicht die Spastik und/oder die Kompensation ist unser Problem, sondern vielmehr die fehlende kortikale Kontrolle (Inhibition)!
>
> Mit der verbesserten Sensibilität (Bewusstsein, 67090_4_De_2_MOESM3_ESM) und der (wieder) gewonnenen Entspannung der Extremitäten, Hand und Finger nutzen wir bewusst-automatisierte Bewegungsabläufe (s. 4. und 5. SMRK. und ■ Tab. 4.3), um sensomotorisch enthemmte spinale und subkortikale Bewegungsreaktionen (wieder) zu kontrollieren. Nach in RL stabilisiertem Schultergürtel (s. ■ Abb. 8.10b, c und 67090_4_De_8_MOESM1_ESM) führen wir den gestreckten (Unter-)Arm in die

4

Supination, sodass der Daumen zum Therapeuten zeigt (◻ Abb. 4.10d). Herr H. schaut auf seine Hand (zu Beginn noch unterstützt durch Fazilitation und etwas visuelle Kontrolle) und soll dabei seine Finger möglichst locker lassen (= enthemmte Spannung kontrollieren). Der Therapeut wirft nun ein Päckchen Papiertaschentücher der etwas Ähnliches in die lockere/geöffnete Hand (s. auch 67090_4_De_4_MOESM7_ESM und 67090_4_De_4_MOESM9_ESM im Sitz und im Stand). Bei schwer Betroffenen zeigen sich zu Beginn häufig nur geringe Fang- bzw. Greifreaktionen, die jedoch i. d. R. stetig besser werden. Wichtig ist, nach dem Greifen/Fangen immer wieder die Hand/Finger z. B. durch phasische Impulse (◻ Abb. 4.10e) zu lockern. Als Steigerung können die Augen geschlossen werden, und/oder der Betroffene fängt zunehmend aus der Pronation, d. h., Herr H. muss zum Fangen mit Kompetenzgewinn noch zunehmend eine Umwendebewegung des Unterarms ausführen!

4.6.8 Praxis

- **Bewegungsanweisungen**

Die Bewegungsanweisung sollte im Sinne einer Handlung bzw. einer Zielvorgabe erfolgen. Ebenso sollte sich die Anweisung auf die bewussten, handlungsorientierten Bewegungsanteile beziehen, wie z. B. „Holen Sie die Gegenstände aus dem Karton" oder „Streichen Sie mit Ihrer rechten Hand über den linken Ellenbogen" etc. Die Einstellung der Schulter (Zielmotorik), des Rumpfs (Haltungsmotorik, automatisierte Bewegungsanteile) wird eher nonverbal fazilitiert.

- **Funktionsanbahnung**

Bei der Funktionsanbahnung physiologischer Bewegungen sollte einerseits die assoziative Stimulation des defizitären Moduls (z. B. der gestörten Sensibilität, s. 67090_4_De_2_MOESM3_ESM) stattfinden, anderseits erleichtern bekannte Bewegungsprogramme (Feedforwardprogramme/Engramme) die assoziative Ausführung (s. 67090_4_De_4_MOESM4_ESM). Beide Punkte widersprechen sich nicht, sondern sollten vielmehr die Inhalte der Therapie bestimmen (▶ Kap. 11, „Funktionelles Alltagstraining F.A.T.", Fallbeispiele). Die Aktivitäten müssen sich dabei nicht auf die ADLs beschränken (wobei unbestritten in ihnen eine besondere Priorität liegt), sondern können in therapierelevanter, abgewandelter Form bekannte Aktivitäten (Handlungen) des gesamten Lebens (Hobby, Beruf, bekannte Spiele etc.) beinhalten.

> **Wichtig**
> Bei der Funktionsanbahnung sind **bestehende Signalwege**, d. h. bekannte Bewegungen, Tätigkeiten, Handlungen etc., leichter **wieder zu erlernen** als Bewegungsmuster **neu zu erlernen**.

Durch moderne Messverfahren kann man die Gehirnaktivität bei der Ausführung einer relativ „neuen" Bewegung bzw. eines automatisierten Bewegungsablaufs sichtbar machen (◻ Abb. 4.11) (Jansen und Streit 2007). Man sieht deutlich, dass bei der automatisierten Bewegungsausführung weitaus weniger neuronale Verknüpfungen aktiv sind, die Verschaltungen bis um das Hunderttausendfache schneller ausgeführt werden und nur noch ein Minimum an fokussierter Aufmerksamkeit benötigt wird. Automatisierte Bewegungsabläufe sind in ihrer Ausführung deutlich harmonischer, mit einer geringeren Rekrutierung motorischer Einheiten (Tonus) verbunden und weniger von kognitiven und sensorischen Prozessen (Identifikation, Interpretation etc.) abhängig, d. h. in der Ausführung wesentlich harmonischer!

Da man **nie** von einer „stets gleichen Umwelt" ausgehen kann bzw. sich in unserem Leben ein Bewegungsablauf niemals exakt wiederholt (kennen wir vom Kegeln oder Dart), sind unsere Alltagsbewegungen eine Art „Problemlösungsstrategie" innerhalb der sich stetig verändernden Umwelt. Glücklicherweise sind diese mannigfachen Bewegungsprozesse feedforwardgesteuert (▶ Kap. 3, Feedforward), d. h., sie werden überwiegend automatisiert ausgeführt. Sowohl das stereotype Strecken und Beugen eines Fingers als auch das Greifen und Loslassen eines Gegenstands besitzen nur eine sehr geringe Alltagsrelevanz. Im Alltag geht es vielmehr um das umweltbedingte Hantieren **mit den Gegenständen**, z. B. eine Plastikflasche beim Ausgießen zu halten. Diese eigentlich tausendfach ausgeführte Bewegung bedingt eine (schon automatische) permanente Tonusierung, die einerseits hoch genug sein muss, um die Flasche im Zuge der Gewichtsabnahme ruhig und sicher zu halten, andererseits auch so niedrig sein muss, um ein Eindrücken der Flaschenwand zu verhindern. Selbst diese von unserem ZNS scheinbar einfach gesteuerten Bewegungsabläufe bringen heute und wohl auch in Zukunft die modernsten Computerverfahren an ihre Grenzen!

Es macht daher durchaus Sinn, bekannte, alltagsrelevante Gegenstände wie Besen, Bügeleisen, Küchenpapierrollen oder Teller einzusetzen. Das Hirn (die Hand etc.) kennt diese Gegenstände, benötigt weniger neuronale Verknüpfungen und kann noch intakte Assoziationsareale zur Interpretation, Identifikation und letztendlich zum Hantieren nutzen (◻ Abb. 4.11). Zudem ist die Wahrscheinlichkeit größer, dass dieser „Alltagsgegenstand" im Laufe des Tages nochmals verwendet wird und somit die in der Therapie geschaffenen Potenziale im Alltag eine mehr oder minder hohe Wiederholung

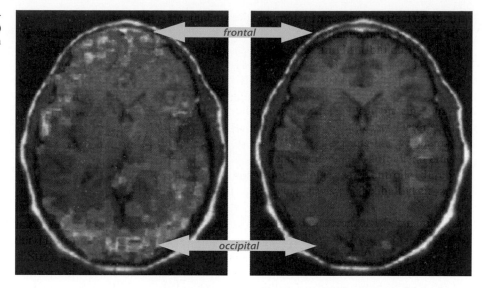

◻ **Abb. 4.11** Gehirnaktivität der gleichen Person vor (*links*) und nach (*rechts*) der Automatisierung einer einfachen visuomotorischen Nachfolgeaufgabe

finden. Es kann durchaus Sinn machen, den Gegenstand mit der gesunden Hand zu greifen (Identifikation – Gewicht, Textur) und in die betroffene Hand zu geben (Hand-Hand-Koordination).

Gerade jetzt macht es Sinn, ADL, d. h. bekannte (automatisierte) Bewegungsabläufe, zu bahnen und Medien einzusetzen, die unser Patient bereits vor seinem Schlaganfall kannte bzw. ausführte. Es geht darum, möglichst viel neuronales Substrat zu gewinnen und zu wecken (bestehende Signalwege), um die durch die zerstörten Strukturen entstandenen Beeinträchtigungen zu mindern bzw. die noch intakten Randgebiete zu (re)aktivieren (◻ Abb. 4.9a). Die Hebb-Regel (▸ Kap. 6, „Neuropsychologie") besagt: „Je häufiger ein Neuron A gleichzeitig mit Neuron B aktiv ist, umso bevorzugter werden die beiden Neuronen aufeinander reagieren" (Hebb 1949). Dies würde den Grundsatz bestätigen, dass bereits bekannte Signalwege (Information, Handlungen etc.) leichter **zu reaktivieren, d. h. wieder zu erlernen** sind als neue. Alltagsaktivitäten und -medien sind tausendfach automatisiert ausgeführt und eingesetzt worden und somit wohl auch „eher" wiedererlernbar. Sicherlich stabilisiert der Betroffene (s. Behandlungsbeispiele, ◻ Abb. 11.5 und 11.8) mit seinem betroffenen Arm (recht funktionell) einen Ball, eine Unterarmgehstütze, die Stuhllehne oder was auch immer sich im häuslichen Umfeld (Hausbesuch!) findet und zum kontrollierten Hantieren eignet, verlässt er jedoch die Therapie, helfen wir ihm gerne in den Mantel und **achten** darauf (natürlich ohne etwas zu sagen), ob und wie er seine Kompetenzen nutzt, um z. B. mit dem betroffenen Arm in den Ärmel zu schlüpfen. Die Beurteilung der alltagsrelevanten Verbesserung (Bewegungsqualität) ist ein Hauptreflexionskriterium im F.A.T., d. h., der Therapeut bekommt eine direkte Rückmeldung über die Sinnhaftigkeit seines Therapieziels bzw. -angebots.

Therapierelevanz

Die Assoziation (Identifikation und Interpretation) und das Hantieren fallen bei bekannten Gegenständen, wie z. B. einer Kaffeetasse, einem Bügeleisen oder einer Getränkeflasche, deutlich leichter als bei einem relativ abstrakten Therapiemedium. Bei einem bekannten Gegenstand werden geringere Aufmerksamkeitsressourcen benötigt, und die Bewegung (da mehr automatisierte Anteile vorhanden sind) wird mit einem geringeren Tonusniveau und einer höheren Bewegungsgeschwindigkeit ausgeführt. Zudem liegt in der Befriedigung der Primärbedürfnisse (Selbstständigkeit) und bei Bewegungen, die einem bestimmten Zweck dienen, ein weitaus höheres Motivationsniveau vor als bei Bewegungsmustern, die nicht unmittelbar einen Sinn ergeben. Vielmehr sollte eine auf die Symptomatik bezogene Auswahl, zu deren Bewältigung der Patient in der Lage ist (obere Leistungsgrenze), stattfinden, z. B. für gröbere Greifbewegung eher größere Gegenstände (z. B. Getränkeflasche) bzw. für die Feinmotorik eher differenzierte, feinere Objekte (z. B. Stecknadeln oder Geldmünzen). Gleiches gilt für die sensorischen Einschränkungen.

4.6.9 Bahnung von Fein- und Grafomotorik und Hantierfunktionen

Die neokortikale Innervation betrifft u. a. die differenzierte, selektive Hand- und Fingermotorik sowie die Mimik der Gesichtsmuskulatur. Aufbauend auf

4

die proximale Becken- und Schulterblattstabilität
(◻ Abb. 4.6, 4.7, 4.12) folgen z. B. bilaterale/laterale
leichte Flexions- und Extensionsbewegungen des Ellbogens oder Pro- und Supinationsbewegungen des Un-
terarmes bis hin zur Dorsalextension des Handgelenkes
(◻ Abb. 4.10 und 4.13b–d). Die Dorsalextension bildet
die Spannungsgrundlage der Mittelhandmuskulatur
(Mm. lumbricales et interossei), die wiederum selektive
Fingerbewegungen ermöglichen, d. h. u. a. Flexion/Ex-
tension der Fingergrundgelenke (MCP) bei Extension/
Flexion der Fingermittel- und Endgelenke (PIP, DIP).
Aufbauend folgen phasisch orientierte, leichte harmonische Fingerbewegungen, wie z. B. das Schnippen
Daumen gegen Finger und umgekehrt mit offenen und
geschlossenen Augen. Ferner nutzen wir Alltagsmedien
sowie Alltagshandlungen. Einerseits (er)kennt das ZNS
entsprechende Medien leichter. Zudem wird die Wiederholung bzw. das Hantieren mit selbigen wahrscheinlicher
(s. 67090_4_De_4_MOESM8_ESM).

Die Hand- und Fingermotorik kann zwischen stabilisierenden Stütz- und Haltefunktionen (s. 67090_4_De_4_
MOESM2_ESM und 67090_4_De_4_MOESM4_ESM)
und leichtesten harmonischen Koordinationsbewegungen variieren. Zudem dient sie als Sinnesorgan, z. B. zum
Abschätzen der Wassertemperatur, und als Ausdrucks-
organ für Gestik und Gebärden.

Daher ist sie je nach Innervationsgebiet grob in zwei
Bereiche unterteilbar: in automatisierte, rhythmische,
schnelle Hand- und Fingerbewegungen (◻ Abb. 4.13
rechts) wie z. B. Fangen, Klatschen, Werfen, aber auch
Klavierspielen und Schreiben etc., und in sehr langsame,
koordinierte Bewegungsabläufe wie das Einfädeln eines
Fadens (◻ Abb. 4.13 links). V. a. die Grafomotorik basiert auf erlernten, hoch komplexen, rhythmischen feinst
koordinierten Bewegungsabläufen, die erst im Zusammenspiel mit der proximalen Schulter- und Beckenstabilität an Leichtigkeit und Harmonie gewinnen (Geraedts
2020).

Roter Faden

Einerseits müssen wir zur Reaktivierung der Fein-
und Grafomotorik den proximalen Bewegungsstress
(Becken/Schulter/Kopf) möglichst verringern. Anderseits geht es nicht um Kraft oder stereotype Bewegungsabläufe. Die normale Fein- und Grafomotorik
im Alltag ist mit Ausnahmen eher leicht und harmonisch. Das heißt, auch bei der Wiedergewinnung
ehemals bestehender Bewegungsmuster (Bewegungs-
engramme) sollte der Betroffene v. a. leichte und
harmonische Hantierfunktionen beüben, und dies
nach Möglichkeit mit „seinen" Alltagsmedien. In der
sprichwörtlichen Kruschschublade findet man oft die
idealen Medien.

Eine Verkrampfung/Spastik/Tremor der Finger
gilt als Zeiger der Überforderung (Stress)! Zudem
ist stets auf die assoziierten (Spiegel-)Bewegungen
der „gesunden" Hand/Finger zu achten! Bei leichten,
lockeren Bewegungsabläufen sollten zur Sensibilisierung und Automatisierung die Augen geschlossen
werden.

4.6.9.1 Therapiebeispiele
**Auswirkungen einer beeinträchtigten
proximalen Becken- u. Schulterstabilität
auf die intensive Beübung fein- und
grafomotorischer Bewegungsanforderungen**

Herr D. (47 Jahre) erlitt vor knapp 4 Jahren eine zerebelläre Ischämie rechts kranial sowie einen zweiten Infarkt
im lateralen Anteil des Pons. Rechtsseitig bestanden eine
zentrale Hypotonie (Rumpf/Extremitäten), eine deutliche Ataxie der rechten oberen Extremität sowie eine
Dysarthrie. Herr D. wurde während der Reha mit einem
Rollstuhl, Rollator, Vierpunktstock sowie mit Unterarmgehstützen versorgt. In und nach seiner Reha war und
ist Herr D. hoch motiviert, an der Verbesserung seines
Gesundheitszustandes mitzuarbeiten. Während der Reha
tätigte Herr D. intensiv Schreibübungen, die jedoch mit
einen zunehmenden Intensionstremor v. a. bei fein- und
grafomotorischen Anforderungen einhergingen. Die
Reha verließ er mit Rollator für weitere Strecken sowie
mit Unterarmgehstützen im häuslichen Bereich. Mittlerweile fährt Herr D. wieder längere Strecken mit seinem
E-Bike und bewältigt alle grobmotorischen Anforderungen seines täglichen Lebens. Gehen und v. a. der Einbeinstand rechts mit geschlossenen Augen fallen Herrn D.
jedoch noch (sehr) schwer. Sobald Herr D. einen Stift,
Schraubendreher o. ä. in die Hand nimmt, beginnt der
distal betonte Tremor zwischen Daumen und Fingern.

▪ **Befunderhebung**

Herr D. positioniert sich in ◻ Abb. 4.12a1 an einer Treppe
mit dem Ziel, Sprungübungen mit dem rechten betroffenen Sprungbein zu tätigen. Sein linkes gesundes, möglichst entlastetes, auf der Treppe stehendes Bein darf zu
Beginn die Sprünge unterstützen. Dabei zeigt sich beim
Springen eine hohe kompensatorische Anspannung der
linken oberen Extremität. Beim beidbeinigen Sprung hingegen zeigt die rechte obere Extremität/Schulterblatt eine
deutliche Instabilität. Der rechte Arm/Skapula federt ohne
Skapulaverankerung auf dem Thorax mit dem Sprung mit
(◻ Abb. 4.12a2). Auch im Seitenvergleich (SV) rechte/linke
Skapula zeigt sich am Angulus inferior und Margo medialis eine deutliche Instabilität, während die kranialen Bereiche (M. trapezius pars descendens) deutlich verspannt
sind. Zuweilen beklagt Herr D. auch Nackenschmerzen/-
-brennen in den besagten Strukturen. Noch deutlicher

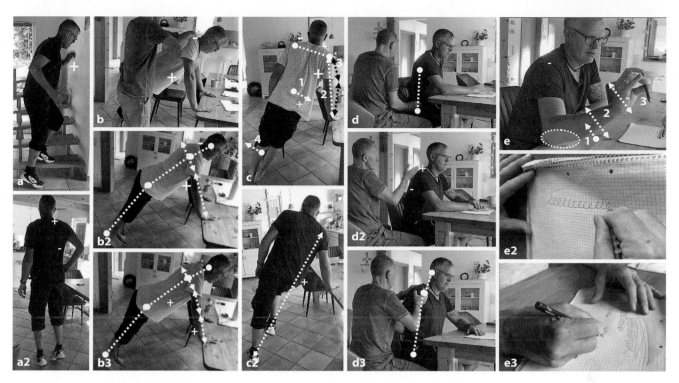

◘ Abb. 4.12   a–e a1 Befunderhebung im rechten betroffenen Sprungbein; **a2** Befunderhebung im beidseitigen Sprung; **b** Stützübungen in der ventral geschlossenen Kette; **c** nackendetonisierende und lateralstabilisierende Stützübungen in der lateral geschlossenen Kette (betroffene Seite); **d** nackendetonisierende und lotausrichtende Mobilisation im Sitz; **e** Hantierfunktionen und Grafomotorik mit der rechten betroffenen Hand. (Das 67090_4_De_4_MOESM7_ESM finden Sie unter https://doi.org/10.1007/978-3-662-62292-6_4)

zeigt sich dies im SV, wenn die rechte/linke Hand mit den Handrücken an der WS positioniert wird (◘ Abb. 4.12d3).

▪ Hypothetische Gedanken
Bei motorischen Anforderungen zeigte sich rasch eine kompensatorische Anspannung der „gesunden" Körperseite (= reziproke Hemmung der betroffenen) sowie eine deutlich erhöhte Anspannung des Pars descendens der betroffenen Seite. Das intensive Beüben der Grafomotorik bei fehlender Skapulastabilität = stressbedingte Bewegungsumsetzung mittels Pars descendens könnte zur stetigen Zunahme des oben beschriebenen Intensionstremors geführt haben. Einerseits werden durch die Anspannung sympathische Bereiche des VG-Nervensystems aktiviert. Andererseits verschlechtert sich durch die kraniale Anspannung (= reziproke Hemmung der Skapulastabilisatoren) zunehmend die physiologische Schulterblattstabilität auf dem Thorax, was auch die Entstehung und Zunahme des Intensionstremors nicht unmittelbar nach der Läsion, sondern vielmehr während des Rehaverlaufs erklären würde.

Herr D. beginnt daher in ◘ Abb. 4.12b mit der lotgerechten Aufrichtung der WS und der Aktivierung der Skapulastabilisatoren (Sst.). Die ventrale Verankerung lockert die dorsale Nackenanspannung (= locker palpierbar). In ◘ Abb. 4.12b2 lässt Herr D. seine im Lot stehende WS (Becken/Schulter/Ohr) langsam zwischen die Schulterblätter gleiten (exzentrische Kontraktion der Sst.) und richtet sie wieder mit beidseitigem Druck der Arme/Hände auf (konzentrische Kontraktion der Sst.), bis die Schulterblätter etwas abduktorisch flach auf dem Thorax liegen, jedoch die WS noch keine Hyperkyphose tätigt. Als Steigerung knickt Herr D. nun bei lotgerechter Ausrichtung der WS (vs. Hyperkyphose BWS) mit den Ellbogen ein und richtet diese wieder mit Druck in die „Hände" wieder auf (◘ Abb. 4.12b3). Weiterführend folgt nun die Kombination aus Arm- und Ellbogenstütz. Herr D. lasst nun mittels Armstütz die lotgerechte WS zwischen die Schulterblätter gleiten (= Schulterblattadduktion) und knickt dann mit den Ellbogen ein, um dann entsprechend umgekehrt mit Handdruck vorab die Ellbogen wieder aufzurichten und weiterführend (nur bis zum Einsetzen der BWS-Kyphose) die Schulterblätter beidseits mittels Armstütz zu abduzieren (s. 67090_4_ De_4_MOESM7_ESM)

In ◘ Abb. 4.12c1 verlagert Herr D. seitlich sein Becken/Körpergewicht auf die rechte Schulter (verschiebt sich nach kranial, ◘ Abb. 4.12c1[1], s. auch ◘ Abb. 11.7f). Nun richtet er seinen seitlichen Rumpf mit Druck in den Arm/Handwurzel wieder auf (Schulter verschiebt sich nach kaudal, ◘ Abb. 4.12c1[2]). Gelingt dies, folgt ähnlich ◘ Abb. 4.12b3 jetzt mit dem rechten Arm der Ellbogen. Herr D. knickt langsam im Ellbogen ein und richtet ihn wieder mit Druck in die Hand auf

4

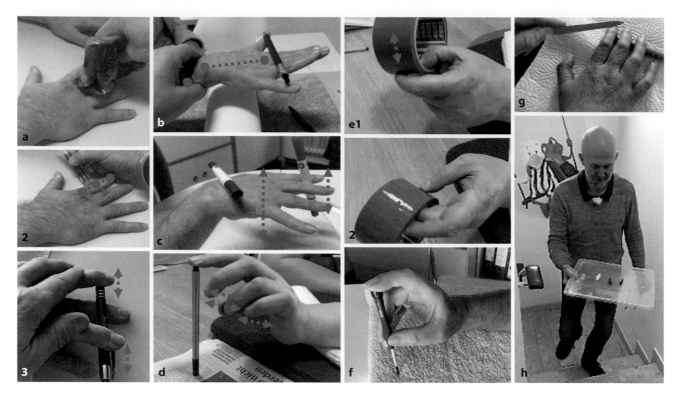

Abb. 4.13   a–h Hantierfunktionen. **a1** Protopathische Stimulation von Hand und Fingern; **a2** propriozeptive Stimulation mit Stabilisation der Finger; **a3** selektiv leichte, harmonische Fingerbewegungen; **b** ausgleichend stabilisierende Dorsalextension; **c** ausgleichend stabilisierende Dorsalextension und Fingerextension; **d** Balanceübungen mit selektiven Fingerbewegungen (Daumenopposition); **e1** und **2** Rotationsbewegungen Daumen gegen Finger und umgekehrt; **f** Rotationsbewegungen Daumen gegen Mittel-, Ringfinger; **g** Nagelmaniküre der betroffenen Hand; **h** Tablett balancieren mit der betroffenen Hand/Finger an der Treppe. (**a1, a2, b, c, d, e1, e2** aus Haus et al. 2020). (Das 67090_4_De_4_MOESM8_ESM zu Abb. 4.13h finden Sie unter https://doi.org/10.1007/978-3-662-62292-6_4)

(Abb. 4.12c1[3]). Mit stabilisierter rechter Körperseite lässt Herr D. nun sein linkes Bein möglichst locker, abduziert es, schwingt locker und vor und zurück etc. (Abb. 4.12c1[4]). Nun folgt das rechte lockere Bein (= Beckenstabilität durch Lateralflexion rechts), indem Herr D. es 90° hüftflektiert, vor- und zurückschwingt u. ä. (Abb. 4.12c2, s. auch Abb. 11.7g).

Sitzend besteht bei Herrn D. eine leichte Hyperlordose der LWS und HWS. In Abb. 4.12d1 richtet er sein Becken etwas auf (lässt es nach hinten gleiten), bis sich die Furche zwischen LWS minimiert (s. Abb. 3.7a2). Nun erfolgen die Mobilisation der kranialen Verspannungen und die weitere Lotausrichtung der WS. Der rechte Handrücken wird unterstützend etwa mittig der WS am Rücken positioniert (Abb. 4.12d2–3).

Herr D. stützt mit aktivierten Skapulastabilisatoren (Abb. 4.12d1 und e1) und gelockertem Nacken seinen Ellbogen auf. Zur phasischen Aktivierung folgen federnde Impulse in den Ellbogen (ähnlich Abb. 4.14c) sowie in das Handgelenk (Abb. 4.10b), bis die Finger/Hand ganz gelockert sind. Nun nimmt er einen etwas dickeren Stift, hält ihn mit vier Fingern gegen den Daumen, später im Pfötchen- bzw. im Dreipunktgriff, ohne dass der Tremor einschießt. Zu Beginn beugt und streckt

Herr D den aufliegenden Ellbogen (vs. Nackenanspannung). Nun folgen die Pro- und Supination des Unterarms und die kon- und exzentrische Dorsalextension im Handgelenk. In leichter Dorsalextension (physiologische Handstellung) dreht Herr D. mit seinen Fingern den Stift gegen den Daumen und/oder umgekehrt. Aufbauend reduzieren sich die Finger. Herr D. dreht mit Zeige- und Mittelfinger den Stift gegen den Daumen bzw. umgekehrt mit dem Daumen gegen die Finger. Zuweilen kann auch wieder der Ringfinger am Mittelfinger ansetzen und der Zeigefinger weggestreckt werden. Alle Übungen wiederholt Herr D. auch mit geschlossen Augen! Gelingt dies, nimmt Herr D. den Stift im Dreipunktgriff (seine ehemalige Stifthaltung) und wiederholt die Bewegungen im Ellbogen, Unterarm, Handgelenk. Nun setzt er den Stift auf das Papier, zieht erste Striche nach außen (Außenrotation SG), führt leichte Bögen mit dem Stift aus und schreibt zu guter Letzt seinen Namen. Bei einschießendem Tremor folgen wieder stabilisierende und/oder mobilisierende Übungen (s. 67090_4_De_4_MOESM7_ESM).

Hantierfunktionen

Zur Sensibilisierung der Hand/Finger nutzen wir u. a. protopathische Kältereize (Abb. 4.13a1). Es handelt sich um das evolutionär ältere, bei Geburt dominierende System und ist für den Betroffenen meist besser spürbar (s. ► Kap. 2). Mit der Zunahme der neuronalen Präsenz folgen propriozeptive tonisch stabilisierende (eher MCP) und/oder federnde, phasisch aktivierende Impulse (PIP/DIP, ◘ Abb. 4.13a2). Um die Feinmotorik im Alltag nachhaltig zu verbessern, versuchen wir, mit möglichst alltäglichen Medien vorhandene Engramme und automatisierte, leichte, lockere Hantierfunktionen zu reaktivieren. Einerseits (er)kennt das ZNS entsprechende Medien leichter. Zudem wird die Wiederholung bzw. das Hantieren mit selbigen wahrscheinlicher. Nach der Detonisierung (Lockerung) der Finger wippt/balanciert Herr H. möglichst locker einen Stift mit Zeige- und Ringfinger um den Mittelfinger.

In ◘ Abb. 4.13b liegt der Ellbogen auf dem Tisch und die Hand relativ flektiert auf einer Papierrolle. Frau M. soll nun versuchen, die Hand zu heben und den Stift auf dem Handrücken zu balancieren. Gelingt es ihr, so hebt sie die Hand von der Unterlage ab und wieder auf (Steigerung: geschlossene Augen), ohne dass der Stift herunterfällt. In ◘ Abb. 4.13c hält sie während des Balancierens einen Stift zwischen Daumen und Zeigefinger bzw. zwischen Zeige- und Mittelfinger etc. Aufbauend balanciert sie einen Stift mit dem Zeigefinger, während der Daumen im Oppositionsgriff zum Mittel-, Ring- und Kleinfinger geht.

Herr S. rotiert in ◘ Abb. 4.13e1 mit dem Daumen gegen seine Finger und/oder mit den Fingern gegen den Daumen eine Klebebandrolle. Im Anschluss hält er die Rolle (Funktionshand) und reißt Klebestreifen mit der „gesunden" Hand ab bzw. hält mit der gesunden und nutzt aktiv die betroffene Hand zum Abreißen der Klebestreifen! In ◘ Abb. 4.13f balanciert der Zeigefinger den Schraubendreher, während ihn Daumen und Mittel- bzw. Ringfinger rotieren.

Frau W. manikürt in ◘ Abb. 4.13g mittels Nagelfeile die Nägel der betroffenen Hand, ohne zu verkrampfen (= Bewusstwerdung und Kontrolle enthemmter Reaktionen).

Herr W. beschrieb seine Alltagsschwierigkeiten v. a. beim Transportieren von Flüssigkeit (Kaffeetasse). In ◘ Abb. 4.13h transportiert er mit einem Tablett zuvor flach und später hochkant aufgestellte Dominosteine auf der Treppe (s. 67090_4_De_4_MOESM8_ESM).

Die Arm-, Hand- und Fingertherapie beginnt mit der lotgerechten WS-Ausrichtung und Mobilisation des Schulterblattes (◘ Abb. 4.14a1), bis sich der Nacken (Pars descendens) lockert und das Schulterblatt leicht und möglichst seitengleich ab- und adduktorisch über den Thorax gleitet (s. 67090_4_De_4_MOESM9_ESM und ◘ Abb. 3.7c, e).

Roter Faden

Es gibt nicht die spastische oder hypotone Hemiplegie! Zuweilen kann im Liegen die Schulterblattstabilität gänzlich fehlen (keine Notwendigkeit der Haltungsbewahrung und/oder Thorax fixiert die Skapula), was wir spüren, indem wir ganz leicht unter den v. a. kaudalen Bereich der Margo medialis der betroffenen hypotonen Skapula gelangen = Spannung reaktivieren. Im Sitz kann derselbe Betroffene jedoch v. a. bei einer BWS-Hyperkyphose eine fixierte (mit der Zeit auf dem Thorax verklebte) Skapula zeigen = Detonisieren, was zudem die WS-Aufrichtung erschwert. Die Rumpfaufrichtung und Skapulamobilisation bilden die Basis zur Reaktivierung physiologischer Arm-, Hand und Fingerfunktionen (s. 67090_4_De_4_MOESM7_ESM).

Sehr verspannte/verklebte Schulterblätter sollten daher zu Beginn in RL mobilisiert werden. Später im möglichst aufrechten Sitz kann die betroffene Hand schmerzfrei (etwas?) in die Retroversion geführt werden (optimal, wenn der Handrücken die LWS berührt). Die Margo medialis steht etwas ab, und man kann gut die verspannten Strukturen um und bis tief unter die Skapula mobilisieren (s. auch ► Abschn. 5.1.3, Myogelosen).

Zur Reduktion der Beugespannung (M. biceps) folgen federnde Impulse in den flektierten Ellbogen (ähnlich ◘ Abb. 4.14c1 = Stretch: M. triceps), worauf Frau B. (74 Jahre, 3. Mediainfarkt rechts vor knapp 4 Jahren) ihren detonisierten Arm/Hand locker in die Hand des Therapeuten fallen/klatschen lässt. Da sie auch eine hohe kompensatorische Anspannung und entsprechende assoziierte Mitbewegungen, sogenannte Spiegelbewegungen[2], in der „gesunden" Hand zeigt, wird diese immer wieder gelockert, was auch die betroffene Hand/Finger deutlich detonisiert (◘ Abb. 4.14a2). Nach einer proximal beginnenden Mobilisation der Membrana interossea (Unterarm), des Handgelenkes, der Palmaraponeurose, der Schwimmhäute sowie der Fingergelenke trommelt Frau B. rhythmisch alternierend mit detonisierten Händen/Fingern auf die Unterlage (rhythmische Hand-Hand-Koordination, H-H-K). Nun führt sie ihre Hand aus der max. Pronation (= Stretch Supinatoren) aktiv konzentrisch in die Supination bzw.

---

2 Spiegelbewegungen sind (gleichsinnige, kompensatorische) assoziierte Mitbewegungen der kontralateralen Hand/Finger, die bis etwa zum 3.–4. Lebensjahr physiologisch sind. Im Zuge der neokortikalen Reifung sollten sie sich jedoch deutlich reduzieren. Bei neurologischen Läsionen sowie im geriatrischen Bereich hingegen kommen sie wieder deutlicher zum Vorschein. In der Therapie ist darauf zu achten, da sie Aktionspotenziale binden, die eigentlich für die betroffene Seite bestimmt sind!

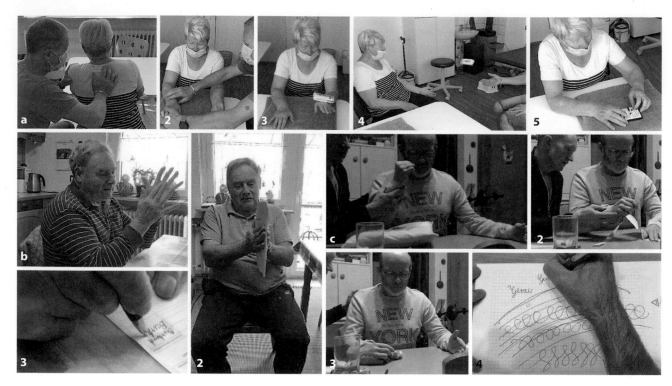

◘ **Abb. 4.14   a–c** Hantierfunktionen. **a1** Mobilisation WS und Skapula, **a2** Kontrolle assoziierter Spiegel- bzw. Mitbewegungen, **a3** Balancieren mit der Hand (Dorsalextension), **a4** Fangen und Werfen, **a5** Feinmotorik; **b1** Klatschübungen, **b2** Klatsch- und Koordinationsübungen, **b3** Unterschrift; **c1** Lockerungsübungen, **c2** Pinzettengriff, **c3** phasische Koordinationsübungen, **c4** Grafomotorik. (Das 67090_4_De_4_MOESM9_ESM zu ◘ Abb. 4.14a finden Sie unter https://doi.org/10.1007/978-3-662-62292-6_4)

bremst langsam exzentrisch die Pronationsbewegung des Therapeuten (ähnlich ◘ Abb. 4.10d). Sie wiederholt dies mehrmals, auch mit geschlossenen Augen, bis sich die Bewegung leicht und harmonisch zeigt. Aufbauend balanciert sie auf ihrem Handrücken leichte Gegenstände (= Dorsalextension), klatscht rhythmisch in die Hände (ähnlich ◘ Abb. 4.14b1 = automatisierte H-H-K) bzw. hält die Tempotaschentücher beim Klatschen zwischen den Händen und dreht sie (ähnlich ◘ Abb. 4.14b2, H-A-K). In ◘ Abb. 4.14a4 legt sie ihre Hand mit dem Handrücken auf ihren Oberschenkel und fängt die Taschentücher bzw. wirft sie wieder zurück (◘ Abb. 4.14a4, Hand-Auge-Koordination, H-A-K). Gesteigert werden kann dies durch den Abstand des Therapeuten, und/oder Frau B. legt ihre Handinnenfläche flach auf den Oberschenkel, wobei sie nun zum Fangen noch eine Supinationsbewegung ausführen muss. Mit detonisiertem Arm/Hand und gelockerten Fingern tätigt sie zum Abschluss ein Steckspiel, wobei sie im Pinzettengriff zwischen Zeige- und Mittelfinger zum Daumen wechselt (◘ Abb. 4.14a5). Bei einer Spannungszunahme folgen wieder detonisierende und automatisiert rhythmische Maßnahmen (s. 67090_4_De_4_MOESM9_ESM).

> **Roter Faden**
>
> Klatschen bewirkt einen starken automatisierten, rhythmischen und sensiblen Input (v. a. propriozeptiv und protopathisch) und aktiviert neben der Stabilität proximalen Strukturen (Becken/Schulter) auch die Koordination der betroffenen Hand. Anhand des Geräusches (Efferenz) kann z. B. eine Abfolge zwischen 3-mal mit der betroffenen in die „gesunde" und 1-mal mit der „gesunden" in die betroffene Hand wechseln, bis sich das Klatschen möglichst seitengleich anhört bzw. anfühlt. Zudem fördern Klatschspiele neben der H-H-K (s. 4. SMRK) und H-A-K (s. 5. SMRK) auch die Mimik, Gestik und Emotionen, was sich i. d. R. positiv auf den Therapieverlauf auswirkt.

Herr B. (81 Jahre, ◘ Abb. 4.14b) beginnt mit aufgestützten Ellbogen, seine Hände flach und langsam gegeneinander zu reiben (= automatisierte H-H-K) – zuerst die „gesunde" linke gegen die betroffene rechte Hand, ohne dass diese verkrampft, dann die rechte gegen die linke Hand und aufbauend beide Hände gegeneinander, wobei die betroffene rechte Hand führt. Aufbauend klatscht er langsam mit der linken gegen die rechte Hand (s. oben,

◻ **Abb. 4.15 a–c** Lina, 11 Jahre, mit hypotrophen rechten Extremitäten. (Das 67090_4_De_4_MOESM10_ESM finden Sie unter https://doi.org/10.1007/978-3-662-62292-6_4)

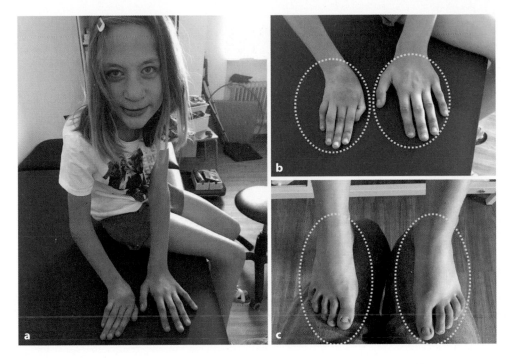

Frau B.). Es folgen leichte phasisch orientierte Fingerbewegungen, wie z. B. das Schnippen Daumen gegen Finger und umgekehrt mit offenen und geschlossenen Augen.

Bei Herrn B. besteht neben der Hemiparese auch eine IPS-Symptomatik, die sich u. a. in Schwierigkeiten der Bewegungsinitiierung sowie einer Mikrografie zeigt (s. ► Abschn. 8.4, IPS). In ◻ Abb. 4.14b3 sehen wir die Unterschriften oben ohne und darunter nach vorherigen Klatschübungen.

Herr G. beginnt ähnlich mit Mobilisationsübungen WS, Schulter, Arm (◻ Abb. 4.14c1). Mit lockerem Arm, Hand und Fingern reißt er Streifen aus einer alten Tageszeitung (Dorsalextension, Pinzettengriff, ◻ Abb. 4.14c2), die er zu Beginn noch mit der gesunden Hand (später auch mit der Betroffenen) zusammenknüllt. Nun spielt er Tischfußball, indem er abwechselnd mit dem Daumen gegen die Finger (Zeige-, Mittel-, Ringfinger) bzw. mit den Fingern gegen den Daumen schnippst. Da auch er starke assoziierte Mitbewegungen zeigt, dient die „gesunde" Hand als Torhand (◻ Abb. 4.14c3). Um die Grafomotorik zu reaktivieren, geben wir im Gegensatz zur IPS-Symptomatik keine Linien und/oder Druckbuchstaben vor. Herr G. (Rechtshänder) hatte unmittelbar nach seinem Schlaganfall gelernt, die Dinge seines täglichen Lebens wie z. B. seine Unterschrift mit der linken Hand zu tätigen. Einerseits ist die schnellstmögliche Selbstständigkeit sicher ein Ziel, jedoch – das entsprechende Potenzial vorausgesetzt – bindet das Schreiben/Hantieren mit links Ressourcen der rechte Hand. In ◻ Abb. 4.14c4 beginnt Herr G. im Dreipunktgriff mit großen Schwungübungen/Bögen, wobei der Schwerpunkt bei der Dorsalextension (HG)

und Außenrotation (SG) liegt. Hieran schließen sich rhythmische Bögen (lateinisches „L") nach oben, nach unten bzw. nach oben und unten an (◻ Abb. 4.14c4). Herr G. schreibt nun erste Buchstaben bzw. seinen Namen so wie vor seiner Läsion.

Wie sich eine Vernachlässigung der betroffenen Seite, v. a. in der Zeit der postnatalen neuronalen Reifung, äußern kann, sehen wir bei Lina (◻ Abb. 4.15). Bei ihr besteht seit Geburt eine Hemiparese rechts, laut Aussage der Mutter lag der Therapieschwerpunkt v. a. auf der größtmöglichen Selbständigkeit und dem Hantieren mit ihrer linken „gesunden" Hand (s. 67090_4_De_4_MOESM10_ESM   https://doi.org/10.1007/978-3-662-62292-6_4).

4.7 Zusammenfassung: die sensomotorischen Regelkreise

Die ◻ Tab. 4.3 zeigt die sensomotorischen Regelkreise im Überblick (**s. auch** ► Kap. 8, ◻ Abb. 8.1).

4

◨ Tab. 4.3 Übersicht über die sensomotorischen Regelkreise

Sensomotorische Regelkreise	Zentren des ZNS	Funktion (Motorik)	Rezeptoren	Grad des Bewusstseins	Symptome beim Verlust der suprakortikalen Kontrolle (höherer Zentren)
1. SMRK	Segmentebene im Rückenmark (spinaler Eigenapparat)	Eigenreflexe (monosynaptischer Reflexbogen), automatisierte Tonusanpassung gegen die Schwerkraft	Muskelspindeln und Sehnenspindeln	Automatische, weitgehend unbewusste Reaktionen	Tetra- bzw. Paraplegie
Propriozeption (Tiefensensibilität)					Gesteigerte Reflexaktivität: Klonus, Spastik (▶ Kap. 8)
2. SMRK	Mehrere Segmentebenen (spinaler Eigenapparat)	Fremdreflexe, Schutzreflexe, Lokomotion, einfache Einzelbewegungen (Wisch-, Abwehrbewegungen)	1. SMRK	Zunehmendes Bewusstsein	Gesteigerte Reflexaktivität
Taktil (Oberflächensensibilität)			Rezeptoren der Haut		Positive (negative) Stützreaktion
			(Mechanorezeptoren, Schmerz- und Thermorezeptoren)		Gekreuzter Streckreflex
3. SMRK	Rückenmark, Hirnstamm, Zerebellum	Stell- und Gleichgewichtsreaktionen	1. SMRK	Zunehmendes Bewusstsein	Hirnstamm, gesteigerte Reflexaktivität: (TLR, STNR, ATNR)
Vestibulär (Gleichgewichtssystem)		Tonusabstimmung zwischen der kortikalen Zielvorgabe (Ziel- und Greifbewegungen) und der Haltungsmotorik	2. SMRK		
			Vestibularorgan (Visus)		Kleinhirn: Gleichgewichtsstörung, Ataxie (▶ Kap. 8)
4. SMRK	Rückenmark, Hirnstamm, Thalamus, limbisches System, Basalganglien	Haltungsmotorik, Gleichgewichtsreaktionen (Grobmotorik), Rumpf und proximale Gelenke, erlernte automatisierte Bewegungen, wie z. B. Autofahren	1., 2. und 3. SMRK, vor allem Basissinne	Zunehmendes Bewusstsein	Akinese, z. B. Parkinson-Krankheit
Extrapyramidalmotorisches System (EPS)					Hyperkinese, z. B. Athetose (▶ Kap. 8)

⬛ **Tab. 4.3**   (*Fortsetzung*)

Sensomotorische Regelkreise	Zentren des ZNS	Funktion (Motorik)	Rezeptoren	Grad des Bewusstseins	Symptome beim Verlust der suprakortikalen Kontrolle (höherer Zentren)
5. SMRK	Rückenmark, Hirnstamm, Thalamus, limbisches System, Basalganglien, Kortex	Neue, differenzierte Bewegungen, Ziel- und Greifmotorik (Feinmotorik), distale Gelenke	1., 2. und 3. SMRK, alle Sinnesorgane	Hohes Maß an Bewusstsein	Hemiplegie, -parese, Bewegungsstörung vor allem der Feinmotorik, es kommt zu Massensynergien
Pyramidalmotorisches System (PS)					Je nach Läsion sensomotorische und/oder kognitive Ausfälle (► Kap. 8)

Literatur

Appell HJ (2008) Funktionelle Anatomie, 4. Aufl. Springer, Berlin, Heidelberg

Birbaumer N, Schmidt RF (1996) Biologische Psychologie, 5. Aufl. Springer, Berlin, Heidelberg

Birbaumer N, Schmidt RF (2003) Biologische Psychologie, 7. Aufl. Springer, Berlin, Heidelberg

Deetjen P, Speckmann EJ (1992) Physiologie. Urban & Schwarzenberg, München

Geraedts P (2020) Motorische Entwicklung und Steuerung, 1. Aufl. Springer, Berlin, Heidelberg

Haus KM, Held C, Kowalski A et al (2020) Praxisbuch Biofeedback und Neurofeedback, 3. Aufl. Springer, Berlin, Heidelberg

Hebb D (1949) The organization of behavior. A neuropsychological theory. Erlbaum Books, Mahwah, New York (Nachdruck 4 der Ausgabe 2002)

Jansen F, Streit U (2007) Lesen und Rechtschreiben lernen: nach dem IntraActPlus-Konzept. Springer, Berlin, Heidelberg

Mulder T (2005) Das adaptive Gehirn, 3. Aufl. Thieme, Stuttgart

Mumenthaler M, Mattle H (1997) Neurologie. Thieme, Stuttgart

Nägerl UV, Eberhorn N, Cambridge SB, Bonhoeffer T (2004) Bidirectional activity-dependent morphological plasticity in hippocampal neurons. Neuron 44(5):759–767

Poek K, Hacke W (1998) Neurologie, 10. Aufl. Springer, Berlin, Heidelberg

Rohen J (1994) Funktionelle Anatomie des Nervensystems. Schattauer, Stuttgart

Roth G (2001) Fühlen, Denken, Handeln. Suhrkamp, Frankfurt a.M.

Schmidt R (2001) Neuro- und Sinnesphysiologie. Springer, Berlin, Heidelberg

Schmidt RF, Thews G (1997) Physiologie des Menschen. Springer, Berlin, Heidelberg

Neuromuskuläre Grundlagen normaler Bewegungen

Karl-Michael Haus

Inhaltsverzeichnis

Die elektronische Version dieses Kapitels enthält Zusatzmaterial, auf das über folgenden Link zugegriffen werden kann https://doi.org/10.1007/978-3-662-62292-6_5.

Bewegung findet nicht in einem Vakuum (um „der Bewegung willen") statt, sondern dient immer einem **Ziel bzw. einer Handlung in der Umwelt**. Keine dieser Alltagsbewegungen gleicht exakt der anderen. Dennoch geschehen die meisten dieser Bewegungsabläufe, ohne dass man direkt darüber nachdenkt (◘ Abb. 5.1). Sie gehen quasi automatisiert von der Hand.

Bereits pränatal, aber vor allem postnatal, setzt sich das Individuum mit der **Schwerkraft** auseinander. Im Zuge der motorischen Entwicklung und der kortikalen Reifung gewinnen Bewegungen an phasischer Innervation und differenzieren sich, bis sie schließlich beim Erwachsenen im Sinne einer Handlung und überwiegend **automatisiert** und **funktionell** umgesetzt werden (Exkurs 5.1). Sich so zu bewegen ist **normal,** und so ist auch die hier gebrauchte Wendung „normale Bewegung" zu verstehen.

> ❯ **Wichtig**
>
> Kenntnisse über die Komponenten normaler Bewegungsabläufe sind die Voraussetzung, um Bewegungsabweichungen und ihre Ursachen zu erkennen sowie ressourcenorientiert Therapieziele festzulegen und die therapeutische Vorgehensweise effizient zu integrieren.

Der Mensch besitzt:
- **angeborene** (automatische, genetische Programme) und
- **erlernte** (automatisierte) **Bewegungskompetenzen** (wohl 99 % aller Bewegungsabläufe des Erwachsenen).
- **Physische** (Konstitution, Alter ...) und **psychische** (Angst, Stress, Motivation ...) Faktoren sowie die Art der Umweltmanipulation und deren Einflüsse beeinflussen die Bewegungsausführung.

Auch bei Bewegungsabläufen, die sich bei den meisten Menschen ähneln, kommt es zu mehr oder weniger **individuellen Abweichungen**. Zum Beispiel erkennt man bekannte Personen häufig schon akustisch am Gang, oder man kann visuell von Weitem anhand der Körpergestalt bzw. der Bewegung darauf schließen, ob es sich um eine Frau oder einen Mann handelt.

All diese Bewegungsmuster mit ihren individuellen Abweichungen insgesamt zu erfassen und zu beschreiben, ist nicht möglich. Es bestehen jedoch innerhalb der Bewegungsabläufe bestimmte **Grundpositionen**, in denen sich der Körperschwerpunkt symmetrisch in seinem re-

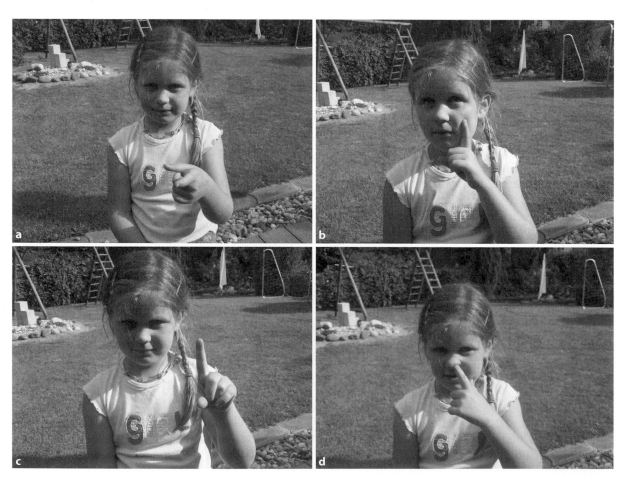

◘ **Abb. 5.1   a–d** Das Gehirn kennt nicht „Finger streck dich, Finger beug dich", es streckt den Finger, um auf etwas zu zeigen (**a**), um nachzudenken (**b**), um aufzuzeigen (**c**), um in der Nase zu bohren (**d**)

Motorische Entwicklung Bereits der Embryo entwickelt zuerst seinen Kopf und seine oberen Extremitäten. Die Hände entwickeln sich früher als die Füße (Stemme und von Eickstedt 2007). Die wohl ersten physiologischen Bewegungsmuster des Neugeborenen sind die sogenannten Stellreaktionen von Kopf und Rumpf (kranial/proximal). Sie dienen als Grundlage für die Entwicklung der späteren **Gleichgewichtsreaktionen** (freier Sitz ca. 6.–7. Lebensmonat). Die Arme, Ellbogen und Hände erfüllen zu Beginn eher Stützfunktionen, um in Bauchlage mit dem Kopf im Raum zu explorieren (▶ Kap. 11, F.A.T.). Mit der Stabilität des Beckens werden Schultern, Arme und Hände frei, um z. B. im freien Sitz zu hantieren. Anfangs sind die Extremitätenbewegungen von Massensynergien geprägt, die sich im Zuge der Hirnreifung aus der Symmetrie lateralisieren und von proximal nach distal zu **selektiven Gelenkbewegungen** entwickeln. Die Aneinanderreihung selektiver Gelenkbewegungen führt zu **physiologischen Bewegungsabläufen**, die zu Beginn eher planlos um „der Bewegung willen" ausgeführt werden und später in der **Interaktion mit der Umwelt** im Sinne einer Handlung funktionell umgesetzt werden. Der wiederholte Einsatz führt schließlich zu **funktionellen, automatisierten Bewegungsabläufen** (▶ Kap. 3, „Motorische Systeme", Feedforwardprogramme), die die normale Bewegung des Erwachsenen prägen.

lativen Gleichgewicht (**Körpermitte**) befindet und von denen aus Bewegungen initiiert werden. Diese **Grundstellungen** sind:

- Liegen,
- Sitzen,
- Stehen.

Im Folgenden werden die Körperpositionen und Positionswechsel weiter beschrieben.

5.1 Wirkungsprinzipien der Muskulatur

5.1.1 Schwerkraft

Die Schwerkraft ist eine allgegenwärtige Größe, die situationsabhängig die Tonusanforderung bestimmt. Um eine Bewegung im Raum auszuführen, vollzieht sich die neuromuskuläre Aktivität stets unter dem Einfluss der Schwerkraft. Ein Großteil aller Muskelaktivität dient der Körperhaltung und Positionierung im Raum (**Haltungshintergrund**, ▶ Abschn. 3.2.1, „Haltungsmotorik").

Welche Muskelgruppen aktiviert werden, hängt von der Position des Körpers und seiner Extremitäten im Raum ab (▶ Abschn. 5.1.7, offene und geschlossene kinematische Muskelkette). Dabei lassen sich unsere Aktivitäten in eher tonisch stabilisierende Spannungszustände (isometrische Kontraktion) und phasisch dynamische Prozesse (isotonische Kontraktion) zur Bewegungsausführung unterteilen, die wiederum gegen die Schwerkraft und/oder zur Schwerkraft bremsend ausgeführt werden (▶ Abschn. 5.1.6, „Konzentrische und exzentrische Muskelkontraktion"). Die Anforderungen an den Haltungshintergrund (Tonus- und Gleichgewicht) hängen vor allem von der jeweiligen Unterstützungsfläche (USF), der zu bewältigenden Tätigkeit und von den Umweltbedingungen ab. Das ZNS verfolgt dabei eine **möglichst ökonomische Arbeitsweise**, d. h., es wird stets nur die Muskelspannung aufgebaut, die gerade nötig ist, um das entsprechende Ziel zu erreichen.

> **Wichtig**
> Der Körper setzt die Schwerkraft unterstützend zur Bewegungsausführung ein. Eine Reaktivierung alltagsrelevanter Bewegungsprogramme muss im Schwerkraftfeld geschehen!

Dies wurde u. a. bei Astronauten deutlich, die in der Schwerelosigkeit eine wesentlich höhere Anstrengung für gezielte Bewegungen aufbringen mussten als auf der Erde. Muskelgruppen, die sich die Schwerkraft zunutze machen, müssen ohne sie einen wesentlich höheren Tonus für gezielte koordinative Bewegungen aufbringen. Hieraus begründet sich die Argumentation, dass bei einer erworbenen zentralen Bewegungsstörung die **Bewegungsanbahnung** mit einer Schwerkraftreduzierung, wie z. B. im Bewegungsbad, nur sehr bedingt einsetzbar ist (▶ Kap. 4, „Erster sensomotorischer Regelkreis").

5.1.2 Bewegungsausführung

Der Bewegungsapparat besteht aus passiven (Skelett, Gelenke und Bänder) und aktiven Strukturen (Muskeln). Dabei wird die von der Muskulatur erzeugte Kraft zunächst auf die Sehne (Bindegewebe) und nachfolgend auf die Knochen (Stützgewebe) übertragen, wodurch die Gelenkbewegung resultiert – dieser Ablauf bildet die „**kinetische Kette**".

Die **Hauptaufgaben des Bewegungsapparats** sind:

- Aufrechthaltung des Körpers gegen die Schwerkraft (Haltung, Gleichgewicht),
- Stütz- und Fortbewegungsfunktionen (untere Extremität),
- Stütz-, Stell- und Hantierfunktionen (obere Extremität).

5

■ 5.2 Kontraktion

Ein Muskel kann seine Kraft stabilisierend (isometrisch) und dynamisch entfalten. Die dynamische Aktivität geschieht durch das Zusammenziehen (konzentrisch) oder durch das bremsende Nachgeben (exzentrisch) seiner kontraktilen Elemente (▶ Abschn. 5.1.3, „Muskelfasertypen"). An jedem alltäglichen Bewegungsablauf sind mehrere Muskelgruppen beteiligt (652 Skelettmuskeln), d. h. solche, die sich zusammenziehen, und andere, die bremsend nachgeben. Die **Anspannung** (Tonus) der Muskelfasern ermöglicht die Bewegung.

Dabei unterscheidet man:

- **Agonisten:** Muskeln bzw. Muskelgruppen, die die Hauptbewegung gegen die Schwerkraft ausführen,
- **Antagonisten:** Muskeln, die den Bewegungsablauf reaktiv begleiten (Gegenspieler!).

Allgemein wird der Antagonist als Gegenspieler des Agonisten beschrieben. Das funktionelle Zusammenspiel zwischen Agonist und Antagonist dient jedoch vielmehr dazu, die Bewegungskoordination nicht zu verzögern (bei Rigor) oder überschießen zu lassen (bei Ataxie), sondern **harmonisch** zu „dosieren" (**reziproke Innervation**, ◘ Abb. 5.2), (▶ Kap. 1, „Neurophysiologische Grundlagen").

5.1.2.1 Agonist

Der Agonist ist der Hauptmuskel (Haupteffektor), der **gegen eine Kraft bzw. die Schwerkraft** arbeitet. Dies kann stabilisierend-isometrisch oder dynamisch-konzentrisch und exzentrisch geschehen.

> **Wichtig**
>
> Der Agonist besitzt stets ein höheres Tonusniveau als der Antagonist.

5.1.2.2 Antagonist

Der Antagonist passt sich dem Agonisten reaktiv an (▶ Abschn. 3.5.7, „Reziproke Hemmung"; ◘ Abb. 3.9a), wodurch er die Bewegung begleitet (moduliert) und zu einem harmonischen Bewegungsablauf führt.

> ▶ **Beispiel**
>
> **Selbsterfahrung** Sie zeigen einer Person Ihren Bizeps, dabei muss sich der Ellenbogenbeuger isometrisch (im Gelenk findet keine Bewegung statt) kontrahieren, um das Volumen des Muskelbauchs möglichst stark zu präsentieren (**Agonist**). Der M. triceps, Strecker des Ellbogengelenks, wird gleichzeitig aktiv, um der Flexionsanspannung einen **antagonistischen** Gegenhalt zu bieten und so dem Beuger die große sichtbare Kontraktion zu ermöglichen. Eine hohe **gleichzeitige Muskelanspannung** von Agonist und Antagonist wird als **Kokontraktion bzw. reziproke Innervation auf hohem Tonusniveau** bezeichnet. Die Kokontraktion dient der Stabilität (z. B. im Standbein, wenn man ein Auto wegschieben muss; s. auch ◘ Tab. 3.1, „Tonus"). ◀

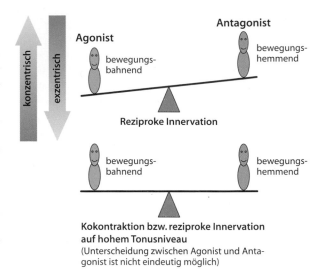

◘ **Abb. 5.2** Reziproke Innervation. Bei Kokontraktion ist eine Unterscheidung zwischen den Aktivitäten von Agonist und Antagonist nicht mehr eindeutig möglich (= reziproke Innervation auf hohem Tonusniveau)

5.1.2.3 Synergisten

Synergisten (Zusammenwirken, Mitspieler) sind Muskelgruppen, die an einer gleichsinnigen Bewegung beteiligt sind.

Der **Begriff „Synergisten"** wird in der Literatur z. T. unterschiedlich beschrieben. Häufig findet man die Definition: Alle an einer Bewegung gleichsinnig arbeitenden Muskeln werden als Synergisten (Mitspieler) bezeichnet, die dazu gegensinnig arbeitenden Muskeln als Antagonisten. Das heißt, man teilt die an einer Bewegung beteiligten Muskeln in 2 Gruppen: Zum Beispiel **bei der Hüftflexion** werden alle **Flexoren** als Agonisten bezeichnet und gelten als **agonistische Synergisten**. Die gegensinnigen **Extensoren** werden als **Antagonisten** oder als **antagonistische Synergisten** zusammengefasst. Auf einen **Hauptmuskel** (Haupteffektor), wie z. B. den M. iliopsoas, wird nicht eingegangen. In anderen Quellen sind Synergisten Muskelgruppen, die zwar an der Ausführung einer Bewegung unterstützend beteiligt sind, aber nicht die Hauptmuskelarbeit ausführen.

> **Wichtig**
>
> Es gibt agonistische und antagonistische Synergisten. Der Tonus der agonistischen Synergisten ist stets geringer als der des **Agonisten** bzw. bei den antagonistischen Synergisten als der des **Antagonisten**.

Synergisten arbeiten wie Agonisten und Antagonisten sowohl konzentrisch als auch exzentrisch.

Verliert ein phasischer Agonist seine (postnatal jüngere) Innervation, so übernimmt dies der tonische Synergist. Stärkster Hüftflexor (Haupteffektor) und LWS-Stabilisator (ventrale Verankerung des Beckens) ist der M. iliopsoas. Da er während der Hüftflexion (Bewegung) die größte Arbeit gegen die Schwerkraft leistet, gilt er als Agonist. Andere Muskeln, wie z. B. der M. rectus femoris (längster Kopf des M. quadriceps femoris), sind synergistisch an der Flexion beteiligt. Ist die phasische Bewegungsinnervation durch den Hauptmuskel (M. iliopsoas) gestört, führt dies häufig zu einer synergistischen Kompensation des M. rectus femoris, was jedoch stets mit seiner Hauptfunktion, der Kniestreckung, verbunden ist.

Komplexität automatisierter Bewegungsabläufe

Selbst eine **einfache Alltagsbewegung**, wie z. B. das Eingießen eines Getränks in ein Glas, bedingt eine Vielzahl hochkomplexer sensomotorischer Prozesse, die i. d. R. nicht unserem Bewusstsein unterliegen. Neokortikale Strukturen dienen z. B. der visuellen, akustischen oder taktilen Reizaufnahme aus der Umwelt (▶ Kap. 2), der Assoziation mit gespeicherten Erfahrungen und ihrer Interpretation, der Automatisierung von Bewegungsabläufen etc. (▶ Kap. 6). Tiefer liegende und phylogenetisch ältere Zentren, wie z. B. der Hirnstamm, steuern die Haltungsbewahrung = den Erhalt des Gleichgewichts bzw. der Haltungskontrolle. Auch das Rückenmark verfügt über ein reichhaltiges Repertoire an sensomotorischen Programmen, z. B. elementare Prozesse der Lokomotorik, Stütz- und Schutzreaktionen, Spannungsaufbau/Tonus gegen die Schwerkraft (▶ Kap. 3). Im Alltag ermöglicht uns diese **automatisierte Steuerung** u. a. die permanente Adaption unserer Körperanspannung gegen die sich ständig verändernden Gravitationskräfte (Schwerkraft). Somit sind an jeder Betätigung 652 Körpermuskeln beteiligt, die je nach sensomotorischer Anforderung eine tonische Stabilität, aber auch phasisch fein dosierte, leichte, geschmeidige und harmonische bis hin zu kraftvollen, koordinierten Bewegungsabläufen ermöglichen.

Eine bewusste kortikale Steuerung der 652 Skelettmuskeln wäre nur sehr begrenzt möglich; zudem werden durch die größtenteils automatisierten Bewegungsabläufe neuronale Kapazitäten frei, um das Bewusstsein den Aufgaben des täglichen Lebens zu widmen. Zur sensomotorischen Umsetzung nutzt das ZNS u. a. **α-Motoneurone**, die **direkt** an den motorischen Einheiten der **Muskeln innervieren**. Hinzu kommen π-**Motoneurone** zur **Vorspannung der Muskelspindeln** (Körpergrundspannung, ähnlich einer Servolenkung; s. auch ▶ Abschn. 4.2.1,

Funktionsweise Muskelspindeln). Um letztendlich einen **Bewegungsprozess**, wie z. B. das Eingießen, **harmonisch zu gestalten,** werden **Renshaw-Zellen** notwendig. Sie **adaptieren** über eine Art „**Eigenhemmung**" auf spinaler Ebene (s. reziproke Hemmung) **permanent die Muskelspannung** an die **stetig wechselnden Anforderungen** (▶ Abschn. 4.2, „Erster sensomotorischer Regelkreis").

Aufgrund der komplexen automatisierten Steuerung macht das direkte Training eines Agonisten bzw. die ständige Wiederholung monotoner, stereotyper Bewegungsabläufe für den Transfer in den Alltag wenig Sinn! Wir müssen vielmehr lernen, das ZNS mit der Vielzahl seiner Bewegungsamplituden im Alltagskontext ganzheitlich zu erfassen (▶ Abschn. 1.7, „Die Hemiplegie verstehen!").

Der Therapieschwerpunkt liegt in der **physiologischen Funktionsanbahnung** und damit verbunden in der **Reduzierung kompensatorischer Bewegungsstrategien** und **pathologischer Bewegungsmuster**.

> **Wichtig**
>
> Fehlt das physiologische Bewegungspotenzial (**sensomotorische Überforderung**) z. B. im Sitz bei fehlender Beckenstabilität, nutzt das ZNS kompensatorische Strategien über die gesunde Schulter-/Nackenmuskulatur (verstärkt bei hypotoner Grundsymptomatik) und/oder durch eine pathologische Anspannung der meist distalen Extremitäten auf der betroffenen Seite (meist bei hypertoner Grundsymptomatik/Spastik).
>
> Gelingt es nicht, die Physiologie zu verbessern(!), können sich auch **kompensatorische Strategien** und **pathologische Prozesse** wechselseitig beeinflussen. Das heißt, eine Reduktion der Spastizität kann mit erhöhter kompensatorischer Aktivität einhergehen bzw., umgekehrt, eine Kompensationsreduzierung kann die Spastizität verstärken. Daher sind im Zuge des physiologischen Bewegungsgewinns **stets beide Parameter zu beachten**!

Die Reaktivierung bzw. Bahnung alltäglicher Bewegung beginnt mit der harmonischen Kopffreiheit von kranial nach kaudal und von proximal (Becken-, Rumpf-, Schulterstabilität) nach distal (Hantierfunktionen). Daher dient die Beschreibung spezieller Muskeln lediglich dem Verständnis besagter Prozesse und Auffälligkeiten, wofür folgende Definition in den Behandlungssequenzen verwendet wird:

Definition

Der Hauptmuskel (Haupteffektor) einer Bewegung wird als **Agonist** beschrieben, die **unterstützenden Muskeln** werden als **Synergisten** und die Gegenspieler zusammenfassend als **Antagonisten** bezeichnet.

5

5.1.3 Muskelfasertypen

In jedem Skelettmuskel sind grundsätzlich alle Faser-typen vorhanden, wobei die Fasern selbst ähnlich aufgebaut sind. Je nach „**innervierendem Neuron**" bestehen jedoch unterschiedliche Mengenverhältnisse zwischen Myofibrillen, Mitochondrien, Sarkoplasma sowie Glykogen, Fett und Myoglobin. Daher werden die **Muskelfasern entsprechend ihrer Innervation** in **3 Typen** eingeteilt, die jeweils unterschiedliche funktionelle Eigenschaften haben:

- **Typ I:** tonische Muskelfasern,
- **Typ II:** phasische Muskelfasern,
- **Intermediärtyp** (Mischform): Eigenschaften von Typ I und II (Appel 2008).

5.1.3.1 Tonische Muskelfasern

Die tonischen, langsamen Fasern („slow twitch fibers" = ST-Fasern) werden aufgrund ihres hohen **oxidativen Stoffwechsels**, d. h. ihrer stärkeren **Durchblutung** auch als **rote Muskulatur** bezeichnet. Sie **verkürzen sich langsamer** und sind prädestiniert für **lang andauernde, eher stabilisierende Aktivitäten** wie die **Grund- und Haltespannung** und **Ausdauersport**.

5.1.3.2 Phasische Muskelfasern

Als „phasisch" bezeichnet man die weißen, schnellen Fasern („fast twitch fibers" = FT-Fasern). Sie entwickeln v. a. die **Schnellkraft** und sind in der sogenannten **Kraft-** oder **Bewegungsmuskulatur** lokalisiert, d. h. in den „**Kampf- oder Fluchtmuskeln**" (Cram et al. 1998; s. auch ▶ Abschn. 2.2, „Formatio reticularis"). Da sie eine **geringere Durchblutung** haben als die tonische Muskulatur, **ermüden sie rascher** – das führt zu **geringerer Ausdauer** (Zalpour 2006).

> **Roter Faden**
>
> Jeder Skelettmuskel des Menschen wird tonisch und phasisch innerviert. Je nach seiner Funktion gegen die Schwerkraft dominiert dabei eher die Haltungsbewahrung = tonisch innervierte Haltemuskeln oder eher die Bewegungsausführung = phasisch innervierte Bewegungsmuskeln.
>
> **Tonisch innervierte Muskeln** werden besser durchblutet, besitzen eine höhere Ausdauer. Sie agieren eher stereotyp, d. h. mit einer **geringeren Anspannung** und Kontraktionsgeschwindigkeit. Die tonische Innervation ist die **phylogenetisch ältere** und ontogenetisch bei Geburt und im Alter dominierende. Sie erfolgt eher an den proximalen Muskelfasern bzw. am proximalen Gelenk (bei zweigelenkigen Muskeln) und kontrahiert den distalen Ansatz zum proximalen Ursprung. Tonisch innervierte Muskel(anteile) reagieren

auf Bewegungsmangel mit Verkürzung (Myogelosen/Triggerpunkte bis zu Kontrakturen etc.) Beispiele: Nacken- und Brustmuskulatur, proximale Ischiokrurale, M. gluteus medius (beim Liegen, Sitzen und Stehen, s. ◘ Abb. 3.12a).

Die **phasischen Muskeln** dienen eher der **schwungvollen**, raschen, kraftvollen und **kurzzeitigen** Bewegungsausführung (Sprintermuskel). Die phasische Innervation ist phylogenetisch jünger, entwickelt sich postnatal bis zum ca. 21. Lebensjahr und reduziert sich wieder ab ca. dem 30. Lebensjahr Sie besitzt eine geringere Ausdauer und innerviert eher an distalen Muskelfasern bzw. am distalen Gelenk (bei zweigelenkigen Muskeln). Die phasische Kontraktion geschieht vom Ursprung zum Ansatz. Aus einem Innervations- bzw. Bewegungsmangel resultiert eine Abschwächung bzw. Atrophie des Muskels (Schellhammer 2002). Beispiele: Bauchmuskulatur, Hüftbeuger, M. gluteus medius (Standbein beim Gehen, s. ◘ Abb. 3.12b).

Die Gelenkpartner bilden sich somit aus tonischen Haltemuskeln und phasischen Bewegungsmuskeln. Im Ellbogengelenk sind es z. B. der M. biceps brachii als Kraft- und Haltemuskel und der M. triceps brachii als begleitender Bewegungsmuskel. Eine muskuläre Dyskoordination kann sich nun in einer pathologischen, permanent hohen Anspannung (z. B. Spastizität) zeigen, wobei der tonische Haltemuskel, M. biceps brachii, zu Verspannungen und Verkürzungen neigt, während der phasische Gegenspieler, M. triceps brachii, durch die permanente Hemmung zunehmend atrophiert (▶ Abschn. 3.5.7, reziproke Hemmung, ◘ Abb. 3.9a).

■ **Pathophysiologie**

Werden die schnellen, phasischen FT-Fasern **dauerhaft (über)belastet**, **ermüden sie rasch** und können bei zu langer, intensiver Beanspruchung Schaden nehmen. Zum Teil müssen dann die langsamen, tonischen ST-Fasern auf für sie **relativ erhöhtem Spannungsniveau** die **Aktivitäten** der schnellen Fasern **übernehmen**. Ihre Durchblutung bzw. ihr Stoffwechsel verschlechtert sich, und es wurde nachgewiesen, dass sich diese Fasern in ihrer Struktur z. T. irreversibel verändern (Weißacher 2008). Der verschlechterte muskuläre Stoffwechsel wiederum führt zu Verspannungen/**Myogelosen** als Vorstufe einer myostatischen Kontraktur.

5.1.3.3 Triggerpunkte[1]/Myogelosen

Die Beine tragen das Körpergewicht und ermöglichen unsere Fortbewegung/Lokomotion, während die Arme eher dem (meist feinmotorischen) Hantieren dienen. Daher ist v. a. die proximale Muskulatur der unteren Extremität deutlich stärker als die der oberen ausgebildet. Funktionell kann man die Muskelschichten in eine oberflächige, äußere Schicht, die eher der bewussten Bewegungsinnervation (s. SMRK 3–5) unterliegt, und in eine untere Schicht unterteilen, die eher automatisiert reagiert (Oonk 1988) = Muskeln der Haltungsbewahrung (s. auch autochthone Muskulatur, ☐ Abb. 3.6a4 und b, SMRK 1–2). Prä- und postnatal entwickelt sich die Motorik/Innervation von kranial nach kaudal. Die obere Extremität dient zu Beginn noch der Haltungsbewahrung (s. Stützfunktion, erster freier Sitz). Erst mit der proximalen Beckenstabilität (4.–6. Lebensmonat) werden die Arme im Sitz, Stand und Gehen frei zum Hantieren. Ein Verlust der postnatalen Innervation führt wiederum zur enthemmten = gesteigerten Aktivität, dann jedoch haltungsfixierender tonischer Muskel!

Bei neurologischen Störungsbildern wie z. B. der Hemiparese/-plegie, IPS etc. zeigen sich z. B. ähnlich zu anderen Stress- und Überlastungssymptomen reaktive Verspannungen der Nackenmuskulatur (► Abschn. 1.7, „Hemiplegie verstehen!"), d. h. HWS-Hyperlordose – BWS-Hyperkyphose (= typisch Witwenbuckel/Rundrücken – „Körper hängt quasi am Kopf", s. ☐ Abb. 3.6).

Ein Muskel bildet seine Verspannung v. a. zu Beginn proximal an seinem Ursprung (i. d. R. breit gefächerter, haltungsbewahrender Muskelbauch). Lang anhaltende Immobilität führt jedoch auch zu einer zunehmenden Verhärtung Richtung distal. Ähnlich ist es auch bei zweigelenkigen Muskeln, bei denen zu Beginn die Verspannung im proximalen Gelenk dominiert und sich in Richtung distal fortsetzt. Im Zuge der tonischen Verspannung reduziert sich die phasisch adaptive Variabilität des (distalen) Muskels bzw. des Gelenkes. Zudem finden sich diese tonischen Verspannungen im Bereich LWS-Hyperlordose (Hohlkreuz/Rückenfaszie) sowie um die sogenannten Distanzregler **Ellbogen (proximaler Unterarm)** und **Kniegelenk (proximale Wade)**:

- **Obere Extremität:** an den tonischen Muskelbäuchen um den Ellbogen, z. B. am proximalen Muskelbauch des M. biceps und an der proximalen ventralen Unterarmmuskulatur.
- **Untere Extremität:** an den proximalen Ischiokruralen und der proximalen Wadenmuskulatur.

---

1 Triggerpunkte und Myogelosen werden je nach Literatur z. T. recht unterschiedlich beschrieben, finden aber auch als gegenseitiges Synonym Verwendung. Entsprechend unserer Therapieerfahrung sehen wir in den Myogelosen eher muskuläre Verspannungen, während Triggerpunkte eher aus myofaszialen Verklebungen/Verfilzungen, sogenannten Crosslinks, resultieren.

- Bei fehlender proximaler Innervation (Becken, Schulter) zeigen sich auf der betroffenen Seite verstärkt distale Verspannungen, z. B. an Handballen und Fuß.

Roter Faden

Einerseits müssen wir die Möglichkeit für eine phasische Bewegungsinnervation schaffen = Detonisierung/manuelle Mobilisation/Dehnung etc. verspannter Strukturen! Andererseits muss aber aufbauend eine phasische Innervation erfolgen = Kontrolle durch Reaktivierung, um eine gewisse Nachhaltigkeit zu erzielen.

Nach dem Lösen/Mobilisieren der Verspannungen müssen wir das ZNS zur harmonischen Innervation der verspannten Strukturen führen. Wichtig ist dabei der funktionelle, harmonische Wechsel zwischen kontrollierter An- und lockerer Entspannung während der Bewegungsausführung.

Selbsterfahrung Normale, harmonische Bewegung der oberen Extremitäten mittels Distanzregler Ellbogen. Wir stellen uns aufrecht in die Neutral-Null-Stellung (Arme hängen locker nach unten) und führen ganz leicht und harmonisch unsere rechte Hand mittels Ellbogenflexion zur rechten ventralen Schulter. Nun lassen wir die Hand/Unterarm wieder los. Die Hand schwingt mittels Ellbogenextension in etwa auf Beckenhöhe und dann mit gestrecktem Arm weiter in die Retroversion. Wir wiederholen dies mehrmals, um ein Gefühl für den harmonischen Bewegungswechsel zwischen An- und Entspannung zu erfühlen.

Bei der Hemiplegie, aber auch bei den meisten Hemiparesen ist dieser Wechsel nur sehr eingeschränkt möglich und verunmöglicht weitere harmonische Bewegungsaktivitäten wie die Umwendebewegungen im Unterarm, Dorsalextension im Handgelenk etc.

Daher beginnen wir die Funktionsverbesserung in Rückenlage (keine Notwendigkeit der Haltungsbewahrung, s. 67090_4_De_2_MOESM3_ESM). Federnde Impulse in den gebeugten Ellbogen unterstützen i. d. R. die Reduktion ventraler Beuge(ver)spannung und aktivieren reziprok die dorsalen Ellbogenstrecker. Aufbauend folgt der Wechsel in den Sitz/Stand/Gang, wobei vorab zur Skapulastabilität stützende, lotverbessernde Funktionen einfließen (s. 67090_4_De_4_MOESM7_ESM). Gelingt dies in der betroffenen Extremität, so folgt der möglichst harmonische, alternierende Wechsel zwischen „gesunder" und betroffener Seiter (letztere Taktgeber).

Selbsterfahrung Normale, harmonische Bewegung der unteren Extremitäten mittels Distanzregler Knie (physiologische Schwungbeinphase). Wir stellen uns aufrecht in die Neutral-Null-Stellung (evtl. stützen wir uns etwas an einem Geländer/Küchenzeile mit

5

einer Hand ab) und führen aus dem Stand ganz leicht und harmonisch mittels Knieflexion den zum Stützarm kontralateralen Fuß (phasische Anspannung und Entspannung der Ischiokruralen) nach dorsal oben. Nun lassen wir den Fuß locker fallen (sodass die Zehen möglichst *nicht* aufschlagen). Der Unterschenkel gleitet mit der Knieextension etwa in Höhe des kontralateralen Knies und schwingt dann mit relativ gestrecktem Bein weiter nach vorn. Auch dies wiederholen wir mehrmals.[2] Um ein Gefühl für die lockere, harmonische Bewegung zu erspüren, achten wir auf ein ruhiges, stabilisierendes Becken und einen möglichst ruhigen Rumpf. Beim dorsalen Anheben des Fußes sowie beim ventral gestreckten Vorschwingen des Beines darf oder besser sollte der dorsale bzw. ventrale Schwung genutzt werden, sodass das Bein zunehmend lockerer und weiter gebeugt nach dorsal und im Wechsel gestreckt nach ventral schwingt.

Selbst bei leichteren Hemiparesen ist dieses leichte harmonische Schwungbein auf der betroffenen, aber auch auf der „gesunden" Seite (= stabilisierendes betroffenes Standbein) meist nur sehr eingeschränkt möglich.

Der Betroffene lernt z. B. vorab (seitlicher Sicherheitsstütz mit der gesunden Hand), seinen betroffenen Fuß etwas nach dorsal auf die Zehen zu stellen und dann unter (sichernder) Fazilitation den Fuß leicht dorsal (stetig etwas mehr) anzuheben (phasische Knieflexion der Ischiokruralen) und möglichst locker wieder loszulassen/abzustellen. Falls der Bodenkontakt zu stark ist (u. a. bei hypotoner lateraler Rumpfsymptomatik), kann der Betroffene vorab versuchen, das betroffene Becken/Bein gestreckt (bei lockerem Fuß) konzentrisch bzw. exzentrisch bremsend seitlich zu abduzieren (= Lateralflexion betroffene Rumpfseite). Bei hypertone Rumpfsymptomatik (fehlt eher Bodenkontakt!) sollte die Abduktion möglichst selektiv im Hüftgelenk (und nicht mittels Lateralflexion/Rumpf) ausgeführt werden.

Gelingt die dorsale An- und Entspannung, versucht der Betroffene, sein möglichst gestrecktes Bein nach vorn und wieder parallel, etwa bis Höhe des gesunden Knies, zurückzuschwingen. Um ein Gefühl für den Bewegungsablauf zu bekommen (s. auch oben, obere Extremität), ist es hilfreich, wenn der Betroffene die Bewegung 1- bis 2-mal (nach Möglichkeit mit geschlossenen Augen) auf der „gesunden" Seite ausführt.

Nun folgen das dorsale Anheben des Fußes (Knieflexion), das lockere Herunterfallen etwa auf Höhe kontralaterales Knie und etwa ab da das lockere Vor- und Zurückschwingen des betroffenen gestreckten Beines. Dabei dürfen zu Beginn die Zehen „noch" locker auf

dem Boden schleifen. Das Becken sollte jedoch stabilisieren, d. h., die Schwungbewegung sollte (möglichst) nicht über die LWS getätigt werden. Aufbauend kann dies nun mit der gesunden Seite wiederholt werden (je lockerer das „gesunde" Bein schwingt, desto stabiler das Betroffene, s. 67090_4_De_4_MOESM7_ESM). Sollte der seitliche Armstütz mit der betroffenen Hand/Arm noch nicht möglich sein, kann auch der seitliche Ellbogenstütz auf einer Kiste/Hocker hilfreich sein. Letztendlich folgt mit zu Beginn beidseits aufgestützten Händen (Ellbogen) der alternierende Wechsel zwischen angewinkeltem Schwungbein (= kontralaterales Standbein) und stabilisierendem Standbein (= kontralaterales Schwungbein, s. 67090_4_De_3_MOESM9_ESM).

Als „Myogelose" (griech. myos: Muskel, gelu: Frost, Muskelhärte) bezeichnet man umschriebene Verhärtungen des Muskels in Form von Knoten- oder Wulstbildung. Myogelosen beschreiben eher muskuläre Verspannungen/Verklebungen und Triggerpunkte sind eher myofasziale Verfilzungen/Verhärtungen. Bei Myogelosen kommen eher Dehntechniken zum Tragen, während bei Triggerpunkten bedingt durch die faszialen Verhärtungen/Verfilzungen (Crosslinks) eher eine manuelle Mobilisation/Druckmassage ihren Einsatz findet. Beide unterscheiden sich zudem in der **Schmerzlokalisation**:

- Lokal begrenzte Schmerzen werden eher durch **Myogelosen** hervorgerufen,
- **Triggerpunkte** (Trigger: Auslöser) können auch in entfernte Areale ausstrahlen (fortgeleiteter Schmerz).

Diese Punkte beeinträchtigen wiederum die physiologische Bewegungsaktivität, was zu einem Circulus vitiosus führen kann und die ohnehin eingeschränkte Funktion noch zusätzlich verschlechtert.

Roter Faden

Gesundes Muskelgewebe ist nicht druck- und schmerzempfindlich. Einer lang anhaltenden muskulären Verspannung (tonische Dauerkontraktion) = Myogelose und der damit verbundenen Immobilität und Beeinträchtigung des Stoffwechsels folgt die myofasziale Verklebung/Verfilzung (Crosslinks) = Triggerpunkte. Während bei den Myogelosen eine Dehnung des Muskels die Spannung lindern kann, müssen Triggerpunkte bedingt durch die Crosslinks (Verfilzung) eher mittels Druckanwendung manuell mobilisiert/getriggert werden. Die manuelle Mobilisation (Mikrostretch) erleichtert i. d. R. das anschließende Dehnen (Makrostretch)! Eine positive Nachhaltigkeit erreichen wir jedoch nur, wenn wir auch den Grund der Verspannung beseitigen, d. h. den Muskel wieder in seine physiologische Funktion (Innervation) führen!

---

2   Nur wenn wir selbst die Harmonie der Bewegung erfühlen, können wir sie bei dem Betroffenen anbahnen!

Zu Beginn sind diese Punkte hyperreaktiv und druck-empfindlich mit meist relativ hoher Muskelspannung. Mit der Zeit können sie sich jedoch verhärten, wodurch sich die Spannung reduziert (**Übergang zu einer Kontraktur**). Vor allem die **tonischen Muskelfasern** neigen bei akuten und chronischen Überlastungsreaktionen, wie z. B. bei **Spastizität**, zu Verspannungen und Verhärtungen. Man geht davon aus, dass innerhalb dieser Zonen (Triggerarealen) eine hochgradige Hypoxie besteht. Druck, Wärme, Kälte, Wetterwechsel etc., aber auch physische und psychische Stressreaktionen können zu Schmerzen führen.

> **Wichtig**
> Myogelosen und Triggerpunkte sind das schwächste Glied der Kette bzw. des Muskels. Über Palpation sind die entsprechenden Punkte (z. T. beschreiben die Patienten diese selbst) zu lokalisieren.

5.1.3.4 Neuropathologie – Muskelbeanspruchung bei Hemiplegie

Wird ein Muskel zu lange und zu intensiv beansprucht, z. B. bei einer spastischen Hemiplegie, verschlechtert sich seine Durchblutung und somit der zelluläre Stoffwechsel, d. h. die Versorgung mit Sauerstoff und Nährstoffen sowie der Abtransport von Abfallprodukten. Dies führt zu Verklebungen feinster Muskelfasern, den sogenannten **Myogelosen** (s. oben) und fortführend zu i. d. R. schmerzhaften myofaszialen Verhärtungen, die u. a. als **Triggerpunkte** beschrieben werden.

Die Hemiplegie (Spastizität/Hypotonie) geht mit einer pathologisch veränderten, lang anhaltenden **neuromuskulären Dysbalance** einher. Unmittelbar nach der sogenannten Schockphase, die i. d. R. von einer Hypotonie geprägt ist, erfolgt häufig im Zuge der neuromuskulären Reorganisation eine erhöhte phasische Aktivität – v. a. in den Extremitäten der „**gesunden**" Körperseite – z. B. durch Stress, Unsicherheiten, Angst, zu frühe und erschwerte Aktivität etc. Auf der **betroffenen** Körperseite kann eine permanente Überbelastung der phasischen Fasern (wegen der begrenzten Ausdauer) zu einer Reduktion bzw. Umwandlung der phasischen Fasern zu tonischen Fasern führen (s. oben). Physiologisch können wir diesen Prozess bei der menschlichen Alterung beobachten! Bei der Hemiplegie jedoch kommt es zu Verspannungen (Myogelosen) und als Folge davon zu Kontrakturen der tonischen Muskulatur (z. B. der Beugemuskulatur des Arms) sowie zur Atrophie des phasischen Gegenspielers (z. B. der Armstrecker; ▸ Abschn. 3.5.7.3, „Reziproke Hemmung").

5.1.3.5 Manuelle Druckmassage (ischämische Kompression) der Triggerpunkte (Mikrostretch)

Triggerpunkte reichen von kleinsten tastbaren Punkten verspannter Muskelfaserbündel bis hin zu ganzen Triggerarealen (Durchmesser 2–3 cm), die schmerzhaft auf Druck reagieren. Das myofaszial (myo = Muskel, faszial = Faszie) verspannte/verfilzte Muskelfaserbündel bildet quasi eine Art Dauerkontraktur innerhalb des Muskels. Triggerpunkte entstehen akut durch muskuläre Traumata wie z. B. anhaltende schnelle Bewegungen sowie durch muskuläre Über- und Unterforderung (Immobilität). Aus einer lang anhaltenden tonisch isometrischen Kontraktion (u. a. Spastik) kann ein chronischer Verlauf resultieren. Die Schmerzen sind stets mit einer Einschränkung des Bewegungsausmaßes verbunden. Im Zuge einer muskulären Dysbalance/Dyskoordination (s. unten) können auch antagonistische Triggerpunkte entstehen. Dabei zeigen lang anhaltend überdehnte (i. d. R. phasisch innervierte) Muskeln als eine Art defensive Strategie die gleichen Triggersymptome. Ihre verspannten/verkürzten Gegenspieler sind jedoch die eigentlichen Verursacher (Davies und Davies 2016). Bei Hemiplegikern finden wir diese Triggerpunkte häufig am eigentlich phasisch innervierten Fußheber (M. tibialis anterior), wobei die Ursache und damit auch der Therapieschwerpunkt in der verspannten Wade liegt. Ist die Wade gelockert, so können wir auch die ventralen Strukturen nachhaltig lösen! Bei einem lang anhaltenden (evtl. gänzlichen) Verlust phasischer Innervation und entsprechend dominierender tonisch fixierender Innervation, wie z. B. beim apallischen Syndrom, zeigen sich die myofaszialen Verspannungen häufig bei allen Gelenkspartnern, was zu einer regelrechten Gelenkssteifigkeit/Kontraktur führen kann.

> **Wichtig**
> Triggerpunkte (-areale) entstehen an der **motorischen Endplatte**, d. h. dort, wo der Bewegungsnerv auf den Muskel trifft! Je verspannter/verfilzter/kontrakter der Muskel, desto erschwerter die neuromuskuläre Innervation! Auch der natürliche Alterungsprozess geht mit dem Verlust phasischer Innervation sowie mit der Zunahme entsprechend tonischer Muskelinnervation einher. Mangelnde (Alltags-)Bewegungen verstärken diesen Prozess, womit wiederum die Verspannungen neben (chronischen) Schmerzen und Gelenkssteifigkeit die Mobilität weiter einschränken (Circulus vitiosus)!

Die Triggerpunkte/Triggerareale möglichst genau lokalisieren! Die empfindlichste Stelle bildet i. d. R. das schwächste Glied der Kette, und je sensibler die Stelle/Areal, desto effektiver die Druckanwendung. Vor allem zu Beginn der Druckanwendung sollte sehr behutsam vorgegangen werden, nicht selten beschreiben die Betrof-

5

fenen schon leichte Berührungen „als ob ein Messer in die Wunde sticht!". Der Betroffene, sein Gewebe „müssen" den Druck annehmen können. Der durch Druck erzeugte Schmerz sollte daher als (relativ) angenehm/therapeutisch wohltuend empfunden werden (Davies und Davies 2016). Jeder Mensch ist unterschiedlich schmerzempfindlich. Daher sollte auf die Gestik/Mimik sowie auf vegetative Reaktionen (Schwitzen, roter Kopf etc.) des Betroffenen geachtet werden! Auf einer Schmerzskala zwischen 1 und 6 sollte die Schmerzintensität etwa zwischen 2 und 3 liegen („angenehmer" Schmerz). Die Druck-/Schmerzempfindlichkeit sowie die Lockerung des Muskelgewebes geben einen Hinweis auf die Druckanwendung.

Es gibt recht unterschiedliche Druck- bzw. Massagetechniken. Letztendlich ist die Methode, die hilft, die richtige! Zum Teil kann die Druckanwendung auch als Eigenprogramm für Zuhause angeleitet werden. Es ist jedoch stets auf die gelenkschonende Anwendung des Therapeuten zu achten. Großflächige Areale wie z. B. am proximalen M. rectus femoris lassen sich über Ellbogen-/Unterarmdruck (s. 67090_4_De_3_MOESM7_ESM) mobilisieren, sehr sensible/schmerzempfindliche Areale wie z. B. am proximalen medialen M. gastrocnemius (Wadenmuskel), indem man den Muskelbauch vor dem Triggern mittels Finger über den Oberschenkel/Knie des Therapeuten mobilisiert und/oder (auch zur Eigenmassage) die betroffene Wade mit dem gegenüberliegenden Knie massiert/mobilisiert. Die Hände/Finger sind durch spezielle Grifftechniken zu schützen, indem man z. B. die massierende Hand/Finger dorsal vollständig und gelenksschonend mit der freien Hand bedeckt und/oder den Druck mittels Faustschluss über die Mittelphalangen ausübt. Zudem gibt es spezielle gelenk- und fingerschonende Triggertools, Knobble, TheraCane etc.

Das Muskelgewebe wird i. d. R. mit jeder Behandlung lockerer, schmerzfreier und funktional beweglicher. Manueller Druck in den Muskel dehnt die Muskelspindeln und erleichtert die Innervation/Kontraktion, so sollte jede Druckanwendung mit der (phasischen) kon- und exzentrischen Bewegungsfunktion gekoppelt werden.

Roter Faden

Vorgehensweise
1. Triggerpunkt/Verspannung möglichst genau ausloten.
2. Ischämische Kompression (etwa 30 s bis 2 min) = manueller Druck auf den Triggerpunkt. Mit der folgenden Druckreduktion fließt frisches, sauerstoff- und nährstoffreiches Blut in das Gewebe, Abfallprodukte werden abtransportiert = Gewebe wird lockerer!
3. Rollmassage (etwa 30 s bis 2 min), folgt i. d. R. der ischämischen Kompression. Dabei beginnt man (meist am proximalen Muskel) vor dem Schmerzpunkt, massiert über den Schmerzpunkt, bis der Schmerz wieder nachlässt, und wieder zurück (ca. 10–12 Streichungen).

---

4. Ist das Gewebe gelockert, sucht/fühlt man leichte, harmonische (phasische) Muskel- bzw. Bewegungsfunktionen (= gewonnene Bewegungsfreiheit) und koppelt diese mit der Druckanwendung (2 und 3.). Dies ist vor allem zu Beginn häufig schmerzempfindlicher, daher eher weniger als 30 s, kann aber im Verlauf gesteigert werden.
5. Gewonnene Mobilität in Alltagsbewegungen (Hantieren/Gehen etc.) übertragen. Verliert dabei der Arm/Bein wieder an Mobilität, geht man wieder Schritte zurück.

5.1.3.6 Mobilisation/Dehnung der Myogelosen (Makrostretch)

Myogelosen werden durch **behutsamen Druck quer zur Muskelfaser** der entsprechenden Strukturen gedehnt/gestretcht/gelöst. Zuvor wird der Muskel **schmerzfrei** gelagert und **etwas angespannt** (postisometrische Relaxation, PIR). Der isometrisch gespannte Muskel, d. h. Anspannung ohne Bewegung, wird im Anschluss an die Druckanwendung für kurze Zeit wieder entspannt. Die Entspannung wird genutzt, um den verspannten und funktionell verkürzten Muskel zu lockern und zu dehnen und damit besser zu durchbluten.

Dabei spannt man zunächst den zu dehnenden Muskel/die Myogelose leicht gegen Widerstand an. Nach einigen Sekunden (10–20 s) lässt man locker, und die Dehnung/das Bewegungsausmaß sollte ohne großen Kraftaufwand oder Schmerzen verbessert sein. Aus der neu gewonnenen Position wird das Vorgehen wiederholt, um den Bewegungsspielraum des Muskels zunehmend zu erweitern bzw. die Verspannungen zu lösen. Nach dem Lösen einer Myogelose kann sich eine erneute Verspannung an einer benachbarten Stelle zeigen. Zusätzlich kann eine vorbereitende Wärmeanwendung die Vorgehensweise unterstützen. Um jedoch eine **nachhaltige Lösung** der **neuromuskulär bedingten Myogelose** zu erzielen, muss nach dem Lösen die **Ursache der Verspannung** beseitigt oder zumindest gemindert werden (▶ Abschn. 1.7, Circulus vitiosus). Beispielsweise sollten das Körpergefühl für die betroffene Seite (z. B. Vibrationsmassage am betroffenen M. trapezius) sowie die Gewichtsübernahme (Beckenstabilität) verbessert werden, um die distale (Halte-)Verspannung zu lösen. Aufbauend kann der phasische Gegenspieler agonistisch (s. reziproke Hemmung), nach Möglichkeit im Sinne einer Alltagsaktivität, im gewonnenen Bewegungsraum **funktionell** integriert eingesetzt werden (s. ◘ Abb. 4.10).

5.1.3.7 Muskuläre Balance vs. Dysbalance (s. auch ▶ Abschn. 5.1.6)

Muskeln, die uns gegen die Schwerkraft aufrecht halten, leisten Dauerarbeit und sind v. a. „tonisch" aktiv (s. oben). Daher werden diese Muskeln auch als **Halte-**

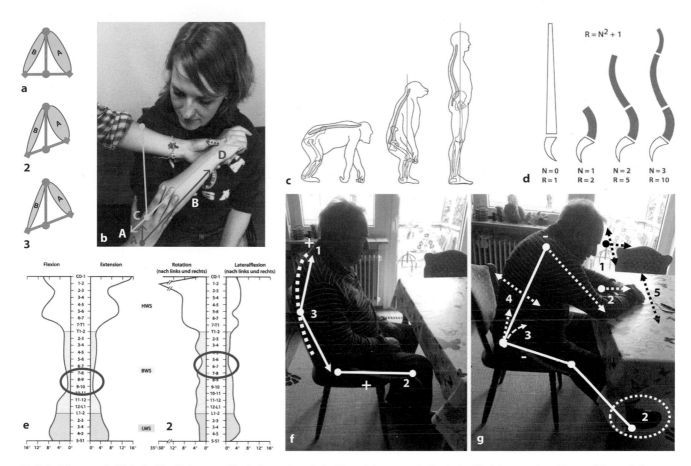

Abb. 5.3 a–g **a1–3** Muskuläre Balance vs. Dysbalance; **b** tonische Detonisierung und phasische Aktivierung obere Extremität; **c** phylogenetische Entwicklung der WS; **d** Krümmung und Belastbarkeit der WS; **e** Bewegungsmöglichkeit der Wirbelsegmente; **f** Herr B. Sitzposition im Alltag; **g** Übungsprogramm vor dem Frühstück

muskeln beschrieben. Die Muskeln, die hauptsächlich für **Gelenkbewegungen** zuständig sind, arbeiten eher „phasisch". Das adäquate Zusammenspiel zwischen tonischem Haltemuskel und phasischem Bewegungsmuskel (muskuläre Balance, Abb. 5.3a, s. auch Abb. 3.10b,c) ermöglicht eine harmonische Bewegungsausführung.

> **Wichtig**
> Eine **muskuläre Dysbalance** kann aus einer verspannten tonischen Muskulatur (Abb. 5.3a2) und/oder aus einer hypotonen phasischen Muskulatur (Abb. 5.3a3) resultieren.

5.1.3.8 Muskuläre Dysbalance – Spastizität
Eine pathologische tonische Anspannung macht die **phasische Kontraktion** und somit die harmonische Bewegungsausführung unmöglich. Zur **Tonusnormalisierung** sowie zur Verbesserung der Durchblutung (Anregung des Stoffwechsels) wird die Extremität in die tonisch endgradige Kontraktionsrichtung geführt, z. B. Ellbogenflexion, Schulterinnenrotation etc. (Abb. 5.3b). Die tonische Anspannung minimiert sich auf einen möglichst physiologischen Wert (= detonisiert), was wir anhand einer leichten, harmonischen Fazilitation von

Arm, Hand, Fingern etc. – zunächst mit langsamer Bewegungsgeschwindigkeit und geringem Bewegungsraum – erfühlen können. Der phasische Gegenspieler wird dabei in einen Stretch geführt (Dehnung der phasischen Muskelspindeln) und mittels federnder Impulse aktiviert, was wiederum seine spätere Kontraktion erleichtert.

Um die Durchblutung, den Stoffwechsel bzw. die physiologische Innervation anzuregen, wird diese Position eine gewisse Zeit (10, 20 s bis 1 min) gehalten. Dabei übt die Therapeutin in Abb. 5.3 einen leichten Druck über den Ellbogen nach kranial aus (Abb. 5.3b, A, kleiner Pfeil), sodass der Humeruskopf in die Gelenkpfanne gleitet (= Sicherung SG). Darauf aufbauend hält nun die Betroffene in dieser Stellung mehrmals einem mehr oder weniger leichtem Druck (ca. 5–7 s) entgegen (isometrische Aktivität des phasischen Muskels; Abb. 5.3b, B, langer Pfeil). Im Zuge wiedergewonnener physiologischer Spannungszustände und muskulärer Adaption wird nun die Extremität passiv-assistiv Schritt für Schritt aus der Kontraktionsrichtung geführt. Phasische Muskeln neigen bei andauernder neuromuskulärer Innervation recht schnell zur Atrophie. Gelingt jedoch eine entsprechende funktionelle Aktivierung, kann die physiologische Aktivität der phasischen Muskeln die pathologische Anspan-

5

nung des tonischen Gegenspielers reduzieren (Hemmung durch Bahnung!). Mit zunehmender Stabilität reduziert sich die therapeutische Unterstützung, und die Betroffene führt langsam ihren Ellbogen nach dorsal (isotonische Bewegungsausführung am proximalen Gelenkpartner, ◘ Abb. 5.3b, C). Aufbauend auf den proximalen Verbesserungen wechselt die Therapeutin zum distalen Gelenkpartner, wobei sie ähnlich vorgeht, d. h. zunächst isometrisch-stabilisierende Anforderungen (◘ Abb. 5.3b, D), worauf isotonische, möglichst eigenaktive Bewegungen folgen. Eine physiologische Bewegungswiederholung mit geschlossenen Augen unterstützt die sensible Verarbeitung (s. ► Kap. 2, Somatosensibilität), wohingegen die Blickrichtung auf Alltagsgegenstände (neuronale Interpretation) sowie das Hantieren damit den Transfer in den Alltag darstellen.

> **► Beispiel**

Selbsterfahrung Wir stellen uns auf unser linkes (rechtes) Bein und führen 5-mal das rechte (linke) Knie zur linken (rechten) Hand (Steigerung: Ellbogen) und wieder zurück, ohne jedoch den Boden zu berühren! Nun wiederholen wir die Bewegung mit geschlossen Augen. Das Schließen der Augen hemmt die Sensorik (= Ausführung wird deutlich schwerer) und steigert die sensible Verarbeitung. Gelingt es (evtl. mit einiger Übung?), so wird die weitere Wiederholung, wieder mit offenen Augen, i. d. R. leichter als beim allerersten Versuch. ◄

Die Therapeutin erfühlt die Eigenanteile und wiederholt diese aufbauend, sodass das ZNS (► Abschn. 3.5.5, „Lernen motorischer Verhaltensweisen") immer wieder erfährt, wie sich die „normale Bewegung" anfühlt!

Mit kleineren Einschränkungen ist diese Bewegungsbahnung im Prinzip bei allen Gelenkpartnern möglich, wobei möglichst früh ein Alltagstransfer mit einfließen sollte (s. Fallbeispiele, ► Kap. 1, 8, 11). Das heißt, die Bewegung sollte nicht mehr um der Bewegung willen, sondern vielmehr als Betätigung im Alltag ausgeführt werden!

> **Roter Faden**

Die Bewegung sollte sich für den Therapeuten leicht und geschmeidig anfühlen, nur dann ist sie auch leicht und geschmeidig für den Betroffenen.

Gelingt eine harmonische passive Bewegungsausführung, erfolgen z. B. isometrische Streckaktivitäten (Druck in der Stellung halten), isotonisch-konzentrische Aktivitäten (Extremität langsam aus der Stellung herausführen, Ellbogenextension, Schulteraußenrotation etc.), bzw. die Extremität wird isotonisch-exzentrisch bremsend wieder in die Stellung zurückgeführt. Mit zunehmender Kompetenz erfolgt der passiv-assistive bzw. aktive Übergang in den räumlich-zeitlich koordinierten

Bewegungsraum (evtl. Wiederholung mit geschlossenen Augen), um letztendlich mit Alltagsgegenständen zu hantieren.

5.1.3.9 Hemiplegie/Hemiparese

Die Hemiplegie (Spastizität/Hypotonie) geht mit einer pathologisch veränderten, lang anhaltenden **neuromuskulären Dysbalance** einher. Unmittelbar nach der sogenannten Schockphase, die i. d. R. von einer Hypotonie geprägt ist, kann häufig eine erhöhte Aktivität der FT-Fasern auch in den Extremitäten der „**gesunden**" Körperseite gemessen werden. Sie wird z. B. durch Stress, Unsicherheiten, Angst, zu frühe und erschwerte Aktivität etc. ausgelöst. Auf der **betroffenen** Körperseite kann eine permanente Überbelastung der FT-Fasern (wegen der begrenzten Ausdauer) zu einer Reduktion bzw. Umwandlung der FT-Fasern zu ST-Fasern führen (v. a. in den tonisch geprägten Muskelgruppen), was wiederum zu Verspannungen und Kontrakturen der tonischen Muskulatur (z. B. der Beugemuskulatur des Arms) sowie zur Atrophie der phasischen Muskelgruppen (z. B. der Armstrecker) führen kann (reziproke Hemmung).

5.1.3.10 Spastizität

Spastik wird entsprechend den betroffenen Muskelfasern in tonische und phasische Spastik unterteilt:
- **Tonische** Spastik neigt zu Verkürzungen/Kontrakturen.
- **Phasische** Spastik zeigt sich durch übersteigerte Reflexaktivität, Klonus und Massenbewegungen.

Döderlein (2008) beschreibt die Auswirkungen einer muskulären Dysbalance (► Abschn. 5.1.3) in Bezug auf die infantile Zerebralparese: Die anfängliche Spastizität geht in eine Muskelverkürzung (Kontraktur) über. Dabei führt die erhöhte pathologische Aktivität zu kürzeren, steiferen Muskelfasern, die mit einer eingeschränkten Mobilität einhergehen. Betroffen sind v. a. die tonischen Muskelfasern der mehrgelenkigen Muskeln (z. B. die Ischiokruralen). Im weiteren zeitlichen Verlauf dominieren die Kontrakturen. Zu berücksichtigen ist hierbei, dass sich die jeweiligen Antagonisten (meist phasische Muskelfasern) verlängern und atrophieren (reziproke Hemmung). Deetjen et al. (2005) sprechen bei Erkrankungen des ZNS wie der Spastik von einer reflektorischen Muskelaktivität auf Bewegung (erhöhte Reflexaktivität). Die Längenzunahme (Dehnung) wird mit einer **phasischen** und einer **tonischen Komponente** beantwortet:
- Die **phasische** Komponente ist eine kurze, aber starke Reaktion.
- Die **tonische** Komponente ist weniger stark, hält jedoch länger an!

Gelingt es, die pathologische Anspannung auf ein tonisches Grundniveau zu reduzieren, was wir durch eine leichte, harmonische Fazilitation der entsprechenden

Strukturen erfühlen, unterstützt dieser Zustand den **Stoffwechsel** der entsprechenden Strukturen sowie die kontrollierte **(Re-)Aktivierung physiologischer** tonischer und phasischer **Muskelaktivität**.

5.1.3.11 Muskuläre Dysbalance – Arthrose

Wie jedes Gewebe unterliegt auch das Binde- und Stützgewebe ständigen Reifungs- und Alterungsprozessen (Tittel 2016). Arthrose zählt zu den häufigsten Erkrankungen des Stütz- und Bewegungsapparates. Neben einer genetischen Komponente (schwaches Bindegewebe) steht jedoch eine Abnutzung durch Überbeanspruchung deutlich stärker im Vordergrund. Gelenkknorpel sorgt für eine „reibungsfreie" Bewegung im Gelenk, wobei die Arthrose nahezu nie in der Gelenkinnenfläche entsteht, da hier der Knorpelanteil am dicksten ist, sondern vielmehr an den Außenkanten des Gelenkes. Bei einer muskulären Dyskoordination und der damit verbundenen Überlastung ist eine Arthrose quasi vorprogrammiert.

Für den physiologischen, aufrechten Stand/Gang brauchen wir das Lot zwischen Ohr (Kopf), Schulter, Becken und Fuß! Dabei bildet das Becken das stabile Fundament unserer WS, und wenn dabei etwas „schief" läuft (mangelnde ventrale Verankerung = Beckenretraktion), überträgt sich dies sowohl kranial als auch kaudal auf die kinematischen Ketten! Luci (Affenmensch, 30 Jahre?) wurde nicht ganz so alt wie der Homo sapiens (120 Jahre?). Für ihr Alter war das Becken in flektierter Stellung sowie im Passgang akzeptabel. Fällt jedoch der Körper des modernen Menschen aus dem aufrechten Lot, so führt dies mit zunehmendem Alter (degenerativ) zu einem stärkeren Verschleiß der tragenden Gelenke. Arthrosen (nicht nur) des Hemiplegikers sind die Knie- und Hüftarthrose = Coxarthrose.

■ **Coxarthrose**

Ein Verlust muskulärer Beckenstabilität = Dyskoordination (s. z. B. M. gluteus medius, ◨ Abb. 3.12c1–. 2) und die damit i. d. R. verbundene Beckenretraktion führen unweigerlich zu einer erhöhten skelettalen Belastung und zum Verschleiß der Gelenksflächen (Hüfte und Knie). Der schützende Knorpel wiederum ist gefäßfrei und wird mittels Diffusion (Druck) ernährt, d. h. durch Bewegung. Schmerzen führen jedoch zur Immobilität = Circulus vitiosus!

Beschreibend für die degenerative Veränderung des Hüftgelenks sind:
- Leistenschmerzen,
- Steifigkeitsgefühl (v. a. nach längeren Ruhephasen),
- Anlauf- und Belastungsschmerzen,
- zunehmende Flexionskontraktur (Schutz- bzw. Schonhaltung),
- Beschwerden v. a. im Standbein/Belastung,
- Bauchlage (Hüftextension) schmerzhaft und
- v. a. zu Beginn ein wellenförmiger Wechsel zwischen akut schmerzhaften und schmerzfreien Phasen.

Beschwerden wie Schmerzen und Bewegungsbeeinträchtigungen lassen sich durch klassische Maßnahmen wie z. B. Nahrungsergänzungsmittel, Medikamente etc. z. T. noch beheben. Wichtig ist jedoch ein frühzeitiger Therapiebeginn, um das Fortschreiten der Erkrankung zu verlangsamen. Während wir orthopädisch direkt am Gelenk bzw. den schmerzhaften Strukturen arbeiten, müssen wir beim neurologisch Betroffenen den Grund der Fehlstellung beheben, d. h. am ZNS ansetzen. Je besser wir das Körperlot (s. ► Abschn. 5.1.4), d. h. die physiologische Muskelkoordination reaktiveren, desto leichter die Bewegung und geringer der Verschleiß der Gelenke.[3]

5.1.4 Muskuloskelettale Aufrichtung und Lotverlust der WS

Sowohl postnatal ontogenetisch (◨ Abb. 3.6a1–3) als auch phylogenetisch (◨ Abb. 5.3c) entwickelten sich die 3 Kurven der WS mit dem stabilen Becken und Lendenlordose, der verbindenden Brustkyphose sowie der für die Exploration des Kopfes „frei" werdenden HWS-Lordose. Erst die 3 Kurven der aufgerichteten WS ermöglichen eine Rotation (oberer gegen unterer Rumpf) und eine 10fache Belastbarkeit bei gleicher muskulärer Anspannung (Wottke 2004; ◨ Abb. 5.3d, N = Kurven, R = Belastbarkeit). Die BWS unterteil sich funktionell in 3 Bereiche: einen unteren Bereich (Th8–Th12), der an die stabilisierende LWS gekoppelt ist, einen mittleren Bereich (Th4–Th8), der als Punctum fixum (Flexion und Extension – Th8 und Lateralflexion und Rotation – etwa Th6, s. ◨ Abb. 5.3e1–2) den unteren stabilisierenden Rumpf (Becken) zum oberen dynamischen Rumpf (Schultergürtel) trennt, sowie in einen kranialen Anteil (Th1–Th7), der an die Bewegungen der HWS gekoppelt ist (Strecck et al 2017).

Neben der Abnahme der Muskelmasse geht mit zunehmendem Alter (s. ► Abschn. 5.1.5) auch die neuronale (phasische) Innervation verloren, die Nervenleitgeschwindigkeit um etwa 10–15 %, die Nervenfasern um etwa 30 % (Bachl et al 2006). Vor allem bei (lebenslanger) körperlicher Immobilität vollzieht sich dieser Prozess noch rascher = „Verlust des Körperlots", was wir häufig am flektierten Sitz-, Stand- und Gangbild (Passgang) in der Geriatrie sehen. Bei einer neurologischen Schädigung zeigen sich diese degenerativen Prozesse meist noch rascher!

---

3   In eigener Sache: Bei der Behandlung neurologischer Patienten (Apoplex/GBS etc.) mit Knie- und Hüftprothesen (v. a. mit Hüft-TEP) gestaltet sich die sensible Reaktivierung und entsprechende Belastung besagter Strukturen deutlich schwerer als bei Betroffenen ohne Prothesen.

5

Roter Faden

Bei flektierter BWS (Rundrücken) verhält sich die WS-Rotation gleichsinnig zu allen Abschnitten. Eine Lateralflexion rechts (Frontalebene) führt zur Rotation (Transversalebene) nach rechts (und umgekehrt). Zudem bedingt eine verstärkte Brustkyphose die Protraktion SG/Abduktion Skapula = Passgang, der Armschwung beim Gehen geht verloren etc.

Bei im Lot aufgerichteter WS (= 3 physiologische Krümmungen) entspricht die Rotation Th1–Th4 der HWS und Th8–Th12 der LWS. Die Lateralflexion geschieht gegenläufig zur Rotation = Rotation oberer gegen unteren Rumpf (Streeck 2017) = Rotationsgang, Armschwung beim Gehen etc.

Die muskuläre Dyskoordination der Beckenaufrichtung (Rundrücken) durch eine zu starke dorsale Fixierung (s. ◘ Abb. 5.3f1) und/oder durch eine fehlende ventrale Verankerung führt zur Verspannung von Th1–Th4 (Hyperkyphose) und fortführend zur HWS-Hyperlordose. In ◘ Abb. 3.7a sind Beispiele für die Beckenaufrichtung, in ◘ Abb. 3.7b, d Beispiele zur Mobilisation der v. a. oberen BWS und in ◘ Abb. 3.7e–h Beispiele zur Lotverbesserung beschrieben.

5.1.5 Neuromuskuläre Innervation im Alter

„Alle Körperteile, die eine Funktion besitzen und genutzt werden, entwickeln sich gesund und altern langsamer, sofern sie gebraucht und geübt werden. Werden sie nicht genutzt, so werden sie träge, neigen zu Krankheit, wachsen fehlerhaft und altern schneller" (Hippokrates, ca. 400 v. Chr.).

Die Gesetzmäßigkeit zwischen Form und Funktion zeigt sich besonders bei der Muskulatur, welche bei Nichtinanspruchnahme atrophiert (Bachl 2006). Die phasische, harmonische Bewegungsinnervation vollzieht sich mit der Hirnreifung bis zum 20.–22. Lebensjahr (◘ Abb. 1.1). In der 3. Lebensdekade (ca. 21.–30. Lebensjahr) erreichen wir unsere muskuläre Höchstform. Phasische, rasche, kraftvolle Bewegungsabläufe werden möglich. Mit zunehmendem Alter (> 30 Jahre) gehen ca. 200.000 Neurone pro Tag zugrunde, und die Bewegungen verlieren v. a. an phasischer Innervation und Muskelmasse (v. a. bei Bewegungsmangel). Das heißt, Schnellkraft, Harmonie, Ökonomie und Leichtigkeit gehen verloren[4]. Hingegen

sind bei entsprechendem Training tonische Ausdauersportarten wie Joggen und Radfahren bis ins hohe Alter möglich. Körperliche Innaktivität stellt den entscheidenden Risikofaktor für Gesundheit und Leistungsfähigkeit dar. Dies führt v. a. in der unteren Extremität in kürzester Zeit zur Denervation (Rückgang der α-Motoneurone) und zur Abnahme der Muskelmasse und Kraft um mehr als 30–40 % (Tittel 2016).

Der untrainierte Mann (70 kg) bzw. die untrainierte Frau (65 kg) besitzt in der 3. Lebensdekade etwa 40 kg bzw. 37 kg Muskelmasse (MM). Im Alter zwischen dem 30. und 50. Lebensjahr verlieren sie etwa 4 % der MM pro Dekade, ab dem 60. Lebensjahr bis zu 10 % pro Dekade (Tittel 2016).

Das heißt, der untrainierte 60- bis 70-Jährige besitzt etwa noch drei Viertel seiner ehemaligen Muskelmasse. Dies begünstigt wiederum den skelettalen Lotverlust (s. oben, ► Abschn. 5.1.4), was die Bewegung bzw. Belastung um bis um das 10fache erschweren kann! Folgen sind (Tittel 2016):

- kürzer werdende Schrittamplitude und Gehgeschwindigkeit (50.–60. Lebensjahr: 1,5 m/s; 70.–80. Lebensjahr: 1,2 m/s),
- Einschränkung der Rumpfaufrichtung, -beweglichkeit und -rotation und
- Zunahme der Nackenverspannung und Verkürzung der Ischiokruralen.

■ **Bewegung ist Leben und Leben ist Bewegung**

Bewegung ist der wichtigste Motor für Herz, Kreislauf, Sauerstoffaufnahme und Stoffwechsel, d. h. für alle lebensnotwendigen Vorgänge in unserem Körper – v. a. wenn es darum geht, „gesund" alt zu werden (Bachl 2006). Der Trend, in jungen Jahren für evtl. Einschränkungen im Alter vorzuplanen, z. B. mit altersgerechter Wohnraumgestaltung ohne Treppe, sollte überdacht werden. Das Benutzen der Treppe aktiviert, dehnt und mobilisiert alle Muskelgruppen/Gelenke, die zum Gehen notwendig sind, und kann bis ins hohe Alter genutzt werden. Man erhält automatisch ein tägliches Training seiner zur Mobilität notwendigen Muskulatur! Zudem kann im Bedarfsfall ein Treppenlift die kostengünstigere Alternative als der Umzug in eine neue Wohnung darstellen.

Ebenso sollte man den Einsatz interaktiver Sprachassistenten wie Google Home, Alexa etc. abwägen! Auch wenn diese Technik für bewegungseingeschränkte Menschen einen unsagbaren Gewinn darstellt, gibt es eine zweite Seite der Medaille! Weniger Bewegung = geringerer Stoffwechsel = reduzierter Kalorienverbrauch. Eine Reduktion von 120 kcal täglich (etwa 1 Joghurt) bewirkt im Schnitt eine Gewichtszunahme von 3,5 kg Fett pro Jahr (Bachl 2006). Auf die Jahrzehnte gerechnet unterstützt der Bewegungsmangel den stetigen Abbau der Muskelmasse und die Gewichtszunahme!

---

4   Fußballregeln des DFB: Altersklasse Senioren A: Spieler, die in dem Kalenderjahr, in dem das Spieljahr beginnt, das 32. Lebensjahr vollenden oder älter sind!

5.1.5.1 Therapiebeispiel

In ◘ Abb. 5.3f sehen wir den 81-jährigen Herrn B., bei dem neben einer Hemiparese rechts auch parkinsontypische Bewegungsstörungen bestehen. Es besteht eine hochgradige Anspannung, z. T. Verhärtung der Nackenmuskulatur (◘ Abb. 5.3f1). Im SV, palpiert an der distalen Unter- bzw. Außenseite der Oberschenkel (◘ Abb. 5.3f2, Ansatzsehne des M. biceps femoris), zeigt sich eine rechts dominierende deutliche Anspannung der Ischiokruralen (◘ Abb. 5.3f2), was einerseits die Beckenaufrichtung (LWS-Lordose) verunmöglicht und andererseits die Vorlage des Oberkörpers, z. B. für den Transfer zum Stand, erschwert.

Im geriatrischen Bereich ist es eher die Regel statt der Ausnahme, dass ein verspannter Nacken zu einer Verkürzung der dorsalen Kette, d. h. zu einer Verspannung der Ischiokruralen (Wade, Supination und Spitzfuß) führt. Die Ischiokruralen sind sehr lange, v. a. tonische Skelettmuskeln (Hüftstrecker) und somit prädestiniert, im Alter und bei Bewegungsmangel zu verkürzen. Man kann dies erfühlen, wenn wir versuchen, im Stand und mit gestreckten Knien mit unseren Händen/Fingerspitzen unsere Zehen zu berühren. Somit geht auch eine Verspannung der Ischiokruralen mit einer Anspannung der Nackenmuskulatur einher (HWS-Hyperlordose), was beides die BWS in der Hyperkyphose fixiert.

Folgen sind:

- zunehmende Immobilität und Anspannung von Nacken- und Körpermuskultur (Circulus vitiosus!),
- keine Becken- bzw. Rumpfaufrichtung und fehlende Vorverlagerung des Oberkörpers,
- innenrotierte Schultergelenke und eingeschränkte Elevation der Arme,
- eingeschränkte Sensibilität/Körpergefühl.

Bei Herrn B. treffen „typisch" geriatrische Faktoren der Bewegungseinschränkung zusammen. Mit seinem Alter besitzt er nur noch etwas mehr als die Hälfte seiner ehemaligen MM. Die Steifigkeit im Nacken/Rücken/Ischiokruralen führt zum Lotverlust (BWS-Hyperkyphose), und seine neurologischen Beeinträchtigungen erschweren zudem seinen Alltag. Daher versuchen wir, den Alltag zu integrieren, um der Symptomatik entgegenzuwirken – mit jeder Rumpfaufrichtung, Bewegungserweiterung und/oder Lockerung erleichtern wir den Alltag.

In ◘ Abb. 5.3g tätigt Herr B. vor dem Frühstück ein kleines Übungsprogramm (s. 67090_4_De_8_MOESM3_ESM). Er stützt sich mit dem Ellbogen auf den Tisch (◘ Abb. 5.3g1). Der ventrale Stütz aktiviert die ventrale Kette und lockert den Nacken, was die Exploration des Kopfes erleichtert. Da Schwierigkeiten mit der Bewegungsinitiierung bestehen, wird die „Anleitung Sitzmobilisation bei Hemiparese rechts mit hypertoner Grundsymptomatik I und II" mit den jeweiligen Schritten (1–5) mittels einer Klarsichtfolie vor ihm im Gesichtsfeld platziert. Dieses Übungsblatt für zu Hause finden Sie als Download „04_Anleitung_Sitzmobilisation_HPre_hyperton.pptx" unter https://doi.org/10.1007/E-book-Isbn978-3-662-62292-6_5.

1. Herr B. fixiert mit (relativ) lockerem Nacken einen Punkt und dreht 3-mal seinen Kopf nach rechts und links (◘ Abb. 5.3g1, Kopfrotation gegen die Augen).
2. Nun überschlägt er sein linkes Bein über das rechte und spannt beide Beine für ca. 10 s (er nutzt die Zeiger einer Uhr oder zählt langsam von 10 zurück) gegeneinander an = Spannung der Kniestrecker und Fußheber rechts hemmt reziprok die dorsale Verspannung. Nun lockert er die Anspannung der Beine und schiebt mittels Oberkörper die Arme/Hände auf dem Tisch weiter nach vorn (◘ Abb. 5.3f2) bis zur Dehnungsstufe 2–3 der gestreckten Ischiokruralen (bei Schmerzskala 1–6, evtl. Markierungen auf der Tischdecke?); auch dies wiederholt er 3(4)-mal.
3. Bei einer beidseitigen Verspannung der Ischiokruralen (häufig bei IPS) wechseln die Beine, sodass dann auch das linke untere Bein (= dorsale Detonisierung) für ca. 10 s gegen das rechte obere (= phasische Aktivierung der Ischiokruralen) drückt. Es folgt die weitere Vorlage des Oberköpers auf dem Tisch (= tonische Dehnung).
4. In ◘ Abb. 5.3f3 führt Herr B. seinen Oberkörper wieder etwas zurück und versucht, mittels Becken- und Rumpfaufrichtung (Th8) sein Körperlot sagittal zu verbessern (3-/4-mal schmerzfrei wiederholen).
5. Nun verlagert er frontal sein Körpergewicht auf die linke (rechte) Gesäßhälfte und hebt seinen rechten (linken) Po leicht (Th6) an, ohne die Schultern anzuspannen (s. Rumpfstellreaktionen). Alternierend jeweils 3-mal wiederholen.
6. Mit stabilerem Becken (WS) und Blickfixation rotiert Herr B. mit den Händen auf dem Tisch transversal 3-mal möglichst weit nach rechts in die Mitte und nach links (Rumpfrotation (Th6) gegen Becken und Kopf).

Je besser die WS aufgerichtet bzw. ins Lot geführt wird (◘ Abb. 3.7), desto leichter fallen die Schritte und umgekehrt: Je detonisierter die dorsale Kette und aktiver die ventrale, desto besser kann die WS ins Lot geführt, d. h. physiologisch aufgerichtet werden (vs. Circulus vitiosus). Die jeweiligen Schritte sollten stufenweise eingeübt werden (evtl. zu Beginn nur die Schritte 1–3). Mit einer gewissen Routine und Bewegungsgewinn können dann die Schritte 4 und 5 (und insgesamt) erweitert werden. Schritt 1 und 2 erleichtern u. a. den Transfer zum Stand, Schritt 3 und 4 die Rumpfaufrichtung und Gelichgewichts- bzw. Schutzreaktionen, Schritt 5 den Rotationsgang.

5

5.1.6 Arbeitsformen der Muskulatur

Bei der **statischen Haltearbeit** muss die Muskulatur ebenso viel Kraft aufbringen, wie auf sie einwirkt, wobei sich die Muskelenden **nicht** annähern. Man spricht von der „isometrischen Kontraktion". Da trotz eines z. T. großen Kraftaufwands kein Weg zurückgelegt wird, erfolgt eine mechanische Beeinträchtigung der Durchblutung, weshalb diese Arbeitsform energetisch **anspruchsvoll** ist und **rasch ermüdend** ausfallen kann.

Ihr gegenüber steht eine **dynamische Arbeitsweise**, bei der eine **Längenveränderung** stattfindet (Appell 2008). Geschieht dies ohne Kräfteänderung, spricht man von „isotonischer Muskelkontraktion". Bei der **dynamischen Muskelkontraktion** unterscheiden wir **konzentrische** und **exzentrische Muskelkontraktion**.

5.1.6.1 Konzentrische und exzentrische Muskelkontraktion

Die **konzentrische Muskelkontraktion** bewirkt einen der Kraft bzw. Schwerkraft entgegengesetzten Spannungsaufbau. Bei der konzentrischen Aktivität ziehen sich Ansatz und Ursprung des Muskels zusammen: Der **Muskel verkürzt sich**. Beispielsweise beim Transfer vom **Sitz zum Stand** arbeiten die Extensoren im Sprung- (Plantarflexoren), Knie- und Hüftgelenk sowie die Rückenextensoren **agonistisch gegen die Schwerkraft**.

Bei der **exzentrischen Muskelkontraktion** wirkt die Muskelanspannung bremsend zur Kraft bzw. Schwerkraft. Durch die exzentrische Aktivität rücken Ansatz und Ursprung auseinander: Der **Muskel verlängert sich**. Beim Transferwechsel vom Stand zum Sitz arbeiten die Extensoren im Sprung- (Plantarflexoren), Knie- und Hüftgelenk sowie die Rückenextensoren **agonistisch bremsend zur Schwerkraft**, damit sich der Positionswechsel langsam und harmonisch gestaltet.

Um den Widerstand zu kontrollieren, rekrutiert das ZNS bei der exzentrischen Kontraktion ca. 20 % weniger motorische Einheiten (neuromuskuläre Aktivität) als bei einer konzentrischen Kontraktion (Appell 2008). Dadurch fällt dem Patienten die exzentrische Bewegung häufig leichter als die konzentrische.

> **Wichtig**
> Bewegungen **gegen** die Schwerkraft oder gegen einen äußeren Widerstand erfordern **konzentrische Muskelkontraktion**. Bewegungen, die **zur** Schwerkraft oder gegen den Widerstand **bremsend** ausgeführt werden, benötigen **exzentrische Muskelarbeit**.

> ▶ **Beispiel**
>
> **Selbsterfahrung** Sie heben mit den nahezu ausgestreckten Armen im Stand einen vollen Getränkekasten von einem Stuhl, bis die größtmögliche Flexion in den Ellbogengelenken erreicht wird. Danach stellen Sie den Getränkekasten wieder langsam zurück. Das Anheben

gegen die Schwerkraft geschieht durch eine konzentrische Aktivität der Armbeuger, das Zurückstellen durch eine exzentrische Aktivität. Beide Bewegungsabläufe (auch die augenscheinliche Ellbogenextension) wurden durch eine agonistische Aktivität der Armbeuger ausgeführt. Im Stand geht man mit seinem Oberkörper nach vorn und unten, bis unsere Fingerspitzen (möglichst nahe) die Zehen berühren und wieder zurück. Die Vorwärtsbewegung (Hüftflexion) des Oberkörpers wird durch eine agonistisch exzentrische Verlängerung der Hüftextensoren und der ischiokruralen Muskeln (was man durch das Ziehen in der Kniekehle spürt) ausgeführt. Der Rückweg erfolgt durch ihre agonistisch konzentrische Verkürzung. ◀

5.1.6.2 Praxis

> **Wichtig**
> Einem hemiplegischen Patienten fällt häufig eine exzentrische Aktivität leichter als eine konzentrische.

> ▶ **Beispiel**
>
> Beim **Aufstehen** (konzentrisch) verlässt der Patient seine Unterstützungsfläche (USF), den Stuhl, und bewegt sich in den freien Raum. Er gibt seine sichere USF auf, wird unsicher und muss einen höheren Haltungstonus für den Transfer aufbauen. Das Auftreten einer assoziierten Reaktion (Spastik) wird wahrscheinlicher. Der Patient kompensiert über die weniger betroffene Seite und verhindert (hemmt) dadurch die physiologische Aktivität der betroffenen Seite Der Positionswechsel ist stets eine höhere neuromuskuläre Anforderung als die Einnahme der Position selbst. Daher treten abnorme Bewegungsmuster unter Aktivität deutlicher zum Vorschein. Kann die Ausgangsposition nicht symmetrisch eingenommen werden (▶ Abschn. 5.3.1, „Grundstellungen"), wird auch der Positionswechsel entsprechend erschwert bzw. verhindert. Beim langsamen **Hinsetzen** (exzentrisch) bewegt sich der Patient zur USF hin. Er wird sicherer, bewegt sich aus dem Extensorenmuster (untere Extremität) heraus und benötigt für den Bewegungsablauf eine geringere neuromuskuläre Aktivität. Die physiologische Bewegungsausführung wird wahrscheinlicher. Beide Bewegungsabläufe wurden durch die agonistische Aktivität der gleichen Muskelgruppen ausgeführt, konzentrisch beim Aufstehen und exzentrisch beim Hinsetzen. Fordert man den Patienten auf, seinen **betroffenen Arm konzentrisch zu heben** (◘ Abb. 8.11, 1. Phase) und fehlt ihm dabei das Potenzial für eine physiologische Ausführung (hyper- oder hypoton, z. B. fehlende Skapulastabilität), kompensiert er dies durch die Schultergürtelmuskulatur (2. Phase) bzw. durch die kontralaterale Rumpfmuskulatur (3. Phase). Er aktiviert dabei Muskelgruppen, die ihm derzeit zur Verfügung stehen. Dabei werden normale Bewegungsmuster durch stereotype Massenbewegungen (abnorme Bewegungsmuster) kompensiert. Beim Heben

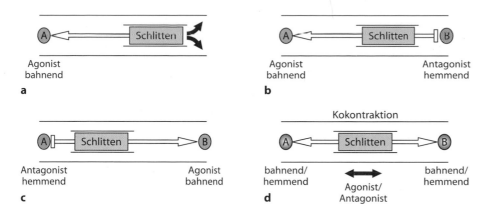

Abb. 5.4 **a–d** Konzentrische und exzentrische Muskelkontraktion **a** Zieht jemand (Agonist, A) einen schweren Schlitten schnell über das Eis, wird er aus seiner Spur ausbrechen. **b** Um dies zu verhindern, wirkt ein Bremser oder Begleiter (Antagonist, B) bremsend auf die Zugrichtung ein. Dabei bestimmt der Agonist A (hemmend, reaktiv) die Aktivität des Antagonisten B, und zwar genau in dem Maße, dass der Schlitten in der Spur bleibt bzw. die Bewegung harmonisch ausgeführt wird (reziproke Hemmung). **c** Wechselt die Zugrichtung, wechselt das Agonisten-Antagonisten-Verhältnis A–B (reziproke Innervation). **d** Um den Schlitten stabilisierend zu halten, müssen beide Muskeln tätig werden (Kokontraktion, reziproke Innervation auf hohem Tonusniveau). Wird der Schlitten in Zugrichtung A einen Berg hochgezogen (entgegen der Schwerkraft), arbeitet A agonistisch-konzentrisch, wird er bremsend den gleichen Berg heruntergelassen (bremsend zur Schwerkraft), arbeitet A agonistisch-exzentrisch (Entsprechendes gilt für B in Zugrichtung B)

des Arms zieht die obere Extremität häufig in ein komplettes Flexionsmuster. Bringt der Therapeut dagegen den **gestreckten** Arm des Patienten in eine 90°-Abduktions- oder Flexionsstellung und fordert nun den Patienten auf, seinen ausgestreckten Arm langsam zur Nullstellung zu senken, erfolgt die Bewegung exzentrisch. Die exzentrische Bewegung fällt dem Patienten oft leichter, da sie aus dem Flexionsmuster herausführt und dennoch die gleichen Muskeln agonistisch, wie beim Heben des Arms (konzentrisch), tätig sind. ◄

> **Wichtig**
> Durch einen exzentrischen Bewegungsablauf kann man die Qualität der konzentrischen Bewegung verbessern und umgekehrt.

Abb. 5.4a–d veranschaulicht die konzentrische und exzentrische Muskelkontraktion an einem einfachen Beispiel.

5.1.7 Wirkungsweisen von Muskelketten

Aufgrund supraspinaler Bewegungsprogramme werden zusammenspielende Muskelgruppen als Muskelschlingen (Tittel 2016) oder Muskelketten beschrieben.[5] Sie bestehen aus Muskeln und Gelenken, die über Faszien strukturell und funktionell miteinander in Verbindung

stehen. Es gibt sagittale (ventral/dorsal), frontale (laterale) sowie transversale (spiralförmige) Muskelketten (s. ► Abschn. 5.2, „Bewegungsebenen"). Durch das reziproke Zusammenspiel zwischen sagittalen und frontalen Muskelketten erhalten wir die Stabilität für das Körperlot zum aufrechten Sitz/Stand; es bildet die Basis transversaler Muskelaktivität wie z. B. für den Rotationsgang. Je nach Körperausrichtung zur Unterstützungsfläche unterscheidet man dabei die offene und die geschlossene kinematische Kette (Klein-Vogelbach 2007).

■ **Offene kinematische Kette**
Die offene kinematische Kette dient eher der Mobilität/Bewegung. Wird ein distaler Körperabschnitt gegen die Schwerkraft im freien Raum bewegt oder positioniert. So kann dies konzentrisch, z. B. beim Heben des Arms, oder exzentrisch, z. B. beim Senken des Arms, geschehen. Dabei werden vor allem die Muskelgruppen an der Körperoberseite aktiviert. Hebt man z. B. seinen ausgestreckten Arm nach oben, braucht man bei der konzentrischen Aufwärtsbewegung und bei der exzentrischen (langsamen) Abwärtsbewegung die Muskelgruppen an der Armoberseite (Agonisten).

> **Wichtig**
> Bewegungen in der offenen Kette sind meist dynamisch beim Bewegen des Arms, können aber auch statisch (isometrisch) beim Halten des Arms in einer Position stattfinden.

■ **5.5 Geschlossene kinematische Kette**
Die geschlossene Kette dient eher der Statik. Sie bildet sich, wenn 2 oder mehr Teile des Körpers Bodenkontakt besitzen und der zwischen ihnen gelegene Teil des Kör-

---

5   Dies macht deutlich: Auch wenn wir aus didaktischen Gründen gewisse Haupteffektoren beschreiben, sprechen wir innerhalb der „normalen" Bewegung nicht mehr von einem Muskel, sondern von 652 Skelettmuskeln, die permanent und adaptiv, harmonisch, leicht und/oder kraftvoll zusammenwirken.

■ **Abb. 5.5**   **a,b** Geschlossene **(a)** und offene **(b)** Kette

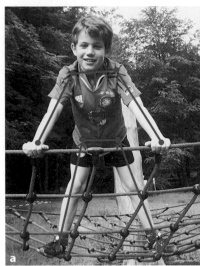
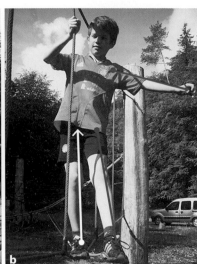

pers von der Basis weggehalten wird. Hierbei werden die Muskelgruppen an der Körperunterseite aktiviert, z. B. Brücke, Liegestütz etc. Ferner spricht man von der geschlossenen kinematischen Kette, wenn sich der Körper (Th5–8) in seinem Körperschwerpunkt befindet und sowohl die dorsalen als auch die ventralen Muskelketten in gleicher Weise aktiv sind (Kokontraktion), wie z. B. im Stand, oder während der Standbeinphase etc.

> **Wichtig**
> Bewegungen und Positionen in der geschlossenen kinematischen Kette werden in der Regel mit einer größeren Gewichtsbelastung (Haltearbeit) ausgeführt als Bewegungen in der offenen Kette.

Bei der **offenen Kette** wird ein Körperteil im freien Raum bewegt. Dabei **kontrahieren sich** vor allem die **Muskelgruppen an dessen Oberseite** (■ Abb. 5.5b). Die offene Kette ist meistens mit **dynamischen** Prozessen wie z. B. dem Hantieren mit Gegenständen oder der dynamischen Regulation des Gleichgewichts (► Abschn. 5.5.2, „Stellreaktionen") verbunden.

Bei der **geschlossenen Kette** berühren 2 oder mehrere Körperteile die Unterstützungsfläche. Hierbei werden vor allem die **Muskelgruppen an der Unterseite aktiv (a).** Die geschlossene Kette dient in der Regel **stabilisierenden** Bewegungs- und Haltungsprozessen, wie z. B. Haltungs- und Stützpositionen.

Therapierelevanz

In der Therapie geht es darum, den Patienten möglichst im Rahmen einer Aktivität so zu positionieren, dass die hypotonen Muskelgruppen oder die, die den Muskelgruppen mit einer pathologischen Tonuserhöhung entgegenwirken, eine **agonistische Aktivität** aus-

führen. Dies kann im Rahmen einer offenen Kette, was eher mit dynamischen Bewegungen einhergeht, oder in der geschlossenen Kette geschehen, was meist mit einer größeren Belastung im Sinne der Stabilität verbunden ist. Obwohl man **Bewegungen in der geschlossenen Kette** vor allem der unteren Extremität zuschreibt, sind Funktionsverbesserungen in der oberen Extremität, wie z. B. der Armstütz für die Stabilisierung des Schultergürtels, nicht zu unterschätzen. Die Bewegungen in der geschlossenen Kette werden mit einer größeren Belastung ausgeführt, wodurch bestimmte Mechanorezeptoren (► Abschn. 4.3.2, 2. SMRK, SA-Rezeptoren) sehr intensiv stimuliert werden. Dies erleichtert die Kontraktion der entsprechenden Muskulatur und verbessert neben der Gelenkstabilität die Muskelkraft, -leistung und -ausdauer, was wiederum die koordinativen und gleichgewichtsregulierenden Funktionen der Extremität steigert.

Ein **federnder, wechselnder Druck** kann die Muskelspindeln (► Abschn. 4.2.2, „Muskelspindeln") stimulieren und zum Aufbau oder zur Aktivierung der Muskelspannung beitragen (geschlossene Kette), während ein gleichmäßig anhaltender Druck eher auf die Nachhaltigkeit wirkt.

Während der Übungen ist stets auf die achsengerechte Ausführung (v. a. Schultergürtel/SG) zu achten, und Schmerzen sind absolut zu vermeiden. Die Anforderungen sind konditionell anspruchsvoll, zudem können je nach Zurückliegen der Beeinträchtigung z. T. atrophische Muskelzustände bestehen. Das Niveau sollte daher konditionell bedacht ausgewählt werden. Kleinere Pausen sowie der Wechsel zwischen statischen (isometrischen) und dynamischen (isotonischen) Amplituden können dies unterstützen.

Zu Therapiebeispielen mit kinematischen Ketten siehe ■ Abb. 5.6.

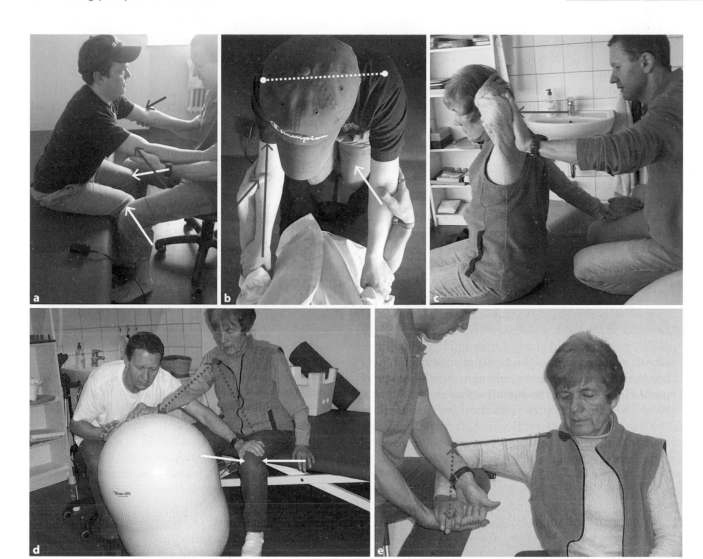

◻ **Abb. 5.6 a–e** Therapiebeispiele mit den kinematischen Muskelketten. Die Arbeit mit geschlossenen Ketten eignet sich v. a. zur Aktivierung stabilisierender Haltefunktionen. Beispielsweise übt der Therapeut (**a, b**) bei Herrn H. (Hemiparese rechts) einen Druck auf den linken Arm aus. Herr H., oder besser sein ZNS, muss automatisiert das stabilisierende isometrische Widerlager rechts aktivieren (dorsale Kette Schultergürtel [SG], u. a. Rhomboiden, Außenrotatoren etc.). Aufbauend kann der Druck auf den rechten Arm erfolgen, wobei Herr H. relativ bewusst mit seinem rechten Arm und der rechten Schulter das isometrische Gegengewicht schaffen muss. Gleiches gilt für die untere Extremität (dorsale Muskelkette Becken). Ein Druck auf das linke Knie aktiviert die Hüft- und Beinmuskulatur (Abduktoren) rechts (dorsale Kette Abduktoren, Hüfte, Becken). Als Steigerung können überkreuzte Anforderungen folgen. Beispielsweise übt der Therapeut gleichzeitig einen Druck auf den rechten Arm und das linke Knie aus (dorsale Kette zwischen rechtem Arm/rechter Schulter – Rücken – linkes Becken/Bein) sowie umgekehrt. Der Druck gegen den gestreckten rechten Arm/die gestreckte Schulter (**b** = Stützfunktionen) führt zur stabilisierenden, gegenläufigen, rotatorischen Verschraubung der Armmuskulatur (Strecker, Außenrotatoren etc.). Aufbauend kann Herr H. durch eine exzentrisch-isotonische Muskelaktivität dem Druck langsam, bremsend nachgeben (Bewegungsaktivität der Muskelgruppen aus dem spastischen Muster heraus – Hemmung durch Bahnung). In © befindet sich Frau H. (Hemiplegie rechts) in einer

außenrotatorischen Stützfunktion rechts und steigert dies durch das stabilisierende Widerlager gegen den Druck auf den linken Ellbogen (Vorsicht, dass die Haltearbeit nicht mit der Halsmuskulatur geleistet wird). Hierbei aktiviert sie die schräg verlaufende dorsale Kette (Muskelschlingen) zwischen linkem und rechtem Schultergürtel (M. trapezius/M. rhomboideus – M. serratus), Schultergelenk (Außenrotatoren, M. deltoideus etc.), Armstrecker etc. Auf den wechselnden Druck auf die Innenseite des linken Knies (**d**, ventral, schräg verlaufende Kette) reagiert Frau H. mit einer Anspannung der Adduktoren links, der schrägen Bauchmuskulatur und dem M. serratus anterior (rechts), wodurch sich das Schulterblatt (v. a. Angulus inferior) an den Thorax annähern kann. Auf den Druck von außen erfolgt eine Anspannung der Hüftabduktoren (dorsal, schräg verlaufende Kette), was über den Margo medialis der rechtsseitigen Skapula, Rotatorenmanschette, Armstrecker wirkt. Unterstützt wird dies durch die Vorverlagerung des Oberkörpers (Erweiterung der Schulterbewegung von proximal nach distal). In (**e**) bremst Frau H. langsam ihre Hand in Richtung Innenrotation, während die Außenrotatoren agonistisch-exzentrisch in der offenen Kette arbeiten. Ein Widerlager gegen die Ventralbewegung des Therapeutenknies („Bremsen Sie mit ihrem Ellbogen mein Knie") kann u. a. die physiologische Skapulafixierung (M. rhomboideus usw.) auf dem Thorax, der Rotatorenmanschette usw. verbessern. (Aus Klein-Vogelbach 2007)

5

5.1.8 Faszien

Als Faszie (lat.: fascia = Band, Bandage) wird ein Weichteilbereich des Bindegewebes beschrieben, das den ganzen Körper dreidimensional umhüllt und ein verbindendes Spannungsnetzwerk darstellt. Dadurch schützen die Faszien unsere Muskulatur, Gelenke, Nerven, Organe und Blutgefäße und ermöglichen zudem leichte, harmonische, aber auch kraftvolle Bewegungen unserer 652 Skelettmuskeln. Sie sind mit sympathischen Nervenendigungen durchsetzt, weshalb man ihnen eine reziproke vegetative Komponente zuschreibt. Das heißt, eine innere Entspanntheit senkt unsere Körperspannung, wobei Stress die Spannung der Faszien steigert. Ebenso führt aber auch eine Verklebung, Verfilzung = Spannung der Faszien zu physischem (und psychischem) Bewegungsstress.

Im jungen Alter sind Faszien flexibel und stabil. Der Wasseranteil ist hoch, die Fasern (kollagene und elastische) sind elastisch und widerstandsfähig. Mit zunehmendem Alter jedoch verändert sich ihr Stoffwechsel. Bewegungsverhalten, Ernährung und Stress kommen als Einflussfaktoren hinzu. Es kann v. a. bei Immobilität zu Verklebungen und Verfilzungen der Faszien kommen, woraus nicht selten weitere Bewegungseinschränkungen, Kraftlosigkeit, Instabilität und Schmerzen resultieren (Circulus vitiosus).

Als größte Faszie wird die Fascia thoracolumbalis, die große Rückenfaszie, beschrieben (◘ Abb. 3.12e2 und d2). Eine lang anhaltende gekrümmte Sitzhaltung (◘ Abb. 3.6b–i) neuromuskulärer Störungsbilder führt unweigerlich zu einer Verspannung. Zudem befinden sich Ursprungsgebiete des M. latissimus dorsi in diesem Bereich, wodurch eine Verspannung die Innenrotation im Schultergelenk (Hauptfunktion) verstärkt und reziprok der physiologischen LWS-Lordose (s. WS-Aufrichtung, Körperlot) entgegenwirkt. Beim Hemiplegiker verunmöglicht die dorsale, vom Nacken ausgehende „Extensionsfixation" (in flektierter Haltung) die physiologische Einleitung der Schwungbeinphase (◘ Abb. 3.13a4), worauf das Bein mittels Beckenhebung (s. oben, M. latissimus dorsi, ◘ Abb. 3.12e) nach vorn gehoben werden muss.

Roter Faden

Je verspannter die Rückenfaszie, desto verspannter der Körper. Im Prinzip besteht bei nahezu allen (nicht nur) neuromuskulären Störungsbildern ein gewisser „Dauerstress" (s. ◘ Abb. 3.6e–i). Eine Mobilisation/Aufrichtung der WS (= physische/psychische Stressbeseitigung) bildet somit die Grundlage der Bewegungsreaktivierung (◘ Abb. 3.7a–h und 4.13a). Zur physiologischen Beckenaufrichtung/Mobilisierung (stabilisierende LWS-Lordose) gilt es dabei, die über-

---

wiegend dorsalen Strecker (Pars descendens und Ischiokruralen) zu detonisieren und die ventralen Beuger/Verankerung (M. iliopsoas) phasisch zu aktivieren. Mit der Beckenaufrichtung mobilisieren wir die BWS-(Hyper-)Kyphose (Rundrücken) ab ca. Th8–Th10, um der Skapula (als Basis der Armmotorik) die Ab- und Adduktion, Elevation und Depression sowie die Rotation auf dem Thorax zu ermöglichen.

5.2 Bewegungsebenen

Um Bewegung im dreidimensionalen Raum zu beschreiben, unterteilt man den menschlichen Körper in Bewegungsebenen. Es werden **3 Hauptebenen** unterschieden (◘ Abb. 5.7, Klein-Vogelbach 2007):
- Sagittalebene,
- Frontalebene,
- Transversalebene.

5.2.1 Sagittalebene

Definition

Unter der Sagittalebene versteht man alle vertikalen Ebenen, die parallel zu einer Ebene durch die Sutura sagittalis (Schädellängsnaht) ausgerichtet sind.

Die mittlere Sagittalebene trennt den Körper in 2 gleich große Körperteile (rechten und linken Teil) und wird auch als **Median- oder Symmetrieebene** bezeichnet. In der Stand- und Sitzposition besteht eine vertikale Ausrichtung, in der Seitlage eine horizontale Ausrichtung der Sagittalebene.

> **Wichtig**
> Die Bewegungen innerhalb der Sagittalebene vollziehen sich zwischen **ventral und dorsal** sowie zwischen **kranial und kaudal.**

▶ **Beispiel**

Wird der Arm aus der anatomischen Nullstellung in die Flexion (Anteversion) und Elevation gebracht, vollzieht sich die Bewegung innerhalb der **Sagittalebene**. Die Flexionsbewegung geschieht über die frontotransversale Bewegungsachse. ◀

5.2.1.1 Praxis

Die Rumpfaufrichtung (Rumpfextension, Sagittalebene) bildet die Voraussetzung für den Übergang zur Frontalebene (s. Kopf- und Rumpfstellreaktionen, ◘ Abb. 5.10b,c), diese wiederum für die Erschließung der

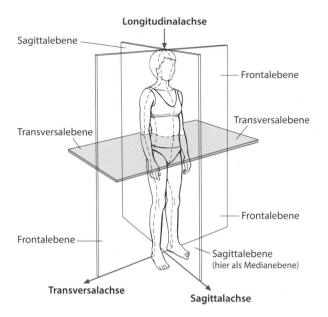

Longitudinalachse

Sagittalebene

Frontalebene

Transversalebene

Transversalebene

Frontalebene

Frontalebene

Sagittalebene
(hier als Medianebene)

Transversalachse

Sagittalachse

◻ **Abb. 5.7** Anatomische Nullstellung mit Bewegungsebenen. (Mod. nach Klein-Vogelbach 1995)

Transversalebene (z. B. Rumpfrotation). Eine elementare Funktion der „physiologischen" Rumpfaufrichtung im Sitz (◻ Abb. 8.5) und/oder des sicheren Stands ist die ventrale Beckenverankerung (Sagittalebene). Gelingt diese, können durch die nun mögliche Einnahme der nächsthöheren Ebene (z. B. Frontalebene) die Funktionen der vorhergehenden stabilisiert werden. Das Kind sitzt erst stabil, wenn es bereits steht, bzw. steht erst stabil, wenn es bereits geht!

5.2.2 Frontalebene

Die Frontalebenen sind **parallel zur Stirn** ausgerichtet. Die mittlere Frontalebene unterteilt den Körper in einen ventralen (vorderen) und einen dorsalen (hinteren) Körperabschnitt. In der Stand- und Sitzposition sowie in der Seitlage besteht eine vertikale Ausrichtung, in der Bauch- und Rückenlage eine horizontale Ausrichtung.

❯ **Wichtig**
Die Bewegungen innerhalb der Frontalebene vollziehen sich zwischen **medial und lateral** sowie zwischen **kranial und kaudal.**

▶ **Beispiel**

Wird der Arm aus der anatomischen Nullstellung seitlich vom Körper weggeführt (Abduktion), vollzieht sich die Bewegung in der Frontalebene um die sagittotransversale Bewegungsachse. ◀

5.2.3 Transversalebene

Die Transversalebene unterteilt den Körper in einen **kranialen (oberen)** und **kaudalen (unteren) Körperabschnitt.** Sie verläuft in der Stand- und Sitzposition horizontal, in Rücken-, Bauch- und Seitlage vertikal.

❯ **Wichtig**
Die Bewegungen innerhalb der Transversalebene vollziehen sich zwischen **ventral und dorsal** sowie zwischen **medial und lateral.**

▶ **Beispiel**

Wird mit am Körper anliegendem Oberarm und einem zu 90° flektierten Ellenbogengelenk der Unterarm nach lateral (außen) oder nach medial (innen) (d. h. Innen- und Außenrotation im Schultergelenk) geführt, so vollzieht sich die Bewegung innerhalb der **Transversalebene.** Die Rotation geschieht über die sagittofrontale Bewegungsachse. ◀

5.2.4 Praxis

▪ **Sagittalebene**
Man erkennt, dass Bewegungen innerhalb der Sagittalebene (Extension und Flexion) den geringsten Anspruch an das Gleichgewichtssystem und die reziproke Innervation zwischen den Rückenextensoren und den Bauchmuskeln (Flexoren) stellen. Der Körperschwerpunkt befindet sich innerhalb seiner Symmetrielinie (Körpermitte), wodurch sich die Körpergewichte (rechts und links) gleichmäßig verteilen.

Eine muskuläre Dyskoordination der Rumpfmuskulatur, die sich im Sitz (körpereigene USF) nur diskret zeigt, tritt häufig bei Bewegung in der Sagittalebene deutlicher zum Vorschein (◻ Abb. 11.14; ▶ Abschn. 11.6, Fallbeispiel Herr K., Vorverlagerung des Oberkörpers).

▪ **Frontalebene**
Bewegt sich der Rumpf in der Frontalebene aus seiner Symmetrielinie z. B. nach rechts, müssen Gegengewichte aufgebaut werden (Kopf- und Rumpfstellreaktionen), die den Körper ohne ein Abstützen im Raum aufrecht halten. Dies bedeutet einen höheren Anspruch an das Gleichgewichtssystem. Die reziproke Innervation vollzieht sich hierbei schwerpunktmäßig nicht mehr zwischen den Extensoren und Flexoren, sondern zwischen der Rumpfmuskulatur der linken Rumpfseite, die sich agonistisch lateralflexorisch verkürzt, und der rechten Seite, die das Körpergewicht übernimmt und sich reaktiv antagonistisch verlängert (▶ Abschn. 5.5.2, „Stellreaktion"). Ein Muskel kann nicht drücken, er kann sich konzentrisch verkürzen, oder er wird exzentrisch verlängert. Daher wird eine Lateralflexion im Sinne der

Rumpfstellreaktion stets **agonistisch** ausgeführt, wobei sich die gegenüberliegende Rumpfseite, die das Gewicht übernimmt, reaktiv antagonistisch verlängert (Lateralextension). Es macht wenig Sinn, die Lateralextension anzubahnen (Ausnahme: Dehnung). Funktionell sollte die antagonistische Lateralextension der belasteten Seite reaktiv durch die agonistische Lateralflexion der gegenüberliegenden Rumpfseite herbeigeführt werden.

■ 5.8 Transversalebene

Die Rotationsbewegungen in der Transversalebene beinhalten die größten Anforderungen an die Rumpfmuskulatur. Flexoren und Extensoren müssen dabei z. T. schon innerhalb des Muskels reziprok zusammenarbeiten. Die Gewichte des Rumpfs bewegen sich nicht mehr innerhalb einer Ebene, sondern werden sowohl über die Sagittal- als auch über die Frontalebene geführt.

> **Wichtig**
> Eine Bewegung sollte zunächst innerhalb der einfachsten Ebene (Sagittalebene) möglich sein, um sie dann auf die nächsthöhere Ebene auszudehnen.

Es macht wenig Sinn, nur Ziele im Bereich der Transversalebene anzubieten, wenn für den Patienten die Positionierung in der Sagittalebene noch nicht erreichbar ist. In diesem Fall sollte die Bewegungsvorgabe reduziert oder die therapeutische Unterstützung vergrößert werden. Um dem Patienten eigenständige Aktivität zu ermöglichen, sollte man eher mit dem Einfachen (Sagittalebene) beginnen und das Bewegungsausmaß mit zunehmendem Fortschritt gemäß den Schwierigkeitsgraden (Frontalebene, Transversalebene) ausbauen. Zudem bildet die physiologische Rumpfaufrichtung (Sagittalebene) die Voraussetzung zur Erschließung höherer Bewegungsebenen (frontal/transversal, s. auch ► Kap. 8, Rumpf; ◻ Abb. 8.6). Es ist wichtig, dass die jeweiligen Bewegungsebenen in eine zielgerichtete Handlung (Aktivität) integriert werden. Der Patient sollte die Bewegung möglichst automatisiert und aktiv ausführen, da nur auf diese Weise ein alltagsrelevanter Gewinn gewährleistet wird. Alltagssituationen werden von einem ständigen Wechsel zwischen symmetrischen und asymmetrischen Körperpositionen geprägt. Nahezu jede Veränderung des Körperschwerpunkts ist mit einer **rotatorischen Komponente** verbunden (Transversalebene). Rotatorische Bewegungsanteile wiederum entstehen durch das harmonische Zusammenspiel (reziproke Innervation) zwischen der Flexoren- und Extensorenaktivität. Das Verharren in einer Bewegungsebene entspricht nicht der Flexibilität normaler Bewegungsabläufe. Der Positionswechsel von einer Ebene zur anderen sollte deshalb auch schon erfolgen, wenn die Bewegungen der letzten Ebene noch nicht mit Erfolg ausgeführt werden. Ein Kind wird erst richtig frei sitzen, wenn es bereits stehen kann, bzw. wird erst richtig stehen, wenn es gehen kann. Entsprechend kann die Feinabstimmung der Bewegung auf der zugrunde liegenden Ebene durch den Einsatz der nächsthöheren verbessert werden, soweit keine Überforderung entsteht.

Für Therapiebeispiele innerhalb der Bewegungsebenen siehe ◻ Abb. 5.8.

> **Wichtig**
> Es ist stets gelenkschonend und -schützend, im schmerzfreien Bewegungsraum zu arbeiten. Zudem achtet auch der Therapeut, wie bei allen Handlings, auf eine achsengerechte, rückenschonende Körperhaltung. Eine verkrampfte, unphysiologische Stellung des Therapeuten führt zu Fehlhaltungen und verkrampftem Handling, was wiederum zu Verkrampfungen des Patienten führt: Spastische Therapeuten machen spastische Patienten!

5.2.5 Zusammenfassung

- Bewegungen werden anhand von 3 Bewegungsebenen beschrieben: Sagittal-, Frontal- und Transversalebene.
- Die Bewegungen innerhalb der Sagittalebene stellen die geringste Anforderung an die Haltungskontrolle, innerhalb der Frontalebene eine höhere, und die Transversalebene stellt die größte Anforderung an die reziproke Innervation der Rumpfmuskulatur und an das Gleichgewichtssystem.
- Bewegungsabläufe in der Sagittalebene (Rumpfextension/Flexion) sollten möglich sein, um die Frontalebene zu erschließen (z. B. Lateralflexion), bzw. in der Frontalebene, um die Transversalebene auszuführen (z. B. Rumpfrotation).
- Physiologische Bewegungsanbahnung in der Transversalebene (bzw. Frontalebene) verbessern die alltäglichen Bewegungsabläufe in der Frontalebene (bzw. Sagittalebene).

5.3 Unterstützungsfläche (USF)

Die allgegenwärtige konstante Kraft, die den Tonus und somit die Bewegung des Menschen beeinflusst, ist die **Schwerkraft**. Die Fläche, mit der der Körper Kontakt zur Unterlage hält, und der dazwischenliegende Bereich bilden die **Unterstützungsfläche (USF)**.

> ► **Beispiel**
>
> **Selbsterfahrung** Nehmen Sie einen Textmarker und entfernen Sie den Deckel. Nun stellen Sie den Textmarker zuerst auf seine breite Rückseite. Dann versuchen Sie, ihn mit möglichst wenig Unterstützung auf die Spitze zu stellen. Der Schwerpunkt des Stifts erhält durch die große USF (Rückseite) eine breite Basis und bleibt stehen, während

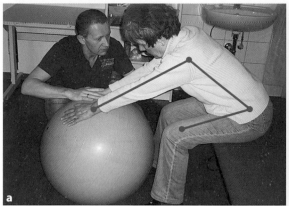

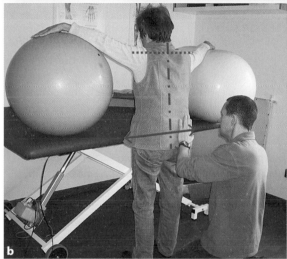

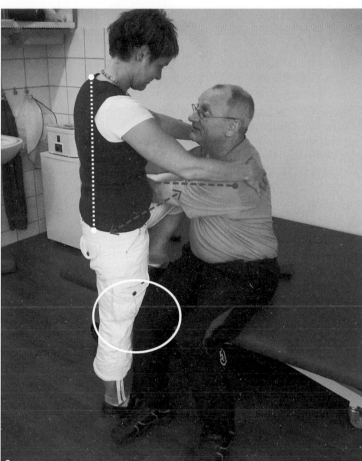

▢ Abb. 5.8 a–c Therapiebeispiele innerhalb der Bewegungsebenen.
a Frau H. bewegt in der Sagittalebene den Pezziball nach vorn. Dabei stabilisieren die ischiokruralen Muskeln durch ihre exzentrische Verlängerung die Vorwärtsbewegung des Oberkörpers, während die langen Rückenstrecker (durch die flektierte Hüfte) die physiologische Haltearbeit leisten. Im Schultergelenk erweitert sich das Bewegungsausmaß von proximal (Punctum mobile Rumpf) nach distal. Die Übung dient u. a. als Vorbereitung für den Transfer zum Stand. **b** In der Frontalebene bewegt Frau H. mit ihrem Becken die Pezzibälle nach links (= Haltearbeit rechts), zur Mitte (Symmetrie), nach rechts (Haltearbeit links) etc. Die Beckenorientierung an der Therapiebank (= Verhinderung einer Retraktion) und Positionierung der Arme unterstützt die Rumpfaufrichtung. Die Bewegungsausführung mit dem Becken entlang der Therapiebank unterstützt die spätere Beckenhaltearbeit und die Stabilisation des Rumpfs, z. B. beim Stehen und Gehen. **c** Die Therapeutin mobilisiert den oberen Rumpf/Schultergürtel gegen das Becken. Dabei fixiert sie mit ihrem Knie das Knie/Becken des Patienten. Durch die Position der Arme bestimmt sie die Vorlage des Oberkörpers (Protraktion Schulter, Rumpfrotation, exzentrische Verlängerung der Ischiokruralen etc.), während die Vorwärtsbewegung ihres Beckens/aufgestellten Beins das Ausmaß der Rotationsbewegung bestimmt. Das Handling kann auf beiden Seiten, z. B. zur Gewichtsübernahme auf der betroffenen Seite, ausgeführt werden und eignet sich gut zur Mobilisation hoher Spannungszustände, wie z. B. bei Hemiplegie oder Parkinson

die Aufrechthaltung des Stifts auf seiner Spitze (kleine USF) wesentlich höhere Anforderungen an das Gleichgewicht stellt und der Stand nur mit Halten möglich ist. Versuchen Sie die Situation mit Ihrem Körper nachzuspielen. Sie stellen sich mit hüftbreit auseinanderstehenden Beinen in den normalen Stand und fühlen die Anforderung an Ihren Haltungstonus und das Gleichgewicht. In dieser Position befindet sich der Körper in seiner körpereigenen USF (Körpergewichte sind rechts und links gleichmäßig verteilt), und die Anforderungen sind entsprechend gering. Nun gehen Sie in den Einbeinstand (Verringerung der USF). Dabei verlässt der Körperschwerpunkt die körper-

eigene USF und verlagert sich in die Richtung der unterstützenden Extremität. Es muss eine Extensionsaktivität aufgebaut werden, die der Schwerkraft entgegenwirkt. Die Anforderungen an das Gleichgewicht und den Haltungstonus (Haltungskontrolle) steigen. ◄

Eines der 3 Axiome nach Newton besagt: Wirken 2 Körper aufeinander ein, so ist die Kraft, mit der der erste Körper auf den zweiten wirkt, stets genauso groß (allerdings entgegengesetzt gerichtet) wie die Kraft, mit der der zweite Körper auf den ersten wirkt (Wechselwirkungsgesetz), d. h., dass jeder einwirkenden Kraft die gleiche Kraft entgegengesetzt werden muss.

> **Wichtig**
> Der Körper muss im Verhältnis zur Unterstützungsfläche einen mehr oder weniger hohen Tonus aufbringen, um eine Bewegung gegen die Schwerkraft auszuführen.

5.3.1 Grundstellungen

Je nach Bewegungsziel und Bewegungsausmaß variiert der Mensch die Größe seiner USF, entsprechend muss sich der aufzubringende Haltungstonus permanent an die neue Situation adaptieren. Die USF kann in der kompletten Rückenlage, der Seitenlage, dem Sitz, dem angelehnten Sitz, im Sitz auf einer mobilen Unterlage (Pezziball), im beidfüßigen Stand, im Stand auf einem Wackelbrett, im Einbeinstand, auf den Zehenspitzen etc. variieren.

> **Wichtig**
> Verlässt der Körper die körpereigene USF (symmetrischer Sitz, Stand), muss er Gegengewichte (Gleichgewichtsreaktion) einsetzen, um dem Einfluss der Schwerkraft entgegenzuwirken.

Um die Bewegung dabei an die ständig wechselnden Anforderungen der Schwerkraft zu adaptieren, benötigt man ein adäquates **Gleichgewichtssystem** (▶ Abschn. 4.4, „Dritter sensomotorischer Regelkreis", Gleichgewicht; ▶ Abschn. 5.5, „Gleichgewichtsreaktionen").

> **Wichtig**
> Die Grundstellung bedarf einer geringeren neuromuskulären Aktivität als der Transfer von einer Position zur nächsten.

Fehlt dem Patienten schon das Potenzial zur symmetrischen Positionierung in der Grundstellung, so wird ihm der Positionswechsel umso schwerer fallen, da dieser eine weitaus höhere Bewegungsanforderung stellt.

> ▶ **Beispiel**
> **Selbsterfahrung: Grundstellung** Nehmen Sie die in der ◘ Tab. 5.1 angegebenen Grundstellungen ein und differenzieren Sie die Anforderungen an die Haltungskontrolle (Tonus, Gleichgewicht). In dieser Tabelle sind die Größe der USF sowie der jeweilige Haltungstonus und die Gleichgewichtsanforderung mit + (klein), ++ (mittel) oder +++ (groß) anzugeben. Bitte erst weiterlesen, wenn Sie die 3 Positionen eingenommen haben und die Ergebnisse in die ◘ Tab. 5.1 eingetragen haben. ◀

◘ **Tab. 5.1** Selbsterfahrung[a]

	Rückenlage	Freier Sitz	Stand
Unterstützungsfläche			
Haltungstonus			
Gleichgewicht			

[a]Die „Auflösung" (◘ Tab. 5.12, ausgefüllt) finden Sie am Ende des Kapitels

Man erkennt, dass in der Regel die Rückenlage mit der größten USF die geringste Anforderung an den Tonus stellt. Im freien Sitz sind die Anforderungen an den Tonus höher und die USF entsprechend geringer. Im Stand, mit der kleinsten USF, muss man den größten Haltungstonus aktivieren.

> **Wichtig**
> Je größer die Unterstützungsfläche, desto geringer die Anforderung an den Haltungstonus und das Gleichgewicht; je kleiner die Unterstützungsfläche, desto höher ist die aufzubringende Tonusaktivität sowie die Gleichgewichtsanforderung.

Die Auswahl der USF (groß oder klein, mobil oder stabil) bildet nur **einen möglichen Faktor** zur Beeinflussung der Tonusverhältnisse. Neben der USF spielen u. a. auch die Art und das Ausmaß der Aktivität, Umwelteinflüsse sowie physische (Konstitution) und psychische Faktoren (Angst, Stress, Schmerzen etc.) eine nicht zu unterschätzende Rolle.

> **Wichtig**
> Beginnt man eine Aktivität aus der Liegeposition, d. h. aus der Körperhorizontalen in die Vertikale, so ist dies stets mit einer höheren neuromuskulären Anstrengung verbunden als die Grundposition selbst (▶ Abschn. 5.6, „Bewegungsanalysen").

> ▶ **Beispiel**
> **Selbsterfahrung (2 Personen)** Person A nimmt auf dem Boden in Rückenlage die Bridgingposition ein (beim Bridging wird das Gesäß vom Boden weggedrückt, sodass eine endgradige Hüftextension bei flektierten Knien entsteht). Person B bleibt daneben stehen. Wer kann seine Position länger halten? Obwohl Person A eine größere USF einnimmt, benötigt sie eine höhere Anstrengung als Person B mit der wesentlich kleineren USF. ◀

5.3.2 Liegen, große USF

Die liegende Position wird innerhalb normaler Bewegungsvorgänge eher zum **Ruhen, Entspannen etc.** eingenommen. Zudem erfordert sie nur ein Minimum an Rumpfaktivität im Sinne von Haltungstonus und Gleichgewichtsreaktionen (Haltungshintergrund).

5.3.2.1 Vorteile des Liegens

Entsprechend eignet sich z. B. die Rückenlage zur selektiven Funktionsanbahnung der Extremitäten, sie kann **„das Gefühl für die Bewegung geben".** Es fällt dem Patienten in dieser Position meist leichter, seine pathologische Tonuserhöhung (assoziierte Reaktionen, Spastik) zu hemmen bzw. zu entspannen. Er **muss nicht mit seiner mangelnden Rumpfkontrolle** (Haltungstonus, Gleichgewicht) **kämpfen.**

Die Liegeposition kann in ihrer Anforderung stark variieren, z. B. kann von der Rücken- über die Seitlage der Transfer vom Liegen zum Sitz angebahnt werden (▶ Abschn. 5.6, „Bewegungsanalysen"). Ebenso können in der **Bauchlage** (wird meist nur ungern eingenommen) oder in der **Seitlage**, besonders von sehr schwachen Patienten, physiologische Bewegungsmuster ausgeführt werden. Liegt der Patient auf seiner betroffenen Seite, muss er diese z. B. stabilisierend einsetzen, um mit seiner weniger betroffenen Seite Bewegungen auszuführen. Die **Seitlage** auf der weniger betroffenen Seite eignet sich, um eine passive Mobilisation der Muskulatur bzw. der Gelenke, wie z. B. des Schultergürtels, durchzuführen. Den vorteilhaften Einsatz der **Rückenlage** fasst die folgende Übersicht zusammen.

Vorteile der Rückenlage (s. ▣ Abb. 2.14, 4.7f, 4.10)
- Keine Notwendigkeit der Haltungsbewahrung
- Bei mangelnder Rumpfstabilität hilfreich
- Geringe Anforderung an das Gleichgewicht
- Spastik ist durch die niedrige Tonusanforderung (große USF) eher kontrollierbar
- Tonus kann **selektiv** aufgebaut werden (Hypotonus)
- Der Thorax wird frei (Extension WS), was wiederum die Atmung erleichtert
- Schultergürtel und Extremitäten können durch Lagerung stabilisiert werden
- Luxation wird bei einer physiologischen Position der Skapula durch das Dorsalgleiten des Humeruskopfes verhindert

---

5.3.2.2 Nachteile des Liegens

Die geringen Anforderungen an die Haltungskontrolle sind zum Aufbau von Haltungstonus bzw. zur Verbesserung der Rumpfaktivität nur sehr bedingt geeignet. Die Rückenlage ist ein **Muster der Extension,** da hemiplegische Patienten i. d. R. über die Rückenextensoren (Tonus gegen die Schwerkraft) kompensieren und Bewegungen aus dieser Position Extensionsmuster (pathologische Tonuserhöhung) bis in die Fußspitzen auslösen.

> **Wichtig**
> Physiologische Bewegungen aus der Rückenlage erfordern eine sehr hohe neuromuskuläre Aktivität, wie z. B. die Rotation des oberen gegen den unteren Rumpf. Patienten, vor allem in der Frühphase, sind dabei z. T. überfordert.

Der Schultergürtel – und dabei vor allem das Schulterblatt – wird durch das Körpereigengewicht fixiert. Fehlt die Stabilität des Schulterblatts in der Vertikalen (Sitz oder Stand), so können die in der Rückenlage gebahnten selektiven Extremitätenbewegungen **nicht alltagsrelevant** umgesetzt werden. In der Rückenlage kann man zwar dem Patienten das Gefühl selektiver Bewegungsabläufe vermitteln, die letztendliche Funktionsanbahnung muss jedoch unter dem Einfluss der Schwerkraft, d. h. im Sitz und/oder Stand, erfolgen.

Therapierelevanz

Die Rückenlage sollte **nach Möglichkeit erst in einem späteren Therapiestadium** eingesetzt werden, d. h., wenn der Patient schon über die nötige Rumpfkontrolle verfügt, z. B. zur Anbahnung von selektiven Bewegungen. Häufig findet vor allem in der Frühphase das „Bridging" seinen Therapieeinsatz (▶ Abschn. 5.3.1, „Selbsterfahrung"). Hierdurch erhält zwar der Patient die Möglichkeit, sich von einer Bettseite zur anderen zu bewegen (Selbstständigkeit). Um die physiologische Hüftextension mit Rumpfaktivität anzubahnen, bringt aber der Stand meist die größeren funktionellen Vorteile. Ein Patient, der das Bridging beherrscht, kann in der Regel auch (mit Unterstützung) stehen (Ausnahmen bestätigen die Regel). Im Stand kann man die USF z. B. durch eine ventrale Begrenzung an der Therapiebank, durch eine Positionierung mit dem Rücken in einer Zimmerecke (beidseitige Begrenzung) oder an der flachen Wand vergrößern. Die Einnahme der Position ist für den Patienten weniger anstrengend, und er erhält mehr selektive Rumpfstabilität. Zudem kann das übertriebene Bridging vor allem bei Patienten, die noch nicht über das nötige motorische Potenzial verfügen, zum Einüben von kompensatorischen Bewegungsstrategien führen. Um die Lage im Bett zu wechseln, reicht schon ein leichtes Anheben des Gesäßes aus.

5

5.3.3 Sitzen, mittlere USF

In der aufrechten Sitzposition befinden sich Becken, ZSP (zentraler Schlüsselpunkt) und Kopf in einer vertikalen Linie übereinander. Dabei stabilisieren im Kopf und Nackenbereich die Extensoren gegen die flexorische Aktivität der Bauchmuskulatur. Gleichzeitig wird die **Beckenkippung** (Lordose, LWS) durch eine **stabilisierende Verankerung in den Hüftflexoren** gewährleistet. Die Oberschenkel liegen auf der Unterstützungsfläche. Die Füße übernehmen bei Bodenkontakt lediglich das Eigengewicht der Beine. Die aufrechte **Sitzposition** ist ein **Extensionsmuster des Oberkörpers** (Kopf, Rumpf) und **Flexionsmuster im Unterkörper** (Hüfte, Knie, Sprunggelenk).

5.3.3.1 Vorteile des Sitzens

Die Sitzposition findet im funktionellen Einsatz von Alltagssituationen breit gefächerte Einsatzmöglichkeiten. Dadurch erhält der Therapeut gute Möglichkeiten, das Bewegungsausmaß und/oder die Höhe der therapeutischen Unterstützung an die physiologischen Fähigkeiten des Patienten zu adaptieren. Die Bewegungen können zwischen der Sagittalebene (Rumpfextension, -flexion), der Frontalebene (Lateralflexion) und der Transversalebene (Rumpfrotation) variieren. Für die Bewegungen in der Transversalebene eignet sich sehr der sogenannte **Rotationssitz**, bei dem der Patient auf der Bankecke positioniert wird und die Beine durch die Bankkanten stabilisiert werden (Bewegungen, oberer Rumpf gegen unteren). In der folgenden Übersicht werden Beispiele für den Einsatz des Sitzens genannt.

> **Einsatz der Sitzposition**
> Die Sitzposition eignet sich u. a.:
> - zur Verbesserung der Visuomotorik und Kopffreiheit
> - Stellreaktionen von Kopf, Rumpf und der Extremitäten,
> - zur Verbesserung selektiver Beckenbewegungen (s. unten, Therapierelevanz),
> - zur Verbesserung alltagsrelevanter Arm- und Handfunktionen,
> - als Vorbereitungsphase für den Transfer vom Sitz zum Stand.
> - Die Art der USF (stabil, mobil) kann variiert werden.

5.3.3.2 Nachteile des Sitzens

Für Patienten mit einer mangelnden Rumpfkontrolle kann der freie Sitz eine **Überforderung** sein. Häufig fixieren sich die Patienten dabei trotz erhöhter Extensoren-

aktivität in einem Flexionsmuster (Hemiplegiker) oder in einer Hyperextension (mit hochgezogenen Schultern mit überstreckter WS bei einer Rumpfataxie). Die kompensatorische Fixation hemmt die physiologische Rumpfstabilität. Eine zu weiche USF (Pezziball oder Rollstuhl) kann ein Flexionsmuster (mit Adduktion, Innenrotation) stimulieren (◘ Abb. 8.5).

> **Therapierelevanz**
>
> Patienten sitzen häufig in einem **kompensatorischen Flexionsmuster im Rumpf** (Rundrücken). Im Becken fehlt die ventrale Verankerung der Flexoren, wodurch eine verstärkte Hüftextension (mangelnde Verankerung, LWS-Lordose) entsteht. Einerseits kann aus der Hüftextension (proximal) ein pathologisches Extensorenmuster (nach distal fortschreitender Massenbewegung) im betroffenen Bein entstehen, andererseits behindert das Flexionsmuster im Rumpf (▸ Abschn. 5.2.1, „Sagittalebene") die Ausführung von Gleichgewichtsreaktionen (s. Kopf- und Rumpfstellreaktionen, ◘ Abb. 5.9; 8.5) sowie den funktionellen Einsatz der Arme. Zudem verliert die Bauchmuskulatur infolge der Flexionsstellung an Effektivität, wodurch viele funktionelle Aktivitäten im Sinne normaler Bewegungsmuster nicht mehr ausgeführt werden können. Es ist daher von grundlegender Bedeutung, frühestmöglich auf die **Einnahme einer adäquaten Sitzposition** (evtl. durch Lagerung) zu achten. Die Positionierung des Beckens (Hüfte) hat dabei eine besondere therapeutische Relevanz. Eine Erhöhung der Sitzfläche (Therapiebank) bei auf den Boden aufgestellten Füßen kann (Vorspannung der Hüftbeuger: M. iliopsoas) die physiologische Stellung des Beckens verbessern und damit den Transfer vom Sitz zum Stand erleichtern.

5.3.3.3 Praxis

- **Sagittalebene**

Aus einer eingeschränkten Rumpf- oder, besser, Beckenstabilität erfolgt die kompensatorische Anspannung der Nackenmuskulatur. Dies führt zu Verspannungen der entsprechenden Muskelgruppen, was minimale Ausgleichsbewegungen des Kopfs (▸ Abschn. 5.5.1, „Equilibriumsreaktionen") einschränkt und die Exploration im Raum erschwert (▸ Abschn. 1.7, „Hemiplegie verstehen!"). Die Fixation des Kopfs wiederum beeinträchtigt alle weiteren physiologischen Bewegungen. Die weitere dorsale kompensatorische Anspannung (Extensionsmuster) erfolgt über die lumbalen und ischiokruralen Muskelgruppen sowie über die dorsale Wadenmuskulatur (Spitzfußtendenzen). Diese wiederum fixieren das Becken nach dorsal und hemmen die Aktivität der für die physiologische Stabilität notwendigen ventralen Beckenverankerung (Hüftbeuger). Dabei ist im Lumbalbereich die erhöhte Anspannung des M. latissimus dorsi stets mit seinen Hauptfunktionen verbunden: Innenrotation/Adduktion im Schultergelenk (Einleitung der Flexionsmuster in der oberen Extremität), während die Ischiokruralen u. a. der Vorverlagerung des Oberköpers entgegenwirken, z. B. für den Transfer zum Stand.

■ **Frontalebene**

Eine fehlende abduktorische Beckenstabilität auf der betroffenen Seite beeinträchtigt physiologische Kopf- und Rumpfstellreaktionen und wird durch die Anspannung der „gesunden" Nacken- und Schultergürtelmuskulatur kompensiert. Die Sicherheit im Raum geht verloren; die so erzeugte Unsicherheit geht wiederum mit einer erhöhten phasischen Anspannung einher (▶ Abschn. 5.1.3, „Muskelfasertypen").

■ **Transversalebene**

Die fehlende Beckenstabilität und die daraus resultierenden kompensatorischen und/oder pathologisch enthemmten Spannungszustände verhindern Rotationsbewegungen des Kopfs (zum Rumpf), z. B. zur Exploration, und/oder des oberen Rumpfs (zum Becken), z. B. für Ausgleichsbewegungen im Raum, zum Hantieren etc. Die Bewegungsabläufe gestalten sich je nach Schwere der Symptomatik eher als En-bloc-Bewegungen. Sie etablieren sich im Alltag (Adaption), sind unökonomisch und wirken somit einer physiologischen Bewegungsausführung zunehmend entgegen.

5.3.4 Stand, kleine USF

Im Stand herrscht ein Muster der **Extension** vor, die USF ist relativ klein, und der Haltungstonus ist entsprechend hoch. Die Wirbelsäule (WS) des Menschen ist durch einen S-förmigen Verlauf geprägt. Aufgrund dieser spezifischen Form ist es möglich, mit einem Minimum an Muskelaktivität den Körper im Raum aufrecht zu halten. Die niedrigste Anforderung an die neuromuskuläre Haltungskontrolle entsteht, wenn sich in der vertikalen Frontalebene (von der Seite betrachtet) eine Linie zwischen dem Processus mastoideus (etwas hinter dem Ohr), dem Trochanter major (Femur) und etwas vor dem Malleolus (Sprunggelenk) bildet. Die Brustwirbelsäule (BWS) wird dabei durch die Rückenextensoren stabilisiert, die Schultergürtel liegen auf dem Brustkorb auf, die Arme hängen frei herunter. Die Extensorenmuskulatur in Hüft- (Abduktoren, Außenrotatoren), Knie- und Sprunggelenk (Beine) stabilisieren extensorisch den Oberkörper gegen die Schwerkraft, wobei die Bauchmuskulatur und die Hüftflexoren das antagonistische Gegenlager bilden (die Plantarflexoren zählen physiologisch zu den Extensoren).

5.3.4.1 Vorteile des Stehens

Die Position des Stands bietet ein breites Spektrum an **Variationsmöglichkeiten**. Jede Veränderung der Fußstellung (parallel, Schrittstellung, Einbeinstand) bewirkt eine erneute Anforderung an die Haltungsmotorik und das Gleichgewicht. Vorteile des Stehens werden in der folgenden Übersicht dargestellt.

Einsatz des Stehens

— In der Schrittstellung kann ein Wechsel zwischen der Gewichtsübernahme und der Gewichtsabgabe stattfinden. Damit wird auf die Stand- und Schwungbeinphase des Gehens vorbereitet.
— Positionen vor, hinter oder seitlich an einer Therapiebank und/oder Wand vermitteln dem Patienten Sicherheit, wodurch er seine physiologischen Ressourcen eher ausschöpft und seine Haltungskontrolle verbessert.
— Der funktionelle Einsatz der Arme stellt erhöhte Anforderungen an die neuromuskuläre Aktivität.
— Arme können zum Hantieren oder für Stützfunktionen eingesetzt werden.
— Armbewegungen über 90° Schultergelenkbewegung, z. B. Flexion, Abduktion, können die Rumpfbewegungen, z. B. Extension, Lateralflexion der kontralateralen Rumpfseite, fazilitieren.

5.3.4.2 Nachteile des Stehens

Für Patienten mit einem zu niedrigen Haltungstonus kann die Position schnell eine **Überforderung** sein. Neben dem mangelnden Tonus können auch Unsicherheiten und Ängste assoziierte Reaktionen und kompensatorische Strategien fördern, die wiederum physiologische Bewegungsabläufe hemmen. Eine Beugekontraktur in der Hüfte (mangelnde Extension) wirkt der stabilisierenden Gewichtsübernahme der Beine entgegen.

Wenn die stützenden Hilfsmittel (Therapiebank, Stuhl) vor dem Patienten zu niedrig angeboten oder zu stark eingesetzt werden, fördern sie die **Flexionsaktivität** (geschlossene Kette), was wiederum die physiologische Rumpfextension hemmt.

Therapierelevanz

Durch eine pathologische Tonuserhöhung der Extensoren kann der Fuß das Gewicht des Körpers nicht übernehmen (▶ Abschn. 3.5.7, „Positive Stützreaktion", Vorfußbelastung) und drückt den Körper nach dorsal. Um nicht nach hinten zu stürzen, bringen die Patienten den Rumpf nach vorn, woraus **trotz erhöhter Extensorenaktivität** eine Hüftflexion entsteht. Der dabei entstehende **Zug des Oberkörpers auf die Ischiokruralen** kann eine **Überstreckung (Durch-**

5

schlagen) in den Knien herbeiführen. Sitz- und Standpositionen bieten ein breites Spektrum an möglichen Bewegungsvariationen. Der Therapeut kann, entsprechend den physiologischen Fähigkeiten, unter funktionellen Gesichtspunkten die Rumpfaktivität verbessern. Dabei muss er Kompensationsmechanismen und/oder pathologische Tonusabweichungen (Spastik, assoziierte Reaktionen) erkennen, um nicht in die pathologischen Bewegungsmuster zu therapieren. Es ist wichtig, soweit es die konstitutionelle Verfassung des Patienten zulässt, frühestmöglich mit der Standposition zu beginnen. Ein zu langes Sitzen im Rollstuhl fördert die kompensatorische Anspannung (s. oben, Sitz), was wiederum der physiologisch-ventralen Beckenverankerung und extensorisch-vertikalen Aufrichtung zum Stand hemmend entgegenwirkt. Viele Patienten fürchten später die ungewohnte Höhe, was wiederum zu einer pathologischen Tonuserhöhung (s. assoziierte Reaktionen, Spastik) und/oder zu kompensatorischen Bewegungsstrategien führen kann. Zudem sind Bewegungsabläufe, die im Liegen ausgeführt werden und auf den späteren Stand vorbereiten sollen, nur sehr bedingt für die Anforderungen der Haltungskontrolle im Stand reproduzierbar.

5.3.5 Nutzung der USF

> **Wichtig**
> Die Unterstützungsfläche gilt nur als solche, wenn sie vom Patienten auch entsprechend angenommen wird.

▶ Beispiel

Meidet z. B. ein hemiplegischer Patient im Stand die Gewichtsübernahme auf die betroffene Seite, so nutzt er überwiegend sein **weniger betroffenes Bein als sicheres Standbein**. Dabei muss jedoch die **betroffene Rumpfseite das fallverhindernde Widerlager** bieten. Da dies, durch die muskuläre Dyskoordination im Rumpf häufig nicht gelingt, reagiert der Patient mit erhöhten Spannungszuständen (assoziierte Reaktionen/Spastik). Fazilitiert nun der Therapeut den Patienten **weiter** zur Gewichtsübernahme auf sein plegisches Bein (das er nicht spürt), können sich im Zuge der gesteigerten Gewichtsübernahme die assoziierten Reaktionen verstärken, was sich wiederum als spastisches Flexionsmuster im betroffenen Arm zeigt. Dies kann als Zeichen dienen, dass der Patient für eine physiologische Gewichtsübernahme in seinem betroffenen Bein noch nicht bereit ist. Er kann die USF nicht annehmen und reagiert mit einer assoziierten Reaktion im Arm. ◀

5.3.6 Transfer zwischen den USF

> **Wichtig**
> Der Transfer von einer zur anderen USF bedingt immer eine weitaus größere Tonus- und Gleichgewichtsanforderung als die Einnahme der Position selbst.

Die Auswahl einer USF muss stets an die Konstitution und das Potenzial des Patienten adaptiert werden. Bei schwachen Patienten führt der häufige Wechsel vom Liegen zum Sitz oder vom Sitz zum Stand und umgekehrt zu einer **Überforderung** (Kompensation, pathologische Tonuserhöhung) und somit zur uneffektiven Therapie. Besitzt der Patient das Potenzial, die USF physiologisch anzunehmen, sollte der Therapeut in kleinen Schritten die USF reduzieren, und zwar:

- aus der Rückenlage auf die Seitlage (hohe neuromuskuläre Anforderung) wechseln,
- therapeutische Unterstützung reduzieren,
- Sitzfläche verringern (Hochfahren der Bank, mit/ohne Bodenkontakt),
- Stuhl mit/ohne Rückenlehne einsetzen etc.

Therapierelevanz

Grundsätzlich gilt es, den Patienten auf den Transfer vorzubereiten. Ist seine Position oder sein Alignement (Ausrichtung der Schlüsselpunkte), von dem die Bewegung ausgeht, unphysiologisch, so wird auch der Transfer und die nächsthöhere Position unphysiologisch ausgeführt bzw. eingenommen.

5.4 Schlüsselpunkte (SP) und Schlüsselregionen

5.4.1 Ausrichtung der Schlüsselregionen

Auch der therapeutisch ungeschulte Mensch erkennt die Abweichungen eines im Gangbild gestörten Menschen, wie z. B. eines Hemiplegikers. Anhand von Erfahrungen verfügt das Gehirn (Gedächtnis) über eine Vorstellung normaler Bewegungsabläufe, wie z. B. das Gehen. Das Gehirn vergleicht die visuellen Eindrücke mit Erfahrungswerten und analysiert auf diese Weise die Bewegung. Es erkennt anhand der **Fehlstellung bestimmter Körperregionen (Kontrollpunkte)** die Abweichung von der normalen Bewegung.

Die spezifischen Körperpunkte bezeichnete Bertha Bobath als **Keypoints (Schlüsselpunkt, SP, bzw. Kontrollpunkt)**. Die physiologische Ausrichtung dieser Regionen zueinander sowie zur USF, also das „Wieder-in-eine-

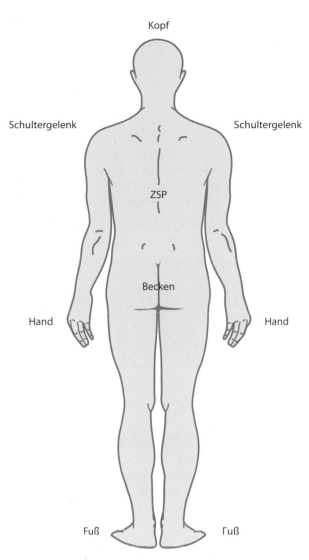

Kopf

Schultergelenk

Schultergelenk

ZSP

Becken

Hand

Hand

Fuß

Fuß

Abb. 5.9 Schlüssel- bzw. Körperregionen: Kopf, zentraler Schlüsselpunkt (ZSP), proximale und distale Schlüsselpunkte

Linie-Bringen", bezeichnete sie nach dem englischen „**alignment**" (Anordnung, Ausrichtung in eine Linie).

Schlüsselpunkte sind Regionen am Körper, die über eine hohe Rezeptorendichte (Muskel- und Sehnenspindeln) verfügen (**Abb. 5.9**). Man kann daher eher von Schlüsselregionen als von Schlüsselpunkten sprechen. Durch die Fazilitation dieser Bereiche kann man auf abnorme Bewegungsmuster hemmend einwirken und physiologische Bewegungsabläufe bahnen oder durch die Bahnung physiologischer Bewegungsabläufe abnorme Bewegung hemmen (s. Fazilitation).

> **Wichtig**
> Man unterscheidet den **Kopf**, den **zentralen Schlüsselpunkt (ZSP)** sowie die **proximalen-** und **distalen Schlüsselregionen (SR)**.

Tab. 5.2	Schlüsselpunkte	
Schlüsselregionen (SR)	**Proximale SR**	**Distale SR**
Kopf	Schultergürtel (SG)	Hände (H)
Zentraler Schlüsselpunkt (ZSP – Th6–Th10)	Becken	Füße (F)

Zu den **distalen Schlüsselpunkten** zählen die Hände und die Füße. Oft wird auch das Knie- und Ellbogengelenk als SR bezeichnet, wobei man hier auch von Distanzreglern zwischen proximalen und distalen Schlüsselregionen spricht.

Die **proximalen Schlüsselregionen** bilden die Schultergürtel (SG) und das Becken (**Tab. 5.2**).

Der **zentrale Schlüsselpunkt** (ZSP) unterteilt den oberen und den unteren Rumpf (ca. Th6–Th10) und stellt damit den Körpermittelpunkt dar. Der **Kopf** wird je nach Beschreibung teils zu den proximalen und teils zu den distalen Schlüsselregionen gezählt. Er beinhaltet mit den Augen, den Gleichgewichtsorganen und den Muskelspindeln der Nackenmuskulatur die **wichtigste Sensorik** für die Bewegungsausführung und nimmt daher eine **Sonderposition innerhalb der Schlüsselpunkte** ein. Daher reagieren Betroffene mit räumlich konstruktiven Bewegungsstörungen meist sehr gut auf die Fazilitation (s. unten) des Kopfs.

> **Wichtig**
> Der Kopf bildet mit seiner Sensorik die **wichtigste Schlüsselregion** und ist an der Einleitung (z. B. Hinwendung, Erfassung des Bewegungsziels) der meisten Bewegungsabläufe beteiligt. Erreicht man den **Kopf** nicht – erreicht man die **normale Bewegung** nicht!

5.4.2 Fazilitation

Der Therapeut vermittelt dem Patienten durch seine taktile Unterstützung an den **Schlüsselregionen** so alltagsrelevant wie möglich das **Gefühl** für die **Ausführung „seiner" physiologischen Bewegung** (▸ Kap. 8, 11, Therapiebeispiele).

Therapierelevanz

Die Fazilitation beinhaltet eine **taktile Interaktion** (Erfühlen) zwischen dem Therapeuten und dem Patienten und orientiert sich an den **Ressourcen des Patienten**. Die Unterstützung der physiologischen Bewegungsausführung kann je nach Symptomatik von einer relativ großen Unterstützung (z. B. **Abb. 5.6**) bis zu eher dezenten taktilen Reizen (z. B. **Abb. 5.8**) variieren. Wichtig ist jedoch, dass sich die Unter-

5

stützung des Therapeuten im Zuge physiologischer Eigenaktivität reduziert („loslassen"). **Nur** durch **eigenaktive Bewegungsanteile** des Patienten kann sich die **räumlich-zeitliche Koordination verbessern,** eine **funktionelle Bewegung** gebahnt sowie eine Nachhaltigkeit erzielt werden. Bei der Fazilitation (Bahnung) von Bewegungsabläufen geht es nicht um bestimmte Griffe. Es gibt große und kleine Patienten und ebenso gibt es große und kleine Therapeutenhände. Der gleiche Griff kann in einer Situation den Bewegungsablauf positiv verändern, während er in einer anderen Situation oder gar bei einem anderen Patienten das Gegenteil auslöst. Die Fazilitation der Schlüsselpunkte bzw. die der Bewegungsabläufe sollte mit der geringstmöglichen therapeutischen Unterstützung und dennoch physiologisch ausgeführt werden. Die Fazilitation darf keine Schmerzen auslösen; falls die Bewegungsvorgabe nicht adäquat umgesetzt wird, sollte man sich fragen: „Habe ich am richtigen Schlüsselpunkt fazilitiert oder muss ich deutlicher fazilitieren?" Die physiologische Positionierung ist nicht allein auf den Patienten zu beziehen, sondern gilt in gleicher Weise auch für den Therapeuten. Eine zu niedrig eingestellte Therapiebank z. B. führt zu einer verkrampften Körperhaltung des Therapeuten, wodurch die Fazilitation (vor allem das Fühlen) einer Bewegung eingeschränkt wird.

▶ Beispiel

Selbsterfahrung Fazilitieren Sie an den Schlüsselpunkten das Gehen an einer oder besser an mehreren Personen. Geben Sie die Bewegungsrichtung, das Bewegungstempo und das Bewegungsziel taktil vor (keine verbalen Instruktionen). Versuchen Sie dabei, Ihre Fazilitation auf ein Minimum zu reduzieren, sodass Ihr Proband die von Ihnen gegebene Vorgabe mit Ihrem geringstmöglichen Einsatz umsetzt. Setzen Sie Ihre Reize nicht zu diffus, sondern lassen Sie die Hand bzw. die Finger klar an den Körperregionen und bestimmen Sie die Richtung. Versuchen Sie herauszufinden, an welchem Schlüsselpunkt Sie die Bewegung besonders leicht fazilitieren können bzw. bei welchem Griff Ihr Partner besonders gut auf Ihre Vorgabe reagiert. Die Fazilitation über die Hände sollte beim Gehen von hinten, über die extendierten (Retroversion) außenrotierten Arme mit gestreckten Ellbogengelenken und leicht dorsalflektierten Handgelenken des Probanden erfolgen. Kommt es zu Abweichungen des Probanden, können Sie Ihre Fazilitation kurzzeitig verstärken und bei adäquater Umsetzung wieder verringern (Gehen sollte nach Möglichkeit nicht von vorn fazilitiert werden). Fazilitieren Sie vor allem die Schlüsselpunkte SG, ZSP, Becken und die Hände. Der ZSP kann sowohl ventral (ca. Sternum) und dorsal als auch lateral an den

beiden Rumpfseiten fazilitiert werden. Versuchen Sie neben der oben beschriebenen sicheren, ruhigen und klar lokalisierten Fazilitation auch einmal hektisch, diffus mit einem häufigen Wechsel der Griffposition zu führen. Sprechen Sie danach mit Ihrem Probanden, welche der Vorgaben er besonders gut empfunden hat, was er eher als unangenehm empfunden hat, wo Schwierigkeiten lagen etc. Wechseln Sie in die Probandenrolle. In der Therapie ist es wichtig, dass der Patient mit der geringstmöglichen Unterstützung die Bewegung möglichst physiologisch ausführt, ähnlich einem Friseur, der durch dezente taktile Reize den Kopf seines Kunden immer wieder neu positioniert. ◀

5.5   Gleichgewichtsreaktionen/Balance

Siehe auch ▶ Abschn. 3.5.6, „Hirnstamm", ▶ Abschn. 4.4, „Dritter sensomotorischer Regelkreis" und ▶ Kap. 11, „Funktionelles Alltagstraining F.A.T.".

Gleichgewichtsreaktionen sind in der Regel automatisierte Bewegungsabläufe, die nicht der bewussten Steuerung unterliegen.

❯ Wichtig

Besitzt man sein Gleichgewicht, denkt man nicht daran – verliert man es, denkt man nur noch daran.

Die Regulation der Bewegung erfolgt vor allem durch die motorischen Zentren des Hirnstamms (Vestibulariskerne) und der Basalganglien. Das zentrale Verschaltungsorgan ist das Kleinhirn (▶ Abschn. 4.4, „Dritter sensomotorischer Regelkreis"). Es besitzt sehr schnell leitende zerebrozerebelläre Bahnen (Verbindungen mit dem Kortex), über die die Koordination und Anpassung der Haltungsmotorik (Haltungstonus, Gleichgewicht), entsprechend der vom Großhirn entworfenen Zielmotorik, erfolgt (Zusammenspiel EPS/4. SMRK und PS/5. SMRK). Zur Ausführung adäquater Gleichgewichtsreaktionen benötigt das ZNS Informationen aus seinen Feedbacksystemen über den Körper (propriozeptiv, taktil), über das Verhältnis des Körpers im Raum (vestibulär) sowie über die Umwelt (visuell). Entsprechend der funktionellen Zielvorgabe erfolgt ein Feedforward (Bewegungsprogramm), das während der Bewegungsausführung permanent durch die Feedbacksysteme abgeglichen und bei Bedarf korrigiert wird (▶ Kap. 3, „Motorische Systeme").

❯ Wichtig

Gleichgewichtsreaktionen sind das Ergebnis zwischen sensomotorischen (Feedbacksysteme) und kognitiven (kortikale Zielvorgabe, Feedforward) Prozessen.

Bei einem Hirnschlag sind der Hirnstamm und damit verbunden die Organe des vestibulären Systems eher selten betroffen (Ausnahme z. B. Basilaristhrombose, Ponsinfarkt). Eine kortikale Läsion kann jedoch zu einem **gestörten somatosensiblen Informationsfluss** (propriozeptiv, taktil etc.) führen, der wiederum die Funktionen des vestibulären Systems mehr oder weniger beeinträchtigt. Die primäre Zielsetzung liegt nicht in der Verbesserung der Gleichgewichtsreaktionen, wie es evtl. bei einer Läsion des Hirnstamms oder des Kleinhirns der Fall sein könnte, sondern in der Verbesserung der sensomotorischen Reaktion (Tonus, Sensibilität). Ebenso können **Störungen des visuellen Systems** bzw. der visuellen Verarbeitung (externes Gleichgewicht), wie z. B. Hemianopsie, visuelle Agnosie etc., das vestibuläre System negativ beeinflussen. Ein pathologisch erhöhter Tonus, wie z. B. assoziierte Reaktionen, Spastik, Klonus, reduzierte hypotone Tonusverhältnisse oder eine kompensatorische Tonuserhöhung, verhindert bzw. behindert die **Ausführung physiologischer Gleichgewichtsreaktionen.** Gleichgewichtsreaktionen (Stellreaktionen), die in einem so geringen Bewegungsausmaß eingesetzt werden, dass sie der Patient noch physiologisch ausführen kann, wirken **hemmend auf die pathologische Tonuserhöhung.** Im Zuge der Hemmung kann dann das physiologische Bewegungsausmaß bzw. die Anforderung an die räumlich-zeitliche Koordination erweitert werden. Da Gleichgewichtsreaktionen nicht der bewussten Kontrolle unterliegen, sollte der Therapeut zur Verbesserung der Reaktionen Maßnahmen (Funktionen, Aktivitäten) einsetzen, bei denen die Reaktionen auf einem überwiegend automatisierten Niveau ausgeführt werden (z. B. alltagsorientierte Aktivität).

Das Gleichgewicht bildet die **Basis** für:
- Bewegungen gegen die Schwerkraft (Haltungsbewahrung),
- automatisierte Anpassung an die ständig wechselnden USF,
- selektive Bewegungen,
- die funktionelle Tätigkeit und Geschicklichkeit.

> **Wichtig**
> Gleichgewichtsreaktionen sind Adaptionen des Körpers an die permanent wechselnde USF und dienen der Bewahrung unserer Haltung.

Gleichgewichtsreaktionen reichen, je nach Situation und Anforderung, von minimalen tonischen Anpassungsreaktionen, **„Equilibriumsreaktionen",** bis zu ausgereiften Bewegungsabläufen von Rumpf, Kopf und den Extremitäten, **„Stell- und Stützreaktionen".** Das tägliche Leben wird von einer unendlich großen Variationsbreite an haltungsbewahrenden Bewegungsabläufen bestimmt. Ob man sich z. B. auf einem Stehplatz im fahrenden Bus (mobile USF) befindet, seine Hose im Stehen anzieht (Einbeinstand) oder im Sitzen nach einem weit entfernten Gegenstand greift etc., insgesamt kommt es zu einer Vielzahl permanent wechselnder Gleichgewichtsreaktionen.

5.5.1 Equilibriumsreaktionen

Definition

Equilibriumsreaktionen sind kleinste, z. T. unsichtbare tonische Anpassungsreaktionen, die durch minimale Gewichtsverlagerungen des Körpers entstehen, wie z. B. beim Ein- und Ausatmen, bei Blickbewegungen etc.

Equilibriumsreaktionen sind nicht bewusst steuerbar und dienen der **permanenten Feinjustierung unseres Körpers,** wodurch sie einen permanenten Feinschliff zur „harmonischen" Ausführung der Alltagsbewegungen ermöglichen (◘ Abb. 5.10a).

Selbsterfahrung Bitten Sie einen Kollegen, seine Schuhe und Strümpfe auszuziehen. Nun heben Sie Ihren rechten Fuß etwas an. Ihr Ihnen gegenüber stehender Kollege soll nun mit seiner linken Fußsohle die Oberseite Ihres Fußes berühren und der Bewegungsvorgabe Ihres Fußes folgen. Je nach Bewegungsausmaß reagiert Ihr Kollege mit minimalen tonischen Veränderungen in seinem rechten, am Boden stehenden Fuß, was Sie anhand der Kontraktion der kurzen Fußmuskeln im Längsgewölbe des Fußes erkennen können. Bitten Sie nun Ihren Kollegen, sich auf seine Zehenspitzen zu stellen und dabei seinen Körper möglichst ruhig zu halten. Man wird sehr schnell (mehr oder weniger) dezente Schwankungen spüren (permanentes Suchen und Finden des Körperschwerpunkts), die durch minimale tonische Anpassungsreaktionen zwischen der ventralen und der dorsalen Körpermuskulatur reguliert werden (Equilibriumsreaktionen). Diese **tonisierende Feinabstimmung** im ständigen Wechsel zwischen agonistischer und antagonistischer Aktivität der großen Muskelgruppen bzw. ihre ineinander übergehende, reziproke Innervation bildet die stabilisierende Grundlage der physiologischen Körperhaltung (▶ Abschn. 4.4, „Dritter sensomotorischer Regelkreis"). Die vertikale Körperposition (aufrechter Sitz, Stand) ist somit keine fixierte Stellung, sondern vielmehr eine **dynamische Stabilität,** die sich permanent neu adaptiert. ◀

5

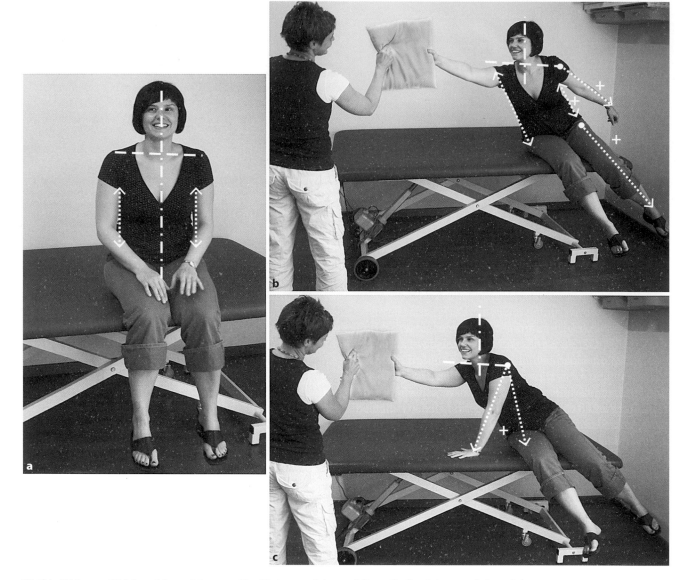

Abb. 5.10   a–c Gleichgewichtsreaktionen. **a** Equilibriumsreaktionen, **b** Rumpfstellreaktionen, **c** Stützreaktionen

5.5.2 Stellreaktionen

Bei einer Gewichtsverlagerung aus dem Körperschwerpunkt bewegt sich der ZSP aus der körpereigenen USF. Um dabei die Aufrechthaltung des Körpers und des Kopfs im Raum zu ermöglichen, werden körpereigene Gegengewichte (Kopf, Rumpf und Extremitäten) eingesetzt (s. ◻ Abb. 2.16, 4.5 und 5.10b).

Definition

Stellreaktionen sind Reaktionen des Körpers, die dazu dienen, die Körperhaltung im Raum aufrechtzuerhalten oder wiederherzustellen (◻ Abb. 5.10b).

5.5.2.1 Ausgangsstellung, freier Sitz

■   **Kopfstellreaktionen**

Bei Bewegungen innerhalb der Frontalebene **richtet sich der Kopf symmetrisch (vertikal) im Raum** aus. Eine Rumpfbewegung, z. B. ZSP nach rechts, führt zu einer Lateralflexion der linken Halswirbelsäule (HWS), die Augen (Ohren) bleiben dabei in einer horizontalen (waagrechten) Linie ausgerichtet. Innerhalb funktioneller Bewegungsabläufe richtet sich der **Kopf (Blickkontakt/Zielsehnsucht)** zum Zielobjekt (z. B. Transversalebene), die Hand bewegt sich zum Zielobjekt, worauf der Rumpf (ZSP) in einer weiterführenden Bewegung folgt. Beim Gehen bildet der Kopf das Punctum fixum, um das sich der Körper bewegt. Eine Abweichung der physiologischen Kopfposition (Gehen, Stehen, Sitzen)

wird vom Betrachter relativ schnell als ungewohnt erkannt (► Abschn. 5.4, „Schlüsselregionen").

■ **Rumpfstellreaktionen**
Bei Rumpfbewegungen (Frontalebene), z. B. ZSP nach
rechts, bietet die linke Rumpfseite durch eine agonistische Lateralflexion das fallverhindernde Widerlager,
während sich die rechte Rumpfseite (Gesäß), die das
Gewicht übernimmt, reaktiv verlängert (Lateralextension). Dabei zieht die linke Beckenhälfte nach kranial,
was wiederum durch eine abduktorische Stabilisation
im rechten Hüftgelenk begleitet wird. Die **Schultergürtel
bleiben in einer horizontalen Linie** ausgerichtet. Gewichtsverlagerungen in der Sagittalebene werden nach ventral
von einer Extensorenaktivität und nach dorsal von einer
Flexorenaktivität reguliert (◘ Abb. 5.10b).

■ **Stellreaktionen der Extremitäten**
Bei einer Seitwärtsbewegung des Rumpfs, z. B. nach
rechts (Frontalebene), bei der die Stellreaktionen des
Rumpfs allein die Haltung nicht mehr gewährleisten,
werden die Extremitäten stabilisierend hinzugezogen.
▬ **Untere Extremität:** Falls die Beine keinen Bodenkontakt besitzen, werden sie in der Regel vor den Armen
in die Gegenrichtung bewegt. Dabei abduziert das
linke Bein entgegen der Schwerkrafteinwirkung nach
links, während das rechte dem linken Bein folgt. Bei
Rumpfbewegungen nach dorsal erfolgt eine stabilisierende Knieextension, bei Rumpfbewegungen nach
ventral eine stabilisierende Knieflexion.
▬ **Obere Extremität:** Der linke Arm bewegt sich dabei
mit zunehmender Extension im Ellbogengelenk in
die Abduktion und Außenrotation, wobei mit zunehmendem Bewegungsausmaß der rechte Arm über
die Körpermittellinie als Gegengewicht zur erhöhten
Schwerkrafteinwirkung nach links folgt (Rumpfrotation).

❯ **Wichtig**
Während der Rumpf- und Kopfstellreaktionen bildet
das Becken den (abduktorisch) stabilisierenden Kontakt
zur USF, wobei sich der obere Rumpf, Schultergürtel
und Kopf (Extremitäten) entsprechend den Gravitationskräften im Raum ausrichten. Geht die Beckenstabilität verloren, greift das ZNS auf sensomotorisch
früher angelegte haltungsbewahrende Reaktionen
zurück und stabilisiert über die Kopf-, Schulter- und/
oder Rumpffixation bis hin zur distalen Anspannung
der Extremitäten. Die Feinabstimmung und Harmonie
der Bewegungsabläufe geht verloren!

5.5.3 Stützreaktionen

Werden die körpereigenen Stellreaktionen unökonomisch, so kommt es zum Einsatz von Stützreaktionen,

die die USF vergrößern und damit die Anforderung
an die Haltungskontrolle verringern. Dabei werden die
Hände (Hand) zum **Stütz auf der belasteten Seite** eingesetzt, während in der unteren Extremität **Schutzschritte
in die Richtung der Gewichtsverlagerung** stattfinden. Im
Zuge der Gewichtsübernahme (Druck auf den Fuß)
kommt es dabei zu einer **Steigerung der Extensorenaktivität** in dem Gewicht tragenden Bein, wodurch wiederum
das andere Bein die Freiheit erhält, einen Schutzschritt
in die Richtung der Gewichtsverlagerung auszuführen
(◘ Abb. 5.10c).

❯ **Wichtig**
Stützreaktionen sind Reaktionen der Körperextremi-
täten, die durch Abstützen (Armstütz bzw. Stütz- und
Schutzschritte der Beine) die USF vergrößern und dadurch das Gleichgewicht erhalten.

▶ **Beispiel**

Stand Im Stand reagieren die kurzen Fußmuskeln auf
minimale Veränderungen des Körperschwerpunkts
(► Abschn. 5.5.1, „Equilibriumsreaktionen"). Wird der
Körperschwerpunkt nach dorsal verlagert, kommt es zum
Abheben der Zehen (Dorsalextension) und zu einer Vorver-
lagerung des Oberkörpers (Hüftflexion). Die ausgestreckten
Arme werden als Gegengewichte nach ventral geführt. ◀

5.5.3.1 Bildfolge, Gleichgewichtsreaktionen
In ◘ Abb. 5.10a werden Equilibriumsreaktionen gezeigt.
Der Kopf rotiert zum Bewegungsziel. Dabei befindet sich
der Rumpf (ZSP) in seinem Körperschwerpunkt, die Ge-
wichte sind seitengleich (rechts und links) verteilt. Wäh-
rend der Kopfaktivität wird die Haltungsbewahrung im
Rumpf durch minimale tonische Anpassungsreaktionen
(Equilibriumsreaktionen) reguliert.

Die ◘ Abb. 5.10b zeigt Rumpfstellreaktionen. Der
Kopf orientiert sich zum Zielobjekt hin, worauf die
Hand (der Arm) zum Zielobjekt greift und der Rumpf
(ZSP) folgt. Im Zuge dessen führt die rechte Rumpfseite
stabilisierend eine agonistische Lateralflexion aus. Dabei
zieht das rechte Becken nach kranial, und die Schultergürtel liegen in einer nahezu horizontalen Linie auf dem
Rumpf auf. Die linke Gesäßhälfte übernimmt das Gewicht, wodurch sich die Rumpfseite reaktiv verlängert.
Wird der Einsatz der körpereigenen Gegengewichte
unökonomisch, so wird der Arm im Sinne einer Stützfunktion eingesetzt. Dabei wird die USF in Richtung Bewegungsziel vergrößert, um die Körpergewichte wieder
innerhalb der USF zu tragen (◘ Abb. 5.10c).

Bei langsamen Bewegungsabläufen (Verschiebung
des ZSP) reagiert das ZNS eher durch Stellreaktionen
und bei schnellen Bewegungen, vor allem wenn sie durch
eine äußere Krafteinwirkung herbeigeführt werden, eher
durch Stützreaktionen.

5

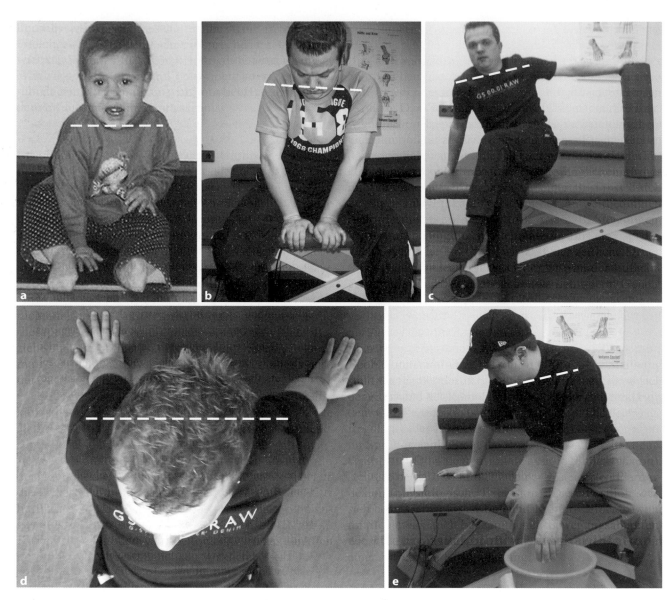

◧ **Abb. 5.11   a–e** Therapiebeispiele: Stützreaktionen

5.5.3.2 Orientierung der kindlichen Entwicklung

Siehe dazu auch ▶ Kap. 11, „Funktionelles Alltagstraining F.A.T.".

Verlässt das Kind die Horizontale zum vertikalen Sitz, so übernehmen Arme und Hände zunächst stabilisierende Stützfunktionen (Aufrechterhaltung der Körperposition im Raum) bzw. so lange, bis das Becken die Stabilität gewinnt, um Schultern und Armen stabilisierende Ausgleichsbewegungen (Stellreaktionen) zu ermöglichen. Der Haltungshintergrund (Becken- und Rumpfstabilität) verbessert sich stetig, wodurch die Hände zur Manipulation der Umwelt – zum „Hantieren" – frei werden. Im Zuge der Auseinandersetzung mit Schwerkraft und Umwelt verfeinert sich die Bewegungskoordination (Equilibriumsreaktionen) – quasi der Feinschliff –, bis

schließlich hochgradig koordinierte Bewegungsabläufe, wie z. B. Tanzen, Tennisspielen, Eiskunstlauf, harmonisch ausgeführt werden können.

Kommt es zu einer neuromuskulären Bewegungsstörung, z. B. einer Hemiplegie, geht v. a. die Feinabstimmung, d. h. die Equilibriumsreaktionen, verloren. Ihnen folgt, je nach Schwere der Läsion, die Beeinträchtigung der Extremitäten- und Rumpfstellreaktionen (Rumpfkontrolle). Verliert der Betroffene den rettenden Armstütz, so ist die Einnahme der Vertikalen nur unter großer kompensatorischer Anstrengung und/oder pathologischen Mustern möglich.

❯ **Wichtig**
Erreicht man den Armstütz nicht („dynamische Schulterstabilität"), bekommt man auch die Stellreaktionen

der Extremitäten nicht (stabilisierende Schultermobilität). Fehlen wiederum die proximale Stabilität und die Balance, wird das harmonische Hantieren unmöglich.

Im F.A.T. (▶ Kap. 11) beginnt man die Arm-, Rumpf- und Beckenkoordination in der Vertikalen, in Anlehnung an die sensomotorische Entwicklung, mit dem Armstütz (◻ Abb. 5.11). Die ersten Sitzversuche des Kleinkinds sind noch eher labil, mit flektiertem Rumpf und innenrotierten Stützarmen (◻ Abb. 5.11a).

Man nutzt die innenrotierte Position innerhalb der geschlossenen Kette, da u. a. der kompensatorische Zug der großen Rumpfmuskeln wie M. pectoralis major und M. latissimus dorsi minimiert ist (▶ Abschn. 8.1.1 und 8.1.5, „Muskuläre Dyskoordination") und die physiologische Gewichtsübernahme (Armstütz) am ehesten gelingt (ressourcenorientierte Vorgehensweise).

> **Roter Faden**
>
> Der **Armstütz** (▶ Abschn. 5.1.7, „Geschlossene kinematische Kette") aktiviert **alle Muskelgruppen,** die für die **physiologische Becken- und Rumpfstabilität** sowie für die **physiologische Skapulafixation** auf dem Thorax etc. verantwortlich sind, und verbessert so die Voraussetzungen für Armbewegungen innerhalb der ersten Bewegungsphase (▶ Abschn. 8.1.3, „3 Phasen der endgradigen Armbewegung").

Als Schutz vor der Hyperdorsalextension im Handgelenk (Traumata) wird die Stützhand an der Bankkante positioniert. Die Handwurzel dient als physiologischer Referenzpunkt (Muskelspindeln im Daumen- und Kleinfingerballen) und liefert dem ZNS propriozeptive Informationen über Spannung, Position und Bewegung der Hand (die Hand wird bewusster). Herr H. (◻ Abb. 5.11b) übt einen symmetrischen/wechselnden Druck auf die Hände/Arme aus, wodurch sich die (Mittel-)Gelenke rotatorisch gegenläufig stabilisieren und alle Muskelgruppen zur Schulterblatt- (Adduktoren) und Schultergelenksicherung (Außenrotatoren) aktiviert werden. Um den Armstütz zu nutzen, **müssen** der Druck und das Gewicht auf dem Arm größer als das Eigengewicht ausfallen (z. B.: Gewichtsübernahme der betroffenen Seite). Der Therapeut bittet daher Herrn H., sein linkes Gesäß anzuheben (= Körpergewicht rechts).

Als Steigerung bewegt Herr H. seinen linken Arm nach links/dorsal, um z. B. die Knierolle zu halten. Die linksseitige Außenrotation bedingt in der weiterführenden Bewegung eine beidseitige Schulterblattadduktion sowie eine von proximal eingeleitete Außenrotation des rechten Schultergelenks. Zur Stabilisierung bittet man Herrn H., dem dosierten, wechselnden dorsalen Druck auf seinen abduzierten linken Arm (isometrisch) gegen-

zuhalten, was wiederum die rechte dorsale Schulter- und Rumpfmuskulatur aktiviert (Haltungshintergrund/Rumpfstabilität).

Nun nutzt man das von proximal gewonnene Bewegungspotenzial und tätigt den rechtsseitigen Armstütz, Schritt für Schritt, zunehmend weiter in Außenrotation (◻ Abb. 5.11c), bis man schließlich beide Hände nahezu endgradig (SV) hinter dem Körper zusammenführen kann (◻ Abb. 5.11d). Diese Position eignet sich gut für selektive Beckenkompetenzen, z. B.: „Strecken Sie Ihren Bauch nach vorn und wieder zurück" (Beckenkippung-Rumpfaufrichtung bei Hüftflexion) und/oder: „Führen Sie Ihre Schulterblätter zur WS", „Lassen Sie das linke Schulterblatt los, wieder zurück" (Schulterblattadduktion, Haltearbeit rechts!). Somit schafft man die funktionellen Voraussetzungen für den Armstütz im Sinne einer Alltagsaktivität (◻ Abb. 5.11e).

Stellreaktionen zählen wohl zu den ersten physiologischen Aktivitäten gegen die Schwerkraft und integrieren frühkindliche Haltereaktionen. In ◻ Abb. 5.12b führt Herr H. **mit seinem Becken** (Bahnung **stabiler Beckenkompetenz**) bzw. dem **Rumpf** den **Pezziball nach links**, worauf sich die **rechte Rumpfseite** im Sinne einer **Rumpfstellreaktion** verkürzt. Herr H. bekommt nun die Anweisung: „Heben Sie kurz Ihren linken Arm hoch." Die **linksseitige Gewichtsverlagerung** animiert die Armstellreaktionen (Abduktion, Außenrotation) rechts.

> **Therapierelevanz**
>
> Die Gewichtsübernahme/Rumpfverlängerung in der geschlossenen Kette (◻ Abb. 5.11c) dient eher der pathologischen Tonusreduktion (Spastik) sowie dem physiologisch stabilisierenden Spannungsaufbau (s. Stützreaktionen) in der betroffenen Seite, während die offene Kette (◻ Abb. 5.12b,d) dynamische Rumpfaktivitäten (s. Stellreaktionen) bei eher hypotoner Grundsymptomatik verbessert.

> ❯ **Wichtig**
>
> An den meisten alltäglichen Hantierfunktionen wirken Becken, Rumpf, Skapula (SG) eher stabilisierend, wobei sich die dynamischen Bewegungsprozesse im beweglichsten Körpergelenk, d. h. im Schultergelenk, sowie in den distalen Strukturen (Hand/Finger) vollziehen (▶ Abschn. 8.1.3, Fühl- und Sehraum nach Loeb). Geht der Arm über die 60°, 70°, 80° hinaus, kommt der Schultergürtel zum Tragen, erst in der endgradigen Elevation ist der Rumpf beteiligt (▶ Abschn. 8.1.3, 3 Phasen der endgradigen Armbewegung).
>
> Bei der Ausführung von Armstellreaktionen ist weder eine kompensatorische Aktivität des Schultergürtels rechts noch die des kontralateralen Rumpfs möglich. Das ZNS aktiviert im Zuge einer Anpassungsreaktion

5

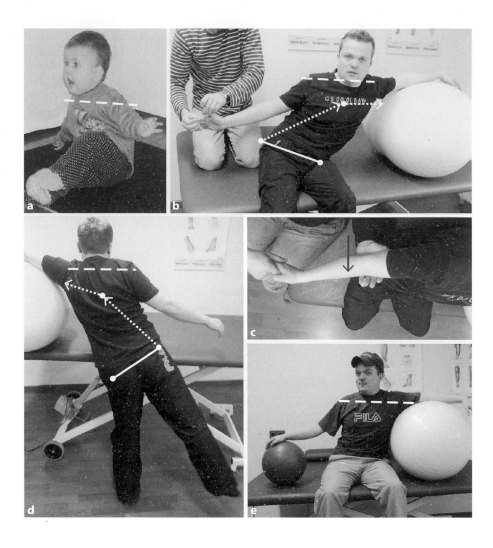

(d. h. es setzt automatisiert die rechte Extremität ein) die Skapulaadduktoren, Außenrotatoren im SG, die Arm- bzw. Handgelenk- und Fingerstrecker, d. h., alle Muskeln für die erste physiologische Bewegungsphase des Schulterbereichs gewinnen an Stabilität, und die Hand wird frei für Hantierfunktionen.

Während langsam Becken und Rumpf in die Ausgangsposition zurückkehren, fixiert man mit leicht dorsalextendiertem Handgelenk die Hand. Der Rumpf (Punctum mobile) bewegt sich gegen die rechte Hand (Punctum fixum), wodurch sich die Armabduktion erhöht. Mittig angekommen, bekommt Herr H. die Anweisung: „Bremsen Sie langsam Ihre Hand/Ihren Arm nach unten." Die muskuläre Kontrolle geschieht durch die exzentrische Verlängerung der Armabduktoren (aus dem Beugemuster heraus). Beides wiederholt man mehrmals mit räumlich-zeitlich steigendem Niveau. Zur Stabilitätsverbesserung (Außenrotatoren SG, Schulterblattadduktoren) hält Herr H. einem leicht dorsalen Druck (isometrisch) entgegen (■ Abb. 5.12c). In gleicher Weise kann auch im Stand gearbeitet werden, wobei hierbei auch die Stell-

reaktion des Beins (Abduktorenstabilität) im wahrsten Sinne des Worts „zum Tragen kommt" (■ Abb. 5.12d). Herr. H. erhält eine proximale Stabilität, die ihm erste Hantierfunktionen ermöglicht (■ Abb. 5.12e). Dabei beginnt er, beide Bälle gleichzeitig mit dem Rumpf zu bewegen (von proximal nach distal) bzw. mit stabilem Rumpf und Schultergürtel distal die rechte Hand zu aktivieren.

Die Bahnung von Equilibriumsreaktionen stellt wohl die größte Herausforderung an den Patienten, aber auch an den Therapeuten. Equilibriumsreaktionen unterliegen nicht der kortikalen Kontrolle und bilden den Feinschliff harmonischer Bewegungsabläufe. Die Schaffung der Notwendigkeit zur Ausführung der entsprechenden Reaktionen ist von therapeutischer Seite meist eine dünne Gratwanderung zwischen physiologischer Aktivierung (wie z. B. assoziierten Bewegungen) und Vermeidung assoziierter Reaktionen. Zudem muss der Patient über das notwendige sensomotorische Potenzial sowie die entsprechende Mobilität (u. a. im kleinen Mittelfuß- und Mittelhandmuskel) verfügen. In ■ Abb. 5.13b führt Herr H. mit seinem linken, gesunden Bein differenzierte Bewegungsabläufe aus, während das rechte, betroffene

■ **Abb. 5.13 a–e** Therapiebeispiele:
Equilibriumsreaktionen

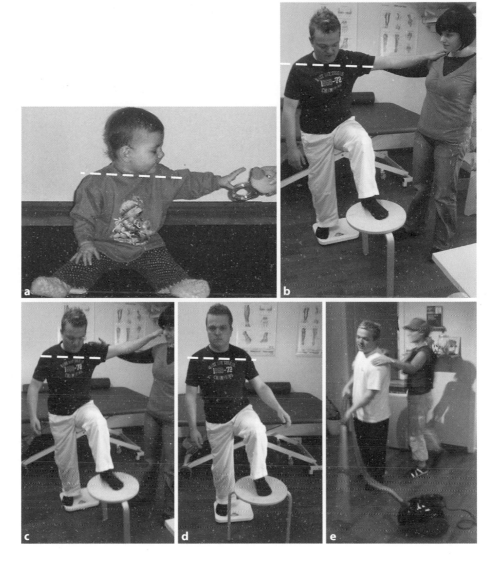

Standbein die adaptive Feinjustierung bereitstellen muss.
Die Therapeutin achtet noch sehr genau auf die dynamische Stabilität und die Stellreaktionen des Rumpfs
(horizontale Ausrichtung des Schultergürtels) sowie auf
Ausgleichsbewegungen des rechten Arms und der rechten
Hand (assoziierte Bewegungen vs. **assoziierte Reaktionen**,
► Abschn. 3.6.3, „Assoziierte Reaktionen").

Die Therapeutin variiert ihr Anforderungsniveau,
indem sie ihre Unterstützung reduziert oder z. B. den
Zweibeinhocker in der Sagittalachse ausrichtet und somit
stabilisierende Becken-/Hüftaktivitäten in der Frontalebene/Balance (■ Abb. 5.13c höhere Anforderung) und
Kompetenzen erarbeitet, die die Selbstständigkeit sagittal (■ Abb. 5.13d, Hocker – Frontalachse) sowie Alltagsaktivitäten erleichtern (■ Abb. 5.13e).

5.6 Bewegungsanalysen

Komponenten einer normalen Bewegung (und ihre Abweichungen) sind:

– normaler Tonus (Hypotonus oder Hypertonus [Spastik, assoziierte Reaktionen]),
– normale Sensibilität (fehlende oder zu starke Sensibilität, die Extremität ist nicht bewusst),
– normale reziproke Innervation (muskuläre Dyskoordination),
– normale Haltungsmotorik (fehlende Stabilität im Rumpf und in den Beinen),
– normale Gleichgewichtsreaktionen, Balance (fehlende oder verzögerte Gleichgewichtsreaktionen, Balanceprobleme),
– normale Ziel- und Greifmotorik, räumlich-zeitliche Koordination (mangelnde Griffadaption, Bewegungen nicht zielsicher, mangelnde Koordination).

5

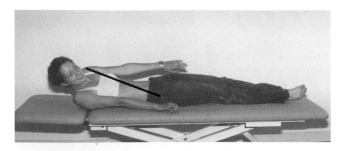

Abb. 5.14   RL → Sitz: Der Kopf leitet die Bewegung ein

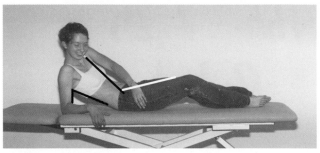

Abb. 5.15   RL → Sitz: Rotation über die Seitlage

Erkennt der Therapeut eine von der Normalität abweichende Bewegungskomponente, so setzt er keine Übungen oder bestimmte Griffe ein, sondern erarbeitet vielmehr individuell und sequenziell die neuromuskuläre Aktivität normaler Bewegungsabläufe.

Durch die Bewegungsanalyse werden die Bewegungsabläufe in verschiedene **Sequenzen (Phasen)** unterteilt. Die jeweilige Sequenz wird auf ihre physiologische Ausführung bzw. auf die pathologischen Komponenten überprüft, woraus die Grundlage der therapeutischen Vorgehensweise resultiert (▸ Kap. 11, Befunderhebung).

In den folgenden Analysen werden die Grundbewegungsmuster anhand der wichtigsten Schlüsselpunkte beschrieben. An diesen Punkten kann der Therapeut die Bewegung begleiten und durch seine Fazilitation abnorme Bewegungsmuster hemmen und physiologische Bewegungsabläufe bahnen. Nicht selten gibt die stärkste **Abweichung eines Schlüsselpunkts** auch den Hinweis auf das Schlüsselproblem.

5.6.1 Vom Liegen zum Sitz

Die Abb. 5.14–5.17 zeigen den Bewegungsablauf vom Liegen zum Sitzen.

■ **1. Phase (Abb. 5.14)**
Die Rückenlage (RL) ist ein Muster der Extension (▸ Abschn. 5.3.1, „Grundstellungen"). Durch eine Rechtsrotation und Lateralflexion (links) der HWS leitet der Kopf die Bewegung ein. Ihm folgt der linke Schultergürtel (Protraktion), der durch eine konzentrische Kontraktion der schrägen Bauchmuskulatur (offene Kette) gegen die rechte Beckenseite rotiert. Das Anheben des Kopfs und des oberen Rumpfs durch die Bauchmuskulatur führt zu einem Zug auf das Becken, was wiederum zu einer kurzzeitigen Beckenhebung bzw. zu einer dezenten Hüftextension führt. Mit dem Abheben des Angulus inferior der linken Skapula erfolgt die weitere Flexionsbewegung des Rumpfes durch die Hüftbeuger (M. iliopsoas vor allem rechts, Punctum fixum: Beine und Punctum mobile: Rumpf). Das Hüftgelenk wechselt mit der weiteren Rumpfaufrichtung von seiner

dezenten Extensionsstellung zunehmend in die Flexion, wodurch sich das rechte Becken etwas von der Unterlage abhebt. Das linke Bein unterstützt extensorisch durch einen Fersendruck auf die Unterlage die weitere Rumpfrotation. Der linke Arm wird dabei innenrotiert, adduziert und flektiert.

■ **2. Phase (Abb. 5.15)**
Der linksseitigen Lateralflexion des Kopfs (Kopfstellreaktion) folgt in der weiterführenden Bewegung die Lateralflexion der linken Rumpfseite, d. h., die linke Rumpf- und HWS-Seite verkürzt sich, wodurch sich die rechte verlängert. Der ZSP liegt dabei hinter den Schultergürteln und dem Kopf. Je nach Konstitution erfolgt die weitere Bewegung über den Arm- bzw. Ellbogenstütz rechts in einer geschlossenen Kette oder über die lateralflexorische Aktivität der linken Rumpfseite (meist mit einer höheren Geschwindigkeit) über die offene Kette. Das rechte Bein wird durch den M. iliopsoas (M. rectus femoris) angehoben und zur Gewichtsverlagerung an die Bankkante geführt.

■ **3. Phase (Abb. 5.16)**
Das linke Bein wird zur Stabilisation in einer Außenrotation, Abduktion mit dem rechten Bein über die Bankkante geführt, und der linke Arm wird als Stützfunktion hinzugenommen, um den Rumpf aufzurichten (Beine: Punctum mobile und Oberkörper: Punctum fixum). Die Armaktivität richtet sich dabei nach dem Schwungpotenzial des linken Beins. Bei einer schwungvollen Beinbewegung ist der Anspruch auf die Stützfunktion des Arms relativ gering. Die Bewegungsausführung kann entsprechend der Konstitution des Patienten variieren. Ein schwerer Oberkörper mit geringem Beingewicht setzt eher den Rumpf als Punctum fixum und die Beine als Punctum mobile ein.

Die Abb. 5.17 zeigt den aufrechten Sitz.

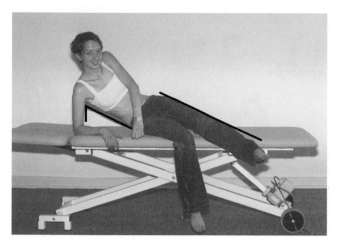

Abb. 5.16   RL → Sitz: Rumpfaufrichtung

5.6.1.1 Häufig auftretende Problemstellungen

In der Rückenlage besteht durch die große USF ein eher niedriger Anspruch an den Haltungstonus (► Abschn. 5.3.1, „Grundstellungen"). Der Bewegungsübergang aus der horizontalen Liegeposition (Muster der Extension) in die vertikale Sitzposition stellt dagegen sehr hohe Anforderungen an den Haltungshintergrund. Einerseits müssen sich der Kopf und der schwere Oberkörper aus einem Extensionsmuster gegen die Schwerkraft aufrichten (was mit einem hohen Tonusniveau verbunden ist). Andererseits bedingt die Rotationsbewegung (oberer Rumpf gegen unteren Rumpf) ein hohes Maß an reziproker Innervation zwischen den ventralen und dorsalen Muskelgruppen (s. Bewegungsanalyse vom Liegen zum Sitz). Um eine Überforderung und die damit verbundenen assoziierten Reaktionen zu vermeiden, kann der Bewegungsübergang durch eine größere therapeutische Unterstützung oder durch eine erhöhte Lagerung des Oberkörpers (s. unten) vorbereitet und erleichtert werden.

Bauchmuskulatur Das Erscheinungsbild der Hemiplegie ist häufig mit einer gesteigerten Extensorenaktivität verbunden, besonders im Nacken- und Lumbalbereich (M. latissimus dorsi) sowie im Bein (Ischiokrurale, Wadenmuskulatur). Die ventralen Hüftbeuger und die Bauchmuskeln zeigen sich dagegen meist hypoton (s. reziproke Hemmung) und inaktiv. Deutlich wird dies u. a. durch ein markantes Hervortreten der untersten Rippen, wobei die Patienten meist kurzatmig sind. Neben den ventralen Skelettmuskeln sind auch die vegetativen Muskeln, die z. B. zur Atmung (Zwerchfell) sowie zur Urin- und Blasenkontrolle (schwerer Betroffene) notwendig sind, beeinträchtigt! Dabei kommt es, bedingt durch die mangelnde Beckenverankerung und das Eigengewicht der Beine, zu einer Beckenkippung, die wiederum mit einer Hyperlordose in der LWS verbunden ist. Der Therapeut kann dabei

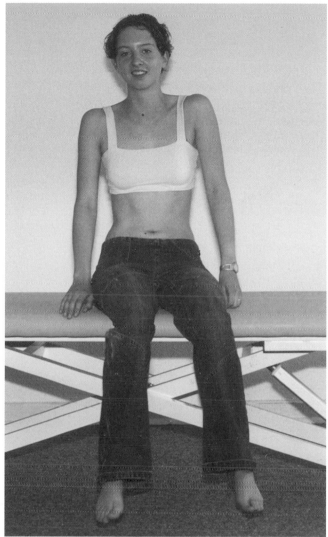

Abb. 5.17   Aufrechter Sitz (Frontalebene)

seine Hand deutlich zwischen die LWS und die Therapiebank schieben. **Eine Unterlagerung der Knie** (Knierolle) **oder ein Anstellen der Beine** (zuerst das Betroffene) **kann dies verhindern** (LWS-Lordose verschwindet). Beim Heben des Kopfs bzw. des oberen Rumpfs bewegt sich der Thorax nach kaudal. Diese Bewegung wird physiologisch durch die ventrale Hals- und Rumpfmuskulatur (Bauchmuskeln) ausgeführt (s. 1. Phase). Fehlt die ventrale Anspannung, reagiert das ZNS über eine kompensatorische und/oder pathologische Extensionsaktivität im Kopf, was eine Hüftextension herbeiführt und in der weiterführenden Bewegung ein pathologisches Extensionsmuster im betroffenen Bein auslösen kann (s. Massensynergien). Das heißt, bei einer eingeschränkten Aktivität der Bauchmuskulatur, bedingt durch den Hypotonus, **kompensieren** die Patienten z. T. durch eine **Extensionsbewegung des Kopfs bzw. des Schultergürtels**. Dabei verlagert sich der ZSP vor den Kopf bzw. Schultergürtel (Hyperextension in der WS), was der physiologischen Rumpfflexion entgegenwirkt. Ein

5

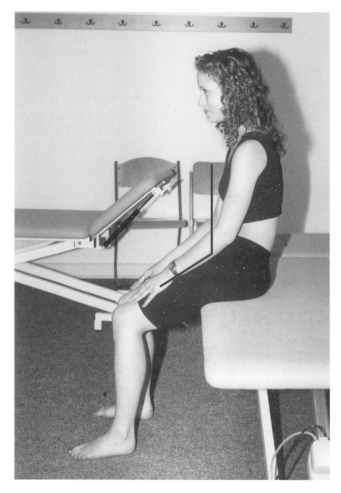

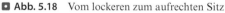

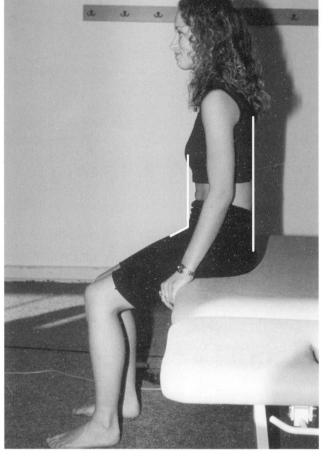

◘ **Abb. 5.18**   Vom lockeren zum aufrechten Sitz

◘ **Abb. 5.19**   Aufrechter Sitz (Sagittalebene)

Höherstellen des oberen Bettteils oder eine **Unterlagerung des Oberkörpers mit Kissen** kann den **Bewegungsübergang erleichtern**. Die Sequenz „Kopf heben" (Einleiten der Bewegung) kann der Therapeut im Vorhinein durch eine alltägliche Bewegungsanweisung vorbereiten, z. B. durch: „Heben Sie bitte kurz den Kopf an, ich möchte das Kopfkissen etwas ausrichten, oh, da ist noch eine Falte …" etc. Die Anweisung macht mehr Sinn und wird besser umgesetzt als z. B. „Heben und senken Sie Ihren Kopf".

Das Anheben des Oberkörpers gegen das Becken (Phase 1–2) und die damit verbundene Hüftflexion des (phasischen) M. iliopsoas (Ursprung kontrahiert zum Ansatz) wird mangels phasischer Innervation über den tonischen M. rectus femoris ausgeführt (= Extensionsmuster im betroffenen Bein). Daher sollte der Betroffene bei angestelltem „gesundem" Bein (= Vermeidung Hyperlordose) das betroffene Bein (mit möglichst lockerem Unterschenkel) langsam aus dem Bett an der Bettkante herunterführen (= exzentrische Aktivität des M. iliopsoas und Kontrakturprophylaxe M. rectus femoris)! Die Hüftextension bei lockerem heraushängendem Unterschenkel setzt den M. iliopsoas in einen Stretch, was seine physiologische Kontraktion erleichtert und den späteren Sitz/Stand

(ventrale Verankerung) erleichtert. Bei (zu Beginn max.) angewinkeltem Bettoberteil (Pflegebett) kann der Betroffene relativ leicht auf die betroffene Seite rotieren und aktiv den Transfer vom Liegen zum Sitz bewältigen (hinlegen entsprechend umgekehrt). Eine Anleitung zum Alltagstransfer wird i. d. R. von Betroffenen wie auch von Angehörigen sehr gerne angenommen und fördert neben der Eigenaktivität auch physiologische Prozesse (= Nutzung des Alltags zur Verbesserung der Symptomatik, s. ◘ Abb. 8.6d,e).

Transfer über die betroffene Seite mit einem schwachen Patienten Der Patient winkelt seine Beine an (plegisches Bein zuerst). Danach greift er mit seiner weniger betroffenen Hand die plegische Hand zum Faltgriff (Handwurzeln müssen sich berühren) und führt die ausgestreckten Hände an die Bankkante zur Seitlage. Nun greift er mit der weniger betroffenen Hand (Stützhand) um die Bankkante und führt seine angewinkelten Beine über die Bankkante. Bei max. angestelltem Bettoberteil richtet sich der Betroffene mit Schwung der Beine und durch ein leichtes Abstützen aus der Seitlage in die Sitzposition auf. Während der Aufrichtung wechselt die Stützhand die Körperseite. Die fehlende Eigenaktivität wird durch den Therapeuten unterstützt.

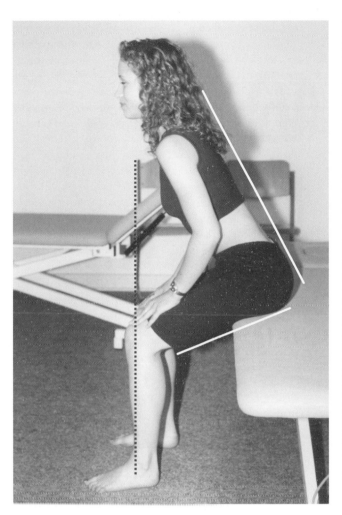

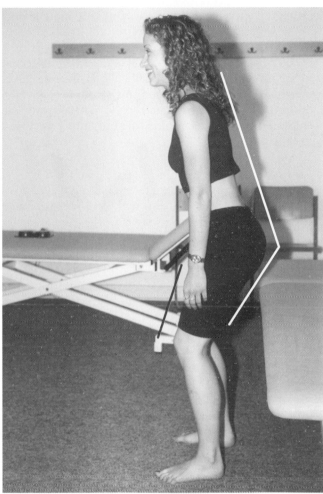

Abb. 5.20   Vorverlagerung des Rumpfs

Abb. 5.21   Aufrichtung zum Stand

Transfer über die weniger betroffene Seite Die Protraktion eines Schultergürtels (s. 1. Phase, linker Schultergürtel) bedingt eine Retraktion der gegenüberliegenden Schulter. Bei einer pathologischen Retraktionsstellung des Schultergürtels kann sich ein Transfer über die gesunde Seite, d. h. aus der Retraktionsstellung heraus, als sinnvoller erweisen. ◄

5.6.2 Vom Sitz zum Stand

▪ **1. Phase** (■ Abb. 5.18)
Im lockeren Sitz befindet sich der ZSP hinter dem Becken, Schultergürtel und Kopf. Zum aufrechten Sitz führen die ventralen Muskelketten (Hüftbeuger–Becken und Bauchmuskulatur–Rumpf) konzentrisch den Rumpf über das Becken (Crista iliaca). Es folgt ein Wechsel zwischen der agonistischen Tätigkeit der Bauchmuskulatur (Rumpfflexion) und der Aktivitätszunahme der Rückenmuskulatur (Rumpfextension).

▪ **2. Phase** (■ Abb. 5.19)
Der ZSP bildet eine ungefähre Linie mit dem Becken, dem Schultergürtel und dem Kopf. Das Becken wird ventral durch die Hüftflexoren (M. iliopsoas) verankert. Dabei befindet sich der Rumpf symmetrisch innerhalb seiner körpereigenen Unterstützungsfläche über dem Becken. Eine Unterscheidung zwischen der agonistischen Tätigkeit, der ventralen und der dorsalen Muskelketten ist nur schwer möglich. Daher erfordert die Einnahme dieser Position ein hohes Maß an reziproker Innervation (Kokontraktion) zwischen den dorsalen und ventralen Muskelketten (permanentes Suchen und Finden des Körperschwerpunkts, ▶ Abschn. 5.5.1, „Equilibriumsreaktionen“).

▪ **3. Phase** (■ Abb. 5.20)
Der ZSP wird durch die konzentrische Aktivität der Rückenstrecker symmetrisch zur Rumpfextension vor das Becken geführt. Dabei kontrollieren die Glutealmuskeln (Hüftstrecker) und in erster Linie die Ischiokruralen durch ihre (phasische) exzentrische Verlängerung die **symmetrische Vorverlagerung des Rumpfs – bis Schul-**

5

tergürtel, Knie und Mittelfuß in etwa eine Linie bilden. Mit der Vorverlagerung des Rumpfs erhöht sich die Gewichtsübernahme der Beine (Druck auf die Vorfüße). – Menschen mit einem großen Oberkörper müssen eine geringere Vorverlagerung ausüben (geringerer Bewegungsausschlag) als Menschen mit einem eher kleinen Oberkörper. – Der dabei entstehende Dehnreiz auf die Ischiokruralen aktiviert reaktiv die Einleitung der Knie- und Hüftstrecker (4. Phase).

▪ **4. Phase (◪ Abb. 5.21)**

Die erhöhte Vorfußbelastung (s. auch ◪ Abb. 3.8, positive Stützreaktion) bedingt eine reaktive, weiterführende Extensorenaktivität der Fuß- (Plantarflexoren), Knie-, Hüft- und Rückenstrecker, die durch ihre konzentrische Aktivität zum Abheben des Gesäßes führen und den Körper im Raum gegen die Schwerkraft (extensorisch) aufrichten. Das ventrale Widerlager stabilisiert das Becken gegen die agonistischen Extensoren (Vermeidung der Beckenretraktion, d. h., es hält den Körper im Lot).

5.6.2.1 Häufig auftretende Problemstellungen

> **► Beispiel**

Aufstehen Bevor der Patient das Aufstehen beginnt, sollte er über die nötige Becken-, **Rumpfstabilität und Stützaktivität in den Beinen** verfügen. Der Bewegungstransfer kann erleichtert werden, indem man den Patienten etwas näher an der Bankkante positioniert und/oder die **Sitzhöhe der Therapiebank etwas höher einstellt** (Hüftbeuger etwas vorgespannt), sodass ihm die Gewichtsübernahme der Füße und die ventrale Verankerung des Beckens (Hüftbeuger) leichter fällt. Um die physiologische Extensorenaktivität im betroffenen Bein zu überprüfen, bittet der Therapeut den Patienten, mehrmals mit seinem Fuß auf den Boden zu stampfen oder mit seiner Ferse auf den Fußrücken des Therapeuten zu drücken. Häufig ist die Aktivität eingeschränkt und muss erst selektiv erarbeitet werden (s. auch ◪ Abb. 3.8c,d und ► Abschn. 8.1.5, „Muskuläre Dyskoordination"). Häufig befindet sich das Becken der betroffenen Körperseite in einer Retraktion (Wie steht das Becken zur USF? Wie steht der Rumpf auf dem Becken?), wodurch die Rumpfsymmetrie/Körperlot verloren geht und das betroffene Bein keine physiologische Stützaktivität aufbauen kann. Der Therapeut kann den Transfer vom Sitz zum Stand unterstützen, indem er den distalen Oberschenkel, etwa in Höhe des Knies, umgreift. Dabei übt er einen Zug auf den Oberschenkel (um die Retraktion des Beckens zu verhindern) und gleichzeitig einen Druck auf den Unterschenkel (Fersenkontakt, physiologischer Referenzpunkt) aus. An den lateralen **Ansatzsehnen der Ischiokruralen (M. biceps femoris)**, in der lateralen Kniekehle, kann der Therapeut beidseitig die phasische, exzentrische Verlängerung bei der Vorverlagerung des Oberkörpers und damit **beginnende**

Stützaktivität erspüren. Bei der Hemiplegie/Hemiparese besteht nahezu immer eine Asymmetrie in den Kniekehlen bzw. -sehnen. Bei eingeschränkter oder fehlender Innervation (Tonus, s. ◪ Abb. 3.6e–g) traut sich der Betroffene mangels Sicherheit nicht in die Vorlage (= betroffenes Becken bleibt in der Retraktion = Bewegungsstress). Bei zu viel Spannung kann sich das Becken nicht aufrichten (s. ◪ Abb. 3.6h,i), und die betroffene Rumpfseite kann nicht in die symmetrische Rumpfvorverlagerung (ebenso Beckenretraktion). Zuweilen wechselt auch eine zu Beginn hypotone Anspannung in eine enthemmte Überreaktion, was sich u. a. durch eine phasische Spastizität, d. h. einen einschießenden Klonus, zeigen kann.

In ◪ Abb. 5.8c kann die Therapeutin die Spannung in den Kniekehlen prüfen. Die Fersen stehen dabei beidseitig hüftbreit auf dem Boden (evtl. Vorbereitung ◪ Abb. 3.8d). Bei zu hoher Anspannung drückt der Betroffene mit seinen gefalteten Armen für ca. 10/20 s auf das Knie der Therapeutin (s. auch ◪ Abb. 5.3g). Die ventrale Anspannung hemmt reziprok die dorsale Anspannung, und der Oberkörper kann wieder ein Stück weiter in die Vorlage. Bei fehlender Innervation hebt der Betroffene seine Arme und/oder klopft leicht 4/5-mal mit seinen Armen auf die Knie der Therapeutin (= phasische Impulse in die Ischiokruralen). Ziel ist es, dass der Betroffene eigenständig beide Schultern symmetrisch über Knie und Vorfuß führt (s. ► Kap. 3, positive Stützreaktion, ◪ Abb. 3.8), dann erfolgt reaktiv die physiologische Einleitung zum Stand. ◄

> **Roter Faden**

Der tonischen Detonisierung/Mobilisierung folgt die phasische Aktivierung. Muskel- und Fasziengewebe sollten sich wieder möglichst physiologisch, leicht, locker bewegen.

Je lockerer und freier die Ischiokruralen, desto leichter schwingt das Schwungbein(/-knie) wieder nach vorn.

Der Betroffene sitzt z. B. angelehnt auf einem Stuhl, der betroffene Unterschenkel liegt auf dem Oberschenkel des Therapeuten. Nun fazilitiert der Therapeut mit seinem Oberschenkel eine leichte Knieflexion und anschließende möglichst freie Knieextension. Mit Kompetenzgewinn steigern sich Bewegungsausmaß und Geschwindigkeit. Als Steigerung mit zunehmender Rumpfaufrichtung und Oberkörpervorverlagerung werden zwischen Stuhllehne und Rücken ein (zwei) Kissen unterlagert. Die Spannung in den Ischiokruralen steigert sich, und die Mobilisation wird wiederholt (s. 67090_4_De_11_MOESM4_ESM).

> **► Beispiel Fortsetzung**

Bei schwächeren Patienten wird der **Transfer** häufig dadurch geübt, dass diese sich mit gefalteten Händen auf einem vor ihnen stehenden Stuhl abstützen, das Gesäß anheben und aufrichten. Dabei ist jedoch zu beachten, dass schon das Falten der Hände, aber vor allem das ventrale Abstützen ein Flexionsmuster in Rumpf und Schultergürtel bedingt, das der physiologischen Rumpfextension (. Abb. 5.21) entgegenwirkt. Verfügt der Patient über das entsprechende Potenzial, sollte der Transfer in den Alltag mit einfließen, so z. B. beim Aufstehen von niedrigen Stühlen in einem Café, von der Toilette oder aus dem Auto etc.

Aufrechter Sitz Die aufrechte Sitzposition ist keine starre Fixierung, sondern vielmehr ein permanentes, minimales Suchen und Finden der Körpermitte (Körperschwerpunkt), d. h. eine dynamische Stabilisation im Sinne von Equilibriumsreaktionen (s. Gleichgewichtsreaktionen). Dabei besteht in der Position über dem Becken (◘ Abb. 5.19, körpereigene USF) die größte Anforderung an die reziproke Innervation zwischen der ventralen und dorsalen Rumpfmuskulatur. Der permanente, agonistisch-antagonistische Wechsel zwischen der ventralen Bauchmuskulatur und dorsalen Rückenmuskulatur stellt für die meisten neurologisch erkrankten Patienten eine große Herausforderung dar (s. ◘ Abb. 3.6c–i). Die dynamische Rumpfaktivität ist daher nicht nur für die Bewegungsausführung, sondern vielmehr für eine stabilisierende und symmetrische Haltung besonders wichtig. **Ataktische Patienten** (► Kap. 8) reagieren meist mit schnellen, überschießenden Rumpfbewegungen oder mit einer kompensatorischen Fixation (Hochziehen der Schultern). In die phasische Bewegungsbahnung sollten daher stets Haltephasen innerhalb der körpereigenen USF (Finden der Körpermitte) integriert werden, die mit zunehmendem Therapiefortschritt im Bewegungsausmaß und nach den Anforderungen der jeweiligen Bewegungsebene ausgebaut werden können. **Parkinson-Patienten** (► Kap. 8) sind meist, bedingt durch die pathologisch erhöhte agonistisch-antagonistische Aktivität, in ihrem Flexionsmuster (extensorisch) gefangen. Bei ihnen liegt die Zielsetzung eher in einer tonisch detonisierenden, mobilisierenden und v. a. dynamischen Rotationsbewegungen sowie in der Rumpfaufrichtung. **Hemiplegiker** (► Kap. 8, ◘ Abb. 8.5) zeigen z. T. eine ähnliche Sitzposition. Hierbei besteht jedoch meist ein Extensionsmuster (untere Extremität, Rumpf), das den Oberkörper (vor allem auf der betroffenen Seite) nach dorsal drückt, worauf der Patient durch eine kompensatorische Vorverlagerung des Oberkörpers im Flexionsmuster reagiert. Dabei entsteht trotz erhöhter Extensorenaktivität ein Flexionsmuster im Rumpf. Der Kopf wird zur Exploration z. T. durch eine Hyperextension der HWS im Raum ausgerichtet, was wiederum das Sprechen und Schlucken erschwert. ◄

Jede der genannten abnormen Muskelaktivitäten führt zu einer unzweckmäßigen Überanstrengung (Bewegungsstress), die der physiologischen Bewegungsausführung entgegenwirkt. Der Therapeut sollte, aufbauend auf vorhandene Ressourcen, mit dem Patienten sequenziell und aktiv die jeweilige Tonussituation normalisieren (Hypotonus phasisch aktivieren – Hypertonus detonisieren/Hemmung durch Bahnung), damit der Patient die Möglichkeiten zur Reaktivierung seiner physiologischen Bewegung erhält.

► Beispiel

Selbsterfahrung Wie ◘ Abb. 5.20 zeigt, wird der Oberkörper soweit vorverlagert, bis der Mittelfuß, die Knie und die Schultergürtel ungefähr eine Linie bilden. Je nach Konstitution kommt es zu geringfügigen Abweichungen, da z. B. ein großer Oberkörper durch sein Eigengewicht weniger Gewichte vorverlagern muss als ein kleiner. Sie versuchen aufzustehen, ohne den Oberkörper vor das Becken zu bewegen und/oder die Füße vor die Knie zu stellen. Sie bemerken schnell, dass die Bewegungsausführung nahezu unmöglich bzw. nur durch den kompensatorischen Einsatz des Abstützens oder durch Schwungholen möglich wird. Entsprechend schwer wird der Bewegungsablauf einem Patienten fallen, der z. T. nur eine seiner beiden Körperhälften spürt und bei dem zudem noch tonische Missverhältnisse bestehen. Sie müssen daher mit dem Patienten Möglichkeiten erarbeiten, die ihm eine eigenständige, physiologische Bewegungsausführung ermöglichen. ◄

5.6.3 Vom Stehen zum Gehen

❯ Wichtig

Die Grundlage für das Gehen bildet nach Sherrington (1939) der gekreuzte Streckreflex in Kombination mit der positiven Stützreaktion (s. ► Abschn. 3.5.7), wobei höhere Systeme modifizierende Einflüsse ausüben (► Kap. 3, „Motorische Systeme", ◘ Abb. 3.8 und 3.10).

Neben den Rückenmarkfunktionen spielen vor allem die modulierenden Halte- und Gleichgewichtsfunktionen des Hirnstamms sowie des Kleinhirns eine entscheidende Rolle (► Kap. 3, „Motorische Systeme" und ► Kap. 4, „SMRK").

Alltagsrelevantes Gehen dient stets einem Zweck, d. h., man geht, um ein Buch aus dem Regal zu holen, um ein Fenster zu öffnen oder um eine Tür zu schließen. Durch die Sinnesorgane erhält man externes (visuell, akustisch) und internes Feedback (sensible Position der Körperteile zueinander und des Körpers im Raum), das im ZNS verarbeitet und durch ein Bewegungsprogramm (Feedforward) über eine neuromuskuläre Aktivität (Bewegung) beantwortet wird. Funktionelles Gehen ist somit stets ein integraler Bestandteil höherer, kortikaler Programme (Basalganglien, Kortex).

Jede Schädigung des zentralen Nervensystems spiegelt sich damit in einem abweichenden **Gangbild** wider (► Kap. 8, „Neurologische Krankheits- und Störungsbilder"). Kenntnisse über die Ganganalyse sind die Voraussetzung, um die jeweilige Problematik des Patienten zu erkennen und entsprechend seiner Abweichung therapeutisch zu intervenieren. Eine effektive **Gangschulung** wird jedoch nur erreicht, wenn die persönlichen Bedürfnisse des Patienten (Treppen, Bodenbeläge etc.), d. h. seine funktionelle Anwendung des Gehens innerhalb der ADL, mit in die Therapie einfließen. Das alltagsorientierte Gehen bildet einen wichtigen Faktor zur Steigerung der Selbstständigkeit. Entsprechend hoch wird auch die Motivation des Patienten ausfallen, um an der Verbesserung seines Zustands mitzuwirken.

> **Wichtig**
> Die Gangschulung darf sich nicht auf die Therapieräume beschränken, sondern sollte auf unterschiedlichen Wegstrecken, z. B. bergauf, bergab, Treppen etc., sowie auf verschiedensten Untergründen, z. B. Pflastersteinen, Rasen, Sand etc., durchgeführt werden. Zudem sollte das Aufstehen und Hinsetzen auf verschieden hohen Sitzgelegenheiten in die Gangschule integriert werden, wie z. B. Caféstuhl, Parkbank, Straßenbahn. (Meist) bei rechtshemisphärisch Betroffenen mit einer Restneglectsymptomatik ist ein Stadttraining unabdingbar. Der Betroffene muss (wieder) lernen, dass ein Reiz von rechts, wie z. B. ein herankommendes Fahrzeug, das Bewusstsein für links löscht (s. ◻ Abb. 2.9d).

5.6.3.1 Bewegungsinitiierung und -ausführung

Das Bewegungsprogramm (Feedforward) richtet den Kopf zur Zielerfassung in Blickrichtung aus. Der **Kopf**, gefolgt vom Brustkorb (ZSP) und ventralem Becken, geht nach vorne und verlagert den Körperschwerpunkt aus der körpereigenen USF in Richtung Bewegungsziel. Die Masse des Körpers bewegt sich gradlinig (soweit keine Hindernisse vorhanden sind) in die angestrebte Zielrichtung. Dabei greift das Gesetz von der „Trägheit der Masse" nach Newton.

> **Definition**
> Trägheit bedeutet das Verlangen eines Körpers, seinen Bewegungszustand – oder auch Ruhezustand – beizubehalten.

Die Trägheit der Masse spürt man z. B., wenn man bei einer Vollbremsung mit dem Auto in den Anschnallgurt gepresst wird.

Das Gesetz besagt, dass sich der Körper, der sich in die Zielrichtung bewegt, das Bestreben hat, **in dieser Bewegungsrichtung zu verharren**. Als Reaktion auf die Vorverlagerung des Kopfs (= Zielsehnsucht nach Klein-Vogelbach) und des Rumpfs (ZSP) aus der körpereigenen Unterstützungsfläche erfolgt eine **Kopf- und Rumpfstellreaktion** in Richtung Extension (gegen

die Schwerkraft). Das aufgerichtete Becken bildet mit Fersenkontakt die stabilisierende Basis und verlagert etwas den Körperschwerpunkt über z. B. das rechte Standbein. Mit nach vorn gerichteter Gewichtsverlagerung und zunehmender medialer Vorfußbelastung rechts (s. positive Stützreaktion) wird das linke Bein frei für einen **Schutzschritt** (Stützreaktion). Die Masse von Kopf, Brustkorb und stabilisierendem Becken schiebt sich dabei gradlinig (**keine** Beckenretraktion!) über das momentane rechte Standbein. Die dadurch entstehende nahezu endgradige Hüftextension rechts löst über einen Dehnreiz der Hüftbeuger (M. iliopsoas) „reaktiv" die positive Stützreaktion aus, d. h. die stabilisierenden Extensoren (Hüftstrecker, Ischiokrurale …), und leitet so die **Schwungbeinphase** ein. Der Kopf bleibt als Punctum fixum beim Bewegungsziel und die lockere linke Schulter rotiert nun zum rechten Schwungbein. Das rechte Knie gleitet im Zuge der Schwerkraft nach kaudal zum linken Knie und das Bein schwingt gradlinig im Zuge der Gewichtsverlagerung des Oberkörpers für einen Schutzschritt nach vorn. Mit dem darauffolgenden Fersenkontakt erfolgt wieder der Übergang in die **Standbeinfunktion** rechts.

> **Wichtig**
> Gehen ist ein weitgehend automatisierter, rhythmischer und alternierender Prozess.

Der Prozess des Gehens beinhaltet:
- Equilibriumsreaktionen,
- Stellreaktionen des Rumpfs und
- alternierende Stützreaktionen in der unteren Extremität.

Gehen ist ein ständiges Verlieren (Vorverlagerung von Kopf und ZSP) und Finden (Schutzschritte) des Körperschwerpunkts (Gleichgewicht). Die gesamte Aktivität, die dabei ein Bein zwischen dem ersten Aufsetzen der Ferse und dem darauffolgenden Fersenkontakt ausführt, bezeichnet man als **Schrittzyklus**. Ein Schrittzyklus beinhaltet daher die **Standbeinphase und die Schwungbeinphase**.

5.6.3.2 Kopffreiheit

Der Kopf beherbergt alle Rezeptoren, die für die Ausführung physiologischer Bewegungsabläufe notwendig sind (Vestibularapparat, visuell, propriozeptiv [Nackenmuskulatur]). Der Kopf ist idealerweise **unabhängig** vom Rumpf symmetrisch im Raum ausgerichtet (s. auch ◻ Abb. 1.9g–j), und die Augen bilden eine horizontale Linie. Dabei ist der Kopf der **mobile Fixpunkt**, um den sich der restliche Körper beim Gehen bewegt und der die Umwelt exploriert, um z. B. Bewegungsziele zu erfassen und/oder Hindernisse zu umgehen etc. Die meisten automatischen, automatisierten Bewegungsabläufe des Körpers werden kopfwärts eingeleitet.

> **Wichtig**

Die Kopffreiheit entscheidet über die Sicherheit im Raum und die Harmonie der Bewegungsabläufe. Die Position des Kopfs zum Rumpf entscheidet über die Position des Körpers im Raum. Wer Sprintern zuschaut, sieht wie extremst kraftvolle Bewegungen um den „freien" zielorientierten Kopf stattfinden. Nackenanspannung u. a. im Pars descendens hemmt diese Kopffreiheit. Je stärker, desto mehr hängt der Körper am Kopf (siehe dazu Videoaufnahmen von Usain Bolt beim Sprint!).

> ▶ **Beispiel**

Selbsterfahrung: Kopffreiheit Wenn man mit (großräumigen) En-bloc-Rotationsbewegungen von „Rumpf–Kopf" geht, bemerkt man schnell, wie unphysiologisch dieses Gangbild ist. Die Augen können nur noch bedingt das Ziel fixieren, und der Gang wird zunehmend unsicherer (s. auch ▶ Abschn. 4.4.3).

Bewegungsinitiierung Geht man in der Stadt, ist der Kopf meist entsprechend der Bewegungsrichtung nach vorn ausgerichtet. Sieht man in einem Schaufenster einen interessanten Gegenstand (visuell) oder ruft einen eine bekannte Stimme (akustisch), dreht man zuerst den Kopf zur Reizquelle; dann folgt der Rumpf (▶ Abschn. 3.5.6, „Stellreaktionen"). ◀

> **Wichtig**

Die Kopffreiheit bildet eines der wichtigsten Kriterien zur **Ausführung physiologischer Bewegungsabläufe**: Bekommt man den Kopf nicht, bekommt man die physiologische Bewegung nicht.

Therapierelevanz

Tonische Missverhältnisse der Nacken- und Schultermuskulatur bewirken häufig eine Fehlstellung des Kopfs, wodurch die Rezeptoren (vestibulär, visuell und propriozeptiv) keine adäquaten Informationen liefern und die Sinnesverarbeitung (Gleichgewicht) beeinträchtigt wird. Die Fehlstellung bewirkt eine mangelnde Exploration der Umwelt, weshalb Hindernisse z. T. nicht frühzeitig wahrgenommen werden und Gleichgewichtsreaktionen (Kopf-Rumpf-Stellreaktionen) häufig ausbleiben. Erschwert wird dieser Zustand bei einer Hemianopsie, wobei der Patient den Gesichtsfeldausfall durch eine Kopfdrehung kompensieren muss. Das fehlende Potenzial fein abgestimmter, selektiver Bewegungsabläufe (▶ Abschn. 5.5.1, „Equilibriumsreaktionen") führt häufig zu einem übersteigerten Einsatz der tonischen Haltereaktionen (▶ Abschn. 3.5.6, „Halte- und Stellreaktionen" und ▶ Abschn. 4.4, „Dritter sensomotorischer Regelkreis"). Die Stellung des Kopfs (ist meist zur weniger betroffenen Seite geneigt) beeinflusst da-

bei den Tonus und die Bewegungen des Rumpfs (z. B. Kopfextension bewirkt Rumpfextension) sowie der Extremitäten (▶ Abschn. 3.5.6, ATNR). Eine Reduktion der motorischen Anforderung und die Ausführung physiologischer Stellreaktion (▶ Abschn. 5.3.3, „Sitzen", Beckenstabilität) können hemmend auf die erhöhte Reflexaktivität wirken. In der Gangschulung beobachtet man häufig Patienten, deren Blickrichtung zu den Füßen führt. Diese Kopfstellung bewirkt eine Flexion in der HWS und BWS (ZSP befindet sich hinter Kopf und Schultergürtel), die der physiologischen Rumpfaufrichtung (s. oben) entgegenwirkt. Dies wirkt automatisierten, alternierenden Gehbewegungen entgegen.

5.6.3.3 Rumpfaktivität beim Gehen

Die Rumpfmuskulatur spielt für das physiologische Gehen eine wichtige Rolle. Im Folgenden werden einige Teilaspekte der Rumpfaktivität und Beispiele für mögliche Abweichungen innerhalb der 3 Bewegungsebenen beschrieben.

Sagittalebene

Die Aufrichtung des Rumpfs wird durch die agonistische Aktivität der Rückenstrecker (Extensoren) und das antagonistische Widerlager der ventralen, vor allem der Hüft- und schrägen Bauchmuskulatur stabilisiert (▶ Abschn. 8.1.2, „Beckenstabilität/Rumpfmobilität"). **Das Becken ist dabei ventral durch die Hüftbeuger (M. iliopsoas) verankert**, wodurch in der LWS eine Lordose besteht. Das Becken wird stabilisierend über das Standbein geführt, wobei die weitere Anteriorbewegung des Oberkörpers durch die exzentrische Verlängerung der Hüftstrecker (vor allem M. gluteus maximus und die Ischiokruralen) agonistisch kontrolliert wird. Die Vorverlagerung des Oberkörpers entscheidet über das Gehtempo. Je größer die Vorverlagerung des Körperschwerpunkts, desto höher die Gehgeschwindigkeit und der Energieverbrauch. Die größten Gelenkbewegungen vollziehen sich beim Gehen innerhalb der Sagittalebene.

Therapierelevanz

Bei hemiplegischen Patienten fehlt häufig das antagonistisch, ventrale Widerlager/Verankerung (M. iliopsoas), während in den Rückenstreckern eine erhöhte Extensorenaktivität besteht (häufig kompensatorisch durch den M. latissimus dorsi). Das Becken retrahiert, Ansatz und Ursprung des M. gluteus nähern sich einander an und verunmöglichen die laterale, phasische Standbeinstabilität (◘ Abb. 3.12c). Die Rückenstrecker dienen dabei nicht nur der Rumpfaufrichtung, sondern führen kompensatorisch den

5

ZSP (Brustkorb) und Kopf in Richtung dorsal, um ein „Nach-vorn-Stürzen" zu verhindern. Dadurch geht die **physiologische Vorverlagerung des Oberkörpers verloren**. Die **Füße befinden sich in der Regel vor dem Körper**, und die Beschleunigungskräfte zum physiologischen Gehen verlieren sich; d. h., die Schritte werden sehr bewusst ausgeführt, wodurch sich der ökonomische „Bewegungsdrive" reduziert (**Patienten schreiten**). Die fehlende Stabilität der Hüftstrecker (M. gluteus maximus, Ischiokrurale) kann einerseits zu einer kompensatorischen Dorsalbewegung des Oberkörpers führen, um ein Nach-vorn-Stürzen zu verhindern (s. oben). Andererseits kann der Oberkörper zu weit in die Vorlage kommen, wodurch das Gangtempo zunimmt und dadurch eine erhöhte Sturzgefahr entsteht (▶ Abschn. 4.5, „Vierter sensomotorischer Regelkreis", Pulsionsphänomen), oder das Becken wird retrahiert (nach hinten gezogen), wodurch die Hüftextension verloren geht. Die Vorlage des Oberkörpers und die gleichzeitige Retraktion der betroffenen Beckenseite bewirken einen proximalen Zug auf die Ischiokruralen (die eigentlich die Vorverlagerung des Oberkörpers stabilisierend kontrollieren sollten).

Bei mangelnder exzentrischer Verlängerung (▶ Abschn. 8.1.5, „Muskuläre Dyskoordination") führen sie dabei an ihrem distalen Ende zur Überstreckung des Knies (schlägt durch). Dieses Bild zeigt sich häufig bei Hemiplegikern, die mit ihrer „guten" (weniger betroffenen) Seite vorausgehen und dadurch eine Beckenretraktion auf der betroffenen Seite herbeiführen. Eine physiologische Aufrichtung des Oberkörpers (Hüftextension) sowie die Tonusnormalisierung der Ischiokruralen können dieser Symptomatik entgegenwirken.

Frontalebene

Der **Kopf bleibt symmetrisch (vertikal) im Raum** ausgerichtet, und der Schultergürtel liegt in einer **horizontalen Linie auf dem Rumpf** auf. Während der **Standbeinphase** wird das Standbeinbecken durch die Muskelgruppen der **ipsilateralen Hüftabduktoren (phasische Kontraktion des M. gluteus medius),** sowie der **kontralateralen Rumpfseite** (Lateralflexion) **agonistisch stabilisiert** (s. ◘ Abb. 3.12b). Zudem verhindern die Hüftabduktoren des Standbeins agonistisch das Absinken der kontralateralen Beckenhebung (Schwungbein). Parallel dazu führt die Lateralflexion der Schwungbeinrumpfseite zum Anheben des Beckens, wodurch sich die gewichtstragende Standbeinrumpfseite reaktiv (antagonistisch) verlängert. Damit **stabilisiert die Lateralflexion** der Schwungbeinrumpfseite **das Standbein** und erleichtert **gleichzeitig die Ausführung der Schwungbeinphase** (◘ Abb. 5.20b).

Selbsterfahrung Deutlicher wird diese Position, wenn man den Einbeinstand einnimmt. Durch das möglichst endgradige Anheben des Beins (Schwungbein) zieht das Becken nach kranial, wodurch sich die Rumpfseite agonistisch verkürzt (Lateralflexion) und die Standbeinrumpfseite reaktiv verlängert. Die agonistische Lateralflexion bietet den Halt für das Anheben des Beingewichts, wobei das gegenüberliegende Standbeinbecken das kaudale Absinken des Schwungbeinbeckens abduktorisch verhindert (**Mm. gluteus medius** et minimus, M. tensor fasciae latae). Der Kopf ist dabei symmetrisch ausgerichtet (Kopfstellreaktion), und die Schultergürtel bilden eine nahezu horizontale Linie (Rumpfstellreaktion). ◀

❯ **Wichtig**
Die **Hüftabduktoren der Standbeinseite** verhindern das Absinken des Beckens (stabilisieren das Becken) auf der Schwungbeinseite. Fehlt die abduktorische Standbeinstabilität, erfolgt häufig eine kompensatorische Anspannung der kontralateralen, „gesunden" Schulter und Nackenmuskulatur. Dies wiederum zeigt sich meist in einer extrem hohen Anspannung, die die Aktionspotenziale zur betroffenen Seite hemmt (fehlende Stabilität in Becken, Rumpf, Schulter bei Subluxation und evtl. distaler Verkrampfung) und/oder eine enthemmte Gesamtkontraktion der Nackenmuskulatur bewirken kann, woraus in der weiterführenden Bewegung ein spastisches Flexionsmuster resultiert (s. ◘ Abb. 3.12d).

Führt man jetzt aktiv durch das Senken des Schultergürtels auf der eigentlich verlängerten Standbeinrumpfseite eine extreme Verkürzung herbei, verliert man die Rumpfstabilität (Rumpf kollabiert), was in etwa dem Stabilitätsverlust durch eine kompensatorische Rumpfverkürzung beim Patienten entspricht. ◀

❯ **Wichtig**
Die symmetrische (vertikale) Ausrichtung des Kopfs und die horizontale **Ausrichtung des Schultergürtels** geben einen Referenzpunkt für die Qualität der Kopf- und Rumpfstellreaktionen (s. ◘ Abb. 4.5).

Die ◘ Abb. 5.22 zeigt den Einbeinstand aus der Frontalebene.

Bedingt durch eine mangelnde Gewichtsübernahme im betroffenen Bein (hier links) und den (evtl. zu frühen) Einsatz einer Gehhilfe, verschiebt sich der ZSP nach rechts. Das Körpergewicht liegt (Schwungbeinphase rechts) zwischen Gehhilfe und betroffenem Bein (geschlossene Kette – s. Pfeil), wobei das linke Bein häufig mit einer kompensatorischen Extensionsadduktorenaktivität (Extensionsmuster) reagiert. Die kompensatorische Adduktorenaktivität wirkt wiederum hemmend auf die

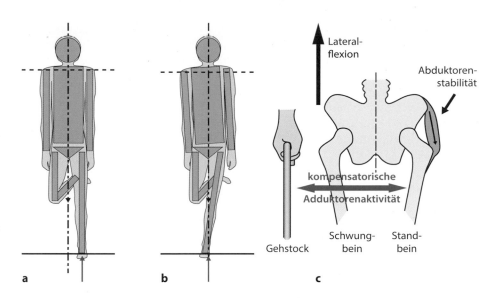

Abb. 5.22 **a–c** Frontalebene, Einbeinstand. **a** (Theoretisch) adäquate Kopf- und Rumpfstellreaktion. (Der Einbeinstand, wie er hier gezeigt wird, ist physikalisch nicht möglich.) Der Kopf ist symmetrisch im Raum ausgerichtet, und der Schultergürtel bildet eine horizontale Linie. **b** Die Abduktoren im linken Standbein (z. B. bei Hemiplegie links) können das Becken (Schwungbein rechts) nicht stabilisieren, und der Rumpf (s. SG/Kopf) kollabiert. **c** Das Schwungbein (Becken) rechts wird durch eine agonistische Lateralflexion der ipsilateralen Rumpfseite und durch die Abduktorenaktivität der kontralateralen Beckenseite (vor allem M. gluteus medius, Standbein) stabilisiert. (Mod. nach Beckers und Deckers 1997)

physiologische Funktion der Abduktoren (s. reziproke Hemmung), und die folgende Schwungbeinphase links wird mit einem zu hohen Extensionstonus eingeleitet (Folge: häufig Zirkumduktion). Es ist daher abzuwägen, ob man ein physiologisches Gangbild anstrebt oder im Sinne der Selbstständigkeit kompensatorische Strategien (mit Hilfsmitteln) zulässt: Ein Gehstock vermittelt oft auch Sicherheit, sodass allein dadurch, d. h. ohne Gewichtsübernahme auf die Gehhilfe, ein physiologischeres Gangbild entstehen kann (Beckers und Deckers 1997).

5.6.3.4 Praxis

Eine **hypotone, verlängerte Rumpfseite** kann während der Schwungbeinphase das Beingewicht nicht heben, was die Hüftflexion erschwert. Die Patienten heben dabei häufig kompensatorisch mit großer Anstrengung schon vor dem Gehen das Becken an (Latissimus dorsi) oder führen das betroffene Bein über eine Gewichtsverlagerung zur kontralateralen, weniger betroffenen Körperseite nach vorn. Hierdurch entsteht eine Hüftextension, was ein Extensionsmuster auslösen kann und der physiologischen Bewegungsausführung der Schwungbeinphase entgegenwirkt. Im Extrem ziehen die Patienten das gestreckte Bein über eine ausgeprägte Lateralflexion der kontralateralen Rumpfseite und eine Zirkumduktionsbewegung nach vorn.

▪ Zirkumduktion

Durch die Zirkumduktion muss der Patient mit seinem Oberkörper ein Gegengewicht für das seitlich anhängende Gewicht des Beins aufbringen. Zum Ausgleich (Kompensation) führt er dabei häufig seinen Oberkörper zur gegenüberliegenden Seite nach hinten. Der unphysiologische Bewegungsablauf verhindert physiologische Gleichgewichtsreaktionen sowie ein automatisiertes Gangbild.

Neben dem mangelnden Rumpftonus sind häufig auch die Hüftflexoren und -abduktoren der betroffenen Seite inaktiv. Bei Hemiplegikern besteht vor allem im Stand, bedingt durch die Extensorenaktivität (Extensionsmuster: Extension, Adduktion und Innenrotation), ein erhöhter Adduktorentonus (▶ Abschn. 11.2, Befunderhebung).

> ▶ **Beispiel**

Selbsterfahrung Um die oben dargestellte Problematik besser zu verstehen, sollte man sich in die Lage eines Betroffenen versetzen. Stellen Sie sich vor, Sie leiden unter einer rechtsseitigen Hemiparese und spüren bzw. belasten Ihr rechtes Bein nur sehr ungern. Um das unangenehme Gefühl zu verstärken, kann man sich einen etwas spitzeren Gegenstand (kleines Holzklötzchen o. Ä.) in den Schuh legen. Um nun einen möglichst großen Bewegungsgewinn zu erzielen, wird in der Regel beim Losgehen der rechte, betroffene Fuß in einem weiten Bogen nach vorn gebracht. Beim Wechsel zum rechten Standbein wird die Schwungbeinphase links wesentlich schneller mit einer geringeren Schrittlänge ausgeführt, um die Belastung auf dem betroffenen rechten Bein möglichst gering zu halten. Das rechte Bein steht dabei häufig noch vor dem linken oder parallel zu diesem. Durch diese Stellung wird die endgradige Hüftextension, die über einen Dehnreiz des M. iliopsoas (Hüftbeuger) die Schwungbeinphase einleitet, nicht eingenommen. Das reaktive Einsetzen der Schwungbeinphase findet nicht statt, und das Gangbild wird unphysiologisch. Das Beispiel macht deutlich, dass die Standbeinphase wesentlich wichtiger ist als die Schwungbeinphase, da nur durch die physiologische Belastung des betroffenen Beins die Schwungbeinphase reaktiv eingeleitet werden kann. ◀

5

Transversalebene

Um die Schwungbeinphase der Beine zu unterstützen, rotiert das Becken alternierend etwas (ca. 4°) nach vorn. Die gegenüberliegende Standbeinbeckenseite gleitet dabei über das Standbein, **ohne** eine Retraktion auszuführen. Während der Schwungbeinphase wird das Becken (über die schräge Bauchmuskulatur) durch die kontralaterale obere Rumpfseite stabilisiert. Mit zunehmendem Gangtempo (nach Klein-Vogelbach 1995: 120 Schritte/min) führt dies zu einer reaktiven Ausgleichsbewegung der kontralateralen Arme. Dabei führt die Schwungbeinphase rechts zu einer reaktiven Vorwärtsbewegung des linken Arms und umgekehrt (Rotation Th6 – Oberer Rumpf/Schultern gegen Becken und Kopf, s. auch Schultergürtel- und Armbewegungen beim Gehen).

> ► **Beispiel**
>
> **Selbstversuch** Die Rotationsbewegung des oberen Rumpfs gegen den unteren Rumpf spüren Sie am besten, wenn Sie die Hände über Kreuz auf die Schultern legen und bei einem etwas höheren Gangtempo auf die Gegenbewegung des Beckens achten. ◄

> **Therapierelevanz**
>
> Eine **fehlende Rumpfstabilität** kann zu einer übermäßigen Rumpfrotation führen. Dadurch verlieren die Arme beim Gehen ihre reaktive Mitbewegung. Zudem erfolgt durch die übermäßige Rotation eine Dorsalbewegung des Oberkörpers, was wiederum der physiologischen Rumpfvorverlagerung entgegenwirkt. Häufig wird die fehlende Rumpfstabilität auch durch eine Fixation des Oberkörpers kompensiert (► Abschn. 8.2, „Kleinhirnataxie und Ataxie"). Die Schultern werden hochgezogen, und die dynamische Stabilität geht verloren. Im Extrem führt dies zu einem Gehen „en bloc" mit einem Rotationsgang von den Beinen bis zur HWS (ähnlich wie John Wayne oder ein Kamel). Dabei wird das Gehen mit großen seitlichen Ausfallschritten (Abduktionsgang) ausgeführt, wodurch sich die Schrittlänge reduziert. Bei Patienten mit Hemiplegie besteht häufig eine eingeschränkte Hüftextension (Rumpfaufrichtung), die eine adäquate Gewichtsübernahme in der Standbeinphase verhindert. Bei einer Vorwärtsbewegung des weniger betroffenen Beines bewegt sich, bedingt durch die mangelnde Hüftstabilisation, das Becken der betroffenen Seite nach hinten (Retraktion). Durch die unphysiologische Vorwärtsverlagerung des Oberkörpers und die Asymmetrie des Beckens entsteht ein verstärkter Zug auf die Ischiokruralen, wodurch häufig das betroffene Knie überstreckt wird (durchschlägt).

5.6.3.5 Vorwärtsbewegung von Becken und Beinen

Die Gehbewegungen von Becken und Beinen erfolgen automatisiert. Dabei vollzieht das Becken permanent minimale Stellungsänderungen in der WS (z. B. Lateralflexion – Schwungbein, Lateralextension – Standbein), um den Brustkorb zu stabilisieren. Beim physiologischen Gang erfolgt die Schwungbeinphase reaktiv durch eine Extensionsdehnung der Hüftbeuger.

> ❯ **Wichtig**
>
> Eine endgradige Hüftextension und die physiologische Gewichtsübernahme im Standbein bilden die Voraussetzung zum reaktiven Einsetzen der Schwungbeinphase. Das heißt, die Hüftextension löst reaktiv im RM die max. Standbeinstabilität (s. positive Stützreaktion) zur totalen Entspannung, sodass das Bein locker und leicht nach vorn schwingt.

Die **Schwungbeinphase** beginnt mit dem Ablösen des Vorfußes, wobei das gegenüberliegende Standbein noch leicht nach hinten geneigt ist. Das „lockere" Knie des Schwungbeins initiiert den Vorwärtsschwung des Fußes und überholt das nun nahezu vertikal stehende Standbein, das dabei in die Hüftextension geht. Durch die Vorwärtsbewegung **schiebt sich das Becken nahezu symmetrisch über das Standbein nach vorn**. Der mediale Vorfuß übernimmt die phasische, variable Standbeinstabilität. Dies führt zur Fersenablösung und zur zunehmenden Vorneigung des Rumpfs. In der weiteren Gewichtsverlagerung nach vorne **trifft die kontralaterale Ferse (Wahrnehmung) des Schwungbeins auf den Boden** und leitet so den Übergang zur Standbeinphase ein.

5.6.3.6 Praxis

> ❯ **Wichtig**
>
> Der M. gluteus medius kann seine abduktorische Stabilität nur bei nahezu endgradiger Hüftextension entfalten (ventrale Verankerung – M. iliopsoas). Ein Verlust des Körperlotes = Rumpfaufrichtung, d. h. sowohl die BWS-Hyperkyphose (Rundrücken) als auch die LWS-Hyperlordose (Hohlkreuz) verunmöglichen die laterale Standbeinstabilität.

▪ Hüftbeugekontraktur

Eine eingeschränkte aktive Hüftextension, wie z. B. durch eine Beckenkippung (Hyperlordose in der LWS, Hohlkreuz) und/oder durch eine Hüftbeugekontraktur, kann zu einer mangelnden Gewichtsübernahme im betroffenen Bein führen. Als ursächlich wird meist der M. iliopsoas beschrieben, nach unserer Erfahrung ist dies jedoch weit häufiger der M. rectus femoris (◘ Abb. 3.11e).

Der kompensatorische Einsatz des M. latissimus dorsi bei der Rumpfextension bewirkt zwar einerseits die Aufrichtung des ZSP, jedoch bedingt dies gleichzeitig eine Beckenkippung nach anterior (Hohlkreuz), wodurch die endgradige Hüftextension und damit verbunden die stabilisierende Funktion des M. gluteus medius verloren geht (s. oben). Die mangelnde abduktorische Aktivität des M. gluteus medius wird z. T. vom M. tensor fasciae latae kompensatorisch übernommen, was wiederum mit einer beugenden, innenrotatorischen Komponente im Hüftgelenk verbunden ist. Zudem führt die proximal stabilisierende Kompensation des M. latissimus dorsi immer auch zu seiner Hauptfunktion, wodurch er den betroffenen Arm in die Innenrotation zieht.

Eine Hüftbeugekontraktur kann sich durch eine Hyperlordose in der LWS (Hohlkreuz) oder durch eine verstärkte Vorlage des Oberkörpers im Stand zeigen. Bittet man den Patienten, sich aufzurichten, zieht der Oberschenkel (distaler Gelenkpartner) nach vorn. Zur Befunderhebung wird der Patient in Rückenlage positioniert (dabei entsteht meist schon eine Hyperlordose in der LWS). Durch das endgradige Anbeugen des kontralateralen Beins und beidhändige fixieren des Knies kann die Hyperlordose in der LWS ausgeglichen werden. Durch das Anheben des Oberschenkels (Knie) auf der betroffenen Seite zeigt sich das Ausmaß der Hüftbeugekontraktur.

In der folgenden Übersicht sind die Probleme in der Stand- und Schwungbeinphase zusammengestellt.

> **Probleme in Stand- und Schwungbeinphase**
> (► Abschn. 8.1.7, **Stand und Gehen**)
>
> ■ **Probleme einer unphysiologischen Standbeinphase:**
>   Die Schrittlänge und Schrittdauer des gegenüberliegenden Schwungbeins wird verkürzt.
>   – Durch eine Hyperlordose in der LWS oder Hyperkyphose der BWS (Rundrücken/Beckenretraktion) wird die unzureichende Extension im Hüftgelenk kompensiert (M. gluteus medius kann nicht adäquat abduktorisch stabilisieren).
>   – Der Fuß steht supiniert instabil auf dem Boden (Sprunggelenk knickt ein).
>   – Das Becken auf der Standbeinphase dreht nach hinten (Retraktion). Es erfolgt eine verspätete Fersenablösung (Knie schlägt durch), die wiederum das reaktive Einsetzen der Schwungbeinphase verhindert.
> ■ **Probleme einer unphysiologischen Schwungbeinphase:**
>   – Durch eine bestehende Hüftbeugekontraktur wird die Schwungbeinphase zu früh eingeleitet. Die Patienten gehen nicht, sie schreiten mit dem Bein vor dem Oberkörper.
>   – Bei einer mangelnden exzentrischen Verlängerung der Ischiokruralen gleitet das Knie (Oberschenkel) im Zuge der Schwerkrafteinwirkung

nicht schnell und weit genug nach vorn. Die Patienten kompensieren durch eine Hyperextension des Rumpfs nach dorsal, um das Bein nach vorn zu bringen (Heben das Bein vor, schreiten). Häufig ist dies mit einer Retraktion im betroffenen SG verbunden, und/oder der Betroffene knickt mit seinem „gesunden Bein" ein, was die Schwungbeinphase zusätzlich erschwert.
  – Beim Loslassen des Schwungbeins verlässt der Vorfuß den Boden. Durch ein zu hohes Beingewicht, z. B. durch eine mangelnde Beckenhebung oder durch eine erhöhte Reflexaktivität, kann ein pathologischer Extensionstonus (positive Stützreaktion) im Bein aufgebaut werden, der die Schwungbeinphase verhindert.

■ **Schuhwerk**

Für die Gangschulung sollten gut eingelaufene Schuhe des Patienten verwendet werden. Neben dem Kostenfaktor für neue Schuhe fühlt sich der Patient in seinen eingelaufenen Schuhen wohler. Zudem verringern sie die Gefahr von Blasenbildung, die durch eine mangelnde Sensorik bei neuem Schuhwerk verstärkt besteht.

Früher verwendete man z. T. Turnschuhe (Tennisschuhe) mit einem hohen Einstiegshals. Sie sind jedoch relativ schwer, haben eine Gummisohle mit einem hohen Abrollwiderstand und der hohe Rand bietet meist keine wirkliche Stabilisation für das Sprunggelenk. Dadurch können sie beim Gehen (Abrollwiderstand) sowie durch das erschwerte An- und Ausziehen zu einer pathologischen Tonuserhöhung führen (◨ Abb. 4.14, s. 7090_4_De_4_MOESM9_ESM).

5.6.3.7 Schultergürtel und Armbewegungen beim Gehen

Beide Schultergürtel bilden eine horizontale Linie (Frontalebene). Sie sind unabhängig vom Rumpf, wodurch sie den Armen bzw. Händen die Kommunikation und Manipulation der Umwelt ermöglichen, z. B. mit den Händen zeigen, winken, erklären (Gestik), das Halten und Transportieren von Gegenständen etc.

Im aufrechten Stand hängen die Arme, ähnlich zwei Pendeln, locker am Körper nach unten. Mit zunehmender Schrittlänge und zunehmendem Gangtempo (nach Klein-Vogelbach 1995: 120 Schritte/min) werden die Arme als ausgleichende Reaktionskräfte entgegengesetzt zu den Beinbewegungen eingesetzt. Bewegt sich der Rumpf über das linke Standbein nach vorn, rotiert der obere Rumpf (◨ Abb. 5.3e2, Th6), Arm auf der kontralateralen rechten Seite in die Extension (nach hinten). Gleichzeitig führt die Schwungbeinphase im rechten Bein zu einer reaktiven Vorwärtsbewegung des linken Arms. Durch die wechselnde Gewichtsverlagerung/Rotation in der Schwung- und Standbeinphase zwischen rechter

5

und linker Körperhälfte schaffen die Arme im Sinne der Gleichgewichtsreaktion ein entsprechendes Gegengewicht. Der Verlust des Körperlotes, d. h. aufgerichteten WS wirkt er Rotation und damit dem reaktiven Armschwingen entgegen (Frühsymptom bei IPS). Es kommt zum evolutionär früheren Passgang.

Therapierelevanz

Der Schultergürtel ist das Bindeglied zwischen der Aktivität des Rumpfs und der Aktivität der Arme. Eine **muskuläre Dyskoordination im Schultergürtel und/oder Arm** verhindert die Ausführung physiologischer Stellreaktionen sowohl im Rumpf als auch im Arm. Während der Standbeinphase gleicht das ZNS die mangelnde laterale Beckenstabilität (s. oben, M. gluteus medius) mittels in Retraktion fixiertem Schultergürtel (Beugespastik) aus (s. ◘ Abb. 4.7a), was die Vorverlagerung des Rumpfs und/oder die seitliche Rumpfverlängerung während der Standbeinphase behindert. Einerseits führt die Position des Stands bzw. des Gehens vor allem bei unsicheren Patienten zu einem verstärkten Auftreten von assoziierten Reaktionen (Spastik, s. 67090_4_De_4_MOESM1_ESM) im betroffenen Arm. Andererseits kompensieren viele Patienten die mangelnde Rumpfstabilität durch eine kompensatorische Tonuserhöhung auf der weniger betroffenen Seite im Rumpf und in den Extremitäten, was die Funktionen der betroffenen Hemisphäre und/oder Körperseite hemmt und den physiologischen Pendelbewegungen der Arme entgegenwirkt. Der Einsatz einer alltäglichen Aktivität, in denen die Arme während des Gehens funktionell eingesetzt werden, wie z. B. das Transportieren von Gegenständen in einer stabilen Kartonkiste, könnte diesem entgegenwirken (s. 67090_4_De_4_MOESM2_ESM). Der Patient spürt anhand der Kartonverformung die assoziierte Reaktion und kann einen kontrollierenden Einfluss darauf nehmen. Zudem erleichtert die Übung durch den automatisierten Einsatz des Gehens den Transfer in die Alltagssituation. Die Rotationsbewegung des Rumpfs (Th6) bzw. die Pendelbewegung der Arme setzt reaktiv bei einer Gehgeschwindigkeit von ca. 120 Schritten/min ein. Häufig gelingt es den Patienten, **durch Rumpfrotation** (oberer Rumpf zum kontralateralen Bein) bei einer weitaus geringeren Gehgeschwindigkeit die Extension in der unteren Extremität zu durchbrechen. Dabei ähnelt das Gangbild zwar etwas dem eines Models auf dem Laufsteg, ist aber sicherlich physiologischer als die Zirkumduktionsbewegung.

5.6.3.8 Transfer des Gehens in Alltagssituationen

Im Therapieraum hebt sich der Fuß während der Schwungbeinphase etwa 1 cm vom Boden ab, im Freien auf Pflastersteinen ca. 2–3 cm und auf dem Rasen ca. 4 cm. Das Gehen in bergigem Gelände oder die Überwindung von Treppenstufen benötigt eine weitaus höhere Gelenkmobilität als das Gehen auf ebener Fläche. Gehen darf sich daher nicht auf die Therapieräume beschränken, sondern muss im Sinne einer alltäglichen Handlung umgesetzt werden, z. B. bei einer Busfahrt durch die Stadt zum Einkaufen. Neben den umweltbedingten Anforderungen an die Motorik, wie z. B. Steigungen, Witterungsbedingungen, Stehplatz im Bus etc., spielen auch psychische Faktoren, wie z. B. der zeitliche Druck (Stress) im Straßenverkehr (Grünphase an der Fußgängerampel) oder das „Beobachtetwerden" beim Gehen, eine nicht zu unterschätzende Rolle.

5.6.3.9 Bewältigen von Steigungen und Gefällen

Beobachtet man eine Person, die an einem Steilhang steht (bergauf oder bergab), so erkennt man, dass sich der Kopf und der Rumpf entsprechend der Steigung bzw. dem Gefälle vertikal (sagittal) aufrichten. Die gelenkige Regulation der Körperposition geschieht dabei vor allem im Sprunggelenk. Steht die Person bergauf, besteht eine verstärkte Dorsalextension (physiologische Flexion), steht sie bergab, kommt es zu einer gesteigerten Plantarflexion (physiologische Extension). Diese Position setzt sich beim Gehen fort. Kopf und Rumpf bleiben sowohl im Stehen als auch bei sämtlichen Bewegungsabläufen, wie z. B. Treppensteigen, Bergab-/Bergaufgehen etc., in einer aufrechten Körperhaltung.

- **Bergaufgehen**

Geht man bergauf, wird der Oberkörper entsprechend der Schwerkrafteinwirkung nach ventrokranial ausgerichtet. Dies führt zu einer verstärkten Dorsalextension im Sprunggelenk, wodurch eher der Vorfuß anstelle der Ferse den Boden berührt. Mit dem Abstoßen des hinten stehenden Beins erfolgt eine Extensionsbewegung im vorderen Bein, das damit die Standbeinfunktion übernimmt. Während der Schwungbeinphase erfolgt eine stärkere Knie- und Hüftflexion als beim Gehen auf einer ebenen Wegstrecke.

- **Bergabgehen**

Beim Bergabgehen kommt es zu einer verstärkten exzentrischen Kontrolle der Plantarflexoren (Wadenmuskulatur). Zudem wird die nach vorn gerichtete Fallneigung durch eine dezente Knieflexion (exzentrische Kontrolle der Knieextensoren, M. quadratus) abgefedert. Hierbei wird die Plantarflexion so weit reduziert, dass sich das

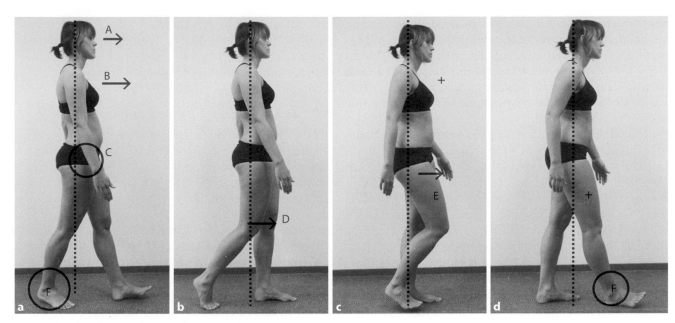

◘ **Abb. 5.23 a–d** Gehen (s. auch ▶ Abschn. 8.1.7, „Fazilitation: Stand und Gehen"). **a** Der Kopf richtet sich entsprechend der Zielerfassung in Blickrichtung aus (A). Dieser Bewegung folgt eine Vorverlagerung des Körperschwerpunkts (ZSP/Th6–Th10) aus der körpereigenen USF in Richtung Bewegungsziel (B). Dabei bewegt sich die Masse des Körpers gradlinig (soweit keine Hindernisse vorhanden sind) in die angestrebte Zielrichtung. Es greift das Gesetz nach Newton „Trägheit der Masse". Die frontale Gewichtsverlagerung zum rechten Standbein bewirkt in ihrer weiterführenden Beckenbewegung einen Schutzschritt (Stützreaktion) nach vorn mit dem frei werdenden linken Schwungbein. Die linke Ferse berührt den Boden (s. auch ◘ Abb. 3.8a1–2), und die Masse von Kopf und Brustkorb schiebt sich mit dem stabilisierenden Becken gradlinig weiter über die funktionelle Fußlängsachse auf den medialen Vorfuß (Fußballen, s. auch ◘ Abb. 3.8b1–2, positive Stützreaktion) zum Standbein links. Die da-

durch bedingte Hüftextension im zurückbleibenden rechten Standbein (C) leitet über einen Dehnreiz der Hüftbeuger (M. iliopsoas) reaktiv die Schwungbeinphase ein (Wechsel von Standbein und Schwungbein, s. gekreuzte Streckreaktion). **b** Das rechte Knie gleitet (fällt, exzentrische Verlängerung des ischiokruralen Muskels und des M. quadriceps femoris) im Zuge der Vorwärtsverlagerung und der Schwerkrafteinwirkung etwa in Höhe des linken, zusätzlich stabilisierenden, jetzt nahezu endgradig gestreckten Standbeinknies (D). **c** Durch die konzentrische Aktivität der Hüftbeuger schwingt das linke Bein nach vorn (E) und übernimmt mit seinem Fersenkontakt die Standbeinfunktion rechts (Wechsel von Schwungbein und Standbein). **d, a** Der Fuß rollt über die funktionelle Fußlängsachse nach vorn, wobei das Becken symmetrisch über das Standbein gleitet (F). (Mod. nach Beckers und Deckers 1997, S. 21, ◘ Abb. 3.4a,e, f, g)

Sprunggelenk nahezu in der Nullstellung befindet, wodurch sich der Körperschwerpunkt auf das vordere Standbein verlagert. Die Knie- und Hüftstrecker führen durch ihre konzentrische Kontraktion die Extensionsbewegung aus. Das hintere Bein leitet daraufhin die Schwungbeinphase ein, die durch eine geringere Hüft- und Knieflexion als beim Gehen auf der ebenen Wegstrecke charakterisiert ist. Der Fuß geht dabei früher in die Plantarflexion, um sich auf die folgende Standbeinphase vorzubereiten.

■ **Treppensteigen**
Sieht man von der ebenen Trittfläche der Stufe ab, wodurch das Sprunggelenk nur eine dezente Dorsalextension ausführt, benötigt das Treppensteigen größere Gelenkbewegungen als das Bergaufgehen. Je nach Höhe der Trittstufe wird mit dem aufsetzenden Bein eine Flexionsbewegung von ca. 60° in der Hüfte und ca. 90° im Knie ausgeführt. In der weiterführenden Bewegung schiebt sich der Körperschwerpunkt (ähnlich dem Bergaufgehen) nach ventrokranial, wodurch sich die Flexions-

bewegung in Hüfte und Knie sowie die Dorsalextension im Sprunggelenk erhöhen. Im Folgenden kommt es zum Abstoßen des hinteren Beins, wobei gleichzeitig die komplette Extension (Plantarflexion im Sprunggelenk) im vorderen Bein stattfindet. Das hintere Bein kommt in die Schwungbeinphase und zieht am vorderen Standbein vorbei zur nächsten Stufe. Bei einer normalen Trittstufe von ca. 18 cm Höhe benötigt das Schwungbein eine Hüftflexion von ca. 75°, eine Knieflexion von ca. 100° sowie eine Dorsalextension im Sprunggelenk von ca. 15°.

■ **Treppe hinuntergehen**
Beim Heruntergehen wird durch die exzentrische Verlängerung der Kniestrecker (Knieflexion) und der Plantarflexoren (Dorsalextension) des obenstehenden Standbeins der Vorfuß des nach unten gehenden Schwungbeins auf der nächsttieferen Treppenstufe platziert. Um dies zu ermöglichen, wird das Knie des Schwungbeins nahezu vollständig gestreckt und der Fuß im Sprunggelenk ca. 30° plantarflektiert. Mit der Stufenberührung zieht der Fuß in die Nullstellung, das Knie federt dämpfend

5

ab, und der Körperschwerpunkt wird durch die Hüftextension über das neue Standbein verlagert. In dem Moment, in dem der Vorfuß die Stufe berührt, löst sich die Ferse des obenstehenden Standbeins von der Stufe ab, um die darauffolgende Schwungbeinphase einzuleiten. Zu Beginn wird dabei das Knie ca. 90° und die Hüfte ca. 30° flektiert.

Die ◘ Abb. 5.23 fasst den Bewegungsablauf beim Gehen zusammen (s. ► Abschn. 8.3.2, ◘ Abb. 8.40).

5.7   Anhang: Lernaufgaben und Lösungen

5.7.1   Aufgaben

5.7.1.1   1. Aufgabe: Gelenkbewegungen

Ordnen Sie die Gelenkbewegungen (nach der Neutral-0-Methode) aus der anatomischen Nullstellung (◘ Abb. 5.5) entsprechend den Bewegungsebenen zu (◘ Tab. 5.3).

5.7.1.2   2. Aufgabe: normale Bewegungsabläufe

Ordnen Sie die genannten Bewegungsabläufe den jeweiligen Bewegungsebenen zu (◘ Tab. 5.4).

5.7.1.3   3. Aufgabe: Rumpfmobilisation

Ordnen Sie die Bewegungen des Rumpfs den Bewegungsebenen zu und bewerten Sie die Anforderungsniveaus an die reziproke Innervation (harmonisches Zusammenspiel der Muskulatur) und des Gleichgewichtsystems. Die Rumpfbewegungen sollten entsprechend den Ebenen

endgradig ausgeführt werden, um die Anforderungen deutlicher zu spüren (◘ Tab. 5.5). (In der Tabelle geht es nicht um den Bezug zum Hüftgelenk, sondern um die Bewegungen in HWS, **BWS** und **LWS/Becken**.)

5.7.1.4   4. Aufgabe: Bewegungsanalyse von proximal nach distal: WS, Skapula, Schultergelenk, Becken und Hüftgelenk

Eine Person sitzt mit entkleidetem Oberkörper auf einem Hocker, die Unterarme liegen auf einem Tisch oder einer Behandlungsbank auf (◘ Abb. 5.24a–e, „Bewegungsanalyse im Sitz"). Welche Bewegungen werden im Rumpf, in der Skapula und im Schultergelenk (proximal zu distal) ausgeführt, wenn der ZSP (zentrale Schlüsselpunkt) in verschiedene Bewegungsrichtungen (◘ Tab. 5.6) fazilitiert wird?

◘ **Tab. 5.4**   Normale Bewegungsabläufe

Körperteile	Sagittal-ebene	Frontal-ebene	Transver-salebene
Treppe steigen			
Kopf schütteln (nein, nein)			
Kopf nicken (ja, ja)			
Im Seitschritt an der Wand entlanggehen			
Eine Pirouette auf dem Eis drehen			
Mit dem Hammer einen Nagel in die Wand schlagen			
Mit dem nach oben ausgestreckten Arm eine Glühbirne eindrehen			

◘ **Tab. 5.3**   Gelenkbewegungen

Körperteile	Sagittal-ebene	Frontal-ebene	Transver-salebene
Kopf			
Rumpf (oberer)			
Becken			
Obere Extremität			
Schultergelenk			
Ellenbogengelenk			
Handgelenk			
Untere Extremität			
Hüftgelenk			
Kniegelenk			
Sprunggelenk			

◘ **Tab. 5.5**   Rumpfmobilisation

	Sagittal-ebene	Frontal-ebene	Transver-salebene
Rumpfbewegung			
Anforderung			

Die Bewertung erfolgt mit + für geringe, ++ für mittlere und +++ für hohe Anforderungen an die Muskelaktivität und das Gleichgewichtssystem.

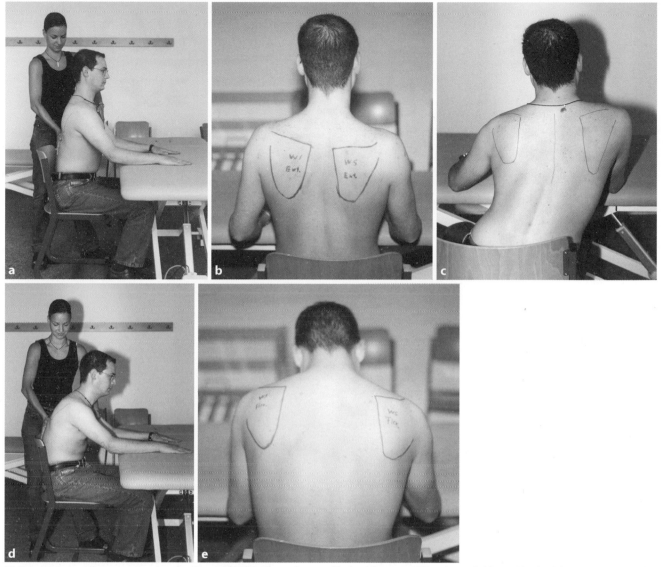

◨ **Abb. 5.24** **a–e** Bewegungsanalyse im Sitz. **a, b** ZSP geht nach vorn (Sagittalebene); **c** ZSP geht nach hinten (Sagittalebene); **d, e** ZSP geht nach rechts; rechts belastete Seite, links unbelastete Seite (Frontalebene)

5

◘ Tab. 5.6   Bewegungsanalyse von proximal nach distal: WS, Skapula, Schultergelenk, Becken und Hüftgelenk

Bewegung Rumpf	ZSP nach vorne (Sagittalebene)	Nach hinten (Sagittalebene)	Zur unbelasteten Seite (Frontalebene)	Zur belasteten Seite (Frontalebene)
WS				
Skapula				
Schultergelenk				
Becken				
Hüftgelenk				

5.7.1.5 Selbsterfahrung: Beschreibe die Unterschiede in der Bewegungsharmonie während der endgradigen Ausführung

◘ Tab. 5.7   Bewegungsanalyse BWS

Bewegung: Rumpf	Maximale Hyperkyphose der BWS (Rundrücken, Skapulaabduktion)	Im Lot stehende BWS (WS-Aufrichtung, Skapulaadduktion)
Kopfrotation		
WS-Rotation im Sitz (Th6): Schultern gegen Kopf und Becken		
Armelevation		
(Rotations-) Gang		
Armschwung (Gang)		
Bewegung: Schultergürtel	**M. trapezius pars descendens zieht die Schultern maximal ans Ohr**	**Schultern liegen locker, stabil auf dem Thorax auf**
Maximale Kopfrotation re./li. gegen Blickfixierung		
WS-Rotation Sitz		
Armelevation		

5.7.2 Lösungen

5.7.2.1 Lösung zur 1. Aufgabe (◘ Tab. 5.8)

◘ Tab. 5.8   Gelenkbewegungen (Lösung)

Körperteile	Sagittalebene	Frontalebene	Transversalebene
Kopf	Extension/ Flexion	Lateralflexion und reaktive Lateralextension	Rotation
			(Nach rechts – positive Rotation)
			(Nach links – negative Rotation)
Rumpf (oberer)	Extension/ Flexion	Lateralflexion und und reaktive Lateralextension	Rotation
			(Nach rechts – positive Rotation)
			(Nach links – negative Rotation)
Becken	Beckenhebung und -kippung (Symphyse)	Beckensenkung zur Gewichtsseite und kontralateraler Beckenhebung	Rotation unterer gegen oberen Rumpf
Obere Extremität	Extension/ Flexion		
Schultergelenk	(Ante-/Retroversion)	Abduktion und Adduktion	AR und IR
Ellbogengelenk	Extension/ Flexion		Supination und Pronation
Handgelenk	Ulnarabduktion und Radialabduktion	Dorsalextension und Palmarflexion	(Nicht exakt in der Transversalebene)
Untere Extremität			
Hüftgelenk	Extension/ Flexion	Abduktion und Adduktion	AR und IR
Kniegelenk	Extension/ Flexion	Supination und Pronation	
Sprunggelenk	Dorsalextension und Plantarflexion (oberes Sprunggelenk)	(Unteres Sprunggelenk, nicht exakt in der Frontalebene)	

5.7.2.2 Lösung zur 2. Aufgabe (◘ Tab. 5.9)

◘ Tab. 5.9 Normale Bewegungsabläufe (Lösung)

Körperteile	Sagittal-ebene	Frontal-ebene	Transver-salebene
Treppe steigen	X		
Kopf schütteln (nein, nein)			X
Kopf nicken (ja, ja)	X		
Im Seitschritt an der Wand entlanggehen		X	
Mit den Schlittschuhen eine Pirouette auf dem Eis drehen			X
Mit dem Hammer einen Nagel in die Wand schlagen	X		
Mit dem nach oben ausgestreckten Arm eine Glühbirne eindrehen			X

5.7.2.3 Lösung zur 3. Aufgabe (◘ Tab. 5.10)

◘ Tab. 5.10 Rumpfmobilisation (Lösung)

	Sagittalebene	Frontalebene	Transversalebene
Rumpfbewegung	Extension/ Flexion	Lateralflexion/Lateralextension	Rotation
Anforderung	+	++	+++

5.7.2.4 Lösung zur 4. Aufgabe (◘ Tab. 5.11)

◘ Tab. 5.11 Bewegungsanalyse von proximal nach distal: WS, Skapula, Schultergelenk, Becken und Hüftgelenk (Lösung)

Bewegung Rumpf	ZSP nach vorne (Sagittalebene)	Nach hinten (Sagittalebene)	Zur unbelasteten Seite (Frontalebene)	Zur belasteten Seite (Frontalebene)
WS	Extension	Flexion	Lateralflexion	Lateralextension
			Verkürzt/ konkav	Verlängert/ konvex
Skapula	Adduktion	Abduktion	Depression	Elevation
	Depression	Elevation		
	(Innenrotation)	(Außenrotation)	(Innenrotation)	(Außenrotation)
Schultergelenk	Außenrotation	Innenrotation	Abduktion	Adduktion
	Retroversion	Anteversion	Außenrotation	Innenrotation
	(Extension)	(Flexion)		
Becken	Beckenkippung	Beckenhebung	Spina iliaca hebt sich	Spina iliaca senkt sich
	(LWS – Lordose)	(Rundrücken)		
Hüftgelenk	Flexion	Extension	Abduktion	Adduktion

5.7.2.5 Lösung zu ◘ Tab. 5.1 (◘ Tab. 5.12)

◘ Tab. 5.12 Selbsterfahrung (Lösung)

	Rückenlage	Freier Sitz	Stand
Unterstützungsfläche	+++	++	+
Haltungstonus	+	++	+++
Gleichgewicht	+	++	+++

5

5.7.2.6 **Lösung zu** ◘ Tab. 5.7

Der Verlust des Körperlots durch eine muskuläre Dyskoordination (Beckenstabilität, ◘ Abb. 3.6c–e, 3.12c1–2) und/oder eine spinale Haltungsfixierung (◘ Abb. 3.9d2, M. erector spinae) führen die WS in eine evolutionär (◘ Abb. 5.3c) bzw. postnatal (◘ Abb. 3.6a2) frühe Halteposition. Bewegungen wie z. B. den Rotationsgang und/oder das Hantieren im Alltag, die sich postnatal später entwickeln, werden bis um das 10fache erschwert. Jede Verbesserung des Körperlotes bewirkt eine Verbesserung des Alltags!

Der M. trapezius pars descendens ist einer der frühesten Muskeln (Innervation XI. Hirnnerv), die kompensatorisch und/oder pathologisch enthemmt aktiv werden. Er hemmt reziprok seine Gegenspieler (= Schulterblattstabilisatoren). Damit verunmöglicht sein Einsatz quasi die Reaktivierung physiologischer Arm-, Hand- und Fingerfunktionen. Zudem schreibt man der Innervation des XI. Hirnnerven (N. accessorius = Anspannung des M. trapezius pars descendens) eine hemmende Wirkung auf den X. Hirnnerv, d. h. den N. vagus zu, der wiederum parasympathisch/vegetativ als Reorganisations-, Erholungs- und/oder Selbstheilungsnerv beschrieben wird.

Aus den Bewegungsbeispielen wird wohl recht schnell spürbar, dass Bewegungsabläufe im Rundrücken und/oder mit hochgezogen Schultern (auch beim „Gesunden") deutlich anstrengender sind.

Literatur

Appell HJ (2008) Funktionelle Anatomie, 4. Aufl. Springer, Berlin, Heidelberg

Bachl N et al (2006) Fit ins Alter. Springer, Wien, New York

Beckers D, Deckers J (1997) Ganganalyse und Gangschulung: Therapeutische Strategien für die Praxis. Springer, Berlin, Heidelberg

Cram JR, Kasman GS, Holz J (Hrsg) (1998) Introduction to surface electromyography. Aspen Publishers, Gaithersburg

Davies C, Davies A (2016) Arbeitsbuch der Triggerpunkt-Therapie, 5. Aufl. Junfermann, Paderborn

Deetjen P et al (2005) Physiologie. Urban & Fischer, München

Döderlein L (2008) Infantile Zerebralparese. Steinkopff, Darmstadt

Klein-Vogelbach S (1995) Gangschulung zur funktionellen Bewegungslehre. Springer, Berlin, Heidelberg

Klein-Vogelbach S (2007) Functional Kinetics, 6. Aufl. Springer, Berlin, Heidelberg

Oonk HHN (1988) Osteo- en Arthrokinematica. Henric Graaff van Ijssel, Nederweert

Schellhammer E (2002) Bewegungslehre. Urban & Fischer, München

Sherrington C (1939) Selected writings of Sir Charles Sherrington. A testimonial. Hamish Hamilton, London

Stemme G, von Eickstedt D (2007) Die frühkindliche Bewegungsentwicklung. Selbstbestimmtes Leben, Düsseldorf

Streeck U et al (2017) Manuelle Therapie und komplexe Rehabilitation, 2. Aufl. Springer, Berlin, Heidelberg

Tittel K (2016) Beschreibende und funktionelle Anatomie, 16. Aufl. Kiener, München

Weißacher E (2008) Biofeedback. Irisiana, München

Wottke D (2004) Die große Orthopädische Rückenschule. Springer, Berlin, Heidelberg

Zalpour C (2006) Anatomie Physiologie für die Physiotherapie. Urban & Fischer, München

Weiterführende Literatur

Klein-Vogelbach S (1999) Funktionelle Bewegungslehre. Springer, Berlin, Heidelberg

Niethard F, Pfeil J (1989) Orthopädie. Hippokrates, Stuttgart

Neuropsychologie

Michael Ertl, Karl-Michael Haus

Inhaltsverzeichnis

© Springer-Verlag GmbH Deutschland, ein Teil von Springer Nature 2022
K.-M. Haus (Hrsg.), *Neurophysiologische Behandlung bei Erwachsenen und Kindern*,
https://doi.org/10.1007/978-3-662-62292-6_6

In der phylogenetischen Entwicklung des Menschen haben sich besonders die sogenannten **höheren Gehirnfunktionen** entwickelt, durch die der Mensch sich von den Tieren unterscheidet:

- Sprache,
- Denk-, Lern- und Gedächtnisprozesse,
- räumliches Vorstellungsvermögen,
- Aufmerksamkeit,
- Emotionen,
- Planen von Handlungen und
- Bewusstsein.

Sie sind in ihrer Gesamtheit, Komplexität und Flexibilität einzigartig.

Bei den höheren Gehirnleistungen unterscheidet man:

- **kognitive Funktionen:** komplexes Wahrnehmen, Vorstellen, Denken und Erinnern,
- **exekutive Funktionen:** Vorbereitung, Planung und Kontrolle von Handlungen.

Der Übergang zwischen der Wahrnehmung einer Situation (kognitive Verarbeitung) und der darauf folgenden Handlung (exekutive Funktion) ist meist fließend. In neuerer Literatur beschreibt man das Endprodukt der Wahrnehmung als das gleiche neuronale Substrat, das als Ausgangsprodukt einer Handlung dient.

> **Wichtig**
> Bei den **Wahrnehmungsprozessen** geht es um die Repräsentation der Umwelt, bei der **Handlung** um die Repräsentation beabsichtigter, zukünftiger Ereignisse.

Eine neurologische (organische) Schädigung der höheren Gehirnleistungen kann zu einer **Verhaltensänderung** führen. Da diese vor allem den Intellekt und die Psyche des Menschen betrifft, bezeichnet man die Wissenschaft, die sich mit diesen Phänomenen beschäftigt, als **Neuropsychologie**: Sie dient als Bindeglied zwischen der klassischen Neurologie und der **Psychologie,** die sich u. a. mit nichtorganisch bedingten Verhaltensänderungen befasst.

6.1 Bewusstwerden des Wahrgenommenen

> **Wichtig**
> Die kleinste Intensität, bei der ein Reiz gerade noch wahrgenommen wird, bezeichnet man als **Wahrnehmungsschwelle** (Reizschwelle).

Die Wahrnehmungsschwelle bildet sich aus der **Interessenschwelle** und der **Aufmerksamkeitsschwelle** (Gschwend 1998).

Andere Autoren sprechen von der **inneren Aufmerksamkeit**. Der Begriff ist vergleichbar mit den Begriffen „Interesse" oder den „Bottom-up-Prozessen", die in ▶ Abschn. 6.3.2 näher erläutert werden.

Die innere Aufmerksamkeit wird unterschieden von der **äußeren Aufmerksamkeit,** die eher kognitiv gesteuert wird. Sie entspricht den „Top-down-Prozessen", die ebenfalls in ▶ Abschn. 6.3.2 geschildert werden. Sowohl die innere als auch die äußere Aufmerksamkeit ist an Wahrnehmungsprozessen beteiligt, lediglich die Gewichtung der Verarbeitung variiert situationsabhängig. Nur ein Reiz, dem die nötige Aufmerksamkeit bereitgestellt wird und der das entsprechende Interesse weckt, gilt als adäquater Reiz. Er passiert die Wahrnehmungsschwelle und rückt somit ins Bewusstsein. Im Umkehrschluss erfolgt auf diese Weise eine **Selektion der Reize.**

> **Wichtig**
> Fehlt die Aufmerksamkeit oder das Interesse am Reiz, so wird er ausgefiltert (gehemmt).

Auf diese Weise ist es möglich, die fast unendliche Anzahl der Sinnesreize zu reduzieren und dabei die relevanten Reize unbewusst (automatisiert) oder bewusst (zielgerichtet) zu verarbeiten.

> **Definition**
> Bewusstsein bezieht sich auf alle Zustände, die vom Individuum erlebt werden und über die es sprachlich berichten könnte (Roth 2001).

Wie ein Reiz wahrgenommen und verarbeitet wird, hängt neben den physiologischen, anatomischen und zerebralen Bedingungen zu einem wesentlichen Anteil von den Erfahrungen und Erlebnissen des Individuums selbst ab.

> **Wichtig**
> Menschen zeigen z. T. sehr unterschiedliche Reaktionen auf die gleiche Reizsituation. So besitzt jeder Mensch seine Wirklichkeit (Watzlawick 1976).

Was dem einen noch angenehm ist, stört den anderen, von der Vielzahl der unterschiedlichen Interessengebiete ganz zu schweigen. Somit verfügt jeder Mensch durch angeborenes und aus seiner Umwelt erlerntes Verhalten über eine **individuelle Reizverarbeitung,** d. h. also über sein eigenes Bewusstsein. Dies macht deutlich, dass genaue Beschreibungen der Verortung neuronaler Systeme nur begrenzt möglich sind und im Einzelfall stark voneinander abweichen können. Die größten Gemeinsamkeiten bestehen dabei wohl in den primären Projektionen (modalitätsspezifisch), wobei auch hier einzelne Menschen z. T. besser sehen, hören oder riechen können als andere.

> **Wichtig**
>
> Je multimodaler und komplexer (Erinnerung, Denken, Planen) jedoch ein System wird, umso individueller gestaltet sich seine neuronale Verschaltung (► Abschn. 4.6, „Fünfter sensomotorischer Regelkreis").

6.2 Bewusstsein

Definition

„Bewusstsein: Allgemeine Bezeichnung für die Gesamtheit aller psychischen Vorgänge und Qualität von Erlebnissen, verbunden mit Ich-Bewusstsein, Vigilanz (Wachheit), und ungestörter Perzeption (Wahrnehmung) und kognitiver Funktionen." (Pschyrembel 1991, S. 201)

Bewusstsein lässt sich nicht allein definieren als die Fähigkeit zur Produktion einfacher Bewegungsmuster bzw. zur Reaktion auf Reize. Beispielsweise besitzen Tiere, deren Verhalten instinktiv oder durch Reflexe gesteuert wird, kein Bewusstsein. In gleicher Weise schreibt man beim Menschen der reinen Spinalebene (► Kap. 4, Rückenmark, 1. und 2. SMRK) ebenfalls kein Bewusstsein zu, obwohl von dort viele Reflexe ausgeführt werden. Entwicklungsgeschichtlich ist die heutige Form des Gehirns nicht nur durch eine höhere Gehirnmasse, sondern auch durch das Hinzukommen neuer spezialisierter Gehirnregionen gekennzeichnet. Dies bedeutet, dass sich das Bewusstsein beim Menschen mit der Zunahme neuer Schaltkreise ständig weiterentwickelt hat.

> **Wichtig**
>
> Das Bewusstsein ist nicht einer speziellen Region des ZNS zuzuschreiben, sondern spiegelt sich vielmehr in einer hierarchischen und parallelen Verschaltung mehrerer neuronaler Systeme und Zentren.

Neuere Ansätze gehen sogar davon aus, dass die entscheidenden Voraussetzungen für das Bewusstsein nicht nur in hochgradig vernetzten neuroanatomischen Strukturen zu lokalisieren sind, sondern als bestimmte Verarbeitungsprozesse (Informationsschleifen, Phasenkoppelung) aufzufassen sind.

> **Wichtig**
>
> Bewusstsein entsteht durch spezifische Informationsverarbeitungsprozesse in dynamischen, sich wechselseitig beeinflussenden Hirnarealen, wobei der Kortex mit seinen beiden Hemisphären das breitestgefächerte System für Bewusstseins- und Aufmerksamkeitsprozesse bildet.

Die höheren Zentren sind jedoch aufgrund ihrer Struktur mit tiefer liegenden (Basalganglien, Mittelhirn, Hirnstamm) Zentren verschaltet und somit von diesen elementar abhängig. So hat eine Schädigung des Thalamus (Dienzephalon) unweigerlich Folgen für die Verarbeitung in höher liegenden neokortikalen Arealen. Diese Sichtweise wird durch klinische Beobachtungen an Patienten mit Gehirnläsionen bestätigt.

> ► **Beispiel**
>
> Selbst der in Oliver Sacks' *Der Mann, der seine Frau mit einem Hut verwechselte* (Sacks 1990, S. 42 ff) eindrucksvoll beschriebene „verlorene Seemann Jimmy", der keine neuen Gedächtnisinformationen abspeichern konnte (anterograde Amnesie), unterhielt sich mit dem „Doc" hinsichtlich seiner Vergangenheit sehr angeregt. Sein Bewusstsein fehlte jedoch entsprechend seiner Störung (Korsakow-Syndrom, Mandelkern betroffen) für die Gegenwart. In der Vergangenheit ist sich Jimmy seiner bewusst. Ähnlich verhalten sich **Patienten mit Neglect,** die den Bereich ihres Körpers oder Gegenstände im Raum vernachlässigen, die kontralateral zu der Seite der Hirnschädigung liegen, weil sie ihnen nicht mehr bewusst sind. Fragt man sie bei einem linksseitigen Neglect etwa nach der Wegbeschreibung von Punkt A nach Punkt B, beschreiben sie nur die Merkmale (Gebäude) der rechten (bewussten) Seite. Beim Rückweg hingegen (nach Drehung um 180°) beschreiben sie jedoch die (vorher vernachlässigten) Gebäude der jetzt rechts liegenden Seite. Das Bewusstsein ist somit entsprechend dem Störungsbild für die jeweils kontralaterale Raumhälfte ausgeblendet. Ebenso zeigten Versuche aus der Split-brain-Forschung (Durchtrennung des Corpus callosum, der stärksten Kommissurenverbindung, ❒ Abb. 6.1) bei Patienten, die an schwerer Epilepsie litten, dass beide Hemisphären unterschiedliche Bewusstseinsformen repräsentierten. ◄

Die Spezialisierung der Hirnhälften kann als eine Art Arbeitsteilung des Gesamtkortex gesehen werden. Beide Hirnhälften bearbeiten dabei den gleichen Reiz mit unterschiedlichen Gesichtspunkten. Während z. B. die **linke Hirnhälfte** mehr die Zahl und Form der Bäume untersucht (sequenziert, analysiert), ist die **rechte Hirnhälfte** eher für die räumlichen Relationen der Bäume und deren Position im gesamten Wald (ganzheitlich, räumlich) zuständig.

Ohne die Verbindung der Kommissurenfasern jedoch kann die linke Seite nicht mehr verstehen, was die rechte tut. So zieht z. B. beim Anziehen die linke Hand die Hose hoch und die rechte die Hose herunter. Gibt man einem Patienten einen bekannten Gegenstand „nur" in das linke Gesichtsfeld und in die linke Hand, so kann er zwar damit hantieren, die **Benennung** ist ihm aber nicht möglich. Der Patient erkennt mit der rechten Hemisphäre zwar den Gegenstand, durch die Durchtrennung

Abb. 6.1 Durchtrennung des Balkens. Nach der Durchtrennung des Balkens (Corpus callosum) und der Sehnervenkreuzung (Chiasma opticum) sind für die rechte Hirnhälfte nur noch Sinneseindrücke aus dem linken Gesichtsfeld erfahrbar. (Aus Birbaumer und Schmidt 2003)

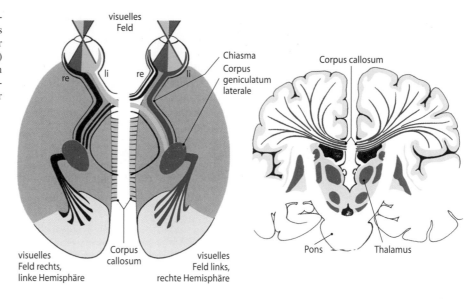

des Corpus callosum wird die Verbindung mit der linken, sprachproduzierenden Hemisphäre jedoch unterbrochen und somit eine Assoziation mit der Namensgebung verhindert.

Ebenso zeigen sich unterschiedliche **Emotionen** bei Schädigungen der rechten bzw. linken Hemisphäre. Linkshirnig (rechte Körperseite) betroffene Patienten weinen anfangs häufiger in der Therapie, sie zeigen eher eine depressive Grundstimmung, sie erleben die Situation als einen Verlust von Körperfunktionen. Rechtshirnig Betroffene hingegen „scheinen" mit der Situation besser umzugehen, sie sind eher zu einem Spaß bereit und machen sich um ihren Zustand weniger Sorgen. Neben dem limbischen System als Lust-, Unlustzentrum schreibt man auch der rechten Hemisphäre eine bedeutende Rolle bei der Gestaltung emotionaler Vorgänge zu.

Therapierelevanz

Ein gewisses Einfühlungsvermögen, d. h. Empathie, für die Situation des Patienten ist von grundlegender Bedeutung. Der Therapeut sollte die Situation des Patienten möglichst ganzheitlich (▶ Kap. 11, ICF) erfassen, indem er zuhört, auf die Gefühle, Gestik, Mimik achtet und versucht, die Erlebniswelt seines Gegenübers zu verstehen. Diese Empathie ist jedoch klar von Mitgefühl oder gar Mitleid abzugrenzen. Diese Gefühlsansteckung wird z. B. in der klassischen Psychoanalyse als Grenzüberschreitung („Helfersyndrom") gesehen und behindert meist den therapeutischen Prozess! Während der Therapie beginnt der Patient zu weinen. Der Therapeut sollte den Patienten in seiner Situation akzeptieren, nicht aber näher auf das Weinen eingehen (s. oben, Mitgefühl). Ein Schlüsselsatz in solch einer Situation könnte lauten: „Ja, ich verstehe Sie, aber wir müssen mit der Therapie weitermachen."

In den meisten Fällen, es sei denn, es handelt sich um ein pathologisches, nicht situationsadäquates Weinen, wird der Patient mit dem Weinen aufhören und sich der Therapie widmen. Die dabei erzielten Therapiefortschritte wirken positiv auf die Grundstimmung, wohingegen ein mitfühlendes Besprechen der „schlechten" Situation, wie z. B. „Ach ja, es geht ihnen sehr schlecht" o. Ä., die depressive Symptomatik noch verstärkt. Ebenso negativ wirkt sich die Beschönigung der Situation aus. Sprüche wie „Ach so schlimm ist es doch gar nicht, es wird bald besser" oder „Schauen sie sich die anderen Patienten an, denen geht es noch schlechter" sind realitätsfern. Zum einen steht das Eigenschicksal für den Patienten im Vordergrund, und bei Nichteintreten der versprochenen Situation verliert der Therapeut seine Glaubwürdigkeit. Gespräche zur Krankheitsverarbeitung beinhalten ein hohes Maß an Verantwortung und sollten daher nur von Therapeuten mit entsprechender qualifizierter Ausbildung geführt werden.

Es zeigt sich, dass die Steuerung psychischer und physischer Vorgänge von einem störungsfreien Zusammenspiel der beiden Hemisphären abhängig ist. Das Zusammenwirken bedeutet jedoch auch, dass vor allem bei sehr spezifischen Funktionen eine Hemisphäre die Dominanz der Steuerung übernimmt.

> **Wichtig**
> Je komplexer und differenzierter sich eine spezifische Funktion darstellt, desto größer zeigt sich die Seitendominanz.

Am prägnantesten ist dies bei den Sprachregionen (Broca, Wernicke), die bei 99 % aller Rechtshänder in der linken Hemisphäre lokalisiert sind (s. Störung der Sprache und des Sprechens). Neben der Verarbeitung verbaler Funktionen schreibt man der linken Hemisphäre auch die Steuerung und Planung komplexer Bewegungsabläufe (Bewegungsprogramme) zu, während die rechte u. a. für die räumlich-konstruktive Verarbeitung verantwortlich ist.

> **Wichtig**

Bewusstsein ist auf weiträumige (Assoziationsfasern) und hemisphärenübergreifende (Kommissurenfasern) Verbindungen innerhalb des ZNS angewiesen.

6.2.1 Störungen des Bewusstseins

Ein **Nichtbewusstsein** entsteht nur im Tiefschlaf oder unter Narkose (bewusstlos). Des Weiteren kann eine pathologische Erregungserhöhung kortikaler Strukturen, z. B. bei einem epileptischen Anfall (häufig Temporallappen), zu einem Bewusstseinsausfall führen.

Ein **verfälschtes Bewusstsein** kann durch die Einnahme von starken Medikamenten (Schlafmitteln), Drogen (Alkohol), durch sensorische Deprivation (fehlende Sinneseindrücke), Reizüberflutung oder durch eine Schädigung der neuronalen Strukturen des ZNS entstehen.

Zu den Voraussetzungen für bewusstes Erleben zählen vor allem **Aufmerksamkeits- und Gedächtnisleistungen.**

Exkurs 6.1

Neuropathologie Ein intrakranieller Druckanstieg, meist durch schwere Traumata bedingt, kann zu einem Einklemmen des oberen Hirnstamms führen, woraus das sogenannte Mittelhirnsyndrom resultiert. Das Mittelhirnsyndrom kann zu Bewusstseinsstörungen bis hin zum Koma führen.

6.3 Aufmerksamkeit

Ein adäquates Bewusstsein (adäquate Wahrnehmung) basiert auf dem intakten Zusammenwirken verschiedenster neuronaler Netzwerke innerhalb des ZNS. Dies bedingt eine Gehirnleistung, die die Wahrnehmungsfokussierung auf Informationen, Ereignisse, Gegenstände und Prozesse ermöglicht. Diese Gehirnleistung wird als **Aufmerksamkeit** beschrieben. Eine besondere Rolle in dieser Regulierung der Aufmerksamkeits- bzw. Bewusstseinszustände spielt das **ARAS** (Exkurs 6.1).

6.3.1 Aufsteigendes retikuläres aktivierendes System (ARAS)

Definition

Das ARAS bildet das Zentrum der **gerichteten Wachheit** und ist ein Teil der Formatio reticularis (FR).

Im klinisch-neuropsychologischen Bereich wird der Begriff „Alertness" verwendet. Dieses von der Medulla oblongata bis zum Thalamus aufsteigende Wachheitssystem wird auch als **Arousalsystem** bezeichnet. Es empfängt starke sensorische Zuflüsse aus dem Rückenmark sowie aus allen Hirnnervenkernen. Die vom Hirnstamm ausgehende, noradrenerge Aufmerksamkeitsaktivierung wird dann durch überwiegend rechtshemisphärische, reziproke Verschaltungen über dem Thalamus und dem dorsolateralen frontalen und inferioren parietalen Kortex kontrolliert und aufrechterhalten. Die folgende Übersicht stellt die Arousalsteuerung dar.

Arousalsteuerung
- **Alertness:** Wird die Formatio reticularis durch die sensorischen Zuströme erregt, erhöht sich die Wachheit.
- **Tonisches Arousal:** Dies führt über die **unspezifischen Thalamuskerne** zu einer kortikalen Erregungserhöhung.
- **Phasisches Arousal:** Über die Rückkopplung zu den spezifischen Thalamuskernen (kortikothalamisches Gating) erfolgt die Erregung bestimmter sensorischer Areale (sinnesspezifisch).
- („Alertness": engl., Wachsamkeit; „arousal": engl., Erregung)

6.3.1.1 Kortikale Erregung
Die ◻ Abb. 6.2 zeigt die vereinfachte Darstellung der kortikalen Erregung.

Durch das tonische Arousal erfolgt eine unspezifische (multimodale) Kortexerregung, das phasische Arousal führt zur spezifischen Kortexerregung, d. h. einer Erregung am modalspezifischen Kortexareal (Eins-zu-eins-Projektion).
- Das tonische Arousal spielt eine wesentliche Rolle bei der **Daueraufmerksamkeit.**
- Das phasische Arousal ermöglicht die **selektive Aufmerksamkeit**.

Beide Systeme müssen reizabhängig aktiviert sein, um den Reiz ins Bewusstsein zu rücken und damit wahrzunehmen. Eins zu eins bedeutet, bildlich gesprochen, die Projektion aus der Peripherie (z. B. Hand) zum

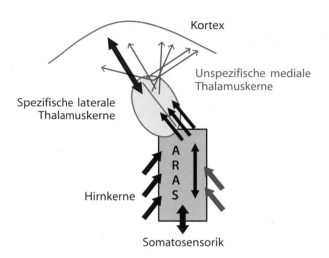

Abb. 6.2 Vereinfachte Darstellung der kortikalen Erregung

entsprechenden kortikalen Projektionsfeld (► Kap. 2, **□** Abb. 2.5, „Sensorischer Homunkulus"). Das phasische Arousal erregt die sinnesspezifischen Gehirnareale, das tonische Arousal erregt unspezifisch, um Assoziationen mit anderen Modalitäten herzustellen. Schmerzreize und akustische Reize scheinen eine besonders stimulierende Wirkung auf das System zu besitzen, im Schlaf (Tiefschlaf) hingegen ist die Aktivität entsprechend reduziert. Die Alertness (Wachsamkeit) bildet die Grundlage der Aufmerksamkeitsprozesse und der damit verbundenen Sinneswahrnehmung. Eine adäquate Reizverarbeitung setzt ein optimales Erregungsniveau („optimal arousal") voraus. Ein zu niedriges Erregungsniveau kann mangels Reizen bis zur Deprivation führen, ein zu hohes Erregungsniveau zur Reizüberflutung (bis hin zu Anfällen).

Die Hauptfunktionen des ARAS sind in der folgenden Übersicht zusammengefasst.

Hauptfunktionen des aufsteigenden retikulären Aktivierungssystems (ARAS)

- Unspezifische Kortexerregung für die Daueraufmerksamkeit (tonisches Arousal)
- Spezifische Erregung oder Hemmung sensorischer Impulse (kortikothalamisches Gating) für die selektive Aufmerksamkeit (phasisches Arousal)
- Unspezifische Regulierung des Grundtonus (► Abschn. 4.2, α-Motoneuron, 1. SMRK) über absteigende Projektionen

---

Neben der Kortexaktivierung über die Formatio reticularis (ARAS) schreiben zahlreiche klinische Studien der **rechten Hemisphäre** (vor allem dem frontalen und parietalen Kortex) eine dominante Rolle bei der Kontrolle und Intensität der Daueraufmerksamkeit zu (Sturm 2009).

6.3.2 Bewusste und unbewusst automatisierte Erregung

6.3.2.1 Bottom-up-Prozesse

Die Umwandlung von Reizen in eine neuronale Erregung (an Sensoren und Rezeptoren, ► Kap. 2, „Sensorische Systeme") zieht bei entsprechender Intensität und Bedeutungszuwendung die Aufmerksamkeit auf sich. Das dadurch entstehende Potenzial führt über verschiedene neuronale Strukturen (Gating) zur kortikalen Erregung (tonisches und phasisches Arousal) und damit zur Wahrnehmung. Durch das starke Reizpotenzial der einströmenden Reize bedarf es einer geringen neuronalen Aufmerksamkeitsleistung.

Erfolgt die Erregung der Alertness und die damit verbundene kortikale Aktivierung durch sensorische Einflüsse (Umweltreize), spricht man von „**Bottom-up-Prozessen**" („bottom-up" bedeutet von unten nach oben).

> **Wichtig**
>
> Bottom-up-Prozesse sind meist automatisierte Vorgänge, die ohne große Mühe mit einer minimalen Aufmerksamkeitsleistung (unbewusst) stattfinden und über den Thalamus (spezifisch, unspezifisch) zur Erregung kortikaler Strukturen (Wahrnehmung) führen.

6.3.2.2 Top-down-Prozesse

Um schwache, unbekannte, verborgene Reize aufzuspüren, bedarf es einer weitaus höheren, zum Reiz hingelenkten Aufmerksamkeitsleistung. Das schwache Reizpotenzial muss durch kognitive Prozesse (willkürlich) eine Aufmerksamkeitszuwendung erfahren, um die zur Wahrnehmung nötige Arousalerhöhung einzuleiten. Dieser Prozess bedarf einer höheren Aufmerksamkeitsleistung.

Erfolgt die Erhöhung der Alertness durch eine willentliche, kognitive Entscheidung, wird von „**Top-down-Prozessen**" gesprochen („top-down" bedeutet von oben nach unten).

> **Wichtig**
>
> Top-down-Prozesse sind kognitiv, bewusst gesteuert und von Gedächtnisinhalten abhängig. Sie werden z. B. durch eine bestimmte Erwartungshaltung oder Interpretation eines Gegenstands ausgelöst. Sie sind stets mit einer höheren Aktivierung der Aufmerksamkeit verbunden als Bottom-up-Prozesse.

Im normalen Leben sind stets beide Prozesse für eine adäquate Wahrnehmung notwendig. Bottom-up- und Top-down-Prozesse bedingen sich stets wechselseitig und bestimmen somit die Wahrnehmungsart äußerer Umweltreize.

Neuropathologie: Alertness (Grundwachheit)
Eine Störung unterscheidet man je nach Grad der Vigilanzminderung:

- Benommenheit: Die kognitive Verarbeitungsgeschwindigkeit ist reduziert, Aufgaben werden verlangsamt ausgeführt. -Somnolenz: Der Patient zeigt eine abnorme Schläfrigkeit, ist aber durch äußere Reize weckbar.

- Sopor: Spontane Bewegungen fehlen, jedoch erfolgt eine adäquate Reaktion auf Schmerzreize.
- Koma: Fehlen jeglicher sensorischer Reaktion.

Entsprechend der Unterteilung zeigt sich nach der Verlangsamung kognitiver Prozesse ein Ausbleiben der Reaktionen auf optische Reize, gefolgt von akustischen Reizen. Zuletzt finden auch auf Schmerzreize keine Reaktionen mehr statt.

6.3.3 Zusammenfassung: Vigilanz, Alertness, Arousal

- Im medizinischen Sinne wird die **Grundwachheit** als „Vigilanz" bezeichnet. Sie ist tageszeitabhängig und entspricht dem neuropsychologischen Begriff der „Alertness". Die Alertness lässt sich am ehesten mit dem Begriff der Aufmerksamkeitsaktivierung umschreiben.
- Die **Komponenten der Alertness** sind das tonische Arousal als Maß für die optimale, allgemeine Aufmerksamkeitsaktivierung und das phasische Arousal als Maß für die Fähigkeit, das Aufmerksamkeitsniveau im Hinblick auf ein erwartetes Ereignis kurzfristig zu steigern.
- Das **Aktivierungsniveau** des Aufmerksamkeitssystems wird durch die Komponenten der Alertness moduliert (Exkurs 6.2).

6.3.4 Thalamus: „the gate", „Tor zum Bewusstsein"

In der mit der Reizselektion verbundenen Bewusstwerdung von Reizen wird dem **Nucleus reticularis thalami (Thalamus)** eine wesentliche Rolle zugeschrieben. Die einströmenden Informationen der Formatio reticularis (Afferenzen aus allen Sinnesmodalitäten mit Ausnahme der olfaktorischen) werden vorab auf neokortikaler Ebene (primäre und sekundäre Rindenfelder) gespeichert. Ein **Gedächtnissystem** mit einer sehr großen Speicherkapazität speichert dabei für wenige Millisekunden alle Sinneseindrücke, die auf den Körper einwirken. Erst in absteigender Form (von höheren zu tiefer gelegenen Strukturen) erfolgt über den Nucleus reticularis thalami die Selektion des afferenten Zustroms bzw. die **Auswahl der bedeutsamen Reize.**

▶ **Beispiel**

Selbsterfahrung Man sitzt in der Straßenbahn und hört neben dem Zuggeräusch im Hintergrund die Gespräche verschiedener Personen (neokortikale Analyse). Gewinnt dabei ein Gesprächsthema das besondere Interesse oder

hört man gar den eigenen Namen, richtet man seine besondere Aufmerksamkeit auf dieses Gespräch und lauscht ihm intensiver. Durch diese Selektion rückt der akustische Reiz (Gespräch) ins Bewusstsein. ◀

Man nennt daher den Nucleus reticularis thalami (Thalamus) das **„Tor des Bewusstseins".** Er besitzt eine multimodale topografische Gliederung, d. h., er selektiert **sinnesspezifisch** die einströmenden Reize und projiziert sie innerhalb des Thalamus in die spezifischen Thalamuskerne. Diese leiten den Reiz zu den topografischen Arealen im Neokortex weiter. Durch die Selektion und Verschaltung ist der Nucleus reticularis thalami wesentlich an der Steuerung der selektiven Aufmerksamkeit mitbeteiligt (Birbaumer und Schmidt 1996).

6.3.4.1 Alertness, Arousal – kortikothalamisches Gating

Die Alertness führt zur Erregung der kortikothalamischen Strukturen: „Achtung, es kommt etwas." Das phasische Arousal gestaltet die Erregung zwischen Thalamus und Kortex: „Was kommt?" (**kortikothalamisches Gating**), und ist dadurch wesentlich an der Steuerung der selektiven Aufmerksamkeit beteiligt.

Therapierelevanz

Selektive Aufmerksamkeit Obwohl durch computergestützte Trainingsprogramme zur neuropsychologischen Therapie von Störungen der selektiven Aufmerksamkeit signifikante Verbesserungen erzielt werden können, sollte man (und dies gilt für alle Aufmerksamkeitsstörungen) ein Training am PC allein eher kritisch betrachten. Am PC können bestimmte Funktionsstörungen von Sinnessystemen (optisch, akustisch) isoliert in einer künstlichen Laborsituation angesprochen werden, was zu Beginn einer Behandlung von selektiven Aufmerksamkeitsstörungen sinnvoll und erwünscht ist. Im Verlauf der Funktionsverbesserung muss jedoch zunehmend der **Transfer auf Alltagsfunktionen** und -situationen zum zentralen Bestandteil der ergotherapeutischen Behand-

6

Neuropathologie Die Komplexität der Systeme, die an Aufmerksamkeitsfunktionen mit beteiligt sind, erklärt, dass bei nahezu 80 % aller neurologisch erkrankten Patienten eine Einschränkung der Aufmerksamkeitsleistungen besteht. Die Aufmerksamkeitsstörung stellt dabei nicht nur das häufigste Störungsbild, sondern auch das persistierendste dar (Sturm et al. 2000). Des Weiteren geht eine Aufmerksamkeitsstörung meist mit einer Kombination mit anderen Hirnleistungsstörungen, wie z. B. Gedächtnisstörungen (vor allem Kurzzeitgedächtnis), einher. Die

wohl schwerste Form der Aufmerksamkeitsstörung wird durch eine Störung des ARAS oder durch eine Unterbrechung seiner Verbindungen zum Neokortex bewirkt. Dies führt zu dem Zustand des Wachkomas oder apallischen Syndroms. Da alle Afferenzen mit Ausnahme der olfaktorischen über den Thalamus führen und beim apallischen Syndrom ebendieses Tor verschlossen ist, versucht man über Gerüche (olfaktorische Stimulation – Verarbeitung im limbischen System) das Bewusstsein des Betroffenen zu wecken.

---

lung werden, weil nur so ein multimodaler Einsatz der selektiven Aufmerksamkeitsfunktionen trainiert werden kann. Besteht eine Beeinträchtigung primär in der Informationserfassung, was sich u. a. durch eine Aufmerksamkeitsstörung nur in bestimmten Sinnesmodalitäten zeigt, macht eine speziell auf die Aufmerksamkeit bezogene Therapie wenig Sinn. Sie sollte in diesem Fall vielmehr begleitend zu einer alltagsrelevanten Therapie eingesetzt werden. Daher ist es wichtig, bei der Befundung die Beeinträchtigung möglichst genau zu fokussieren.

6.3.5 Zusammenfassung: neuronale Strukturen der Aufmerksamkeitsprozesse

Für das subjektiv bewusste Erleben und für die damit verbundenen Aufmerksamkeitsprozesse sind verschiedenste neuronale Strukturen mit jeweils unterschiedlichen Aufgaben verantwortlich:

- **Formatio reticularis, ARAS:** Durch das aufsteigende retikuläre aktivierende System erfolgt in der FR die Alertness (Wachheit). Über den Thalamus werden die unspezifischen thalamischen und neokortikalen Zellen erregt ("Arousalsystem"). Der rechten Hemisphäre schreibt man ebenso eine wichtige Rolle bei der Wachsamkeitsregulierung zu (s. Neglect).
- **Thalamus:** Über die Erregung der unspezifischen (medialen) Thalamuskerne erfolgt die unspezifische neokortikale Erregung (**tonisches Arousal**), was wesentlich die Dauer der Reizzuwendung bestimmt, d. h. die **Daueraufmerksamkeit**.

Durch die Rückkopplung zu den spezifischen (lateralen) Thalamuskernen erfolgt die spezifische Erregung der entsprechenden neokortikalen Areale (Eins-zu-eins-Erregung; **phasisches Arousal**). Bei diesem Vorgang spricht man vom „Tor des Bewusstseins" (thalamokortikales

Gating). Hierbei erfolgt die Selektion der neokortikalen Reizaufnahme, d. h. die **selektive Aufmerksamkeit**.

- **Basalganglien (Striatum):** Hemmung neokortikaler Übererregung über den Thalamus und somit Aufgabe irrelevanter Ziele (unwichtige Info wird weggehemmt)
- **Parietaler Kortex:** Zusammentragen der Informationen, Abgleich im Kurzzeitgedächtnis, Projektion ins limbische System und in den präfrontalen Kortex (emotionale Bewertung)
- **Limbisches System:** emotionale Bewertung des Reizmusters (Lust oder Unlust), unspezifische Erregung
- **Temporaler Kortex:** Abgleich der Informationen über den Hippocampus mit dem Langzeitgedächtnis
- **Präfrontaler Kortex:** Entscheidungsdominanz, Zielpriorität setzen, Fokussierung der Aufmerksamkeit im Sinne der Zielsetzung (motivationsspezifische Erregung; ▶ Abschn. 3.5.2, „Präfrontaler Kortex", Exkurs 6.3)

6.3.6 Aufmerksamkeit, Ressourcen

Nahezu alle Theorien sprechen bei Aufmerksamkeitsleistungen von einer begrenzten Kapazität („limited capacity"). Wird die Aufmerksamkeit auf ein neues Reizmuster gelenkt, so spricht man von **kontrollierter, bewusster Aufmerksamkeit**. Hierbei muss ein relativ hohes Potenzial an Aufmerksamkeitsressourcen vorhanden sein, um die Wahrnehmungsschwelle zu senken und so z. B. ein neues komplexes Reizmuster ins Bewusstsein zu rufen (s. „Top-down-Prozesse").

Häufige Wiederholung gleicher oder ähnlicher Vorgänge (Lernen) führt zu einer Intensivierung der Reizmuster, was wiederum die Wahrnehmungsschwelle senkt. Der Reiz wird leichter wahrgenommen und benötigt eine geringere Aufmerksamkeitsleistung (**automatisierte, unbewusste Aufmerksamkeit**) (s. „Bottom-up-Prozesse").

> **Wichtig**
> Für das Erlernen neuer Bewegungen und Handlungen ist häufige Wiederholung wichtig.

6.3.7 Formen der Aufmerksamkeit

Man unterscheidet mehrere Formen der Aufmerksamkeit; in der folgenden Übersicht sind sie dargestellt.

Formen der Aufmerksamkeit
- Aktiviertheit/Alertness (Arousalsystem)
- Selektive Aufmerksamkeit (fokussierte, gerichtete Aufmerksamkeit, Konzentrationsfähigkeit)
- Geteilte (parallele) Aufmerksamkeit
- Daueraufmerksamkeit

6.3.7.1 Aktiviertheit/Alertness

Definition

Unter der Aktiviertheit bzw. unter dem im klinischen Alltag gebräuchlicheren Begriff „Alertness" versteht man die Wachheit des Individuums.

Man unterteilt die Alertness in
- eine **automatisierte Alertness** (tonisches, unspezifisches Arousal), die tageszeitabhängig das Aufmerksamkeitsniveau reguliert, und
- die **kontrollierte Alertness** (phasisches, spezifisches Arousal). Diese erhöht über eine spezielle Reizdarbietung, z. B. einen Warnreiz, die Aufmerksamkeit und verkürzt dadurch die Reaktionszeit („Achtung, es kommt etwas").

Es findet ein kontinuierlicher Wechsel zwischen automatisierter und kontrollierter Alertness statt. Bewusstes Wahrnehmen tritt nur in der kontrollierten Alertness ein und erfordert eine wesentlich höhere neuronale Leistung. Somit reguliert die Alertness die Verarbeitung kognitiver Prozesse (s. „ARAS"). Häufig werden die daraus resultierenden Einschränkungen unterschätzt, was zu einer kognitiven Überforderung des Patienten führen kann.

6.3.7.2 Selektive Aufmerksamkeit (Konzentrationsfähigkeit)

Definition

Unter selektiver Aufmerksamkeit versteht man die aktive Fokussierung der Aufmerksamkeit auf bestimmte Reize oder Reaktionen. Sie reguliert v. a. auf kortikaler Ebene eine aktive, kurzzeitige Hinwendung auf relevante Reize bei gleichzeitiger Unterdrückung (► Kap. 1, reziproke Hemmung) von Störreizen.

Oft wird im Deutschen der Begriff „Konzentrationsfähigkeit" anstelle selektiver Aufmerksamkeit verwen-
det. Bestimmten Reizen wird eine höhere Priorität für die Weiterverarbeitung eingeräumt. Die selektive Aufmerksamkeit erfolgt über das kortikothalamische Gating (phasisches Arousal), wobei dem linken orbitofrontalen Kortex zusammen mit den Basalganglien und dem Thalamus eine besondere Bedeutung zukommt.

❯ **Wichtig**

Eine Beeinträchtigung der selektiven Aufmerksamkeit zeigt sich vor allem durch eine erhöhte externe oder interne Ablenkbarkeit.

▶ **Beispiel**

Die **interne Ablenkbarkeit** besteht z. B., wenn der Patient leicht ins Grübeln gerät oder in sich selbst versunken erscheint. **Externe Ablenkbarkeit** wird durch äußere Reize (Gespräche, Bilder etc.) ausgelöst. ◀

6.3.7.3 Geteilte Aufmerksamkeit

Definition

Unter der geteilten Aufmerksamkeit versteht man die Fähigkeit, die Aufmerksamkeit auf mehrere Reize zu richten oder verschiedene Tätigkeiten gleichzeitig auszuführen, z. B. Musik hören und einen Brief schreiben oder Auto fahren und sich mit dem Beifahrer unterhalten.

Voraussetzung für die geteilte Aufmerksamkeit ist die selektive Aufmerksamkeit, da man die Aufmerksamkeit auf mehrere Reize (teils bewusst, teils unbewusst) lenkt. Die Leistungen der Aufmerksamkeitsteilung sind in hohem Maße von Frontalhirnfunktionen abhängig. Um kortikale Ressourcen (Gedächtnis, Erfahrungen, etc.) optimal zu nutzen (Informationsverarbeitungsgeschwindigkeit), werden automatisierte Prozesse notwendig (Beispiel: Um sich beim Autofahren unterhalten zu können, muss man das Fahren selbst automatisiert beherrschen). Dadurch spielt die Informationsverarbeitungsgeschwindigkeit sowohl bei der Reizaufnahme und Verarbeitung als auch bei der Bewältigung neuer Aufgaben eine wesentliche Rolle.

6.3.7.4 Daueraufmerksamkeit

Definition

Die Daueraufmerksamkeit bildet das kortikale Aktivierungsniveau, das eine andauernde Reaktionsbereitschaft („Was kommt?") aufrechterhält, und ermöglicht somit die Fähigkeit, Aufmerksamkeit und Reaktionsbereitschaft ununterbrochen über einen längeren Zeitraum auf relevante Reize zu richten.

6

Teilweise wird das Synonym „Vigilanz" anstelle der Daueraufmerksamkeit verwendet. Unter neuropsychologischer Vigilanz wird jedoch die längerfristige Aufrechterhaltung des Aufmerksamkeitsniveaus unter extrem monotonen Bedingungen bei einer geringen Frequenz der kritischen Signale verstanden.

6.3.7.5 Wahrnehmungsschwelle

Im oberen Abschnitt wurde darauf hingewiesen, dass über **80 % der neurologisch erkrankten Patienten eine Aufmerksamkeitsstörung aufweisen** (Prosiegel 1998). Hierdurch wird die Aufnahmefähigkeit für neue Reize und Situationen (Senkung der Wahrnehmungsschwelle) wesentlich erschwert bzw. unmöglich. Kann ein Mensch eine Situation kognitiv nicht verarbeiten, reagiert er meist in den Extremen **Aggressivität** oder **Rückzug** (depressive Tendenzen). Teilweise werden in der Therapie Medien eingesetzt, die der Patient nicht kennt, mit denen er nichts anfangen kann (Apraxie) oder bei denen er die therapeutische Anweisung nicht versteht (Aphasie). Bezieht man die Aufmerksamkeitsstörung mit ein, so kann man sich manche psychisch auffällige Verhaltensweise der Patienten erklären.

Ebenso wurde auf die begrenzte Aufmerksamkeitskapazität hingewiesen. Eine neue oder bewusst gesteuerte Tätigkeit bedarf eines großen Potenzials an Aufmerksamkeitsressourcen – im Gegensatz zu einer automatisierten, bekannten Handlung. Nicht selten hört man in der Therapie die Anweisung „Konzentrieren Sie sich auf die Bewegung, die Aussprache, achten Sie auf die Stifthaltung" (Top-down). Gerade diese primär top-down-gesteuerten Prozesse sollte man kritisch hinterfragen. Kann der Patient der Aufgabe folgen, wird die **Funktion** im Sinne der Alltagstauglichkeit **wirklich besser**?

▶ Beispiel

Verhaltensbeobachtung zur Senkung der Wahrnehmungsschwelle bei 2 Probanden (Man kann die Beobachtung auch an sich selbst durchführen, indem man sich an einem Tag für ca. 30 min dem Pschyrembel widmet und an einem anderen Tag einem Comic.) **Aufgabe: 30 min in einem Buch lesen:**
- Proband A liest ein klinisches Wörterbuch (Pschyrembel).
- Proband B liest ein Comicheft (Asterix und Obelix, „Der Seher").

Proband A fällt es nach ca. 9 min sichtlich schwer, seine Aufmerksamkeit auf das Buch zu lenken. Nach ca. 13 min zeigt der Proband verstärkt somatische und vegetative Reaktionen. Er nimmt eine verkrampfte Sitzhaltung ein, fährt sich öfter durch die Haare, bläst sich über die Unterlippe Luft ins Gesicht und schaut ständig auf seine Uhr. Unruhig und abgeschlafft beendet er den Versuch nach 28 Testminuten. Sein Interesse an der Wahrnehmung der Inhalte des Pschyrembels war eher gering, daher benötigte er zur Senkung der Wahrnehmungsschwelle ein sehr hohes Maß an Aufmerksamkeitsressourcen (Top-down).

Proband B verhält sich deutlich ruhiger, ab und an fährt ein Lächeln über seine Lippen. Reaktionen wie Luft ins Gesicht blasen oder auf die Uhr schauen treten nicht auf. Nach 33 min muss er dazu aufgefordert werden, das Heft abzugeben. Proband B zeigte sich ruhig und entspannt und hätte am liebsten den Versuch weitergeführt (um das Heft fertigzulesen). Er zeigte ein starkes Interesse (Motivation), durch das er mit weit weniger neuronalem Aufwand (Aufmerksamkeit) die Wahrnehmungsschwelle für die Inhalte des Comics senkte. ◀

Therapierelevanz

Aufmerksamkeit, Hemmung durch Bahnung
Dieser Grundsatz gilt ebenso wie bei der neurophysiologischen Bewegungsausführung auch für die neuropsychologischen Qualitäten. Geht die **hemmende Kontrolle** der neuronalen Strukturen verloren, kommt es zu einer kortikalen Übererregung. Der Patient kann sich nicht mehr gezielt Reizen/Aufgaben zuwenden. Die selektive Aufmerksamkeit geht verloren, und der Patient wird leicht ablenkbar. Die **Nutzung der patientenspezifischen Interessenbereiche** erleichtert es dem Patienten, seine Aufmerksamkeit auf die Behandlungsinhalte zu lenken. Diese Interessenzuwendung (Bahnung) ist daher ein möglicher Weg, um kortikale Übererregung zu hemmen (Hemmung durch Bahnung).

6.4 Neuropsychologische Rehabilitation

Im Verlauf neurologischer Erkrankungen können sich die Fähigkeiten zu Aufmerksamkeit, Konzentration, Gedächtnis und weiteren neuropsychologischen Leistungen verändern. Nicht selten ist das Vorliegen kognitiver Defizite mit einer negativen Prognose hinsichtlich des weiteren allgemeinen Krankheitsverlaufs behaftet. Diese Defizite können für die betroffenen Patienten eine starke Einschränkung für die Lebensqualität bedeuten – unabhängig von dem zusätzlichen Vorliegen körperlicher bzw. sensomotorischer Behinderungen. Aus diesem Grund ist es wichtig, die wesentlichen Einflussfaktoren auf das Rehabilitationspotenzial zu definieren.

6.4.1 Einflussfaktoren auf das Rehabilitationspotenzial

Einflussfaktoren des Patienten:
- Alter des Patienten
- Vorerkrankungen

- Vor dem Ereignis bestehende Persönlichkeit
- Intelligenz und kognitive Leistungsfähigkeit vor dem Ereignis
- Psychosoziale Eingebundenheit

Störungseinsicht des Patienten Einflussfaktoren der Hirnschädigung:
- Ausmaß und Ort der Hirnschädigung
- Komorbide Störungen, z. B. Depression nach Schlaganfall
- Vergangene Zeit seit dem klinischen Ereignis
- Spontanremissionen

6.4.2 Primäre Ansätze der neuropsychologischen Therapie

Die neuropsychologischen Interventionen werden **drei Therapiesäulen** zugeordnet:
- Restitution,
- Kompensation und
- integrierte Verfahren

Restitution bezieht sich auf Maßnahmen, mit denen gestörte **neuronale Systeme wieder reaktiviert** werden sollen. Dies geschieht zum einen mittels **unspezifischer Stimulation**, also allgemeiner und nicht zielgerichteter sensorischer und motorischer Anregungen (z. B. Gespräche, Einsatz von Düften, Kinect-basierte Spiele), zum anderen durch eine **domänenspezifische Stimulation** (z. B. spezifische Trainingsmanuale und PC-Programme), die als zentralen Grundlage der neuropsychologischen Therapie gilt. Im Vorfeld der Intervention muss eruiert werden, welche Defizite bei dem jeweiligen Patienten vorliegen und wo die Ansatzpunkte für eine spezifische Stimulation bestehen. Eine detaillierte Diagnostik ist also für die Planung und Durchführung zwingend.

Der restitutive Behandlungsansatz ist gerade in der Akutphase der Erkrankung von großer Bedeutung, da zu diesem Zeitpunkt bzw. bei dieser Personengruppe ein besonderes therapeutisches Fenster zu bestehen scheint. Restitutive Therapien können aber auch zur Erhaltung eines aktuellen Funktionsniveaus eingesetzt werden oder helfen, den weiteren kognitiven Abbau zu verzögern.

Kompensation beinhaltet den **aktiven oder passiven Ausgleich von Funktionsdefiziten durch vorhandene Fähigkeiten**. Hierzu zählen nicht nur das Lernen neuer Strategien und der Einsatz von Hilfsmitteln (z. B. Memotechniken, visuelle Cues), sondern auch die Veränderung von Erwartungen, Lebenszielen und andere kognitive Anpassungen. Der auf Kompensation ausgerichtete Behandlungsansatz, bei dem der Ausgleich der Funktionsdefizite durch den Einsatz noch intakter Fähigkeiten und das Lernen neuer Fertigkeiten und

Strategien, aber auch der emotionale Umgang mit den Folgen der Schädigung im Mittelpunkt stehen, spielt insbesondere in der postakuten Phase eine sehr wichtige Rolle.

Bei einer auf Kompensation ausgerichteten Behandlung wird davon ausgegangen, dass auf neuronaler Ebene eine Funktionsverbesserung dadurch möglich wird, dass intakt gebliebene Systeme dazu gebracht werden, funktionsgeschädigte Systeme zu übernehmen. Dieser Mechanismus, der auch als funktionelle Reorganisation oder funktionelle Adaptation bezeichnet wird, bedeutet, dass die Patienten vor allem lernen sollen, ihre eigenen Stärken und Schwächen zu erkennen, realistische Ziele zu setzen und angemessene Erwartungen zu entwickeln sowie Alltagsanforderungen mit noch vorhandenen und intakten Fähigkeiten zu bewältigen.

Integrierte Verfahren stellen Verfahren anderer Psychotherapierichtungen dar, die bei einer neuropsychologischen Behandlung Anwendung finden können und auf die Bedürfnisse von Patienten mit organisch bedingten psychischen Störungen zugeschnitten sind. Es handelt sich bei diesen Verfahren vor allem um die in der Verhaltenstherapie entwickelten operanten Techniken, die bislang vorwiegend zur Behandlung von Verhaltensstörungen hirngeschädigter Patienten eingesetzt wurden. Allerdings hat sich gezeigt, dass operante Methoden nicht ohne Modifikation angewendet werden können, da die Methoden unterschiedlich wirkungsvoll sind. Gleiches gilt für den Einsatz von Selbstinstruktions- oder Monitoringverfahren.

Ein wichtiger Baustein ist die **Einbeziehung der Angehörigen**. Eine umfängliche Psychoedukation vorausgesetzt, sollte Angehörigen immer wieder Gelegenheiten gegeben werden, sich mit ihren Sorgen, Ängsten, Fragen und Bedürfnissen an den Therapeuten zu wenden. Dieser soll den Angehörigen sukzessive alle relevanten Informationen (z. B. Therapieinhalte, Art der Störung, Fortschritte in der Behandlung, Prognose) und Anleitung für den Umgang mit dem Patienten und im Alltag auftretenden Problemsituationen geben.

Die eigentliche Zielsetzung erfolgt selbstverständlich mit dem Klienten und dem engeren Umfeld gemeinsam (Klientzentrierung) und beinhaltet alltags- und handlungsorientierte Ziele.

Nach heutiger Studienlage zeigt sich der Nutzen nichtmedikamentöser symptomatischer Interventionen. Gezielte neuropsychologische Trainings konnten für mehrere kognitive Domänen wie z. B. exekutive und Aufmerksamkeitsfunktionen und das Gedächtnis positive Effekte nachweisen.

6.5 Aufmerksamkeitsstörungen

> **Wichtig**
>
> Aufmerksamkeitsfunktionen sind keine alleinstehenden Leistungen, sondern an vielen unterschiedlichen Prozessen der Wahrnehmung, des Gedächtnisses, der exekutiven Funktionen, an der Sprachproduktion und -rezeption und an der Orientierung im Raum beteiligt. Aufmerksamkeitsfunktionen stellen Basisleistungen dar, die für nahezu jede praktische oder intellektuelle Tätigkeit erforderlich sind. Sie sind dadurch allerdings sowohl konzeptuell wie funktionell nur schwer gegenüber anderen kognitiven Funktionen abgrenzbar.

6.5.1 Ätiologie

Einer der häufigsten Ursachen von Aufmerksamkeitsstörungen im klinisch-neurologischen Alltag sind **zerebrovaskuläre Erkrankungen:**

- Läsionen im Truncus cerebri bzw. der Formatio reticularis und
- Schlaganfälle, besonders im Bereich der A. cerebri media der rechten Hemisphäre.

Diese Erkrankungen führen häufig zu teils erheblichen Beeinträchtigungen der Aufmerksamkeitsaktivierung, der Vigilanz und der Daueraufmerksamkeit:

- Läsionen im frontothalamischen „Gating-System" haben eine Einschränkung der selektiven Aufmerksamkeit und eine erhöhte Ablenkbarkeit für externe Stimuli zur Folge.
- Läsionen von vorderen Anteilen der linken Hemisphäre führen ebenso zu Beeinträchtigungen der Selektivität.
- Schädigungen des vor allem rechten posterioren Parietallappens sind häufiger assoziiert mit räumlichen Aufmerksamkeitsstörungen bis hin zu einem Neglect.
- Frontal vaskuläre Beeinträchtigungen führen häufig zu Störungen der geteilten Aufmerksamkeit.

6.5.1.1 Schädel-Hirn-Trauma (s. ▶ Abschn. 8.2)

Aufmerksamkeitsstörungen stellen zusammen mit Beeinträchtigungen von Gedächtnisleistungen das häufigste neuropsychologische Defizit nach einem SHT dar. Oft dominiert eine allgemeine, unspezifische Verlangsamung der Informationsverarbeitung. Als Ursache hierfür werden u. a. diffuse axonale Schädigungen bzw. ein Hypometabolismus in präfrontalen und zingulären Hirnarealen verantwortlich gemacht.

6.5.1.2 Multiple Sklerose (s. ▶ Abschn. 8.3)

Schon zu Beginn der Erkrankung ist die Aufmerksamkeitsintensität (Alertness) oft nachweislich verändert. Als „red flag" hat sich die Einbuße in der kognitiven Geschwindigkeit herausgestellt. Diese Verlangsamung lässt sich oftmals bereits zu Krankheitsbeginn mit sensitiven Testverfahren objektivieren und führt häufig dazu, dass auch andere kognitive Teilleistungen in Mitleidenschaft gezogen werden. Im weiteren Verlauf der Erkrankung sind neben der Daueraufmerksamkeit auch Aspekte der geteilten Aufmerksamkeit zunehmend betroffen. Als primär neuronale Ursache werden eine diffus lokalisierte axonale Schädigung und Demyelinisierung angenommen. Eine Hirnatrophie stellt das derzeit beste Korrelat zum kognitiven Status dar. In diesem Zusammenhang sei explizit auf den Thalamus verwiesen, da es Evidenz dafür gibt, dass MS-Patienten bereits in frühen Krankheitsstadien eine thalamische Atrophie entwickeln können und dass sowohl Struktur als auch Funktion des Thalamus maßgeblich die kognitive Leistungsfähigkeit beeinflussen.

6.5.1.3 Neurodegenerative Erkrankungen (s. ▶ Abschn. 8.4)

Patienten mit Morbus Parkinson (IPS) zeigen mit fortschreitendem Verlauf zunehmend Störungen in der geteilten Aufmerksamkeit sowie im schnellen Wechsel des Aufmerksamkeitsfokus.

Bei Patienten mit einer Alzheimer-Demenz können bereits im frühen Stadium Störungen der selektiven Aufmerksamkeit beobachtet werden. Im Verlauf der Erkrankung dominieren zunehmend Störungen der inhibitorischen Kontrolle.

6.5.2 Diagnostische Praxis

Aufmerksamkeitsdefizite sind **kein einheitliches Syndrom**, sondern treten – insbesondere bei fokalen Läsionen – je nach Schädigungslokalisation als **spezifische Störungen unterschiedlicher Aufmerksamkeitsaspekte** auf. Zur Erfassung dieser Störungen ist eine differenzierte Aufmerksamkeitsdiagnostik notwendig, wobei sich computergestützte Verfahren besonders bewährt haben, da nur sie mithilfe von Reaktionszeitmessungen Aktivierungsparameter zuverlässig erfassen können. Es sollte mindestens je ein Verfahren zur Aufmerksamkeitsintensität (z. B. Alertness-Test, ggf. je einmal am Anfang und am Ende der Untersuchung zur Erfassung von Ermüdungstendenzen und Belastbarkeitsstörungen) und zur Selektivität (z. B. Untersuchung der Aufmerksamkeitsteilung mit separater Beurteilung der einzelnen Aufgabenkomponenten) Anwendung finden.

Insbesondere bei der Untersuchung basaler Aufmerksamkeitsfunktionen (Alertness, Daueraufmerksamkeit) kommt der Zeitmessung eine hohe Relevanz zu. Zeigen Patienten schon bei einfachen Reaktionsaufgaben deutlich verlangsamte Reaktionszeiten, sind Reaktionsbeeinträchtigungen bei komplexeren Aufmerksamkeitstests

(z. B. selektive, fokussierte, geteilte Aufmerksamkeit) eher als Störung der „Alertness" zu interpretieren. Hier ist dann in erster Linie die Fehlerzahl zur Beurteilung der Selektivität relevant.

Rechtshemisphärische, insbesondere parietale Schädigungen sollten immer (auch bei klinisch nicht auffälligem Neglect) zu einer Untersuchung der räumlichen Ausrichtung der Aufmerksamkeit führen (Expertenempfehlung Arbeitskreis Aufmerksamkeit und Gedächtnis der GNP). Entsprechend der Qualität der Störung müssen Aufmerksamkeitsfunktionen hochspezifisch therapiert werden. Insbesondere bei Störungen elementarer Aufmerksamkeitsaspekte (Alertness, Vigilanz) kann es bei ungeeigneten, zu komplexen Therapieanwendungen sogar zu einer weiteren Verschlechterung der Funktion kommen.

> **Wichtig**
Für die Prognose der klinischen und ambulanten Rehabilitationsmaßnahmen sowie der Wiedereingliederung in Alltag und Beruf kommt der Beurteilung der Aufmerksamkeitsleistungen eine zentrale Rolle zu. Es ist hinreichend belegt, dass das Ausmaß der Störungen die Rehabilitationsbemühungen erheblich beeinträchtigen kann, selbst wenn die Motivation, das Denken, die Urteilsfähigkeit und die mnestischen Funktionen relativ unbeeinträchtigt sind.

6.5.3 Aufmerksamkeitsleistungen im Alltag

Ein wichtiger Bestandteil jeder neuropsychologischen Untersuchung ist die Verhaltensbeobachtung und Exploration des Patienten. Versuche, diese Verhaltensbeobachtung bei Aufmerksamkeitsstörungen zu systematisieren und zu „standardisieren", liegen in Form von Schätzskalen und Fragebögen vor. Vom Arbeitskreis Aufmerksamkeit und Gedächtnis der Gesellschaft für Neuropsychologie (GNP) wurde der **Fragebogen erlebter Defizite der Aufmerksamkeit (FEDA)** entwickelt, der Fragen zu den Bereichen „Ablenkbarkeit und Verlangsamung bei geistigen Prozessen", „Ermüdung und Verlangsamung bei praktischen Tätigkeiten" sowie zum „Antrieb" umfasst. Der Fragebogen ist sowohl zur Selbsteinschätzung der Defizite durch den Patienten als auch für Fremdeinschätzung z. B. durch Angehörige oder das Pflegeteam geeignet.

Ein gut geführtes Interview kann erste Aufschlüsse über vorliegende Aufmerksamkeitsdefizite geben. Typische Aussagen der Patienten beziehen sich auf Konzentrationsstörungen, rasche (mentale) Ermüdbarkeit, Intoleranz gegenüber Geräuschen, schnelle Ablenkbarkeit und große Schwierigkeiten, mehrere Dinge gleichzeitig zu tun. Da nur wenige Patienten von sich aus Alltagssituationen beschreiben können, die einen isolierten Aufmerksamkeitsaspekt widerspiegeln, ist es in der Regel

◻ Tab. 6.1 Überblick über einige Alltagsanforderungen, die ausgewählte Aspekte der Aufmerksamkeit repräsentieren

Aufmerksamkeits-aspekt	Anforderung
Kognitive Verarbeitungsgeschwindigkeit	Benötigte Zeit, um einen Gedanken zu fassen oder einem Gespräch zu folgen
Selektive Aufmerksamkeit (Ablenkbarkeit)	Lesen bei laufendem Radio oder Fernseher; sich in einer größeren Gesprächsrunde auf eine Person konzentrieren
Teilung der Aufmerksamkeit	Telefonieren und dabei Notizen machen; Kochen einer umfangreichen Mahlzeit
Daueraufmerksamkeit	Lesen, Fernsehen, Radio hören über einen längeren Zeitraum; Aufrechterhaltung der Aufmerksamkeit, auch bei monotonen Anforderungen

notwendig, dem Patienten Situationen vorzugeben und zu fragen, ob bei der geschilderten Situation Schwierigkeiten auftreten.

◻ Tab. 6.1 gibt einen Überblick über einige Alltagsanforderungen, die ausgewählte Aspekte der Aufmerksamkeit repräsentieren.

Eine der im Alltagserleben oft beklagten Situationen ist die, in der von Patienten mehrere Dinge gleichzeitig beachtet werden müssen. Eine reduzierte Aufmerksamkeitskapazität erhält dadurch noch eine zusätzliche Bedeutung, dass ein Patient unter Umständen Leistungen, die er früher automatisch ausführen konnte wie z. B. Gehen oder Sprechen, nur noch kontrolliert, d. h. unter erhöhten Aufmerksamkeitsanforderungen ausführen kann. So fällt es beispielsweise vielen Parkinson-Patienten schwer, zu laufen und gleichzeitig eine Unterhaltung zu führen.

Folgende Fragen können wichtige Informationen aus dem Alltag des Patienten geben:

- Wachheitsgrad (Vigilanz): Kann der Patient an ihn gestellte Aufgaben verstehen und umsetzen, ermüdet der Patient schnell und in welchen Situationen?
- Ablenkbarkeit, selektive Aufmerksamkeit: Kann der Patient seine Aufmerksamkeit auf bestimmte Reize fokussieren?
- Selektive Aufmerksamkeit, Daueraufmerksamkeit: Ist die Aufmerksamkeitsstörung auf ein bestimmtes Sinnessystem beschränkt (modalspezifisch) oder besteht sie multimodal?
- Geteilte Aufmerksamkeit: Welche Situationen und Umweltbedingungen (z. B. Stresssituationen, Therapie im Gruppenraum) stellen eine besondere Schwierigkeit dar?
- Daueraufmerksamkeit: Inwieweit und wie lange kann der Patient Aufgaben folgen?

6

- Senkung der Wahrnehmungsschwelle: Gibt es Dinge, Situationen (evtl. ADLs), die das besondere Interesse des Patienten wecken?
- Sensorik: In welchen Sinnesmodalitäten (optisch, akustisch, taktil etc.) treten Schwierigkeiten auf?

Zu den Aktivitäten des täglichen Lebens im weiteren Sinne zählen über die klassischen Bereiche wie Hygiene, Anziehen, Essen etc. hinaus auch Freizeitaktivitäten, Hobbys, Beruf, Urlaubssituationen etc.

6.5.4 Neuropsychologische Testverfahren

Eine zentrale Komponente stellt die Überprüfung der Aufmerksamkeitsdimensionen mittels moderner, wissenschaftlich anerkannter statistischer Messverfahren dar. Neben Paper-Pencil-Tests wie beispielsweise dem d2-R (Brickenkamp et al. 2010) zur Erfassung der konzentrierten Aufmerksamkeit oder dem Zahlen-Verbindungs-Test (Oswald 2016) zur Messung der Informationsverarbeitungsgeschwindigkeit (Alertness) haben computerbasierte Messverfahren in der diagnostischen Hierarchie mit den höchsten Stellenwert, da neben einer statistisch zu bewertenden Fehleranalyse auch zeitabhängige Aufmerksamkeitsparameter genau und zuverlässig gemessen werden können. Mit am häufigsten Anwendung finden die TAP (Testbatterie zur Aufmerksamkeitsprüfung von Zimmermann und Fimm) oder das Wiener Testsystem (Firma Schufried). Für weitere geeignete Messinstrumente wird auf einschlägige Literatur zur neuropsychologischen Diagnostik und die Richtlinien der Gesellschaft für Neuropsychologie (GNP) verwiesen.

6.5.5 Praxis

Grundsätzlich zeigt die Erfahrung, dass Aufmerksamkeitsstörungen gegenüber zum Teil anderen neuropsychologischen Störungen mit guter Prognose durch übende Verfahren sowie metakognitive Strategien behandelt werden können.

6.5.5.1 Therapie der Aufmerksamkeit

In der Therapie dieser Störungen gilt das Gebot der Spezifität, d. h., es ist von wesentlicher Bedeutung, genau diejenige Funktion zu trainieren, die zentral den Fokus der Störung bildet. Wenn ein solcher Kernpunkt diagnostisch erkennbar ist, sollten Trainingsübungsaufgaben sowie metakognitive Strategien danach ausgewählt werden.

Ist das Testprofil weniger eindeutig, hat es sich bewährt, die Therapie mit der basalen Funktion, d. h. mit der Alertness zu beginnen, danach das Ignorieren nicht relevanter Stimuli bzw. das Fokussieren auf relevante

Informationen zu üben und erst dann die geteilte Aufmerksamkeit zum Thema zu machen.

Grundsätzlich gilt, dass ein besonderes Augenmerk auf den Transfer der trainierten Leistungen auf den Alltag gelegt wird.

> **Roter Faden**
>
> Fragen, die sich der Therapeut stellen sollte:
> - Wo liegen die Interessen (Hobbys, Beruf etc.) des Patienten?
> - Welche Aufgaben, Tätigkeiten sind für ihn kognitiv erfassbar?
> - Welche Bewegungen, Tätigkeiten oder Aktivitäten sind automatisiert?
>
> Der Therapieinhalt richtet sich nach dem Potenzial des Patienten. Eine grobe Richtung, die zwar je nach Tagesverfassung und Therapiefortschritt variieren kann, sollte dabei zugrunde liegen.

6.5.5.2 Tonische und phasische Alertness

Grundvoraussetzung für die Verarbeitung von Reizen ist die „tonische Alertness" (Wachheit). Daher sollten vor allem in der Frühphase alertnesssteigernde Maßnahmen die Therapie bestimmen:
- Mobilisation an die Bettkante, ins Stehbrett, ins Stehbett, in den Rollstuhl (Mobilisationsrollstuhl) mit zeitlich steigender Tendenz.
- Stimulation der Oberflächensensibilität durch Ausstreichen (basale Waschung, abklopfen, Vibrax etc.); passive Mobilisation durch Druck und Zug auf die Gelenke zur Stimulation der Tiefensensibilität kann ebenso vigilanzsteigernd wirken.
- Über möglichst viele Sinneskanäle das Bewusstsein wecken (Überstimulation vermeiden): Olfaktorische Reize (Parfüm der Ehefrau, Rasierwasser etc.), die im Gegensatz zu nahezu allen anderen Sinnesmodalitäten nicht über den Thalamus verlaufen, sondern direkt im limbischen System verarbeitet werden, können ebenso einen positiven Einfluss auf die Vigilanz besitzen (vor allem bei apallischen Patienten).

Im weiteren Verlauf geht es um die Verbesserung der **phasischen Alertness**.

> **Roter Faden**
>
> Meist führen bekannte Sinneseindrücke (**Bottom-up-Prozesse**), die das Interesse des Patienten wecken, eher zum Erfolg als eine kognitive Verarbeitung von v. a. neuen unbekannten Informationen (**Top-down-Prozesse**), die mit einer zu schnellen Ermüdung einhergeht.

Die Umgebung sollte eine stimulierende Wirkung auf den Patienten besitzen, indem spezifische Reize hervorgehoben werden; vor allem in der Anfangsphase sollten aber keine allzu großen Anforderungen an die Aufmerksamkeitsleistungen gestellt werden (Ermüdung).

Beispiele für eine stimulierende Umgebung:
- Gespräche mit Mitpatienten
- Rollstuhlfahrten in den Park
- Beschäftigungen mit großem Interesse
- Liedergruppe

Das spezifisch neuropsychologische Training legt den Schwerpunkt auf ein Training der phasischen Alertness mit wichtigen Parametern der „Vorwarnung" und Dauer der Übungseinheit. Dies lässt sich i. d. R. nur durch spezifische Computertrainings realisieren.

6.5.5.3 Selektive Aufmerksamkeit

Zur isolierten Behandlung bieten sich Aufgaben an, bei deren Bearbeitung die Anzahl der kritischen Reize bzw. der Distraktoren sowie die Ähnlichkeit zwischen diesen beiden Kategorien zu beachten sind. Die Auswahl des Therapiematerials sollte v. a. zu Beginn des Trainings den Interessen und Erfahrungen des Patienten Rechnung tragen. Zum Einsatz kommen häufig visuelle und auditive Diskriminations- und Suchaufgaben sowie Anforderungen an das Lesen und Rechnen.

6.5.5.4 Geteilte Aufmerksamkeit

Zu variierende Parameter beim Training können die Menge der simultan zu bearbeitenden Aufgaben, der Schwierigkeitsgrad, das Ablauftempo und eventuell die Dauer sein. Neben einer akzeptablen Reaktionsgeschwindigkeit ist besonders auf die Bearbeitungsqualität zu achten.

6.5.5.5 Vigilanz

Beim Training der Vigilanz sollte mit kürzeren Bearbeitungszeiten und höherer Stimulusdichte begonnen werden, um dann sukzessive die Reizdichte zu senken und nach und nach die Bearbeitungszeit zu erhöhen. Das zu bearbeitende Material sollte den Patienten inhaltlich immer weniger ansprechen (Routinen).

6.5.5.6 Daueraufmerksamkeit

Hierbei basiert der Schwerpunkt zum einen auf der Verbesserung der Körperwahrnehmung mit dem Ziel, früh genug eine Ermüdung zu erkennen, zum anderen sollte ein Ausprobieren mit verschiedenen Zeiteinteilungen unterstützt werden, um die Regenerationsphasen zu minimieren und so die Gesamtleistung zu erhöhen. Wichtig bei der Anwendung dieser Maßnahmen sind eine angemessene Akzeptanz der Betroffenen, das Einlegen von Pausen und die Erlaubnis zum Abbruch von bereits begonnenen Maßnahmen aufgrund der wahrgenommenen Frühsymptome. Unterstützend hierbei ist das Erarbeiten eines selbstständigen Pausenmanagements.

6.5.5.7 Selbstwahrnehmung und Alltag

Es versteht sich von selbst, dass ein ausschließliches Beüben betroffener Funktionen nicht ausreicht, um individuell zufriedenstellende Veränderungen im Alltag des Patienten zu erreichen. Es geht vielmehr auch darum, für den Alltag gemeinsam sinnvolle und durchführbare Kompensationsstrategien auf der Basis bestehender Kompetenzen zu erarbeiten (**Selbstmanagementansatz**). Hierfür wird der Patient (und seine Angehörigen) zum Experten für seine Fähigkeiten, Fertigkeiten, Einbußen und Stärken geschult, um die Selbstwahrnehmung zu verbessern. Der Patient übt, Hindernisse besser zu erkennen und diesen mit **störungsübergreifenden Strategien** möglichst wirksam zu begegnen. Dazu gehört auch die Einführung eines kontinuierlichen Systems der Selbstkontrolle. Von zentraler Bedeutung bei der Erarbeitung des Selbstmanagementansatzes sind die frühe Wahrnehmung der **Stimulusüberforderung** und die daraus resultierende Verhaltenskonsequenz. Hierbei spielt die Psychoedukation der Angehörigen eine wichtige Rolle.

> Die Grenzen der Aufmerksamkeitsbelastung sollten im Alltag des Patienten bestenfalls von ihm selbst dosiert oder in sehr kritischen Situationen vermieden werden. Dazu gehören z. B.:
> - sozial komplizierte Situationen (Besuch von vielen Angehörigen gleichzeitig),
> - Situationen mit einer Vielzahl an unterschiedlichsten Stimuli (Veranstaltungen, Einkauf),
> - Behandlung in zu stimulationsreicher Umgebung wie z. B. Gruppentherapie.
>
> Patienten sollten dazu motiviert werden, ihre Bedürfnisse nach Rückzug angemessen zu äußern, und sollten erwarten können, dass dies vom Umfeld respektiert wird.

6.6 Gedächtnissysteme

Nach den Aufmerksamkeitsstörungen sind Gedächtnisstörungen das zweithäufigste Störungsbild nach erworbener Hirnschädigung. Gedächtnisstörungen sind meist mit anderen Hirnleistungsstörungen, z. B. Aufmerksamkeitsstörungen und/oder der Störung höherer exekutiver Hirnfunktionen, gekoppelt.

6.6.1 Gedächtnisfunktionen

Die Gedächtnisfunktionen bilden die Grundlage, um Informationen zu **enkodieren (aufzunehmen)**, zu **speichern (behalten)** und kurz- und/oder langfristig **abzurufen (re-**

6

produzieren). Ohne Gedächtnisfunktionen ist es nicht möglich, Erfahrungen oder Informationen zu speichern, um **Assoziationen** zu knüpfen (▶ Abschn. 2.1.1, „Wahrnehmung") und so die Zukunft zu planen. Im Abschnitt Wahrnehmung wurde bereits am Beispiel des Apfels die multimodale Wahrnehmung über die Assoziationsfelder erklärt. All dies wäre nicht möglich, könnten wir nicht Geruch, Geschmack, Form, Gewicht, Farbe und Oberfläche des Apfels in unserem Gedächtnis abspeichern. Sehen wir einen Apfel, können wir die oben genannten Eigenschaften in etwa vorhersagen.

> **Wichtig**
> Zwischen Wahrnehmungs- und Gedächtnisprozessen besteht ein permanentes Wechselspiel.

Das Gedächtnis kann man in quantitative und qualitative Gedächtnisfunktionen unterteilen.

Die **quantitative Gedächtnisfunktion** bezieht sich auf die Dauer der Informationsspeicherung sowie auf die Speicherkapazität. Man unterscheidet:
- Ultrakurzzeitgedächtnis oder sensorisches Gedächtnis,
- Kurzzeit- oder Arbeitsgedächtnis,
- Langzeitgedächtnis.

Qualitative Gedächtnisfunktionen beziehen sich auf die Art der Gedächtnisinhalte.

Man unterscheidet beim Langzeitgedächtnis:
- **das deklarative oder explizite Gedächtnissystem**, bestehend aus episodischem (autobiografisches Wissen) und semantischem Langzeitgedächtnis (Faktenwissen).
- **das nondeklarative oder implizite Gedächtnissystem**, bestehend aus perzeptuellem (Wort- und Objektformen) und prozeduralem Wissen (insbesondere assoziatives Wissen und motorische Fertigkeiten).

6.6.2 Quantitative Gedächtnisfunktion

Um die komplexen Vorgänge des Erinnerns zu beschreiben, nutzt man die Sprache der Programmierer. Dabei vergleicht man das Abspeichern von Informationen im Gehirn mit dem Abspeichern von „Bits" im Computer. Teilweise findet man Beschreibungen, die alle Gehirnfunktionen mit der Funktionsweise eines Computers vergleichen. Das menschliche Gehirn ist jedoch weitaus komplexer verschaltet, als es ein Computer je sein wird. Das Grundprinzip des Computers basiert auf 2 Möglichkeiten: „Null oder Eins" (an oder aus). Die Aneinanderkettung von Nullen und Einsen (8 Bits) ergibt ein „Byte", die weitere Abfolge der Bytes ergibt das Programm. Es ist ein durch und durch logischer Aufbau, dessen Ergebnis stets von der Eingabe des Programmierers abhängt.

> **Wichtig**
> Das menschliche Gehirn reagiert nicht nach einer strikten Vorgabe. Seine Reaktionen können sehr stark im Ergebnis variieren, da es multiple Faktoren wie Gefühle, Motivation, Erfahrungen, Erwartungen, Umwelteinflüsse etc. in die Reaktion mit einbezieht.

Schon beim **Abspeichern** einer Information bestehen deutliche Unterschiede: Der Computer speichert seine Informationen jeweils an freiem Platz auf der Festplatte ab. Der Mensch hingegen speichert seine Informationen, indem er sie einer bereits bestehenden Erinnerung hinzufügt, sie emotional bewertet und entsprechend modifiziert (▶ Abschn. 2.1.1, „Wahrnehmung", assoziierte Verschaltungen).

Das **Abrufen** der Erinnerung geschieht beim Computer durch einen Befehl, auf den die exakte Informationswiedergabe folgt. Beim Menschen werden die Informationen unbewusst (prozedurales Gedächtnis), situationsabhängig oder bewusst (deklaratives Gedächtnis) abgerufen. Meist entspricht die Erinnerung nicht einer exakten Kopie der früheren realen Erfahrung. Ist man sich der Komplexität unserer Gedächtnisfunktionen bewusst, erscheint der Einsatz der Programmiersprache zur vereinfachten Darstellung der Systeme dennoch sinnvoll.

In der Computersprache wird die Fähigkeit des Erinnerns in **3 Phasen** unterteilt:
- Enkodierung,
- Speicherung,
- Abruf.

6.6.2.1 Enkodierung

Sinneseindrücke (▶ Abschn. 2.1.1, „Wahrnehmung") werden in eine Art neuronaler Kode umgewandelt, der vom Gehirn verarbeitet werden kann. Die Enkodierung basiert auf der selektiven Aufmerksamkeit, die den Sinneseindruck/Reiz aus einer Vielzahl von Eindrücken auswählt.

> ▶ **Beispiel**
>
> Ein Umweltreiz (Ereignis) findet unsere besondere Aufmerksamkeit. Das Erlebte wird sowohl durch Bottom-up- als auch durch Top-down-Prozesse „analysiert". Der **Bottom-up-Prozess** analysiert, mit welcher Sinnesmodalität der Reiz aufgenommen wurde, ob es ein Geräusch (akustisch), ein Bild (visuell) oder eine Berührung (taktil) war, wo der Reiz war etc. Über **Top-down-Prozesse** wird der Reiz mit Bekanntem verglichen und zugeordnet („interpretiert"): Welche Art von Berührung war es – eine angenehme oder unangenehme, zartes Streicheln oder eher festes Massieren, mit einem Gegenstand oder mit den Händen? ◀

> **Wichtig**
> Die Zuordnung einer Information in verschiedene Kategorien (Schubladen) erfolgt während der Enkodierung.

Diese Kategorien können sehr spezifisch sein: „Herr Müller aus dem Büro im zweiten Stock hat mich am Arm angerempelt" oder eher allgemein: „Jemand hat mich angerempelt". Der Enkodierungsprozess wird sehr schnell, meist unbewusst und damit automatisiert ausgeführt. Bekannte Reize, die man bereits erfahren hat, werden umgehend verschaltet: „Der schon wieder!"

> **Wichtig**
> Die Speicherung der enkodierten Reize (Informationen) gelingt umso besser, je mehr Verbindungen mit bereits eingespeicherten Informationen zustande kommen.

„Der hat mich angestoßen" wird schnell vergessen oder erst gar nicht richtig eingespeichert. Herr Müller hat mich angestoßen (Verknüpfung zum bekannten Herrn Müller) bleibt entsprechend länger im Gedächtnis. Sieht man Herrn Müller nach einer Woche, ist die Verbindung noch da: „Ach ja, der hat mich angerempelt."

6.6.2.2 Speicherung
Die enkodierten Informationen werden eine gewisse Zeit abrufbereit gespeichert. Je öfter Informationen
- wiederholt oder
- mit bereits abgespeicherten Inhalten in Verbindung gebracht (Sinn verstehen) und
- je emotionaler sie bewertet werden (limbisches System),
- desto höher sind die Wahrscheinlichkeit und die Dauer der Einspeicherung.

6.6.2.3 Abruf
Zu einem späteren Zeitpunkt werden die gespeicherten Informationen z. T. innerhalb von Sekundenbruchteilen situationsadäquat abgerufen. Je nach Art des Speichersystems und Art der Information sind die gespeicherten Informationen nur für kurze Augenblicke oder während des ganzen Lebens abrufbar.

> ▶ **Beispiel**
>
> **Namensgedächtnis** Hört man den Namen eines Menschen, schenkt diesem aber keine Bedeutung, wird der Namen schnell wieder vergessen. Besteht jedoch ein besonderes Interesse für die Person (Enkodierung), kann man den Namen durch Wiederholung im Langzeitgedächtnis abspeichern (Speicherung). Der Gedächtnisinhalt (Engramm) verstärkt sich, je öfter man an den Namen denkt (Wiederholung) oder mit einer bedeutsamen Information, z. B. Gesicht, in Verbindung bringt (abruft). ◀

Man unterteilt in der Neuropsychologie die quantitativen Gedächtnisfunktionen in **3 grundlegende Speichersysteme**, die auf die Enkodierung, die Speicherung und den Abruf (Erinnerung) spezialisierter Informationen ausgelegt sind (s. folgende Übersicht).

> **Speichersysteme**
> - **Ultrakurzzeitgedächtnis:** sensorisches Gedächtnis, Speicherzeit weniger als 1 s
> - **Kurzzeitgedächtnis:** primäres Gedächtnis, Speicherzeit maximal 20 s
> - **Langzeitgedächtnis:**
>   - sekundäres Gedächtnis, Speicherzeit Minuten bis Jahre und
>   - tertiäres Gedächtnis, Speicherzeit lebenslang

6.6.2.4 Ultrakurzzeitgedächtnis (sensorisches Gedächtnis)
Man geht davon aus, dass es sich um ein System mit **sehr großer Speicherkapazität (> 20 Mio. Sinnesreize)** auf den modalspezifischen Ebenen handelt. Es speichert für wenige Millisekunden (minimale Speicherdauer!) alle Sinneseindrücke, die wir hören, sehen, riechen, fühlen etc., und stellt somit die Vorstufe des Bewussten dar. Mit seiner **geringen Speicherdauer** wird es den höheren Wahrnehmungsprozessen (▶ Abschn. 2.1.1, „Wahrnehmung") zugeschrieben und als Vorstufe des Kurzzeitgedächtnisses angesehen.

Die geringe Speicherdauer ist notwendig, um die Vielzahl an permanent eintreffenden Sinneseindrücken zu bewältigen. Die meisten Sinneseindrücke werden daher schon früh vergessen.

> **Wichtig**
> Die Sinneseindrücke, denen man (selektive) Aufmerksamkeit schenkt und für die ein gewisses Interesse besteht (Enkodierung), passieren die Wahrnehmungsschwelle.

Das Ultrakurzzeitgedächtnis stellt somit den **Transfer zum Kurzzeitgedächtnis** dar.

6.6.2.5 Kurzzeitgedächtnis (KZG) (primäres Gedächtnis/Arbeitsgedächtnis/Gegenwartsdauer)
Das KZG wird in 2 Subsysteme unterteilt. Die **linke Hirnhemisphäre** ist meistens zuständig für die Speicherung und Verarbeitung von Sprache, visuell-räumliche Beziehungen werden dagegen überwiegend von der **rechten Hirnhälfte** verarbeitet. Die Informationen aus dem sensorischen Gedächtnis gelangen in Form von visuellen Bildern und verbalen Klängen oder Wörtern in akustischer Form ins KZG (**Enkodierung**). Neuropsychologische Tests zeigten, dass bei Buchstaben, die rein optisch wahrgenommen wurden, die Wiedergabefehler in einer Klangverwechslung und nicht einer Verwechslung der Buchstabenform auftrat. Das „D" wurde z. B. mit dem „T" verwechselt und nicht mit dem ähnlich aussehenden „O". Dies zeigt, dass eine gewisse **Dominanz**

6

der akustischen Speicherung besteht. Wenn wir aus dem Gedächtnis Informationen abrufen, werden sie meist in sprachlicher Form wahrgenommen.

Die Speicherkapazität des KZG liegt im Sekundenbereich. Ohne eine entsprechende Aufmerksamkeitszuwendung geht die Information spätestens nach 20–60 s verloren. Neben der geringen Speicherdauer wird ihm zudem eine sehr begrenzte Speicherkapazität (unmittelbare Gedächtnisspanne) zugeschrieben, d. h. 7±2 Elemente/Chunks (ein Chunk entspricht einer bedeutungsvollen Informationseinheit).

▶ Beispiel

Selbstversuch Wiederholen Sie die unten stehende Zahlenreihe, decken Sie die Zahlenreihe ab und schreiben Sie die Zahlen in der möglichst richtigen Reihenfolge auf:

4 2 7 5 7 8 9 3 5 4 1 6. Lösung: Wiederholen Sie die Buchstabenreihe und verfahren Sie wie oben.

D F R Q K Ü L A N E. Lösung: Die meisten Menschen erinnern sich bei dieser Aufgabe (Kurzzeitgedächtnis) an 7 Zahlen bzw. Buchstaben (±2). ◀

Man kann sich die Speicherung durch das Kurzzeitgedächtnis in etwa so vorstellen: Auf eine 70 cm lange Tischplatte werden 7 Teller mit einem Durchmesser von jeweils 10 cm platziert. Schiebt man einen neuen Teller dazu, fällt der hintere herunter. Ähnlich wie der neu hinzugekommene Teller den Alten verdrängt, verdrängen neue Informationen die Alten. Bei den meisten Menschen beträgt die Speicherkapazität 7 Einheiten, wobei 5 bzw. 9 Einheiten noch im Normbereich liegen.

Die **2 wesentlichsten Mechanismen**, die der Mensch nutzt, um die begrenzte Speicherkapazität des Kurzzeitgedächtnisses zu verbessern, sind:

- Chunking und
- Wiederholen.

Beim **Chunking** werden viele Einzelchunks zu einem Gesamtchunk zusammengefasst, d. h., die Zahlen 1 5 7 7 5 8 werden zu den Zahlen 15 77 58 oder 157 758 oder zur Zahl 157758 zusammengefasst. So wird z. B. die Speicherung von 7 Zahlen wie 157758, 345678 etc. möglich. Entsprechendes gilt für Buchstaben, die zu Wörtern zusammengefasst werden.

> **Wichtig**
> Die Speicherung der Chunks wird wesentlich effektiver, wenn die Informationen eine bestimmte Bedeutung wie Telefonnummer, Geburtsdatum, Buchtitel, Namen u. Ä. erhalten.

Durch **Wiederholung** verbleibt die Information länger im Kurzzeitgedächtnis (bezogen auf den Vergleich mit der Tischplatte: Der letzte Teller wird vom Tisch genommen und vorn neu „hinzugeschoben"). Der Transfer ins Langzeitgedächtnis ist hierdurch jedoch noch nicht gesichert.

> **Wichtig**
> Erst wenn die Information erkannt wird und eine Bedeutung besitzt (Abgleichung mit bereits gespeicherten Informationen; wenn sie also verstanden wird), wird sie dem Langzeitgedächtnis zugeordnet. So würde man sich z. B. eine Telefonnummer langfristig merken, wenn sie häufig gebraucht wird.

Therapierelevanz

Gedächtnisdefizite sind neben den Aufmerksamkeitsstörungen bei neurologischen Erkrankungen das zweithäufigste neuropsychologische Störungsbild. Die selektive Aufmerksamkeitsfähigkeit bildet die Voraussetzung, um einen Reiz aus dem sensorischen Gedächtnis wahrzunehmen. Die Speicherung von 7 Chunks übersteigt oft die Fähigkeiten des Patienten, vor allem wenn es sich um neue Informationen handelt. Die Inhalte der Therapie dürfen daher nicht zu komplex dargeboten werden. Sie müssen vielmehr auf die Fähigkeiten (aufbauend auf vorhandenes Potenzial) des Patienten abgestimmt sein.

Das KZG ist die einzige Gedächtnisform, die Informationen bewusst verarbeitet (wahrnimmt und versteht), und wird daher auch als **„Arbeitsgedächtnis"** bezeichnet. Es bildet das „Hier und Jetzt" und somit den grundlegenden Faktor der **„Gegenwartsdauer"**. Baddeley und Hitch (zit. nach Sturm et al. 2000) beschreiben das KZG als eine Instanz, die mehrere Speichersysteme kontrolliert und koordiniert. In diesem Modell dient es der kurzfristigen Speicherung von Informationen, wie sie für das Verstehen eines Satzes oder für das Kopfrechnen benötigt werden. Um Kopfrechnen zu können, benötigt man die Zahlen visuell oder akustisch (sensorisches Gedächtnis) und muss zudem die Rechenschritte beherrschen (deklaratives Langzeitgedächtnis).

> **Wichtig**
> - Das Arbeitsgedächtnis ist das Bindeglied zwischen dem Ultrakurzzeitgedächtnis (dem sensorischen Gedächtnis), von dem die Informationen eintreffen, und dem Langzeitgedächtnis, in dem Informationen eingelagert bzw. abgerufen werden.
> - Der Transfer (Einspeicherung) ins Langzeitgedächtnis erfolgt immer über das Kurzzeitgedächtnis, ebenso geschieht die Reproduktion der Informationen aus dem Langzeitgedächtnis durch das Kurzzeitgedächtnis (Exkurs 6.4).

Stadtpark Sie gehen durch den Stadtpark und erfreuen sich an dem wunderschönen Wetter und dem Vogelgesang. Beim Blick auf den Weg erkennen Sie eine übel riechende bräunliche Masse: Der visuelle Sinneseindruck meldet „bräunliche Masse" und der olfaktorische Sinneseindruck, verbunden mit der Reaktion des limbischen Systems, bewertet „negativ/übel riechend". Der Reiz bekommt eine Aufmerksamkeitszuwendung, das taktile System meldet anhand von Erfahrungen/Engrammen eine glitschige/klebrige Konsistenz. Die modalspezifischen Sinneseindrücke (Projektionsareale) passieren die Wahrnehmungsschwelle im sensorischen Gedächtnis und werden im Kurzzeitgedächtnis mit bereits bestehenden Erfahrungen/Engrammen aus dem Langzeitgedächtnis (Assoziationsareale) abgeglichen mit dem Ergebnis „Hundekot". Die motorische Antwort besteht in einem kurzen Ausweichmanöver. Wir gehen weiter und begegnen einem jungen, athletisch gebauten Mann mit einem etwas größeren Audioabspielgerät auf den Schultern, das leider die Ruhe der Natur empfindlich stört. Kurz, nachdem er an uns vorbeigelaufen ist, ca. 10 s später, hören wir ihn laut „Sch…" schreien. Aus allen akustischen Informationen wie dem Vogelgesang, der Musik des Audioabspielgeräts etc., die in das sensorische Gedächtnis gelangen, wurde durch die selektive Aufmerksamkeit der Schrei „Sch…" herausgefiltert und ins Kurzzeitgedächtnis transferiert. Durch den Abgleich mit der vorher erfahrenen Situation und mit vorhandenen Engrammen im Langzeitgedächtnis konnte eine relativ wahrscheinliche Interpretation der Situation erfolgen. ◀

Das Beispiel beinhaltet 2 wesentliche Kriterien, die für die langfristige Informationsspeicherung von Bedeutung sind. Zum einen sollte das Beispiel dem Leser ein leichtes

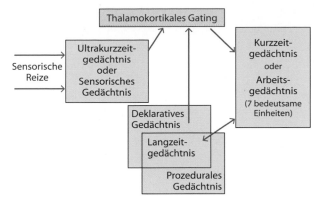

◘ Abb. 6.3 Verschaltung der Gedächtnissysteme nach der Speicherart und der Speicherdauer (Quantität)

Schmunzeln entlocken. Die positive Emotion „Schmunzeln" wird wesentlich über das limbische System (Lust-/Unlustzentrum) gesteuert. Da dieses enge Verknüpfungen zur Hippocampusformation besitzt, werden Lern- und Gedächtnisleistungen positiv beeinflusst. Dies zeigt sich u. a. dadurch, dass positive Informationen in der Regel häufiger und länger im Gedächtnis abgespeichert werden. Zum anderen erfolgt die Verknüpfung mit einer alltäglichen Situation, die man stets vermeiden möchte (ebenfalls limbisches System beteiligt). Beim Anblick von oder beim Hören des Wortes „Hundekot" oder beim Erklingen lauter Musik im Park wird man sich an das Beispiel und somit an die Gedächtnisfunktionen erinnern.

Die ◘ Abb. 6.3 zeigt die Verschaltung der Gedächtnissysteme nach der Speicherart und der Speicherdauer (Quantität).

Neurobiologie: Kurzzeitgedächtnis

Patienten mit einer Schädigung des linken parietalen Assoziationskortex zeigen Einschränkungen in der Speicherung von verbalen Informationen (Merkspanne). Die Reduzierung der Merkspanne zeigt sich z. B. bei der verbalen Wegbeschreibung. Werden die Informationen zu umfangreich, so wird sich der Patient nicht mehr an die Wegbeschreibung erinnern.

Störungen des rechten parietalen Assoziationskortex können sich in einer Einschränkung der visuell-räumlichen Speicherung bemerkbar machen, z. B. findet der Patient nicht mehr zu seinem Zimmer auf der Station zurück, er verlegt Gegenstände etc. In modernen neurologischen Reha-Kliniken werden aus diesem Grund wichtige Räume (z. B. Behandlungsräume) neben dem beschreibenden Türschild mit geometrischen Formen markiert. Entsprechend findet man bestimmte Wegmarkierungen, z. B. gelbe Aufkleber zum Behandlungsraum, grüne Aufkleber zur Cafeteria etc., mit dem Ziel, die Orientierung des Patienten zu erleichtern.

Nach einer **Schädigung des präfrontalen Kortex** wurden zwar keine Einschränkungen der spezifischen Merkspanne festgestellt, wohl aber deutliche Störungen in der Informationsverarbeitung; d. h., die gleichzeitige Aufnahme, Verarbeitung und Kontrolle von Informationen zeigte sich deutlich reduziert. In der obigen Theorie von Baddeley wäre die Zuordnung des präfrontalen Kortex als übergeordnete Instanz zu den beiden parietalen Assoziationskortizes als Subsystemen durchaus stimmig (zit. nach Sturm et al. 2000).

6.6.2.6 Langzeitgedächtnis (LZG)

Die Speicherdauer des LZG kann sich über einige Minuten, einige Jahre bis über das ganze Leben erstrecken.

> **Wichtig**
>
> Das LZG speichert die unbegrenzte Anzahl der Informationen eines Menschen über sich und die Welt.

Im Gegensatz zum KZG, in dem die Informationen entsprechend der Zutrittsreihenfolge erfasst werden, speichert das LZG im Sinne der Bedeutsamkeit (**Enkodierung**). Eine Information wird mit bereits bestehenden Inhalten, evtl. auch mit mehreren und unterschiedlichen, assoziiert und abgespeichert (**Speicherung**).

> **Wichtig**
>
> Die Speicherung eines Textes, **dessen Sinn man nicht verstanden hat**, ist langfristig nahezu unmöglich (das Gehirn lernt nichts Sinnloses).

Enkodierung im LZG kann unter folgenden Gesichtspunkten untergliedert werden:

Kategorisierung

> **Wichtig**
>
> Durch die **Gruppierung** von Begriffen zu bedeutsamen Kategorien („Schubladen") ist es möglich, außerordentlich viele Informationen langfristig abzuspeichern.

> ▶ **Beispiel**
>
> **Einkaufsliste** Brot, Limonade, Schokolade, Kaffee, Rotwein, Kekse, Schnitzel, Braten, Aufschnitt, Fleischwurst, Brötchen, Orangensaft, Kuchen, Kaugummi. Um die 14 Begriffe über längere Zeit zu speichern, kann man ihnen über die Einteilung in bestimmte Kategorien eine Bedeutung zuschreiben (Exkurs 6.5):

Brottheke	Fleischtheke	Getränke-regal	Süßigkeiten
Brot	Schnitzel	Limonade	Schokolade
Brötchen	Braten	Rotwein	Kekse
Kaffee	Aufschnitt	Oran-gensaft	Kaugummi
Kuchen	Fleischwurst		

Eine Alternativbedeutung läge in der Zuordnung zur Essenszeit:

Frühstück	Mittagessen	Kaffeetisch	Abendessen
Brötchen	Schnitzel	Kuchen	Brot
Kaffee	Braten	Kaffee	Aufschnitt
Oran-gensaft	Limonade	Schoko-lade	Fleischwurst
		Kekse	Rotwein ◀

> **Exkurs 6.5**

Pädiatrie Beobachtungen mit Kindern der 3. Klasse (ca. 7–9 Jahre) zeigten, dass die Kinder Information auf reiner Wiederholungsbasis aufnahmen. Ältere Kinder in der 6. Klasse speicherten die Informationen über die Zuordnung zu Kategorien (s. oben) mit einer weitaus besseren Gedächtnisleistung. Wurden die jüngeren Kinder an die Kategorisierung herangeführt und diese geübt, so entsprachen ihre Ergebnisse denen der älteren.

Eselsbrücken

> **Wichtig**
>
> Neue Informationen werden mit bereits ähnlichen gespeicherten Informationen assoziiert und später über diese abgerufen.

> ▶ **Beispiel**
>
> **Merksätze** Um sich die Namen der Handwurzelknochen zu merken (neue Begriffe), verbindet man diese mit einem Merksatz: „Ein Schifflein fuhr im Mondenschein dreieckig um das Erbsenbein …" Beim Aufsagen des Merksatzes assoziiert man die Namen der Handwurzelknochen mit den jeweiligen Begriffen. Der sprichwörtliche Knoten im Taschentuch oder der Notizzettel kann ebenso als Eselsbrücke dienen. ◀

Visualisierte Abspeicherung

> **Wichtig**
>
> Eine sehr effektive Form der Abspeicherung ist die **bildhafte Vorstellung** von Informationen (mit Dominanz der rechten Hemisphäre).

Durch die Kombination zwischen einer akustischen Information (hören) und der bildhaften Vorstellung bedient man 2 Speicherungsmodalitäten zugleich. Man liest eine Geschichte und stellt sie sich bildhaft vor. Je mehr Bedeutung man diesen Bildern schenkt, umso leichter kann man sich an den Inhalt erinnern. Dies zeigt in gleicher Weise, dass stets die Bedeutung einer Information gespeichert wird und nie der genaue Wortlaut der Sätze.

Umfeldgestaltung bei der Abspeicherung

Das Umfeld der Einspeicherung sollte nach Möglichkeit dem der Abrufsituation entsprechen. Versuche mit Tauchern zeigten, dass Informationen, die unter Wasser gelernt wurden, auch leichter unter Wasser abrufbar waren, selbst wenn diese Informationen nicht mit Wasser in Verbindung standen (Baddeley, zit. nach Sturm et al. 2000).

6.6.3 Qualitative Gedächtnisfunktionen/ Speicherung im Langzeitgedächtnis

Die Gedächtnisforschung beschreibt mit unterschiedlichen Ansätzen die Lern- und Gedächtnisleistung. Die Ansicht der **Behavioristen** favorisiert die klassische, instrumentelle Konditionierung, während **Kognitionspsychologen** die Informationsverarbeitung beim Menschen eher als kognitiven, assoziativen Prozess beschreiben. Im Zusammenhang gesehen, besitzen beide Ansätze ihre Berechtigung (Schmidt und Thews 1997).

Die Konditionierung dient vor allem dem Erwerb von Verhaltensweisen, wohingegen die Wissensspeicherung über kognitive Prozesse verschaltet wird. Man unterscheidet nach Qualität der Inhalte:

- das **prozedurale Gedächtnis** (implizites oder Verhaltensgedächtnis) und
- das **deklarative Gedächtnis** (explizites oder Wissensgedächtnis).

6.6.3.1 Prozedurales Gedächtnis

❯ **Wichtig**

Im prozeduralen Gedächtnis werden die Inhalte **unbewusst ohne Aufmerksamkeitsfokussierung** wiedergegeben.

Dazu gehören unter anderem Erwartungen, Fertigkeiten, Gewohnheiten, Bewegungsfolgen bzw. alle Verhaltensweisen, die man sequenzieren kann (Prozedere, ◻ Tab. 6.2), weshalb auch das Synonym „**Verhaltensgedächtnis**" verwendet wird.

6.6.3.2 Deklaratives Gedächtnis

❯ **Wichtig**

Beim deklarativen Gedächtnis handelt es sich um die **bewusste, willentliche Wiedergabe** von Gedächtnisinhalten, die selektive Aufmerksamkeitsressourcen benötigen.

Man findet auch die Unterteilung in ein semantisches und ein episodisches Gedächtnis.

- Zum **semantischen Gedächtnis** zählt man das Wissen über gespeicherte Fakten, wie z. B. Gras ist grün, der Himmel blau, der Eiffelturm steht in Paris etc.
- Als **episodisches Gedächtnis** wird die Speicherung und Wiedergabe von persönlichen Erlebnissen, Ereignissen oder Erfahrungen beschrieben, die räumlich und zeitlich zueinander festgelegt sind (Geburt des Kindes, Heirat etc.).

Das deklarative Gedächtnis wird auch als **Wissensgedächtnis** bezeichnet.

◻ **Tab. 6.2** Inhalte, die beiden Gedächtnisarten zuzuordnen sind

Prozedurales Gedächtnis	Deklaratives Gedächtnis
Unbewusstes automatisiertes Erinnern	Bewusstes Erinnern
Prozedere (Verfahrens-, Vorgehens-, Verhaltensweise)	Deklarativ (erklärend)
Semantisch (Sprachbedeutung)	Autobiografisch (eigenes Leben beschreibend)
Gewohnheiten	Episodisch (Erlebnisse, Ereignisse)
Fähigkeiten und Fertigkeiten	Tatsachen
Das Wissen, wie es geht	Das Wissen, was es ist

◻ Tab. 6.2 nennt Inhalte, die den beiden Gedächtnisarten zuzuordnen sind.

❯ **Wichtig**

Das prozedurale Gedächtnis ist die unbewusste Gedächtnisform und steht dem deklarativen Gedächtnis gegenüber, durch das die bewusste Wiedergabe von früheren Erfahrungen möglich ist.

▸ **Beispiel**

„Ich war gestern Abend mit einem Freund Tennis spielen." Die deklarative Gedächtniserinnerung bezieht sich auf das Tennisspiel mit dem Freund. Das prozedurale Gedächtnis hingegen bezieht sich auf die motorische Fähigkeit des Tennisspielens als solches. ◂

Nur der permanente Abgleich und Abruf der Information aus dem prozeduralen und deklarativen Gedächtnis ermöglicht die Planung und Ausführung adäquater Reaktionen. Es besteht kein fester Speicher, der an einer bestimmten Stelle im Gehirn lokalisiert ist, sondern ein Zusammenspiel verschiedenster Systeme, die je nach Anforderung und Tiefe, wie z. B. Verhaltensmuster oder Wissensinhalte, situationsabhängig unbewusst oder bewusst die entsprechenden Informationen liefern und so als **neuronales Netzwerk** zusammenarbeiten. Das Gedächtnis dient nicht nur als reines Speichersystem, sondern es ermöglicht dem Menschen, intern auf Informationen zurückzugreifen, um zu planen, zu gestalten und zu bewerten. In der neueren Literatur sprechen die Wissenschaftler nicht mehr vom Ort des Gedächtnisses, sondern vielmehr von **Gedächtnisprozessen,** und im Zusammenhang mit Denken, Aufmerksamkeit und Bewusstsein von einem **Informationsverarbeitungssystem**. In ◻ Abb. 6.4 sind die Gedächtnisfunktionen nach der Art der Speicherinhalte gegliedert.

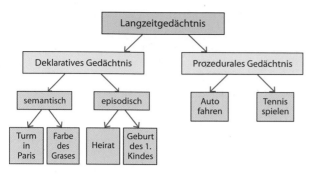

Abb. 6.4 Einteilung der Gedächtnisfunktionen nach der Art der Speicherinhalte (Qualität)

Therapierelevanz

Durch die Struktur der neuronalen Verschaltung wird deutlich, dass die motorischen und präfrontalen kortikalen Areale für den Erwerb und die Ausführung motorischer Fertigkeiten unabdingbar sind. Da Bewegungen im normalen Leben jedoch weitestgehend automatisiert gesteuert werden, lässt dies die Aussage zu, dass **motorische Verhaltensweisen (prozedurales Gedächtnis)** weitestgehend **über subkortikale Zentren** (s. oben) **verarbeitet werden**. Somit besteht eine gewisse Unabhängigkeit zu den neokortikalen Strukturen. Dies zeigt sich unter anderem in der Fähigkeit, nach einer anterograden Amnesie noch neue motorische Verhaltensweisen zu erlernen (▶ Abschn. 6.10, „Lernprozesse"). Motorisches Lernen über das prozedurale Gedächtnis bietet dem Patienten zwar die Möglichkeit zur Aneignung neuer alltagsrelevanter Fertigkeiten; diese sind in ihrem Einsatz jedoch nicht flexibel. Die Patienten besitzen kein Wissen (deklarativ) über ihre neue Fertigkeit und können sie somit **nur situationsadäquat und nicht planerisch bewusst**, an andere Situationen adaptiert, anwenden (Exkurs 6.6).

6.7   Gedächtnisstörungen

Der Begriff **„Gedächtnisstörung"** kann als Oberbegriff für alle Einbußen des Lernens, Behaltens und des Abrufs gelernter Information angesehen werden. Dieser Terminus ist sehr unspezifisch. Er sagt nichts über die Ursache aus und darüber, ob es sich um isolierte Gedächtnisstörungen handelt oder ob diese in Kombination mit anderen kognitiven Störungen auftreten.

Der Begriff **„Amnesie"** bedeutet eine isolierte, schwere Störung des Lernens und Behaltens, während andere kognitive Funktionen wie z. B. Sprache oder Intelligenzfunktionen weitgehend erhalten sind. Man unterscheidet die **anterograde** von der **retrograden** Amnesie, eine Unterscheidung, die sich auf den Zeitpunkt der Hirnschädigung bezieht. Eine anterograde Amnesie ist

die Unfähigkeit, Informationen und Erlebnisse, die nach einer Hirnschädigung gelernt bzw. erfahren werden, zu behalten, während retrograde Amnesie die mangelhafte Fähigkeit beschreibt, Erinnerungen wieder abzurufen, die vor der Hirnschädigung ins Gedächtnis gelangten. Die meisten Patienten mit Gedächtnisstörungen haben eine zum Teil sehr ausgeprägte anterograde Amnesie, die retrograde Störung weist hingegen häufig einen zeitlichen Gradienten auf. Dies ist v. a. bei Patienten mit einem Schädel-Hirn-Trauma zu beobachten. Seltener im klinischen Alltag ist die **globale Amnesie**. Gedächtniseindrücke, die teilweise Jahrzehnte zurückliegen (retrograde Anteile), fehlen bei gleichzeitiger Speicherunfähigkeit für neue Informationen (anterograde Anteile). Es ist die schwerste Form der Amnesie. Die Symptomatik betrifft in erster Linie das deklarative Gedächtnis (Poeck und Hacke 1998).

Der Begriff **„Demenz"** bezeichnet ein Krankheitsbild, bei dem es zu einer schweren Beeinträchtigung verschiedener kognitiver Funktionen kommt (neurodegenerative Erkrankungen gehen einher mit schweren kognitiven Störungen in mehreren Domänen), wobei die Gedächtnisstörung nur bei einigen Demenzformen (z. B. der Alzheimerkrankheit) das Leitsymptom darstellt. Die kognitiven Störungen sind so schwerwiegend, dass es zu Einschränkungen bei Erledigungen des täglichen Lebens kommt.

6.7.1 Ätiologie

Störungen von Gedächtnisleistungen zählen zu den besonders häufig beobachtbaren Folgen von Hirnschädigungen unterschiedlicher Ätiologie und Lokalisation. Sie reichen von leichten relativen Leistungseinbußen, die oft schwer objektivierbar sind, bis hin zu schwersten Störungsbildern, die eine selbstständige Bewältigung des Alltags unmöglich machen.

Es ist wichtig zu berücksichtigen, dass Gedächtnisstörungen nach Hirnschädigung nur selten isoliert auftreten, sondern meist zusammen mit Störungen anderer Hirnleistungen, wie z. B. von exekutiven Hirnfunktionen oder Aufmerksamkeitsleistungen. Diese assoziierten Defizite beeinflussen nicht nur das Erscheinungsbild der Gedächtnisstörungen. Sie entscheiden maßgeblich mit über die aus dem Zusammenspiel resultierende Behinderung im Alltag sowie über die therapeutischen Möglichkeiten.

Typische Ursachen schwerer organischer Amnesien sind:
- Schädelhirntraumen,
- B1-Avitaminose nach chronischem Alkoholmissbrauch (alkoholisches Korsakow-Syndrom),
- Hirntumore/Metastasen im oder in unmittelbarer Nähe des 3. Ventrikels,
- neurochirurgische Eingriffe im Bereich der medialen Temporallappen,

Neurobiologie: Langzeitgedächtnis

Aus den Beobachtungen hirngeschädigter Patienten (s. unten, Patient H.M.) sowie aus Tierversuchen wurden neuronale Systeme identifiziert, denen man die Steuerung bestimmter Gedächtnisfunktionen zuschreibt.

Zu den Regionen, denen man die neuronalen Verschaltungen des **prozeduralen Gedächtnisses** zuschreibt, zählen unter anderem die motorischen (primär-motorischer Kortex, prämotorischer Kortex und supplementär-motorischer Kortex) Kortizes, die Basalganglien (vor allem

Striatum), das Kleinhirn sowie das limbische System und die Motivationsareale im Dienzephalon. Die prozeduralen Gedächtnisinhalte benötigen zur Wiedergabe keine bewusste Anstrengung.

Die neuronalen Strukturen für das **deklarative Gedächtnis** finden sich vor allem im Temporallappen (Amygdala/Hippocampus), in den spezifischen (medialen) Thalamuskernen, in den sekundär-sensorischen Assoziationsarealen (Neokortex) und im präfrontalen Kortex. Die Wiedergabe der Gedächtnisinhalte erfolgt bewusst.

- Herpes-simplex-Enzephalitis,
- rupturierte Aneurysmen des Ramus communicans anterior,
- Hirninfarkte im Versorgungsgebiet der A. cerebri posterior, der polaren und paramedianen Thalamusarterien sowie der proximalen A. cerebri anterior,
- Anoxien/Hypoxien (z. B. nach Herz-Kreislauf-Stillstand oder CO-Vergiftung) und
- Demenz vom Alzheimer-Typ.

6.7.2 Diagnostische Praxis

Bei der Diagnostik von Gedächtnisstörungen ist zu beachten, dass eine einzelne kognitive Funktion, z. B. das Gedächtnis, nicht isoliert zu betrachten ist, sondern stets im Kontext anderer kognitiver Funktionen, der psychischen Befindlichkeit sowie des Verhaltens. Daher soll die Untersuchung der Gedächtnisleistung stets in eine ausführlichere neuropsychologische Testung auch anderer kognitiver Leistungsparameter eingebunden sein. Neben der Verhaltensbeobachtung sind Informationen vom Patienten und von Angehörigen über die Auswirkungen auf Aktivitäten und Teilhabe von wesentlicher Relevanz. Hinweise über kurz- und längerfristiges Behalten von Namen und Gesichtern, das Erinnern zeitlicher und örtlicher Informationen sowie das Behalten von gesprochenen und gelesenen Inhalten wären hier beispielshaft zu nennen. Auch dass häufig Termine oder Handlungsabsichten vergessen werden mit den damit einhergehenden Konsequenzen für den Alltag kann Hinweis auf eine Störung des prospektiven Gedächtnisses sein.

6.7.2.1 Neuropsychologische Testverfahren

Erforderlich ist eine Untersuchung in verschiedenen zeitlichen Intervallen (kurzfristige vs. längerfristige Behaltensleistung) sowie auch mit unterschiedlichen Materialien (sprachlich vs. bildhaft). Die wesentlichen zu beurteilenden Teilfunktionen sind:

- **Orientierung:** zur Person, zeitlich-kalendarisch, örtlich-geografisch und situativ;

- **Kurzzeit/Arbeitsgedächtnis:** kurzfristiges Behalten und mentales Manipulieren verbaler und visuell räumlicher Informationen (z. B. Zahlenfolge oder Corsiblock);
- **Langzeitgedächtnis:**
  - unmittelbare Reproduktion expliziter sprachlicher und figuraler Informationen (z. B. Textwiedergabe oder das Erinnern und Nachlegen von geometrischen Figuren),
  - verzögerte Wiedergabe der Informationen nach einem Intervall von bis zu 30 min,
  - Durchführung eines Lernparadigmas (z. B. Wortliste aus dem VLMT) zur Beurteilung des Lernzuwachses mit Wiederholung und Untersuchung proaktiver und retroaktiver Interferenzeffekte,
  - Überprüfung des freien Abrufs, Erinnern mit Hinweisreizen und Wiedererkennen;
- **semantisches und episodisches Altgedächtnis:** Weltwissen, domänenspezifisches Wissen (Schule, Beruf und Hobby) und autobiografisches Gedächtnis;
- **prospektives Gedächtnis:** zeit- oder situationsgerechte Erinnerung einer durchzuführenden Aufgabe in Form von gezielten Verhaltensbeobachtungen durch den Untersucher.
- Weitere Informationen beispielsweise über andere relevante kognitive Defizite, die Störungswahrnehmung des Patienten oder die mögliche Funktionseinschränkung durch Medikamente sind in der Interpretation der Testergebnisse zu berücksichtigen.

6.7.3 Praxis

Das zentrale Problem der meisten Patienten besteht darin, neue Informationen ins Langzeitgedächtnis einzuspeichern und zu behalten. Diese anterograde Gedächtnisstörung wird von Angehörigen im Alltag schnell bemerkt. Häufig bestehen darüber hinaus auch Defizite im Bereich alter Gedächtnisinhalte (des episodischen und semantischen Gedächtnisses). Handelt es sich hierbei um leichtere Einbußen, so sind sie vom Umfeld des Betroffenen weniger gut zu erkennen als die anterograde Störung, obwohl sie zu deutlichen Verhaltensänderungen führen können: Sie können z. B. Arbeitsabläufe verlangsamen, die Aufnahme neuer Informationen erschweren und den Patienten verunsichern. Viele Patienten haben auch ein gestörtes Arbeitsgedächtnis und geraten v. a. dann in Schwierigkeiten, wenn sie bei einer Tätigkeit abgelenkt werden bzw. gezwungen sind, ihre Aufmerksamkeit zu teilen.

Aus diesen Gründen ist es wesentlich, therapeutische Inhalte so auszurichten, dass die durch das anamnestische Syndrom verursachten Einschränkungen im Alltag bzw. Berufsleben so gering wie möglich gehalten werden. Besonders wichtig ist, dass Patienten ihre Defizite und verbliebenen Fähigkeiten wahrnehmen und mögliche Konsequenzen für ihren Alltag adäquat einschätzen. Patienten, die diese Voraussetzung nicht erfüllen, können sich keine realistischen Ziele setzen und sind nur schwer motivierbar, wirksame Methoden zur Kompensation ihrer kognitiven Defizite zu nutzen.

Wichtig für eine alltagsorientierte Therapie ist auch die Kooperationsbereitschaft relevanter Personen im sozialen Umfeld des Patienten, und zwar während des gesamten Rehabilitationsprozesses.

Der Einsatz von Einzel- bzw. Gruppentherapie sollte, wenn möglich, von den individuellen Bedürfnissen des Patienten und der Schwere der Störung abhängig gemacht werden. Gruppensettings eignen sich gut für die Vermittlung allgemeiner Verhaltensregeln und das Üben sozialer Kompetenzen zu Themen wie „Wie informiere ich meine Bekannten und Kollegen über mein Gedächtnisproblem?" oder „Wie kann ich angemessen Unterstützung einfordern?".

Auch der problemzentrierte Einsatz gedächtnisfördernder Strategien zur Bewältigung häufiger Anforderungen und Probleme lässt sich im Gruppenrahmen trainieren (z. B. „Wie kann ich meine Gedächtnisleistungen für Nachrichteninhalte verbessern?"; „Wie präge ich mir die Namen von Personen ein, die ich neu kennenlerne?"; „Was kann ich tun, dass ich nicht ständig auf der Suche nach meiner Brille, meinem Hausschlüssel etc. bin?"). Dabei können Mitpatienten als positive Modelle fungieren. Durch den Erfahrungsaustausch werden die Gruppenmitglieder ermutigt und angeregt, sich mit ihren verbliebenen Fähigkeiten und den Auswirkungen ihres Gedächtnisdefizits konstruktiv auseinanderzusetzen. Die Rückmeldungen der anderen Patienten können auch die Störungseinsicht verbessern helfen.

Wesentliche effektive Methoden, deren Einsatz sich bewährt hat, sind:

- **In-vivo-Übungen** zur Einübung alltagspraktischer Fertigkeiten im Beisein des Therapeuten. Ziel ist dabei z. B., dass der Patient den Weg zwischen Wohnung und Einkauf selbstständig mit öffentlichen Verkehrsmitteln bewältigt. Hausaufgaben tragen zur Sicherung des Transfers in den Alltag bei. Der Patient erhält dabei den Auftrag, ein in der Therapie geübtes Verhalten in definierten Alltagssituationen zu erproben und anschließend zu beurteilen.

- **Adaption von Umwelt und Tätigkeiten** helfen dabei, Alltagsleistungen zu verbessern und problematische Situationen bestenfalls zu verhindern. Dies kann z. B. durch das Festlegen von Orten für das Ablegen und Aufbewahren wichtiger Gegenstände möglichst dort, wo sie gebraucht werden, erreicht werden. Genauso hat sich das Anbringen von Hinweisschildern bzw. Aufschriften bewährt. Besonders wichtig ist es, potenzielle Ablenker zu reduzieren oder zu eliminieren, die im Alltag das Aufnehmen sowie das Abrufen von Informationen erschweren. Auch die Strukturierung von Alltagsabläufen durch Tagespläne unterstützen die Betroffenen.

- **Externe Gedächtnishilfen** wie Gedächtnisbücher, Erledigungslisten, Gesprächsnotizen, digitale Organisations- und Erinnerungshilfen wie z. B. To-Do-Apps für das Smartphone sind die wichtigsten Instrumente zur Verbesserung von Alltagsgedächtnisleistungen. Sie sind im gesamten Spektrum von Störungsarten und -graden anwendbar, wobei ihre relative Bedeutung mit ansteigendem Schweregrad der Gedächtnisstörung zunimmt. Sie können auch bei schwersten Störungen ein hohes Maß an Autonomie im Alltag gewährleisten. Besonders bedeutsam sind sie als Hilfen bei prospektiven Gedächtnisleistungen wie dem Erinnern von Terminen oder der Einnahme von Medikamenten. Wichtige Voraussetzungen für den erfolgreichen Einsatz externer Gedächtnishilfen sind die Auswahl geeigneter Hilfen, ihre Akzeptanz durch den Patienten und seine Angehörigen sowie ein systematisches Training ihres Einsatzes.

- **Gedächtnisfördernde Strategien** werden in der Rehabilitation mit der Zielsetzung eingesetzt, dass der Patient sie später selbstständig zur Kompensation seiner Gedächtnisstörungen im Alltag anwendet. Patienten mit leichten und mittelgradigen Defiziten können erlernte Strategien in Therapie- und Testsituationen häufig selbstständig gewinnbringend einsetzen. Das zentrale Problem von Strategietrainings ist, dass die erlernten Hilfen oft nicht in den Alltag übernommen werden, weil z. B. die Alltagsrelevanz von Therapiematerialien zu gering ist, die systematische Erprobung erlernter Techniken in unterschiedlichen Alltagssituationen nicht hinreichend Beachtung findet oder der Patient hinsichtlich mentaler Anstrengung und Verarbeitungskapazität überfordert ist.

In einer alltagsorientierten Therapie werden gedächtnisfördernde Strategien anforderungsbezogen trainiert. Dazu werden schwer zu bewältigende Alltagssituationen ermittelt (z. B. sich in beruflichen Alltagssituationen die Namen von Personen, die sich vorgestellt haben, einzuprägen oder sich allgemein Infos von Wichtigkeit zu merken) und dann Strategien ausgewählt, mit denen die Leistungen in solchen Situationen verbessert werden können. Beispiele solcher gedächtnisfördernder Strategien sind für die Aufnahme und Speicherung das **Visualisieren von Informationen**, die **Cluster-Bildung**, das **Ausführen symbolischer Handlungen**, das **emotionale Bewerten** von Informationen, **Elaboration** und eine entsprechende **Wiederholung** in kürzeren und dann immer längeren Abständen.

— Den Informationsabruf unterstützen können visuelle und situative **Hinweisreize,** das **Rekonstruieren** real oder sinnbildlich oder über das **Vergleichen** von konkret vorhandenen Informationen.

— **Methoden zur Verhaltensmodifikation** wie z. B. das „**Modelling"** oder die **Selbstinstruktion.** Beim Modelling fungiert der Therapeut als Modell und demonstriert dem Patienten das angestrebte Zielverhalten (z. B. telefonisch eine Information einholen und sie sofort notieren); anschließend ermutigt er ihn, die Aufgabe selbst auf die gleiche Weise auszuführen. Bei der Selbstinstruktion werden mit dem Patienten Aussagen/Anweisungen zur Verhaltenssteuerung und -kontrolle (z. B. „eins nach dem anderen") entwickelt und eingeübt; sie sollen später vom Patienten selbstständig eingesetzt werden.

> **Wichtig**

Mit dem Patienten wird erarbeitet, was ihn bei der Informationsaufnahme und -verarbeitung beeinflusst bzw. was er berücksichtigen sollte.

Interesse: Informationen, die besonders interessieren, die vielleicht auch besonders wichtig sind, lassen sich besser und einfacher behalten. Wenn Sie z. B. an Sport interessiert sind, ist es für Sie leichter zu behalten, auf welchem Platz „Ihr" Verein gerade steht oder wie die Ergebnisse der letzten Spiele waren.

Konzentration: Nur wenn man bei der Informationsaufnahme konzentriert ist und nicht abgelenkt (Handy, TV etc.), kann eine Information gut behalten werden. Das kann auch von der Tageszeit abhängen.

Tageszeit: In den Morgenstunden ist die Aufnahmefähigkeit meist größer als z. B. nach dem Mittagessen. Das sollte berücksichtigt werden, wenn Dinge gelernt oder behalten werden müssen.

Stress: In einer Stresssituation, wenn man sich überlastet fühlt und sich nicht richtig konzentrieren kann, lässt sich nicht gut behalten und auch nicht gut erinnern. Deswegen ist es notwendig, wenn man schon vorher weiß, dass man sich Dinge merken muss oder will, die Situation stressfrei zu gestalten oder, wenn das nicht möglich ist, Gedächtnishilfen wie Papier und Bleistift zur Hand zu nehmen.

Wiederholung: Oft ist es für eine konzentrierte Informationsaufnahme günstig, die Inhalte in der Situation des Lernens mehrmals zu wiederholen, vielleicht auch mithilfe eines Angehörigen, der sie wie beim Vokabellernen abfragt.

Vorlieben: Welcher Gedächtnistyp sind Sie? Manche Personen achten mehr auf bildliche Aspekte, wie z. B. Gesichter der Menschen, auf die Hände oder auf die Körperhaltung, für andere ist das Hören wichtiger, wieder andere achten mehr auf die Atmosphäre in einer Situation oder auf die Gerüche. Um das eigene Gedächtnis besser, d. h. effektiver anwenden zu können, kann es Ihnen helfen zu wissen, welcher Wahrnehmungstyp Sie sind.

Darüber hinaus stellen **psychotherapeutische Maßnahmen** einen weiteren Baustein zur Förderung der Krankheitsverarbeitung dar. Patienten, die sich ihrer Gedächtnisprobleme bewusst sind, sind häufig emotional verunsichert, und ihr Selbstwert ist betroffen. Nicht selten reagieren sie mit sozialem Rückzug oder auch mit Verleugnung der Gedächtnisstörung. Auch deshalb ist die Arbeit mit den **Angehörigen** ein zentrales Anliegen. Es ist wichtig, ihnen eine realistische und zukunftsorientierte Sichtweise der Problematik gestörter Gedächtnisfunktionen und deren Konsequenzen im Alltag zu vermitteln. Das direkte soziale Umfeld sollte einerseits wissen, wie es dem Betroffenen konkret in kritischen Alltagsanforderungen, aber auch bei der emotionalen Auseinandersetzung mit den krankheitsbedingten Veränderungen unterstützen kann.

In der neuropsychologischen Therapie nutzt man dieselben Mechanismen (in abgeschwächter Form), die auch ein gesunder Mensch zur Verbesserung seiner Gedächtnisleistungen einsetzt. Jedoch ist das Gedächtnis kein Muskel, den man durch ein intensives Training in seiner Funktionsleistung verbessern kann.

Ziel eines neuropsychologischen Gedächtnistrainings kann nach vorausgehender Diagnostik und Abklärung der Störungsstruktur immer nur die Vermittlung von **individuellen Kompensationsstrategien** zur effektiveren Nutzung der Restgedächtniskapazität sein. Eine weitgehende Generalisierung der erworbenen Strategien auf die spezifischen Alltagsanforderungen des Patienten sollte angestrebt werden.

Therapierelevanz

Im Gegensatz zu den deklarativen Lern- und Gedächtnisleitungen sind die **Funktionen des prozeduralen Gedächtnisses** auch bei schweren amnestischen Syndromen noch erhalten. Somit stellt eine Gedächtnisstörung für die Verbesserung der motorischen Verhaltensweisen ein eher geringes Hindernis dar. Vor allem bei der unbewussten Funktionsverbesserung ist dies der Fall.

Beispiel Bewegungsanbahnung

Der Patient wird bewusst aufgefordert, einen bestimmten Gegenstand zu greifen, die Aufmerksamkeit gilt dabei der vorgegebenen **Aufgabe** (Ziel). Die dabei unbewusst ausgeführte Bewegung fazilitiert der Therapeut im Sinne der physiologischen Bewegung (◻ Abb. 8.7, automatisierte Rumpfbewegungen). Es macht keinen Sinn, auch unabhängig von einer Amnesie, eine normalerweise automatisierte Bewegung verbal zu instruieren. Zum einen **können die verbalen Erklärungen nicht gespeichert werden** (deklarativ), und zum anderen würde eine kognitive Kompensation auch einen gesunden Menschen **überfordern**. Wer kann z. B. beim Gehen seine Rumpfmotorik kognitiv steuern (Schwungbein, linke Rumpfseite verkürzen – Standbein, rechte Rumpfseite verlängern etc.)? Es wird deutlich, wie wichtig die **Fazilitation** für die Anbahnung normaler Bewegungen ist. Die Hände des Therapeuten bilden dabei die wichtigsten Messfühler, die eine Einschätzung über die Funktionsweise und die Trophik der Muskulatur ermöglichen. Der Therapeut moduliert die Bewegung im Sinne der normalen Bewegung, anhand der Schlüsselpunkte wird der Hypertonus gehemmt und die physiologische Bewegung gebahnt. Er macht sich dabei die Variationen der Unterstützungsflächen zunutze und wählt eine sinnhafte Bewegungsvorgabe aus, deren Ziel für den Patienten zu bewältigen ist. Dabei bewegt der Therapeut nicht den Patienten, sondern gibt ihm vielmehr das **Gefühl für seine Bewegung** bzw. erleichtert ihm die Bewegungsausführung. Die ergotherapeutischen Schwerpunkte liegen sowohl bei den neurophysiologischen als auch bei den neuropsychologischen Therapieschwerpunkten in einer **alltagsrelevanten Funktionsverbesserung** (ADL-Bereich). Selbst bei schwer betroffenen Patienten, z. B. solchen mit apallischem Syndrom, zählt diese Prämisse. Eine Mobilisation in den Rollstuhl (Mobilstuhl) dient unter anderem der Kontraktur- und Dekubitusprophylaxe, der Vigilanzsteigerung etc. und somit auch einer Alltagsverbesserung. Oft sind die Patienten nicht in der Lage, abstrakten Therapieinhalten kognitiv zu folgen. Es ist daher von grundlegender Bedeutung, nicht nur die Symptomatik für die kommenden ADLs zu verbessern.

> **Wichtig**
> ADLs (im weitesten Sinne) sollten in die Therapie integriert werden, um die Symptomatik sowohl auf neurophysiologischer als auch neuropsychologischer Basis zu verbessern.

6.7.3.1 Bedeutung des Trainings von ADLs

Die neuropsychologische Therapie dient einer Verbesserung alltagsrelevanter Betätigungen. Es zeigt sich aus der obigen Beschreibung, dass automatisierte Alltagssituationen eine weitaus geringere neuronale Leistung an die höheren Funktionen wie Bewusstsein, Aufmerksamkeit, Gedächtnis etc. stellen als neue unbekannte Situationen. Es macht damit nicht nur Sinn, sondern ist von grundlegender Bedeutung, diese Inhalte in die Therapie zu integrieren. Bestehen Aufmerksamkeitsdefizite wie bei über 80 % der neurologisch erkrankten Patienten, sollte daher parallel zu einem computergestützten Aufmerksamkeitstraining eine alltagsorientierte, funktionelle Behandlung durchgeführt werden, wodurch ein Training primär für eine Verbesserung der motorisch und kognitiv benötigten Aufmerksamkeitskapazität durchgeführt wird. Dabei fordert oft schon ein sehr einfaches alltagsrelevantes Medium den Patienten an seiner oberen Leistungsgrenze.

6.8 Exekutive Dysfunktionen (EF)

In Anlehnung an die Operationalisierung der EF hat erstmals Baddeley (1986) ein sogenanntes „dysexekutives Syndrom" als Folge erworbener Hirnschädigungen herausgestellt und ihm Störungen in den Bereichen Planen, Problemlösen, Handlungsinitiierung, kognitive Flüssigkeit und darüber hinaus die Neigung zu Perseverationen sowie verschiedene Enthemmungsphänomene zugerechnet. Mit Symptomen exekutiver Dysfunktion sind häufig Persönlichkeitsveränderungen und Verhaltensauffälligkeiten assoziiert.

Die Bezeichnung dysexekutives Syndrom ist allerdings nur „grosso modo" zutreffend, da es sich eben typischerweise nicht um eine invariable Symptomenkonstellation handelt, wie sie für ein Syndrom zu fordern wäre, sondern vielmehr durch **hohe (interindividuelle) Variabilität** der beobachteten und im Einzelfall dominanten Symptome charakterisiert ist.

> **Definition**
>
> Der Begriff „Exekutivfunktionen" ist ein sogenannter Regenschirm-Begriff, unter dem sich unterschiedliche Funktionen versammeln können. Sie unterscheiden sich von anderen kognitiven Funktionen in vielfältiger Weise. Es geht dabei im Wesentlichen darum, ob und wie eine Person eine Handlung ausführt. Unter EF werden also jene kognitiven Prozesse des Planens und Handelns verstanden, die die Informationsverarbeitung und Handlungssteuerung entscheidend bestimmen.
>
> EF sind demnach mentale Prozesse höherer Ordnung, die ein komplexes neuronales Netzwerk benötigen, das sowohl als sowie auch subkortikale Komponenten umfasst. EF laufen nicht automatisiert ab, sondern sind der „Dirigent" unseres bewussten Verhaltens.

Ein wesentlicher Aspekt von EF dürfte sein, dass sie **in hohem Maße vom Arbeitsgedächtnis abhängig** sind, d. h. von der Fähigkeit zur temporären Aktivierung und Manipulation von Informationen.

Die EF sind die Voraussetzung, sich rasch und erfolgreich an neuartige, **unerwartete Situationen in einer veränderlichen Umwelt anzupassen**. Sie bilden die Grundlage dafür, in nicht routinisierten Situationen dennoch das Richtige zu tun, gerade wenn kein Handlungswissen aus dem Verhaltensrepertoire abrufbar ist. Im Kern dienen EF der (unmittelbaren und längerfristigen) **Verhaltensoptimierung**.

Hinsichtlich einer adäquaten Therapieplanung und -konzeption ist die Unterteilung in drei Subkomponenten sinnvoll: **Arbeitsgedächtnis/Monitoring**, **kognitive Flexibilität** und **Handlungsplanung**.

Arbeitsgedächtnis und Monitoring beinhalten die Überwachung und Koordination aller bereits abgelaufenen und noch durchzuführenden Prozesse und die räumlich-zeitliche Organisation im Arbeitsgedächtnis.

> ▶ **Beispiel**

Wenn wir versuchen, uns eine Telefonnummer zu merken, bevor wir diese aufschreiben, oder wenn wir in ein Gespräch verwickelt sind: Wir müssen uns daran erinnern, was gerade gesagt wurde, diese Information verarbeiten und eine Antwort ausarbeiten, um adäquat das Gespräch mitzugestalten. ◀

> ❯ **Wichtig**

Es fällt den Patienten schwer, mehr als eine Aufgabe im Arbeitsgedächtnis zu behalten und zu bearbeiten.

Wird eine einmal begonnene Handlung durch eine andere Aktivität unterbrochen, kehren die Patienten nicht mehr zur ersten Handlung zurück; sie haben sie „vergessen". Auch die Abschätzung der Reihenfolge von dargebotenen Reizen fällt schwer. Werden Patienten Aufgaben mit verzögerter Antwortmöglichkeit gegeben, so ist auffallend, dass den Patienten die Lösung, die vor Minuten noch bekannt war, nun nicht mehr erinnerlich ist. Häufig treten Störungen im Bereich der Aufmerksamkeit (geteilte oder selektive Aufmerksamkeit) auf.

Die Folgen sind Beeinträchtigungen im Konzentrationsbereich, eine erhöhte Ablenkbarkeit, verkürzte Konzentrationsspannen, Perseverationen bis hin zum vorschnellen Abbruch der Handlung.

Kognitive Flexibilität beschreibt die Fähigkeit, das Verhalten und die Gedanken an neue, sich verändernde oder unerwartete Ereignisse anzupassen. Dazu ist es notwendig zu erkennen, dass eine Handlungsstrategie nicht funktioniert und entsprechende Veränderungen vorzunehmen sind, um sich an die Situation angemessen zu adaptieren. Die kognitive Flexibilität spielt beim Lernen und in der Problemlösung eine wichtige Rolle. Sie hilft einem auch, Informationen aus der Umwelt aufzunehmen und auf flexible und effektive Art zu reagieren, indem man sein Verhalten entsprechend der Situation anpasst.

> ▶ **Beispiel**

Wie macht sich die kognitive Flexibilität im Alltagsleben bemerkbar?

Ein Beispiel dafür ist, wenn man für das Frühstück ein Müsli zubereiten will und feststellt, dass keine Milch mehr da ist. Was macht man dann? Ärgert man sich und geht ohne Frühstück zur Schule oder zur Arbeit? Geht man in ein Café und frühstückt dort? Hat man etwas anderes für sein Frühstück? Kognitive Flexibilität ermöglicht es uns, über die verschiedenen Optionen nachzudenken, wenn sich der ursprüngliche Plan aus einem unerwarteten Grund verändert oder nicht durchführbar ist. ◀

> ❯ **Wichtig**

Betroffene Patienten reagieren bei einer Änderung der Situation nicht mit der entsprechenden Verhaltensanpassung auf die veränderten Umweltbedingungen. Eine Inhibition der bereits begonnenen Handlung ist nicht möglich. Stattdessen wird an einer nicht der Anforderung entsprechenden Verhaltensroutine festgehalten, es kommt zu sogenannten Perseverationen. Die Entwicklung von Verhaltensalternativen ist erheblich eingeschränkt.

Die Subkomponente **Handlungsplanung** umfasst planerisches Denken und Ablauforganisation. Sie beschreibt die Auswahl und Durchführung kognitiver Pläne; hierzu gehören diejenigen Verhaltensweisen, die zum Beginnen und Vervollständigen zweckvoller, zielgerichteter Handlungen benötigt werden. Um einen Plan zu erfüllen, muss man eine Vorstellung der geeigneten Schritte haben, um eine angezielte Tätigkeit zu beginnen und zu verfolgen, und man muss sie unterscheiden können von ungeeigneten Schritten. Dieser Bereich bezieht sich auf die Kenntnis von Einzelschritten in einer vielfach zusammengesetzten Handlung. Darüber hinaus ist es notwendig, die Einzelschritte in eine sinnvolle Reihenfolge zu bringen. Ebenso ist die Initiative bzw. die Initiierung einer Handlung ein wesentlicher Teil der Ausführung zielgerichteter Aktivität.

Ein weiterer wesentlicher Aspekt sind die Fähigkeiten, die zum Verständnis, zur Bewusstheit und zur Steuerung von Handlungen mit Zeitvorgaben nötig sind; der handelnde Mensch muss die Fähigkeit besitzen, Zeiteinheiten genau einzuschätzen und Verhalten entsprechend den Zeitvorgaben zu steuern.

> ▶ **Beispiel**

Ein mehrgängiges Menü abends pünktlich seinen Gästen zu servieren beinhaltet komplexe Vorabplanung wie Auswahl der Zutaten, Mengenbestimmung, Komposition der einzelnen Speisen, Auswahl von Kochwerkzeug, Berücksichtigung von möglichen Unverträglichkeiten mancher Gäste, das Erstellen der Einkaufsliste, das Erstellen eines Zeitplans, der bestimmt, wann ich in der Küche mit welchen Vorbereitungen beginne, und das Festlegen einer sinnvollen inhaltlichen und zeitlichen Reihenfolge für die Zubereitung der einzelnen Gänge. Auch ein ansprechend gedeckter Tisch trägt mit zu einem gelungenen Abend bei. Die Auswahl der Weine muss zu den einzelnen Gängen passend und auf Temperatur sein. Es gehört sicherlich auch eine Portion „Talent" dazu, das alles auf den Punkt zu organisieren, um nicht als Gastgeber den gesamten Abend voller Stress nur in der Küche zu verbringen. ◀

> **Wichtig**

Bei Störungen sind das planerische Denken sowie die Ablauforganisation betroffen. Die Patienten haben Probleme, richtige Entscheidungen zu treffen, und haben Schwierigkeiten beim Voraussehen der Folgen ihrer Handlungen. Sie können die Zeit, die eine Aufgabe in Anspruch nimmt, nur unzureichend kalkulieren. Ebenso gibt es Probleme bei der Entscheidung über die Wichtigkeit der einzelnen Schritte einer Aufgabe, und es bestehen Schwierigkeiten, an mehr als eine Aufgabe gleichzeitig zu denken oder diese durchzuführen. Sie werden schnell abgelenkt und sind vergesslich und können Aufgaben schnell und unvorsichtig durchführen oder auch langsam und unvollständig. Betroffene benötigen länger als andere, wenn sie von einer Aktivität zu einer anderen wechseln, und haben Schwierigkeiten mit unerwarteten Problemen.

6.8.1 Ätiologie

Störungen der EF können nach unterschiedlichen Arten von Hirnschädigungen auftreten, die den präfrontalen Kortex, seine neuronalen Verbindungen oder beides betreffen. Zu den häufigeren Ursachen zählen Infarkte im Versorgungsgebiet der **Arteria cerebri anterior** und der frontalen Äste der **Arteria cerebri media** durch Schlaganfälle, Subarachnoidalblutungen aus einem Aneurysma der **Arteria communicans anterior** sowie diffuse zerebrale Gewebsschäden nach SHT, Hypoxie oder entzündlichen Prozessen des ZNS.

Exekutive Dysfunktionen sind auch häufig schon in frühen Stadien des **idiopathischen Parkinsonsyndroms** in Form von verminderter kognitiver Flexibilität, Störungen im Arbeitsgedächtnis, verminderter Antwortinhibition und Störungen beim Planen eines Handlungsentwurfs beobachtbar.

Patienten mit **multipler Sklerose** zeigen eine große Variabilität in der Ausprägung exekutiver Dysfunktionen. Wesentliche Störungen manifestieren sich in den Bereichen Planung und Konzeptbildung, aber auch in Hinblick auf Problemlösung und Handlungskontrolle. Die Arbeitsgedächtnisleistung ist oft signifikant eingeschränkt, und ein Teil der Betroffenen hat Probleme in der Wortflüssigkeit.

Eine weitere Gruppe bilden Patienten mit einer frontotemporalen Demenz sowie bestimmten psychiatrischen Krankheitsbildern wie z. B. Schizophrenie oder Korsakow-Syndrom.

Grundsätzlich lässt sich feststellen, das unabhängig von einem bestimmten Symptomcluster die Wahrnehmung, Bewertung, Interpretation und die darauf abgestimmte Verhaltensorganisation in Hinblick auf kognitive, motivationale, emotionale und soziale Inhalte in unterschiedlicher Ausprägung und Verknüpfung im Alltag als individuelles Verhaltensmuster zu beobachten sind.

6.8.2 Diagnostische Praxis

Eine dezidierte Diagnostik exekutiver Funktionen soll erfolgen, wenn Patienten die Fähigkeit verloren haben, in neuen, unerwarteten Situationen adäquat zu reagieren, oder inflexibles, stereotypes und situationsinadäquates Verhalten sowie Perseverationen zeigen. Darüber hinaus sollen Patienten genauer untersucht werden, die auffällig interesselos und gleichgültig wirken, nicht mehr abschätzen können, mithilfe welcher Teilschritte ein übergeordnetes Ziel erreicht werden kann, oder die bereits eingeschlagene Handlungsmuster aufgrund eingetretener Veränderungen nicht modifizieren können. Ein häufig anzutreffendes Verhaltensmuster ist ein **Missachten von Aufgabeninstruktionen**. Weiterhin fallen diese Patienten häufig durch eine Diskrepanz zwischen dem Wissen über erforderliches Verhalten und der Fähigkeit, dieses tatsächlich umzusetzen, auf. Ebenso zeigen sie häufig unorganisiertes und wenig zielgerichtetes Verhalten und eine mangelnde Antizipation. Der systematischen Verhaltensbeobachtung kommt eine besondere Rolle zu, da die Patienten in standardisierten Testsituationen häufig besser abschneiden, als sie unstrukturierte Alltagssituationen erfolgreich bewältigen.

Patienten mit exekutiven Dysfunktionen haben nicht selten eine **Anosognosie** und zeigen trotz offensichtlicher Schwierigkeiten im Alltag wenig oder keine Krankheitseinsicht, was sich wiederum ungünstig auf die Prognose auswirken kann.

6.8.3 Neuropsychologische Testverfahren

Patienten mit dysexekutivem Syndrom weisen, wie bereits beschrieben, ein breites und heterogenes kognitives Störungsmuster auf. Diese Tatsache macht den Einsatz mehrerer neuropsychologischer Testverfahren – möglichst in Kombination mit Verhaltensbeobachtung, Informationen von Angehörigen und dem Einsatz von Fragebögen – notwendig. Die eingesetzten Testverfahren sollten folgende Komponenten der Exekutivfunktionen erfassen (Leitlinien für Diagnostik und Therapie in der Neurologie DGN 2020):

1. Arbeitsgedächtnis,
2. Monitoring (Überwachung ablaufender Prozesse),
3. Planen und Ausführen komplexer Handlungen,
4. problemlösendes Denken,
5. kognitive Flüssigkeit und Flexibilität,
6. Selbstwahrnehmung (Self-Awareness) bzw. Störungsbewusstsein.

Beispielhaft soll an dieser Stelle eine Auswahl an standardisierten Verfahren kurz vorgestellt werden, die in der neuropsychologischen Untersuchung von exekutiven Funktionen häufiger Anwendung findet.

■ **Arbeitsgedächtnis und Monitoring**
━ **BADS** (Behavioural Assessment Of The Dysexecutive Syndrome, Wilson et al. 1996)
Die Testbatterie BADS enthält 6 Aufgaben, die „exekutive" Alltagsanforderungen simulieren sollen.
Sie beinhaltet zudem 2 äquivalente Fragebögen zur Selbst- und Fremdbeurteilung emotionaler, motivationaler, behavioraler und kognitiver Veränderungen (Dysexecutive Questionnaire/DEX). 20 kurze Verhaltensbeschreibungen sollen hinsichtlich ihrer Auftretenshäufigkeit eingeschätzt werden. Aus dem Grad der Übereinstimmung zwischen Selbst- und Fremdbeurteilung kann die Einsichtsfähigkeit des Patienten abgeschätzt werden.
━ **TAP** (Testbatterie zur Aufmerksamkeitsprüfung; Zimmermann und Fimm, Version 2.3.1, 2017)
Bei diesem am PC durchgeführten Verfahren kommen v. a. die Untertests „Arbeitsgedächtnis" und „Flexibilität" zum Einsatz.
━ Zahlen Nachsprechen (rückwärts).

■ **Kognitive Flexibilität/Flüssigkeit**
━ **RWT** (Regensburger Wortflüssigkeitstest, Aschenbrenner et al. 2001)
Der RWT ist ein diagnostisches Verfahren zur Erfassung der Wortflüssigkeit, bei dem über einen Zeitraum von 1–2 min Lösungen verbal generiert werden müssen. Der RWT beinhaltet Untertests zur formallexikalischen Wortflüssigkeit sowie zur semantischen Wortflüssigkeit. Weiterhin wurden jeweils 2 Untertests zur Erfassung des Wechsels innerhalb formallexikalischer bzw. semantischer Kategorien aufgenommen.
━ **FWIT** (Farb-Wort-Interferenz-Test, Bäumler 1985)
Das Verfahren misst elementare Fähigkeiten der Informationsverarbeitung (Auswahl, Kodierung und Dekodierung) im optisch-verbalen Funktionsbereich. Die mit dem Test messbaren kognitiven Leistungsfunktionen sind: Nomination (Geschwindigkeit der Namenfindung, Benennung), Selektivität (kon-

zentrativer Widerstand gegenüber dominierenden Reaktionstendenzen oder Interferenzneigung) und Alertness (Grundgeschwindigkeit der Informationsverarbeitung).
━ Untertests der BADS.

■ **Planungsfähigkeit**
━ **TL-D** (Turm von London – Deutsche Version, Tucha und Lange 2004)
Beim Turm von London handelt es sich um ein Verfahren zur Erfassung des konvergenten problemlösenden Denkens. Der TL-D besteht aus 3 verschiedenfarbigen Kugeln, die auf 3 nebeneinander angeordneten vertikalen Stäben von unterschiedlicher Länge angeordnet sind. Auf den Stäben ist entweder Platz für eine, zwei oder drei Kugeln. Ziel der Aufgabe ist es, in einer minimal erforderlichen Anzahl von Zügen die Kugeln von einem Ausgangszustand in einen vorgegebenen Zielzustand zu überführen. Dabei darf bei jedem Zug jeweils nur eine Kugel versetzt werden. Diese Aufgabe erfasst komplexe Planungsprozesse, bei denen eine Vielzahl möglicher Handlungsoptionen erkannt und in der Vorstellung auf ihre Brauchbarkeit hinsichtlich des erwünschten Zielzustandes geprüft werden muss.
━ Untertests der BADS.

Zusätzlich kommen neben der systematischen Verhaltensanalyse Fragebögen für Betroffene und deren Angehörige zum Einsatz. Für weitere geeignete Messinstrumente wird auf einschlägige Literatur zur neuropsychologischen Diagnostik und die Richtlinien der Gesellschaft für Neuropsychologie (GNP) bzw. den aktuellen Leitlinien (AWMF) verwiesen.

6.8.4 Praxis

Störungen der EF lassen sich durch eine Kombination aus übenden Verfahren und dem Erlernen von Kompensationsstrategien verbessern. Die Alltagsnähe der inhaltlichen Anforderungen sowie die Bedingungen, unter denen der Patient sie zu erbringen hat, spielen für den Erfolg der Maßnahmen eine tragende Rolle. Zielführend hierfür sind neben der Einzeltherapie z. B. Anforderungen in der Gruppe, um den sozialen Umgang mit anderen zu üben. Die Therapie sollte immer auch mit verhaltenstherapeutischen Interventionen (gezielte Rückmeldung) und Methoden (Selbstinstruktion) unterfüttert werden.

Ziel ist es, dem Patienten die Möglichkeit der besseren Organisation und Strukturierung seiner alltäglichen Handlungen zu geben. Dazu soll er lernen, vorschnelle Lösungsansätze zu vermeiden, falsche Alternativen wieder zu verwerfen und richtige Pläne für Handlungskonzepte auszuwählen. Gleichzeitig sollte der Patient ein den Situationen angemesseneres emotionales und soziales Verhalten entwickeln.

Zusammenfassend kann man sagen, dass die neuropsychologischen Therapieverfahren in folgende methodisch unterschiedliche Therapieansätze untergliedert werden können:

- kognitive übende Therapieansätze, die entweder gezielt einen Funktionsbereich trainieren oder aber umfassendere kognitive Therapieprogramme darstellen, die Übungseinheiten zu verschiedenen Funktionsbereichen kombinieren,
- Ansätze, bei denen das Verhaltensmanagement das zentrale Moment ist, und
- Interventionen, bei denen die Manipulation und die Modifikation der Umwelt im Vordergrund stehen.

6.8.4.1 Kognitiv-übende Verfahren

Im Hinblick auf eine zielführende Therapieplanung und -konzeption ist eine Untergliederung in die Subkomponenten **Arbeitsgedächtnis** und **Monitoring** sowie **kognitive Flexibilität** und **Handlungsplanung** sinnvoll. Zudem wird von einer Hierarchie der einzelnen Subkomponenten exekutiver Funktionen ausgegangen.

Aufgaben zur Verbesserung des verbalen und visuell-räumlichen Arbeitsgedächtnisses und der Handlungsüberwachungsfunktionen (Self-Monitoring)

Zum Einstieg werden z. B. **einfache numerische Arbeitsgedächtnisaufgaben** in Form von zwei Subtraktions-, Multiplikations- bzw. Additionsaufgaben durchgeführt, deren Ergebnisse dann wiederum voneinander subtrahiert werden sollen. Hierbei liegt die Anforderung an das Arbeitsgedächtnis im Speichern und Weiterverarbeiten der Zwischenergebnisse. Bei einer Steigerung der Trainingsbedingung müssen bei der Durchführung der numerischen Aufgaben zusätzliche Regeln beachtet werden. Dies kann z. B. die Addition oder Subtraktion einer weiteren Zahl in Abhängigkeit davon sein, ob das erste oder zweite Zwischenergebnis größer ist.

Beim Training des **visuell-räumlichen Arbeitsgedächtnisses ohne Regelwechsel** soll sich die räumliche Anordnung von Symbolen innerhalb einer Vorlage gemerkt werden und anschließend aus einer Gruppe von ähnlichen grafischen Mustern (Distraktoren) korrekt identifiziert werden. Die schwierigere Variante wird ergänzt durch eine Alternierungsregel. Der Schwierigkeitsgrad wird zunehmend durch die Anzahl der Distraktoren und deren Ähnlichkeit zum Zielreiz moduliert.

Neben den Prozessen der Speicherung und der ständigen Aktualisierung zu bearbeitender Informationen bildet das **Monitoring**, also das ständige Überwachen und Überprüfen, an welchem Punkt des Prozesses man sich befindet und wann welcher Regelwechsel not-

wendig ist, einen wesentlichen Schwerpunkt der Anforderungen.

Aufgaben zur Verbesserung der kognitiven Flüssigkeit und Flexibilität

Hierfür stehen Aufgaben unterschiedlichen Inhalts und ansteigender Komplexität mit oder ohne Zeitvorgabe zur Verfügung:

- verbale Flüssigkeitsaufgaben (z. B. Wörter nennen, die mit dem Buchstaben „m" beginnen),
- kategoriale Flüssigkeitsaufgaben (Begriffe zu einer bestimmten Kategorie, z. B. „Garten" nennen),
- Worteinfall mit limitierten Kombinationsmöglichkeiten – „Buchstabenpuzzle" (z. B. aus den Buchstaben des Worts „Wagenheber" durch Neuzusammensetzung neue Wörter finden),
- figurale Flüssigkeitsaufgaben (nach bestimmten Regeln Muster ergänzen oder neue Vorlagen generieren ohne Wiederholungen von bereits reproduzierten Mustern).

Die Steigerung der Komplexität erfordert zunehmende kognitive Flüssigkeit und ständige Generierung neuer Lösungen sowie das Vermeiden von Perseverationen.

Aufgaben zur Verbesserung der Handlungsplanung

Das Training der Planungsfähigkeit steht am Ende der Anforderungshierarchie, da sie sowohl kognitive Flexibilität als auch ein weitgehend intaktes Arbeitsgedächtnis erfordert. Zu Beginn werden z. B. anhand fiktiver Personen und Situationen Tages- oder Ablaufpläne erstellt, um dann im weiteren Verlauf die für den Alltag des Patienten typischen Situationen zu thematisieren und diese durch entsprechende Übung prozessgeleitet zu sichern. Dies sollte durch die konkrete Durchführung der vorab geplanten Aktivität und im Ergebnis (Handlungsziel) zusammen mit dem Patienten überprüft werden.

Neben dem **Task Management** (Planen, Verwalten, Überwachen und Umsetzen von Aufgabenstellungen), dem **rückwärtsgerichteten Monitoring** („Was wurde schon erledigt?") und dem **vorwärtsgerichteten Monitoring** („Was ist noch zu erledigen?") spielen die zeitliche Kodierung im Arbeitsgedächtnis, Prozesse der Inhibition und der Flexibilität eine wesentliche Rolle.

> ### Wichtig
> Ein großer Teil der Patienten mit zerebralen Schädigungen ist bei kognitiven Anforderungen verlangsamt. Dies führt dazu, dass Aufgaben nicht in der erwarteten Zeit erbracht werden können und aufgrund des Zeitdrucks häufig Fehler auftreten. Ein zentraler Aspekt des Trainings ist deshalb die Vermittlung von Strategien, die es ermöglichen, genügend Zeit für die Erledigung von Aufgaben und notwendigen Pausen einzuplanen.

Diese Strategien beinhalten z. B. die Antizipation der Aufgabenanforderung, die frühzeitige Klärung unklarer oder bestimmter Sachverhalte sowie die Wiederholung von relevanten Informationen.

Ziel dieser Techniken ist ein sicheres und weniger angstbesetztes Umgehen mit Zeitdruck. Hierfür kommen verbale Selbstinstruktion („Ich arbeite zügig und lenke mich nicht selbst ab"), die Teilung der Aufmerksamkeitsressourcen bei parallelen Anforderungen (z. B. schreiben und gleichzeitig zuhören), Selbstbeobachtung bei mentaler Anstrengung („Bin ich noch bei der Sache?"), der selbstgesteuerte Einsatz von „Schrittmachern" (z. B. mit dem Smartphone, das visuelle und/oder akustische Rückmeldung der gerade ablaufenden Zeit gibt) und der angemessene Umgang mit emotionalen Reaktionen („Ich bleibe ruhig und konzentriert. Es ist nicht schlimm, wenn ich einen Fehler mache") zum Einsatz.

6.8.4.2 Verhaltensmanagement

Hierunter werden Therapiekonzepte verstanden, die eine bessere Selbstkontrolle des Verhaltens zum Ziel haben bzw. die Fähigkeit verbessern, eigenes Verhalten durch den Einsatz konkreter situationsangepasster Strategien angemessener zu steuern.

Zielmanagement-Training (Levin et al. 2000)

Diese Methode umfasst folgende 5 Stufen:
1. Bewerten des Ist-Zustandes und das konkrete Definieren relevanter Handlungsziele
2. Auswahl eines aktuell zu verfolgenden konkreten Handlungsziels
3. Zerlegung des Handlungsziels in Teilschritte
4. Lernen, die Ziele und Teilziele aktualisiert zu halten, Ausführen der entsprechenden Schritte
5. Selbstüberwachung, d. h. Vergleich zwischen Plan und ausgeführter Handlung

Selbstmanagement durch externe Hinweise

Viele Patienten mit exekutiven Dysfunktionen sind leicht vom eigentlichen Ziel ihrer Tätigkeit ablenkbar. Zum Beispiel beim Versuch, die Wohnung aufzuräumen, wird die Aufmerksamkeit vom eigentlichen Vorhaben wiederholt von Dingen wie Zeitschriften oder Gegenständen entzogen und das eigentliche Ziel aus den Augen verloren. Dies hat zur Folge, dass Betroffene regelmäßig die Erfahrung machen, nicht zu einem befriedigenden Handlungsergebnis zu kommen (Ausbleiben des positiven Ergebnisfeedbacks), und immer weniger motiviert sind, solche Alltagsanforderungen anzugehen. Dabei besteht zusätzlich die Gefahr der Generalisierung, d. h. immer mehr Alltagssituationen sind davon betroffen. Externe Hinweisgeber wie z. B. ein im 10-minütigen Abstand präsentierter akustischer Signalton mithilfe eines Smartphone oder ein visueller Hinweis in Form eines groß verschrifteten Hinweises („Aufräumen!") können den Patienten dabei unterstützen, kurz über die gerade durchgeführte Tätigkeit zu reflektieren und sich das Ziel seines Tuns zu vergegenwärtigen.

Selbstinstruktionstraining

Viele Patienten lesen die Instruktionen der Aufgaben nicht, oder sie lesen sie, aber beachten sie nicht bei der Durchführung der Aufgaben.

Um dieses Verhalten zu verändern, kann man dem Patienten die einzelnen Lösungsschritte zunächst in Form eines Modelllernens vorgeben (Selbstinstruktionstraining nach Meichenbaum 1992). Der Therapeut schreibt jeden einzelnen Schritt für den Patienten lesbar auf. Er soll dann versuchen, sich bei der Aufgabenlösung an diese Vorgaben zu halten. So können z. B. folgende Schritte schriftlich fixiert werden:
- 1. Schritt: Durchlesen der Instruktion
- 2. Schritt: Instruktion in eigene Worte fassen
- 3. Schritt: Die Frage beantworten: Welche Informationen werden zur Lösung der Aufgabe gebraucht?
- 4. Schritt: Die Frage beantworten: Welche Information ist besonders wichtig?
- 5. Schritt: Die Frage beantworten: Wie kann ich am besten vorgehen?
- 6. Schritt: Die Frage beantworten: Ist meine Lösung wirklich richtig?

Mit zunehmender Therapiedauer sollten diese externen Hilfen **kontinuierlich ausgeschlichen werden**, und der Patient sollte trainiert werden, diese Fragen eigenständig an sich zu formulieren. Dieser Vorgang kann auf folgende Weise unterstützt werden:
- Der Patient sollte die Instruktion immer nochmals in eigenen Worten wiederholen.
- Er sollte dann vor der Aufgabendurchführung nochmals beschreiben, welche verschiedenen Arbeitsschritte er zur Durchführung der Aufgabe bewältigen muss.
- Während der Aufgabendurchführung empfiehlt sich eine laute Verbalisierung der Vorgehensweise.
- Auch die abschließende Überprüfung der Aufgabenlösung auf Richtigkeit und Plausibilität sollte verbalisiert werden. Zu einem späteren Zeitpunkt kann die Menge der Verbalisierung reduziert werden.

Es werden **3 Phasen unterschieden**: In der **1. Phase** wird der Patient angehalten, jeden Schritt der Aufgabenlösung und den Grund für diesen Schritt laut zu verbalisieren. Auch bei der Aufgabendurchführung soll er jeden Schritt, den er unmittelbar tut, laut beschreiben. In einer **2. Phase** soll der Patient dasselbe wie in der ersten Phase tun, er soll die inneren Anweisungen jedoch nur vor sich hin flüstern. In der **3. Phase** soll der Betroffene die Aufgabenlösung durchführen, die Durchführung jedoch nur mit „innerem Sprechen" begleiten. Wichtig ist es, wie bei allen Aufgaben, eine **Generalisierung auf alltägliche Problemstellungen** zu erreichen.

6

❯ **Konfabulationen und vorschnelles Handeln vermindern:** Übermäßiges Reden von Patienten sowie vorschnelles Handeln (Handeln ohne Nachdenken) können in der Einzel- oder Gruppentherapie zum Problem werden. Wichtig ist es, dieses Verhalten der Patienten nicht einfach zu übergehen und zu ignorieren, sondern zu versuchen, dieses Verhalten zu reduzieren. Konfabulationen oder überhöhtes Mitteilungsbedürfnis Einzelner können gestoppt werden, indem man mit dem Patienten ein Zeichen vereinbart, das ihn im betreffenden Fall auf die soziale Inadäquatheit seines Verhaltens aufmerksam macht. Man kann ihn auch bitten bzw. ihn darauf hinweisen, nur die wesentliche Information aus seiner Mitteilung zu äußern, und ihn andernfalls stoppen. Neigt der Patient zu vorschnellem Handeln, kann man ihn bitten, die Aufgabenstellung laut vorzulesen und diese in eigene Worte zu übersetzen. Während der Gruppensitzung ist es wichtig, klare Regeln aufzustellen, die beschreiben, wann eine aktive Beteiligung gewünscht wird und wann nicht und in welchem Umfang dies zu geschehen hat.

Definition

Unter **Konfabulation** versteht man das Erzählen von frei erfundenen, objektiv falschen Begebenheiten oder Informationen, die keinen Zusammenhang zur Realität haben, die der Betroffene jedoch in dem Moment für wahr hält.

Konfabulationen können auf falschen Wahrnehmungen oder Fehlfunktionen des Gedächtnisses beruhen. Sie werden unbewusst praktiziert. Dieses Verhalten ist bei Patienten mit einem dysexekutiven Syndrom häufiger zu beobachten. Die Ursache dieses pathologischen Verhaltens liegt meist im orbitofrontalen Kortex.

6.8.4.3 Manipulation und Modifikation der Umwelt

Ziel der **Umfeldgestaltung** des Patienten ist, mögliche Schwierigkeiten aufgrund der beeinträchtigten Selbstregulationsfunktionen und der Beeinträchtigungen in der Initiierung von Handlungen bestmöglich zu vermeiden. Dies ist v. a. für schwer beeinträchtigte Patienten notwendig, bei denen weder eine wesentliche kognitive Verbesserung noch eine Verhaltensänderung erwartet wird, aber trotz allem eine bessere Bewältigung des Alltags und eine gewisse Selbstständigkeit erzielt werden sollen. Die Manipulation oder Modifikation der Umwelt mithilfe von Kompensationsmitteln und -strategien ist gemäß der ICF-Terminologie eine Veränderung der Umweltfaktoren (z. B. reizarme Umgebungsgestaltung, externe Erinnerungshilfen), die mit dem Ziel erfolgt, auf der Aktivitäts- oder Teilhabeebene Handlungsfähigkeit so gut wie möglich zu erreichen. Dazu wird von extern die Umwelt des Patienten so angepasst, dass sie „Teile der Funktionen des Frontalhirns" übernimmt, z. B. durch Anbringen von kleinen Ablaufplänen an den Stellen, wo Alltagsroutinen wie Körperpflege, Essenszubereitung etc. durchgeführt werden. Die Auswahl solcher Organisationshilfen sollte immer mit dem Patienten und seinen Angehörigen gemeinsam getroffen werden.

6.9 Räumliche Störungen

Bei etwa 50–70 % der Patientinnen und Patienten nach einem Schlaganfall mit einer **rechtshemisphärischen** Schädigung treten räumliche Störungen. Bei jenen mit einer **linkshemisphärischen** Schädigung sind 30–50 % davon betroffen (Kerkhoff et al. 2007; Schuett und Zihl 2012). Alltägliche Handlungen wie sich ankleiden, sich fortbewegen, sich gerade an einen Tisch setzen, schreiben, zeichnen, Zeit ablesen an einer analogen Uhr und Getränke eingießen können aufgrund von räumlichen Störungen plötzlich Schwierigkeiten bereiten. Da Betroffene diese Einschränkungen teilweise nicht wahrnehmen, also eine „Unawareness" besteht, sehen sie kaum die Notwendigkeit für therapeutische Maßnahmen. Außerdem beeinflussen visuell-räumliche Einschränkungen das Rehabilitationsergebnis von Betroffenen nachweislich ungünstig.

Räumliche Leistungen sind notwendig zur Steuerung unseres Verhaltens im Raum, z. B. um die Position eines anderen Menschen wahrzunehmen, die Richtung eines sich nähernden Fahrzeugs abzuschätzen, Größe und Position einer Tasse wahrnehmen zu können oder sich in einer dreidimensionalen Umgebung an Landmarken orientieren zu können (s. auch ▶ Abschn. 2.5.3, Neglect).

Räumliche Störungen werden momentan nach ihrem wesentlichen Störungsaspekt in folgende **4 Kategorien** unterteilt (◻ Tab. 6.3):
- räumlich-perzeptive,
- räumlich-kognitive,
- räumlich-konstruktive und
- räumlich-topographische Störungen.

6.9.1 Räumlich-perzeptive Störungen

Räumlich-perzeptive Störungen können in der visuellen, auditiven oder taktilen Modalität auftreten und bezeichnen **Funktionsdefizite in der Verarbeitung** folgender elementarer perzeptiver Leistungen:
- subjektive Hauptraumachsen (Vertikale, Horizontale),
- Orientierung (Neigungswinkel),
- Länge/Größe (Raum innerhalb von Objekten),
- Distanz (Raum zwischen Objekten),

Tab. 6.3 Definitionen wichtiger Grundbegriffe räumlicher Störungen

Begriff	Definition
Räumlich-perzeptive Störungen – visuell-räumlich – taktil-räumlich – akustisch-räumlich	Beeinträchtigung elementarer sensorischer Leistungen der Raumwahrnehmung in der visuellen, taktilen oder akustischen Modalität
Räumlich-kognitive Störungen	Beeinträchtigung von Leistungen, die eine mentale Manipulation oder Veränderung eines Reizes nach räumlichen Aspekten erfordert (motorische Reaktion nicht unbedingt erforderlich)
Räumlich-konstruktive Störungen	Defizite im manuellen Konstruieren und Zusammenfügen mehrerer einzelner Elemente zu einer Gesamtfigur unter visueller oder taktiler Kontrolle
Räumlich-topographische Störungen	Beeinträchtigung der realen oder vorgestellten Orientierung sowie des Wegelementes im dreidimensionalen Raum
Egozentrische räumliche Störungen	Beeinträchtigung in der Wahrnehmung räumlicher Relationen zwischen dem Beobachter und anderen Objekten oder Personen im Raum; beobachterabhängig
Allozentrische räumliche Störungen	Defizite in der Wahrnehmung räumlicher Relationen zwischen verschiedenen Objekten oder Personen im Raum, unabhängig vom Beobachter und dessen Perspektive

- Position,
- Konturen (real, illusionär) und
- Halbierung, subjektive Geradeausrichtung.

Selten werden räumlich-perzeptive Einschränkungen im Alltag von den Betroffenen selbst berichtet. Typische, daraus resultierende mögliche Probleme für den Patienten im Alltag sind:

- Beim Ankleiden können Kopf- oder Ärmelloch nicht unterschieden werden.
- Neben ein Objekt greifen, weil die Distanz und Größe falsch eingeschätzt werden.
- Schwierigkeiten, Mengen und Maße angemessen zu realisieren, z. B. Brot schneiden oder Portionen gleich verteilen.
- Treppensteigen, da die Länge und Höhe der Stufen falsch eingeschätzt wird.
- Die analoge Uhr kann nicht korrekt abgelesen werden, da die Länge der Zeiger nicht unterschieden sowie die Winkel nicht eingeschätzt werden können. Das Verständnis digitaler Uhrzeiten kann ebenfalls beeinträchtigt sein.

- Räumliche Schreib- und Rechenstörung: verändertes Schriftbild durch das Nicht-halten-können der Zeilen, unterschiedliche Abstände zwischen den Wörtern und Variation von Buchstabengrößen.
- Beim Lesen bereitet das Halten der Zeilen Schwierigkeiten, und das Überspringen von Wörtern wird beobachtet.
- Zusammenstöße mit Personen und Gegenständen, da die Schwierigkeit besteht, die Abstände sowie die Geschwindigkeit richtig einzuschätzen.
- Schwierigkeiten, einen angemessenen Abstand gegenüber anderen Personen zu realisieren.

6.9.2 Räumlich-kognitive Störungen

Bei Patienten mit räumlich-kognitiven Störungen sind die folgenden **mentalen Manipulationen** oder Veränderungen vorgegebener Stimuli nach räumlichen Gesichtspunkten beeinträchtigt:

- mentale Rotation und mentaler Perspektivenwechsel,
- räumliche Konstanz (Größe, Menge),
- Transformation: über räumliche Ebenen, nach Maßstab,
- Spiegelung an einer Achse.

Die Probleme, die sich daraus für den Alltag ergeben können, sind:

- Schwierigkeiten, sich einen Gegenstand aus einer anderen räumlichen Lage oder Perspektive vorzustellen.
- Mengen angemessen abzuschätzen.
- Beim Lesen von Fahrplänen, Landkarten, Tabellen und Zeichnungen sind die Betroffenen nicht entsprechend in der Lage, die räumlichen Informationen mental zu übersetzen.
- Tätigkeiten vor dem Spiegel wie z. B. Rasieren oder Schminken, da dies eine mentale Rotation erfordert.

6.9.3 Räumlich-konstruktive Störungen

Räumlich-konstruktive Störungen bezeichnen die mangelhafte Fähigkeit, einzelne Teile einer Figur **manuell** zu einem Ganzen zusammenzufügen. Dies darf nicht primär durch mangelhafte sensomotorische Beeinträchtigungen erklärbar sein, wie z. B. Paresen oder Sensibilitätsstörungen. Folgende Aspekte sind beeinträchtigt:

- Zeichnen (zweidimensional, dreidimensional, perspektivisch),
- Konstruieren einer Gesamtfigur aus einzelnen Elementen,
- Teil-Ganzes-Analyse,
- mentales Segmentieren,
- Erkennen der Grundstruktur in einer komplexen Figur (Koordinatensystem).

6

Folgendes Verhalten kann im Alltag beobachtet werden:
- Schwierigkeiten beim Anziehen oder Zusammenlegen von Kleidung und beim Tischdecken.
- Das Schuhebinden bereitet Probleme.
- Zwei- oder dreidimensionale Formen und Gegenstände nach Vorlage oder aus dem Gedächtnis kopieren bzw. zeichnen oder bauen bereitet große Schwierigkeiten.
- Das Ordnen und Aufräumen des Schreibtisches oder Zimmers bereitet große Mühe.
- Schwierigkeiten, den Stecker in die Steckdose zu stecken.
- Mangelhaftes Selbstpositionieren bei einer Tätigkeit: ungünstige Position zur Arbeitsfläche, schief oder schräg am Tisch.

Da der Anteil manuell-konstruierender Anforderungen im Alltag sehr oft gegeben ist, fallen die Patienten schon bei kleineren Anforderungen auf wie z. B. beim Ausschneiden von einfachen Vorlagen oder beim Einräumen von Geschirr in einen Schrank.

6.9.4 Räumlich-topographische Störungen

Die auch als räumliche Orientierungsstörung bezeichnete Problematik beschreibt Schwierigkeiten in der realen und vorgestellten Orientierung und Fortbewegung im dreidimensionalen Raum. Sie ist nicht automatisch mit räumlich-perzeptiven oder räumlich-konstruktiven Defiziten assoziiert und tritt vergleichsweise selten auf. Auf diese Störung wird im Rahmen dieses Kapitels nicht näher eingegangen. Es sei hier auf weitere einschlägige neuropsychologische Literatur verwiesen.

6.9.5 Ätiologie räumlicher Störungen

Ursache räumlicher Störungen sind Läsionen, die primär den okzipitoparietalen Kortex betreffen sowie frontale und subkortikal assoziierende Strukturen der rechten Hemisphäre oder auch bilateral.

Der Versuch, die einzelnen Störungen räumlich-visueller Wahrnehmungsleistungen mit Hirnläsionen in Bezug zu setzen, erbrachte folgende Befunde:

Die subjektive visuelle Vertikale ist fast immer **kontralateral zur Läsionsseite** verschoben, wobei im Gegensatz zu früheren Befunden aufgrund neuerer Untersuchungen kein Unterschied in der Häufigkeit der Verschiebung zwischen links- und rechtsseitigen Läsionen zu bestehen scheint. Brandt et al. (1994) fanden dabei unter den kortikalen Arealen am häufigsten die **hintere Inselregion** betroffen. Dieser Bereich (und seine Umgebung) stellt vermutlich den „**vestibulären Kortex**" dar.

Ausgeprägtes und die erste Woche nach Eintreten der Hirnläsion überdauerndes **Pushen** (s. ▶ Abschn. 2.5.3) kommt nahezu ausschließlich nach **rechtsseitigen Läsionen** vor, wobei folgende Hirnareale am häufigsten betroffen sind: **Insel** sowie **inferiorer Gyrus postcentralis, Gyrus supramarginalis** und **Gyrus angularis**.

Läsionen (anteriorer) parietaler Areale gehen mit Störungen der **Orientierungsschätzung** (Winkelschätzung) einher, während diese Leistung bei Läsionen des Hinterhauptlappens ungestört ist.

Störungen der **Positionsschätzung** korrelieren mit Läsionen **posteriorer, parietaler bzw. parietookzipitaler Kortexregionen** und mit Läsionen des **parietalen Marklagers**, in welchem Fasern vom Parietallappen auf die Brodmann-Areale 6 und 8 des prämotorischen Kortex projizieren.

Störungen der **Längen- und Distanzschätzung** kommen besonders im **parietookzipitalen Übergangsbereich** vor.

Störungen der **horizontalen Linienhalbierung** kommen bei **inferioren parietalen** Läsionen (s. auch ▶ Abschn. 2.5.3, Neglect) bzw. bei Läsionen des **Okzipitallappens** vor (Hemianopsien). Bei linksseitigem visuellem Neglect wird die Linie weit rechts von der Mitte halbiert, bei einigen Patienten mit Hemianopsie zur Seite des Gesichtsfelddefektes hin (sog. „Augenmaßfehler"). Letzterer korreliert jedoch nicht mit dem Ausmaß des Gesichtsfelddefektes, sondern scheint eine eigenständige Störung zu sein.

6.9.6 Diagnostische Praxis

Neben der Befragung von Patient und Angehörigen nach inhaltlich alltagsrelevanten räumlichen Anforderungen empfiehlt es sich, den Patienten gezielt in Situationen zu beobachten, in denen räumliches Verhalten im zwei- und dreidimensionalen Handlungsraum relevant ist, in aller Regel also bei bestimmten Aktivitäten wie Abzeichnen, Bauen nach Plan, Schreiben, schriftlichem Rechnen, Lesen, Absuchen von Bildvorlagen, Tabellen lesen, Papier falten, Abmessen und Übertragen bis hin zu direkt körperbezogenen Aktivitäten wie Anziehen, Rollstuhl fahren und sich umsetzen oder sich auf eine Behandlungsbank legen. Hierbei fallen Patienten oft durch ein umständliches Platzierungsverhalten und durch eine zum Teil große räumliche Ungenauigkeit im Ergebnis auf.

„Räumliche" Auffälligkeiten in einem Zimmer (Patienten- oder Therapieraum) können sich vielfältig äußern: Der Patient findet möglicherweise Dinge in seinem eigenen Zimmer nicht, das ganze Zimmer wirkt chaotisch und unaufgeräumt, der Patient hat Mühe, den Rollstuhl zu navigieren, v. a. beim Schräg- und Rückwärtsfahren. Das Greifen nach der Hand des Therapeuten oder der

Türklinke kann misslingen, das Lesen des Therapiestundenplans ebenfalls (Spalten und Reihen werden verwechselt). Eventuell ist es problematisch, die Uhrzeit auf einer Analoguhr abzulesen, weil die Zeigerstellung nicht richtig wahrgenommen wird.

Anfangs können in ihrer räumlichen Wahrnehmung gestörte Patienten oft die Behandlungsräume nicht selbstständig finden. Wenn sie den Weg dann schließlich bewältigen können, bereitet oft der Rückweg noch Probleme, da hierzu eine mentale Rotation des Hinwegs notwendig ist. In der Klinik kann beobachtet werden, ob der Patient spontan nach links und rechts exploriert, ob er ihm bekannte Personen wahrnimmt und auf welcher Seite in einem Gang der Patient vorzugsweise geht oder mit dem Rollstuhl fährt.

Die räumliche Orientierung außerhalb der Klinik fordert ungleich mehr vom Patienten als die Orientierung im eigenen Zimmer oder in der Klinik. Nachdem der Patient entlassen worden ist, müssen viele der Leistungen, die in der Klinik möglicherweise schon ausreichend beherrscht wurden (oder trotz Störung nicht aufgefallen sind), auch unter schwierigeren Bedingungen wie Stress, Lärm, räumlicher Enge und größerer Komplexität erbracht werden können. Eine der wichtigsten Leistungen ist die Orientierung, die es dem Patienten erlaubt, möglichst selbstständig Wege zurückzulegen, Verkehrsmittel zu benutzen und wichtige Orte aufzusuchen (z. B. Arzt, Geschäft, Restaurant, Kaufhaus etc.), ohne dabei sich oder andere zu gefährden. Hierbei sollte beobachtet bzw. erfragt werden, ob beim Benutzen öffentlicher Verkehrsmittel Fahrpläne gefunden und gelesen werden können. Weitere wichtige Informationen dazu sind das richtige Verorten des Ein- und Aussteigens sowie das Erkennen und adäquate Einordnen von Symbolen, wie z. B. Richtungspfeile im öffentlichen Raum.

6.9.7 Neuropsychologische Testverfahren

Die Untersuchung der visuellen Raumwahrnehmung sollte die Lokalisation, die Längen- und Distanzschätzung, die visuellen Hauptraumachsen sowie mentale Operationen (z. B. räumliche Rotation) umfassen. Dafür stehen verschiedene standardisierte Testverfahren, auch zum Teil computerbasiert, zur Verfügung. Für die Erfassung von Störungen der Positionswahrnehmung bzw. der visuell-räumlichen Orientierung auf Vorlagen eignen sich Durchstreichtests sowie z. B. die VOSP (Warrington und James, 1991). Zur differenzialdiagnostischen Abgrenzung sollten zusätzlich die elementaren Sehfunktionen (z. B. Gesichtsfeld, Sehschärfe, Kontrastsehen) sowie Fusion und Akkommodation untersucht werden. Visuokonstruktive Störungen lassen sich mithilfe von Zeichenaufgaben und von Konstruktionsaufgaben (z. B. mit dem Mosaiktest des Wechsler-Intelligenztests für Er-

wachsene) valide erfassen; dabei werden sowohl zwei- als auch dreidimensionale Vorlagen verwendet (Übersicht bei Kerkhoff und Utz, 2014). Zur differenzialdiagnostischen Abgrenzung sollte neben den elementaren visuellen und okulomotorischen Funktionen die visuelle Raumwahrnehmung untersucht werden.

In der Ergotherapie kommen neben den in ▶ Abschn. 6.9.6 aufgeführten Verhaltensbeobachtungen und Befragungen aus dem Alltag des Patienten Verfahren wie das Neuropsychologische Befundsystem für die Ergotherapie (Götze 2015), der Mosaiktest sowie die Gärtnerei von Verena Schweizer (Neurotraining: therapeutische Arbeit im kognitiven Bereich, s. Schweizer 2017), der GAT, der Rey-Osterrieth Complex Figure Test (Rey und Osterrieth 1941, 1959) sowie orientierende computerbasierte Überprüfungen mit z. B. COGPACK (Marker-Software) zum Einsatz.

6.9.8 Praxis

Am Anfang der therapeutischen Intervention steht die **Aufklärung** über die in der Diagnostik erhobenen Befunde. Ziel ist, dem Patienten und den Angehörigen ein grundlegendes Verständnis der Störung und möglicher Konsequenzen für Alltagssituationen zu vermitteln.

Die Aufklärung hängt von der Selbstwahrnehmung der Defizite durch den Patienten und von seiner Einsicht in die Störung ab. Diese variieren von einem völlig fehlenden Bewusstsein für die Störung bis zu einer adäquaten Einschätzung. Häufig mangelt es an einer genauen Information über die visuelle Störung.

Die therapeutische Intervention kann grob in **zwei Ansätzen** unterschieden werden, die einander nicht ausschließen. Der eine baut die Therapie räumlicher Fähigkeiten in die Rehabilitation **alltagspraktischer Handlungen** ein, während der andere direkt einzelne **Komponenten der räumlichen Fähigkeiten** trainiert (Funktionstraining).

Der Ablauf des Trainings sollte erfahrungsgemäß vom Schwierigkeitsgrad in dieser Reihenfolge durchgeführt werden: **von horizontal zu vertikal zu diagonalen** zu bearbeitenden Stimulusvorlagen (Punkte verbinden, Durchstreichaufgaben, Vorlagen kopieren). Von **zweidimensional zu dreidimensional,** z. B. erst Tangram oder Puzzleübungen und dann Nachbauen einer dreidimensionalen Vorlage mit Würfel bis hin zur **Transformation von zweidimensional zu dreidimensional** durch Bauen nach Plan. Eine andere Möglichkeit wäre das Erarbeiten von Aufgaben mit **bekannten Objekten** bis hin zu Aufgaben mit **abstrakteren Materialien**. Bei Problemen mit dem Zeichnen soll der Betroffene einen Lineal oder Winkelmesser benutzen, um den Raum einzuteilen, und zuerst die Anordnung planen, bevor er zeichnet. Punkt-zu-Punkt Aufgabenblätter (nummerierte Punkte verbinden) können benutzt werden, da sie das Zeichnen räumlich leiten.

6

6.9.8.1 Therapie räumlicher Fähigkeiten
Visuelles Explorationstraining

Diese Form des Trainings wird häufig in Form von Ausstreich- oder Markierungsaufgaben durchgeführt. Anfangs werden mit dem Patienten große Zahlen und Buchstaben verwendet und Strategien erarbeitet, wie beispielsweise Linien rechts und links zu nummerieren (räumliche Anhaltspunkte). Jede Linie soll mit Bleistift unterstrichen werden, und wenn das gesuchte Symbol erscheint, soll dieses markiert werden. Im Verlauf kann das Explorationstraining mit großgeschriebenen Vorlagen aus Zeitungen, Zeitschriften und Büchern fortgesetzt werden. Bei Fehlern sollte der Betroffene angeleitet werden, zunehmend selbstständiger diese zu erkennen und zu verbessern. Inhalte weiterer konkreter Aufgaben sind das Erkennen und Aufzeigen von räumlichen Relationen durch das Einteilen nach Größe oder Entfernung.

Feedbackbasiertes Training

Das Training besteht darin, am Computer die Lage von Linien einzuschätzen. Während der Durchführung erhalten die Patienten jeweils ein visuelles Feedback, das sich rund um die korrekte Lage der Linie befindet. Es wird davon ausgegangen, dass sich durch das feedbackbasierte Training die Verarbeitung zur Linienorientierung neu kalibriert. Das Programm VSWin (MedCom Verlag) beinhaltet dieses Training. Das feedbackbasierte Training wird nicht nur für die Einschätzung der Linienorientierung, sondern auch zur Behandlung von weiteren visuell-räumlichen Funktionen verwendet.

Computergestütztes Training und Virtual Reality (VR)

Der Einsatz von Computertrainingsprogrammen hat sich in den letzten Jahren auch in der ambulanten Behandlung etabliert. Ein Beispiel dafür ist der Einsatz der RehaCom (HASOMED GmbH), unter anderem für Erwachsene mit räumlichen Störungen. Dieses Programm bietet Übungen zum Training des räumlichen Vorstellungsvermögens mittels Positions-, Winkel-, Beziehungs- und Größeneinschätzungen an. Die Anwendung beinhaltet auch Übungen zur mentalen Rotation. Weitere Computerprogramme, die teilweise entsprechende Anforderungen beinhalten, sind Fresh Minder und Cogpack.

Der Einsatz von virtueller Realität in der Therapie ist weiterer vielversprechender Ansatz zur Behandlung räumlicher Störungen und zeigt positive Effekte auf visuell-räumliche Anforderungen im Alltag.

Direktes Training der Raumauffassung und visuokonstruktiver Leistung

Der Einsatz von Muster- bzw. Mosaikwürfeln (Ornabo, Nikitin), Puzzles, Lego und Tangram findet vor allem in der Ergotherapie häufig Anwendung. Einen weiteren Schwerpunkt bilden das Abzeichnen von Vorlagen und die Reproduktion von einfachen bis hin zu komplexen abstrakten Designs aus dem Gedächtnis. Ein strukturiertes und neuropsychologisch fundiertes Training für die Verbesserung räumlicher Leistungen stellt das DIMENSIONER II (Muth-Seidel und Petermann 2008) dar. Das Therapiemanual ist für Kinder und Jugendliche konzipiert, lässt sich aber ohne größeren Aufwand an die Erfordernisse eines Erwachsenentrainings adaptieren.

Der Einsatz von Handwerk bietet zusätzlich Möglichkeiten, unter dem Gesichtspunkt der Motivation und der Vorerfahrung des Patienten räumliche Leistungen zu trainieren. Hierbei werden in Abhängigkeit zum entstehenden Produkt Anforderungen an alle wesentlichen Teilleistungen räumlicher Leistungen gefordert.

Alltagsorientiertes Training

Systematische perzeptive und konstruktive Übungen können visuokonstruktive Defizite und die damit verbundenen Alltagsprobleme reduzieren. Es sollte sichergestellt werden, dass das Training visuoperzeptiver und visuokonstruktiver Fertigkeiten auf den Alltag abgestimmt ist. Dazu können u. a. das schnelle zielgerichtete Greifen nach und Hantieren mit Gegenständen, das Auseinanderbauen und wieder Zusammenfügen von Alltagsobjekten wie z. B. einer Taschenlampe sowie das Zeichnen und Schreiben gehören. Ergänzend sollten schwer betroffene Patienten vor allem in der Frühphase ein Selbsthilfetraining erhalten und weitere problematische Anforderungen wie z. B. Rollstuhlfahren oder Tischdecken unter verstärkt räumlichen Anforderungen üben.

Wenn Alltagshandlungen durch mangelhafte Raumauffassung und visuokonstruktive Störungen behindert sind, besteht ein möglicher therapeutischer Ansatz darin, den mangelhaften Überblick und die mangelhafte spontane Einschätzung räumlicher Verhältnisse durch **Konzentration auf Details und Handlungsabläufe und durch Verbalisierung zu kompensieren**. Die Patienten können z. B. das Vorgehen beim Zusammenlegen eines Kleidungsstückes in eine Folge von Handlungsschritten aufteilen, die sich an einzelnen Details orientiert. Sie können sich angewöhnen, den ordentlichen Vollzug jedes Schrittes bewusst zu kontrollieren und die jeweils erreichten Positionen des Stücks verbal zu beschreiben. Bei der Orientierung im Haus und in der Umgebung können sie sich verstärkt an „Landmarken" orientieren und sich Wege als eine Folge von verbalisierbaren Handlungsschritten („bei der zweiten Kreuzung links …") einprägen.

Den Betroffenen sollten Kompensationsstrategien vermittelt werden, die es ermöglichen, sicher abzuschätzen, ob sie mit dem Rollstuhl nahe genug und vom Winkel her passend am Bett positioniert sind, um den Transfer sicher umzusetzen. Ein einstudierter Ablauf mit für Betroffene messbaren Kontrollen soll ihnen vermitteln, wie sie entscheiden können, ob etwas sicher durchgeführt werden kann oder noch einmal überprüft werden sollte. Mittels Körperlängen, Schrittlängen, Bettlängen die Distanzen einzuschätzen ist ein weiterer Ansatz. Ebenso tragen Umweltanpassungen wie beispielsweise das Anbringen von selbstklebenden Farbbändern auf Treppenstufen und Schwellen, um den Kontrast zu erhöhen, zur Sicherheit bei.

6.10 Lernprozesse

6.10.1 Neurobiologie, Voraussetzung der Lernprozesse

Die Grundlage für die Aneignung neuer Informationen, also für „Lernvorgänge", bildet die „**neuronale Plastizität**". Bei der Geburt des Menschen sind nahezu alle Gehirnzellen vorhanden, lediglich im Zerebellum und limbischen System kommt es noch bis kurz nach der Geburt zur Zellbildung. Es folgt ein Prozess der **Hirnreifung**. Genetische Programme steuern das Aussprossen und das Verzweigen der Dendriten sowie die Myelinisierung (Gliazellen) der Axone. Durch das Aussprossen vermehrt sich die Anzahl der synaptischen Verbindungen mit anderen Zellen. Die Myelinisierung und die damit verbundene Verdickung der Myelinscheide (Markscheide) führen zu einer beschleunigten Reizweiterleitung. Vor allem in den ersten 2 Lebensjahren erfolgt eine deutliche **Vermehrung der Synapsen**. Diese Reifungsprozesse sind stark vom wechselseitigen Einfluss zwischen Individuum und Umwelt abhängig. Sie bestimmen u. a. die Fähigkeit der Informationsverarbeitung und die Intelligenz des Individuums. Es entwickelt sich ein Abstraktionsvermögen, das zur Schulreife des Kindes nötig ist. Somit bildet die Reifung die Basis für das Lernen. Ein frühkindlicher Reizentzug (Deprivation) sowohl motorischer als auch sensorischer Art führt zu einer Atrophie bzw. Wachstumsstörung des neuronalen Gewebes. Man spricht hierbei von Zeitfenstern, in denen die sinnesspezifische Grundstruktur ausgebildet sein muss, um die **Voraussetzung der Lernfähigkeit** zu gewährleisten. Eine Deprivation kann jede Sinnesmodalität betreffen (Exkurs 6.7).

Exkurs 6.7

Pädiatrie Oft werden die Folgen einer Otitis media (Mittelohrentzündung) bei Kleinkindern unterschätzt. Kommt es in einer kritischen Entwicklungsperiode (in frühen Lebensjahren) zu einer oder meh-

---

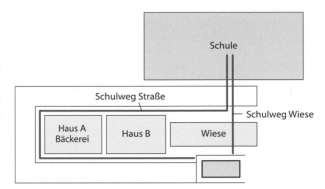

❏ **Abb. 6.5** Beispiel Schulweg: Der Weg zur Schule führt an 2 Häuserblocks vorbei. Eines Tages kommt ein Kind auf die Idee, den Trampelpfad über die Wiese zu benutzen. Die anderen Kinder merken den Vorteil und benutzen ebenfalls diesen Pfad. Der Pfad wird zunehmend breiter, bis schließlich die Stadtverwaltung den Pfad zum Weg ausbaut. Die Grundstruktur des Weges war bereits gelegt. Durch die verstärkte erfolgreiche Nutzung wurde schließlich der Weg gebahnt. Der alte Weg um die Bäckerei herum gerät ins Hintertreffen, bis die weitere Wegstrecke (z. B. aufgrund von Hunger auf Süßigkeiten) wieder Priorität erhält und ihr Nutzen wieder größer wird als der des kürzeren Wegs

---

reren Entzündungen, kann daraus eine Fehlhörigkeit resultieren (Heschl-Querwindung), die wiederum eine Sprachentwicklungsverzögerung nach sich zieht. Schätzungsweise geht bei ca. 60–70 % der Kinder mit einer Sprachentwicklungsverzögerung eine Lese-Rechtschreib-Schwäche (LRS) einher.

6.10.2 Synaptische Verschaltungen bei Lernprozessen

Man geht davon aus, dass die meisten der synaptischen Verbindungen bereits vor dem eigentlichen Lernprozess bestehen und durch den Lernvorgang stimuliert und spezialisiert (geweckt, gebahnt) werden.

Ein Beispiel ist in ❏ Abb. 6.5 dargestellt.

Dieser Lernvorgang wird nach dem kanadischen Psychologen Ronald Hebb als **Hebb-Regel** (Schmidt 1998) bezeichnet.

❯ **Wichtig**
Wird eine Zelle von einer anderen Zelle wiederholt und/oder lang andauernd erregt (Wahrnehmung), so steigt die Effizienz der Verbindung (Speicherung).

Die Effizienzverbesserung führt bei einer späteren gleichen (oder ähnlichen) Stimulation zu einer geringeren Reizschwelle. Das Reizmuster wird schneller, automatisierter und mit geringerem neuronalen Aufwand (Aufmerksamkeit) verarbeitet und beantwortet.

Ferner besagt die Hebb-Regel, dass bei der Entstehung synaptischer Verschaltungen nie nur eine präsynaptische Zelle (z. B. sensorisch) für die postsynaptische

Erregung (z. B. motorisch) verantwortlich ist, sondern parallel dazu **benachbarte Zellverbände**, die u. a. durch die sensorische Veränderung der Umwelt, durch Emotionen, Erfahrungen, Fertigkeiten, Motivation, Interesse etc. den postsynaptischen Zellverband aktivieren.

Die motorische und sensorische Trennung der neuronalen Systeme wird nur bedingt vorgenommen, um die Verständlichkeit zu verbessern. Die Innervation eines normalen Bewegungsablaufs geschieht immer **sensomotorisch**. Zur präsynaptischen sensorischen Erregung der postsynaptischen motorischen Zelle kommen jedoch immer zusätzliche präsynaptische Zellverbände hinzu („**Psychomotorik**"), die die Art und Ausführung einer Bewegung wesentlich beeinflussen.

> **Wichtig**
> Thorndikes „Gesetz des Effekts" beschreibt, dass das Erlernen einer bestimmten Handlung nur dann stattfindet, wenn diese Handlung einen Einfluss auf die Umwelt ausübt, und dass eine Belohnung (in welcher Form auch immer) zur Wiederholung dieser Handlung führt bzw. eine Bestrafung (in welcher Form auch immer) zur Löschung dieser Handlung führt.

6.10.3 Zusammenfassung: Wahrnehmung – Gedächtnis – Lernen

Man geht davon aus, dass im normalen Wachzustand permanent ca. 10 Mio. Reize auf die Sinneskanäle einwirken (Born und Oehler 2004). Diese Sinneseindrücke werden über die Afferenzen/Projektionsbahnen in den primär-sensorischen (somatosensorisch, visuell, auditiv) Rindenfeldern (Wahrnehmungsspeicher), im sogenannten Ultrakurzzeitgedächtnis verarbeitet. Dabei dominiert, wie auch bei allen Sehtieren (Augen sind nach vorn gerichtet), beim Menschen das visuelle System mit ca. 10 Mio. Sinneseindrücken. Das Ultrakurzzeitgedächtnis verfügt somit über eine unbegrenzte Speicherkapazität (Wahrnehmungsspeicher) bei minimaler Speicherdauer (wenige Millisekunden). Das heißt, bevor einem die meisten Reize ins Bewusstsein rücken, hat man sie wieder vergessen. Erst, wenn ein Reiz das Interesse weckt (Bottom-up-Prozesse) und/oder man ihm eine gewisse Aufmerksamkeit schenkt (Top-down-Prozesse), passiert er die thorakokortikale Wahrnehmungsschwelle (Thalamus, „the gate" = Tor zum Bewusstsein) und rückt ins Bewusstsein (Arbeitsgedächtnis). Das Arbeitsgedächtnis (Gegenwartsdauer) bildet die Schnittstelle zwischen Aufmerksamkeit, Gedächtnis und exekutiver Kontrolle und ermöglicht die Lösung kognitiver Aufgaben bei gleichzeitiger Speicherung der dazu notwendigen Informationen. Man geht von einer Speicherkapazität von 7±2 bei ca. 20–60 s Speicherdauer aus.

Therapierelevanz

Bei den meisten zentralnervös gestörten Patienten bestehen Aufmerksamkeitsstörungen. Man kann, je nach Schwere der Läsion, von **einer weitaus geringeren Speicherkapazität** im Arbeitsgedächtnis ausgehen. Liegt der Fokus in der sensomotorischen Funktionsanbahnung, sollten Gespräche, z. B. über den Nachbarn, die Ferien etc., nicht parallel zur sensomotorischen Behandlung geführt werden. Sie halten das Bewusstsein beim Gespräch und hemmen damit die Wahrnehmung, Funktionsverbesserung und v. a. eine gewisse Nachhaltigkeit. Sicherlich sollte evtl. zu Therapiebeginn Raum für allgemeine Anliegen geschaffen werden. In der Therapie jedoch sollte die neuronale Präsenz bei der Funktionsverbesserung liegen.

Damit die Informationen Nachhaltigkeit besitzen (langfristige Speicherung) und man sie automatisiert im Alltag abrufen kann, bedarf es einer gewissen Wiederholung. Zudem sollten diese Informationen eine emotionale Bedeutung haben und mit einer entsprechenden Motivation besetzt sein. Aktivitäten, die der Selbstständigkeit dienen bzw. sie verbessern, besitzen in der Regel eine hohe Motivation. Schmerzhafte, sinnlose und überfordernde Aktivitäten hingegen fördern eher „Frust statt Lust". Daher sollten die Therapieinhalte nach Möglichkeit positiv besetzt (an der mittleren bis oberen Leistungsgrenze), bewertet (Erfolgserlebnisse) und reflektiert/bestätigt werden, d. h.: das Mögliche verlangen und nicht das Unmögliche (◨ Abb. 6.6).

6.10.4 Praxis: Was bedeuten Sensomotorik und Psychomotorik?

Für das **Erlernen oder Wiedererlernen normaler Bewegung** (Intensivierung neuronaler Verschaltungen) im Sinne des funktionellen Einsatzes gilt grundsätzlich:

- Nicht die Bewegung (Motorik) nur um der Bewegung willen ausführen, sondern stets in der Interaktion mit der Umwelt (**Sensomotorik**) und mit den psychischen Prozessen (**Psychomotorik**) verbinden (Wulf et al. 2001).
- Die Handlungsausführung sollte erfolgsorientiert geschehen. Dabei sollte sowohl der Therapeut den positiven Verlauf z. B. als „schön", „toll", „gut" widerspiegeln (externe Motivation/Belohnung), als auch der Patient (bzw. sein ZNS) ihn als positiv erleben (intrinsische Motivation).
- Die Therapiesituation für den Patienten erfassbar (**kognitive Faktoren wie Aufmerksamkeit, Gedächtnis etc.**) und ausführbar (**exekutive Funktionen**) gestalten.

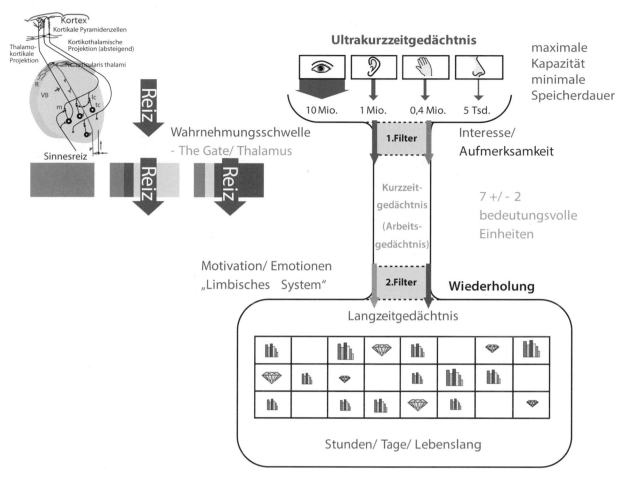

Abb. 6.6 Wahrnehmung Gedächtnis Lernen. (Mod. nach Born und Oehler 2004; mit freundl. Genehmigung)

— Bei Beeinträchtigung eines präsynaptischen Systems die Erregung der postsynaptischen Zelle durch den **verstärkten Einsatz des noch intakten präsynaptischen Zellverbands** verbessern (s. Hebb-Regel).

Dies bedeutet, dass die Einbeziehung der Psyche (Motivation, Emotionen, Erfahrungen etc.) und der Kognition des Patienten einen unabdinglichen Bestandteil in der therapeutischen Vorgehensweise darstellt. Die größte therapeutische Herausforderung liegt darin, das Anforderungsniveau so hoch zu setzen, dass der Patient möglichst lustbetont eine alltagsorientierte Handlung erfolgreich tätigt, die er im Grunde gar nicht konnte.

> **Wichtig**
> Eine Bewegung ohne Sinn ist, neuronal gesehen, eine sinnlose Bewegung.

In den sensomotorischen Regelkreisen besteht der präsynaptische Zellverband aus sensorischen und der postsynaptische aus motorischen Zellen. Diese Aussage könnte für einfache reflexgesteuerte Regelkreise (1./2. SMRK) zutreffen, jedoch erfolgt auch hier im Sinne einer normalen Bewegungsbahnung eine Hemmung durch sub-

kortikale Zentren. Mit zunehmender Differenziertheit der Bewegung werden die Verschaltungen komplexer und umfangreicher (► Abschn. 3.4, „Entwicklung neuronaler Bewegungsprogramme").

Fragen zur Psychomotorik, die sich der Therapeut stellen sollte:
— Wie fühlt sich der Patient in der Therapie?
— Wo liegen seine Ziele?
— Versteht er die Aufgabe?
— Kann er sich mit der Therapie identifizieren?
— Sieht bzw. versteht er den Sinn in der Therapie?
— Wie könnte ich das Interesse des Patienten wecken?
— Welches sind seine Hobbys?
— Was macht er in seiner Freizeit?
— Welche Aktivität kann er in seiner momentanen Situation physiologisch ausführen?
— Wie könnte man seine gewohnte Aktivität an seine momentane Situation adaptieren bzw. in die Therapie integrieren?

Die Antworten auf diese und ähnliche Fragen ergeben die **Therapieinhalte** (► Kap. 12, „CMOP").

Oft hört man den Ausdruck „Lachen ist die beste Medizin". Ob das Lachen allein die Situation des Patienten verbessert, ist zu bezweifeln. Mit einem zufriedenen, motivierten Patienten jedoch rückt die Zielerreichung deutlich näher.

Lachen bedeutet „mit dem Patienten lachen" und nicht über ihn. Man muss sehr vorsichtig sein, um nicht vom Humorvollen ins Lächerliche zu verfallen. Zudem muss das Lachen situationsadäquat sein. Depressive Verstimmtheiten sind, meist bei linkshirnig Betroffenen, eine typische Begleitsymptomatik. Im Kontext der Krankheitsverarbeitung wäre ein unangebrachter Witz unpassend. Der Therapeut sollte die Stimmung des Patienten akzeptieren, sie darf jedoch nicht zum Inhalt der Therapie werden.

Literatur

Aschenbrenner S, Tucha O & Lange KW (2001) Regensburger Wortflüssigkeits-Test (RWT). Hogrefe, Göttingen

Baddeley A (1986) Working memory, Oxford University Press, Oxford

Bäumler G (1985) Farbe-Wort-Interferenztest (FWIT). Hogrefe, Göttingen

Birbaumer N, Schmidt RF (1996) Biologische Psychologie, 5. Aufl. Springer, Berlin Heidelberg

Birbaumer N, Schmidt RF (2003) Biologische Psychologie. Springer, Berlin, Heidelberg

Born A, Oehler C (2004) Lernen mit ADS-Kindern. Kohlhammer, Stuttgart

Brandt T, Dieterich M, Danek A (1994) Vestibular cortex lesions affect the perception of verticality. Ann.Neurol. 35:403-412

Brickenkamp R et al. (2010) Test d2 – Aufmerksamkeits-Belastungs-Test (d2). Hogrefe, Göttingen

Deutsche Gesellschaft für Neurologie (2020) S1-Leitlinie Rehabilitation bei Störungen der Raumkognition. https://www.awmf.org/leitlinien/detail/ll/030-126.html (Registernummer 030-126)

Götze R. (2015) Neuropsychologisches Befundsystem für die Ergotherapie; Springer; 4. Aufl. 2015 Edition

Gschwend G (1998) Neurophysiologische Grundlagen der Hirnleistungsstörung. Karger, Freiburg

Kerkhoff G, Neumann G, Neu J (2007) Beobachtungsbogen für räumliche Störungen. Hogrefe, Göttingen

Levine B, Robertson IH, Clare L et al. (2000) Rehabilitation of executive functioning: An experimental — clinical validation of goal management training. J Int Neuropsychol Soc 6:299–312

Meichenbaum, D. & Goodman, J. (1971) Training impulsive children to talk to themselves: A means of developing self-control. Journal of Abnormal Psychology, 77, 115–126

Muth-Seidel D, Petermann F (2008) Training für Kinder mit räumlich-konstruktiven Störungen. Das neuropsychologische Einzeltraining DIMENSIONER II. Hogrefe, Göttingen

Oswald WD (2016) Zahlen-Verbindungs-Test (ZVT). Hogrefe, Göttingen

Poeck K, Hacke W (1998) Neurologie, 10. Aufl. Springer, Berlin, Heidelberg

Prosiegel M (1998) Neuropsychologische Störungen und Rehabilitation. Pflaum, München

Pschyrembel W (1991) Klinisches Wörterbuch. de Gruyter, Berlin

Rey A (1959) Manuel du test de copie d'une figure complexe de A. Rey. Paris: Les Editions du Centre de Psychologie Appliquée

Roth G (2001) Fühlen, Denken, Handeln. Suhrkamp, Frankfurt a.M.

Sacks O (1990) Der Mann, der seine Frau mit einem Hut verwechselte. Rowohlt, Reinbek

Schmidt R (1998) Neuro- und Sinnesphysiologie. Springer, Berlin, Heidelberg

Schmidt RF, Thews G (1997) Physiologie des Menschen. Springer, Berlin, Heidelberg

Schweizer V (2017) Neurotraining, 5. Aufl. Springer, Berlin, Heidelberg

Schuett S, Zihl J (2012) Störungen der visuellen Wahrnehmung. Der Nervenarzt, 83:1053–1064

Sturm W (2009) Raum- vs. aufmerksamkeitsbezogene Therapie bei Halbseiten-Neglekt: Ein Vergleich mithilfe von Verhaltens- und Bildgebungsdaten. J Neurol Neurochir Psychiatr 10(2):56–60

Sturm W, Herrmann M, Wallesch CW (2000) Lehrbuch der Klinischen Neuropsychologie. Swets & Zeitlinger, Lisse

Tucha O, Lange KW (2004) Turm von London – Deutsche Version (TL-D). Hogrefe, Göttingen

Warrington, EK, James M (1991) The Visual Object and Space Perception Battery(VOSP). Bury St. Edmunds, England: Thames Valley Test Co.

Watzlawick P (1976) Wie wirklich ist die Wirklichkeit? Piper, München

Wilson BA , Alderman N, Burgess, PW ,Emslie H & Evans JJ (1996) Behavioural Assessment of the Dysexecutive Syndrome (BADS)

Wulf G et al (2001) The automaticity of complex motor skill learning as a function of attentional focus. Q J Ex Psychol A 54:1143–1154

Störungsbilder
in der Neurologie

Inhaltsverzeichnis

II

Internationale Klassifikation der Funktionsfähigkeit, Behinderung und Gesundheit (ICF)

Angela Harth

Inhaltsverzeichnis

© Springer-Verlag GmbH Deutschland, ein Teil von Springer Nature 2022
K.-M. Haus (Hrsg.), *Neurophysiologische Behandlung bei Erwachsenen und Kindern*,
https://doi.org/10.1007/978-3-662-62292-6_7

7.1   Einleitung

Im Jahr 2001 verabschiedete die Weltgesundheitsorganisation (WHO) ein Dokument, das die Rehabilitation in Deutschland in bedeutender Weise beeinflusst.

Die „International Classification of Functioning, Disability and Health" (ICF) – deutsch: „Internationale Klassifikation der Funktionsfähigkeit, Behinderung und Gesundheit" – löst die bisherige „Klassifikation der Schädigungen, Fähigkeitsstörungen und Beeinträchtigung" (ICIDH) von 1980 und ihre nachfolgende Version, die ICIDH-2, ab.

> **Wichtig**
> Die ICIDH ist ein Modell, das die Folgen von Krankheit oder Trauma erfasst und entstandene Gesundheitsstörungen in Schädigungen, Fähigkeitsstörungen und Beeinträchtigungen einteilt.

Dabei legt die ICIDH eine lineare Kausalität zugrunde, d. h., sie geht davon aus, dass eine bestimmte Schädigung bestimmten Fähigkeitsstörungen und Beeinträchtigungen hervorruft. Im Vergleich zu ihrer Vorgängerin stellt die ICF eine konzeptionelle Neuerung dar.

> **Wichtig**
> Die ICF ist ein biopsychosoziales Modell, das die Komponenten der Gesundheit beschreibt.

Im Gegensatz zur ICIDH stehen in der ICF die Komponenten der Gesundheit nicht eindimensional nebeneinander, sondern multidimensional in einer dynamischen Interaktion zueinander und mit der Umwelt (☐ Abb. 7.1). Das Konzept der Funktionsfähigkeit (engl.: „functioning") ist der Leitbegriff der ICF.

Eine Person ist funktional gesund, wenn:
- ihre körperlichen Funktionen und Strukturen allgemein den Normen entsprechen (Konzept der Körperfunktionen und -strukturen),
- sie alles tun kann, was von einer Person ohne Gesundheitsprobleme erwartet wird (Konzept der Aktivitäten),
- sie ihr Dasein in allen Lebensbereichen, die ihr wichtig sind, entfalten kann, wie es von einer Person ohne Beeinträchtigung der Körperfunktionen oder -strukturen erwartet wird (Konzept der Teilhabe an Lebensbereichen) (DIMDI 2005).

Statt der negativen Begriffe, die in früheren Klassifikationen die krankheitsbedingten Einschränkungen darstellten, werden nun neutrale Begriffe verwendet, die auch die Ressourcen von Personen erfassen und beschreiben. Die folgende Übersicht gibt einen Überblick über die Wechselwirkungen zwischen den Komponenten der ICF.

Internationale Klassifikation der Funktionsfähigkeit, Behinderung und Gesundheit (ICF)

- Die ICF ist nicht nur auf Personen mit Behinderung bezogen, sondern umfasst alle Aspekte der menschlichen Gesundheit und liefert eine Beschreibung dieser Aspekte.
- Sie dient als Rahmen der Organisation von Informationen.
- Sie stellt ein Schema zur Verfügung, um diese Informationen auf sinnvolle Art und Weise darzustellen.
- Zum ersten Mal werden Umweltfaktoren und ihre Einflüsse auf die Gesundheit von Menschen erfasst, entweder negativ als Barrieren oder positiv als Förderfaktoren.

7.2   Anwendung der ICF

Die ICF gehört zur Familie der Klassifikationen der WHO und ist für verschiedene Berufsdisziplinen und Anwendungsbereiche entwickelt worden. Es ist von eminenter Bedeutung, dass alle Akteure der Rehabilitationsszene ein einheitliches Konzept und ein gemeinsames Verständnis für Rehabilitationsbemühungen haben. Neben diesem gemeinsamen Verständnis liefert die ICF auch gleichzeitig eine gemeinsame Sprache mit. Alle modernen Definitionen des Begriffs der Rehabilitation basieren auf der ICF. Sie stellt eine internationale gemeinsame Sprache für die Beschreibung der funktionalen Gesundheit zur Verfügung, sodass die Kommunikation zwischen den Professionellen im Gesundheitswesen national und international vereinfacht und verbessert wird. Sie ermöglicht so Datenvergleiche sowohl zwischen den Disziplinen des Gesundheitswesens als auch zwischen verschiedenen Ländern.

> **Wichtig**
> Oberstes Ziel der Rehabilitation ist die optimale soziale (Re-)Integration mit Teilhabe an allen für eine Person wichtigen Lebensbereichen.

Daher ist die ICF von Bedeutung bei der Interventionsplanung und der Evaluation von Outcomes der Rehabilitation. Erstmals können die Einflüsse von Umweltbedingungen auf die Gesundheit einer Person klassifiziert werden.

Förderfaktoren, die eine Teilhabe begünstigen, oder Barrieren zur Teilhabe können nun identifiziert werden. Mit der ICF kann nicht nur die materielle Umwelt beschrieben werden, etwa das Fehlen von Rampen für Rollstuhlfahrer, sondern auch Barrieren in Form verhaltensbezogener Faktoren, z. B. die Einstellung der Menschen

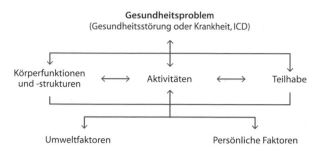

Gesundheitsproblem
(Gesundheitsstörung oder Krankheit, ICD)

Körperfunktionen
und -strukturen   ⟷   Aktivitäten   ⟷   Teilhabe

Umweltfaktoren   Persönliche Faktoren

◘ Abb. 7.1 Das ICF-Modell der Komponenten der Gesundheit. (DIMDI 2005, mit freundl. Genehmigung der Weltgesundheitsorganisation (WHO))

in unserer Gesellschaft. In die ICF ist die „**Rahmenbestimmung für die Herstellung von Chancengleichheit von Personen mit Behinderung**" (UN 1993) integriert; daher stellt sie eine Möglichkeit zur „**Umsetzung internationaler Aufträge bezüglich der erklärten Menschenrechte und für die nationale Gesetzgebung**" zur Verfügung (DIMDI 2005, S. 7).

7.3 Terminologie

Die ICF-Klassifikation besteht aus den folgenden 2 Hauptteilen:
- Funktionsfähigkeit und Behinderung und
- Kontextfaktoren.

Jeder Hauptteil besteht aus 2 Komponenten:
- Teil 1: Funktionsfähigkeit und Behinderung
    - 1.1 Körperfunktionen und Körperstrukturen
    - 1.2 Aktivitäten und Teilhabe
- Teil 2: Kontextfaktoren
    - 2.1 Umweltfaktoren
    - 2.2 Personenbezogene Faktoren

Im Grundsatzpapier der Deutschen Rentenversicherung (2003, S. 53) wird verdeutlicht, dass Funktionsfähigkeit alle Aspekte der funktionalen Gesundheit umfasst und dass jede Beeinträchtigung der funktionalen Gesundheit als Behinderung betrachtet wird. Um Problembereiche zu verdeutlichen, wird bei einer Störung der Körperfunktionen oder einem Schaden der Körperstrukturen, bei einer Einschränkung einer Aktivität oder einer Beeinträchtigung der Teilhabe von einer Behinderung gesprochen. Allerdings, und dies ist eine der wichtigen Neuerungen in der ICF, kann der Oberbegriff Funktionsfähigkeit auch neutral verwendet werden.

Die Kontextfaktoren können entweder positiven Einfluss auf der Funktionsfähigkeit haben oder sich negativ auswirken und so zu einer Behinderung beitragen. Umweltfaktoren stehen in Wechselwirkung mit den Komponenten der Körperfunktionen und -strukturen, aber auch mit Aktivitäten und Teilhabe. Zum Beispiel können Luftverschmutzung und Lärm Körperfunktionen und -strukturen negativ beeinflussen. Die Teilhabe, z. B. am beruflichen Leben, kann durch die Einstellungen der Menschen in der Gesellschaft beeinflusst werden. Ob ein Arbeitgeber bereit ist, eine Person mit einer Behinderung einzustellen, hängt sicherlich von seinen eigenen Werten und Überzeugungen ab, aber auch in nicht unbedeutender Weise von dem politischen und dem Rechtssystem sowie der wirtschaftlichen Situation eines Landes.

Personenbezogene Faktoren gehören ebenfalls zu den Kontextfaktoren. Aus den klinischen Erfahrungen wissen wir, dass jede Person Attribute besitzt, die in der Rehabilitationssituation entweder dienlich oder weniger dienlich sein können, z. B. Lebensstil und Gewohnheiten.

Definition

Definitionen zu 1.1 Körperfunktionen und Körperstrukturen:
- Körperfunktionen sind die physiologischen oder psychischen Funktionen von Körpersystemen.
- Körperstrukturen sind anatomische Teile des Körpers wie Organe, Gliedmaßen und ihre Bestandteile.

Eine Schädigung ist die Beeinträchtigung einer Körperfunktion oder -struktur im Sinne einer wesentlichen Abweichung oder eines Verlusts.

Definitionen zu 1.2 Aktivitäten und Teilhabe:
- Eine Aktivität bezeichnet die Durchführung einer Aufgabe oder Handlung durch einen Menschen.
- Teilhabe ist das Einbezogensein in eine Lebenssituation.

Eine Beeinträchtigung der Aktivität ist die Schwierigkeit eines Menschen, die Aktivität durchzuführen. Eine Beeinträchtigung der Teilhabe ist ein Problem, das ein Mensch beim Einbezogensein in eine Lebenssituation erlebt.

Definition

Die Komponenten der Aktivitäten und Teilhabe sind in 9 Domänen aufgeteilt, die alle im Leben wichtigen Bereiche enthalten, u. a. Mobilität, Selbstversorgung, Kommunikation und interpersonelle Interaktionen und Beziehungen. Diese Domänen werden noch näher bestimmt durch 2 Beurteilungsmerkmale:
- Leistung (engl.: „performance") beschreibt, was ein Mensch in seiner üblichen Umwelt tut.
- Leistungsfähigkeit (engl.: „capacity") beschreibt das höchstmögliche Niveau der Funktionsfähigkeit, das ein Mensch bei der Durchführung einer Handlung in einer „**standardisierten**" Umwelt erreichen kann.

┌─ **Definition** ─────────────────────────
│
│ **zu 2.1 Umweltfaktoren**
│   Umweltfaktoren bilden die materielle, soziale und
│ einstellungsbezogene Umgebung ab, in der Menschen
│ leben und ihr Dasein entfalten.
│
└──────────────────────────────────────

Aufgrund ihrer Vielfältigkeit werden die personenbezogenen Faktoren nicht definiert und sind nicht in der ICF klassifiziert. Sie sind aber im Modell der Komponenten der Gesundheit mit aufgenommen, um ihre Bedeutung zu unterstreichen.

Mehr Informationen zur Klassifikation und Kodierung sind zu finden unter „**Deutsches Institut für medizinische Dokumentation und Information**" (▶ http://www.dimdi.de).

7.4   ICF und Ergotherapie

Grundannahmen der Ergotherapie sind:
- Betätigung ist ein integraler Bestandteil von Gesundheit und Wohlbefinden.
- Es ist ein Grundbedürfnis von Menschen, tätig zu sein (Harvey und Pentland 2004).

Primäres Ziel der Ergotherapie ist, „**menschliche Betätigung**" zu ermöglichen (Law et al. 1997) und Betätigung als ein therapeutisches Medium zu verwenden.

Innerhalb des Bezugsrahmens der ICF können Ergotherapeuten ihre Aufgabenbereiche identifizieren. Bereits 1994 veröffentlichte die American Occupational Therapy Association die 3. Ausgabe der „**Uniform Terminology for Occupational Therapy**", in der sie die Aufgabenbereiche der Ergotherapie („**Domains of Concern**") in Zusammenhang mit der damaligen Version der ICIDH-2 beschreibt.

Diese Bereiche sind auch mit den Komponenten der ICF kompatibel.
- Performanzkomponenten („performance components"), entsprechen in der ICF: Beeinträchtigung einer Körperfunktion oder -struktur,
- Performanzbereiche („performance areas"), entsprechen in der ICF: Beeinträchtigung der Aktivität,
- Performanzkontexte („performance contexts"), entsprechen in der ICF: Beeinträchtigung der Teilhabe.

Eine klientenzentrierte ergotherapeutische Evaluation beginnt sinnvollerweise in den Bereichen der Performanz, um festzustellen, in welchen Bereichen Probleme liegen; sie identifiziert dann, welche Performanzkomponenten und Kontextfaktoren einer Person bei den alltäglichen Betätigungen hilfreich sind und welche sie behindern bzw. einschränken.

In der ICF sind die Komponenten der Gesundheit systematisch verschlüsselt, sodass sie sinnvoll und nütz-

lich in verschiedenen Bereichen eingesetzt werden können (s. folgende Übersicht).

┌─────────────────────────────────────
│ **Einsatzmöglichkeiten der ICF**
│ - Befundung und Diagnostik
│ - Entwicklung von individuellen Rehabilitations-
│   zielen
│ - Erstellung des Therapieplans
│ - Auswahl geeigneter Maßnahmen
│ - Evaluation von Rehabilitationsmaßnahmen
│ - Dokumentation (Deutsche Rentenversicherung
│   2003)
└─────────────────────────────────────

❯ **Wichtig**
Die ICF ist eine Klassifikation und kein Assessmentinstrument. Mit der ICF als Rahmenmodell können jedoch Messinstrumente entwickelt oder bereits vorhandene Instrumente verglichen werden.

Künftige Untersuchungen zur Erfassung des Gesundheitsstatus, der Lebensqualität, zur Bewertung eines Therapiekonzepts oder des Erfolgs eines chirurgischen Eingriffs sollten bei der Auswahl der verwendeten Messinstrumente alle Aspekte der Funktionsfähigkeit berücksichtigen.

Eine Orientierung an den Bereichen der ICF sichert eine systematische und zugleich holistische Vorgehensweise und Zielsetzung. Verlaufsbeurteilungen, z. B. zu Beginn und am Ende einer Intervention, ermöglichen Aussagen bezüglich ihrer Effektivität und der Zufriedenheit der Patienten. Im Sinne einer Prozesssteuerung wird bei nicht erreichten Zielen oder unzufriedenen Patienten die eigene Praxis kritisch reflektiert, nämlich ob aus der Perspektive der ICF die durchgeführten Maßnahmen tatsächlich die Merkmale eines biopsychosozialen Konzepts zeigen.

❯ **Wichtig**
In der modernen Rehabilitation ist ein multidisziplinärer Ansatz unbedingt erforderlich, und es gilt, in diesem komplexen Geschehen die ICF als Bezugsrahmen zu verwenden.

Die Kommunikation zwischen den Professionellen im Gesundheitswesen wird vereinfacht und verbessert. Es wird die tägliche Praxis erleichtern, wenn alle Kollegen „**die gleiche Sprache sprechen**" und klare Vorstellungen haben, wo der Fokus der gemeinsamen Bemühungen liegt. Sowohl national als auch international können Ergotherapeuten an diesem multidisziplinären Diskurs teilnehmen.

Mit der Umsetzung und Verwendung der ICF in der Neurorehabilitation beschäftigt sich seit 2002 das Neuro-ICF-Team in der Asklepios Klinik Schaufling.

Für weitere Informationen sei auf die Website der Klinik, ▶ http://www.asklepios.com, verwiesen.

Außerdem bietet das Deutsche Register Klinischer Studien (DRKS) die Möglichkeit, Informationen zu laufenden und abgeschlossenen ICF-Projekten in Deutschland zu suchen. Das DRKS wurde am Universitätsklinikum Freiburg im Rahmen eines Bundesministerium für Bildung und Forschung-Projektes implementiert. Seit 2017 wird es dauerhaft vom DIMDI weitergeführt (▶ https://www.dimdi.de/dynamic/de/klassifikationen/icf/projekte/).

7.5   Bedeutung des SGB IX

Am 01.07.2001 ist in Deutschland das neue SGB IX, **„Rehabilitation und Teilhabe behinderter Menschen"**, in Kraft getreten (Bundestag 2001). Neben den Bereichen Körperstruktur und Körperfunktionen ist der Fokus auf Alltagsaktivitäten (Aktivitäten und Teilhabe) und auf die Fähigkeiten gerichtet, die eine Person für die möglichst autonome und zufriedenstellende Bewältigung ihres individuellen Alltags bzw. für ihre berufliche und soziale Integration benötigt. Mit einbezogen sind auch die persönlichen und umweltbezogenen Kontextfaktoren. Als übergeordnetes Ziel des SGB IX ist in § 1 die Förderung der Selbstbestimmung und Partizipation (Teilhabe am Leben in der Gesellschaft) formuliert. Somit wird mit dem SGB IX u. a. eine Brücke zu den konzeptionellen Grundlagen des biopsychosozialen Modells geschlagen, und der ICF-Begriff der Teilhabe ist zum Leitbegriff der Rehabilitation geworden. Selten ist in Deutschland eine konzeptionelle Terminologie zur funktionellen Gesundheit so schnell in Recht umgesetzt worden.

7.6   Zusammenfassung

❯ **Wichtig**
  Die ICF ist eine Klassifikation der funktionalen Gesundheit und ihrer Beeinträchtigungen. Sie stellt ein biopsychosoziales Modell der Gesundheit mit einer gemeinsamen Sprache dar.

In den folgenden Kapiteln findet der Leser Komponenten der Gesundheit, wie sie in der Neurophysiologie zu beobachten sind. Es wird empfohlen, stets einen Vergleich zwischen dem Inhalt der Kapitel und dem ICF-Modell der Gesundheit zu ziehen, um die oben genannten Teilbereiche transparent zu machen. Im Beitrag zum **kanadischen Modell der Betätigungsperformanz** (▶ Kap. 12, „Das Canadian Model of Occupational Performance and Engagement [CMOP-E]") wird die Kompatibilität zwischen der ICF und einem ergotherapeutischen Praxismodell überprüft.

Beide Modelle erkennen, dass die Ausführung menschlicher Betätigungen (Aktivitäten) und das Erfüllen sozialer Rollen (Teilhabe) von Performanzkomponenten (Körperfunktionen und Körperstrukturen) beeinflusst werden. Sie sind Voraussetzungen für das Ausführen von Betätigungen. Diese Komponenten können positive oder negative Wirkungen haben. Wenn bestimmte Fertig- und Fähigkeiten nicht als Grundlagen vorliegen, kann dies zu einer **„Betätigungsdysfunktion"** führen, in ICF-Terminologie also zu einer Beeinträchtigung der Aktivität und/oder der Teilhabe. Es können Beeinträchtigungen einer Körperfunktion oder -struktur existieren, ohne dass daraus merkliche Probleme bei Aktivitäten und Teilhabe resultieren, oder es kann umgekehrt deutliche Partizipationseinschränkungen geben, ohne dass gesundheitliche Probleme vorliegen (Stigma, Diskriminierung). Die Umweltfaktoren können sowohl nach der ICF als auch nach dem kanadischen Modell eine hemmende oder fördernde Auswirkung auf die Ausführung einer Betätigung haben, d. h., die Performanz wird durch eine Anzahl von Faktoren beeinflusst, die sie behindern oder begünstigen (Förderfaktoren oder Barrieren).

❯ **Wichtig**
  Die ICF versteht unter **„Performance"** (Leistung) die Ausführung von Aktivitäten bzw. die **„gelebte Erfahrung"** in der üblichen sozialen Umgebung. **„Capacity"** (Leistungsfähigkeit) bedeutet, dass die Ausführung in einer standardisierten (kontrollierten) Umgebung stattfindet.

Bei Problemen in der Ausführung von Betätigungen besteht die Aufgabe des Ergotherapeuten darin, herauszufinden, welche Betätigungen für den Patienten wichtig sind, welche er unbedingt ausführen will bzw. welche aufgrund seiner sozialen Rollen von ihm erwartet werden und ob er mit der Art und Weise der Durchführung zufrieden ist.

Literatur

Zitierte Literatur

American Occupational Therapy Association (1994) Uniform terminology for occupational therapy, 3. Aufl. Am J Occup Ther 48:1047–1054

Bundestag (2001) Sozialgesetzbuch (SGB) Neuntes Buch (IX) – Rehabilitation und Teilhabe behinderter Menschen. Artikel 1 des Gesetzes vom 19.6.2001, Bundesgesetzblatt Jahrgang 2001 Teil 1 Nr. 27, 1046, ausgegeben zu Bonn am 22. Juni 2001. http://www.bundestag.de

Deutsche Rentenversicherung (2003) Grundsatzpapier der Rentenversicherung zur internationalen Klassifikation der Funktionsfähigkeit, Behinderung und Gesundheit (ICF) der Weltgesundheitsorganisation (WHO) Bd. 1–2, S 52–59

Deutsches Institut für medizinische Dokumentation und Information, DIMDI (Hrsg) (2005) Internationale Klassifikation der Funktionsfähigkeit, Behinderung und Gesundheit (ICF) der Weltgesundheitsorganisation (WHO), deutschspr. Fassung. Medizinische Medien Information, Neu-Isenberg

Deutsches Institut für medizinische Dokumentation und Information, DIMDI ICF-Projekte im deutschsprachigen Raum. https://www.dimdi.de/dynamic/de/klassifikationen/icf/projekte. Zugegriffen: 26. Febr. 2021

Harvey A, Pentland W (2004) What do people do? In: Christiansen C, Townsend E (Hrsg) Introduction to occupation: the art and science of living. Prentice Hall, New York, S 63–90

Law M, Polatajko H, Baptiste S, Townsend E (1997) Core concepts of occupational therapy. In: CAOT (Hrsg) Enabling occupation: an occupational therapy perspective. CAOT ACE, Ottawa, S 30–56

UN – United Nations General Assembly Resolutions – 48th. Session (1993) Standard rules on the equalization of opportunities for persons with disabilities, G.A. res. 48/96. https://www.un.org/development/desa/disabilities/standard-rules-on-the-equalization-of-opportunities-for-persons-with-disabilities.html. Zugegriffen: 26. Febr. 2021

World Health Organisation (WHO) (1980) International classification of impairments, disabilities and handicaps. WHO Publication, Geneva

World Health Organisation (WHO) (2001) International classification of functioning, disability and health (ICF). WHO Publications, Geneva. https://www.who.int/standards/classifications/international-classification-of-functioning-disability-and-health. Zugegriffen: 26. Febr. 2021

Weiterführende Literatur

Bundesarbeitsgemeinschaft für Rehabilitation (2008) ICF-Praxisleitfaden 2. Trägerübergreifende Informationen und Anregungen über die praktische Nutzung der Internationalen Klassifikation der Funktionsfähigkeit, Behinderung und Gesundheit (ICF) in medizinischen Rehabilitationseinrichtungen. BAR, Frankfurt a.M.

Bickenbach J, Jerosch-Herold C (2009) Die Internationale Klassifikation der Funktionsfähigkeit, Behinderung und Gesundheit. In: Jerosch-Herold C, Marotzki U, Stubner B, Weber P (Hrsg) Konzeptionelle Modelle für die ergotherapeutische Praxis, 3. Aufl. Springer, Berlin, Heidelberg, S 46–54

Cieza A, Geyh S, Chatterji S, Kostanjsek N, Üstun B, Stucki G (2005) ICF linking rules: an update based on lessons learned. J Rehab Med 37:212–218

Ewert T, Geyh S, Grill E, Cieza A, Zaisserer S, Stucki G (2005) Die Anwendung der ICF in der Neurorehabilitation anhand des ICF-Modellblattes und der ICF Core sets. Neurol Rehabil

George S, Klier R (2007) Leistungsbeschreibungen für die Ergotherapie in der ambulanten Rehabilitation nach ICF. Ein Projekt des Deutschen Verbands der Ergotherapeuten (DVE). Ergotherapie Rehabil 46:5–13

Grill E, Ewert T, Chatterji S, Kostanjsek N, Stucki G (2005) ICF Core Sets development for the acute hospital and early post-acute rehabilitation facilities. Disabil Rehabil 27:361–366

Rentsch HP, Bucher PO (Hrsg) (2005) ICF in der Rehabilitation. Die praktische Anwendung der Internationalen Klassifikation der Funktionsfähigkeit, Behinderung und Gesundheit im Rehabilitationsalltag. Schulz-Kirchner, Idstein

Schliehe F (2006) Das Klassifikationssystem der ICF. Rehabilitation 45:258–271

Schuntermann M (2005) Einführung in die ICF. Ecomed, Landsberg a.L.

Stamm T, Cieza A, Machold K, Smolen J, Stucki G (2006) Exploration of the link between occupational therapy model and the international classification of functioning, disability and health. Aust Occ Ther J 53:9–17

Stier-Jarmer M, Grill E, Ewert T, Bartholomeyczik S, Finger M, Mokrusch T, Kostanjsek N, Stucki G (2005) ICF core set for patients with neurological conditions in early post-acute rehabilitation facilities. Disabil Rehabil 27(7–8):389–395

Neurologische Krankheits- und Störungsbilder

Karl-Michael Haus

Inhaltsverzeichnis

Die elektronische Version dieses Kapitels enthält Zusatzmaterial, auf das über folgenden Link zugegriffen werden kann https://doi.org/10.1007/978-3-662-62292-6_8.

Die in diesem Kapitel beschriebenen Störungsbilder kommen besonders häufig in der neurologischen Behandlung vor. Für sie werden deshalb im Folgenden exemplarisch u. a. Befunderhebung, Therapieplanung und Therapie dargestellt.

Alle erwähnten Videos finden Sie unter: https://doi.org/10.1007/978-3-662-62292-6_8

8.1 Hemiplegie

Die Hemiplegie zählt zu den häufigsten zerebralen Bewegungsstörungen. Beim Erwachsen wird sie meist (75 %) durch einen Infarkt, z. B. durch einen Verschluss der **Arteria cerebri media** (> 70 % aller Infarkte, = „Schlaganfallarterie"), oder durch eine Massenblutung (20 %) verursacht.

Die Pyramidenbahn (► Kap. 3, „Motorische Systeme") durchläuft auf ihrem Weg von den sensomotorischen Kortizes (Neokortex/Basalganglien) zum Rückenmark (Tractus corticospinalis) die Capsula interna (innere Kapsel). Eine Unterbrechung des Faserzugs im Bereich der **Capsula interna** (liegt im Hauptstromgebiet der A. cerebri media) führt zum Verlust sensomotorischer Funktionen auf der zum Läsionsort kontralateralen Körperseite und damit zur Hemiplegie (schwerere Form) bzw. Hemiparese (leichtere Form).

Bei der **Hemiparese** sind die grobmotorischen Fähigkeiten in der Rumpf- und der proximalen Körpermuskulatur noch recht gut erhalten bei bestehenden feinmotorischen Bewegungseinschränkungen. Die **Hemiplegie** ist meist durch einen kompletten (halbseitigen) **Funktionsverlust** in der **Rumpf-** (z. B. ► Abschn. 5.5.2, „Stellreaktionen") und der **Extremitätenmuskulatur** geprägt. Durch die symmetrische Körperstruktur sind normale Bewegungsabläufe ein stetiges Miteinander beider Körperhälften, wobei häufig eine Körperhälfte die Stabilität für die Mobilität der anderen bietet. Daraus resultieren bei der Hemiplegie eine hohe kompensatorische Anspannung und Funktionseinschränkungen auf der augenscheinlich „gesunden" Körperseite. In der Beschreibung der Hemiplegie (Hemiparese) wird daher von der **betroffenen** und von **der weniger betroffenen** bzw. von der (in Anführungsstrichen) **„gesunden" Körperseite** gesprochen.

Die Behandlung der Hemiplegie/Hemiparese (beide Begrifflichkeiten finden häufig auch unterschiedliche Verwendung) bildet den praktischen Schwerpunkt dieses Buchs und wird daher in den Fallbeispielen ausführlich beschrieben. Häufig treten neben den sensomotorischen Störungsbildern auch neuropsychologische Syndrome auf (► Kap. 6, „Neuropsychologie"), die den Rehabilitationsprozess erheblich erschweren können.

8.1.1 Theorien zur Spastizität

An einem „normalen Bewegungsablauf" sind stets alle neuronalen Strukturen des ZNS beteiligt (◼ Abb. 8.1, SMRK 1–5). Das Versorgungsgebiet der A. cerebri media liegt im Gebiet der Capsula interna (s. oben, Verlauf der Pyramidenbahn), wodurch eine Läsion meist die Strukturen des 5. bzw. – je nach Schwere – des 4. SMRK betrifft und mehr oder minder starke, meist distal betonte sensomotorische Ausfälle bedingt. Da der 3. SMRK (Hirnstamm, Kleinhirn, Vestibulariskerne) noch regulierend aktiv ist, richtet sich der Kopf (s. ◼ Abb. 4.5b,c, Kopfstellreaktion) noch im Schwerkraftfeld relativ symmetrisch im Schwerkraftfeld aus. Eine Läsion bis in den Hirnstamm hingegen bewirkt eine spinale Haltungsbewahrung (u. a. M. erector spinae), wobei die WS gegen die Schwerkraft fixiert und der Kopf fixierend folgt (= keine Rumpf- bzw. Kopfstellreaktionen, ◼ Abb. 3.6b).

Unmittelbar nach einer Läsion kommt es zum Innervationsverlust der kontralateralen Körperseite, man spricht vom sogenannten Schockzustand bzw. der Schockphase (spinaler Schock). Die Assoziation innerhalb des Gehirns und die Projektionen zwischen dem Gehirn und dem Rückenmark gehen verloren, wodurch (wahrscheinlich) ein relatives Chaos entsteht. Die Schockphase ist dabei von einer **kompletten schlaffen Parese** (mit dem Erlöschen der Eigenreflexe) geprägt. Manche Autoren sprechen in dieser Phase von einer erhöhten Inhibition des ZNS, um weitere Schäden zu verhindern. Die Schockphase zeigt kein zeitliches Fenster, d. h., sie kann Stunden/Tage/Monate bestehen. So geht z. B. im Sitz **mangels Innervation** die **Rumpfsymmetrie verloren,** und der Körperschwerpunkt verlagert sich auf die betroffene Seite, während die **„gesunde" Seite kompensatorisch gegen die Schwerkraft stabilisieren** muss. Das ZNS leitet zunehmend seine Aktionspotenziale auf die „gesunde", besser wahrnehmbare Körperseite (s. ◼ Abb. 8.2b) und versucht, die Dinge des täglichen Lebens über diese zu bewältigen. **Je größer die Hypotonie, desto höher die kompensatorische Anspannung der „gesunden" Seite** (und umgekehrt). Das Fazilitieren der „gesunden" Extremitäten zeigt sich eher steif und starr anstelle locker und harmonisch. Je höher die Aktivitäten der „gesunden" Hemisphäre, desto höher die reziproke Hemmung der betroffenen Hemisphäre (s. ◼ Abb. 2.9d und 4.9).

Erst nach dem Abklingen der akuten Phase (meist nach ca. 2–3 Tagen), die mit der Reabsorption von Ödemen und nekrotischem Gewebe einhergeht, kann eine erste grobe Einschätzung der sensomotorischen Beeinträchtigungen (bzw. Restfähigkeiten) geschehen. Eine gänzliche Reabsorption kann bis zu 6–8 Monaten andauern.

Mit dem Krankheitsverlauf lenkt das ZNS Bewusstsein, Gesichtsfeld und letztendlich das Körpergewicht (Th6–Th8) zunehmend auf die „gesunde" Seite. Nun muss jedoch die betroffene Seite das stabilisierende Wi-

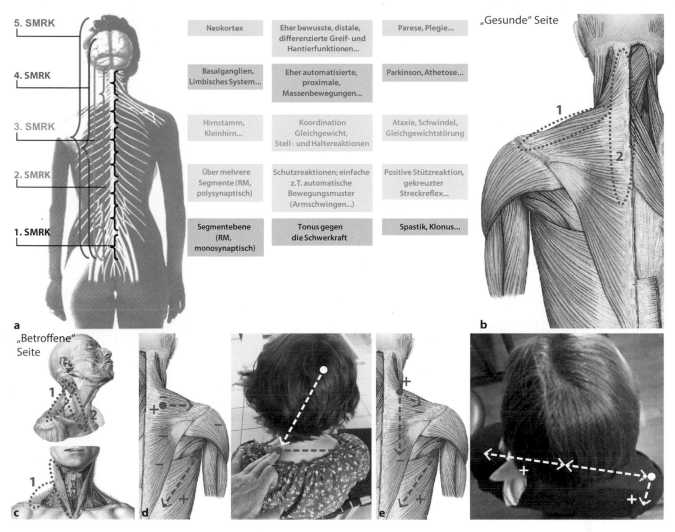

4. SMRK

3. SMRK

2. SMRK

1. SMRK

Neokortex	Eher bewusste, distale, differenzierte Greif- und Hantierfunktionen...	Parese, Plegie...
Basalganglien, Limbisches System...	Eher automatisierte, proximale, Massenbewegungen...	Parkinson, Athetose...
Hirnstamm, Kleinhirn...	Koordination Gleichgewicht, Stell- und Haltereaktionen	Ataxie, Schwindel, Gleichgewichtstörung
Über mehrere Segmente (RM, polysynaptisch)	Schutzreaktionen; einfache z.T. automatische Bewegungsmuster (Armschwingen...)	Positive Stützreaktion, gekreuzter Streckreflex...
Segmentebene (RM, monosynaptisch)	Tonus gegen die Schwerkraft	Spastik, Klonus...

„Gesunde" Seite

a

„Betroffene" Seite

b

c   d   e

> **Abb. 8.1 a–e** Zusammenfassung der 5 SMRK: neuronale Strukturen, Bewegungsanteile, Neuropathologie. (Zeichnungen **b, c, d, e:** mod. nach Tillmann 2009)

derlager liefern. Da jedoch die (neo)kortikale Innervation fehlt, greift das ZNS im Zuge der **Reorganisation** auf subkortikale und spinale Muskeleigenreflexe zurück, die meist mit einer enthemmten, gesteigerten Reflexaktivität und einer pathologischen Tonuserhöhung (Spastik) verbunden sind. Wahrscheinlich nutzt das ZNS dabei die **noch intakten Innervationszentren der Motorik** (je nach Ausmaß der Läsion), das sind:

- noch intakte subkortikale Systeme im Rückenmark (► Kap. 4, Eigenapparat des RM, 1. SMRK und 2. SMRK),
- Zentren des Hirnstamms (s. unten, N. accessorius) und
- Kerngebiete der Basalganglien (Thalamus).

Die primäre Aufgabe des 1. SMRK liegt im Aufbau von Haltungstonus (Tonus gegen die Schwerkraft). Dies wäre, bedingt durch die fehlende kortikale Kontrolle, eine mögliche Erklärung für das spastische Flexionsmuster in der oberen Extremität und das Extensionsmuster in der unteren (► Abschn. 4.2, „Erster sensomotorischer Regelkreis", α-Motoneuron).

Beispiele für die Reflexaktivität des 2. SMRK sind die positive Stützreaktion (□ Abb. 3.8b2 und c, enthemmt = Stützreflex) und die gekreuzte Streckreaktion (□ Abb. 3.9b, enthemmt = Streckreflex ► Kap. 11, „F.A.T."). Beide sind aus physiologischer Sicht elementare spinale Bewegungsmuster, die die Stabilität des Standbeins bzw. den Wechsel zwischen Stand- und Schwungbein ermöglichen. Ihre fehlende kortikale Kontrolle bzw. die dadurch erhöhte spinale Reflexaktivität kann bei Vorfußbelastung zu einem erhöhten Strecktonus, durch den gekreuzten Streckreflex beim Auslösen eines Schmerzreizes zu einem Flexionstonus (Beugemuster, Hemmung des 1. SMRK) und bei einer Flexion des nicht betroffenen Beins zum pathologischen Streckmuster im betroffenen Bein führen.

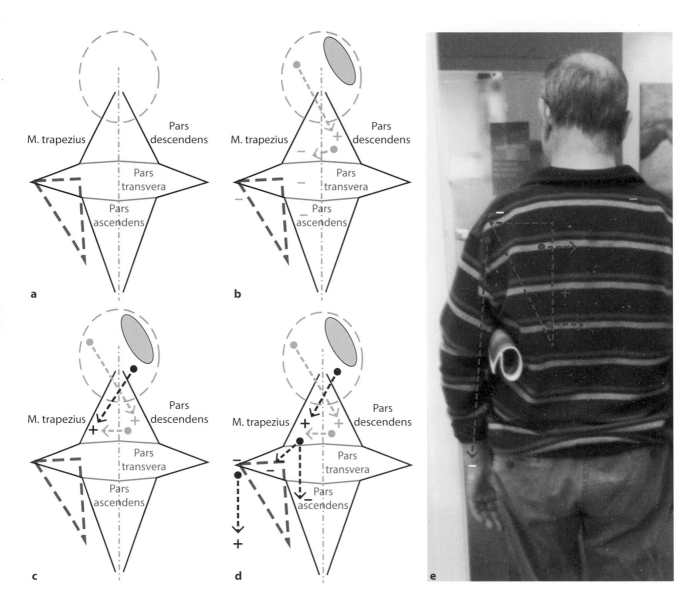

8

○ **Abb. 8.2 a** M. trapezius; **b** Insult im Versorgungsgebiet der A. cerebri media rechts und kompensatorische Anspannung im „gesunden" rechten M. trapezius pars descendens bei reziproker Hemmung der betroffenen Nackenmuskulatur; **c** bilaterale, pathologisch enthemmte

Aktivität des M. trapezius pars descendens auf der betroffenen Seite; **d** reziproke Hemmung der schulterblattstabilisierenden Muskelanteile Pars transversa et ascendens; **e** alltagsorientiertes Therapiebeispiel bei entsprechender Problematik

Auch die **enthemmte Motorik des Hirnstamms** zeigt sich bei der Bewegungsausführung durch den Einsatz primitiver Haltereflexe (○ Abb. 3.5a). Häufig leiten Patienten bei fehlender selektiver Rumpfaktivität die Extension bzw. Flexion des Rumpfs über die Kopfbewegung (STNR) ein. Zudem schreibt man der Formatio reticularis, die über die γ-Innervation der Muskelspindeln (► Abschn. 4.2, „Erster sensomotorischer Regelkreis", α-Motoneurone) maßgeblich an der **Regulation des Grundtonus** beteiligt ist, eine erhöhte Reaktionsbereitschaft zu. Motorische Anstrengung, Angst, Stress, Schmerzen oder schon ein Gähnen bzw. Husten (Atemzentrum) können zu assoziierten Reaktionen führen (► Kap. 3, „Motorische Systeme") bzw. einen Klonus (phasische Spastik), z. B. bei Vorfußbelastung, auslösen. Eine Hirnstammläsion selbst

zeigt sich eher in einem zentralen Hypotonus (Schädigung der γ-Innervation, s. auch ○ Abb. 2.16), während die kompensatorische Bewegungsinnervation gegenüber der (neo)kortikalen deutlich an Harmonie verliert.

Nach diesen Theorien wird, bedingt durch die **fehlende kortikale Hemmung** (Hemmung durch das 1. Motoneuron), die erhöhte Reizbarkeit der Muskelspindeln (Formatio reticularis) und die erhöhte Reflexaktivität des Rückenmarks (Klonus) für die Entstehung von Spastizität verantwortlich gemacht. Eine weitere Theorie besagt, dass die pathologische Aussprossung von Interneuronen auf Rückenmarksebene auf die α-Motoneurone eine Dauererregung der Spindeln herbeiführt, aus der eine permanente Spastik entstehen kann. Dies wäre eine mögliche Erklärung für die Spastik von Querschnittsgelähmten.

8.1.1.1 Kompensation und pathologisch enthemmte Reaktionen

Bei Geburt besitzt unser Gehirn etwa ein Viertel seiner späteren Größe (Erwachsenenalter). Somit entwickeln sich kortikale sensomotorische Bewegungsprogramme im Zuge der postnatalen Hirnreifung. Kommt es nun zu einer Schädigung besagter kortikaler Strukturen, wie z. B. durch einen Medianinfarkt (> 75 % aller Schlaganfälle), so sind i. d. R. die postnatal gereiften Steuerungszentren betroffen. Um nun die neuromuskulären Zusammenhänge bei der Entstehung sowie im Krankheitsverlauf einer Hemiparese/-plegie zu verstehen (▶ Abschn. 1.7), orientieren wir uns an der postnatalen Hirnreifung, der damit verbundenen sensomotorischen Entwicklung (▶ Abschn. 11.1.1) sowie an der normalen Bewegung (▶ Kap. 5). Der Kopf bildet dabei die wichtigste Körperregion unserer normalen Bewegung (▶ Abschn. 5.4).

Sensorisch erfassen wir über die Augen (visuell) unsere Umwelt (Bewegungsziel) und orientieren unseren Körper sensibel entsprechend der Zielsehnsucht (externes Gleichgewicht). Über die Nackenmuskulatur erhält unser ZNS permanent propriozeptive Informationen über die Körperspannung, -position und -bewegung (Kinästhesie); der Komplex dieser Informationen bildet unser sensibles Körpergefühl (▶ Abschn. 4.2, 1. SMRK). Das Innenohr (Labyrinth) liefert vestibuläre Informationen über die Lage des Kopfs sowie über die Bewegung im Raum zum permanenten Suchen und Finden unserer Mitte (▶ Abschn. 4.4, 3. SMRK, und ▶ Abschn. 5.5, internes Gleichgewicht).

Motorisch leitet der Kopf unsere Bewegung entsprechend der Zielsehnsucht zum Zielobjekt ein. Dabei reguliert er im Alltag über Kopf- und Rumpfstellreaktionen (▶ Abschn. 5.5, ▣ Abb. 5.10a–c) die Auf- und Ausrichtung des Körpers im Raum. Beim Gehen (▶ Abschn. 5.6.3) bildet er den Punctum fixum, um den sich der Körper bewegt, und ermöglicht durch minimale tonische Anpassungsreaktionen (▶ Abschn. 5.5.1, „Equilibriumsreaktionen") die Harmonie, Ökonomie und Leichtigkeit des Bewegungsablaufs.

Muskulär spielen der M. trapezius pars descendens (s. auch ▶ Abschn. 11.1.2) und der M. sternocleidomastoideus eine wichtige Rolle. Sie sind eng miteinander verwandt, in selteneren Fällen miteinander verwachsen und werden subkortikal über den XI. Hirnnerven und die hohen Zervikalnerven (C1–C4) innerviert. Zudem zählen sie zur Kiemenbogenmuskulatur, d. h., sie sind evolutionär schon früh angelegt, was auch ihre Funktion als Hilfsatemmuskel erklärt.

Der Säugling (bzw. sein ZNS) nutzt die zu Beginn noch überwiegend subkortikal über den Hirnstamm/XI. Hirnnerven innervierte tonisch „symmetrische Muskelaktivität", um z. B. den Kopf aus der Bauchlage zum Atmen (s. Hilfsatemmuskel) anzuheben (= zieht den Ansatz zum Ursprung) und zur Seite zu drehen oder später die Rotation in die Rückenlage einzuleiten.

> **Wichtig**
>
> Es ist klinisch noch nicht geklärt, ob eine zentrale Läsion zur Parese des M. sternocleidomastoideus und des M. trapezius (v. a. oberer Teil) führen kann. Beide werden überwiegend über den XI. Hirnnerven innerviert. Zudem erhält die Pars descendens bilaterale Projektionen, sodass eine einseitige zerebrale Läsion (> 70 % aller von Schlaganfall Betroffenen) nicht zu klinisch relevanten Ausfällen führt (Urban 2012). Ähnlich der Stirnmuskulatur, aber im Gegensatz zur Fazialisparese (Läsion des N. facialis/Hirnstamm) kann der zentral betroffene Hemiplegiker noch seine Stirn runzeln, sodass eine „Aktivität" des M. trapezius pars descendens auf der betroffenen Seite noch möglich ist!

Im Zuge der weiteren postnatalen sensomotorischen Entwicklung aktiviert der Säugling seine ventrale Verankerung eher tonisch stabilisierend über die geschlossene kinematische Kette (▣ Abb. 5.5a) in Bauchlage (Unterarm/Armstütz, ▣ Abb. 11.2a, 11.3a) und/oder später eher phasisch dynamisch über die offene kinematische Kette (▣ Abb. 5.5b) in Rückenlage (▣ Abb. 11.5a). Das Becken gewinnt an **ventraler** und **lateraler Stabilität**, wodurch der Übergang in die Vertikale, d. h. zum Vierfüßler, Sitz, Halbkniestand etc., eingeleitet wird (▣ Abb. 11.4a, 11.6a).

Dabei übernehmen zunehmend höhere, integrierende (neo)kortikale Systeme die Bewegungssteuerung (▣ Abb. 8.1a, s. auch Pyramidenbahn/Tractus pyramidalis), womit phasische, variationsreiche, asymmetrische, selektive – bis hin zu distal – feinmotorischen Funktionen hinzukommen. Durch die kaudale Beckenstabilität werden Nacken- und Schultermuskulatur frei, um einerseits kraftvolle Armbewegungen auszuführen, wie das Anheben einer schweren Kiste oder eine kraftvoll geschlagene Rückhand beim Tennis. Andererseits aber werden so auch z. T. leichte, dezente und harmonische (Ausgleichs-)Bewegungen des Kopfs und der Extremitäten ermöglicht, z. B. beim Tanzen, Ballett, Sport etc. oder bei der feinmotorischen Einfädlung eines Fadens.

Bei einem Schlaganfall, z. B. im Versorgungsgebiet der A. cerebri media (Capsula interna), nutzt das ZNS zur Haltungsbewahrung zunächst kompensatorisch die Nackenmuskulatur der „gesunden" Seite (▣ Abb. 8.1b, 8.2b). Reichen diese Strategien nicht mehr aus, aktiviert es seine intakten subkortikalen Ressourcen, um über den M. trapezius pars descendens und den M. sternocleidomastoideus die Haltung zu bewahren – womit ein sensomotorischer „Circulus vitiosus" beginnt!

> **Wichtig**
>
> Der Grund der Hemiplegie/Hemiparese „liegt im **Kopf**" (Ausnahme: Spinalinfarkt, eher selten!) und ihre sensomotorische Beeinträchtigung „beginnt (im und) am **Hals**"!

Die **langandauernde Überbeanspruchung** führt zur Verschlechterung des Stoffwechsels, und die Muskelfasern übersäuern, verkleben und verfilzen – es entstehen Myogelosen bis hin zu myofaszialen Triggerpunkten (▶ Abschn. 5.1.3). Diese **bewegungseinschränkenden, druck- und schmerzempfindlichen Muskelknoten** entstehen v. a. in der tonischen Haltemuskulatur, d. h. im M. **trapezius pars descendens** und z. T. auch im M. sternocleidomastoideus. Die Pars descendens besitzt neben ihrer sehr hohen Rezeptorendichte auch eine große vegetativ-psychoreaktive Komponente, um z. B. bei Gefahr, Stress etc. anzuspannen und die HWS zu schützen. Der eine oder andere Leser wird diese Knoten (Knötchen!) auch bei sich finden bzw. entsprechende Verspannungen kennen. Bei der Hemiparese bzw. Hemiplegie zeigt sich dieses Bild, bedingt durch die Halbseitenproblematik, jedoch noch weitaus dramatischer.

Myogelosen durch hohe kompensatorische Muskelaktivitäten zeigen sich häufig in den medialen und lateralen Bereichen der Pars descendens (◘ Abb. 8.1b). Die medialen Verspannungen (◘ Abb. 8.1b, 2) beeinträchtigen eher die Kopfwendung zur betroffenen Seite. Die Rotation zur betroffenen Seite wird unökonomisch, d. h. schwerfällig und wird entsprechend vermieden. Fehlt jedoch diese Hinwendung, orientiert sich das ZNS zunehmend an der „gesunden" Seite, was neben der fehlenden Exploration/Wahrnehmung etc. auch die Nachhaltigkeit negativ beeinflussen kann – es entsteht ein sensorischer „Circulus vitiosus".

> ▶ Beispiel

Bitten wir z. B. einen Betroffenen (soweit er kognitiv in der Lage ist!) unmittelbar nach dem Schlaganfall, seine inaktive, betroffene Hand zu greifen, so geschieht dies meist noch recht gezielt und rasch. Bitten wir ihn jedoch nach Jahren, so tut er es häufig erst verzögert mit suchendem Blickkontakt und/oder ertastend mit der „gesunden" Hand! ◀

Laterale Verspannungen hingegen (◘ Abb. 8.1b, 1) beeinträchtigen auch die Rotation zur „gesunden" Seite hin, sodass der Kopf (Gesichtsfeld) auf die „gesunde" Seite ausgerichtet (fixiert) bleibt. Vor allem minimale Ausgleichsbewegungen, wie z. B. Kopf- und Rumpfstellreaktionen, gehen verloren, und alle (kopfwärts) eingeleiteten Bewegungsabläufe verlieren an Harmonie.

> ▶ Beispiel

Selbsterfahrung Versuchen wir z. B. en bloc mit „Kopf-Rumpf-Becken" schnell durch einen Raum zu gehen, werden wir schnell spüren, wie unharmonisch diese Bewegungsabläufe sind! ◀

Wir besitzen **652 Skelettmuskeln,** die alle in jedem Moment unseres Tuns über unser ZNS je nach Anforderung mehr oder weniger tonisch/phasisch innerviert werden.

Das heißt, um z. B. leicht und locker aus einem Glas zu trinken, benötigen wir das harmonische, reziproke Zusammenspiel aller 652 Skelettmuskeln. Im Folgenden werden zwar isoliert bestimmte tonische, zur Verspannung neigende Muskeln bzw. Muskelgruppen besprochen, die u. a. auch direkte Hinweise auf eine muskuläre Dyskoordination liefern. Ziel liegt jedoch in der (Re-)Aktivierung der gesamten Körpermuskulatur.[1]

Der M. **trapezius pars descendens** ist einer von 652 Skelettmuskeln, die für unsere Bewegungen notwendig sind. Da er jedoch evolutionär früh an der Haltungsbewahrung beteiligt war, als quasi die Amphibie (Knochenfisch/Lurch) das Land eroberte, d. h. der Kopf aus dem Wasser kam, wechselte er vom Kiemenmuskel zum Haltemuskel. Bei unseren Haltemuskeln besitzt er die höchste Rezeptorendichte und damit eine sehr hohe physische, psychische und vegetative Komponente (bei Bewegungsschwierigkeiten, Angst, Stress, Kälte etc. spannen wir den Muskel an). Die beidseitige tonische Innervation dominiert noch bei Geburt (= eher haltungsbewahrend – Ansatz zieht zum Ursprung). Im Zuge der postnatalen Gehirnreifung (= Lateralisierung) kommen zunehmend höhere phasische Anteile hinzu (= feinste Justierbewegungen – Ursprung zieht zum Ansatz). Diese ermöglichen feinste automatisierte Justierbewegungen des Kopfes bei kleinsten Balanceübungen bis hin zu extremsten Anforderungen, wie z. B. beim Gewichtheben oder bei einem 100-Meter-Sprint!

Ein Infarkt (A. cerebri media) betrifft v. a. postnatal gereifte (neo)kortikale Areale, womit der Pars descendens seine phasische Innervation verliert und die tonische dominiert (Hirnstamm: N. accessorius). Die meisten unserer alltäglichen Bewegungsabläufe werden kopfwärts, mit der Blickrichtung, eingeleitet. So setzt sich bei Verlust phasischer Innervation auch die enthemmte tonische Kontraktion/Reaktion (v. a. gegen die Schwerkraft) von kranial nach distal fort (= Extensionsmuster). Je mehr, desto stärker – tonisch proximale Muskelanteile verspannen nach distal – phasische Anteile atrophieren = Circulus vitiosus. Mit Ausnahme des M. quadriceps femoris (M. rectus femoris) sind im Sitz, Stand und Gang v. a. die dorsalen Muskelketten tonisch aktiv. Die Einleitung des Extensionsmusters (EM) zeigt sich u. a. darin, dass beim Transfer vom angelehnten Sitz nicht die ventrale Kette die Bewegung von Kopf und Oberkörper einleitet, sondern sich der Betroffene mittels einer HWS-Extension von der Lehne (z. B. im Rollstuhl) wegdrückt. Das weiterführende EM schiebt ihn quasi aus dem Rollstuhl (s. ◘ Abb. 5.18 vs.

---

1   Bei einer erworbenen Hirnschädigung sprechen wir eher von der Reaktivierung, da die Funktion bereits vorhanden war. In den Fallbeispielen/Videos sehen wir jedoch auch Kinder, die seit Geburt betroffen sind. Bei ihnen verfolgen wir jedoch noch weitaus stärker den Weg der postnatalen Entwicklung, da es vielmehr um die Aktivierung (erster) physiologischer Bewegungsfunktionen geht.

■ Abb. 8.5b). Bereits das Anheben der betroffenen Hand/Arm mittels Schultererhebung (Pars descendens) unterstützt das EM.

Mögliche vegetative, physische, psychische Folgen eines an- bzw. verspannten Pars descendens sind:

- Hemmung des N. vagus (Regenerationsnerv) = gesteigerte sympathische Aktivität (Stress).
- tonisches Extensionsmuster bis in die Wade (Supination/Spitzfuß, ■ Abb. 4.2c,d),
- eingeschränkte Sensibilität (Körperempfinden),
- verspannte HWS-Hyperlordose und BWS-Hyperkyphose (Rundrücken/Witwenbuckel),
- fehlende Skapulaverankerung auf dem Thorax (Scapula alata/Subluxation, zu Beginn) = Funktionsverlust der oberen Extremität (meist in Frühstadien, s. ■ Abb. 8.9 und 8.10),
- Skapulafixierung (Verklebung) auf dem Thorax = fixierende Hyperlordose HWS und Hyperkyphose BWS,
- erschwerter Rotationsgang und Armschwung beim Gehen (Passgang),
- verstärkte Brustatmung vs. Hemmung Bauchatmung,
- physisch (Stress) bedingte Aktivierung der Amygdala vs. Hippocampus (Gedächtnis).

8.1.1.2 Neuromuskuläre Dyskoordination bei Hemiplegie, Beispiel M. trapezius

1. Das ZNS projiziert unmittelbar nach der Läsion seine Aktionspotenziale auf die wahrnehmbarere, „gesunde" Körperseite, sodass die kompensatorische Anspannung recht hoch ist und reziprok die Aktivitäten und Projektionen zur betroffenen Seite hemmt (■ Abb. 8.1d, 8.2b; ► Abschn. 3.5.7, „Reziproke Hemmung")! Dieses Bild zeigt sich v. a. bei hypotonen Grundsymptomatiken (Schockphase). Die Betroffenen sind auf der „gesunden" Seite sehr angespannt, agil etc., während die betroffene Seite eine deutliche Schwäche zeigt, wie z. B. subluxierte Schulter, Scapula alata, Stabilitätsverlust in Becken und unterer Extremität etc. (■ Abb. 8.5e).

> **Wichtig**
> Zuweilen kommt es dabei zur distalen **Verkrampfung** der betroffenen Hand/Finger (assoziierte Reaktionen) sowie zur **Haltungsbewahrung** im freien Sitz, Stand und Gehen (v. a. Schwungbeinphase) bzw. bei den entsprechenden Transfers zur Anspannung im ipsilateralen M. latissimus dorsi (im Seitenvergleich ist sein Muskelbauch häufig hypertropher). Sein Zug verstärkt jedoch nach kranial am Humeruskopf (Ansatz) die **Subluxation** und/oder nach kaudal die **Beckenretraktion**, was wiederum zum asymmetrischen Transfer in den Stand bzw. zum Stabilitätsverlust im Standbein führt (s. unten, M. latissimus dorsi)!

2. Im Zuge des Krankheitsverlaufes richten sich das Bewusstsein, Gesichtsfeld, Hantierfunktionen etc., aber letztendlich auch der Körperschwerpunkt (Th6–Th8) auf die „gesunde" Seite. Das ZNS muss nun zur Haltungsbewahrung oder besser zur enthemmten Haltungsfixierung die betroffene Seite nutzen und greift auf relativ intakte subkortikale und spinale Zentren zurück. Der XI. Hirnnerv, der N. accessorius, inneviert tonisch den Pars descendens, was kranial beginnend die tonischen Muskeln bis in Wade aktiviert (Extensionsmuster) bzw. in der betroffenen Schulter zur Retraktion und fortlaufend zum Beugemuster im Arm führt (■ Abb. 8.1e, 8.2c; s. 67090_4_De_4_MOESM1_ESM).

> **Wichtig**
> Noch bevor sich die assoziierte Reaktion (Spastik) auf der betroffenen Seite zeigt, steigt die kompensatorische Anspannung auf der „gesunden" Seite (Schulter)!

3. Die anhaltende (permanente) tonische Anspannung (zieht die Schulter zum Kopf) führt zu Myogelosen bis hin zu Muskelverhärtungen (Kopffixation) und hemmt reziprok die Skapulastabilisatoren, d. h. die mittleren und unteren phasischen Muskelanteile, Pars transversa und Pars ascendens. Die Skapula verliert ihre stabile Halteposition auf dem Thorax, d. h., im Seitenvergleich (SV) stehen Margo medialis bzw. Angulus inferior ab (Scapula alata), und damit verlieren die Außenrotatoren(-manschette) an Funktion (■ Abb. 8.1e und 8.2d, s. auch 67090_4_De_8_MOESM1_ESM unter https://doi.org/10.1007/978-3-662-62292-6_8).

> **Wichtig**
> Bitten wir den Betroffenen seine Hand zu Heben und/oder auch damit zu hantieren, so ist es eher die Regel anstelle der Ausnahme, dass er dies über ein Anheben des Pars descendens tätig. Die Gefahr ist groß, dass damit die Extremität im Alltag an Funktion verliert! Die anhaltende Spannung führt zu Myogelosen/Triggerpunkten, und je verspannter/verklebter die Muskulatur, desto schlechter auch die Innervation und propriozeptive Sensibilität (= Körpergefühl)!

In frühen Stadien der Erkrankung hemmt die pathologisch enthemmte Aktivität des M. trapezius pars descendens reziprok die phasischen Gegenspieler Pars transversa et ascendens. Dies führt unter anderem zu einer mangelnden Thoraxverankerung = Scapula alata, d. h. Margo medialis, Angulus inferior stehen ab, bis hin zur Subluxation, was meist mit einer HWS-Hyperlordose einhergeht (s. auch ■ Abb. 8.10 und 67090_4_De_8_MOESM1_ESM). Über die Jahre oder Jahrzehnte kann sich diese von kranial ausgehende tonische Verspannung über den ganzen Muskel ausbreiten, was wiederum zu einer Skapulafixation (Verklebung) auf

8

◘ Tab. 8.1 Kompensationsstrategien und subkortikale und spinale Reaktionsmuster

„Gesunde" Seite (◘ Abb. 8.1b)	„Betroffene" Seite (◘ Abb. 8.1c)
◘ Abb. 8.1d, 8.2b Reziproke Hemmung neuromuskulärer Aktionspotenziale auf der betroffenen Seite (→ fehlende Skapulastabilität/Subluxation)	◘ Abb. 8.1c,e (**M. trapezius pars descendens**) Bewegungsinitiierung über das tonische Extensionsmuster, fortlaufend bis zur unteren Extremität (Spitzfuß), und reziproke Hemmung der ventralen Gegenspieler!
Tendenz zur ipsilateralen Kopfextension und somit Einleitung der Bewegungen in den Raum über Kopfextension	Die Schulterretraktion wird eingeleitet, und fortführend wird auch das Beugemuster in der oberen Extremität und Beckenretraktion eingeleitet
Reziproke Hemmung der ventralen Gegenspieler	Über die hohe Aktivität der Pars descendens werden reziprok die phasisch kaudalen Muskelanteile des M. trapezius gehemmt → Verlust der medialen Skapulaverankerung durch die Partes transversa und ascendens (◘ Abb. 8.1e und 8.2d)
Erschwerte Kopf(zu)wendung/Gesichtsfeld zur betroffenen Seite ◘ Abb. 8.1b2	Der Thorax ist fixiert → paradoxe Brustatmung, die wiederum der detonisierenden tiefen Bauchatmung (Zwerchfell) entgegenwirkt
◘ Abb. 8.1b1. Der Kopf rotiert auch nicht mehr harmonisch zur gesunden Seite → Kopffixation mit Orientierung hin zur gesunden Seite!	◘ Abb. 8.1c1 (**M. sternocleidomastoideus**) Kopf extendiert und rotiert (Fixation) zur gesunden Seite → Bewusstsein, Wahrnehmung und Exploration der betroffenen Seite werden unmöglich gemacht!
Bewusstsein, **Wahrnehmung** und **Exploration** der **betroffenen Seite** sind erschwert/reduziert, und damit ist die Nachhaltigkeit der Therapie beeinträchtigt	Durch die mangelnde Blick- und Bewusstseinszuwendung wird die Bewegungsausführung erschwert und die Nachhaltigkeit der Therapieinhalte begrenzt
Harmonie, Leichtigkeit und Ökonomie aller Bewegungsabläufe sind beeinträchtigt	Thorax fixiert (s. oben) → Brustatmung: hemmt bzw. wirkt der detonisierenden tiefen Bauchatmung (Zwerchfell) entgegen

dem Thorax führt und die BWS-Hyperkyphose verstärkt. Alle beschrieben Übungen zur Lotgewinnung/WS-Aufrichtung etc. (◘ Abb. 3.7c, e–h, 4.12b, c, 8.4b4, 8.29a etc.) müssen vorsichtig dosiert angewendet werden. Zudem fehlt v. a. zu Beginn der Lockerung noch die Sensibilität bzw. das Empfinden für lockere Schultern und die Kopffreiheit (s. Download „Anleitung Lotgewinnung", unter https://doi.org/10.1007/978-3-662-62292-6_8).

Verspannungen/Myogelosen im M. trapezius pars descendens und im M. sternocleidomastoideus tendieren zur HWS-Extension und drehen den Kopf zur Gegenseite (◘ Abb. 8.5f). Der Kopf kann nur noch schwer (unter Spannung) zur betroffenen Seite geführt werden, und die Bewusstseinszuwendung geht zunehmend verloren – es entsteht ein Circulus vitiosus!

> **Wichtig**
> Durch die fortlaufende tonische Innervation (gegen die Schwerkraft) nutzt das ZNS im freien Sitz, Stand und Gehen (v. a. Schwungbeinphase) bzw. bei den entsprechenden Transfers zur Haltungsbewahrung(Fixation) die Anspannung im ipsilateralen M. latissimus dorsi (im Seitenvergleich ist sein Muskelbauch häufig hypertropher s. u.). Seine tonische Anspannung verstärkt jedoch eine Subluxation (Schockphase) bzw. das innenrotierte Beugemusters der oberen Extremität (Hauptaufgabe: Innenrotation/Adduktion). Nach kaudal wiederum

bewirkt er eine **Beckenretraktion**, was zum asymmetrischen Transfer in den Stand bzw. zum Stabilitätsverlust im Standbein führt und dazu, dass das Schwungbein über eine dorsalkraniale Beckenhebung nach vorn gesetzt wird (s. ◘ Abb. 8.1d, 3.12d,e).

In ◘ Tab. 8.1 sind kompensatorische Strategien und pathologisch enthemmte Reaktionen aufgelistet, in der folgenden Übersicht Maßnahmen, die diesen „Circulus vitiosus" durchbrechen.

Maßnahmen, um den Teufelskreis zu durchbrechen
- Myogelosen lösen, Bewegungsfreiheit „wieder" herstellen, Körpergefühl/-bewusstsein verbessern
- Körperlot verbessern, Becken/LWS stabilisieren, BWS mobilisieren und HWS phasisch flexibilisieren zur harmonischen Exploration des Kopfes (= leichte, freie Kopfbewegungen)
- Harmonische, leichte Bewegungsamplituden „fazilitieren" und den passiven Bewegungsraum zunehmend zur betroffenen Seite, immer wieder zur Mitte und nachfolgend auch zur „gesunden" Seite hin erweitern
- Kompensatorische Bewegungsstrategien minimieren
- Pathologisch enthemmte Bewegungsmuster reduzieren

> ▬ Aufbauend sensomotorische Bewegungskompetenzen erarbeiten – stabilisierend von kranial nach kaudal und mobil von proximal nach distal
>
> Bahnung physiologischer Alltagsaktivitäten mittels Alltagsmedien und -tätigkeiten (→ Transfer in den Alltag, s. 67090_4_De_3_MOESM9_ESM)

In der neurorehabilitativen Reaktivierung geht es primär nicht darum, einen bestimmten Muskel oder eine isolierte Bewegung zu verbessern. Wir sehen oder fühlen zwar das Symptom, seine Ursache, die zentralnervöse Störung, liegt jedoch im Gehirn!

> ❯ **Wichtig**
> Neuronal gesehen ist eine Bewegung ohne Sinn eine sinnlose Bewegung!

Vielmehr geht es darum, die Funktionalität ins Alltagsgeschehen zu integrieren und somit den Alltag zu verbessern. In ◘ Abb. 8.2e stabilisiert Herr B. (Hemiparese links, subluxierte Schulter) seine linke Skapula (Scapula pars transversa und ascendens) und die Standbeinaktivität (Abduktoren), indem er eine Zeitschrift im Sinne alltäglicher Bewegungsabläufe vom Wohnzimmer in die Küche trägt oder die Post vom Briekasten holt etc. Das Anforderungsniveau orientiert sich an der kompensatorischen Kontrolle (Anspannung der gesunden rechten Schulter) und/oder an der Vermeidung assoziierter Reaktion in der betroffenen distalen, oberen Extremität, was sich z. B. durch ein Herunterfallen der Zeitschrift und/oder ein Verkrampfen der betroffenen Hand und der Finger zeigen könnte (Beugemuster)! Herr B. hebt hierfür nicht den Arm/Schulter (!), sondern schiebt die Zeitung vielmehr mit seiner „gesunden" Hand unter die stabilisierende, betroffene Achsel (s. 67090_4_De_3_MOESM9_ESM).

8.1.1.3 Neuromuskuläre Dyskoordination bei Hemiplegie, Beispiel M. latissimus dorsi

Zu Beginn der sensomotorischen Entwicklung dienen die haltungsbewahrenden Funktionen des M. latissimus dorsi noch der Weiterführung der kopfwärts eingeleiteten Aufrichtung gegen die Schwerkraft aus der Bauchlage – d. h. einem Anheben von Armen und Beinen innerhalb der offenen kinematischen Kette, dem sogenannten Schwimmen (◘ Abb. 8.3a; 4.–5. Lebensmonat).

In der weiteren postnatalen Entwicklung, d. h. im Zuge der Hirnreifung, kommt es zur Nutzung neuer muskulärer, nach kaudal orientierter, stabilisierender Haltefunktionen. So kann das Kind z. B. den Ellbogenstütz bzw. später den Unterarmstütz durchführen (◘ Abb. 11.2, 11.3). Diese Aufrichtung aktiviert innerhalb der geschlossenen kinematischen Kette v. a. die ventralen, meist phasischen Gegenspieler.

Die ventrale Verankerung/Beckenstabilität verfestigt sich, und der M. latissimus dorsi nutzt seine kaudale Stabilität (Ursprung), um seine späteren Hauptfunktionen, die Innenrotation und Adduktion, zu übernehmen. Diese variieren zwischen feinen, harmonischen Bewegungen hinter dem Körper, wie z. B. beim Binden einer Schürze (Schürzenbindermuskel), und kraftvollen Funktionen, z. B. beim Heben einer schweren Kiste, bei Klimmzügen etc. An der Haltungsbewahrung ist er nur noch synergistisch beteiligt.

Aus der Hemiplegie resultiert eine Schädigung postnatal gereifter Zentren und somit eine neuromuskuläre Beeinträchtigung der zum Läsionsort kontralateralen, betroffenen Körperseite (◘ Abb. 8.2b–d). Dies geht häufig mit dem Funktionsverlust des Köperlotes/WS-Aufrichtung, sowie der ventralen und lateralen Beckenstabilität einher (s. oben). Um dieser Beeinträchtigung entgegenzuwirken, nutzt das ZNS die ehemals frühkindliche motorische Haltearbeit des M. latissimus dorsi (◘ Abb. 8.3a, 4.–5. Lebensmonat, ◘ Abb. 3.12d,e), wobei der Muskel kompensatorisch (gesunde Seite) und pathologisch enthemmt die fehlende ventrale Verankerung der „beeinträchtigten" Muskelgruppen übernimmt. Schultergürtel und Becken ziehen in die Retraktion (◘ Abb. 8.3b–e, Fotos von Therapeuten nachgestellt, links betroffene Seite), was eher einer statischen Rumpffixation statt dynamisch stabilisierenden Rumpfstellreaktionen entspricht. Erschwerend hemmt diese Aktivität die ventralen Gegenspieler, was die Atrophie der bereits beeinträchtigten, ventralen Muskulatur verstärkt und eine „muskuläre Dysbalance" hervorruft. Zudem kommen stets die Hauptfunktionen des Muskels zum Tragen, d. h. die Innenrotation und die Adduktion im Schultergelenk, was wiederum in der betroffenen Seite die Beckenretraktion sowie das Beugemuster in der oberen Extremität verstärkt. Der betroffene Arm dient nun eher als Punctum fixum für die kompensatorisch-statisch geprägte Haltungsbewahrung (◘ Abb. 8.3b–e).

Während v. a. bei schwerer Betroffenen im angelehnten Sitz noch der M. trapezius, Pars descendens (s. oben), die haltungsbewahrende Fixation des Kopfs (bzw. weiterführend des Körpers) übernimmt, kommen mit dem Verlassen der Unterstützungsfläche – hier der Rückenlehne, also des angelehnten Sitzens –, aber v. a. mit dem Stand und dem Gehen die haltungsbewahrenden Aktivitäten des M. latissimus dorsi zum Einsatz. Wie in ◘ Abb. 8.3b sichtbar, zieht er jedoch die betroffene Schulter- und Beckenseite nach dorsal, wobei sich Kopf und Rumpf zunehmend zur gesunden Seite hin orientieren. Das heißt, die betroffene Becken- und Schulterseite zieht in die Retraktion, und das Beugemuster der oberen Extremität wird im Zuge der Bewegungsanforderung verstärkt. Die Vorverlagerung des Oberkörpers, z. B. für den Transfer zum Stand, wird asymmetrisch, verliert an Sicherheit und wird zunehmend unharmonischer!

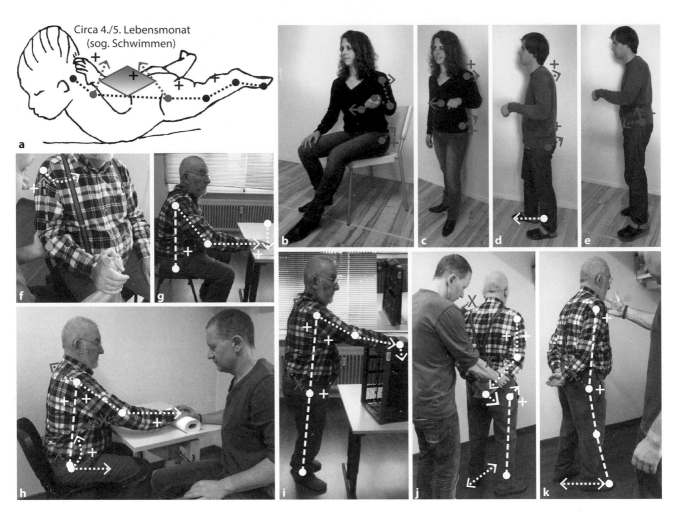

Abb. 8.3 **a–k a** Haltungsbewahrende Aktivität des M. latissimus dorsi im 4.–5. Lebensmonat; **b** enthemmte haltungsbewahrende Anspannung im aufrechten Sitz; **c** enthemmte haltungsbewahrende Anspannung im Stand; **d** enthemmte, haltungsbewahrende Anspannung während der Standbeinphase; **e** enthemmte, haltungsbewahrende Anspannung während der Schwungbeinphase; **f** Schulterblatt- und -Ge-lenkstabilisation durch exzentrisch-konzentrische Anspannung in den Außenrotatoren; **g** Aufbau isometrischer Streckaktivität in der oberen Extremität bei ventraler Beckenverankerung; **h** konzentrisch-exzentrische Streckaktivität; **i** aufrechter Stand (vs. **c**); **j** physiologische Standbeinstabilität (vs. **d**); **k** physiologische Schwungbeinmobilität (vs. **e**)

Ebenso liegt im Stand das Körpergewicht bzw. die Sicherheit v. a. auf der gesunden Seite (◻ Abb. 8.3c). Die betroffene Seite muss jedoch dabei das fallverhindernde Gegengewicht leisten, wodurch der M. latissimus dorsi den betroffenen Beckenkamm nach dorsal-kranial anzieht, um das betroffene (unsichere) Bein zu entlasten. Kompensatorisch wirkt der M. latissimus dorsi dabei als existenziell tragende Einheit, zieht allerdings den betroffenen Arm zunehmend ins Beugemuster. Der Oberkörper ist durch die pathologische Gewichtsverlagerung zur gesunden Seite geneigt, ebenso wie sich der Kopf zu dieser Seite hin ausrichtet, was die Bewusstseinszuwendung zur betroffenen Seite erschwert.

Ähnlich wie beim Sitzen und beim Stand wird auch beim Gehen die Beckenstabilität mittels erhöhter Aktivität des M. latissimus dorsi ausgeglichen.

Mangels lateraler und ventraler Beckenverankerung zieht das betroffene Standbeinbecken in die Retraktion,

wodurch die physiologische Gewichtsübernahme und Stabilität verloren gehen und sich das Gewicht zunehmend auf die gesunde Seite verlagert. Die betroffene Standbeinseite wird instabil, nur sehr kurz belastet, und der Betroffene setzt das gesunde Schwungbein sehr rasch und kurz nach vorn (= Zirkumduktion, ◻ Abb. 3.12e und 8.3d).

Durch das rasche, verkürzte Vorsetzen des gesunden Schwungbeins bleibt die zur physiologischen, reaktiven Einleitung der Schwungbeinphase notwendige Hüftextension im betroffenen Bein aus. Die dorsale Aktivität des M. latissimus dorsi wird genutzt, um das betroffene Becken/Bein durch eine kraniale Retraktion anzuheben und anstelle des harmonischen Schwungs in einer En-bloc-Drehung des Oberkörpers und des Beckens nach vorn zu setzen (◻ Abb. 8.3e).

8.1.1.4 Neuromuskuläre Dyskoordination bei Hemiplegie, Beispiel ischiokrurale Muskelgruppe

Die ischiokrurale Muskulatur/Muskelgruppe (Hamstring) befindet sich dorsal am Oberschenkel und zieht vom Sitzbein zum Unterschenkel. Es sind zweigelenkige Muskeln, die tonisch an der Hüftgelenksextension und eher phasisch an der Knieflexion beteiligt sind:

- Musculus biceps femoris (palpierbar – laterale Kniekehle),
- Musculus semitendinosus (palpierbar – mediale Kniekehle),
- Musculus semimembranosus.

> ► Beispiel

Selbsterfahrung Wir setzen uns locker angelehnt hin und greifen beidseitig lateral in die Kniekehle. Nun verlassen wir die Lehne und richten langsam die WS auf und bewegen fortführend unseren Oberkörper/Schultern über die Knie. Bereits mit der Rumpfaufrichtung (ventrale Beckensenkung/Verankerung) spüren wir eine Spannungszunahme. Durch die exzentrische Verlängerung wird der Oberkörper kontrolliert in die Vorlage gebracht. ◄

Mit zunehmendem Alter (ab ca. dem 30. Lebensjahr, s. ► Abschn. 5.1.3) verlieren wir an phasischer Innervation, womit die tonisch phylogenetisch ältere Innervation wieder dominiert. In den Ischiokruralen führt dies zu einer von proximal beginnenden, nach distal ausstrahlenden Verspannung. Bei Hemiplegie, d. h. beim Verlust postnatal reifender Areale bzw. der phasischen Innervation, vollzieht sich dieser Prozess entsprechend rascher.

> Roter Faden

Bei der Hemiplegie besteht nahezu immer eine muskuläre Dyskoordination! Im SV spüren wir bei den Betroffenen entweder eine zu hohe, enthemmte Innervation/Spannung, die das betroffene Becken/Schulter/Körperseite in der Retraktion fixiert, oder eine fehlende Innervation/Anspannung, was die betroffene Seite nicht mehr kontrolliert in die Vorlage führt, und/oder einen Wechsel zwischen fehlender und enthemmter Innervation, was sich mit der Vorfußbelastung (s. positiver Stützreflex) in einer phasischen (Klonus) oder tonischen Spastizität (Spitzfuß) zeigen kann. Alle drei Reaktionen bewirken eine asymmetrische Vorlage des Oberkörpers („gesunde" Seite geht vor – betroffene Seite: Becken/Schulter in die Retraktion) = Stress!

Folgen der tonisch verspannten Ischiokruralen können sein:

- Beckenfixierung vs. ventrale Beckensenkung/Rumpfaufrichtung (Sitz, ◻ Abb. 3.6h,i),
- ausgleichende tonische Nackenver- bzw. Anspannung (Pars descendens),
- asymmetrischer Transfer zum Stand (s. oben),
- Beckenretraktion = Verlust der Standbeinstabilität (Stand)/Knie schlägt dorsal durch (◻ Abb. 3.12d),
- Beckenretraktion = keine reaktive Einleitung der Schwungbeinphase, d. h., das Knie kann nicht locker vorschwingen und „muss" mittels M. latissimus gehoben werden (◻ Abb. 3.12e).

Langes Sitzen (= Immobilität), u. a. im Rollstuhl (◻ Abb. 3.6), das Alter und Bewegungsmangel begünstigen ischiokrurale Muskelverspannungen und Kontrakturen.

Therapiebeispiele

Bei Herrn H. (Hemiparese rechts/MS) besteht eine hypotone Grundsymptomatik. In ◻ Abb. 8.4a1 gehen wir in die max. ischiokrurale Dehnposition (Hüftflexion und Knieextension). Einerseits wird der proximale tonische Gelenkspartner (Hüftstrecker) auf einer Schmerzskala von 2–3 (1–6) gedehnt (◻ Abb. 8.4a1(1) = Stretch) und der distale phasische Kniebeuger aktiviert (◻ Abb. 8.4a1(2)). Herrn H. wird die erste aktive Knieflexion möglich (◻ Abb. 8.4a2). Er hält nun federnden Impulsen in den Fuß gegen das stabilisierte Knie isometrisch entgegen bzw. beugt sein Knie aktiv isotonisch gegen den leichten Therapeutendruck (konzentrisch) nach unten bzw. bremst langsam exzentrisch seinen Unterschenkel gegen den Druck des Therapeuten wieder in die Streckung (◻ Abb. 4a2(1)), Wiederholung mit geschlossenen Augen. Mit zunehmendem phasischem Kompetenzgewinn verringert sich die Hüftflexion (Stretch), bis z. B. der Oberschenkel auf der Bank aufliegt und Herr H. seinen Fuß/Knie aktiv (gegen einen leichten Druck) flektiert (◻ Abb. 8.4a2(2–3)).

Herr Sch. (Hemiparese rechts) sitzt in kyphotischer Sitzhaltung/Rundrücken (s. auch ◻ Abb. 3.6) und beschreibt lumbale Rückenschmerzen links. Die rechte Rumpfseite ist etwas verkürzt, und die Ischiokruralen zeigen v. a. rechts eine hypertone Verspannung. Aus dieser Verspannung resultiert eine dorsale Beckenfixierung mit fortführender Hyperkyphose der BWS und Verspannungen im Nackenbereich (HWS-Hyperlordose, s. auch 67090_4_De_8_MOESM3_ESM unter https:// doi.org/10.1007/978-3-662-62292-6_8).

> Roter Faden

Rückenschmerzen Eine andauernde kyphotische Sitzhaltung bewirkt die dorsale Vorwölbung der Bandscheibe im LW-Bereich. Wenn diese Vorwölbung auf das umliegende Nervengewebe trifft, entstehen Schmerzen. V. a. bei raschen Rotationsbewegungen

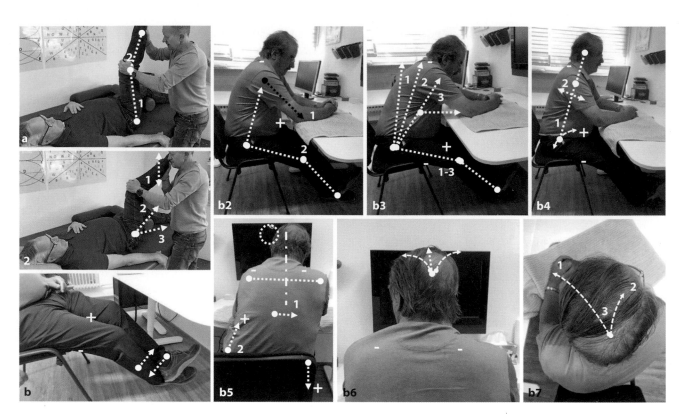

Abb. 8.4   a1 Maximale tonische Dehnposition der Ischiokruralen; **a2** distale phasische Aktivierung in zunehmend proximal detonisierter Position; **b1** (reziproke) Antagonistenhemmung der Ischiokruralen; **b2** Aktivierung der ventralen Kette, maximale Vordehnung der Ischiokruralen; **b3** Bewegungsraum im Zuge der Dehnung schrittweise erweitern (1–3); **b4** Rumpfaufrichtung mittels ventraler Beckenverankerung (1) und Schultermobilisation (2); **b5** Rumpfsymmetrie durch Lateralflexion links; **b6** Kopf rotiert mit Blickfixierung gegen Augen und Rumpf; **b7** Rumpf rotiert gegen den Kopf (1), Kopf rotiert gegen den Rumpf (2) und Rumpf rotiert gegen den rotierenden Kopf (3)

nach einer Ruhephase kann sich die Bandscheibe nicht mehr repositionieren, und es kommt zum sprichwörtlichen Hexenschuss! Das wird der eine oder andere Leser kennen, z. B. nach einer langen Autofahrt.

Um eine Traumatisierung v. a. bei schon bestehenden Symptomatiken zu vermeiden, sollten Bewegungsabläufe/Transfers vom Liegen zum Sitz, Sitz zum Sitz etc. sehr behutsam ausgeführt werden.

Häufig wird der Aufbau der Rückenstrecker empfohlen. Wer aber die muskulären Strukturen im LWS-Bereich palpiert, wird eher eine deutliche Verspannung bis zur Verhärtung spüren. Diese tonische Verspannung beginnt bei den meisten (nicht nur) Hemiplegikern im Nacken (Pars descendens) im Zusammenspiel mit den Ischiokruralen! Die Detonisierung besagter Bereiche und der Aufbau phasisch ventraler Verankerung bringen meist auch eine Linderung der Schmerzsymptomatik.

Rechtes Becken und Schulter sind retrahiert, und die rechte Rumpfseite verspannt flektiert mit in abduzierter Skapulafixation. Herr Sch. nutzt die verspannte rechte obere Extremität mittels Faustgriff als Hilfshand.

Abb. 8.4b beschreibt ein Eigenprogramm, das Herr Sch. mittels schrittweisen Anleitungsfotos allmorgendlich vor dem Frühstück ausführt. Um ein Gefühl für die Anforderung zu bekommen, überschlägt Herr Sch. in **Abb. 8.4b1** sein linkes Bein über das rechte (verspanntere) Bein und drückt die überschlagenen Beine gegeneinander. Die agonistische Aktivität des M. rectus femoris rechts (+) hemmt reziprok die Spannung der Ischiokruralen (−). Bei gestreckten Beinen führt er nun seinen Oberkörper über den Tisch und stützt sich auf seine Ellbogen. Die ventral geschlossene Kette unterstützt ebenfalls die dorsale (Nacken-) Entspannung (**Abb. 8.4b2(1)**). Nun bringt Herr Sch. den Oberkörper so weit in Vorlage, bis ein Dehnreiz auf einer Schmerzskala 2–3 (s. oben) in den Ischiokruralen entsteht, er verweilt in dieser Position und drückt wieder für etwa 10/15+ s die Unterschenkel gegeneinander. Durch die reziproke Hemmung sollte der Dehnreiz etwas nachlassen, worauf Herr Sch. seinen Oberkörper/Ellbogen wieder etwas weiter nach vorn schiebt (**Abb. 8.4b3(1–3)**). Als Dehnungssteigerung kann eine Unterlage (z. B. Telefonbuch/Hocker) unter den Füßen platziert werden. Diesen Vorgang wiederholt Herr Sch. bis zur maximalen Vorlage (Schmerzskala etwa 3).

Roter Faden

Transfer zum Stand! Die Vorlage des Oberkörpers (◘ Abb. 8.4b2–4) sollte soweit schmerzfrei mobilisiert werden, dass Herr Sch. bei geradem Rücken/WS und lockeren Schultern und unter den Knien angestellten Füßen (90° Knieflexion) mit den Schultern über die Knie kommt (s. ▶ Abschn. 5.6.2, „Vom Sitz zum Stand").

Nun führt er seinen Oberkörper wieder etwas zurück (Th6 über das Becken), winkelt die Knie hüftbreit an (90°) und nutzt die gewonnene Bewegungsfreiheit, um mittels ventraler kon- und exzentrischer Beckenaufrichtung/-senkung die WS ins Lot zu führen (◘ Abb. 8.4b4(1)). Herr Sch. führt die Beckenbewegungen langsam und schmerzfrei aus. Die Bandscheiben können sich wieder ventral repositionieren = Schmerzlinderung. Die aufgerichtete WS lässt er nun möglichst locker in die Schulterblätter fallen bzw. richtet sie wieder damit auf (◘ Abb. 8.4b4(2), s. auch ◘ Abb. 5.3g). Die sagittalen Bewegungskompetenzen nutzt Herr Sch. Nun, um frontal (s. Rumpfstellreaktionen) seinen Körperschwerpunkt nach rechts zu verlagern und bei möglichst vertikaler Ausrichtung des Kopfes sowie horizontaler Ausrichtung der Schultergürtel das linke „gesunde" Becken etwas anzuheben (= Lateralextension rechts, ◘ Abb. 8.4b5). Auch hierbei kann sich die Bandscheibe wieder nach rechts repositionieren! Im symmetrischen Lot sitzend fixiert Herr Sch. einen Fixpunkt (◘ Abb. 8.4b5 oben am Bildschirm) und rotiert mit dem Kopf langsam, locker und leicht möglichst weit nach rechts und links gegen die fixierenden Augen (◘ Abb. 8.4b6, Visuomotorik). In ◘ Abb. 8.4b7(1) fixieren die Augen einen Punkt, und der Rumpf/Arme rotiert max. nach links und rechts gegen Kopf und Becken. Als Steigerung kann v. a. zu Beginn bei Rotation links (Protraktion: Schulter/Becken rechts) das „gesunde" linke Knie locker angehoben werden (= Lateralextension/Standbein rechts). Mit gewonnener Rumpfsymmetrie = horizontaler Ausrichtung der Schulterblätter kann während der Rumpfrotation links/rechts auch das betroffene rechte Knie locker in der rechten Hüfte „selektiv" angehoben werden (vs. Beckenretraktion, s. 67090_4_De_3_MOESM3_ESM und 67090_4_De_8_MOESM3_ESM).

Nun bleiben die Arme/Rumpf nach links ausgerichtet und der Kopf rotiert bei fixierten Augen 3-mal max. nach rechts und links. Wiederholung mit Rumpfausrichtung max. nach rechts (3 mal Kopf rotiert leicht und locker endgradig nach rechts und links (2)). Falls möglich rotieren zum Schluss die Arme/Rumpf gegenseitig zum rotierenden, blickfixierenden Kopf (3)!

Die „Anleitungen Sitzmobilisation bei Hemiparese rechts mit hypertoner Grundsymptomatik I und II" für zu Hause finden Sie als Download „Anleitung_Ei-genmobilisation" (unter https://doi.org/10.1007/978-3-662-62292-6_8). Damit haben Sie die Möglichkeit, die jeweiligen Übungen individuell, u. a. mit eigenen Fotos, anzupassen. Falls z. B. die Ischiokruralen nicht gedehnt werden müssen, kann man mit ◘ Abb. 8.4b4 beginnen, und/oder falls beim Betroffenen frontal die linke Rumpfseite verkürzt ist, muss er das rechte Becken/Knie abheben etc.

Erst wenn die Bewegungsabläufe sicher in der Therapie ausgeführt werden, bekommt Herr Sch. die Anleitungsblätter für zu Hause. Schritt 8.4b6–7 kann für kognitiv eingeschränkte Menschen (Demenz) eine Überforderung darstellen. Daher sollten vorab erst kleine Schritte automatisiert werden (z. B. 8.4b1–3), und erst wenn diese gesichert sind, folgt die nächste Übung (s. auch 67090_4_De_8_MOESM3_ESM).

8.1.1.5 Neuromuskuläre Dyskoordination bei Hemiplegie, Beispiel M. rectus femoris

Der M. rectus femoris (lat. rectus = in gerader Linie) ist der oberflächlich gelegene gerade Kopf des M. quadriceps femoris, der wiederum den größten (Volumen) und kräftigsten Muskel unseres Körpers bildet (Tittel 2016). Er hat seinen Ursprung am Hüftbein (Os coxae) und endet mit allen vier Köpfen an der Patellasehne. Seine Hauptfunktion besteht in der Knieextension beim Aufstehen, Hinsetzen, Gehen, Laufen etc. Sein proximales Ende am Hüftbein macht ihn jedoch auch zu einem kraftvollen Hüftbeugemuskel (Davies und Davies 2016). Im Gegensatz zu den anderen drei Köpfen, die vorrangig isometrische Haltearbeit leisten, besitzt der M. rectus femoris v. a. phasisch innervierte Fast-Twitch-Fasern (Typ-2-Fasern), die zudem doppelt gefiedert verlaufen. Fast-Twitch-Fasern (FT/Typ-2-Fasern) werden als weiße, eher phasisch innervierte Muskelfasern beschrieben (s. ▶ Abschn. 5.1.3, Muskelfasertypen), die im Gegensatz zu den eher tonisch innervierten Slow-Twitch-Fasern (ST/Typ-1) sehr schnell kontrahieren und in der Lage sind, kurzfristig sehr hohe Kräfte entwickeln. Das heißt, an seinem proximalen Ende dient der M. rectus femoris eher der tonischen Beckenstabilisation, während er distal kraftvolle, rasche Bewegungen tätigt.

■ **Muskuläre Dyskoordination**

Ein phasischer Innervationsverlust führt v. a. proximal zur Zunahme tonisch eher fixierender Aktivität. Die tonische Dominanz können wir z. B. sehen/fühlen, wenn wir im Sitzen das betroffene Bein des Hemiplegikers über unseren Oberschenkel legen (oder im Liegen über die Bettkannte führen), sodass der Unterschenkel locker herunterhängt, und ihn bitten, sein Bein/Knie rasch zu strecken und sofort wieder loszulassen. Häufig kann das Knie schon anhand verspannter Ischiokruraler nicht endgradig gestreckt werden. I. d. R. ist aber das lockere Loslassen nicht oder zumindest nur noch sehr eingeschränkt möglich.

Ebenso kommt es bei Verlust phasischer Innervation des Hüftbeugers (M. iliopsoas) sehr häufig zu einem kompensatorischen Einsatz der tonischen Anspannung des M. rectus femoris bei der Hüftflexion. Dieser ist jedoch stets mit seiner Hauptfunktion, d. h. der Kniestreckung verbunden, sodass das Knie nicht locker angehoben werden kann, sondern nur im Sinne einer Massenanspannung/-synergie bis ins Sprunggelenk angehoben wird. Diese zeigt sich z. B. bei Hemiplegikern während der Schwungbeinphase, wobei das Bein über das Becken nach vorn gehoben wird (vs. physiologisch nach vorn schwingt).

> **Roter Faden**
>
> Verspannungen/Triggerpunkte des M. quadriceps femoris finden sich bei allen vier Köpfen, wobei sie beim M. rectus femoris v. a. am proximalen Muskelbauch zu finden sind. Bei auf dem Therapeutenbein überschlagenem Bein kann der Therapeut mit seinem Ellbogen gelenkschonend Triggerpunkte mobilisieren. Hieran sollte sich jedoch die phasische Innervation anschließen, und v. a. sollte die Aktivität des M. iliopsoas (ein Grund der Anspannung) verbessert werden. In den Behandlungsvideos finden sich Beispiele zur dorsalen Detonisierung und phasischen Aktivierung.

8.1.1.6 Neuromuskuläre Dyskoordination bei Hemiplegie, Beispiel Wadenmuskulatur: M. triceps surae

Der M. triceps surae (dreiköpfiger Wadenmuskel/Wadenheber) wird in den Caput laterale und mediale des M. gastrocnemius sowie in den M. soleus unterteilt. Alle drei Teile enden in der Achillessehne (kräftigste Sehne des Körpers). Im Verhältnis zu den Fußhebern (z. B. M. tibialis anterior) besitzen die Fußsenker einen vielfach höheren Tonus zur Haltungsbewahrung.

Der M. gastrocnemius besitzt vorrangig phasisch innervierte Fast-twitch-Fasern (Tittel 2016). Diese Kräfte benötigen wir z. B. zum Klettern und Springen (konzentrisch, s. Sprungbereitschaft), aber auch, um exzentrisch kontrolliert eine Treppe hinunterzusteigen. Das heißt, der Muskel leistet permanent über die Achillessehne eine haltungsbewahrende variable Adaption zwischen leichten, harmonischen Ausgleichsbewegungen und extremst anstrengenden Anforderungen. Typ-2-Fasern besitzen stoffwechselbedingt jedoch nur eine geringe Ausdauer. Traumata, Immobilität, Schonhaltung (Schienen/Einlagen), aber auch natürliche Alterungsprozesse bis hin zum häufigen Tragen hoher Schuhe können zu einem Verlust von Sarkomeren und einer Umwandlung des Bindegewebes mit Verringerung des Bewegungsausmaßes führen (Tittel 2016), mit dem damit einhergehenden Verlust phasisch variabler In-

nervation und Anstieg tonisch fixierender Innervation (Circulus vitiosus).

> **Roter Faden**
>
> **Transfer zum Stand!** Bei sensomotorisch neurologisch Betroffenen (phasischer Innervationsverlust/Immobilität Sprunggelenk) ist dies eher die Regel anstelle der Ausnahme. Versuchen wir z. B., den plantar flektierten Fuß passiv in die Dorsalflexion zu bewegen (rascher Druck gegen den Fußballen), so spüren wir meist eine deutliche „tonische" Anspannung (was u. a. auch die ventrale Fußhebung verunmöglicht). Drücken wir den plantar flektierten, auf unseren knienden Oberschenkel aufgestellten Fuß über Druck in die Malleolengabel in die Dorsalflexion, so spüren wir je nach Verspannung einen mehr oder weniger ruckartigen Bewegungsablauf (s. auch ◘ Abb. 11.25b), dieser wird mit Detonisierung harmonischer. Bitten wir hingegen nun den Betroffenen, im Sitz mit aufgestellten Füßen ganz leicht seine Ferse/Wade (phasische Plantarflexion) vom Boden anzuheben (= Zehenstand), so gelingt dies sehr häufig nicht. Dabei ist v. a. der Muskelbauch des M. gastrocnemius, Caput mediale (verbunden mit Supination/Inversion) und v. a. aber der M. soleus sehr oft extrem verspannt und druckempfindlich (s. Myogelosen/Triggerpunkte). Betroffene beschreiben nicht selten, v. a. zu Beginn einer manuellen Triggerbehandlung, schon leichte Berührungen als extremst schmerzhaft: „Als ob ein Messer in die Wunde sticht"!

■ **Funktion des M. gastrocnemius**

Im Stand stabilisiert er uns haltungsbewahrend tonisch/isometrisch im Fersenkontakt über Plantarflexion und Supination (Inversion) zusammen mit dem M. soleus. Phasisch kon- und exzentrisch führt er im Sitz eine leichte oder im Stand eine kraftvolle Plantarflexion (Zehenstand/Wadenhebung) aus. Zudem bewahrt er phasisch stabilisierend (= Ursprung kontrahiert zum Ansatz) das Knie während der Standbeinphase vor einem ventralen Einknicken.

■ **Muskuläre Dyskoordination**

Hypoton: Das Knie wird während der Standbeinphase nicht gesichert und knickt nach vorn/ventral ein! Hyperton: Eine zu hohe Spannung überstreckt das Knie dorsal, v. a. während der Standbeinphase, und kann bis zum Spitz- bzw. Sichelfuß (Supination/Plantarflexion/Inversionsmuster) führen. Seine Verkürzungen (Spitzfuß) verhindern die Kniestreckung mit Fersenkontakt. Die damit einhergehende Belastung der Fußaußenkante (Supination/Inversion) verstärkt die Spastik und verunmöglicht die Fußhebung (vs. M. tibialis anterior/phasischer Gegenspieler). Der Tonus in der Wade kann nicht mehr gelöst werden, und der Fuß muss während der eigentlich lockeren Schwungbeinphase über Becken, leichte Knieflexion und Supination/Inversionsmuster nach vorn gehoben werden (je verspannter, desto stärker!).

Orthesen/Fußhebeschienen/Einlagen wie Peroneus-Orthese, Heidelberger Winkel, Valenser-Fußhebeschiene etc. können zwar einerseits ein selbstständiges Gehen ermöglichen, andererseits wird jedoch das Sprunggelenk/Fuß fixiert. Die statisch immobile Haltung der (Waden-)Muskeln und die damit verbundene Beeinträchtigung des Stoffwechsels (Durchblutung) begünstigen die Entstehung von tonischen Verspannungen, Myogelosen und Triggerpunkten = Verlust des Bewegungsausmaßes und adaptiver Variabilität. Wird in der Schiene (im Schuh = visuell nicht wahrnehmbar) verstärkt die Außenkante belastet, so verstärkt sich wiederum die Anspannung (Circulus vitiosus). Ohne Detonisierung der Wade kann auch die Fußhebeschiene, bedingt durch die permanente Stimulation der Muskelspindeln/Wade, eine Verspannung verstärken! Man muss daher die Schienenversorgung genau auf ihre Zweckmäßigkeit prüfen und mit der Versorgung zwischen größtmöglicher Selbstständigkeit und physiologischem Bewegungsgewinn abwägen!

▪ Funktion des M. soleus

Sein Ansatz am Fersenhöcker macht ihn zum wichtigsten Plantarflexor (Wadenheber), womit er dem Gehen, Laufen, Springen etc. dient. Wie schon beschrieben, besitzt der M. soleus vorrangig Slow-Twitch-Fasern, d. h. gut durchblutete, tonisch innervierte Typ-1-Fasern, die zudem noch doppelt gefiedert angeordnet sind, wodurch er zwar eher langsam kontrahiert, aber dafür sehr ermüdungsresistent ist und große Kräfte entwickeln kann. Anhand seiner starken Durchblutung und seiner wichtigen Rolle beim Hochpumpen des Blutes aus den Füßen/Beinen wird er z. T. auch als zweites Herz des Körpers beschrieben (Davies 2016). Tonisch innervierte Muskeln neigen ohnehin zu Verkürzungen. Harte Sohlen, Einlagen, Schienen etc. und die damit verbundene Immobilität begünstigen diese Verspannungen.

▪ Muskuläre Dyskoordination

Wie schon beschrieben, führen seine Verspannungen, Verklebungen, aber v. a. Kontrakturen zur fixierenden Plantarflexion/Spitzfuß mit Verlust des Fersenkontaktes. Ohne Bodenkontakt fehlen dem ZNS Informationen zur Unterstützungsfläche (Boden) = neuromuskulärer Stress = Spastik = Circulus vitiosus.

Der obere proximale Teil des M. soleus bildet eine Art Gleitbahn für den M. gastrocnemius, mit dem er sich in der Achillessehne verbindet. Wie bereits beschrieben, neigt er durch seine hohe tonische Haltearbeit zur Bildung von Myogelosen und Triggerpunkten. Bitten wir einen Erwachsenen, bei gestreckten Knien mit den Fingerspitzen den Boden zu berühren, so zeigen sich die Verspannungen neben den Ischiokruralen v. a. in der medialen Wadenmuskulatur (M. soleus). Immobilität, Schienenversorgung, Einlagen, die v. a. Druck auf die laterale Fußsohle ausüben, können dies extrem verstärken (s. 67090_4_De_3_MOESM8_ESM). Die palpierbar deutlichsten und i. d. R. auch schmerzempfindlichsten Triggerpunkte zeigen sich v. a. in den proximalen und medialen Muskelbäuchen des M. soleus. Erstere behindern die Dorsalextension, Letztere die Pronation. Das heißt, je verspannter der M. soleus, desto stärker die Plantarflexion (Spitzfuß) und Supination (Inversion).

Je detonisierter, gelöster der M. soleus (und M. gastrocnemius), desto physiologischer kann das Becken während der Standbeinphase über die funktionelle Fußlängsachse (Ferse-Fußballen) abrollen und desto leichter schwingt der Fuß während der Schwungbeinphase nach vorn.

Therapiebeispiele

Diese Myogelosen/Triggerpunkte können im Sitzen gelenkschonend mobilisiert werden, indem man den dorsalen Unterschenkel (Triggerpunkte) über das Therapeutenknie positioniert. Ischämische Kompression, Rollmassagen und letztendlich Kopplung mit Bewegung sind relativ gut möglich. Zur phasischen Aktivierung strecken wir im Sitz das Knie möglichst endgradig aus (M. gastrocnemius wird gestretcht), und der Betroffene soll aktiv eine Plantarflexion konzentrisch in die pronationsstabilisierende Hand des Therapeuten ausführen bzw. exzentrisch bremsen. Mit Kompetenzgewinn wird das Knie zunehmend flektiert, sodass sich die Anteile des M. gastrocnemius verringern (durch die Knieflexion) und die des M. soleus erhöhen (s. Download „Eigenmobilisation", darin die „Anleitung zur Selbstmobilisation Standbein: triggern, dehnen und aktiveren", zu finden unter https://doi.org/10.1007/978-3-662-62292-6_8).

In der Hocke ist durch die Anatomie des Sprunggelenkes eine Supination nur noch sehr eingeschränkt möglich. Besteht eine erhöhte Supinationsstellung, so kann versucht werden, das Potenzial des Betroffenen vorausgesetzt, die Hocke zu erarbeiten. Dazu kann man z. B. einen Pezziball zwischen Zimmerwand und Rücken des Betroffenen positionieren, und er geht dann langsam in Richtung Hocke und wieder zurück. Er darf jedoch nur so weit in die Hocke gehen, dass auch wieder die Rückführung in den Stand möglich ist. Da dies direkt den M. soleus aktiviert, kann es auch zu kreislaufbedingten Schwächeanfällen, Schwindel etc. kommen. Daher sollte man stets einen Sicherheitsstuhl entsprechend positionieren!

Als **Eigenprogramm** kann der Betroffene im Sitzen vor sich einen Stuhl positionieren, einen Tennisball o. ä. darauf legen (evtl. noch ein Buch zur Stabilisation zwischen Stuhl und Ball) und seinen auf dem Tennisball liegenden dorsalen Unterschenkel selbst mobilisieren. Nach der Mobilisation der Triggerpunkte (Mikrostretch) folgt die Dehnung und Aktivierung. Der Betroffene positioniert im Sitzen seinen Fuß unter dem Stuhl möglichst weit nach dorsal, sodass die Ferse gerade noch den Boden berührt. Nun stützt er sich mit seinen beiden Ellbogen auf den betroffenen Oberschenkel = Dehnung M. soleus. Aus der Dehnung (Makrostretch) heraus kann er nun die Wade mit dem Gewicht des Oberkörpers anheben. Auch hierbei nehmen Bewegungsausmaß und Geschwindigkeit mit Kompetenzgewinn zu.

8.1.1.7 Alltagstransfer

In ◻ Abb. 8.3f (vs. ◻ Abb. 8.3b) sitzt Herr K. (rechts betroffen) zunächst angelehnt (keine Notwendigkeit der kompensatorischen und enthemmten Haltungsbewahrung) am Tisch. Zur Stabilisation des betroffenen Schultergürtels, des Arms und der Hand werden vorbereitend funktionelle Übungen ausgeführt. In ◻ Abb. 8.3f übt der Therapeut nach kranial federnde Impulse auf den am Rumpf angelehnten Ellbogen aus, zentriert damit den Humeruskopf in der Gelenkpfanne und aktiviert isometrisch die Schulterblattstabilisatoren, wie z. B. die kaudalen Anteile des M. trapezius, Pars transversa und Pars ascendens. Zur Sicherung des Schultergelenks folgen isotonische Anforderungen an die Außenrotatoren. Herr K. bremst in ◻ Abb. 8.3f langsam gegen den mehr oder weniger leichten Therapeutendruck in Richtung Innenrotation (= exzentrische Aktivität der Außenrotation) bzw. führt seine Hand unter Fazilitation wieder leicht und harmonisch nach außen (Außenrotation des Schultergürtels).

Als Steigerung und Alltagstransfer liegt die Hand im aufrechten Sitz flach auf dem Tisch (◻ Abb. 8.3g, evtl. mit Handtuch unterlagern!). In einem ersten Schritt übt Herr K. mit den Handballen einen isometrischen Druck (mehrere Intervalle, jeweils ca. 7 s) auf den Tisch aus. Erleichternd könnte die Übung zunächst im angelehnten Sitz mit aufliegendem Ellbogen durchgeführt werden. Ein Tonusanstieg der Finger bzw. eine Retraktion der betroffenen Schulter- und/oder Beckenseite wäre als Zeichen einer Überforderung zu bewerten.

Gelingt dies, lässt Herr K. z. B. im aufrechten Sitz das Becken langsam, exzentrisch nach dorsal gleiten bzw. richtet es wieder konzentrisch gegen die Schwerkraft auf (ventrale Stabilität/Verankerung der Hüftbeuger, s. auch ◻ Abb. 8.3h, Becken) oder extendiert den Ellbogen bei aufliegender Hand, um den Druck auf den Tisch zu erhöhen.

Je nach Druckintension werden in dieser Alltagsposition innerhalb der geschlossenen Kette Armstrecker, Schulteraußenrotatoren, Skapulastabilisatoren (M. trapezius partes transversa et ascendens) bis hin zu Bauch- und ventralen Hüftmuskeln aktiviert. Als physiologischer Referenzpunkt dient der Daumen- und Kleinfingerballen. Falls die flache Handlagerung nicht gelingt, kann der Druck auch auf eine Papierrolle, einen etwas kleineren Softball oder Ähnliches ausgeübt werden.

> ❯ **Wichtig**
>
> Die Auflage bzw. der Druck des Daumen- und Kleinfingerballens (◻ Abb. 8.3g, evtl. mit Ellbogenunterlagerung) liefert propriozeptive Informationen und dient somit als neuromuskulärer Referenzpunkt für das ZNS (▶ Abschn. 4.2, 1. SMRK), was wiederum die Kontrolle pathologisch enthemmter Reaktionen erleichtert. Zudem aktiviert Herr K. in dieser Position/Handlagerung alle Muskelgruppen, die zur physiologischen Haltungsbewahrung notwendig sind. Daher sollte diese Position möglichst oft im Alltagsgeschehen eingenommen werden (evtl. unter Anleitung der Angehörigen).

Der isometrischen Stabilisation folgen dynamisch-isotonische Anforderungen. In ◻ Abb. 8.3h drückt Herr K. auf eine Papierrolle und schiebt sie gegen den leichten Druck des Therapeuten konzentrisch nach vorn bzw. bremst exzentrisch die Rückwärtsbewegung gegen den leichten Therapeutendruck (**nicht** zurückziehen!). Die Dorsalbewegung wird erst dann aktiv ausgeführt, wenn die Vorwärtsbewegung leicht und harmonisch gelingt bzw. wenn sie nach der Dorsalbewegung auch wieder leicht und harmonisch möglich ist!

Ähnlich den Anforderungen im Sitz gliedern sich die Übungen im Stand (◻ Abb. 8.3i vs. ◻ Abb. 8.3c). Herr K. drückt ähnlich wie in ◻ Abb. 8.3g,h mit seiner flachen Hand (Handballen) auf eine zuvor aufgeklappte, später geschlossene (dann evtl. mit rutschfester Unterlage) Klappbox, bewegt diese nach vorn bzw. hält bremsend dem federnden Druck des Therapeuten (s. oben) entgegen. Diese Position kann später zum Hantieren an der Küchenzeile, einem Sideboard oder Ähnlichem eingenommen werden. Zur Entlastung könnte sich Herr K. mit seinem betroffenen Oberschenkel/der betroffenen Beckenseite an der Tischkante orientieren (Vermeidung der Beckenretraktion und Verbesserung der Standbeinstabilität), wobei ein Stuhl hinter Herrn K. die Sicherheit erhöht. Darauf aufbauend lässt Herr K. das linke, gesunde Knie locker (= Standbein betroffene Seite) bzw. führt im Wechsel das Körpergewicht wieder zurück (Gewichtsübernahme und -abgabe). Auf die lateralen (Abduktorenstabilität) und ventralen (Beckenverankerung) Kompetenzen folgt die Verbesserung der Standbeinstabilität. Herr K. bewegt dabei sein betroffenes Becken etwas nach ventral, sodass reaktiv nach Möglichkeit das gesunde linke Bein harmonisch nach vorn schwingt und dort langsam und sicher aufsetzt. Ebenso sollte bei der dezenten Dorsalbewegung mit aufgerichtetem Oberkörper (keine Beckenretraktion) das gesunde Bein zurückgesetzt werden.

In ■ Abb. 8.3j (vs. ■ Abb. 8.3d) folgt das Gehen im freien Raum. Herr K. verschränkt hierfür möglichst kaudal (= Rumpfaufrichtung, Beckenprotraktion, Hüftextension) seine Hände hinter dem Rücken, sodass die betroffene Hand in der gesunden liegt. Nun übt er einen leichten Druck mit der betroffenen Hand/dem betroffenen Arm in die gesunde Hand aus, was v. a. die laterale Stabilität der betroffenen Körperseite unterstützt. Gelingt dies, so wird im Wechsel immer wieder das gesunde Knie im Zuge der Gewichtsabgabe an die betroffene Seite entspannt (Beckenretraktion absolut vermeiden!). Als Steigerung hält der Betroffene den Handdruck und führt nun die betroffene Beckenseite nach vorn, bis auf der gesunden Seite das Schwungbein (s. oben) reaktiv einsetzt und zunehmend langsam und sicher nach vorn geführt wird. Vorher sollten die Bewegungen besprochen werden. Dienlich könnte die Anweisung sein: „Das betroffene Becken ist der Chef!" und „Das gesunde Bein schwingt reaktiv nach vorn bzw. wieder zurück". Ein Anspannen der Pobacken, z. B. „Kneifen Sie Ihre Pobacken zusammen!", kann die Standbeinstabilität zudem unterstützen! Darauffolgend wird das betroffene Becken mit aufgerichtetem Oberkörper und Druck in die Hand nach dorsal geführt, bis das gesunde Schwungbein wieder möglichst reaktiv, langsam und sicher nach hinten schwingt.

Es erfolgt nun mittels betroffener Beckenaktivität und Stabilität der raschere Wechsel zwischen Ventral- und Dorsalschwingen des gesunden Beins (Erweiterung der räumlichen und zeitlichen Koordination). Die Mobilität (Gewicht) des gesunden Schwungbeins unterstützt dabei die physiologische Skapulastabilität (dorsale Kette, M. trapezius, Partes transversa et ascendens) auf der betroffenen Seite.

Der Standbeinstabilität folgt die Schwungbeinmobilität der betroffenen Seite. Der Therapeut übt in ■ Abb. 8.3k (vs. ■ Abb. 8.3e) einen mehr oder weniger leichten ventralen Druck gegen die betroffene Schulter aus (vs. Schulter- und Beckenretraktion). Die Arme sind immer noch (wie oben) hinter dem Rücken verschränkt (s. auch ■ Abb. 1.28). Dadurch wird die ventrale Kette aktiviert, und der Betroffene setzt das betroffene Schwungbein mittels ventraler Hüftverankerung leichter nach vorn und wieder zurück. Verliert die betroffene Schwungbeinphase wieder an Harmonie (z. B. Zehen verkrampfen), erfolgt wieder die stabilisierende Standbeinfunktion (s. oben). Mit zunehmendem Kompetenzgewinn reduziert sich die therapeutische Unterstützung, bis das Gehen im Raum mit seitlich herabhängenden Armen und/oder zum Transport der Klappbox von Punkt A nach Punkt B möglich ist.

8.1.2 Beckenstabilität/Rumpfmobilität: Grundlagen und Therapie

Wie in ■ Abb. 5.3 gezeigt, vollziehen sich mit der postnatalen Aufrichtung die Bewegungen der Wirbelsäule sagittal, frontal und transversal (■ Abb. 5.3e). Die Brustwirbelsäule verfügt zwar über die meisten Bewegungssegmente (12 Thorakalwirbel), ihre Beweglichkeit ist jedoch, bedingt durch den Thorax, am geringsten. Der Bereich zwischen Th6 und Th10 (zentraler Schlüsselpunkt, ZSP) bildet unseren Körperschwerpunkt und die Grenze zwischen den Bewegungen des oberen Rumpfs und denen des unteren Rumpfs (Becken, s. ■ Abb. 5.3e).

> **Wichtig**
>
> Vor allem das Becken und der untere Rumpf bilden die „stabilisierende Basis", die es ermöglicht, die Körperhaltung im Raum aufrecht zu halten und die Extremitäten distal zu bewegen. Zu Beginn der sensomotorischen Entwicklung dominieren stabilisierende Schulter- und Armaktivitäten (▶ Kap. 11, „F.A.T."), wie z. B. Ellbogen- und Handstütz. Im Zuge stabilisierender Beckenkompetenzen (**dynamische Beckenstabilität**), wie z. B. im freien Sitz, gewinnen oberer Rumpf und Schulter an Mobilität (**stabile Schultermobilität**) für die dynamischen Prozesse der Arm- und Handmotorik (■ Abb. 4.12, 4.13).

Die **reziproke Innervation** (agonistisch/antagonistisch) zwischen den Bauchmuskeln (Flexoren) und der Rückenmuskulatur (Extensoren) ist dafür die Voraussetzung. Kommt es zu einer muskulären Dyskoordination (s. ▶ Abschn. 5.1.3) der besagten Muskelgruppen, macht eine isolierte Therapie der Extremitäten wenig Sinn. Der Patient kämpft dabei zu sehr mit seiner Haltungskontrolle bzw. versucht die fehlende Stabilität durch kompensatorische Strategien und pathologisch enthemmte Muster (▶ Abschn. 8.1.1) zu gewinnen. Das wirkt wiederum der Ausführung feinmotorischer Bewegungen entgegen. Nicht selten stellen sich Funktionsverbesserungen der Arme bis hin zu selektiven Bewegungen der Finger durch die alleinige **Verbesserung der Rumpfaktivitäten** ein. Kenntnisse über die anatomischen und funktionellen Zusammenhänge der Rumpfmuskulatur sind daher für die therapeutische Vorgehensweise von elementarer Bedeutung.

▶ Beispiel

Selbsterfahrung Stellen Sie sich auf ein Wackelbrett und versuchen Sie, einen Faden in eine Nadel einzufädeln. Durch den hohen wechselnden Tonusaufbau im Rumpf wird die feinmotorische Bewegungsausführung der Extremitäten zum Einfädeln nahezu unmöglich. Dieser Versuch macht deutlich, dass bei Patienten der Rumpf so weit stabilisiert werden muss (Basis schaffen), dass die Ausführung einer feinmotorischen Tätigkeit möglich wird (nur das Mögliche verlangen!). ◀

▪ Rückenmuskulatur

In seiner Gesamtheit zieht der M. **erector spinae** (◘ Abb. 3.6a4) dorsalseitig vom Becken (Os sacrum) bis zur Schädelbasis. Seine Hauptfunktion liegt in der Streckung (Extension) der WS. Hierdurch ist er schon auf spinaler Ebene für die Aufrichtung und Haltung im Raum verantwortlich. Bei neurologisch Schwerstbetroffenen wie z. B. bei Wachkoma wird der M. erector spinae über das Markhirn bzw. spinal innerviert. Der Kopf richtet sich nicht mehr im Schwerkraftfeld aus, sondern ist kranial entsprechend der WS in Flexion/Extension bzw. Lateralflexion fixiert.

❯ Wichtig

Ohne die Rumpfaufrichtung und ventrale Beckenverankerung sind der Transfer vom Sitz zum Stand oder das physiologische Gehen nur eingeschränkt möglich (▶ Abschn. 5.6.3, „Vom Stehen zum Gehen").

▪ Bauchmuskulatur

Zur Gruppe der Bauchmuskeln zählen der M. rectus abdominis, der M. transversus abdominis, die Mm. obliqui externi et interni abdominis sowie der M. quadratus lumborum.

Der M. **rectus abdominis** (gerader Bauchmuskel) zieht vom 5. bis zum 7. Rippenknorpel (Ursprung) zum Schambein (Os pubis/Symphyse). Seine Hauptfunktion besteht in der **Flexion der WS**.

Zu den Hauptfunktionen des **M. transversus abdominis** (quer verlaufender Bauchmuskel) zählt das Einziehen des Bauchs. Hierdurch erhöht er die Spannung der Rektusscheide (Bauchpresse) und unterstützt die Ausatmung. Der M. rectus abdominis bildet mit dem M. transversus abdominis die **gekreuzte Bauchmuskulatur**.

Der M. **obliquus externus abdominis** (äußerer schräger Bauchmuskel) ist mit seinen 8 Ursprungszacken fächerförmig mit den Ursprüngen des M. serratus anterior verwachsen (wichtig für die Armfunktionen, vor allem über 90°). Aus seiner Verlaufsrichtung, von lateral-kranial nach medial-kaudal resultiert ein Übergang zum M. obliquus internus abdominis der kontralateralen Körperseite (**schräge Bauchmuskulatur**). Die schräg verlaufenden Bauchmuskeln bilden ein X-förmiges Kreuz, wodurch sie u. a. muskuläre Ketten beider Körperhälften miteinander verbinden (◘ Abb. 8.4**).**

8.1.2.1 Bewegungen der Wirbelsäule

▪ Sagittalebene

Die **Extensionsbewegung** führt zur Aufrichtung der Wirbelsäule; dies obliegt der Rückenmuskulatur (ZSP vor dem Kopf, SG und Becken) und bedingt in ihrer Weiterführung eine ventrale Beckenkippung (ventrale Beckenverankerung, Haupteffektor M. iliopsoas: Verringerung der BWS-Kyphose und Verstärkung der LWS-Lordose). Die Ventralbewegung des extendierten Oberkörpers aus der Körpermitte obliegt v. a. der exzentrischen Verlängerung der Ischiokruralen. Kommt es in der Weiterführung zum Stand (Gesäß hebt sich von der Unterlage), wechseln die Ischiokruralen reaktiv aus der exzentrischen in die konzentrische Aktivität (Hüftstreckung), was nicht selten ein Problem ist (▶ Kap. 5, Transfer zum Stand).

Befindet sich der ZSP (Th6–Th10) hinter dem Kopf, SG und Becken, wird die **Flexionsbewegung** der WS von der Bauchmuskulatur ausgeführt; die Symphyse des Beckens zieht nach kranial (Beckenhebung, Verstärkung der BWS-Kyphose und Verringerung der LWS-Lordose, Rundrücken). Die Dorsalbewegung des flektierten Rumpfs geschieht durch die exzentrische Verlängerung und die Rückführung zur körpereigenen Unterstützungsfläche durch die konzentrische Aktivität des Hüftbeugers (Haupteffektor: M. iliopsoas).

▪ Frontalebene

Wird der ZSP (Rumpf) seitlich aus der Symmetrielinie, z. B. nach rechts, bewegt (d. h. Körpergewicht/Schwerpunkt rechts), findet eine agonistische **Lateralflexion** der linken Rumpfseite statt (linke Beckenseite zieht nach kranial) sowie eine „reaktive" Lateralextension (antagonistisch/exzentrisch Rumpfverlängerung) und eine aktive laterale Beckenverankerung (Abduktorenstabilität) in der rechten, gewichtstragenden Rumpfseite (▶ Abschn. 5.5.2, „**Stellreaktionen**", ◘ Abb. 4.5b,c, ◘ Abb. 5.10b, s. Video ◘ Abb. 5.16 und 67090_4_De_4_MOESM2_ESM).

❯ Wichtig

Der Schultergürtel (SG) bleibt in einer horizontalen Linie, und der Kopf (Kopfstellreaktion) richtet sich vertikal aus. Ein Muskel kann seine Kraft nur durch das konzentrische Zusammenziehen und exzentrisch bremsende Nachlassen entfalten (▶ Kap. 5). Die Lateralflexion ist daher stets die agonistische Rumpfaktivität, während kontralateral die Lateralextension lediglich der reaktive Prozess darauf ist.

▪ Transversalebene

Bei der **Rotation** sind sowohl Strecker als auch Beuger reziprok an der Bewegung beteiligt. Alltägliche Bewegungsabläufe werden in der Regel nicht auf einer Bewegungsebene ausgeführt, sondern sind vielmehr von rotatorischen Komponenten geprägt.

> **Wichtig**
>
> Das **Bewegungspotenzial** der Wirbelsäule hängt wesentlich von der Beckenstabilität, der Aufrichtung, der Skapulamobilität, aber auch vom Alter, von der Konstitution und dem Trainingszustand einer Person ab.

Patientenbeispiele

Das Erscheinungsbild einer **aufrechten Sitzhaltung** variiert bei Patienten mit Hemiplegie stark; u. a. können die Spannungszustände wie Spastizität und fehlender Tonus innerhalb der Bewegungsanforderungen wechseln. So kann im Sitz z. B. ein Hypotonus bestehen, während im Stand und im Gehen eine Spastik in der betroffenen Seite dominiert.

In ■ Abb. 8.5f wird die normale aufrechte Sitzposition gezeigt, deren Einnahme eine große Herausforderung für alle neurologisch geschädigten Patienten ist und die die charakteristischen Erscheinungsbilder der Hemiplegie aufzeigt (s. auch ■ Abb. 3.6c–i).

In ■ Abb. 8.5b (Szene nachgestellt) ist eine **pathologisch erhöhte Extensorenaktivität** erkennbar. Der Patient drückt durch eine Extensionsbewegung des Kopfs, der Schulter und des Rumpfs seinen Oberkörper nach dorsal. Dadurch schiebt sich das Becken nach ventral, was wiederum **zur Hüftextension** führt und sich im Zuge einer **Massensynergie** nach distal fortsetzt (**Extensionsmuster**). Explorieren die Patienten ihre Umgebung und bewegen ihren Kopf, so orientieren sie sich z. T. nach ventral (ZSP bleibt dennoch hinter dem Becken). Dabei entsteht trotz pathologischer Extensorenaktivität ein Flexionsmuster.

In ■ Abb. 8.5c liegt der **Körperschwerpunkt** (ZSP) vor dem Becken. Die dabei entstehende **Hüftflexion hemmt die pathologische Extensorenaktivität,** und wir erkennen, dass der (ehemals pathologisch erhöhte) Extensorentonus (■ Abb. 8.5b) als Haltungshintergrund nicht mehr zur Verfügung steht. Die physiologische Extensorenaktivität, wie z. B. Rumpfaufrichtung, Druck des betroffenen Beins und Fußes auf den Boden zum Aufstehen, geht verloren.

> **Wichtig**
>
> Das Beispiel in ■ Abb. 8.5b,c macht deutlich, dass es bei der Behandlung der Hemiplegie nicht um ein Krafttraining geht. In ■ Abb. 8.5b besteht ein erhöhter „pathologischer" Extensorentonus (Spastizität), wobei der gleiche Patient in ■ Abb. 8.5c eine deutliche Extensorenschwäche zeigt. In der **funktionellen Therapie** geht es darum, z. B. durch den Aufbau ventraler Stabilität (■ Abb. 8.5b) die pathologischen Extensions- bzw. Haltemuster zu minimieren und dort, wo die extensorische Notwendigkeit besteht, (■ Abb. 8.5c) die physiologische Aktivität zu reaktivieren.

Bei Frau H. (Hemiparese rechts) in ■ Abb. 8.5e sehen wir eine **Verlagerung des Körperschwerpunkts** (ZSP) nach rechts. Es fehlt der stabilisierende Haltungshintergrund auf der rechten Körperseite (s. ■ Abb. 8.5e), wodurch die linke Rumpf- und Nackenseite **kompensatorische Haltearbeit** leisten muss. Die Kompensation wiederum wirkt über Prozesse der reziproken Hemmung (▶ Kap. 3, „Motorische Systeme") dem Aufbau stabilisierender Haltefunktionen entgegen, z. B. zum Heben des Arms und/oder zum Halten des Beckens/Beins während der Schwungbeinphase (■ Abb. 8.7; 8.8). Zudem hemmt auch die kompensatorische Aktivität der „gesunden" Hemisphäre die ressourcenorientierte Reaktivierung der Betroffenen.

Im Gegensatz dazu sehen wir bei Herrn W. (Hemiplegie links, ■ Abb. 8.5f) eine Verkürzung der betroffenen Körperseite. Man sieht deutlich anhand der Kopfstellung die Ausrichtung (Bewusstsein) zur rechten („gesunden") Raumhälfte. Die hohe Anspannung der betroffenen Nackenmuskulatur (s. oben, M. trapezius pars descendens) richtet sein Gesichtsfeld zur „gesunden" Seite. Ebenso ist sein Körpergewicht (ZSP) auf die rechte, gesunde Seite verlagert, wobei im physiologischen Sinn (▶ Abschn. 5.5.2, „Stellreaktionen") die linke Rumpfseite die stabilisierende, fallverhindernde Haltearbeit leisten müsste. Da dies, bedingt durch die muskuläre Dyskoordination der Hemiplegie, nicht möglich ist, reagiert das ZNS mit subkortikalen Systemen/spinaler Reflexaktivität (Spastik) haltungsfixierend. Diese zieht bis in die distalen Strukturen und bietet Herrn W. einen zwar pathologischen, aber dennoch existenziell wichtigen Haltungshintergrund (Beugespastik im Arm, Extensionsmuster im Bein). Die über die Jahre bestehende, distal betonte Beugespastik in der oberen Extremität führte zu **Kontrakturen** in Schulter-, Ellbogen- und v. a. im Handgelenk. Die der Spastik entgegenwirkende Muskulatur (Außenrotatoren, Arm-, Handstrecker etc.) ist atrophiert (Krallenhand). Eine Therapie der distalen Strukturen wie Hand, Schulter etc., die es vernachlässigt, die Wahrnehmung für die linke Körper- und Raumhälfte zu verbessern (also den Grund der Pathologie), arbeitet gegen das ZNS (■ Abb. 8.9).

8.1.2.2 Therapie

Um die Haltung des Rumpfs zu verbessern, sollte bei einer erhöhten Extensorenaktivität (■ Abb. 8.5b, Hohlkreuz, ZSP hinter dem Becken) die Funktion der Bauchmuskulatur bzw. bei einem Flexionsmuster (■ Abb. 8.5c, Rundrücken, ZSP vor dem Becken) die **physiologische Funktion** der Rückenstrecker aktiviert werden.

> **Wichtig**
>
> Der Wechsel zwischen Extension und Flexion (= aufrechte Sitzposition, ■ Abb. 8.5a) ist die größte Anforderung an die reziproke Innervation der Rumpfmuskulatur.

Entsprechend schwer fällt es dem Patienten, die Position physiologisch einzunehmen bzw. den Bewegungsübergang adäquat auszuführen. Häufig wird durch eine kom-

◘ Abb. 8.5 a–f Patientenbeispiel: aufrechte Sitzhaltung. **a–c** Sagittalebene, **d–f** Frontalebene

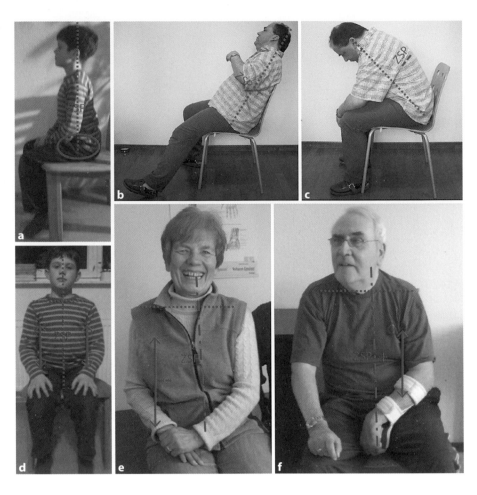

pensatorische (gesunde Seite) und/oder pathologische Tonuserhöhung (betroffene Seite) der Rumpf fixiert, wodurch die physiologische Beckenstabilität (Th7–L5) Schultermobilität und Kopffreiheit (Th7–C1) verloren geht.

> **Wichtig**
>
> Um in der Sitzposition die **Rückenstrecker** zu verbessern, muss der ZSP in Streckung vor das Becken, und um die Aktivität der **Bauchmuskeln** zu verbessern, sollte der ZSP (Rumpf in Flexion) hinter das Becken geführt werden (◘ Abb. 8.6a, b).

Befindet sich der Rumpf (ZSP) innerhalb der körpereigenen Unterstützungsfläche (über dem Becken), sind beide Muskelgruppen (Beuger und Strecker) reziprok aktiv (reziproke Innervation auf hohem Tonusniveau). Eine Unterscheidung zwischen agonistisch oder antagonistisch arbeitender Muskulatur ist nicht eindeutig möglich, weshalb man in dieser Position auch von der **geschlossenen Kette** spricht (◘ Abb. 8.5).

> **Wichtig**
>
> Um die **Symmetrie** in der Grundstellung zu verbessern, sollte beim Wechsel zwischen Rumpfflexion und -exten-

sion (bzw. umgekehrt) die stabilisierende Grundstellung immer wieder eingenommen werden.

Ventrale Muskelkette

Durch den Verlauf der schrägen (X-förmig) und gekreuzten (+-förmigen) Bauchmuskeln wird deutlich, wie eng die **Koordination der beiden Körperhälften** miteinander verbunden ist. Hebt man den Finger der rechten Hand, so hat dies tonische Auswirkungen auf den linken Zeh. Über die Muskeln des rechten Unter- und Oberarms führt die Kette zum Schultergürtel, der sich aus der Klavikula und der Skapula bildet. Die Bewegungen der Skapula sind abhängig vom M. serratus anterior, dieser ist an seinem Ursprung eng mit dem M. obliquus externus abdominis verflochten. So zieht sich die Kette weiter über die Linea alba (lat.: „weiße Linie", ist eine senkrechte Bindegewebsnaht in der Mitte des Bauchs, die durch die Vereinigung der flächenhaften Sehnen bzw. Sehnenplatten der seitlichen Bauchmuskeln entsteht) zum M. obliquus internus abdominis der kontralateralen Körperseite, der wiederum über das Becken mit dem Hüftbeuger M. iliopsoas in Verbindung steht und so über die Oberschenkelmuskulatur zu den Unterschenkel- und Fußmuskeln. Am deutlichsten treten diese Muskelketten beim Gehen (ca. 100–120 Schritte/min)

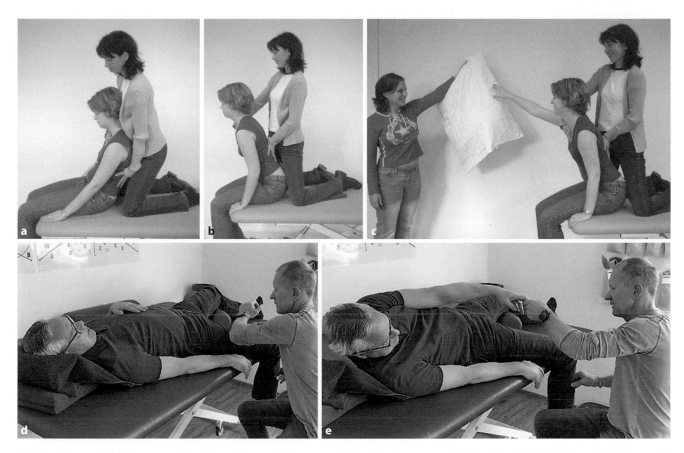

◨ Abb. 8.6 **a–e a** Flektierte, angelehnte Sitzposition = Hemmung, pathologische Extensorenaktivität; **b** physiologische Rumpfaufrichtung bei flektierter Hüfte; **c** physiologische Rumpfaufrichtung als Grundlage alltagsrelevanter Tätigkeiten; **d** Mobilisation und Detonisierung des M. rectus femoris; **e** phasische Aktivierung des M. iliopsoas ohne (enthemmte) assoziierte Reaktion des M. rectus femoris

zum Vorschein, wobei sich der linke Fuß zum rechten Arm bewegt.

Schon durch minimale tonische Abweichungen werden die Bewegungen unökonomisch und können die **gesamte Körpermotorik negativ beeinflussen**. Der Teufel steckt dabei sprichwörtlich im Detail: Minimale muskuläre Abweichungen und die daraus resultierenden Kompensationsmechanismen sind nur über den entkleideten Oberkörper zu erkennen (taktil, visuell). Daher ist es vor allem in der Primärbefundung notwendig, dass der Patient ohne Kleidung beobachtet und palpiert wird. Kompensatorische Bewegungsstrategien hemmen physiologische Bewegungsabläufe.

Schräge Bauchmuskulatur

Der Faserverlauf des M. obliquus internus zieht im Wesentlichen schräg von kaudal-lateral (Becken) nach kranial-medial, die oberflächige Muskelplatte des M. obliquus externus hingegen von kranial-lateral nach kaudal-medial. Die Ursprungszacken des M. obliquus externus sind mit den Ursprüngen des M. serratus anterior verzahnt, der das Schulterblatt stabilisiert. Es entsteht eine schräg verlaufende Muskelkette vom linken Schultergürtel zur rechten Beckenseite bzw.

vom rechten Schultergürtel zur linken Beckenseite und umgekehrt.

Bei mobilen Extremitätenbewegungen führt dies zur Stabilität in schräg verlaufender Kontraktionsrichtung (Ausnahme bilaterale Tätigkeiten). Wird beispielsweise im Sitzen das rechte Bein schnell angehoben, so erfolgt eine stabilisierende Aktivität im linken Schultergürtel. Wird im Stand der linke Arm schnell endgradig nach oben gestreckt, so erfolgt eine Stabilisation im rechten Becken. Dadurch kann u. a. durch den Einsatz einer funktionellen Tätigkeit auf der weniger betroffenen Seite, z. B. durch Luftballonspielen mit der oberen Extremität oder Fußballspielen mit der unteren, die tonische Situation auf der betroffenen Seite (Hüfte oder Schultergürtel) verbessert werden. Das instabile Standbeinbecken wird i. d. R. durch die „gesunde" Schulterspannung kompensiert. Daher ist die Anforderung so zu wählen, dass zwar das Standbeinbecken gefordert wird, jedoch die „gesunde" Schulter nicht anspannt.

Häufig entsteht durch den **kompensatorischen Einsatz** der **Rückenstrecker** (M. erector spinae, M. latissimus dorsi) und/oder durch eine langfristige unphysiologische Sitzposition (z. B. im Rollstuhl, bei verspannten Ischiokruralen) eine **Funktionsbeeinträchtigung der Bauchmus-**

kulatur und der Hüftbeuger. Hierdurch verschiebt sich der Thorax nach kranial (Inspirationsstellung), wodurch u. a. der M. serratus anterior seine stabile Basis verliert. Ursprung und Ansatz des Muskels verschieben sich ebenfalls nach kranial. Als Folge kann daraus eine Scapula alata resultieren. Jede Armaktivität führt dabei zu einer weiteren Verschlechterung der Symptomatik (s. ◼ Abb. 3.5b).

8.1.2.3 Therapiebeispiele: Verbesserung der Rumpfaktivität

> ▶ **Beispiel**

Um die Bauchmuskulatur und den M. iliopsoas (Hüftbeuger) zu aktivieren, wird der Rumpf in einer Flexionsbewegung nach posterior über das Becken (offene Kette) geführt (◼ Abb. 8.6a). Der ZSP befindet sich dabei hinter dem Schultergürtel und dem Kopf. Bei der Rumpfbeugung arbeitet die Bauchmuskulatur **konzentrisch**, und bei der Dorsalbewegung des Oberkörpers verlängern sich die Hüftflexoren **exzentrisch**. Bei der Vorwärtsbewegung des Rumpfs zum aufrechten Sitz arbeiten die Hüftflexoren (M. iliopsoas) **konzentrisch**. Die Therapeutin fazilitiert die Rumpfflexion am ZSP und unterstützt die Bewegung mit der anderen Hand im Lumbalbereich. Sie gibt dabei so viel Unterstützung, dass der Proband die Bewegung ohne verbale Anweisung physiologisch ausführt. ◀

Bei Patienten mit Hemiplegie besteht häufig eine tonisch erhöhte Extensorenaktivität (= Tonus gegen die Schwerkraft; ◼ Abb. 8.5b) bei einer gleichzeitigen Schwäche der ventralen phasischen Flexoren (Hüft- und Bauchmuskulatur). Eine **Überforderung** zeigt sich daher – neben einer pathologischen Tonuserhöhung in der oberen Extremität (assoziierte Reaktion, Spastik) – häufig durch eine **kompensatorische Aktivität der Nacken- und Rückenextensoren**: Dabei drückt sich der Patient während der konzentrischen Vorwärtsbewegung des Rumpfs mit seinen Extremitäten, dem Kopf und/oder dem Schultergürtel nach dorsal ab. Der ZSP bewegt sich vor den Schultergürtel bzw. vor den Kopf, woraus häufig in der weiterführenden Bewegung ein Extensionsmuster im betroffenen Bein resultiert (◼ Abb. 8.5b). Zum einen aktiviert das über den Pars descendens eingeleitete tonische Extensionsmuster fortlaufend die Kontraktion des M. rectus femoris. Zum anderen nutzt das ZNS den tonischen Synergisten zur Hüftflexion bei Verlust postnatal phasischer Aktivität (M. iliopsoas). Beides bedingt eine hohe Anspannung im M. rectus femoris, was zu Massenbewegungen führt. Das heißt, das ganze Bein wird mit dem Becken/LWS gehoben anstatt selektiv das Knie mit dem Hüftgelenk. Zudem kann die Daueranspannung zur Hüftbeugekontraktur führen. Diese wird meist dem M. iliopsoas zugeschrieben. Palpieren wir jedoch seinen Muskelbauch auf Höhe Nabel/medialer Beckenkamm, so fehlt hier meist Spannung, während der Muskelbauch des M. rectus femoris deutlich dominiert!

Ebenso **begleitet der M. rectus femoris exzentrisch-synergistisch** die mit der **Dorsalbewegung des Oberkörpers verbundene Hüftextension** (◼ Abb. 8.6a). Eine kompensatorische Tonuserhöhung des Muskels erschwert seine exzentrische Verlängerung, weshalb er sich das fehlende proximale Bewegungspotenzial an seinem distalen Ende, dem Knie, holt. Der Unterschenkel hebt sich dabei vom Boden ab, bzw. das Knie zieht in die Extension, während das gegenüberliegende, weniger betroffene Bein relativ ruhig in seiner Position verbleibt. Man achte auf die Streckaktivitäten im Knie (M. rectus femoris), im unphysiologischen Verhältnis zur nicht betroffenen Seite (SV) können sie als assoziierte Reaktion bewertet werden (s. 67090_4_De_3_MOESM7_ESM und 67090_4_De_11_MOESM1_ESM). Durch eine **Verringerung des Bewegungsausmaßes** (räumliche Koordination), der **Bewegungsgeschwindigkeit** (zeitliche Koordination), einer **Vergrößerung der therapeutischen Unterstützung** (Reduzierung der aktiven Haltearbeit) und/oder durch eine verstärkte Kopfflexion (Hemmung des Extensionsmusters) kann dem entgegengewirkt werden. Die Vorwärtsbewegung des Rumpfs aus der Rückenlage wird kopfwärts eingeleitet, d. h., Kopf und SG bleiben vor dem ZSP, bis der ZSP mit dem Becken eine Linie bildet (◼ Abb. 8.6) – womit sich Rumpf und Kopf in ihrer körpereigenen USF befinden. In dieser Position kann man nur schwer die agonistische Aktivität der dorsalen Rückenstrecker von ventralen Flexoren unterscheiden. Es ist ein ständiges Suchen und Finden des **Körperschwerpunkts** mit minimalen Bewegungsausschlägen (Equilibriumsreaktionen). Der aufrechte Sitz stellt eine hohe Anforderung an die **reziproke Innervation** der Rumpfmuskulatur und sollte daher während der Bewegungsübergänge immer wieder stabilisierend (nicht fixierend) eingenommen werden.

Um die muskuläre Koordination (ventrale Verankerung) im späteren Sitz, Stand und Gehen zu verbessern, werden bei Herrn H. in RL (keine Notwendigkeit der Haltungsbewahrung) tonische Spannungszustände im M. rectus femoris detonisiert und phasische Muskelanteile bzw. Gelenkspartner aktiviert. In ◼ Abb. 8.6d mobilisieren/detonisieren wir proximal beginnend die tonischen Myogelosen. Federnde Impulse dorsal in den Unterschenkel (phasische Aktivität der Ischiokruralen) und/oder ventral = phasische Aktivität des M. rectus femoris lockern den Unterschenkel. Nun beginnt Herr H. langsam seinen Kopf anzuheben (ventrale Kette), fortführend seine linke „gesunde" Schulter, bis sich der Angulus inferior abhebt, und rotiert mit dem Arm locker zur betroffenen Seite, ohne dabei den Unterschenkel anzuspannen = selektiv phasische Aktivität des M. iliopsoas (◼ Abb. 8.6e, s. auch ◼ Abb. 3.5b1, s. auch 67090_4_De_3_MOESM7_ESM). In der Fortführung wechselt Herr H. aus dieser Position in den Sitz und nutzt dies allmorgendlich konzentrisch zum Aufstehen bzw. abends exzentrisch zum Hinlegen (= Nutzung von Alltagssituationen). Bei schwerer Betroffenen kann für diese

Übung bzw. für den Transfer das obere Bettteil etwas hochgefahren werden.

Wir trainieren keine Kraft(grade) oder stereotypen Bewegungsabläufe, sondern vielmehr alltagsrelevante Funktionen. Der tonischen Detonisierung (s. 67090_4_De_3_MOESM7_ESM und 67090_4_De_11_MOESM5_ESM) folgen v. a. leichte, phasische, variationsreiche Aktivitäten.

Mit der (wieder)gewonnenen Entspannung des M. rectus femoris schwingt der Unterschenkel zunehmend leichter vor und zurück (◻ Abb. 8.6e). Je leichter der Unterschenkel schwingt, desto harmonischer die spätere Schwungbeinphase (s. Download „Eigenmobilisation", darin die Anleitungen „Vorbereitung zum lockeren Schwungbein in RL" und „Eigenübung zur Schwungbeinphase", zu finden unter https://doi.org/10.1007/978-3-662-62292-6_8).

Zur phasischen Aktivierung nutzen wir ähnlich der oberen Extremität (s. ◻ Abb. 4.10d,e) bewusstautomatisierte Bewegungsabläufe (s. 4. und 5. SMRK und ◻ Tab. 4.3), um sensomotorisch enthemmte spinale und subkortikale Bewegungsreaktionen (wieder) zu kontrollieren. Nach in RL detonisiertem Oberschenkel und locker herunterhängendem Unterschenkel (◻ Abb. 8.6e) wirft der Therapeut einen Softball/Kissen oder etwas Ähnliches auf den Unterschenkel/Fuß von Herrn H., den dieser dann möglichst locker und leicht wieder zurücktreten soll. Bei schwerer Betroffenen (wie z. B. Herrn D., ◻ Abb. 2.9, Neglect) zeigen sich zu Beginn meist nur sehr geringe Funktionen, die Zuwendung zur Reizsituation/Raumseite unterstützt jedoch das Bewusstsein für die betroffene Körperseite. Wichtig ist nach dem Treten, dass der Unterschenkel immer wieder locker" vor- und zurückschwingt (= mit dem System und nicht gegen das System ZNS arbeiten). Als Steigerung können die Augen geschlossen werden, und/oder der Betroffene tritt zunehmend weiter den (evtl. schwerer werdenden) Ball zum Therapeuten!

▶ Beispiel

Bewegt sich der ZSP vor das Becken, richten die Rückenextensoren den Rumpf auf. Die Therapeutin beginnt im Lumbalbereich mit der Fazilitation der Rumpfaufrichtung (◻ Abb. 8.6b). Die weitere Anteriorbewegung des aufgerichteten Rumpfs wird durch die exzentrische Verlängerung der Hüftstrecker und Ischiokruralen Muskelgruppen agonistisch reguliert. Bestehen tonische Missverhältnisse sowohl hypotoner als hypertoner Art, kann der Rumpf nicht weit genug (physiologisch) in die Vorlage gebracht werden (▶ Abschn. 5.6.2, „Vom Sitz zum Stand"). ◀

◻ Abb. 8.6 zeigt das Üben **automatisierter Rumpfbewegungen**. Die Bewegungen des Rumpfs sind innerhalb normaler Bewegungsabläufe sehr automatisierte, z. T. automatisch ablaufende Bewegungen (▶ Abschn. 5.5, „Gleichgewichtsreaktionen"). Die Therapeutin gibt daher keine nicht alltagsrelevanten verbalen Anweisungen („Strecken Sie den Rücken" oder Ähnliches; bewusste Rumpfbewegung). Sie gibt vielmehr ein bewusstes **Bewegungsziel** vor, das der Proband erreichen muss und dabei die gewünschte Rumpfbewegung automatisiert ausführt. Mit ihren Händen fazilitiert sie am ZSP und am Becken die physiologische Ausführung der Rumpfaktivitäten.

Therapiebeispiel: Frau H.

Frau H. erlitt vor 18 Jahren einen Schlaganfall und galt damals als „nicht therapierbar".

Sie beginnt den **Spannungsaufbau ihrer rechten Körperseite im Sitz** (◻ Abb. 8.7). In der „achsengerechten" Stützfunktion (◻ Abb. 8.7a) arbeitet man in der **geschlossenen Kette** (▶ Abschn. 5.1.6, „Arbeitsformen der Muskulatur") und aktiviert über den Handstütz (physiologischer Referenzpunkt), d. h. über die Muskelspindeln im Daumen und Kleinfingerballen, einen starken **propriozeptiven Input** an das ZNS. Frau H. bewegt langsam ihre linke Hand, den Arm und den Rumpf nach vorn (Mobilität), wobei die Bewegungsausführung über die **stabilisierende Haltearbeit** (Armstrecker, exzentrische Verlängerung der Außenrotatoren) im rechten Schultergelenk geschieht. In ◻ Abb. 8.7b wird zwischen isometrischen und isotonischen Bewegungsanforderungen gewechselt. Frau H. bremst mit ihrem linken Arm den dorsalen Druck des Therapeuten (isometrisch) durch die stabilisierende Aktivierung der **dorsalen Kette** zwischen den beidseitigen Außenrotatoren und Schulterblattadduktoren. Darauf aufbauend führt sie ihren linken Arm nach dorsal und erweitert langsam die Außenrotation und die Schulterblattadduktion rechts. Das wird fortgesetzt, bis sie schließlich die nahezu endgradige Außenrotation und Schulterblattadduktion rechts erlangt.

In der Position von ◻ Abb. 8.7c erreicht man eine rotatorische Verschraubung des Arms, das ermöglicht eine selektive Bewegungsanbahnung in Schulterblatt, Rumpf und Becken. Zum Beispiel fazilitiert der Therapeut beide Schultern nach dorsal (Schulterblattadduktion) und gibt die Anweisung: „Führen Sie ihre Schulterblätter zur Wirbelsäule. Lassen das linke Schulterblatt los, führen Sie es wieder zurück" (Stabilität rechts). Zum Aufbau selektiver Streckaktivität bittet der Therapeut Frau H., ihren Bauch etwas nach vorn zu strecken (Schulterblattadduktion, Rumpfaufrichtung bei Beckenkippung/Hüftflexion) und wieder langsam loszulassen.

Für die **Rumpfaufrichtung** werden Bewegungskompetenzen in Rumpf, Schulterblatt und Schultergelenk erarbeitet. Diese ermöglichen Frau H. ein Überkopfarbeiten (◻ Abb. 8.7d) als Grundlage alltagsrelevanter Bewegungen wie Gesicht waschen, Haare kämen, Pulli

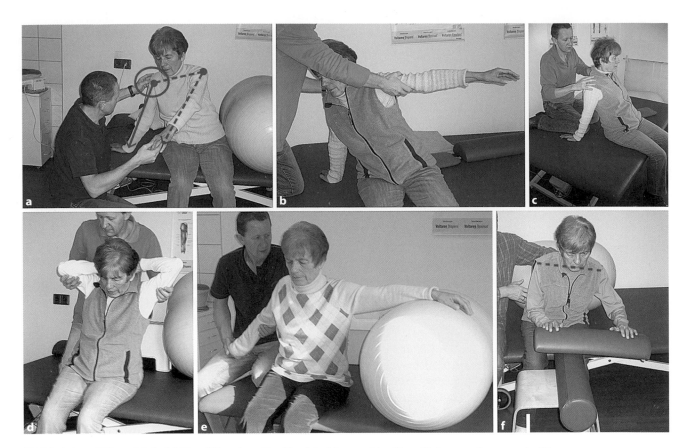

◻ **Abb. 8.7   a–f** Therapiebeispiel (Frau H., rechtsseitige Hemiplegie) zur rechtsseitigen Haltungsverbesserung im Sitz

anziehen etc. sowie den Wechsel von **Stützreaktionen** zu den (Rumpf-)**Stellreaktionen** bzw. von der geschlossenen zur offenen kinematische Kette. In ◻ Abb. 8.7e bewegt Frau H. den Pezziball mit ihrem Becken nach links (die linke Rumpfseite verlängert sich). Der Therapeut **fazilitiert** die Rumpf- (rechtes Becken hebt sich, SG bleibt horizontal ausgerichtet) und Armstellreaktionen rechts (◻ Abb. 8.7e). Dieser Bewegungsablauf aktiviert die Rumpfseite (Beckenhebung), die Schulterblattadduktoren sowie die Rotatorenmanschette rechts und ist vergleichbar mit Armbewegungen in der 1. Bewegungsphase (◻ Abb. 8.11a). Dabei werden **kompensatorische Strategien** zur Armhebung, wie z. B. Schulterhochziehen und/oder Verkürzung der kontralateralen Rumpfseite, verhindert. Frau H. erzielt Kompetenzen, die ihr ein bilaterales Hantieren mit Objekten ermöglichen. Sie bewegt langsam zuerst mit dem Rumpf und Becken die Knierolle nach links (von proximal nach distal) und wieder in die Mitte (◻ Abb. 8.7f). Darauf aufbauend hält sie den Rumpf als stabile Basis mittig und führt die Bewegungen mit Armen und Händen aus, wobei das ZNS erste Prozesse der Hand-Hand-Koordination reguliert. Anhand der horizontalen Ausrichtung beider Schultergürtel (s. gestrichelte Linie) erkennt man, inwieweit die Bewegung physiologisch ausgeführt wird bzw. die Rumpfstellreaktion aufgrund Überforderung verloren geht.

Die im Sitz erarbeiteten Kompetenzen werden **in den Stand übertragen** (Verringerung der USF = Steigerung von Körperspannung und Haltungshintergrund). Man beginnt mit der Stabilitätsverbesserung des Standbeins (Standbein vor Schwungbein). Frau H. bewegt, ähnlich wie beim Sitz (an Vorheriges anknüpfen), mit ihrem Becken und Rumpf 2 Pezzibälle nach rechts, zur Mitte, nach links etc. (◻ Abb. 8.8a). Die (schmerzfreie) Auflage auf den Bällen erleichtert die Ausführung der Stellreaktion. Zudem wird die Körperaufrichtung (Lot) durch die beidseitig ventrale **Beckenorientierung** an der Bankkante (Verhinderung einer Retraktion) unterstützt. Sobald das linke Bein den Boden verlässt, wie beim Zehenstand, um eine Zigarette auszudrücken, steigert sich die Haltearbeit rechts. In ◻ Abb. 8.8b steht das linke Bein auf einer Personenwaage, dadurch erhöht man die Haltearbeit rechts und kann dabei das Ausmaß der Gewichtsübernahme erkennen. Frau H. bewegt wie im Sitz („an Bekanntes anknüpfen") die Knierolle zuerst mit dem Becken/Rumpf nach rechts und links, dann mit den Armen/Händen. Der Therapeut achtet darauf, dass die **Standbeinphase** nicht zu lange dauert, und schafft immer wieder Entlastung. In ◻ Abb. 8.8c nutzt man einen Bodenwischer (Alltagsgegenstand). Frau H. bewegt diesen mit Unterstützung am rechten Arm nach rechts. Das automatisierte/spielerische Einsetzen der Extremitätenstellreaktionen links verbessert die Abduktorenstabilität rechts (= Standbein) und zeigt, dass das ZNS die **Unterstützungsfläche** rechts annimmt. Zudem könnte man in dieser Position einen kontrollierten dorsalen Druck auf den linken Arm bzw. das linke Bein ausüben und würde isometrisch die dorsale Kette zwischen Schulterblattadduktoren bzw. Hüftaußenrotatoren aktivieren. Als Vorbereitung für die Schwungbeinphase, d. h. zur Eroberung des freien Raums, schiebt Frau H. den Bodenwischer nach links (Rumpf- und Extremitätenstellreaktionen rechts) (◻ Abb. 8.8d). Frau H. beginnt im freien Raum mit der Standbeinphase (◻ Abb. 8.8e). Ihr Becken bringt den Rumpf/ZSP nach rechts, wodurch das linke Bein frei wird und einen Seitwärtsschritt (Abduktion/Frontalebene) nach links und wieder zurück ausführt. Sie erarbeitet sich dabei eine abduktorische Stabilität, was ihr die Standbeinphase sagittal erleichtert. Der Therapeut hält den ZSP rechts und kontrolliert (vs. Retraktion) mit seinem ventralen Oberschenkel dorsal die Vorwärtsbewegung des Beckens und Rumpfs über das rechte Standbein. Die Schwungbeinphase links soll reaktiv einsetzen, d. h., das linke Bein schwingt durch die Beckenbewegung rechts vor und wird nicht (wie es häufig der Fall ist) bewusst vorgesetzt. Gelingt diese Bewegung, verbleibt Frau H. in Schrittstellung und wechselt **alternierend** die **Gewichtsübernahme** auf das vordere linke Standbein (Ferse rechts hebt sich ab) bzw. wieder zurück auf das rechte (Zehen links heben sich ab). Als letzten Anteil zum freien Gang lässt Frau H. im Zuge der Gewichtsübernahme links das Knie rechts (vom Standbein) durch die Schwerkrafteinwirkung fallen, schwingt reaktiv (Schwungbein) nach vorn, um mit der Ferse aufzusetzen und erneut die Standbeinfunktion rechts zu übernehmen. Häufig gelingt dieser Wechsel (**muskuläre Dyskoordination**) zwischen stabilisierender Haltearbeit der Ischiokruralen (Hüftextension) und exzentrischem Loslassen zum Schwungbein noch nicht, und die Patienten knicken kompensatorisch mit dem linken (gesunden) Bein ein. Das erschwert als Konsequenz die kontralaterale Schwungbeinphase, und weitere kompensatorische Strategien werden notwendig.

Beim **freien Gehen** (◻ Abb. 8.8f): Frau H. verschränkt ihre Hände hinter dem Gesäß. Dies wirkt einer Beckenretraktion entgegen und erleichtert die **Rumpfaufrichtung** (kein proximaler Zug auf die Ischiokruralen). Frau H. übt nun ähnlich wie in ◻ Abb. 8.8b mit minimaler Unterstützung an Becken und Rumpf das freie Gehen.

Therapiebeispiel: Herr W.

Der Kopf (und damit das Gesicht) von Herrn W. ist spontan stets zur rechten („gesunden") Seite orientiert (◻ Abb. 8.5d). Bei Ansprache von hinten links dreht er den Kopf über die rechte Schulter. Ebenso kann er einen **isolierten Berührungsreiz** (ohne Visus) der linken bzw. rechten Schulter lokalisieren. Bei einer beidseitigen Stimulation benennt er jedoch die rechte Schulter (Auslöschphänomen), was als Hinweis auf einen **Restneglect** (s. ▸ Abschn. 2.5.3), d. h. auf ein eingeschränktes Be-

wusstsein für die linke, betroffene Körper- und Raumhälfte, hindeutet. Um Herrn W. seine **betroffene Seite stärker ins Bewusstsein zu bringen** (Wahrnehmung), beginnt die Therapie mit einer Vibrationsmassage (▸ Abschn. 1.4.2, „Hemmende Reizverarbeitung", ▸ Abschn. 4.3, 2. SMRK) v. a. der **linken Nackenmuskulatur** (= propriozeptiver Input), worauf sich der Kopf und das Gesichtsfeld stärker (automatisiert/bewusster) nach links orientieren.

Die **Rückenlage** hat im Allgemeinen eine eher geringe Alltagsrelevanz. Unter anderem dient die Position selbst schon der Ruhe und weniger dem Alltagsgeschehen. Aber auch unter physiologischer Sicht werden z. B. das Schulterblatt und der Schultergürtel durch den Thorax fixiert, was in den meisten Alltagsaktivitäten (Sitz/Stand) über eine hohe automatisierte neuromuskuläre Regulation geschehen muss. Dennoch eignet sich die Position gut, um erste physiologische Aktivitäten (Wahrnehmung, Gewichtsübernahme, Stellreaktionen etc.) zu bahnen, selektiven Tonus zu aktivieren und dadurch pathologische Reaktionen zu reduzieren, d. h. überflüssig zu machen. In ◻ Abb. 8.9a beginnt Herr W. in der Stufenlagerung auf dem Bein des Therapeuten (evtl. ist auch ein Pezziball geeignet). Die Stufenlagerung (Flexion in der Hüfte) hemmt die pathologische Spannungserhöhung und das Extensionsmuster in Herrn W.s Bein. Herr W. rotiert mit seinen Beinen etwas (soweit die Bewegung harmonisch ausgeführt wird) nach links (Wahrnehmung der betroffenen Körperseite) und verlängert im Zuge der physiologischen Gewichtsübernahme (s. Stellreaktionen) die linke Rumpfseite. Die linke Rumpfseite wird zunehmend freier, was das Bewegungsausmaß erweitert. Mit zunehmender Bewegungskompetenz und Einnahme der Symmetrie (ZSP Mitte, physiologische Ausrichtung beider Rumpfseiten) beginnt Herr W., beide Beine mit seinem **Becken** in der Frontalebene zu bewegen (Achtung, häufig versuchen die Patienten, diese Bewegung mit dem gesunden Bein auszuführen; das führt zur Verringerung der Bewegungsanforderung). Der Therapeut fazilitiert am Becken und Herr W. erhält die Anweisung: „Bewegen Sie Ihre Beine ähnlich einer (analogen) Uhr, von 6.00 Uhr (Ausgangsstellung, Beine zeigen gerade nach unten) auf 7.00 Uhr (Lateralflexion rechts), und wieder langsam zurück." Die rechtsseitige Lateralflexion bedingt reaktiv die Lateralextension (Rumpfverlängerung) links (Reduktion von Spastizität).

Es zeigt sich, dass mit dem Abbau der pathologischen Spannung der Tonus gänzlich verloren geht, d. h. ein fließender Übergang zwischen „Spastizität" und zu niedrigem/fehlendem Tonus besteht. Herr W. beginnt daher nun auch die linke Rumpfseite physiologisch zu aktivieren, indem er z. B. seine Beine nach 5.00 Uhr (Lateralflexion links) und wieder zurückbewegt. Im Zuge der harmonischen Bewegungsausführung (= keine Überforderung und keine assoziierten Reaktionen) erweitert sich das Bewegungsausmaß, die Bewegungs-

8

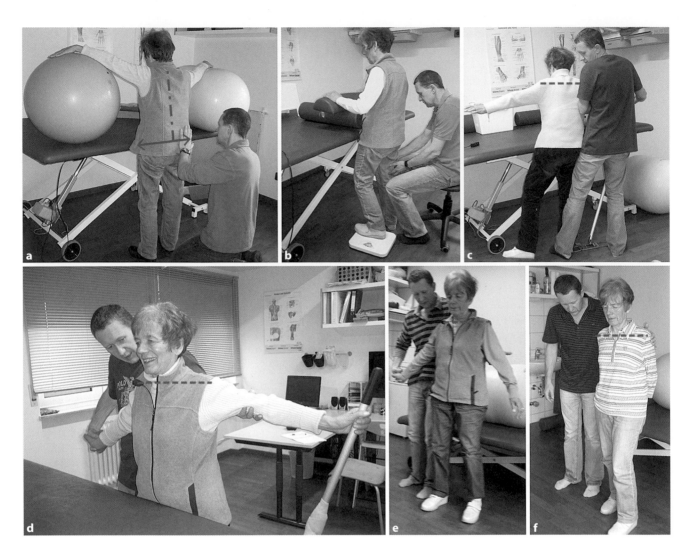

◻ **Abb. 8.8   a–f** Therapiebeispiel (Frau H., rechtsseitige Hemiplegie) zur rechtsseitigen Haltungsverbesserung im Stand

geschwindigkeit und die Gewichtsübernahme, indem Herr W. dazu aufgefordert wird, die entsprechenden „Zeigerpositionen für die Uhrzeiten" einzunehmen (z. B. 4.00, 6.00, 8.00 Uhr und wieder zurück). Man nutzt nun (oder schon vorher, oder wechselseitig) den in ◻ Abb. 8.9b gewonnenen Bewegungsspielraum und dehnt in der Transversalebene (Rotation) die verspannten bzw. jetzt z. T. entspannteren Strukturen, indem man beide Beine und das Becken gegen den Rumpf dehnt sowie den Rumpf dorsal gegen das Becken und gleichzeitig Rumpf und Becken gegenläufig dehnt. Um die verspannten und verkürzten kollagenen Bindegewebsfasern zu verlängern, sollte die Dehnposition 10–15 s gehalten werden. Es darf **kein Schmerz** entstehen (wirkt tonuserhöhend). Um eine zentrale Nachhaltigkeit zu erzielen, ist es wichtig, den gewonnenen Bewegungsspielraum funktionell umzusetzen. In ◻ Abb. 8.9c löst der Therapeut selektiv die tonischen Verspannungen der Außenrotatoren und Abduktoren. Der M. gluteus medius kontrahiert im Liegen tonisch gegen die Schwerkraft (zieht

den Ansatz gegen die Schwerkraft zum Ursprung), was mit der Hüftflexion zum pathologischen Beugemuster führt (Hüftflexion, Abduktion und Außenrotation). Im Stand und/oder beim Gehen fehlt jedoch die phasisch abduktorische Standbeinstabilität (z. B. Trendelenburg-Syndrom, ◻ Abb. 3.12). Es wird deutlich, dass es bei der Hemiplegie nicht um ein Krafttraining geht, sondern vielmehr um ein tonisch-phasisches Funktionstraining (= Verbesserung der muskulären Innervation/Koordination). Aufbauend auf der verbesserten Wahrnehmung, Gewichtsübernahme und Mobilität wechselt man mit der Therapie in die **höhere Sitzposition** (◻ Abb. 8.9d) und erarbeitet auch hier die physiologische Ausrichtung der **Schlüsselregionen** bzw. die Ausführung der Rumpf- und Extremitätenstellreaktion.

Nach Möglichkeit soll Herr W. sein gesundes Bein über das betroffene schlagen (bei Bewegungseinschränkungen durch Adipositas den „gesunden" Fuß über den betroffenen). Der Therapeut bittet ihn, das rechte (wahrnehmbare) Gesäß anzuheben (Gewichtsüber-

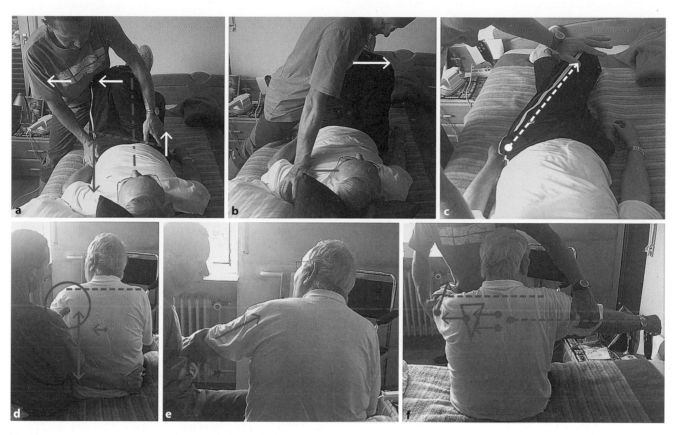

Abb. 8.9 **a–f** Therapiebeispiele (Herr W., linksseitige Hemiplegie): Wahrnehmungs- und Funktionsverbesserung sowie Tonusnormalisierung links

nahme links). Währenddessen greift der Therapeut den Schultergürtel links unter der Achsel (Achtung: nicht am Humeruskopf) und **fazilitiert mit der Gewichtsverlagerung nach links die Rumpfstellreaktionen** (= Rumpfverlängerung links/horizontale Ausrichtung beider SG – Hemmung von Spastizität). Durch die verbesserte Becken- und Rumpfkontrolle reduziert sich die distal betonte Tonuserhöhung in der oberen Extremität (Beugespastik), das erleichtert die Mobilisation der Schulter-, Arm- und Handstrukturen. Man mobilisiert von proximal Schulterblatt, Schultergürtel, Schultergelenk. Um bei der **Armmobilisation** den Humeruskopf in der Gelenkpfanne zu belassen und die Belastungen im Schultergelenk zu reduzieren, arbeitet man **gelenkschonend** und vermeidet Zug (Traktion) auf das Gelenk. In �‌ Abb. 8.9e greift der Therapeut das Handgelenk als distales Punctum fixum und bewegt **langsam, dosiert** und **schonend** den Ellbogen als Punctum mobile in die Extension Richtung Schultergelenk. Um in der weiteren Therapie das gewonnene **Bewegungsausmaß** in Hand- und Fingergelenken möglichst lange zu erhalten, nutzt Herr W. eine tonusnormalisierende Handlagerungsschiene (▶ Abschn. 8.1.6, „Therapie: Zügel, Schienen und Bandagen"). Herr W. erweitert in ◌ Abb. 8.9f seine **Bewegungsfreiheit funktionell**, indem er z. B. seinen extendierten Arm auf dem Knie des Therapeuten lagert,

den Oberkörper in Extension (◌ Abb. 8.6b) sagittal nach vorn bewegt und so sein schmerzfreies Bewegungsausmaß im Schultergelenk erweitert. Währenddessen kann der Therapeut in den jeweiligen Positionen dosierte Druckimpulse auf den rechten Arm ausüben, wobei Herr W. das stabilisierende, isometrische Widerlager in den Muskelgruppen des linken Schulterblatts (Adduktoren), Schultergelenks (Rotatorenmanschette, Außenrotatoren) und Arms (Armstrecker) aktivieren muss. Das wirkt wiederum der Beugespastik sowie den Kontrakturen entgegen.

Die betroffene Seite kommt Herrn W. nur noch eingeschränkt ins Bewusstsein. Auf die Aufforderung „Heben Sie Ihren linken Arm" wendet er sich der Seite zwar zu, bei alltäglichen Bewegungsabläufen und Positionen meidet er sie jedoch (s. oben). Er bewegt sich, sitzt und steht mit der Belastung und Aufmerksamkeit auf seiner gesunden Seite, die **betroffene Seite** müsste dabei das fallverhindernde Widerlager bieten. Da ihm dies durch seine zentralnervöse Schädigung physiologisch nicht mehr möglich ist, reagiert das ZNS mit den vorhandenen eingeschränkten Möglichkeiten, es kommt zur Spastik (bis in die distalen Strukturen der Hand). Die Spastik ermöglicht Herrn W. die existenzielle Grundlage (wenn auch im pathologischen Sinne) zur **Haltungsbewahrung im Raum**.

> **Wichtig**
>
> Werden die Wahrnehmung der betroffenen Seite und die Gewichtsverlagerung auf die betroffene Seite **nicht** erreicht, lässt sich auch die Reduktion der Spastik nicht erreichen!

Herr W. **muss** lernen, sein Körpergewicht auf die linke Seite zu verlagern, erst dann können Rumpf, Schulter, Arm und Hand nachhaltig mobilisiert werden (s. 67090_4_De_2_MOESM2_ESM und 67090_4_De_2_MOESM3_ESM).

8.1.3 Schulter: Grundlagen und Therapie

Der Schultergürtel ermöglicht zusammen mit dem Schultergelenk („Schulterkomplex") der oberen Extremität ein sehr großes Bewegungsausmaß. Die Gelenke sind dabei relativ locker miteinander verbunden, wodurch die Gelenkpartner (Knochen) einen großen Bewegungsspielraum erhalten. Die große Mobilität der Schulter bedingt jedoch eine Einschränkung in der Stabilität.

▶ **Beispiel**

Selbsterfahrung Stellen Sie sich hinter einen am Oberkörper entkleideten Probanden und palpieren Sie mit Ihrer rechten Hand seine rechte Skapula an der Margo lateralis. Nun bitten Sie ihn, Bewegungen innerhalb der 1. Bewegungsphase (◘ Abb. 8.11, unterhalb 60°) im sogenannten „Fühlraum" (nach Loeb), d. h. Bewegungsabläufe mit der größten Alltagsrelevanz, auszuführen. Sie können sowohl in der Sagittalebene (Flexion/Extension) als auch in der Frontalebene (Ab- und Adduktion) eine physiologisch stabilisierende Skapulafixation auf dem Thorax erkennen. Nun fixieren Sie die Skapula und bitten den Probanden, seinen Arm so weit wie möglich zu abduzieren und dann zu flektieren. Die Skapula darf sich dabei nicht mitbewegen. Danach führt er die gleiche Bewegungsvorgabe endgradig ohne eine Fixation der Skapula durch. Es wird deutlich, dass vor allem bei den endgradigen Bewegungsabläufen (◘ Abb. 8.11, 2. und 3. Bewegungsphase) die Skapula an den Gelenkbewegungen beteiligt ist. Eine Bewegungseinschränkung, z. B. durch ein verklebtes Schulterblatt, führt somit zu einem eingeschränkten Bewegungsspielraum in der gesamten oberen Extremität. ◀

8.1.3.1 Bewegungen der Skapula

Die Skapula bewegt sich auf dem Thorax im sogenannten Schulterblatt-Thorax-Gelenk. Hierbei handelt es sich nur physiologisch und nicht anatomisch um ein Gelenk (falsches Gelenk). Man kategorisiert die horizontale (Ab- und Adduktion) und vertikale (Elevation und Depression) flächige Verschiebung der Skapula als Translationsbewegungen und die flächige Rotation (Innen- und Außenrotation) als Rotationsbewegungen (◘ Abb. 5.24, A–E, Bewegungen der Skapula).

◘ Abb. 8.10a zeigt die Muskelschlingen der Skapula (s. 67090_4_De_8_MOESM1_ESM):

— Vertikalbewegungen der Skapula (ca. 10–12 cm): Heben (Elevation) und Senken (Depression), vor allem M. levator scapulae (Heben), M. trapezius pars descendens (Senken).

— Horizontalbewegungen der Skapula (ca. 15 cm): Die Skapula bewegt sich nach lateral (Abduktion) und nach medial (Adduktion), vor allem M. serratus anterior (lateral) und Mm. rhomboidei, M. trapezius und M. pectoralis minor (medial).

Man kann die Wirkungsweise der **Muskelschlingen** mit einem schweren Schlitten vergleichen, der über das Glatteis gezogen wird. Würde man zu schnell und zu unkontrolliert ziehen, würde der Schlitten aus seiner Bahn geraten. Würde hingegen jemand von hinten einen leichten Gegenzug ausüben, so würde der Schlitten sicherer in der Spur bleiben (▶ Kap. 5, ◘ Abb. 5.4).

> **Wichtig**
>
> Innerhalb normaler Bewegungsabläufe treten isolierte Rotations- und Translationsbewegungen nahezu nicht auf.

Therapierelevanz

Anhand ihrer Verlaufsrichtung kann man die **Muskeln des Schultergürtels in 3 Gruppen** einteilen: Muskeln vom Rumpf zum Schultergürtel, Muskeln vom Rumpf zum Oberarm und Muskeln vom Schultergürtel zum Oberarm (Schultermuskulatur im engeren Sinne, Rotatorenmanschette). Der Schultergürtel bildet neben seiner **Hauptfunktion als stabilisierende** (◘ Abb. 8.11, **1. Bewegungsphase) und bewegungserweiternde Basis (2. Bewegungsphase)** für die Ziel- und Greifmotorik eine wichtige Teilkomponente zwischen den Aktivitäten des Rumpfs und des Arms bzw. umgekehrt. Eine muskuläre Dyskoordination, wie z. B. bei einer hypertonen Schultergürtelmuskulatur, kann zu einer Fixation führen und Bewegungsabläufe im Sitzen, Stehen und Gehen beeinträchtigen. Dabei verhindert z. B. eine pathologische Fixation des Schultergürtels in Depression und Retraktion die **adaptive Anpassung der Rumpfstellreaktion**, obwohl das Gleichgewichtssystem primär nicht beeinträchtigt ist. Ebenso kann der kompensatorische Einsatz der Muskelgruppen von Rumpf zum Oberarm (M. pectoralis major, M. latissimus dorsi), z. B. bei instabilen und hypotonen Verhältnissen, das Bewegungspotenzial einschränken. An oberster Stelle der Zielhierarchie steht daher die muskuläre Koordinationsverbesserung und Tonusnormalisierung, um eine adäquate Bewegungsausführung, wie z. B. Rumpfstellreaktionen, zu ermöglichen.

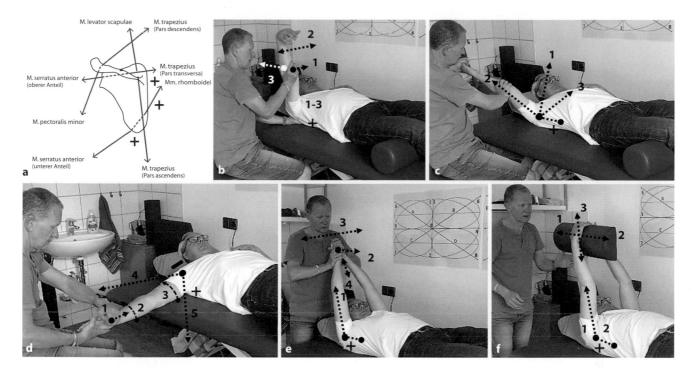

◐ Abb. 8.10 a–f a Muskelschlingen der Skapula; **b** Stabilisation Margo medialis (Skapulaadduktoren, Pars transversa, Mm. rhomboidei); **c** Stabilisation Angulus inferior (Pars ascendens, M. serratus anterior); **d** Supination, Außenrotation (M. biceps femoris, Rotatorenmanschette); **e** H-H-Koordination (Hemmung Pars descendens); **f** H-A-Koordination. (**a** mod. nach Uhlmann 1991; mit freundl. Genehmigung). (Das 67090_4_De_8_MOESM1_ESM zu ◐ Abb. 8.10a finden Sie unter https://doi.org/10.1007/978-3-662-62292-6_8)

Roter Faden

Eine muskuläre Dyskoordination kann verschiedenste sensomotorische Ursachen haben. Eine fehlende Beckenstabilität z. B. durch tonisch verspannte Ischiokrurale und/oder die fehlende phasisch ventrale Verankerung = BWS-Hyperkyphose (Rundrücken) führen langfristig zur Verklebung der Skapula. Ebenso führt eine tonisch erhöhte Nackenanspannung (Pars descendens) z. B. zum Heben des Armes zum Stabilitätsverlust. Die Verbesserung der Beckenstabilität und die Lotausrichtung (s. ◐ Abb. 8.4b2–5) bilden die Voraussetzungen einer physiologischen Skapulamobilität und somit der Arm-, Hand- und Fingermotorik.

Physiologische Skapulaverankerung und 4 Phasen der Bewegungsanbahnung: obere Extremität

Während im Sitz, bedingt durch den Lotverlust (Becken) der WS (BWS-Hyperkyphose) und/oder den verstärkten Einsatz des M. trapezius pars descendens (HWS-Hyperlordose), die Skapula verklebt und somit auf dem Thorax fixiert ist (= zu viel Spannung), was wiederum eine Lotausrichtung und Skapulamobilisation notwendig macht (◐ Abb. 3.7a, 4.13a), kann beim selben Betroffenen in RL die Spannung/Stabilität nahezu gänzlich fehlen (◐ Abb. 8.2d, s. 67090_4_De_3_

MOESM3_ESM, 67090_4_De_8_MOESM1_ESM und 67090_4_De_8_MOESM3_ESM). Die Basis elementarer Schultermuskeln, wie z. B. der Rotatorenmanschette (◐ Abb. 8.10a und 8.13), geht verloren, und durch die ohnehin schwache knöcherne Schultergelenkführung ist der Humeruskopf nicht mehr in der Gelenkpfanne zentriert (◐ Abb. 8.13). Dies wiederum führt zu massiven Einschränkungen v. a. der Außen- und Abduktionsbewegungen im Schultergelenk und in der Folge zum Funktionsverlust von Arm, Hand und Fingern. Zudem führt die fehlende proximale Schulter-, Rumpf- und Beckenstabilität der betroffenen Seite zur übersteigerten Aktivität auf der gesunden Seite (Schulter) – mit der Konsequenz von kompensatorischer Anspannung, also assoziierter Bewegung. Dies wiederum bedingt in der Folge eine „enthemmte" assoziierte Bewegung auf der betroffenen Seite = „assoziierte Reaktion", die mit einer anhaltenden distalen, pathologisch enthemmten Verspannung einhergeht – also einer permanenten assoziierten Reaktion bzw. Spastik (◐ Abb. 8.2d; 8.5f)!

Beim Anbahnen physiologischer Skapula-, SG-, Arm- und Handfunktionen ist bei allen Anforderungen auf die schmerzfreie achsengerachte Umsetzung zu achten! Bei Herrn H. (Hemiplegie rechts) besteht eine deutliche Schwäche der Skapulastabilisatoren (-adduktoren, s. auch ▶ Abschn. 8.1.1) sowie im SV eine dezente Subluxation im SG rechts. Die Margo medialis steht ab, und mangels Verankerung lässt sich die Skapula extrem leicht über den Thorax bewegen (= fehlende Innervation/Ver-

8

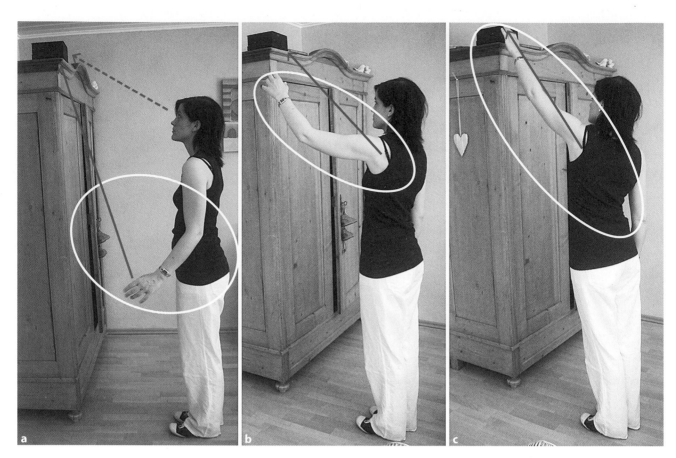

◘ Abb. 8.11   a–c 3 Phasen einer endgradigen Armbewegung, in Anlehnung an Kapandji. **a** 1. Phase: Schultergelenk (Fühlraum nach Loeb); **b** 2. Phase: Schultergürtel; **c** 3. Phase: Wirbelsäule

ankerung). Distal hingegen dominiert eine Beugespastik in Hand und Fingern (= pathologisch enthemmte assoziierte Reaktion). Sollten die Hand/Finger verkrampfen, so ist dies als Überforderung zu sehen. Nach einer evtl. Sensibilisierung/Lockerung (s. ◘ Abb. 2.14, 67090_4_De_2_MOESM2_ESM und 67090_4_De_2_MOESM3_ESM) sollte das Anforderungsniveau entsprechend adaptiert werden. Mit Zunahme der Skapula bzw. SG-Stabilität reduziert sich i. d. R. die distale Verspannung. Zudem gelingt es Herrn H., physiologische Aktivitäten mit der unteren Extremität auszuführen (◘ Abb. 8.6d,e), d. h. ohne dass die Finger verkrampfen (assoziierte Reaktionen).

■ **1. Bewegungsphase**
(1. BP, SG > 90° bei gestrecktem Ellbogen): Wir führen den gestreckten Arm etwas innenrotiert (= Detonisierung der Innenrotatoren) in die Adduktion und suchen bzw. spüren einen leichten muskulären Zug an der Margo medialis (= Stretch der Skapulaadduktoren und SG-Außenrotatoren, ◘ Abb. 8.10b1–3). Die Schwerkraft drückt den Arm in die Gelenkpfanne, zudem sichert bei gestrecktem Ellbogen die lange Bizepssehne nach ventral das SG (s. ◘ Abb. 8.13). Herr H. hält nun dem (federnden) Druck gegen den Ellbogen isometrisch entgegen

(◘ Abb. 8.10b1) und/oder bremst isotonisch exzentrisch die Bewegung über die Körpermitte in die nahezu endgradige Adduktion bzw. drückt den Arm konzentrisch nach außen (◘ Abb. 8.10b2). Druck und Widerstand des Therapeuten, Bewegungsausmaß und Geschwindigkeit orientieren sich anhand der muskulären Spannung in der Margo medialis. Mit stabilisierter Skapula (palpierbar an der Margo mediales, ◘ Abb. 8.10b1–3) hält Herr H. dem (federnden) Druck in Richtung Elevation entgegen (palpierbar an der Margo medialis/Angulus inferior, ◘ Abb. 8.10b3). Je stabiler die Skapula auf dem Thorax, desto leichter die Elevation des Armes.

▶ **Beispiel**

Selbsterfahrung Wir ziehen die Schulter zum Ohr (Pars descendens) und versuchen, unseren ipsilateralen Arm zu heben – nun stabilisieren wir die Skapula auf dem Thorax und heben wieder den Arm = **alle Muskeln, welche die Skapula auf dem Thorax physiologisch stabilisieren/verankern, erleichtern die Elevation. Ein Heben des Armes mittels Pars descendens verunmöglicht die physiologische Elevation** (s. ◘ Abb. 8.10a, d „–")! ◀

Bei stabiler Skapula (immer wieder palpierend kontrollieren) eleviert Herr H. seinen Arm über die 90°.

Wir achten auf die Detonisierung des Pars descendens und aktivieren alle Muskeln für die 2. Bewegungsphase (s. ◼ Abb. 8.10a „+").

■ **2. Bewegungsphase**
(2. BP, SG < 90° bei gestrecktem Ellbogen): Herr H. bewegt seinen über 90° elevierten gestreckten Arm (◼ Abb. 8.10c2) gegen den (leichten) Widerstand in die 90°-SG-Stellung (◼ Abb. 8.10c1), stabilisierend folgen wieder federnde Impulse. Nun drückt er gegen einen (leichten) Widerstand in Richtung Liege (◼ Abb. 8.10c3). Dort angekommen, palpieren wir wieder die Stabilität der Margo medialis und geben Widerstand/federnde Impulse in den zur Schwerkraft drückenden Arm. Damit werden alle Muskeln, die dem Pars descendens entgegenwirken, d. h. die für die physiologische Skapulaverankerung notwendige Muskulatur aktiviert (s. ◼ Abb. 8.11a). Wir kontrollieren nun palpierend am Pars descendens die nicht gewünschte Spannung sowie an der Margo medialis die Stabilität. Herr H. führt nun aufbauend aus der Position in ◼ Abb. 8.10c3 den Arm in die 90°, ohne dabei die Schulter hochzuziehen, bzw. zur Stabilisation wieder unter 90°, wenn dies geschieht (vs. Arm-, Schulterhebung mittels Pars descendens). Es folgen nun in Bewegungsausmaß und -geschwindigkeit adaptive Anforderungen, mit dem gestreckten Arm, unter 90°Schultergelenk gegen Widerstand und unterstützend (d. h. s. o. ohne Schulterhebung und Anspannung der Finger) über die 90° Elevation (◼ Abb. 8.10c zwischen 1 und 3, s. 67090_4_De_8 MOESM1_ESM).

Sagittale Bewegungen über 90° sind im Prinzip innenrotiert (SG) möglich, zuweilen stabilisieren die gestreckten Außenrotatoren das SG. Die frontale Abduktion ist jedoch nur mittels Außenrotation möglich (innenrotierte Abduktion = Handlingsfehler = Traumata = Impingement-Syndrom). Das Tuberculum majus humeri (Ansatz des M. supraspinatus) muss unter dem Akromion hindurchgleiten, damit der Arm über 90° abduziert werden kann!

> ▶ **Beispiel**
>
> **Selbsterfahrung** Wir versuchen, den innenrotierten Arm zu abduzieren, bei etwa 90° stoßen wir an das Akromion. Nun gehen wir in die Außenrotation (Daumen/Ellbogenbeuge nach oben) und die Elevation wird auch abduziert möglich. ◀

In ◼ Abb. 8.10d unterstützt die Schwerkraft die Ellbogenstreckung und Dorsalextension der Hand/Finger. Ein leichter kranialer Druck sichert das SG (◼ Abb. 8.10d1). Nun führen wir den Unterarm an der Hand/Daumen in die max. Pronation. Es erfolgt ein Stretch der Supinatoren, wobei der M. biceps brachii ohnehin durch die Ellbogenstreckung gestreckt ist. Herr H. bewegt nun möglichst eigenständig ohne Verkrampfung der Hand/Finger seinen Daumen konzentrisch nach hinten (= Supination)

und/oder bremst exzentrisch in Richtung Pronation (◼ Abb. 8.10d2). Mit zunehmendem Bewegungsgewinn folgt dem Unterarm der Oberarm, bis wir die innere Ellbogenkehle sehen (= Außenrotation SG). Es folgen nun unter Kontrolle des Pars descendens phasische, schulterblattstabilisierende Impulse (s. oben) in den über 90°gestreckten und abduzierten Arm (◼ Abb. 8.10d1 und/oder e4).

Herr H. beginnt in ◼ Abb. 8.10e mit der Hand-Hand-Koordination (H-H-K). Bei über 90° eleviertem Arm liegen beide Hände/Finger flach aneinander (◼ Abb. 8.10e1, nicht falten, da dies die „gesunde" Hand/Hemisphäre beübt). Federnde Impulse lockern die Finger, bis es Herrn H. eigenständig gelingt, seine Hände aneinander zu halten (Kokontraktion). Herr H. bewegt nun exzentrisch die Hände über 90° bzw. konzentrisch wieder zur 90°-Stellung zurück (s. oben, 1. BP). Mit stabilisierter Skapula folgen Bewegungen unter 90° (◼ Abb. 8.10e2, s. oben, 2. BP). Bei lockeren Fingern folgen nun Klatschübungen, indem Herr H. mit Unterstützung in seine Hände klatscht. Klatschen gibt einen starken sensiblen Input und ist zudem ein erlerntes (positiv besetztes) automatisiertes Bewegungsmuster (◼ Abb. 8.10e3). Nun legt Herr H. seine „gesunde" Hand ab und klatscht mit seiner betroffenen Vor- und Rückhand in die vordere/hintere Hand des Therapeuten. Bewegungsgeschwindigkeit und -ausmaß orientieren sich anhand der physiologischen Ausführung. Aufbauend beginnt Herr H. nun mit dem beidhändigen Hantieren. Er hält eine Therapierolle, Kissen, Ball etc. mit beiden gestreckten Armen und führt sie nach hinten (1. BP) und/oder nach vorn (2. BP) zur Therapeutenhand (◼ Abb. 8.10f, Ziel = Hand-Auge-Koordination).

■ **3. Bewegungsphase**
(3. BP, SG > 90°bei gebeugtem Ellbogen): Aufbauend auf Skapula- und SG-Stabilität folgen nun Ellbogenbewegungen. Herr H. lässt z. B. in ◼ Abb. 8.10e4 langsam seine aneinander liegenden Hände langsam zur Stirn sinken und streckt sie wieder aus und/oder hantiert ähnlich mit der Therapierolle (◼ Abb. 8.10f3). Nun legt er seine „gesunde" Hand wieder ab und führt aus dem > 90° elevierten gestreckten Arm seine Hand zu Stirn, durchstreift seine Haare etc. auf beiden Körperseiten. Der Kopf ist der wichtigste Referenzpunkt. Berührungen der betroffenen Seite stimulieren sensibel, während Berührungen der „gesunden" Seite die Hand stärker ins Bewusstsein führen.

■ **4. Bewegungsphase**
(4. BP, SG < 90°bei gebeugtem Ellbogen): Wir rücken nun zunehmend in Richtung „Beugemuster". Das heißt, die Kontrolle assoziierter Reaktionen gelingt in der 1. BP (= spasmushemmende Position) noch am ehesten, während sie sich mit Annäherung erschwert. Aufbauend und unter Kontrolle enthemmter Reaktion (Anspannung

Pars descendens, Verkrampfung von Hand und Fingern) führt Herr H. nun seine Hand über „gesunde" Schulter, Arm, Bauch zurück zur betroffenen Seite.

Bei der Bahnung von Armfunktionen wiederholen sich die 4 BP im Sitz und Stand (s. 67090_4_De_8_MOESM1_ESM).

8.1.3.2 Schultergelenkbewegungen

Das Schultergelenk ist mit 3 Freiheitsgraden das beweglichste Gelenk des Körpers. Da jedoch nur eine geringe knöcherne Sicherung vorhanden ist, wird dies vor allem über die Muskeln der Rotatorenmanschette und des Bandapparats ausgeglichen – womit die hohe Mobilität der Gelenksstrukturen an Stabilität einbüßt. Die Rumpfstabilität sowie die physiologische Fixation der Skapula auf dem Rumpf bilden daher die elementare Grundlage, um die neuromuskuläre Koordination der Rotatorenmanschette (M. supraspinatus, M. infraspinatus, M. teres minor, M. subscapularis) im Schultergelenk zu gewährleisten. Hierdurch entsteht ein Bewegungspotenzial, das sowohl die nötige Stabilität als auch Mobilität bietet, um (wie z. B. beim Schreiben) die Hand von der Körpermitte nach außen zu führen.

Bewegungen in der Sagittalebene

- **Anteversion**

Im Alltagsbeispiel (☐ Abb. 8.11) sind die 3 Phasen einer endgradigen Armbewegung zu sehen. Die Anteversion, 1. Phase, leiten der M. deltoideus pars clavicularis, der M. coracobrachialis und der M. pectoralis major pars clavicularis ein. Die 1. Phase findet ihre Bewegungsgrenze durch den passiven Widerstand der Mm. teres minor et major und des M. infraspinatus. Daher kommt es in der 2. Phase ab ca. 60°/70° zur Mitbeteiligung des Schultergürtels. Durch die Abduktions- und Elevationsbewegung der Skapula zeigt die Gelenkpfanne nach ventral-kranial (ca. 120° Armbewegung). Die beteiligte Schultergürtelmuskulatur setzt sich dabei vor allem aus dem M. serratus anterior, dem M. trapezius und den Mm. rhomboidei zusammen. In der 3. Phase erfolgt eine extensorische Mitbewegung der WS, die endgradig durch die Hyperlordose der LWS bei ca. 180° begrenzt wird.

- **Retroversion**

Die an der Retroversion beteiligten Muskeln im Schultergelenk sind Mm. teres minor et major, M. deltoideus pars clavicularis und M. latissimus dorsi. Die Skapula wird durch eine Adduktion (Innenrotation) in Richtung WS verschoben. An Muskeln sind dabei beteiligt: Mm. rhomboidei, M. latissimus dorsi und M. trapezius pars transversalis.

Bewegungen innerhalb der Frontalebene

- **Abduktion**

Die **1. Phase der Abduktion** wird von den funktionell zusammenhängenden Muskeln M. deltoideus und M. supraspinatus (klassische Abduktoren) eingeleitet. Die Phase endet mit einer außenrotatorischen Komponente, wodurch das Tuberculum majus unter dem Akromiondach hindurchgleitet (bei etwa 90°) und den Gelenkkopf am Oberrand der Gelenkpfanne blockiert.

> ▶ **Beispiel**
>
> **Selbsterfahrung** Stellen Sie sich hinter den Probanden und fixieren Sie mit Ihrer rechten Hand seinen rechten Schultergürtel. Nun bitten Sie ihn, mit seinem ausgestreckten und im Schultergelenk maximal innenrotierten rechten Arm eine Abduktionsbewegung auszuführen (Schultergürtel und Rumpf dürfen sich nicht mitbewegen). Hat der Proband sein maximales abduktorisches Bewegungsausmaß erreicht (Tuberculum majus des Humeruskopfes stößt an das Akromiondach), bitten Sie ihn, eine Außenrotation auszuführen (Innenseite des Ellbogens zeigt nach kranial). Da nun das Tuberculum majus unter dem Akromiondach hindurchgleiten kann, erweitert sich die Abduktionsbewegung. ◀

Durch die Blockade des Schultergelenks bei ca. 90° beginnt die **2. Phase** mit einer translatorischen Abduktion und Außenrotation der Skapula. Dabei wird die Gelenkpfanne angehoben und zeigt nach kranial, sodass die Armposition bei ca. 150° liegt. Die an der Skapula (Schultergürtel) ausführenden Muskeln sind wie bei der Anteversion der M. serratus anterior und der M. trapezius. Das Bewegungsausmaß wird durch die adduzierenden Mm. pectoralis major (Schultergelenk) et minor (Schultergürtel) begrenzt.

In der **3. Phase** wird die **endgradige vertikale Position des Arms** bei ca. 180° durch die **lateralflexorische Aktivität der kontralateralen Rumpfseite** erreicht. Die endgradige Abduktion beider Arme ist nur in Verbindung mit einer Anteversionsbewegung möglich.

> ❯ **Wichtig**
>
> Sowohl die Ante- und Retroversion als auch die Abduktionsbewegung der 1. Phase benötigen die physiologische Fixation (Stabilität) des Schultergürtels bzw. der Skapula.

Die 3 Bewegungsphasen einer endgradigen Armbewegung

Die beschriebenen Bewegungsphasen werden an einem Alltagsbeispiel (Kiste vom Schrank herunterholen) demonstriert (☐ Abb. 8.11):

■ 1. Bewegungsphase

Sie besitzt die wohl **größte Alltagsrelevanz** und vollzieht sich im sogenannten Fühl- und Sehraum (nach Loeb, ◘ Abb. 8.11a). Die Bewegungsinitiierung beginnt mit der Blickerfassung (Feedforward). Der Kopf richtet sich zum Ziel, und es erfolgt die Identifikation („was ist es") sowie Interpretation des Gegenstands (Form, Gewicht; Textur etc.). Die Finger öffnen sich, und die Hand beginnt, mit einer dezenten Dorsalextension den Arm bis ca. 60/70° Anteversion/Abduktion zum Zielgegenstand zu führen. Die Bewegungsausführung geschieht hauptsächlich im Schultergelenk, was von der physiologischen Skapulafixation sowie dem adäquaten Haltungshintergrund, v. a. der kontralateralen (rechten) Rumpfseite, abhängig ist.

■ 2. Bewegungsphase

Sie ist charakterisiert durch die weitere Elevation: Die Funktion des Schultergürtels dominiert, dabei steigt der Anspruch an dynamische Stabilität der kontralateralen Rumpfseite im Zuge der Armhebung.

■ 3. Bewegungsphase

Die Vorfußbelastung wird erhöht (Zehen drücken ab/ Extensionstonus), und der Arm wird v. a. über die kontralaterale Rumpfseite (Anteversion = Rumpfextension, Abduktion = Lateralflexion) bewegt. Im Zuge der Zielannäherung (räumliche Koordination) verringert sich die Bewegungsgeschwindigkeit (zeitliche Koordination), und Hand und Finger adaptieren sich an den Gegenstand (s. Greifbewegung Hand).

Therapierelevanz

Die 1. **Bewegungsphase** ist im Alltag durch das distale Hantieren geprägt. Die Steuerung obliegt dabei v. a. den Strukturen des 5. SMRK (s. ◘ Abb. 8.1). Da dieser bei einem Schlaganfall (Infarkt der A. cerebri media) meist am stärksten beeinträchtigt ist, kompensieren die Patienten z. B. die Bewegungseinleitung/Armhebung durch Bewegungen der **2. Phase** (Schulterhebung) bzw., je nach Schwere der Läsion, der 3. Phase (Rumpfextension bzw. -flexion). Das schränkt wiederum die Funktionsverbesserung der **1. Phase** ein (► Abschn. 1.4.2, „Vorwärtshemmung", reziproke Hemmung). Es ist daher abzuwägen, inwieweit man Kompensationsstrategien im Sinne der Selbstständigkeit zulässt oder eher das Ideal der „normalen Bewegung" verfolgt.

■ Skapulohumeraler Rhythmus

Die synchrone Bewegung der Skapula mit dem Humerus ermöglicht eine Abduktionsbewegung zwischen 150° und 180°. Davis (2002) beschreibt ein Verhältnis 2:1 (2° Schultergelenk zu 1° Schulterblatt), d. h., bei einer Armbewegung von 180° finden Bewegungen von ca. 120° im Schultergelenk (Winkel zwischen Humerus und Rumpfseite) und ca. 60° im Schulterblatt (Winkel zwischen dem Angulus inferior und der WS) statt (◘ Abb. 8.12).

■ Normale Bewegung (◘ Abb. 8.11)

Der Bewegungsbeginn aus der anatomischen Nullstellung findet fast ausschließlich im Schultergelenk statt. Die Skapula ist durch die Muskelschlingen physiologisch auf dem Thorax fixiert (0–60°/90° Flexion, 0–50°/60° Abduktion). In der weiteren Bewegung ist das Verhältnis 1:1, und erst am Ende des Bewegungsausmaßes dominiert wieder die Humerus- gegenüber der Schulterblattbewegung.

Therapierelevanz

Es macht wenig Sinn, mit dem Winkelmesser die Gradzahl der Schulterbewegung auszumessen, zudem kann das Verhältnis der Skapulabewegungen bei unterschiedlichen Personen stark variieren. Daher gilt die gegenüberliegende Seite im **Seitenvergleich (SV)** als Norm. Der Therapeut überprüft die Bewegungen der Skapula am Angulus inferior (Außen- und Innenrotation) sowie an der Margo medialis (Ab- und Adduktion) auf der weniger betroffenen Seite und bekommt so ein Bild über den normalen Bewegungsablauf. Dezente tonische Abweichungen können in der Ruheposition unerkannt bleiben. Instruktionen einer Aktivität, z. B. „Halten Sie beide Arme ausgestreckt nach vorne" oder als Steigerung „Heben und senken Sie langsam Ihre Arme" (evtl. mit therapeutischer Unterstützung), können dabei ein genaueres Bild über eine muskuläre Dyskoordination ergeben. Zu einer qualitativen Befunderhebung gehört neben der Sichtkontrolle auch die **Palpation** der Muskelbäuche. Zur **Befunderhebung** ist der **Seitenvergleich sowohl für die statische Position als auch für die dynamische Bewegungsausführung (skapulohumoraler Rhythmus) obligatorisch.** Die Muskelloge des M. supraspinatus wird dorsal durch die Spina scapulae und das Akromion begrenzt sowie ventral durch den Processus coracoideus. Kranial schließt das Ligamentum coracoacromiale die beiden knöchernen Verbindungen. Hieraus entsteht eine ringförmige, relativ feste Struktur, durch die die Sehne des M. supraspinatus hindurchgleitet. Infolge von Mikrotraumen, Entzündungen, Vernarbungen etc. kann es zur Verdickung der Sehne kommen, wodurch sie nicht mehr durch den Ring gleitet, sondern je nach Ausmaß eingeklemmt wird oder sich ruckartig durch den Ring bewegt. Man spricht hierbei auch von der springenden Schulter. Die **Abduktionsbewegung** muss in der endgradigen Position **an eine außenrotatorische Komponente gekoppelt** sein, damit das Tuberculum majus unter dem Akromiondach hindurchgleiten kann. Vernachlässigt man die Außenrotation, z. B. bei der passiven Mobilisation oder bei der Funktionsanbahnung des paretischen Arms, kann

◘ Abb. 8.12 Skapulohumeraler
Rhythmus. (Mod. nach Davies 2002)

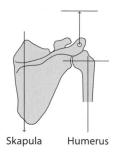

Skapula   Humerus

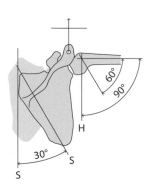

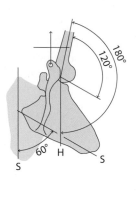

dies zur Einklemmung der Weichteile (subakromialer Gleitraum, Supraspinatussehne) zwischen dem Akromion und dem Tuberculum majus führen, was zu Entzündungen und Schulterschmerzen führen kann und damit das Bewegungsausmaß weiter einschränkt.

Ebenso kann durch ein **zu großes Bewegungsausmaß des Schultergelenks** bei fehlender Mitbewegung der Skapula (z. B. verklebtes Schulterblatt, s. auch skapulohumeraler Rhythmus) die Supraspinatussehne einklemmen.

❱ Wichtig
Für eine physiologische Schultergelenkbewegung sind notwendig:
– stabiles Becken, Lotausrichtung der WS,
– physiologische Stabilität und Mobilität der Skapula auf dem Thorax,
– Außenrotationsfähigkeit des Humeruskopfs.

▪ Adduktion am Schultergelenk
Die an der Adduktion beteiligten Muskeln sind vor allem der M. teres major, der M. latissimus dorsi, der M. pectoralis major und die Mm. rhomboidei (Schulterblatt). Dabei ist zu beachten, dass die Funktion des M. teres major von der adäquaten Stabilisation der Skapula durch die Mm. rhomboidei abhängig ist. Würde die Stabilität fehlen, wie z. B. durch einen hypotonen M. rhomboideus, würde durch den M. teres major nicht der Oberarm an den Körper, sondern das Schulterblatt zum Arm ziehen (Punctum fixum und Punctum mobile würden sich vertauschen). In ähnlicher Weise ist die Funktion des M. latissimus dorsi von der stabilisierenden Wirkung des M. triceps brachii abhängig.

❱ Wichtig
Der M. latissimus dorsi tendiert mit starker Adduktion dazu, den Humerus nach kaudal zu luxieren. Seine **kompensatorische Aktivität**, z. B. mangels Standbeinstabilität oder zum Nach-vorn-heben des Schwungbeines (◘ Abb. 3.12d,e), ist stets mit seiner Hauptfunktion, Innenrotation und Adduktion, verbunden.

Um die Luxation des Humerus nach kaudal zu verhindern, stabilisiert der M. triceps brachii als eher schwacher Adduktor mit seinem langen Kopf parallel zur Aktivität des M. latissimus dorsi den Humeruskopf in der Pfanne. Ein hypotoner M. triceps würde somit die Funktion des M. latissimus dorsi beeinträchtigen bzw. verhindern.

▪ Passiver Einrastmechanismus des Humeruskopfs bei adduziertem Arm
In der physiologischen Schulterblattstellung zeigt die Gelenkpfanne nach ventral-kranial, die **kraniale Aufrichtung** des Tuberculum infraglenoidale (Knochenvorsprung unterhalb der Schultergelenkpfanne) verhindert beim adduzierten Arm das Kaudalgleiten (Subluxation) des Humeruskopfs. Zudem überspannen der obere Teil der **Gelenkkapsel** sowie das Ligamentum coracohumerale während der **Adduktionsstellung** (Grundstellung) den Humeruskopf und verhindern so seine Lateral-kaudal-Verschiebung. Bewegt sich der Arm in die Abduktion, geht die Gelenkspannung verloren, die Haltefunktion muss durch die **Rotatorenmanschette** und die dorsalen Anteile des M. deltoideus übernommen werden. Eine Subluxation entsteht daher meist durch eine Fehlstellung der Skapula oder durch eine hypotone **Rotatorenmanschette**.

Bewegungen innerhalb der Transversalebene

▪ Innen- und Außenrotation im Schultergelenk
Die Muskeln, die unmittelbar für die Innenrotation verantwortlich sind, setzen sich aus dem M. latissimus dorsi, dem M. teres major und dem M. pectoralis major zusammen. Im Verhältnis zu den Innenrotatoren ist die Muskulatur für die Außenrotation relativ schwach repräsentiert. Die Außenrotatoren sind vor allem der M. infraspinatus und der M. teres minor. Trotz des deutlich geringeren Muskelpotenzials sind sie für die normale Armmotorik unverzichtbar, da nur sie den Arm, wie z. B. beim Schreiben, aus der Körpermitte nach lateral führen können. Die **Funktionsfähigkeit** der **Außenrotatoren** hängt von der **Stabilisation der Skapula** ab, was vor allem durch die Kontraktion des M. serratus anterior, M. trapezius und der Mm. rhomboidei geschieht.

8.1.3.3 Therapie

Der M. serratus anterior ist maßgeblich an der **Stabilisation des Schultergürtels** sowie an der Armhebung (◘ Abb. 8.11, Anteversion und Abduktion, 2. Phase) beteiligt. Seine engen Verflechtungen mit der Bauchmuskulatur wurden bereits in ▶ Abschn. 8.1.2 erwähnt. Deutlich wird die Instabilität, wenn man die Armmotorik eines hemiplegischen Patienten mit den 3 Phasen der normalen Bewegung vergleicht. Fehlt z. B. der stabilisierende Tonus im Becken, Rumpf und/oder in der Schulter, so wird die Armhebung nicht mehr primär durch das Schultergelenk (1. Phase) eingeleitet, sondern schon wesentlich früher durch den kompensatorischen Einsatz der Nackenmuskulatur (Pars descendens, Schulter hebt sich sofort, eigentlich 2. Phase) oder durch eine Extensions- bzw. Lateralflexion der kontralateralen Rumpfmuskulatur.

- **Körperpositionen zur Anbahnung selektiver Armbewegungen**

In der Rückenlage wird der Schultergürtel durch das Körpereigengewicht stabilisiert. In dieser Lage kann man dem Patienten das Gefühl für seine ersten selektiven Armbewegungen vermitteln. Um jedoch einen alltagsrelevanten Bezug zu schaffen, müssen die Bewegungen unter Einfluss der Schwerkraft (ähnlich dem Stehen und Gehen in der unteren Extremität), d. h. durch die Stabilität der Schultergürtelmuskulatur, im Sitz und/oder Stand gebahnt werden (s. ◘ Abb. 8.3f–j sowie 67090_4_De_4_MOESM4_ESM, 67090_4_De_4_MOESM8_ESM und 67090_4_De_4_MOESM9_ESM).

- **Sicherung des Schultergelenks (◘ Abb. 8.13)**

Die Sicherung des Schultergelenks erfolgt durch das knöcherne Schutzdach (Akromion, Processus coracoideus) sowie durch Muskelsehnen und Bänder. Die Pfeile im Gelenkkopf weisen auf die luxationsgefährdeten Schwachstellen des Gelenks hin. Meist kommt es infolge einer Skapulafehlstellung oder einer hypotonen Schultergelenkmuskulatur zu einer Subluxation in Richtung kaudal (ventral). In diesem Fall muss der Tonus in der Rotatorenmanschette und den dorsalen Anteilen des M. deltoideus verbessert werden.

Bei nahezu jeder Bewegung bewirkt der M. deltoideus eine **Translation** (Versetzung) des Humeruskopfs nach kranial. Parallel dazu bewirken die Muskeln der Rotatorenmanschette (M. supraspinatus, M. infraspinatus, M. teres minor und der M. subscapularis) zusammen mit der Schwerkraft eine **Kompression** und eine leichte **Translation** des Humeruskopfs nach kaudal-medial, wodurch eine **Stabilisierung des Schultergelenks** sowohl statisch als auch dynamisch gewährleistet wird. Eine **muskuläre Dysbalance** in diesem Bereich kann bei Elevationsbewegungen zu einem Einklemmen der Weichteile im subakromialen Raum führen (Impingementsymptomatik). Bei der Abduktionsbewegung führt der M. supraspina-

tus eine leichte Translation und Kompression des Humeruskopfs aus. Die Sehne des langen Bizepskopfs ist ein wichtiger Depressor des Humeruskopfs. Eine Ruptur oder Luxation dieser Sehne kann ein bestehendes Einklemmungssyndrom noch verstärken.

> **Wichtig**
> Das Zusammenspiel zwischen der Rotatorenmanschette und dem M. deltoideus ist für die physiologische Funktion des Schultergelenks notwendig. Der **physiologische Armstütz** aktiviert alle Muskelgruppen, die für die Stabilität der Schulter notwendig sind.

Subluxation

Dabei handelt es sich um eine unvollständige Verrenkung, wobei sich die Gelenkflächen z. T. noch berühren. Eine **sichtbare Luxation** entsteht in der Regel durch eine Fehlstellung der Skapula (s. oben, passiver Einrastmechanismus) bei gleichzeitig hypotoner Schultergürtelmuskulatur. Die lange Bizepssehne verhindert meist eine Ventralverschiebung (◘ Abb. 8.13), sodass der Humeruskopf mangels struktureller Sicherung nach kaudal gleitet. Die Subluxation selbst löst noch keine Schmerzen aus und ist auch selbst nicht schmerzhaft. Die Gelenkstrukturen sind jedoch sehr instabil und damit extrem anfällig bei Traumatisierung. Häufig entstehen die Schmerzen erst nach einer geraumen Zeit und dabei vor allem bei Patienten, deren betroffene obere Extremität häufig infolge mangelnder Lagerung nach unten hängt (hängender Arm). Meist ist die Subluxation schon visuell durch eine Delle im Muskelgewölbe des M. deltoideus (zwischen Akromion und Humeruskopf) erkennbar (SV). Dezentere Formen müssen jedoch durch Palpation des Gelenkspalts im Seitenvergleich überprüft werden (▶ Abschn. 8.1.6, „Therapie: Zügel, Schienen und Bandagen").

Neben der beschriebenen hypotonen, meist sichtbaren Subluxation wurde auch durch Röntgenaufnahmen eine **Gelenkfehlstellung bei hypertonen Tonusverhältnissen** nachgewiesen. Die Gelenkfläche der Skapula bedeckt nur etwa ein Drittel des Humeruskopfs, sodass auch bei einer bestehenden Spastik die Gelenkpartner nicht physiologisch ausgerichtet sind. Passive Bewegungen des Schultergelenks sowie die Anbahnung aktiver Funktionen sollten daher vorwiegend mit Druck (leichter Kompression) des Humeruskopfs in die Gelenkpfanne unter Beachtung der oben genannten Kriterien (Außenrotation, skapulohumeraler Rhythmus) ausgeübt werden.

Scapula alata

Die Bezeichnung bedeutet „flügelförmig abstehendes Schulterblatt". Aus einer **tonischen Dysbalance** der Schultergürtelmuskulatur resultiert in der Regel immer eine Fehlstellung der Skapula, wodurch die gesamte Mechanik des Schultergelenks beeinträchtigt wird. So zeigt sich bei Hemiparese häufig eine tonisch hyper-

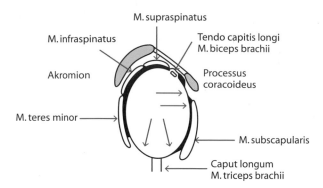

Abb. 8.13 Sicherung des Schultergelenks (Sagittalschnitt)

tone kraniale (M. trapezius pars descendens), ventrale (Flexions-, Innenrotationsmuster), wie z. B. die Mm. pectoralis, und dorsale Schultermuskulatur, wie z. B. M. latissimus dorsi, bei gleichzeitiger phasischer Hypotonie . Sowohl ein erhöhter Tonus des M. pectoralis minor also auch ein geschwächter M. serratus anterior bzw. M. trapezius pars transversa et ascendens können zu einem abstehenden Schulterblatt („Scapula alata") führen. Durch diese Skapulaposition verändert sich die Stellung des Humeruskopfs in Richtung Innenrotation, Abduktion. Langfristig führt dies zu einer Verkürzung der Innenrotatoren (z. B. M. pectoralis major, M. latissimus dorsi) und zu einer Dehnung und Schwächung der Außenrotatoren.

Die pathologische (enthemmte) tonische Tonuserhöhung der Schultergürtelmuskeln führt reziprok zur Hemmung phasisch innervierter Muskeln. Dieses Bild zeigt sich u. a. durch deutlich atrophierte Muskelbäuche des M. teres minor, M. infraspinatus sowie der dorsalen Anteile des M. deltoideus (Seitenvergleich), wodurch die Schulterblattgräte (Spina scapulae) prägnant zum Vorschein tritt.

Um diesem Prozess entgegenzuwirken, wird – u. a. auch als **Kontrakturprophylaxe** – eine passive Mobilisation der Gelenkstrukturen eingesetzt. Darauf aufbauend sollte jedoch ein **physiologisch agonistischer Einsatz der hypotonen Muskulatur**, wie z. B. beim **Armstütz**, stattfinden. Die agonistische Aktivität kann einerseits zur Verbesserung des Tonusniveaus der Strecker und Außenrotatoren und andererseits über die reziproke Hemmung zu einer Tonusreduktion in den pathologisch tonisch erhöhten Muskelgruppen führen.

Exzentrische Bewegungsabläufe, wie z. B. die langsame, bremsende Absenkung des abduzierten Arms, sind für den Patienten meist leichter umsetzbar als konzentrische Bewegungsabläufe (Arm heben). Sie benötigen eine geringere neuromuskuläre Aktivität und führen meist (je nach Körperposition) aus den pathologischen Mustern heraus.

Schulterschmerz

Der Armplexus durchläuft auf seinem Weg von der HWS zum Arm mehrere physiologische Engpässe (◘ Abb. 8.14, s. Punkte 1–3). Eine muskuläre Dyskoordination der Schulter- und Halsmuskulatur und die dadurch bedingte Fehlstellung des Schultergürtels (hängende vs. verklebte Schulter) und/oder eine kompensatorische Aktivität (z. B. hypertrophe Halsmuskulatur) können zu einer Kompression des Plexus brachiales führen. Dabei zeigen sich häufig auch Schmerzen im Unterarm und in der Hand. Ein sicheres Zeichen für einen durch die hängende Schulter ausgelösten Schmerz ist, wenn **beim passiven Anheben des Schultergürtels durch den Therapeuten der Schmerz schlagartig nachlässt** oder sich zumindest deutlich reduziert. Die Patienten wirken deutlich entspannter, was sie meist mimisch und verbal zum Ausdruck bringen. Man unterscheidet entsprechend der Kompressionslokalisation **3 Syndrome:**

– Skalenussyndrom (in ◘ Abb. 8.14: 1),
– Kostaklavikularissyndrom (in ◘ Abb. 8.14: 2),
– Hyperabduktionssyndrom (in ◘ Abb. 8.14: 3).

▪ Skalenussyndrom

Als Hauptfunktion neigen die Mm. scaleni den Kopf zur ipsilateralen Seite (Lateralflexion), zudem sind sie als Hilfsatemmuskeln an der Inspiration (Punctum stabile und mobile vertauscht) beteiligt. Von ihrem Ursprung, der HWS, ziehen die Muskeln (M. scalenus anterior et medius) zu ihrem Ansatz der ersten Rippe. Am Ansatz weichen die Muskeln etwas auseinander (◘ Abb. 8.14: 1) und bilden die sogenannten Skalenuslücke, durch die der Hauptversorgungsstrang des Arms, d. h. die A. subclavia und das Nervengeflecht des Plexus brachialis, zieht. Sowohl der kompensatorische Einsatz der Mm. scaleni, z. B. beim Heben der Schulter (Arm), der zu hypertrophen Muskelbäuchen führen kann, als auch der permanente Zug auf die Muskeln, bedingt durch die hängende Schulter, können zu einem Einklemmen des Versorgungsstrangs führen (s. ◘ Abb. 8.16a).

▪ Kostaklavikularissyndrom

Als weitere Engstelle passiert der Versorgungsstrang den Bereich zwischen Klavikula und der 1. Rippe (◘ Abb. 8.14: 2). Durch die hängende Schulter kann es zu einer Kompression des Nervs sowie der Blutgefäße zwischen Klavikula und der 1. Rippe kommen.

▪ Hyperabduktionssyndrom

Auf dem weiteren Weg zum distalen Arm verläuft der Versorgungsstrang unterhalb des Ansatzes der Sehne des M. pectoralis minor am Processus coracoideus (◘ Abb. 8.14: 3). Hierbei kann, bedingt durch eine Fehlstellung der skelettalen Strukturen und/oder bei einer zu langen Abduktionsstellung (z. B. Lagerung), ebenfalls eine Kompression entstehen. Schmerzen treten meist erst bei einer Abduktions- bzw. Elevationsbewegung des Arms auf.

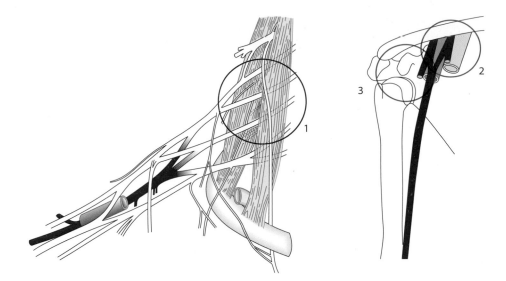

Abb. 8.14 Hängende Schulter.
(Mod. nach Schiebler et al. 1995)

Kompressionssyndrome

Klinisch treten die Syndrome neben der neurologisch bedingten „hängenden Schulter" vor allem im orthopädischen Bereich auf. Dies sind häufig anatomisch bedingte Ursachen, wie z. B. eine Halsrippe oder ein verlängerter Querfortsatz des 7. Halswirbelkörpers (**Skalenussyndrom**). Zudem kann eine langanhaltende unphysiologische Schulterbelastung, wie z. B. bei der Rucksacklähmung (**Kostaklavikularissyndrom**), oder eine langanhaltende unphysiologische Extremitätenposition, wie z. B. ein überstreckter Arm beim Schlafen (**Hyperabduktionssyndrom**), Auslöser eines Kompressionssyndroms sein. Schmerz auslösende Positionen und Bewegungen sollten vermieden werden.

Eine Therapie in den Schmerz (Verstärkung der Kompression auf den Plexus brachialis) ist aus psychischer und physischer Sicht zu vermeiden. Zum einen kann sehr schnell eine Sensibilisierung der Schmerzempfindung entstehen (▶ Abschn. 4.3, 2. SMRK), d. h., das Schmerzgefühl tritt früher auf und wird zunehmend stärker, und zum anderen führt die permanente Traumatisierung zu Gewebsschäden.

Beides kann zum **Verlust der Armfunktionen führen**. Der durch die Schutzhaltung entstehende Tonusanstieg (Verspannung) führt zusätzlich zur Verschlechterung der ohnehin schon unphysiologischen Tonussituation. Schmerzzustände senken die Motivation und damit die Mitarbeit des Patienten. Assoziierte Reaktionen treten eher ein (Schmerz/Angst) und fallen zudem stärker aus.

> **Wichtig**
>
> Floskeln wie „weh heilt weh" oder „viel hilft viel" etc. sollten aus dem therapeutischen Wortschatz gestrichen werden. Das ZNS speichert den Schmerz auslösenden (negativ bewertenden) Bewegungsablauf nicht, er wird auch nicht in den Alltag übertragen.

▪ Thermische Verfahren

Unterstützend und als vorbereitende Maßnahmen sind **thermische Verfahren** dienlich. Bei entzündlichen Prozessen können Gelkissen aus dem Kühlschrank (s. thermische Verfahren, milde Kälte) die Schmerzen im Schulterbereich lindern. Bei bestehenden Kontrakturen und Muskelverspannungen können **Wärmeverfahren**, wie z. B. erwärmte Gelkissen, die verspannten Strukturen (Muskeln, Bindegewebe, Haut) lockern. Eine eindeutige Verbesserung geht meist jedoch erst mit einer **Tonusnormalisierung und dem physiologischeren Einsatz der Extremität** einher. Im Aufnahmebericht des Arztes ist häufig der Vermerk „Schulterschmerz" aufgeführt. Diese Anmerkung sollte jedoch nicht dazu ermutigen, den möglichen Bewegungsraum zu testen. Nicht selten gehen Arzt, Ergo-, Physiotherapeuten und Pflegekräfte zum Patienten, um die Position zu prüfen, bei der der Schmerz auftritt. Dabei folgt auf ein Mikrotrauma das nächste, was wiederum den Therapiefortschritt empfindlich beeinträchtigen kann. Es empfiehlt sich dabei, den Patienten selbst zu bitten, mit seiner weniger betroffenen Hand den betroffenen Arm zu heben. Ein Mensch fügt sich in der Regel selbst bewusst keine Schmerzen zu, entsprechend hält der Patient kurz vor Schmerzauslösung mit der Bewegung inne, und der Therapeut kann das **mögliche schmerzfreie Bewegungsausmaß** einschätzen. Eine weitere Möglichkeit besteht darin, mit dem Patienten eine Schmerzskala zu definieren. Beispielsweise Position 1 = kein Schmerz, mit steigender Schmerzempfindung bis Position 6 = extremer Schmerz (Maitland-Skala 1–10). Die Position 3 entspricht dabei einem noch gut tolerierbaren Schmerzbereich (angenehmer Schmerz, er wird eher als Dehnung empfunden). In diesem Bereich, d. h. im zunehmend schmerzfreien Bewegungsraum, sollte die Mobilisation (passiv/aktiv) stattfinden. Schulterschmerz in Verbindung mit einer schmerzhaften und geschwollenen Hand bezeichnete man früher als das „Schulter-Hand-Syndrom"

(▶ Abschn. 8.1.4, „Sinnesorgan Hand", „Reflexdys-trophie").

8.1.4 Sinnesorgan Hand

8.1.4.1 Motorik

Bereits embryonal entwickelt sich die obere Extremität zeitlich etwas vor der Unteren. Nach der Geburt sind die dominierenden Arm- und Handaktivitäten **Stütz- bzw. Stellreaktionen**, um die Unterstützungsfläche zu vergrößern bzw. das Gleichgewicht des Körpers im Raum zu unterstützen (▶ Kap. 4, 5, 11, Gleichgewicht). Entwickelt sich die proximale Beckenstabilität, gewinnen Schulter, Arm und Hand an dynamischer Bewegungsfreiheit, um ihre **Hauptaufgabe, die Manipulation der Umwelt, zu übernehmen**, d. h. im wahrsten Sinne des Wortes zu „hantieren". Das Schultergelenk als beweglichstes Gelenk des Körpers ermöglicht dabei der Hand die Hantierfunktionen, die innerhalb der maximalen Augenkontrolle (ohne Kopfbewegung) liegen.

Das komplexe Bewegungssystem der oberen Extremität, v. a. die Kombination Schultergürtel und Schultergelenk, ermöglicht die Berührung/Manipulation fast jeder Körperstelle. Die Flexion/Extension des Ellbogens dient, u. a. in Kombination mit dem Schultergelenk, als Distanzregler zur Verkürzung bzw. Verlängerung des Greifarms. Die Pro- und Supination als Umwendebewegung des Unterarms ermöglicht der Hand das Ergreifen in nahezu allen möglichen Positionen. Ebenso dient die stabilisierende Dorsalextension des Handgelenks differenzierten Greifbewegungen zum Hantieren unterschiedlichster Gegenstände (s. 3 Phasen der Armbewegung).

> ▶ **Beispiel**
>
> **Selbsterfahrung** Stellen Sie sich hinter eine Stuhllehne und greifen Sie mit Ihrer supinierten Hand die Lehne. Durch die große Mobilität der oberen Extremität können Sie nun einen vollen Kreis um den Stuhl herum gehen, ohne die Hand von der Lehne zu lösen (Appell 2008). ◀

Durch die Pro- und Supination entsteht ein Bewegungspotenzial, das den Händen einen multiplen funktionellen Einsatz unter Sichtkontrolle ermöglicht (v. a. bei Bewegungen vor dem Körper). Die Hand muss einerseits die Stabilität aufbringen, um z. B. das zweifache Körpergewicht zu halten wie bei einem Hochseilartisten, und andererseits die feinmotorische Mobilität bieten, die einer Sekretärin bis zu 1700 Daumenanschläge auf ihrem PC am Tag ermöglicht. Eine weitere wichtige Funktion der Hände ist die Kommunikation mit der Umwelt. Taubstumme Menschen sprechen mit ihren Händen, und nicht von ungefähr stammt der Ausdruck „Eine Geste kann mehr bewirken als tausend Worte".

Bewegungsphasen der normalen (bewusst-automatisierten) Greifbewegung

■ **1. Bewegungsphase**

Vor dem **Bewegungsbeginn des Arms erfolgt die Hinwendebewegung des Kopfs (s. oben),** wodurch der zu manipulierende Gegenstand mit den Augen erfasst wird. Es erfolgt eine Verschaltung zwischen den visuellen und sensomotorischen Assoziationsarealen innerhalb des ZNS, die **Identifikation und Interpretation des Objekts** geschieht (in der Therapie sollte sich daher der zu hantierende Gegenstand im Wahrnehmungsbereich/Gesichtsfeld des Patienten befinden, z. B. bei Hemianopsie). Es sollten möglichst bekannte Gegenstände bzw. Alltagsgegenstände (Stereognosie, assoziative Verknüpfungen) eingesetzt werden.

■ **2. Bewegungsphase**

Durch die motorischen Assoziationsareale (prämotorischer Kortex; ▶ Abschn. 3.5.2, „Großhirnrinde") für die Bewegungsidee von außen (externes bzw. Ergebnisfeedback) und den supplementär-motorischen Kortex für die innere Bewegungsinitiierung (internes bzw. Erzeugungsfeedback) erfolgt eine Verschaltung mit den Basalganglien. Dadurch entsteht ein Bewegungsprogramm (Feedforward), das einen automatisierten Bewegungsablauf einleitet. Parallel dazu (bzw. schon kurz vor dem eigentlichen Greifakt) erfolgt im Hirnstamm und im Kleinhirn (Efferenzkopie) die Tonisierung der Rumpf-, Schultergürtel- und Armmuskulatur, die die nötige Haltungsmotorik aktiviert, um der Hand eine schnelle und koordinierte Bewegung in Richtung des Gegenstands zu ermöglichen.

■ **3. Bewegungsphase**

Die **Zielbewegung der Hand initiiert die Armbewegung zum Gegenstand.** Je nach Entfernung und Körperposition richtet sich die Hand zum Zielgegenstand aus. Es erfolgt eine Hebung des Ellbogengelenks (meist im Sitzen) oder des Arms (meist im Stand), die bei Bewegungsbeginn relativ schnell ausgeführt wird. Beim Erreichen des Gegenstands bremst die Hand zu einer langsameren Bewegung, um sich zu öffnen und an den zu ergreifenden Gegenstand zu adaptieren.

■ **4. Bewegungsphase**

Das **Greifen des Gegenstands** erfolgt je nach seinen Eigenschaften über einen Kraftgriff oder einen Präzisionsgriff. Der Kraftgriff dient dabei zum Hantieren größerer, schwererer Gegenstände, die Finger formen sich meist zum Faustschluss mit entsprechend hohem Tonus. Die Präzisionsgriffe (Pinzettengriff, Schlüsselgriff, Spitzgriff etc.) hingegen dienen der Manipulation feinerer, kleinerer Gegenstände, die Basis der Greifform bildet dabei vor allem die Daumenopposition.

❯ **Wichtig**
Der Greifakt mit der Griffadaption und der Einstellung der Handkraft erfolgt als letzte Phase innerhalb des Gesamtbewegungsablaufs (letztes Glied).

8.1.4.2 Sensibilität

Um die Beschaffenheit von Objekten, wie z. B. Gewicht, Form, Oberfläche, Temperatur etc., richtig einzuschätzen, bedarf es einer hoch differenzierten Sensibilität. Die Hand verfügt an ihrer Oberfläche über eine hohe Rezeptorendichte. In der Handinnenfläche und an den Fingerspitzen befinden sich sehr viele Mechano-, Thermo- und Schmerzrezeptoren (Oberflächensensibilität), in den tiefer gelegenen Strukturen (wie z. B. im Daumen- und Kleinfingerballen) die Muskel- und Sehnenspindeln (Tiefensensibilität, s. ▸ Kap. 2). Dadurch wird ein zum größten Teil automatisiertes, feinfühliges Erkennen und Hantieren mit Gegenständen (**stereognostische Leistungen**) möglich. Allgemein wird die hohe sensorische Bedeutung der Hand durch Begrifflichkeiten wie „**Fingerspitzengefühl**" oder „**Begreifen**" beschrieben. Man spricht dabei auch vom „**Sinnesorgan Hand**". Jeder von uns kennt die Situation, wenn wir im Dunkeln den Lichtschalter ertasten oder mit den Händen die Reife einer Frucht oder die Wassertemperatur fühlen. Blinde Menschen ertasten mit ihren Händen die Gesichtsform anderer Menschen oder lesen Bücher in Brailleschrift, d. h., sie „sehen" mit ihren Händen.

■ **Kognitive und emotionale Bewegungskomponenten**
In der Regel geht dem Ergreifen die visuelle Erfassung des Gegenstands voraus. Zuerst erfassen die Augen das Zielobjekt und der Kopf richtet sich danach aus. Der Rumpf bildet die stabilisierende Basis, die dem Schultergürtel, dem Arm und der Hand die Zielbewegung zum Objekt erlaubt. Bereits vor Erreichen des Zielobjekts adaptiert sich die Hand- und Fingerstellung an den zu erfassenden Gegenstand. Die Adaption richtet sich dabei nach den Eigenschaften des Objekts, z. B. Größe, zu erwartendes Gewicht, Form, Position etc. Dieser Prozess bedarf einer Umsetzung des visuellen Eindrucks: **Erfassung des Gegenstands** und **Abgleich mit Gedächtnisinhalten (kognitive Funktionen, Wahrnehmung)** und ihre Umsetzung in ein motorisches Programm zur Bewegungsausführung (**exekutive Funktionen**). Bei Objekten, wie z. B. beim Tischtennisspiel oder beim Halten eines Glases, in das eingeschenkt wird, ist dieser Vorgang noch weitaus komplexer. Die Beschreibung macht deutlich, dass sich die Bewegung als Funktion nahezu nie auf ihre sensomotorischen Komponenten beschränkt, sondern vielmehr mit **kognitiven** (Erfassung), **exekutiven** und **emotionalen Vorgängen** (Objektbezug) gepaart ist.

■ **Üben der Handsensorik**
Sowohl die neuronale Bewegungssteuerung als auch die Fülle an verschiedenen Bewegungsabläufen machen die

stereotype Beübung der stets gleichen Greiffunktionen im Sinne der normalen Bewegung **unsinnig**.

❯ **Wichtig**
Das ZNS arbeitet **nicht** stereotyp.

Die vorhandene Fülle von Hantierungsmöglichkeiten sollte in eine **alltagsorientierte Therapie** einfließen. Dabei haben besonders die vorhandenen Bewegungsressourcen, aber auch die Gegenstände, die ein Patient zu seiner Selbstständigkeit benötigt, Priorität. Dynamische Stabilität ist dabei vor allem im Rumpf und im Schultergürtel wichtig, die Hand sollte jedoch entsprechend ihrer Funktion an funktioneller Mobilität gewinnen.

❯ **Wichtig**
ADL-Bereiche finden zur Therapie sensomotorischer Defizite ihren Einsatz.

Therapierelevanz

Die Manipulation von Gegenständen geschieht in der Regel unter Augenkontrolle. In der Therapie ist darauf zu achten, dass der Patient den Gegenstand **visuell** erfassen kann. Kriterien wie die Ausrichtung des Gesichtsfelds (Kopfstellung), evtl. Gesichtsfeldeinschränkungen (Hemi-, Quadrantenanopsie), die Verwendung adäquater Hilfsmittel (Brille), die richtige Sitzposition (Ausrichtung: Rumpf, Becken, Beine) und der richtige Lichteinfall sind dabei zu beachten. Bei einer neurologischen Schädigung geht es weniger um die Handkraft, sondern vielmehr um die Verbesserung der **Handfunktionen**. Dabei sollte z. B. der stereotype Einsatz von Therapieknete auf seine Wirksamkeit hin überprüft werden. Bei nicht wenigen Patienten führt die Anwendung zwar zu einer Tonussteigerung der Handmuskulatur, der Transfer zur alltagsrelevanten Umsetzung bleibt jedoch häufig aus. Eine funktionelle alltagsrelevante Therapie orientiert sich notwendigerweise an alltagsrelevanten Medien, zu denen der Patient einen Bezug herstellen kann, die er in eine Handlung integriert, durch die er seine Selbstständigkeit verbessert und mit denen physiologische Bewegungen erarbeitet werden können (s. unten, Fallbeispiel Frau M.).

8.1.4.3 Die Hand „ins Bewusstsein führen"

Die somatosensiblen Projektionen (▸ Kap. 2, „Sensorische Systeme", ◻ Abb. 2.13, 2.14 sowie 67090_4_De_2_MOESM2_ESM und 67090_4_De_2_MOESM3_ESM) werden nach Art ihrer Wahrnehmung in 3 Bereiche untergliedert: in protopathische, propriozeptive und epikritische Wahrnehmung. Die phylogenetisch älteren Vorderseitenstrangbahnen (extralemniskales System) ermöglichen die protopathische Wahrnehmung (67090_4_De_2_MOESM2_ESM) und das sich v. a. mit der Hirnreifung entwickelnde Hinterstrangbahnsystem (**lemniskales System**) die propriozeptive und epikritische Wahrnehmung. Letztendlich geht es darum, die Hand wieder ins Bewusstsein (s. ◘ Abb. 8.15a–f, 5. SMRK) zu führen: **Nur eine Hand, die im Bewusstsein ist, wird bewusst eingesetzt!**

> **Wichtig**
> Je größer die kortikale Präsenz, desto größer ist die hemmende kortikale Kontrolle über die vorhandene Spastizität, und desto eher gelingt die alltagsrelevante Funktion.

Therapiebeispiele: Frau H. und Frau T. (◘ Abb. 8.15)

Einen ersten Bewusstseinszugang kann man über die evolutionär ältere **protopathische Wahrnehmung** erreichen. Dabei finden eher unspezifische, undifferenzierte Medien, wie z. B. Kälte- und Wärmereize, aber auch Rasierschaum, Lotionen, Öle, Cremes sowie Raps-, Linsen- und/oder Bohnenbäder, ihren Einsatz (◘ Abb. 8.15a). Diese Wahrnehmungsverarbeitung besitzt eine starke retikuläre Verknüpfung (s. ARAS), womit die kortikale Erregung (Arousal) beeinflusst werden kann (wacher vs. ruhiger werden), sowie eine emotionale Komponente, um einen ersten, vertrauensvollen Zugang zum Patienten aufzubauen. Das Hinterstrangsystem hingegen liefert differenzierte, **propriozeptive Informationen** über den Körper (Kraft, Stellung und Bewegung) und ermöglicht die **epikritische**, taktile Erfassung der Umwelt (zusammen ergeben beide Wahrnehmungen die **„stereognostischen Leistungen"**).

Die Rezeptoren der **propriozeptiven Wahrnehmung** liegen v. a. in den Muskeln (**Muskelspindeln**, ► Kap. 2, „Sensorische Systeme") den Sehnen und Gelenken. Adäquate Reize bilden dabei „Druck und Zug". Eine Stimulation des Körperbewusstseins sollte an **Strukturen mit hoher Rezeptorendichte** ansetzen. Sowohl die Handwurzel (Daumen- und Kleinfingerballen) als physiologischer Referenzpunkt für die Hand als auch die Nackenmuskulatur zur Orientierung des Körpers/Rumpfs zum Kopf verfügt über eine hohe Rezeptorendichte. **Vibrationsreize** eignen sich (◘ Abb. 8.15b) gut, um die Hand (Körperstrukturen) neuronal stärker zu repräsentieren, da sie durch die hochfrequente Reizdarbietung physiologische Adaptionsprozesse umgehen. Die propriozeptiven Eindrücke (Körperbewusstsein) sind Grundlage der Bewegungsausführung und erleichtern die (epikritische) Kontaktaufnahme mit der Umwelt. In ◘ Abb. 8.15c verknüpft Frau H. **protopathische** mit **propriozeptiven** Inhalten. Sie drückt (Druck/Handstütz) bzw. schiebt mit ihrem Rumpf (von proximal nach distal) ihre Hand durch das Linsenbad.

> **Wichtig**
> Es hat leider weniger Sinn, wenn sich Frau H. selbst mit ihrer „gesunden" Hand im Linsenbad massiert/stimuliert (◘ Abb. 8.15c). Das Bewusstsein liegt dabei eher beim Hantieren mit der „gesunden" Hand. Neurologisch gesehen hemmt der bewusstseinsstärkere Reiz den schwächeren (► **Auslöschphänomen**). Die Eigenmassage kann ggf. als sinnvolle Freizeitbeschäftigung für den Patienten hinzugezogen werden. Die Therapie sollte sich jedoch der Bewusstwerdung der betroffenen Seite widmen bzw., um eine gewisse Nachhaltigkeit zu schaffen, Möglichkeiten eines funktionellen Alltagseinsatzes finden.

Der **Transfer zwischen protopathischer und epikritischer Sensibilität** kann dadurch erreicht werden, dass Frau H. aus dem Linsenbad verschiedenste Alltagsgegenstände erfühlt oder, noch alltagsnäher, aus ihrer Handtasche (ihr bekannte) Gegenstände (Stereognosie) ertastet (◘ Abb. 8.15d). Ebenso können z. B. „bekannte" gekühlte Alltagsgegenstände, wie z. B. eine Espressotasse, eine Duschgeltube etc., das stereognostische Ertasten/Erkennen erleichtern.

Neben den sensorischen Defiziten bestehen häufig auch **neuromuskuläre Koordinationsstörungen**, die das Hantieren unmöglich machen. Einerseits sind die der Spastizität entgegenwirkenden Muskelgruppen, wie z. B. Armstrecker (M. triceps brachii), Außenrotatoren im Schultergelenk und die Skapulastabilisatoren (kaudale Muskelteile des M. trapezius) durch die z. T. langjährige reziproke Hemmung atrophiert (► Kap. 1, reziproke Hemmung). Es besteht deshalb auch bei gelöster Spastik nur eine eingeschränkte Funktionsfähigkeit in Schulter und Arm. Zudem wirkt häufig durch den kompensatorischen Einsatz der großen Rumpfoberarmmuskeln (M. latissimus dorsi, M. pectoralis major) ein starker Zug in Innenrotation/Adduktion, der wiederum die Bewegungsabläufe der Hand einschränkt. Man versucht das zu umgehen, indem man aus dem Muster heraus die Spannung löst.

Durch die Umsetzung **erster physiologischer, „harmonischer" Bewegungsabläufe**, die dann möglich werden, **hemmt man kompensatorische Bewegungsstrategien** und/oder pathologische Bewegungsmuster. Frau H. führt in ◘ Abb. 8.15e ihre Hand hinter den Körper. Dabei sollte die WS möglichst im Lot stehen, und das Schulterblatt sollte entsprechend adduziert sein. Die Therapie beginnt mit der **Orientierung am Körper, später an Objekten**, dann erst im **freien Raum**. Die Position hemmt tonisch pathologische Flexions-, Pronations- bzw. kompensatorische Adduktions- und Innenrotationsaktivitäten und setzt die phasischen Gegenspieler in einen Stretch. Zudem sind kompensatorische Schulterbewegungen und/oder Rumpfbewegungen der kontralateralen Seite (◘ Abb. 8.11, 3. Bewegungsphasen des Arms) nur sehr eingeschränkt möglich. Der Therapeut fazilitiert (gibt

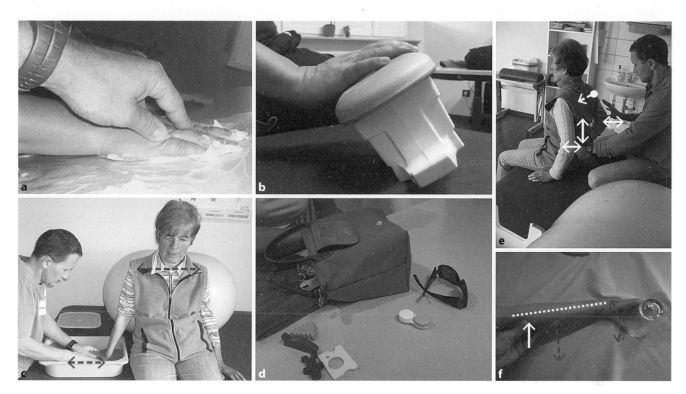

Abb. 8.15 **a–f** Die Hand ins Bewusstsein führen

Frau H. das Gefühl für ihre Bewegung), indem er den Daumen abduziert, mit leichtem kranialen Druck am Ellbogen die physiologische Ausrichtung der Skapula unterstützt und durch harmonische Bewegungsabläufe räumlich (Bewegungsausmaß) und zeitlich (Bewegungsgeschwindigkeit) das Niveau steigert. Anweisungen: „Fahren Sie mit Ihrer Hand (Handrücken=Dorsalextension) die WS hoch/runter", „zur linken/rechten Rumpfseite", „kreisen Sie mit der Hand auf dem Rücken" etc.

Eine **assoziierte Reaktion** (Überforderung) würde sich v. a. durch eine unphysiologische Spannungszunahme in Daumen und Zeigefinger (reagieren meist als Erste) und/ oder unsachgemäße Widerstände im Bewegungsablauf zeigen. Verliert der Patient die Mobilität, kann man durch Anweisungen – isometrisch, z. B. „Halten Sie meinem Druck am Ellbogen entgegen", oder isotonisch, z. B. „Führen Sie ihren Ellbogen zu meinem Finger" (Schulterblattadduktion/Außenrotation) – die Stabilität in Schulter/ Arm verbessern und die Mobilität der Hand erleichtern. Der Einsatz von Alltagsgegenständen, z. B. eines Glases (◘ Abb. 8.15f), erleichtert das Hantieren (Assoziationen/ Einschätzen: Gewicht, Oberfläche, Griffadaption) und dient dem Erhalt der Selbstständigkeit. Frau T. greift z. B. das Glas (Innenrotation/Pronation) und schiebt es. Das Wegschieben ist aktiv-assistiv nach vorn (neuromuskuläre Dehnung in Ellbogen-, Hand- und Fingergelenken): „Schieben Sie das Glas nach vorn", „Halten Sie es", „etwas zurück und wieder vor". Das Halten des Glases (isometrisch) gegen den Druck am Ellbogen (◘ Abb. 8.15f)

aktiviert die Stabilisation der Skapula (Rhomboiden), des Schultergelenks (Rotatorenmanschette) sowie der Armstrecker (vs. Beugekontraktur): „Halten Sie das Glas fest, lassen Sie sich nicht wegschieben." Aufbauend auf der gewonnenen Stabilität folgt die Mobilität (Außenrotation des SG, Skapulaadduktion): „Schieben Sie das Glas (mit ausgestrecktem Ellbogen) zu mir" (konzentrisch), „… und wieder langsam (gegen Druck) zurück" (exzentrisch). Als Steigerung folgen Umwendebewegungen mit ausgestrecktem Arm (physiologisch aus der Streckung herausarbeiten!). Sie bedingen eine Außenrotation im SG. In der weiterlaufenden Bewegung erfolgt mit aufliegendem Ellbogen eine Pro- und Supination im Unterarm, die wiederum ein Umwenden/Aufstellen des Glases ermöglicht (Hantieren). Beim Halten des nun aufgestellten Glases in der stabilen Dorsalextension im Handgelenk wiederholt man die vorherigen Bewegungssequenzen zur Skapula- und SG-Stabilisation (► ► Kap. 11, ◘ Abb. 11.54, 11.55).

Therapiebeispiel: Herr H. (◘ Abb. 8.14)

Wird der **Schultergürtel** (◘ Abb. 8.11, 2. Phase) **kompensatorisch zur Arm- und Handhebung** eingesetzt, kann dies zu Verspannungen führen, z. B. durch hypertrophe Muskelbäuche der Mm. scaleni (◘ Abb. 8.14, 1). Diese Verspannungen können bis in die distalen Strukturen der Hand ziehen und u. a. die Supinationsbewegung des Unterarms behindern. Man fazilitiert am abduzierten Daumen den Unterarm in Richtung Supination (Achtung: der pathologisch-kompensatorische Zug in Pronation

8

sollte nicht zu stark sein!). Nun bittet der Therapeut Herrn H., sein linkes Ohr zur linken Schulter (Frontalebene) zu führen und die noch schmerzfreie Spannung etwas zu halten (s. Dehnung/Mobilisation). Nach der Dehnung führt Herr H. seinen Kopf wieder zurück, und der Therapeut erweitert dabei die Supination im Unterarm. Nachdem Herr H. seine Strukturen mobilisiert hat, sollte das gewonnene Bewegungspotenzial funktionell eingesetzt werden, v. a. um eine gewisse Nachhaltigkeit zu erzielen. Herr H. kann z. B. einen Gegenstand in einer physiologischen Position halten (◻ Abb. 8.16a), mit seiner Kopfbewegung wie oben beschrieben dehnen und sein Bewegungsausmaß bei der Kopfrückführung erweitern. Aufbauend werden das gewonnene Bewegungsausmaß sowie die Funktion in den Alltag übertragen. Herr H. gießt z. B. beim Kochen mit seiner gesunden Hand Wasser in einen Messbecher (Hand-Hand-Koordination, automatisierte Bewegung), hält diesen mit seiner betroffenen Hand in leichter Dorsalextension und Radialabduktion und gießt das Wasser über die Supination in die Schüssel mit weiteren Zutaten (◻ Abb. 8.16b,c, Hantieren mit Alltagsgegenständen!).

Die Kontraktionsbereitschaft eines Muskels wird durch die **zunehmende Rekrutierung seiner motorischen Einheiten** gesteigert (▶ Kap. 1). Hierbei ist das reziproke Zusammenspiel der Hauptmuskeln (Agonisten) und der Antagonisten für die Bewegungsausführung ein wesentlicher Faktor. Die Beugung des Arms (Agonist) führt durch das dosierte Nachlassen der Strecker (Antagonisten) zur „harmonischen Bewegungsausführung". Das heißt, bei der Rekrutierung der Beuger durch die α-Motoneurone erfolgen über kollaterale Verknüpfungen hemmende Einflüsse auf die Strecker (s. **reziproke Hemmung**) in dem Maße, wie es die harmonische Bewegungsausführung notwendig macht. Neben den **großen α-Motoneuronen** (▶ Kap. 2, Muskelspindeln; ▶ Abschn. 4.2, 1. SMRK), die direkt an der Skelettmuskulatur innervieren, senden auch kleinere γ-**Motoneurone** direkt an die Muskelspindeln. Sie bestimmen über **retikuläre Systeme** eher die **Grundspannung**, wobei emotional erregende Anteile wie Stress, Angst, Schmerzen etc. eine tonusbeeinflussende Rolle spielen können. Sie spannen (sensibilisieren) die Muskelspindeln vor und bewirken wie eine Art Servolenkung beim Auto eine **erhöhte Kontraktionsbereitschaft** der Muskulatur. Zudem besitzen auf spinaler Ebene die nach ihrem Entdecker benannten „**Renshaw-Zellen**" hemmende Einflüsse auf die α-Motoneurone. In der sogenannten Rückkopplung (Rückwärtshemmung) kommt es neben der oben beschrieben reziproken Hemmung zu einer Art **Eigenhemmung**, was wiederum die Weiterleitung geringerer Impulse ermöglicht.

> **Wichtig**
> Es geht **nicht nur um die dosierte Rekrutierung der motorischen Einheiten** und Hemmung der Spastizität, wie z. B. beim Ergreifen eines Gegenstands, sondern auch

um die variable automatisierte Adaption der Spannung in den Fingern und der Hand.

Herr H. dreht das Glas nicht nur nach außen, nach innen, hebt es an etc. („Hantieren"), sondern dosiert (adaptiert) die Handkraft seiner Finger/Hand beim Einschenken des Glases. Die Hand muss somit nicht nur ein Glas greifen und loslassen. Sie muss es auch halten, wenn Flüssigkeit eingeschenkt und/oder daraus getrunken wird. Die **permanente sensomotorische Adaption** muss automatisiert gewährleistet werden.

Bilaterale Tätigkeiten (Hand-Hand-Koordination) sind meist automatisierte Bewegungsabläufe, deren neuronale Aktivierung dem Balken (Kommissurenfasern) und dem supplementär motorischen Kortex obliegt. Auf folgende Weise versucht man, die betroffene Hand und den Arm über die nicht betroffene Hemisphäre ins Bewusstsein zu führen und sie zu aktivieren: Frau T. rollt in ◻ Abb. 8.16d Tellerunterlagen zusammen. Durch den Einsatz einer Alltagsaktivität arbeitet Frau T. an ihrer Funktionsverbesserung und kann, wenn auch im begrenzten Umfang, am häuslichen Leben teilhaben. (s. ▶ Kap. 11, ICF). Zudem wird für den Therapeuten eine Funktionsüberprüfung im Seitenvergleich möglich. Frau N. führt in ◻ Abb. 8.16e eine kreative Technik aus. In einem Schuhkartondeckel liegt ein Stück weißes Papier mit einem Klecks aus Acrylfarbe. Mit einer Murmel verteilt sie nun die Farbe auf dem Papier. Beide Ellbogen liegen auf, sodass eine Kompensation mit Schulter/Rumpf verhindert wird.

> **Wichtig**
> Hat der Patient kein Bewusstsein für seine Hand, bringt man sie ihm ins Bewusstsein.

Frau H. kreuzt in ◻ Abb. 8.16f **mit** ihrer betroffenen rechten Hand den Unterarm und führt ähnlich wie oben beschrieben verschiedene Bewegungssequenzen aus. Dabei dienen Schaumstoff-, Zewa- oder Papierrollen und ähnliche Haushaltsgegenstände dem Hantieren und dem möglichen Alltagstransfer.

Fallbeispiel Frau M.: Sensorik der Hand

Bei Frau M., einer 49-jährigen Patientin, führte ein embolischer Mediainfarkt links eine Läsion im Bereich des Gyrus postcentralis (primär-somatosensorisches Rindenfeld) herbei. Frau M. hatte eine **leichtgradige Hemiparese rechts** sowie **starke Sensibilitätsausfälle** sowohl im taktilen als auch im propriozeptiven Bereich. Die Sensibilitätsstörung zeigte sich hauptsächlich in den Fingern der rechten Hand. Motorisch bestand eine **kompensatorische Tonuserhöhung** in der betroffenen rechten Hand. Unter Visuskontrolle konnte Frau M. differenzierte Greifbewegungen ausführen. Frau M. spürte ihre Hand nicht (Aussage der Patientin, durch Befunderhebung bestätigt), weshalb koordinative Leistungen nur

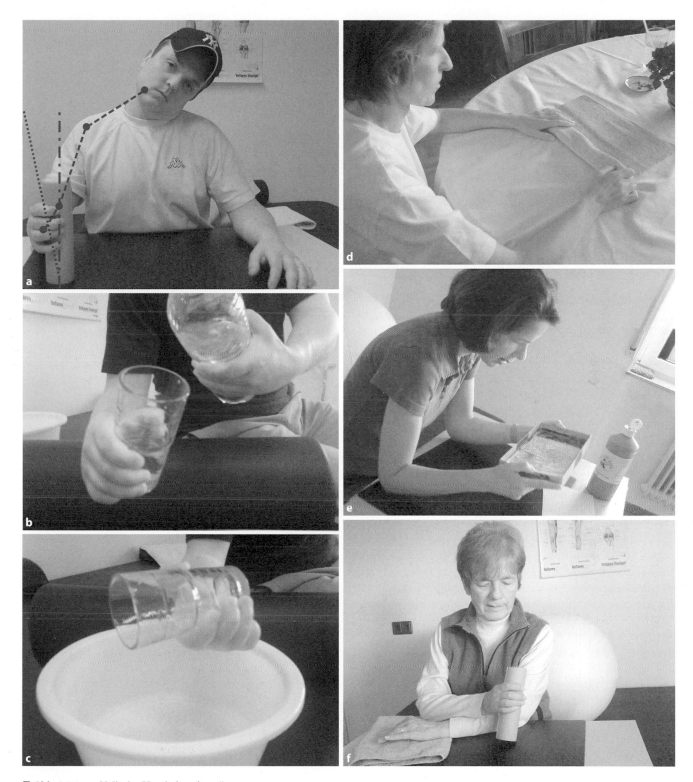

Abb. 8.16 **a–f** Mit der Hand „hantieren"

sehr bedingt möglich waren. Im Haushalt schnitt sie sich häufig in die Finger, z. B. beim Kartoffelschälen, oder die Gegenstände, mit denen sie hantierte, glitten ihr aus der Hand. Neben der sensomotorischen Problematik traten während der Therapie häufiger Wortfindungsstörungen auf.

Frau M. kommt selbstständig mit einem öffentlichen Verkehrsmittel zur Therapie. Sie bekommt neben der ergotherapeutischen Behandlung Logopädie und Physiotherapie. Die physiotherapeutische Behandlung findet unmittelbar vor der Ergotherapie statt. In Absprache mit dem behandelnden Physiotherapeuten besteht sein

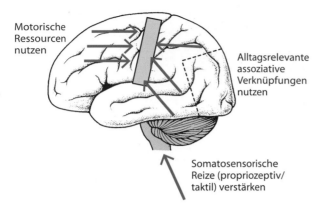

Motorische
Ressourcen
nutzen

Alltagsrelevante
assoziative
Verknüpfungen
nutzen

Somatosensorische
Reize (propriozeptiv/
taktil) verstärken

◘ Abb. 8.17 Fallbeispiel Frau M. (rechtsseitige Hemiparese): Hypothesen zum Störungsbild

Therapieschwerpunkt in der Verbesserung der Rumpfstabilität, während die ergotherapeutische Zielsetzung in der Verbesserung der Handsensibilität liegt. Das primäre Ziel von Frau M. liegt in der Funktionsverbesserung der Hand für den Einsatz im häuslichen Bereich und langfristig in der Wiederaufnahme ihrer beruflichen Tätigkeit als Buchhalterin (Umgang mit der PC-Tastatur).

Hypothesen zum Störungsbild

Bei Frau M. (◘ Abb. 8.17) besteht eine Schädigung des primär somatosensorischen Projektionsareals (Gyrus postcentralis, Area 3, 1, 2). Neurophysiologisch schreibt man diesem Areal die kortikale Reizaufnahme der somatosensorischen Sinneseindrücke zu (▸ Abschn. 2.5, „Sensorische Areale der Großhirnrinde"), was sich auch mit der Befunderhebung von Frau M. deckt. Durch die primäre Wahrnehmungsstörung der Sinneseindrücke sind **stereognostische Leistungen**, d. h. das taktile Erfassen bekannter Gegenstände, trotz vielleicht erhaltener gnostischer Leistungen (sekundär-somatosensorisches Assoziationsareal) nicht möglich. Unter Augenkontrolle zeigt Frau M. selektive Greifbewegungen, jedoch besteht dabei eine deutliche Tonuserhöhung (keine Spastik) in der Handmuskulatur. Durch die erhöhte Anspannung der Muskulatur (Muskelspindeln) und den dadurch entstehenden, verstärkten Widerstand der Gelenke (Sehnenspindeln) erhält Frau M. einen stärkeren sensorischen Input, wodurch sie die Hand besser spürt bzw. sie ihr stärker bewusst wird.

Therapie

Als Vorbereitung beginnt die Therapie mit einer Vibrationsmassage der Handinnenfläche (Daumen- und Kleinfingerballen/Muskelspindeln = Tiefensensibilität) sowie der Fingerkuppen (Mechanorezeptoren = Oberflächensensibilität). Da sich die Mechanorezeptoren der Hand nur sehr schwer an Vibrationsreize adaptieren, eignet sich die Stimulation sehr gut zur Sensibilisierung (= Bewusstseinsverbesserung) der Extremität. Zudem

stimulieren die Reize auch sehr tiefe Strukturen, wie z. B. die Muskel- und Sehnenspindeln (Verstärkung somatosensorischer Reize). Einerseits verbalisiert Frau M., dass sie ihre Hand wieder besser spürt (wahrnimmt), und anderseits zeigt sich eine Reduzierung der Tonuserhöhung in der Hand, wodurch die Hand- und Fingerbewegungen harmonischer ausgeführt werden. Um die hinzugewonnene Handpräsenz funktionell zu nutzen, ordnet Frau M. ohne Visuskontrolle (= sensibel) mehrere Kaffeebecher (Automatenbecher), die jeweils mit einer unterschiedlichen Menge Therapiesand gefüllt sind, nach ihrem Gewicht. Die Therapeutin nutzt dabei das erhaltene motorische Potenzial (Greiffunktionen), um ihre Sensibilität zu verbessern. Der Schwierigkeitsgrad kann durch die Anzahl der Becher (2–6 Becher) oder durch die Größe der Gewichtsunterschiede (leicht – mittel – schwer) variieren. Durch die Sandfüllung und die Riffelung der Becher ergibt sich ein hoher propriozeptiver und taktiler Widerstand. Auch das Abschätzen von Gewichten ist eine alltagsrelevante Tätigkeit und wird z. B. bei der Nahrungszubereitung benötigt. Als weitere Steigerung vergleicht Frau M. mit Wasser gefüllte Plastikbecher (◘ Abb. 8.18). Um beim Ergreifen ein Einknicken der Becher zu verhindern, muss Frau M. die Becher dosierter greifen. Die Sensorik (Visuskontrolle) wird mithilfe einer SoFi-Brille ausgeschaltet. Als Abschluss verteilt Frau M. mit Visuskontrolle die Flüssigkeiten gleichmäßig auf die Becher. Auch hierbei wird durch das automatisierte Abwägen und Einschenken von Flüssigkeiten eine alltagsrelevante Tätigkeit zur Verbesserung der somatosensibler Leistungen eingesetzt. Die nächste Gartenparty kann kommen!

▪ Alltagsrelevante Medien

Frau M. bekommt eine Kiste mit verschiedensten alltagsrelevanten Gegenständen gezeigt, z. B. mit Tuben, Bechern, Dosen, Münzen etc., und/oder mit Objekten aus der Natur, wie z. B. Nüssen, Steinen, Tannenzapfen etc. Danach wird die Kiste mit einem Tuch abgedeckt, und Frau M. soll die Gegenstände ertasten (alltagsrelevante assoziative Verknüpfungen reaktivieren; ◘ Abb. 8.19). Um auf die sprachlichen Defizite, die sich vor allem durch Wortfindungsstörungen zeigen, einzugehen, beschreibt Frau M. während des Ertastens ihre Sinneseindrücke („hart, weich, schwer, geriffelt" etc.) und benennt die Gegenstände, die ihr am wahrscheinlichsten erscheinen. Die Anforderungen können auch hierbei durch die Anzahl und die unterschiedliche Art der Objekte (Größe, Gewicht, Form) variieren. Wichtig ist, dass Frau M. die Objekte auch erkennen kann. Eine permanente Überforderung führt zu Frustration und Motivationsverlust. Daher kommen zu Beginn Objekte mit größeren spezifischen Unterschieden zum Einsatz (z. B. eine Kaffeetasse und ein Locher etc.). Gekühlte Hantierobjekte erleichtern ihr zu Beginn das Hantieren und Erkennen. Mit verbesserter Sensibilität werden die Objekte immer ähnlicher,

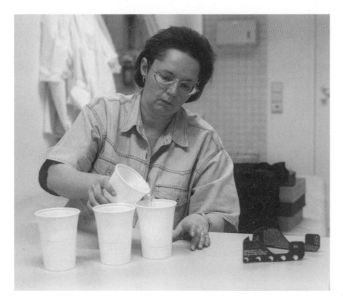

◻ **Abb. 8.18** Fallbeispiel Frau M. (rechtsseitige Hemiparese): Handsensibilität

z. B. unterschiedliche Geldmünzen. Nach ca. 1 Jahr wird die Therapie mit dem Ziel der beruflichen Wiedereingliederung auf ein **PC-Training** erweitert. Frau M. bekommt dabei Gegenstände gezeigt (zu Beginn eher bekannte), deren Namen sie schnellstmöglich über die Tastatur auf den PC-Bildschirm übertragen soll. Neben den Therapieinhalten mit dem Ziel der beruflichen Wiedereingliederung (PC) fließen auch klassische ergotherapeutische Handwerkstechniken, wie z. B. Seidenmalerei mit Gutta-Technik, Origami etc., in die Therapie ein. Einerseits können durch die Werkmedien die sensiblen Defizite verringert werden, anderseits wächst bei Frau M. durch die Erfolgserlebnisse die Motivation, mit ihrer betroffenen Hand entsprechende Werkstücke zu fertigen.

8.1.4.4 Reflexdystrophie

Die verschiedensten Begrifflichkeiten für die Beschreibung der geschwollenen Hand nach einem Apoplex geben einen ersten Hinweis auf die bisher noch unklare und kontrovers diskutierte Pathogenese: z. B. geschwollene Hand, Handödem, Handsyndrom, Schulter-Hand-Syndrom, Inaktivitätsödem, Morbus Sudeck, Pseudosudeck, algodystrophisches Syndrom, Reflexdystrophie etc. Am häufigsten findet wohl der Begriff „Schulter-Hand-Syndrom" Verwendung. Da jedoch die Beteiligung der Schulter an der schmerzhaften, geschwollenen Hand nur zum Teil gegeben ist und bei gleichzeitigen Schmerzzuständen (Schulter-Hand) der Schulterschmerz meist eine andere Ursache hat (s. oben), sollte man von dieser Beschreibung Abstand nehmen. Zudem kann die Symptomatik auch in der unteren Extremität auftreten. Neuere Veröffentlichungen favorisieren eine Beteiligung des N. sympathicus (s. P. 1.1.1), was sich u. a. durch eine Hyperhidrosis und eine Dystrophie der Haut und der

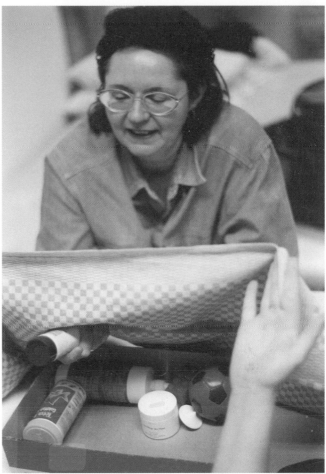

◻ **Abb. 8.19** Fallbeispiel Frau M. (rechtsseitige Hemiparese): alltagsrelevante Medien ertasten

Fingernägel zeigt. Sie sprechen dabei von einer **reflektorisch-reaktiven, vegetativen Störung**, wobei die Begrifflichkeit der **Reflexdystrophie** wohl am ehesten die Symptomatik beschreibt.

Besonders bei Hemiplegikern besteht durch die Immobilität und Fehlstellung (Palmarflexion) der Hand eine besondere Disposition für die Reflexdystrophie. Die Auftretenswahrscheinlichkeit wird je nach Literaturquelle auf 10–45 % geschätzt.

- **Folgende Faktoren begünstigen die Entstehung einer Reflexdystrophie**
- Immobilität und Fehlhaltung der Hand (Palmarflexion),
- Traumen, z. B. durch übersteigerte Stützfunktionen (Dorsalextension), Stürze (Prellungen, Zerrungen, übersteigerte Mobilisation im Finger-Hand-Bereich), Einklemmen der Hand (Rollstuhlspeichen, Bettgitter) etc.,
- Mikrotraumen, z. B. durch Infusionen, Blutentnahme an der betroffenen Hand (vor allem Handrücken), Verbrennungen (Wärmflaschen) etc.,

8

- falsches Handling durch Therapeuten, Pflegekräfte, Angehörige sowie vom Patienten selbst, z. B. durch unsachgemäße oder fehlende Lagerung, Mobilisation und/oder Fazilitation,
- Wie in ▶ Kap. 1 beschrieben, besteht eine enge Verbindung zwischen dem N. vagus (X. Hirnnerv) und dem N. accessorius (XI. Hirnnerv). Eine erhöhte Nackenanspannung (Pars descendens), wie sie bei den meisten Hemiplegikern gegeben ist, könnte somit auch eine vegetative Dysregulation beeinflussen.

Verlauf

Ein langanhaltendes Handödem führt zu Kontrakturen und Atrophien, bis hin zum kompletten Funktionsverlust der Hand (Krallenhand). In der frühen Erkennung und der prophylaktischen Intervention liegt daher eine besondere Bedeutung.

Im klassischen Sinn spricht man von **3 Stadien**:
- akutes Stadium,
- dystrophisches Stadium,
- atrophisches Stadium.

Patienten mit Hemiplegie befinden sich meist im dystrophischen Stadium, wobei das Auftreten akuter Stadien dank der frühen prophylaktischen Maßnahmen deutlich reduziert werden konnte. Dennoch können auch leichtere Fälle, wenn sie nicht frühzeitig erkannt und behandelt werden, zum atrophischen Stadium (Krallenhand) führen.

Symptome

Bei der Reflexdystrophie liegen die typischen **Kardinalsymptome einer Entzündung** vor:
- geschwollene Hand („Tumor"), wodurch die Beweglichkeit der Finger bzw. der Hand stark eingeschränkt wird;
- leichte bis schwere Erwärmung („Calor") der Hand (Seitenvergleich);
- lilablaue (marmorierte) Hautverfärbung („Rubor") der Hand;
- Schmerzen („Dolor") in Fingern, Hand und Unterarm.

Die Schmerzen sind von dem eher ziehenden Dehnschmerz zu unterscheiden, wie er u. U. bei der Mobilisation einer Spastik besteht. Die reflexdystrophischen Schmerzen können schon bei kleinsten Bewegungen, bei leichten Berührungen, bei unterschiedlichen Temperaturreizen der Haut und/oder im meist fortgeschrittenen Stadium in Ruhe entstehen. Die Patienten sprechen dabei vielmehr von einem tiefen, brennenden, stechenden und aggressiven Schmerz.

Immobilität

Die Inaktivität der Hand führt zum Ausfall der Muskelpumpe, die für Zirkulation der Venen- und Lymphflüssigkeit verantwortlich ist. Die Zirkulationsstörung des lymphatischen und venösen Systems führt zur Bildung eines Ödems im Bereich der Hand und des Handgelenks, was wiederum die Beweglichkeit noch weiter einschränkt. Verstärkt wird dieses Symptom durch äußere Umwelteinflüsse, wie z. B. warmes Wetter, aber vor allem durch ein Herunterhängen der Hand beim Sitzen und Gehen. In diesem Fall muss umgehend der Patient dazu angewiesen werden, **seine Hand möglichst oft** (beim Fernsehen, Ruhen, Schlafen etc.) relativ hoch – **höher als das Herz – zu lagern**, da ansonsten ein Funktionsverlust der kompletten Hand (atrophisches Stadium, Krallenhand) eintreten kann. Lymphdrainage und tonusnormalisierende Handlagerungsschienen können unterstützend eingesetzt werden.

Fehlstellung

Eine extreme Palmarflexion der Hand, wie sie z. B. bei einer starken Beugespastik auftreten kann, führt zur Kompression der überwiegend auf dem Handrücken verlaufenden Lymph- und Venengefäße. Durch die abnorme Handstellung wird der venöse Abfluss gestört, und die Hand schwillt, im Handrücken beginnend, an.

Traumen

Als weitere Ursache kann eine zu frühe und zu starke Belastung der Hand bzw. Handwurzel, z. B. als Folge unphysiologischer Stützfunktionen, zu einer Traumatisierung führen. Dies kann entzündliche Prozesse nach sich ziehen, die wiederum mit einem Ödem und Schmerzen einhergehen. Die Behandlung muss umgehend erfolgen, d. h., sobald erste Bewegungseinschränkungen, ein Ödem und/oder Schmerzen entstehen (Vorbeugen ist besser als Behandeln).

Therapie

Lagerung

Primär muss schon bei den ersten Anzeichen einer Reflexdystrophie mit einer entsprechenden Lagerung (s. oben) und durch begleitende Maßnahmen, z. B. durch eine Lymphdrainage, das Ödem reduziert werden, da die Schwellung das Bewegungsausmaß einschränkt und eine übersteigerte Dehnung zur weiteren Traumatisierung der ohnehin geschädigten Strukturen führen würde.

Tonusnormalisierung

Um letztendlich jedoch eine Verbesserung herbeizuführen, müssen die Tonusverhältnisse weitestgehend normalisiert werden. Vor allem die Hand- und Fingerextensoren können mangels Tonus den meist pathologisch erhöhten Flexoren kein entsprechendes Widerlager bieten. Ein Aufbau der Extensoren und damit verbunden eine Reduktion des Flexorentonus und der Flexionsstellung (Palmarflexion) ist dabei von grundlegender Bedeutung. Die Funktionsanbahnung muss im schmerz- und dehnfreien Bewegungsspielraum erfolgen, d. h., Schmerzen und Überdehnung sind auf jeden Fall zu vermeiden. Zur Schmerzreduktion können eine passive Mobilisation im schmerzfreien Bewegungsspielraum der Finger- und Handgelenke sowie eine milde Kälteanwendung (nicht kälter als +5 °C, z. B. Gelkissen aus dem Kühlschrank) dienen. Die folgende Übersicht fasst die Maßnahmen gegen Reflexdystrophie zusammen.

Maßnahmen gegen Reflexdystrophie

Akutes Stadium:
- Lagerung: Hand höher als das Herz
- Traumen vermeiden (bei der Lagerung, im Rollstuhl, bei Infusionen, keine Überdehnung etc.)
- Einsatz milder Kälte (Umschläge, Wickel, Gelkissen aus dem Kühlschrank, nicht unter +5 °C, evtl. mehrmals täglich)
- Lymphdrainage (nicht an der Hand)
- Tonusnormalisierende Handlagerungsschienen (leichte Dorsalextension, um den venösen Abfluss zu verbessern)
- Passive, passiv-assistive und aktive Mobilisation im schmerz- und dehnungsfreien Bewegungsspielraum (gewebeschonend)

Dystrophisches Stadium:
- Lymphdrainage (mit Beteiligung der Hand)
- Passive, passiv-assistive und aktive Mobilisation im schmerz- und dehnungsfreien Bewegungsspielraum (gewebeschonend)
- Anleitung zur schonenden Eigenmobilisation (z. B. Faltgriff in Ruhe, wenn schmerzfrei möglich)

Atrophisches Stadium:
- Passive, passiv-assistive und aktive Mobilisation im schmerz- und dehnungsfreien Bewegungsspielraum (gewebeschonend)
- Manuelle Verfahren
- Anleitung zur Eigenmobilisation von Muskeln und Gelenken (z. B. Faltgriff in Ruhe, wenn schmerzfrei möglich)

8.1.5 Therapie: Zügel, Schienen und Bandagen

8.1.5.1 Peroneuszügel

Der Peroneuszügel (Peroneus = Pronator) unterstützt, wie der Name schon sagt, die Fußpronation bei gleichzeitiger Fußhebung und **hemmt somit das Extensionsmuster**: Supination und Extension (Plantarflexion) des Fußes. Der Zügel besteht meist aus etwas stabileren, elastischen Binden. Er kann zur Vorbereitung des Gehens und für Übungen an der Treppe eingesetzt werden sowie zur Überprüfung, ob eine Fußhebeschiene sinnvoll einge-

setzt werden kann (hält der Zügel nicht – hält meist auch die Schiene nicht). Vorbereitend können auch stabilisierende Übungen z. B. mit Therabändern genutzt werden (◘ Abb. 3.8d). In ◘ Abb. 8.20a bittet die Therapeutin die Probandin, ihren ausgestreckten Arm (spasmushemmende Stellung) über ihre Schulter nach vorn zu schieben (s. auch ◘ Abb. 8.26). Der Oberkörper kommt durch die dosierte exzentrische Verlängerung der Ischiokruralen in die Vorlage (evtl. als Vorbereitung zum Aufstehen), und die Flexion in der Hüfte hemmt die Extensorenaktivität. Nun führt die Therapeutin langsam das betroffene Becken (im „Schinkengang") nach ventral, woraus wiederum eine Flexion im Knie und Sprunggelenk resultiert. Um die Flexion (Dorsalextension) im Sprunggelenk sowie die Spannung des Zügels zu steigern, positioniert sie den Fuß auf ihrem Oberschenkel (◘ Abb. 8.20b). Je nachdem, ob sie die Wicklung eher hinter dem Fußballen bzw. auf oder etwas vor dem Fußballen beginnt, unterstützt der Zügel eher die Pronation bzw. eher die Fußhebung. Mit mehreren Umdrehungen im Pronationszug fixiert sie die Binde am Fuß. Sie kreuzt das Schienbein und fixiert wiederum den Zügel knapp unter der Kniekehle (Achtung: Das Knie muss seine Bewegungsfreiheit behalten!) mit mehreren Umrundungen (◘ Abb. 8.20c). Nun führt sie die Binde überkreuz zurück und wickelt erneut (◘ Abb. 8.20d); gegen Ende erhöht sie die Spannung, indem sie vom Unterschenkel zum Fuß das bestehende Kreuzband umwickelt (◘ Abb. 8.20e). Das Ende der Binde muss sicher im Zügel verschnürt werden (Sturzgefahr). Längere Binden kann der Therapeut zur Unterstützung und Einleitung der Schwungbeinphase nutzen. Der Zügel muss strammgezogen werden, darf aber nicht den Bewegungsablauf (z. B. am Knie) behindern oder gar Strukturen wie Muskelbäuche schädigen. Zudem sollte er nur zu Therapiezwecken genutzt werden, für den Alltag kann ggf. eine Fußhebeschiene verordnet werden. Eine Fußhebeschiene schränkt jedoch die Bewegungsfreiheit der Wade/Sprunggelenk ein (v. a. M. soleus), was u. a. Muskelverklebungen (Myogelosen) und -verfilzungen bis hin zu Kontrakturen (Achillessehne) begünstigt. Zudem erfolgt die Belastung meist über die Fußaußenkante (Supinationsstellung), was wiederum die Verkrampfung/Spastik verstärken kann (Circulus vitiosus). Bei der Verordnung ist daher, am besten im therapeutischen Team, zwischen größtmöglicher Selbstständigkeit und physiologischem Bewegungsgewinn abzuwägen!

8.1.5.2 Hüft-Fuß-Zügel

Der Zügel bildet einen Zug zwischen Hüft- und Sprunggelenk und kann je nach Ausrichtung als **leichte Unterstützung verschiedener Bewegungsabläufe** dienen. Man faltet (◘ Abb. 8.21a) eine etwas längere Binde (s. Peroneuszügel) mittig, sodass die beiden Enden zusammen abschließen. Nun bildet man aus der Mittelfalte eine Lasche (◘ Abb. 8.21b), die man ähnlich

8

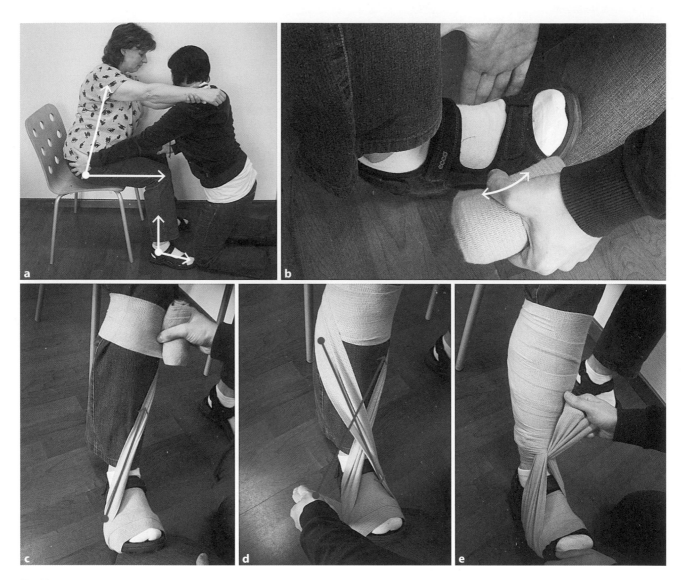

■ **Abb. 8.20**   **a–e** Peroneuszügel

dem Peroneuszügel über die Bindenbreite am Fuß positioniert (■ Abb. 8.21c). Man führt jetzt die beiden Enden stramm am lateralen Bein entlang und kreuzt sie etwas unterhalb der Hüfte (erhöht den Zug), zieht das Bindenkreuz auf Hüfthöhe und fixiert es durch eine Schlaufe auf der kontralateralen Seite (■ Abb. 8.21d). Je nachdem, wo man den Zug ausrichtet (■ Abb. 8.21e), kann der Zügel am Hüftgelenk eher die Stabilitäten des Standbeins (eher seitlich) oder die Mobilität der Schwungbeinphase (eher ventral) unterstützen. Am Fuß unterstützt die Wicklung ähnlich der Positionierung des Peroneuszügels (s. oben) die Fußhebel- oder Pronationsfunktionen.

8.1.5.3 Schienen, Hand- und Armlagerungen

Zur Herstellung einer individuell angepassten Handlagerungsschiene, die den Tonus normalisiert, benötigt man neben dem entsprechenden Equipment eine fun-

dierte Ausbildung in der Schienenherstellung. Dennoch klagen nicht selten die Patienten über Druckstellen und/ oder benötigen eine erneute Adaption. Stehen Ausbildung und Equipment nicht zur Verfügung, kann eine tonusnormalisierende Schiene aus dem Fachhandel eine preiswerte Alternative bieten ■ Abb. 8.22a. Die Schiene gibt es in 4 Größen für die rechte und die linke Hand. Der Bezug ist waschbar und die Schienenstellung (Hand- und Fingergelenke) kann rasch an einer etwas stabileren Fensterbank bzw. am Tisch korrigiert werden. Die Schiene kann u. a. das Auftreten von assoziierten Reaktionen während der Therapie verringern bzw. den mobilisierten Zustand in Unterarm, Hand und Fingergelenken nach der Therapie möglichst lange erhalten (■ Abb. 8.22a, 67090_4_De_4_MOESM10_ESM). Sie darf jedoch die sensiblen Strukturen (Muskelspindeln) nicht allzu sehr reizen, damit keine verstärkte Tonuserhöhung ausgelöst wird (muss individuell geprüft

◘ Abb. 8.21   a–e Hüft-Fuß-Zügel

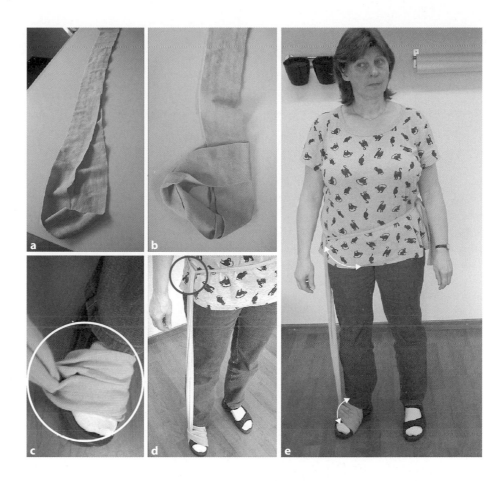

8.1.6 Fazilitation: Stand und Gehen

werdcn). Daher sollte eine eher milde, korrigierende Lagerungsposition gewählt werden. Zudem ist die Tragedauer individuell anzupassen und nach Ablegen der Schiene von den Angehörigen der Spannungszustand in der Hand und den Fingern zu prüfen („Wird es wirklich besser?").

Zur Unterstützung und Stabilisierung einer **subluxierten Schulter** findcn unterschiedlichste Bandagen ihren Einsatz. Einige fixieren jedoch die Schulter so stramm, dass sie den Stoffwechsel und die zirkuläre Durchblutung beeinträchtigen, unphysiologische Zwangshaltungen auslösen und/oder beim Ausziehen, vor allem wenn es der Patient selbst tut, weitere Traumata auslösen können. Bei anderen wiederum, die mit einer Röhrenbandage den Oberarm fixieren, gleitet das z. T. schon atrophierte Muskelgewebe nach kaudal durch die Röhre hindurch, staut sich am unteren Ende der Bandage und verstärkt bei nahezu allen Armbewegungen den **kaudalen Zug** (Subluxation). Um den permanenten Zug des Arms und somit Mikrotraumen zu vermeiden und die damit verbundene Anspannung der Nackenmuskulatur zu reduzieren, kann der Arm bzw. die Hand im Stand und beim Gehen in einer Jackentasche oder einer etwas weiteren Hosentasche gelagert werden (**◘** Abb. 8.22b).

Wer Kleinkinder bei den ersten Gehversuchen beobachtet, sieht, wie sie sich aus dem Sitz an Möbelstücken wie Tischen hochziehen und den Stand erobern. Mittels ventraler Stütze und Körperaufrichtung formen sich die Kurven der WS (Lot, **◘** Abb. 3.6a3). Das Kleinkind beginnt nun mit federnden Impulsen in seine Knie die phasische ventrale Verankerung zu bahnen, um im gestützten **Abduktionsgang** an den Möbelstücken entlangzuschreiten. So erarbeitet es sich eine frontale **abduktorische Beckenstabilität**, die es ihnen ermöglicht, erst eine und später beide Hände loszulassen, während sie – wenn auch noch unbeholfen – erste sagittale Schritte ausführen. Dabei geschieht das Gehen noch „um des Gehens willen". Es wird aber im Zuge der gewonnenen Sicherheit und Automatisierung recht schnell als „Mittel zum Zweck" eingesetzt („komm zur Mama, Tante …" etc.). Somit wird das Gehen nicht gelernt, sondern folgt vielmehr einem genetischen Programm, das sich mittels Out- und Input entwickelt. Beim normalen Gehen nimmt man Blickkontakt zu seinem Bewegungsziel auf, es entsteht eine Zielsehnsucht (nach Klein-Vogelbach-FBL). Der Kopf wendet/bewegt sich in Richtung „Bewegungsziel", worauf der Körper (ZSP, Becken) folgt (► Abschn. 3.5.6, „Stellreaktionen") und ventrale Schutzschritte das Gehen auslösen. Daher sollte man nach Möglichkeit auch

8

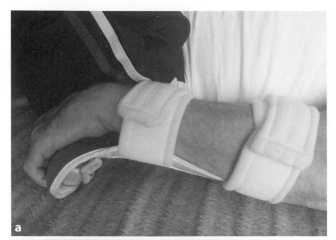

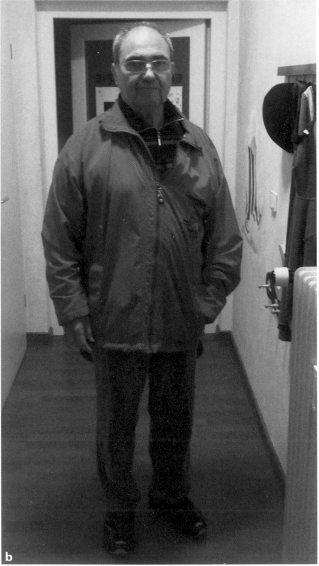

◘ **Abb. 8.22 a** Handlagerungsschiene, **b** Lagerung des Arms in Jacken- oder Hosentasche

bei der Fazilitation des Gehens das Gesichtsfeld frei halten oder besser mit einem Therapieziel verknüpfen, z. B. zum Fenster, zur Tür etc. gehen.

8.1.6.1 Therapiebeispiel

In ◘ Abb. 8.23a beginnt der Therapeut mit der Fazilitation der Gewichtsübernahme des Standbeins („Ohne Standbein kein reaktives Schwungbein"; ▶ Kap. 5, Gang). Der Therapeut positioniert sich mit seinem Oberschenkel/Hüfte hinter dem rechten Becken des Patienten. Dies vermittelt Sicherheit, und der Therapeut erspürt eine eventuelle Beckenretraktion (→ Überforderung, Rumpf kollabiert, Knie schlägt durch). Mit einem leichten Druck auf den außenrotierten Arm (erleichtert die Rumpfaufrichtung, Gewichtsübernahme und Rumpfstellreaktionen) führt er den ZSP/das Becken (Körpergewicht, Th6–Th8) über das betroffene Bein (Ferse, medialer Vorfuß/Fußballen). Bei schwerer Betroffenen (= keine Außenrotation im Arm möglich) kann zur Gewichtsübernahme und Rumpfverlängerung rechts ein leichter kranialer Druck in den angelehnten Ellbogen oder unter die Achsel (ähnlich ◘ Abb. 8.9d) erfolgen. Sowohl eine BWS-Hyperkyphose (Rundrücken) als auch eine LWS-Hyperlordose (Hohlkreuz) wirken der Standbeinstabilität entgegen (◘ Abb. 3.12c), daher sind vorherige Übungen zur Rumpfaufrichtung (Lotherstellung/Schultermobilisation, z. B. ◘ Abb. 3.7e, 8.4b4, 8.29a), mehr als sinnvoll. Mit seiner linken Hand begleitet er dabei die Beckenhebung auf der gesunden Körperseite, die „reaktiv" eintritt (Spannung im linken Bein lässt nach!), sobald der Patient die Gewichtsübernahme rechts akzeptiert (= phasische Aktivität im M. gluteus medius rechts, ◘ Abb. 3.12b).

Der Therapeut bittet nun den Patienten, mit seinem (freien) „gesunden" linken Bein möglichst locker und langsam (= automatisierte Stabilität rechts) einen Schritt nach vorn zu tätigen und dort zu bleiben. Nun fazilitiert er das betroffene rechte Becken etwas nach dorsal, bis sich die Zehen links reaktiv anheben (= ventrale Verankerung rechts). Dies wiederholt er nun mehrmals, d. h. langsam mit dem rechten Becken nach ventral (Standbein links) und wieder nach dorsal (Zehen links heben sich = Standbein rechts). Bei gutem Gelingen sowie zur Verbesserung der Sensibilität wiederholt der Betroffene den Ablauf mit geschlossenen Augen (gilt für alle Bewegungssequenzen).

> **Wichtig**
>
> Je leichter sich die Zehen im „gesunden" Bein anheben (◘ Abb. 8.23a), desto stabiler die ventrale Verankerung im betroffenen Bein (Basis der lateralen Beckenstabilität). Zu Beginn erleichtert eine etwas größere Schrittlänge das Anheben der „gesunden" Zehen (◘ Abb. 8.23b), mit Kompetenzgewinn sollten sich die Füße zunehmend annähern (Parallelstand). Optimal ist, wenn sich auch die betroffenen Zehen mit der Dorsalbewegung

■ Abb. 8.23 a–d Fazilitation im Stand und beim Gehen

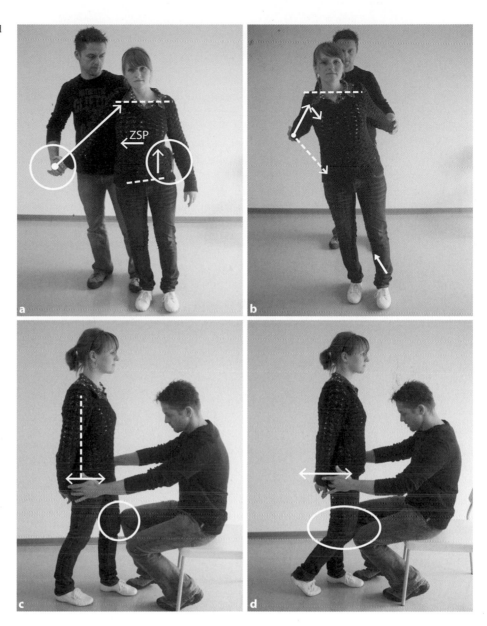

Becken/Oberkörper anheben (s. ■ Abb. 2.16a, Video ■ Abb. 8.40h und 67090_4_De_4_MOESM7_ESM).

Im Zuge der ventralen Verankerung rechts (Standbeinstabilität) setzt der Betroffene bei angehobenen Zehen (= freies linkes Bein) sein linkes Bein nach hinten und bleibt auch in dieser Position. Mittels Beckenfazilitation rechts folgt nun der Wechsel zwischen dem linken hinteren Standbein (Knie links fällt locker nach vorn) zum vorderen rechten Bein (Becken über Ferse/Fußballen) und wieder zurück.

> **Wichtig**
>
> Je leichter das „gesunde" Knie mit der Schwerkraft zum Betroffenen fällt, desto besser die laterale Beckenstabilität im betroffenen Bein (Basis zum Wechsel zwischen Stand- und Schwungbein). Mit stabilem betroffenem

Becken schwingt der „gesunde" Fuß locker, leicht nach vorn zur Schrittstellung und bewirkt eine Hüftextension im betroffenen Standbein. Die Hüftextension (Stretch) bewirkt wiederum reaktiv (Rückenmarksgrau) den Wechsel von der maximalen Anspannung (s. positive Stützreaktion) zur totalen Entspannung, und das betroffene Knie kann locker, leicht zum „gesunden" nach vorn schwingen (■ Abb. 8.23d).

Im Anschluss nutzt der Betroffene beide Abläufe, um mittels Beckenfazilitation rechts a) die Zehen links anzuheben (das ZNS braucht etwas länger für die Stabilität rechts), dann das linke Bein zurückzusetzen = Gewichtsübernahme links und b) zuerst das linke Knie locker fallenzulassen und dann den „gesunden" Fuß nach vorn zu schwingen (=Standbein re., s. auch ■ Abb. 3.13a3, s. 67090_4_De_8_MOESM2_ESM und Download „Eigenmobilisation“, darin die Anleitungen „Eigenübung zur Standbeinphase“ und „Eigenübung zur Schwungbeinphase“, unter https://doi.org/10.1007/978-3-662-62292-6_8).

Um laterale Beckenstabilität zu verbessern und damit das sagittale Gehen zu erleichtern, wechseln die Anforderungen, ähnlich dem Abduktionsgang des Kindes in die Frontalebene. Zum Beispiel soll der Betroffene so tun, als würde er seitlich mit dem linken Fuß eine Zigarette ausdrücken, und wieder zurück zur Grundstellung gehen, einen Seitwärtsschritt ausführen oder evtl. seitwärts gehen. Die abduktorische Beinaktivität (seitliche Beckenhebung links) bedingt eine phasische abduktorische Beckenverankerung rechts (◘ Abb. 3.12b). Der Therapeut fazilitiert nun wieder den Wechsel des Körpergewichts (ZSP) auf die rechte Seite, sodass das linke Bein frei wird (s. oben), und führt mit seinem Körper und Oberschenkel das **rechte Becken** nach ventral, sodass im Zuge der Beckenbewegung das linke Bein „**reaktiv**“ einen Schutzschritt ausführt.

Wichtig

Betroffene führen meist das „gesunde“ Bein bewusst nach vorn, wobei das Gehen eher einem Schreiten gleicht. Die ventral orientierte Aufrichtung des Oberkörpers (ZSP) geht verloren, das betroffene Becken retrahiert, und normales Gehen wird unmöglich.

In ◘ Abb. 8.23b verringert der Therapeut seine Unterstützung und positioniert sich hinter die Probandin. Der dosierte Druck in die außenrotierten Arme liefert einerseits einen hohen sensiblen propriozeptiven Input (Hand, Arm an ZNS: „Hier bin ich!“; → spasmushemmend). Zudem verbessert es die Schulterblattadduktion (Rumpfaufrichtung) und hemmt kompensatorische Aktivitäten des M. latissimus dorsi. Der Therapeut beginnt nun ähnlich wie in ◘ Abb. 8.23a mit der Gewichtsübernahme rechts. Gelingt diese adäquat und das linke Bein wird frei, gibt er einen leichten rechtsseitigen Druck auf die Hand/den Arm, worauf sich die rechte Schulter und das Becken nach vorn, reaktiv zum gegenläufigen linken Schwungbein Rotieren (Rotationsgang). Der Therapeut variiert nun seine Unterstützung, die Bewegungsgeschwindigkeit (zeitliche Koordination) und das Bewegungsausmaß (räumliche Koordination).

Wichtig

Je langsamer die Bewegungsgeschwindigkeit und je größer das Bewegungsausmaß (Schrittlänge) des „gesunden“ Schwungbeins, desto sicherer und stabiler ist das betroffene Standbein.

Gelingt der linksseitige Schutzschritt so weit, dass sich die **rechte Hüfte in einer Extension befindet**, so kann zur reaktiven, rechtsseitigen Schwungbeinphase übergegangen werden.

Der Therapeut sensibilisiert in ◘ Abb. 8.23c das rechte Bein für den physiologischen Wechsel zwischen Gewichtsübernahme (Standbein) und Gewichtsabgabe (Schwungbein). Er sitzt z. B. vor dem Patienten, übt mit seinem Fuß einen leichten Druck auf den rechten Vorfuß des Probanden aus, was das ZNS (nonverbal) dazu animiert, den Fuß stehen zu lassen. Nun fazilitiert er am Becken den ZSP/Körpergewicht nach rechts und führt das Becken symmetrisch nach vorn, sodass das linke Bein reaktiv einen Schutzschritt in die vorher gebahnte Schrittstellung (bzw. zu Beginn noch etwas geringer) ausführt. In der Schrittstellung fazilitiert er nun das Becken symmetrisch (Beckenretraktion rechts unbedingt vermeiden!) auf das linke Bein, bis sich die Ferse rechts abhebt (Standbein links) und wieder zurück, bis sich die Zehen links abheben (Standbein rechts). Die Hände sind in einer spasmushemmenden Haltung hinter dem Gesäß verschränkt. Die Schulterblattadduktion erleichtert dabei die Rumpfaufrichtung und hemmt kompensatorische Aktivitäten des M. latissimus. Neben der Rumpfaufrichtung achtet der Therapeut auch auf die Rumpfausrichtung (Schultergürtelstellreaktionen). Kommt es zu einer Vorverlagerung des Oberkörpers, bittet der Therapeut den Probanden, seine Hände etwas tiefer zu halten (= Körperaufrichtung). Gelingt die Gewichtsübernahme und v. a. -abgabe, führt der Therapeut die Bewegung weiter zur Einleitung der Schwungbeinphase rechts. Er bittet nun (◘ Abb. 8.23d) den Probanden, während der Gewichtsübernahme links das rechte Bein/Knie fallen zu lassen, bis es zur Orientierung das Knie des Therapeuten berührt. Da der Wechsel zwischen maximaler Stabilität (positive Stützreaktion/Standbein) und Detonisierung zum Schwungbein (Knie fällt durch die Schwerkraft nach vorn) v. a. für die Ischiokruralen eine große neuromuskuläre Herausforderung darstellt, kompensieren dies viele Betroffene durch ein Einknicken des linken Knies (was wiederum den Bewegungsraum rechts reduziert!). Um dem entgegenzuwirken, stabilisiert der Therapeut mit seinem Knie das linke, gesunde Knie (s. auch ◘ Abb. 8.23c). Gleitet das betroffene Knie nach vorn, verlässt der Therapeut seine Position, und das Bein kann weiter nach vorn schwingen, mit der Ferse den Boden berühren und erneut zur Standbeinphase übergehen. Zur Fazilitation des freien Gehens eignet sich gut die Position in ◘ Abb. 8.23b. Ebenso kann die dorsale Fazilitation am Becken und/oder Schultergürtel durch die Haltung in ◘ Abb. 8.23c,d umgesetzt werden. Um das physiologische Gehen zu fazilitieren (und nicht den Passgang), ist das vorherige Einüben der gegenläufigen rotierenden Bewegungswechsel zwischen rechter Schulter und linkem Schwungbein und umgekehrt von elementarer Bedeutung (s. auch ◘ Abb. 3.13).

Wichtig

Kann der Patient die beschriebenen Positionen nicht einnehmen, z. B. wegen Bewegungseinschränkungen

◻ **Abb. 8.24   a–d** Fazilitation beim Gehen auf Treppen

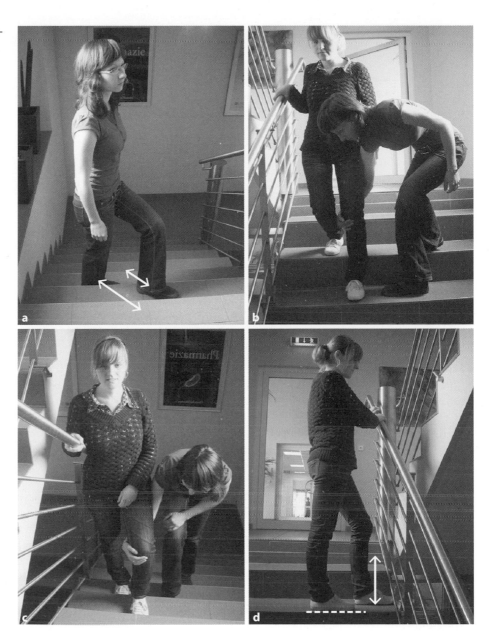

wegen fehlender Beckenstabilität (Lotverlust), so sollte diese vorher im Sitz (s. oben) gebahnt werden. Ist das nicht möglich, müssen Einschränkungen miteinbezogen und die Bewegungsabläufe, wenn auch nicht normal, so doch zumindest „normaler" gestaltet werden.

8.1.7 Fazilitation: Treppe

Die Bewältigung der Treppe beinhaltet ein sehr früh erlerntes, stark automatisiertes Bewegungsmuster, das, alternierend ausgeführt, eine Vielzahl von Kompetenzen beinhaltet, die für das normale Gehen von elementarer Bedeutung sind. Bevor man mit der Fazilitation an der Treppe beginnt, übt die Therapeutin selbst den alternierenden Kreuzgang – auch um später den Patienten in

seinem alternierenden Bewegungsablauf nicht zu behindern. Die Therapeutin geht mehrmals seitlich überkreuzt die Treppe hinunter und herauf (◻ Abb. 8.24a), bis sich der Bewegungsablauf soweit automatisiert hat, dass sie ihn später ohne bewusste Anstrengung in ihr Handling integrieren kann.

8.1.7.1 Therapiebeispiel

In ◻ Abb. 8.24b (**Probandenbeispiel Hemiplegie links**) nutzt die Therapeutin die Hebelwirkung zwischen Hüft- und Kniegelenk (weniger Krafteinsatz notwendig). Sie greift mit ihrer rechten Hand unter dem Oberschenkel hindurch und stabilisiert die Patellarsehne gegen die Hüfte (= Standbein). In der weiterführenden Bewegung begleitet sie mit ihrem Oberarm/ihrer Schulter langsam das Becken (Hüftstrecker) nach ventral, worauf

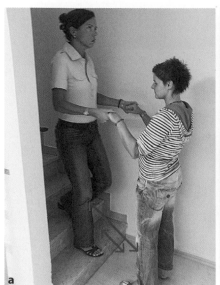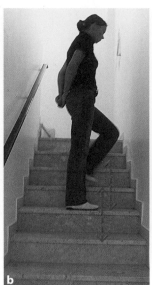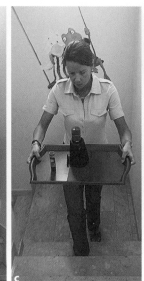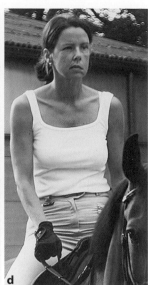

Abb. 8.25   a–d Therapiebeispiele: Treppe

das rechte, gesunde Bein einen Schritt auf die nächste Stufe ausführt. Nun hebt sie die Patella (Sehne) etwas an und unterstützt in der weiterführenden Bewegung die Schwungbeinphase des betroffenen Beins. Ebenso verfährt sie beim Treppensteigen (■ Abb. 8.24c). Sie greift wie oben und aktiviert mit ihrem Oberarm/ihrer Schulter die Hüftstreckung gegen das Knie so, dass das gesunde Bein einen Schritt auf die übernächste Stufe ausführt. Nun hebt sie wieder etwas die Patella an, was in der weiterführenden Bewegung die Knie- und Hüftflexion einleitet und parallel zu ihrem Kreuzschritt das betroffene Bein als Schwungbein auf die übernächste Stufe führt. Bei diesem Handling kommt es weniger auf die Kraft, sondern vielmehr auf die Technik an. Eine intensive Vorbereitung mit Selbsterfahrung, unterschiedlichen Probanden und zu Beginn mit leichter betroffenen Patienten ist daher unabdingbar.

> **Wichtig**
>
> Die Treppe beinhaltet schon durch ihre architektonischen Gegebenheiten eine extreme Sturzgefahr. Der Patient muss sicher stehen und gehen können. Ebenso müssen Rumpf, Becken und Beine die nötige Stabilität besitzen und kognitive bewegungsbeeinträchtigende Störungen, wie z. B. räumlich konstruktive Störungen/Neglect etc., müssen ausgeschlossen sein, wobei der Therapeut sein Handling beherrschen muss. Zudem sollte sich der Therapeut fallverhindernd hinter dem Betroffenen positionieren und aus Sicherheitsgründen an der untersten Stufe das Training beginnen, um evtl. mit steigender Sicherheit die Anzahl der Stufen zu erweitern! Sicherheit hat stets Vorrang; ist das alternierende Treppensteigen nicht möglich, so ist der Beistellschritt vorzuziehen!

Befindet sich beim Treppe-runter-Steigen nur auf der betroffenen Seite des Patienten ein Geländer, so bietet sich das seitliche Absteigen im Beistellschritt an (■ Abb. 8.24d). Die Probandin geht langsam mit ihrem linken, gesunden Fuß zur nächsten Stufe, wobei das oben stehende, betroffene Bein die Bewegung durch die exzentrische Verlängerung der Extensoren stabilisierend begleiten muss. Unten angekommen, übernimmt und sichert das gesunde Bein vor der Stufenkante die Standbeinfunktion. Bei dem folgenden Nachholen des betroffenen Beins achtet man unbedingt darauf, dass das **betroffene Bein vor das gesunde gesetzt wird**. Dadurch vermeidet man eine dorsale Überstreckung (Extensionsmuster) und eine Beckenretraktion und kann in der Folgebewegung leichter die physiologische Bewegungsanbahnung unterstützen.

Trotz der vielfältigen Therapiemöglichkeiten an der Treppe sollte die Treppenübung, das entsprechende Potenzial vorausgesetzt, letztendlich dem Alltag dienen, d. h. der Mobilität zwischen den Stockwerken bzw. dem Transport von Gegenständen (s. ▶ Abschn. 11.6, Fallbeispiel Herr K.).

> **Wichtig**
>
> Um das Treppensteigen im Alltag ermöglich, muss der Alltag an der Treppe geübt werden.

Bei Frau N. kam es zur Einblutung eines Ponskavernoms, woraus eine Hemiparese und eine Ataxie (▶ Abschn. 8.2, „Kleinhirnataxie und Ataxie") rechts resultierten. Die Therapeutin beginnt mit ihr an der untersten Treppenstufe mit dem Standbein rechts (■ Abb. 8.25a). Frau N. darf zu Beginn zur Sicherheit die Hände der Therapeutin greifen (Achtung: nicht ziehen oder stützen). Sie stellt ihr rechtes (Stand-)Bein auf die erste Stufe und führt

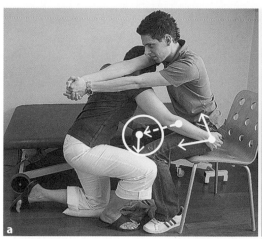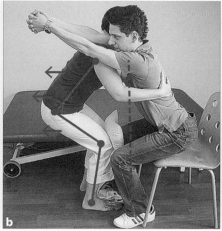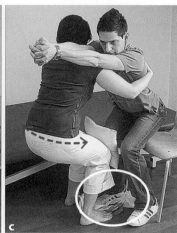

Abb. 8.26 a–c Transfer vom Sitz auf die Behandlungsbank

langsam wechselnd ihr linkes Bein zum rechten (= konzentrisch) und wieder zurück auf den Boden (= exzentrisch). Mit zunehmender Sicherheit führt sie nun ihr linkes Bein auf die zweite Treppenstufe (Stufenübertritt) und wieder zurück auf den Boden. Zur Verbesserung der Schwungbeinphase rechts kann die Übung mit dem linken Standbein (Schwungbein rechts) erfolgen. Im Zuge der verbesserten Stabilität erweitert sie nun – zunächst mithilfe der Therapeutin – die Anzahl der Treppenstufen (= rückwärts Treppe hochgehen).

Als Steigerung positioniert sich Frau N. seitlich (■ Abb. 8.25b) mit dem rechten Bein auf der untersten Stufe und wiederholt die Bewegung in der Frontalebene (= Abduktorenstabilität). Damit steigt in der Therapie das motorische Anforderungsniveau, wie z. B. durch ein „konzentrisches" (Rückwärts-)Hochgehen, was das „exzentrische" Heruntergehen der Treppe erleichtert und/oder die Bewältigung in der Frontalebene (▶ Kap. 11, Abduktionsgang des Kleinkinds). Die Bewegung in der Sagittalebene (normales Treppengehen) wird dadurch verbessert. Frau N. erhält Kompetenzen und Sicherheit, die ihr den Transport von Alltagsgegenständen (■ Abb. 8.25c) über die Treppe ermöglichen, und einen weiteren Gewinn an Teilhabe, da auch ihr Hobby, das Reiten, erleichtert wird (■ Abb. 8.25d).

8.1.8 Transfer

> **Wichtig**
>
> Sollte der Transfer immer über den Stand erfolgen? Stellt man sich die Frage „Wo liegt die größere neuromuskuläre Herausforderung: im Aufstehen, im langsamen Wechsel um ca. 90° (Drehung) und wieder Hinsetzen oder im Stand selbst?", dann wird es deutlich, dass der **Bewegungswechsel** die **höhere Anforderung** darstellt. Eine hohe motorische Anforderung wiederum be-

dingt ein erhöhtes Auftreten „**assoziierter Reaktionen**". Zudem muss der Therapeut, v. a. während der 90°-Drehung, mit seinen Füßen im Wechsel zwischen Be- und Entlastung den Standbeinfuß des Patienten fazilitieren. Gelingt dies nicht adäquat (achsengerecht), dreht sich der Körper gegen den durch das Körpergewicht am Boden fixierten Fuß bzw. gegen das instabile Sprunggelenk. Durch die Komplexität des dortigen Band- und Muskelapparats werden schnell Traumata ausgelöst. Um dies zu vermeiden, transferiert man im F.A.T. von Sitz zum Sitz und erarbeitet in der Therapie den sicheren Stand bzw. die Gewichtsübernahme und -abgabe.

Die Therapeutin bittet den Patienten, seine Hände zu verschränken (spasmushemmende Haltung) und auf ihrer Schulter zu positionieren (■ Abb. 8.26a; Protraktion, Bewegungserweiterung – betroffene Schulter). Sie führt den Rumpf in die Vorlage, also in die Flexion des Hüftgelenks (= Hemmung pathologischer Extensorenaktivität), bis Schultergürtel, Knie und Vorfuß eine ungefähre vertikale Linie bilden (Flexion Hüfte, Knie und Sprunggelenk > 90°, ▶ Kap. 5, „Neuromuskuläre Grundlagen normaler Bewegungen", Transfer zum Stand; ■ Abb. 5.18, 5.19, 5.20, 5.21).

Bei eingeschränkter Schultermobilität, Schmerzen, Kontrakturen sichert sich der Patient mit seinem nicht betroffenen Arm am Becken der Therapeutin (Achtung: nicht ziehen!). Ein Umgreifen oder Umklammern der Therapeutin am Hals ist dabei absolut auszuschließen (Sturzgefahr, Traumatisierung der Therapeutin bei Einschießen der Spastik)! Falls die Vorlage nicht möglich ist, palpiert die Therapeutin beidseitig in den Kniekehlen (Sehne: M. biceps femoris). Bei zu hoher beidseitiger Spannung (= kompensatorisch „gesunde" Seite, pathologisch enthemmt betroffene Seite) bittet sie den Betroffenen, leicht mit den Armen auf die Schulter zu drücken (= Hemmung dorsaler Verspannung). Falls sie zu wenig Spannung fühlt, darf der Betroffene seine Arme heben.

8

Mit der Spannungsnormalisierung führt sie dann die Schultern über die Knie (s. ▸ Abschn. 5.6.2, „Vom Sitz zum Stand"). Nun führt die Therapeutin den ZSP auf die betroffene Seite (Gewichtsübernahme) und fazilitiert im „Schinkengang" alternierend an den Gesäßhälften bei gleichzeitiger Stabilisation des kontralateralen Knies das Becken nach ventral.

> ❯ **Wichtig**
>
> Zur Stabilisation des betroffenen Beins und Knies fixiert die Therapeutin am distalen Oberschenkel das Becken mit einem leichten Zug nach ventral (Vermeidung einer Beckenretraktion) und übt gleichzeitig einen kaudalen Druck auf die Ferse aus (◘ Abb. 8.26a = Fersenkontakt, propriozeptiver Input, Hemmung Klonus).

In ◘ Abb. 8.26b stabilisiert die Therapeutin mit ihren Knien das betroffene Knie (zum Schutz kann ein Kissen zwischengelagert werden). Nun **fazilitiert** sie die **Rumpfaufrichtung**, je nach Verhältnis der eigenen Körpergröße zum Patienten etwas unterhalb des Schultergürtels bzw. etwas oberhalb des Beckens (Achtung: nicht am Hosenbund oder Gürtel!) bei vorgelagertem Oberkörper. Sie sucht unter Einsatz ihres kompletten Körpergewichts (möglichst rückenschonend, nicht mit den Armen oder dem Oberkörper) die Position, in der sich der **Körperschwerpunkt** des Patienten über seiner körpereigenen Unterstützungsfläche befindet. Das Patientengewicht lässt nach, und sie transferiert (◘ Abb. 8.26c) den Patienten im Sitz vom Stuhl auf die Therapiebank.

> ❯ **Wichtig**
>
> Auch beim Transfer des Patienten geht es v. a. um die Technik und weniger um die Kraft. Zudem ist es elementar (wie bei allem Handling), dass auch der Therapeut eine achsengerechte, rückenschonende Position einnimmt.

Zum Schutz des Sprunggelenks dient eine etwas stabilere Plastiktüte, die unter den betroffenen Fuß gelegt wird. Bei häufigerem Transfer ist eine (kugelgelagerte) Drehscheibe vorzuziehen bzw. zu verordnen. Zudem sollte nach Möglichkeit die Ausgangsposition etwas höher sein als die Zielposition, d. h. von oben nach unten transferieren!

Der Transfer über die betroffene Seite dient u. a. der Wahrnehmungsverbesserung sowie der Hemmung assoziierter Reaktionen (bedingt durch Aktivitäten der gesunden Seite). In Ausnahmefällen, z. B. bei einem häuslichen Transfer mit einem etwas gewichtigeren Betroffenen und seiner evtl. selbst bewegungseingeschränkten Ehefrau, kann aus Sicherheitsgründen auch der Transfer über die gesunde Seite vorgezogen werden. Dieser Transfer ist zwar therapeutisch weniger wertvoll, der Patient kann jedoch aktiv mithelfen und seine Ehefrau entlasten, wodurch sich wiederum das Sturzrisiko reduziert.

8.2 Schädel-Hirn-Trauma (SHT)

Als Schädel-Hirn-Trauma (Abkürzung SHT, altgr. trauma = Wunde) bezeichnet man Verletzungen des Gehirns (mit oder ohne Fraktur), die meist in Zusammenhang mit einem Polytrauma entstehen. Schädel-Hirn-Traumata treten vor allem im Zusammenhang mit schweren Verkehrsunfällen (50 %), Stürzen (20 %) und Schlägereien auf (Quelle: Deutsche Gesellschaft für Unfallchirurgie). Je nach Schwere der Verletzung wird das SHT einem bestimmten Grad zugeteilt. Dabei wird der Bewusstseinszustand des Betroffenen mit Hilfe der Glasgow Coma Scale (GCS) ermittelt. Die GSC ist eine international anerkannte Skala, die jeweils Punkte für die Augenöffnung, die verbale Kommunikation und die motorische Bewegung des Patienten vergibt. Bei vollem Bewusstsein wird die Maximalpunktzahl von 15 Punkten erreicht (▸ www.glasgowcomascale.org):

- Leichtes SHT: 13–15 Punkte
- Mittleres SHT: 9–12 Punkte
- Schweres SHT: 3–8 Punkte

Herr F. erlitt durch einen Rennradunfall ein schweres SHT. Als Diagnose wurde u. a. beschrieben: diffuse axonale Hirnschädigung im Bereich des Mittelhirns, der Pons und Basalganglien rechts, Kontusionsblutung im Hirnstammbereich, SAB beidseitig temporal, Subduralblutung, Ventrikeleinbruchsblutung beidseitig.

Hieraus resultierende neurologische Einschränkungen sind u. a.:

- Okulomotoriusparese rechts,
- rechts- und armbetonte spastische Tetraparese,
- linksseitige Rumpf-, Stand-, Gang- und Zeigeataxie.

Bei Okulomotoriusparesen durch Tumore, Traumen oder Aneurysmen sind die Prognosen eher ungünstig. Durchblutungsstörungen hingegen zeigen positivere Heilungschancen. Für die Prognose sind das Ausmaß sowie der Umfang der Okulomotoriusparese entscheidend. Bei einseitiger Auswirkung sind die Aussichten besser als bei beidseitiger Ausprägung (Quelle: medlexi.de).

Mit dem Begriff „Ataxie" (griech: **„Unordnung"**) beschreibt man Koordinationsstörungen, bei denen das harmonische Zusammenspiel der Muskulatur und die Gleichgewichtsregulation gestört sind. Umfang und Geschwindigkeit einer Bewegung verlaufen unkontrolliert, wodurch die Ausführung **haltungsmotorischer Bewegungsabläufe** (bei Stand- und Gangataxie) und **zielmotorischer Bewegungsabläufe** (Dysmetrie) unsicher und überschießend wird. Die Tonussituation zeigt sich bei einer Ataxie auf der ipsilateralen Seite zur Kleinhirnläsion hypoton, wobei jedoch durch einen kompensatorischen Haltungstonusaufbau (fixieren) eine Tonuserhöhung (keine Spastik) meist im Sinne von Massenbewegungen resultieren kann. Koordinationsstörungen treten in erster Linie durch Kleinhirnläsionen (▸ Abschn. 8.2.3, „Zere-

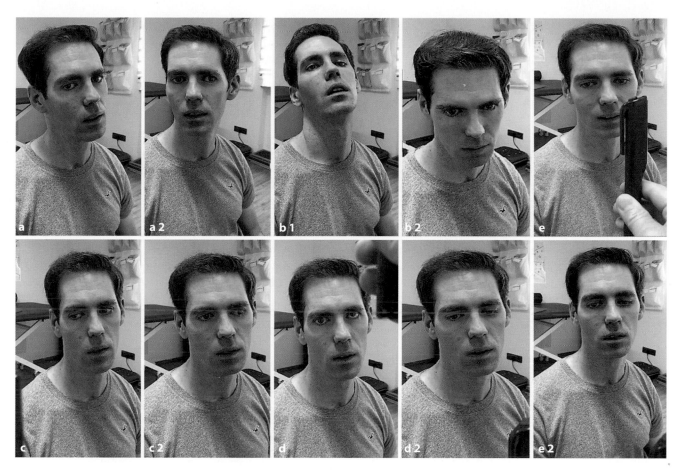

☐ **Abb. 8.27   a–e a** Horizontale Kopfrotation links/rechts gegen fixierende Augen; **b** vertikale (oben/unten) Kopfrotation gegen die fixierenden Augen; **c** horizontale Blickfixierung zum bewegten Gegenstand gegen den Kopf; **d** vertikale Blickfixierung zum bewegten Gegenstand gegen den Kopf; **e** Konvergenz (Nahsehen) und Divergenz (Fernsehen)

belläre Ataxie") auf, sie können aber auch durch eine Schädigung der Hinterstrangbahnen (▶ Abschn. 8.2.3, „Spinale Ataxie"), des Vestibularapparats sowie der Stammganglien entstehen (in Anlehnung an Masuhr).

8.2.1 Ataxie und Okulomotoriusparese: Fallbeispiel Herr F.

Befund Visuomotorik (s. 67090_4_De_4_MOESM3_ESM): Bei Herrn F. besteht eine einseitige Symptomatik (rechts), die v. a. die vertikale Augenkoordination betrifft. Da ihm eine Blickfixierung bei rotierenden bzw. vertikalen Kopfbewegungen ansatzweise möglich ist und auch keine lichtstarre Pupille vorliegt, gehen wir eher von einer Koordinationsstörung statt von einer direkten Nervenschädigung aus. Zudem sind die Kopfbewegungen selbst beeinträchtigt, was sich wiederum negativ auf die Visuomotorik auswirken kann.

In ☐ Abb. 8.27 zeigen sich die deutlichsten Beeinträchtigungen in der vertikalen Augenkoordination rechts (☐ Abb. 8.27d) sowie in der Adaption im Wechsel zwischen Fern- und Nahsehen (☐ Abb. 8.27e). Im Alltag

übernimmt das „gesunde" linke Auge kompensatorisch die Fehlfunktion des rechten. Dabei beschreibt Herr F. Doppelbilder, die bei Lidschluss links verschwinden. Um das betroffene rechte Auge zu fördern, wurde daher Herrn F. das Tragen einer Augenklappe links empfohlen. Bei Kindern mit einer Amblyopie (Schwachsichtigkeit z. B. durch Schielen und/oder starken Unterschied in der Sehkraft) empfiehlt man eine Tragedauer von 2 h/ Tag. Herr F. tätigt dabei Dinge seines täglichen Lebens wie Rasieren, Kämmen, Zähneputzen, aber auch Lesen. Zudem beübt er im Rahmen seines proximalen Stabilitätsaufbaus (Becken/Rumpf) und größtmöglicher Kopffreiheit im Kniestand, Stand etc. seine Visuomotorik (s. ☐ Abb. 4.6, ▶ Abschn. 4.4.4).

> ❯ **Wichtig**
> Während bei der Hemiparese der Fokus auf der fehlenden und/oder enthemmten Innervation sowie bei kompensatorischen Prozessen der „gesunden" Seite liegt, geht es bei der Ataxie eher um zeitlich-räumliche Ordnung in der Bewegungsausführung = Bewegungskoordination!

8

Im Prinzip bestehen bei Herrn F. drei grundlegende Symptomatiken:

- Die Okulomotoriusparese beeinflusst neben den visuellen Fähigkeiten auch die Kopfbewegungen und somit die restlichen Körperbewegungen.
- Die rechtsbetonte Tetraparese, kompensatorische (assoziierte = stressbesetze) Bewegungsabläufe betreffen v. a. die „gesunde" kontralaterale linke Schulter.
- Die linksseitige Ataxie (s. ► Abschn. 8.2.2), d. h. die ungeordneten Bewegungsabläufe links, verstärkt sich noch zusätzlich durch den Bewegungsstress der rechten Körperseite!

Der Kopf bildet unser wichtigstes Körperteil bzw. Körperregion. Er beherbergt die sensorischen Rezeptoren zum Erfassen unserer Umwelt wie v. a. Augen und Ohren, aber für unsere Bewegungssensibilität auch die Vestibulärorgane für unser Gleichgewicht sowie die propriozeptiven Rezeptoren der Nackenmuskulatur (Muskelspindeln) für die Stellung und Anspannung unserer Gelenke und Muskulatur.

In ◾ Abb. 8.28a visualisieren wir mittels EMG-Biofeedback die Anspannung der Nackenmuskulatur in Mikrovolt (μV). Die linke Zahl beschreibt die Anspannung der linken Schulter (Pars descendens), die rechte die der rechten. Ohne EMG-Feedback können wir den Effekt erfühlen, indem wir z. B. die Schultern während der Bewegungsanforderungen palpieren. Im angelehnten lockeren Sitz beträgt die Nackenanspannung etwa 2–3 μV, bei Herrn F. hingegen besteht eine deutliche Spannung v. a. der linken Schulter (> 20 μV, ◾ Abb. 8.28a). Je höher die Anspannung, desto mehr hängt der Körper am Kopf, was langfristig zu einer skelettalen Veränderung wie einer HWS-Hyperlordose führen kann (◾ Abb. 8.28b). In einem ersten Schritt erlernt Herr F., seine Spannung auf Normwerte zu reduzieren (< 5 μV). Dehn- und Mobilisationsmassagen unterstützen ihn dabei (◾ Abb. 8.28c). Berührungen am Kopf sind besonders sensibel, daher sollte man die Betroffenen vorher fragen, ob es ihnen unangenehm ist, bzw. ihnen die Intension der Berührung erklären. Ein leichter Druck am rechten Kopf erleichtert die Lockerung (reziproke Hemmung) und Mobilisation verspannter Strukturen (s. Myogelosen, ► Abschn. 5.1.3) der linken Schulter. In ◾ Abb. 8.28d folgen leichte federnde Impulse, die v. a. die phasische Innervation des M. trapezius pars descendens stimulieren (s. ► Abschn. 5.1.3).

> **Wichtig**
>
> M. trapezius pars descendens: Tonisch zieht der Ansatz zum Ursprung, d. h. die Schulter zum Kopf! Eine erhöhte Daueranspannung führt u. a. zu Myogelosen und skelettal zur Hyperlordose der HWS sowie zur Hyperkyphose der BWS (Witwenbuckel). Phasisch kontrahiert der Ursprung zum Ansatz und ist die postnatal spätere Innervation. Diese ermöglicht uns, bei nahezu all unseren Alltagstätigkeiten den Kopf zielorientiert, leicht,

locker und v. a. vertikal ausgleichend im Lot zu halten, wobei sich der Körper um den Kopf bewegt. Dies zeigt sich selbst bei Extrembewegungen wie beim Sprint von Usain Bolt, wobei sich der Körper um den zielorientierten Kopf bewegt. Je stärker jedoch die Nackenan- bzw. -verspannung, desto stärker hängt der Körper am Kopf.

Aufbauend auf die gelockerte linke und stimulierte rechte Schulter führt Herr F. nun langsam gegen leichten Druck konzentrisch das rechte Ohr zur rechten Schulter bzw. langsam bremsend exzentrisch wieder zurück, ohne die (v. a. linke) Schultern anzuspannen (s. ◾ Abb. 8.28d2 und c). Nun folgt der Wechsel zur linken Schulter (◾ Abb. 8.28e1–2). Aufbauend auf die gelockerte Schulter zur Ausrichtung der WS (Körperlot) folgen Mobilisationsübungen der BWS ähnlich ◾ Abb. 3.7a–c. Je physiologischer die BWS-Kyphose, desto physiologischer die HWS-Lordose und entsprechend freier und leichter die horizontale und vertikale Kopfausrichtung und -bewegung. Im Anschluss rotiert Herr F. mit Blickfixierung auf die niedrigen Feedback-Zahlen der lockeren Schultern möglichst leicht und weit horizontal nach rechts/links bzw. vertikal nach oben und unten (◾ Abb. 8.28f).

8.2.2 Spinale Ataxie

Seine **sensorischen Hauptafferenzen** bezieht das Kleinhirn:

- aus dem Vestibularapparat (**vestibulär**),
- aus den Muskel- und Sehnenspindeln (**propriozeptiv**) und
- über das optische System (**visuell**).

Beim Ausfall einer dieser Sinnesmodalitäten ist das Kleinhirn in der Lage, die mangelnde Empfindung über die anderen Sinnesmodalitäten zu **kompensieren**. So können z. B. Blinde gehen, der Ausfall eines Vestibularapparats durch einen langsam wachsenden Tumor kann lange Zeit unerkannt bleiben. Kommt es jedoch zur stärkeren Schädigung des Sinnessystems oder dem Ausfall mehrerer Sinnesmodalitäten, ist diese kompensatorische Verarbeitung nicht mehr gegeben. Dies führt zu einer Störung der Gleichgewichtsreaktionen, und ataktische Bewegungsabläufe kommen zum Vorschein (**periphere, spinale Apraxie**).

> **Wichtig**
>
> Die spinale (sensible) Ataxie ist durch **optische Kontrolle** kompensierbar, d. h., bei Augenschluss tritt nahezu immer eine deutliche Verstärkung der ataktischen Bewegungen ein (Delank 2003).

Die gestörte propriozeptive (Tiefensensibilität) Reizverarbeitung führt zur Einschränkung oder zum **Verlust der**

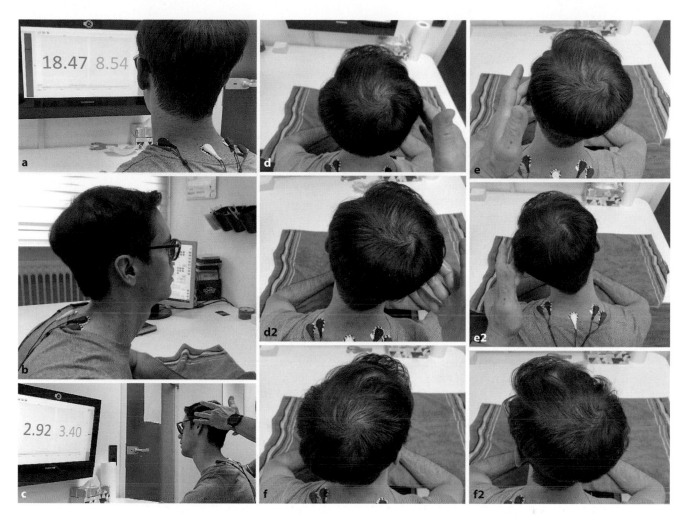

◘ Abb. 8.28 a–f a Befund: Anspannung der Schultern im angelehnten, lockeren Sitz; **b** skelettale Veränderung der HWS bei lang
anhaltender tonischer Anspannung (Hyperlordose: Körper hängt
am Kopf); **c** Tonusnormalisierung der Nackenmuskulatur; **d** Detonisierung links durch phasische Stimulation der rechten Schulter; **e** Detonisierung rechts durch phasische Stimulation der linken Schulter;
f möglichst freie, leichte vertikale und horizontale Kopfrotation gegen
die blickfixierenden Augen

sensiblen motorischen Kontrolle, die Bewegungen werden
ausfahrend und überschießend (ataktisch). Da diese
Störung nur die Somatosensibilität betrifft (vor allem
proprioceptiv), kann die Sensibilität durch eine andere
Sinnesmodalität (wie z. B. sensorisch die optische Kontrolle) kompensiert werden. Patienten mit einer spinalen
Ataxie können sichergehen, solange die Füße bzw. das
Gehen mit den Augen kontrolliert wird. Bei einem Verlust der visuellen Kontrolle (Kompensation), wie z. B. bei
Dunkelheit oder beim Augenschließen, tritt die Ataxie
wieder auf. Ein ähnliches Erscheinungsbild kann auch
aus einer peripheren Schädigung des Vestibularapparats
entstehen. Da die spinale Ataxie auf einer Störung der
proprioceptiven Reizverarbeitung (Hinterstrangbahnsystem) beruht, wird sie auch als sensible Ataxie bezeichnet (Poek und Hacke 1998). Sie kann somit auch aus
einer Läsion des lemniskalen Systems, den spezifischen
Thalamuskernen oder dem Gyrus postcentralis (primär-somatosensorisches Kortexareal) resultieren. Das

Erscheinungsbild der spinalen (sensiblen) Ataxie tritt
häufig bei MS (s. ► Abschn. 8.3, Multiple Sklerose) oder
durch Rückenmarktumoren ein.

8.2.3 Zerebelläre Ataxie

Bei der **zerebellären Ataxie** handelt es sich um eine Störung der zentralen Verarbeitung (Kleinhirn), wobei die
Rezeptoren intakt sind. Die Bewegungsstörungen treten
damit auch bei geöffneten Augen auf, d. h., bei geschlossenen im Vergleich zu offenen Augen ergibt sich keine
wesentliche Verschlechterung.

Die **zerebelläre Ataxie** entsteht durch eine Kleinhirnläsion, z. B. durch eine Thrombose der A. basilaris. Es
kommt zu einer Störung in der **zeitlichen (Bewegungsgeschwindigkeit)** und **räumlichen (Bewegungsausmaß)
Koordination**. Die **reziproke Innervation** in der Abstimmung von Haltungsmotorik und Zielmotorik geht ver-

loren. Die Haltung wird unsicher, schwankend, und die Zielbewegungen können über das Ziel hinausschießen.

Hinweise auf eine mögliche Pathologie ergeben sich daher aus der Analyse der Sitzposition (◘ Abb. 3.6b), der Ausführung von Zielbewegungen (◘ Abb. 4.6j), dem Stand und dem Gangbild (◘ Abb. 4.6f) sowie aus Äußerungen des Patienten über Schwindelgefühle.

Bei einer **Rumpfataxie** geht die Innervation der Haltungsmotorik für den freien Sitz verloren. Die Betroffenen zeigen je nach Schwere eine Falltendenz nach allen Seiten. Entsprechendes gilt für die sogenannte **Standataxie**, bei der der Patient oft nicht mehr in der Lage ist, mit parallel nebeneinanderstehenden Füßen (Romberg-Stellung) zu stehen. Bei der **Extremitätenataxie** sind die Beine in der Regel schwerer betroffen als die Arme, da bei diesen die stärkeren spinozerebellären Verbindungen bestehen (Poek und Hacke 1998). In der unteren Extremität führt dies zu einer ausfallenden Schrittbreite mit ausfahrender Beinbewegung und einem Taumeln zur Seite (**Gangataxie**). Ebenso wirken die Bewegungen in der oberen Extremität überschießend (Dysmetrie) und verwackelt, was sich mit der Zielannäherung verstärkt (Intensions- bzw. Aktionstremor). Das Schriftbild erscheint im Gegensatz zur Mikrographie bei einer Basalganglienstörung (Parkinson) ausschweifend und verwackelt (**Makrographie**).

Ein weiteres typisches Symptom einer Kleinhirnataxie ist das fehlende **Reboundphänomen**. Beim Reboundphänomen wird das rasche Abbremsen einer Bewegung überprüft. Der Patient wird aufgefordert, seinen Arm gegen den Widerstand des Untersuchers zu beugen, worauf der Untersucher den Arm plötzlich loslässt. Der Gesunde reagiert schon nach wenigen Zentimetern mit einem reflektorischen Rückstoß (Rebound), der den Arm in die Ausgangsposition zurückführt. Bei einer zerebellären Schädigung ist der plötzliche Innervationswechsel zwischen Agonist (Beuger) und Antagonist (Strecker) gestört, und die physiologische Korrekturbewegung bleibt aus bzw. wird stark eingeschränkt. Dies kann so stark sein, dass der Untersucher mit seiner zweiten Hand den Patienten davor bewahren muss, sich selbst gegen den Körper zu schlagen. Der fehlende Rückstoß wird als **positives Reboundphänomen** bezeichnet. Beim Halteversuch mit ausgestreckten Armen erfolgt meist ein kurzes Anheben der Arme (positives Rebound) mit darauf folgendem Absinken durch die Hypotonie. Schwankt ein Patient, fixiert er sich schon im Sitzen an der Bettkante oder führt stark ataktische Zielbewegungen mit den Armen aus, wird auch für den Ungeübten schnell die Ataxie ersichtlich.

Die **Befunderhebung** sollte daher neben der Schwere der Bewegungsstörung, die von einer ausgeprägten bis zu einer dezenten Ataxie variieren kann, vor allem die Motorik mit den größten Einschränkungen erfassen. Zudem spielt die Beeinträchtigung der Alltagssituationen eine wesentliche Rolle. Aus funktioneller Sicht steht die physiologische Bewegungsausführung mit den geringstmöglichen Kompensationsstrategien im Vordergrund. Da aber jede Funktionsstörung eine Kompensation beinhaltet, steht der funktionellen Zielsetzung häufig das Erreichen der größtmöglichen Selbstständigkeit im Alltag entgegen. Beide Faktoren sollten daher als Zielschwerpunkte in die Therapieplanung einfließen und im interdisziplinären Team abgeklärt werden.

Bei einer **ausgeprägten Ataxie** ist der Patient überwiegend auf eine Hilfsperson und/oder starke Kompensationsmechanismen angewiesen, wie z. B. beim Lagern, beim Transfer vom Liegen zum Sitz, beim Sitz und bei der Fortbewegung. Patienten mit einer **diskreten Ataxie** hingegen sind unter Einsatz dezenter Kompensationsmechanismen weitgehend selbstständig. Die **Zielsetzung** liegt daher bei der ausgeprägten Ataxie eher in einem kontrollierten Kompensationstraining zum Erreichen der Selbstständigkeit, wohingegen bei der dezenten Ataxie der funktionelle Aspekt im Sinne einer physiologischen Bewegungsausführung im Vordergrund steht.

Trotz der häufig bestehenden Hypotonie ist die Symptomatik nicht auf die fehlende Muskelkraft zurückzuführen, sondern in einer Störung des Zusammenspiels der Innervationsvorgänge zu sehen.

> **Wichtig**
> Ein **Krafttraining** wird die Ataxie nicht verringern. Es fördert vielmehr kompensatorische Prozesse und damit eine **unphysiologische Tonuserhöhung**, was wiederum der Ausführung selektiver Bewegungsabläufe entgegenwirkt.

Die **Befunderhebung und die Therapie der Extremitäten** sollten in einer Position durchgeführt werden, in der der Patient nicht mit seiner Rumpfinstabilität kämpft. Bei einer mangelnden Rumpf- oder Standkontrolle macht es keinen Sinn, die Ziel- und Greiffunktionen der Arme im Sitzen oder gar im Stehen zu überprüfen.

Es gibt eine Reihe von Tests, die bei einer Kleinhirndiagnose positiv sind. Allerdings darf man nicht zwingend von einem positiven Testergebnis auf eine Kleinhirnläsion schließen, da eine Ataxie auch durch andere Läsionen, z. B. im Rückenmark, oder durch eine periphere Schädigung entstehen kann bzw. auch mehrere Ataxieformen gleichzeitig bestehen können, z. B. bei MS eine spinale und zentrale Ataxie.

8.2.4 Rumpfataxie

Die proximale Stabilität des Rumpfs ermöglicht die distale Mobilität der Extremitäten (67090_4_De_3_MOESM6_ESM). Die Befundung des Rumpfs wird daher immer zuerst durchgeführt (von proximal nach distal). In der Rückenlage sind die Anforderungen an den Haltungshintergrund zu gering, um die ataktische Bewegungsstörung des Rumpfs richtig zu erkennen und zu verbessern (☐ Abb. 4.6e, Video ☐ Abb. 8.31a unter https://doi. org/10.1007/978-3-662-62292-6_8). Wesentlich klarer und Erfolg versprechender ist die Einnahme der vertikalen Sitzposition, wobei sich die Art der Unterstützung an den Fähigkeiten des Patienten orientiert (s. ☐ Abb. 3.6b,c, 67090_4_De_3_MOESM3_ESM). Dies kann vom angelehnten Sitz (am Therapeuten, an der Wand, an einer erhöhten Stuhllehne) mit auf dem Boden aufgestellten Füßen bis zum freien Sitz ohne Bodenkontakt der Füße (mit/ohne Armstütz) oder dem Sitz auf einer mobilen Unterlage (Pezziball/Wackelbrett) variieren.

Der **Übergang vom angelehnten zum freien Sitz** kann unter dem Einsatz der Arme geschehen. Der Patient stützt sich vorab auf beide Arme. Gelingt dies, erhält der Patient einen Handlungsauftrag, z. B. ein Solitärspiel, das er mit einem Arm (oder abwechselnd) ausführt und damit den Stütz auf den verbleibenden Arm erhöht. Als Steigerung können beide Arme für die Tätigkeit eingesetzt werden, woraus der freie Sitz resultiert.

> ▶ **Beispiel**

Therapiedurchführung Der Patient sitzt mit auf dem Boden aufgestellten Füßen – nach Möglichkeit frei – auf der Therapiebank. Der Untersucher beobachtet, ob der Patient Schwankungen und/oder Fallneigungen in bestimmte Richtungen zeigt. Die Anforderungen an die Rumpfaktivität werden durch das Hochfahren der Therapiebank (verringerte USF) gesteigert. Zudem kann man den Patienten auffordern, seine Arme auszustrecken. Durch die ventralen Armgewichte erfolgt ebenfalls eine Anforderungserhöhung an den Haltungshintergrund. Die Ausgangsstellung sollte aus Sicherheitsgründen (bei bestehender Falltendenz) und um die vorhandenen Fähigkeiten auszuloten, vom Einfachen zum Schweren ausgewählt werden.

Reboundphänomen (Rückstoßphänomen) im Rumpf Der Patient sitzt mit auf den Boden aufgestellten Beinen auf der Therapiebank und wird aufgefordert, seinen Rumpf nach hinten, gegen den Widerstand des Untersuchers zu drücken. Der Untersucher gibt dorsal mit seiner zwischen den Schulterblättern des Patienten aufgelegten Hand den Widerstand. Beim plötzlichen Wegfall des Widerstands stabilisiert sich der Gesunde durch einen kurzen Rückstoß in seiner Ausgangsstellung. Ein fehlender Rückstoß führt zu mehrmaligen, fast federnden Ausrichtungsversuchen, die so stark sein können, dass der Patient auf die Bank oder den Boden stürzen würde (s. unten, Sicherheitshinweis). Ebenso kann der Untersucher den Widerstand ventral in Höhe des Sternums ansetzen, und der Patient drückt nach vorn. Der Widerstand des Untersuchers darf nicht zu stark ausfallen, da schwer betroffene Patienten schon durch einen verhältnismäßig geringen Widerstand einen Befund zeigen. Zudem muss sich der Untersucher aus Sicherheitsgründen so positionieren, dass er den Patienten bei einem fehlenden bzw. positiven Rebound abfangen kann und damit ein mögliches Zu-Boden-Stürzen verhindert. ◀

▪ **Rumpfbewegung**

Die vertikale Sitzposition, d. h. der aufrechte Sitz, bildet keine starre Fixierung. Sie ist vielmehr ein permanentes, minimales Kreisen und Finden der Körpermitte (Symmetrie) zur **dynamischen Stabilisation des Körperschwerpunkts** im Sinne von Equilibriumsreaktionen (▶ Abschn. 5.5, „Gleichgewichtsreaktionen"). Dabei besteht in der vertikalen Rumpfposition (physiologisches Körperlot) über dem Becken (körpereigene USF) die größte Anforderung an die reziproke Innervation zwischen der ventralen und dorsalen Rumpfmuskulatur. Der permanente agonistisch/antagonistische Wechsel zwischen der ventralen Bauchmuskulatur und dorsalen Rückenmuskulatur ist für die meisten neurologisch erkrankten Patienten eine große Herausforderung (▶ Abschn. 5.6, „Rumpfaktivität", s. ☐ Abb. 3.5b, 67090_4_De_3_MOESM1_ESM, s. ☐ Abb. 3.6, 67090_4_De_11_MOESM1_ESM).

8.2.4.1 Therapie

> ❯ **Wichtig**
>
> Um die Körpermitte zu finden und zu behalten, müssen wir das Körperlot verbessern und sagittal, frontal und transversal Bewegungen mit dem Rumpf um die Körpermitte ausführen (s. ▶ Abschn. 4.4.3, Kleinhirn, und ☐ Abb. 4.6).

Die Rumpfbewegungen führen, vom Körperschwerpunkt (vertikaler Sitz) ausgehend, in einer Bewegung nach vorn, wieder zurück (Umwendebewegung) in die Mitte, nach hinten und wieder zur Mitte (**Sagittalebene**). Danach folgen die Bewegungen zur Seite (**Frontalebene**). Als höchste Anforderung erfolgen Bewegungen in der **Transversalebene**, d. h. Rotationsbewegungen des Rumpfs. Die wichtigsten Stabilisationspunkte bilden dabei das Becken und der obere Rumpf (Th8, s. ☐ Abb. 3.6). Das Bewegungsausmaß richtet sich nach den Fähigkeiten des Patienten, wobei Kompensationsbewegungen (Schulter hochziehen) stets als Zeichen einer Überforderung zu sehen sind.

Zeigt der Patient Schwankungen oder Falltendenzen in eine bestimmte Richtung, so muss der Therapeut seinen Schwerpunkt auf die Verringerung bzw. Beseitigung dieser Symptomatik legen.

Sagittalebene

> ▶ **Beispiel**

Ein großes Solitärspiel wird auf einem höhenverstellbaren Therapietisch so platziert, dass sich der Rumpf durch das Ergreifen der Holzstäbe in den gewünschten Raumebenen bewegt (ähnlich ☐ Abb. 4.6j). Die geringste Anforderung und damit den Einstieg stellt dabei die Sagittalebene (Rumpfextension/-flexion) dar. Dabei geht der Arm nach vorn oben (Rumpfextension), um einen Holzstab aus dem Spielbrett zu ergreifen, um ihn nach unten hinten

8

(Rumpfflexion) in eine Kiste zu legen. Der Einsatz der Arme erfolgt abwechselnd. Es können auch beide Arme gleichzeitig einen Gegenstand, z. B. einen Ball, oben ergreifen (symmetrische Rumpfausrichtung) und ihn nach unten ablegen. ◄

Ataktische Patienten **kompensieren bei Überforderung** meist durch eine Fixation der WS – im Sitz im Flexionsmuster (BWS-Hyperkyphose und HWS-Hyperlordose trotz Extensorenspannung, ◘ Abb. 3.6c und 8.28b), im Stand meist in einem **Extensionsmassenmuster** von HWS- und LWS-Hyperlordose (Hohlkreuz) mit retrahierten, hochgezogenen Schultern (◘ Abb. 3.6d). Beides wirkt selektiven (Rotations-)Bewegungen zwischen dem oberen Rumpf und dem Becken entgegen, die jedoch die Grundlage zur Erarbeitung der weiteren Raumebenen bilden. Der Verlust der proximalen Stabilität behindert bzw. verhindert die Ausführung koordinierter distaler Bewegungen. Der Therapeut muss daher die Unterstützungsfläche und/oder seine Unterstützung vergrößern und/oder die räumlich/zeitliche Zielvorgabe reduzieren, um die Kompensation zu verringern und damit die selektive stabilisierende Rumpfaktivität zu verbessern. Mit dieser Übung kann neben der Rumpfstabilität auch der spätere Transfer „vom Sitz zum Stand" vorbereitet werden (◘ Abb. 3.7 und 4.6).

Frontalebene

In der Frontalebene greift der Patient im Sinne der seitlichen Rumpfstellreaktionen (◘ Abb. 4.5b,c und 4.6g) mit seinem ausgestreckten Arm (Abduktion, Außenrotation) seitlich oben einen Holzstab. Er wechselt den Stab innerhalb der Körpermitte (Finden der Körpermitte, Körperschwerpunkt/Haltung) in die andere Hand, um ihn ebenfalls in eine zur Extremitätenseite seitlich oben platzierte Kiste zu legen. Das weiträumige seitliche Nach-oben-Greifen bedingt eine stabilisierende Lateralflexion (agonistische Aktivität) auf der dem Greifarm kontralateralen Rumpfseite. Eine **Steigerung** bietet die Ausführung ohne den Bodenkontakt der Beine. Die Beine werden dabei als Gegengewicht zur Rumpf- bzw. Armbewegung eingesetzt. Für das ZNS muss die Notwendigkeit zur Ausführung einer Rumpfstellreaktion bestehen (Kopf bleibt möglichst vertikal, SG bleiben in einer nahezu horizontalen Line ausgerichtet). Eine motorische Überforderung zeigt sich durch kompensatorische Bewegungsmuster, wie z. B. durch einen instabilen Rumpf (SG) oder durch Hochziehen der SG (Rumpffixation), die der Verbesserung der Stellreaktionen entgegenwirken. Die Übung (Lateralflexion) dient unter anderem dem **seitlichen Transfer vom Liegen** zum Sitz. Die räumliche Erweiterung der Zielvorgabe, z. B. des rechten Arms, wodurch der Stütz des linken Arms neben der rechten Gesäßhälfte notwendig wird, kann den *Übergang zur Transversalebene* einleiten.

Transversalebene

In der Ausgangsstellung der Transversalebene sitzt der Patient im sogenannten **Rotationssitz** auf der Ecke der Therapiebank oder auf einer umgedrehten Stuhllehne (s. ◘ Abb. 8.34). Rotationsbewegungen resultieren stets aus dem harmonischen Zusammenspiel (reziproke Innervation) zwischen der ventralen (Flexoren) und dorsalen (Extensoren) Rumpfmuskulatur. Die Beine (Knie) befinden sich jeweils, von der Ecke aus gesehen, an der rechten und linken Bankkante, sodass sich zwischen den Oberschenkelinnenseiten und den Bankkanten ein Quadrat auf der Therapiebank bildet. Die Bankecke entspricht in der Ausrichtung der Körpermittellinie. Beim Ergreifen der Holzstäbe rotiert der Patient mit seinem mobilen oberen Rumpf gegen den stabilen unteren Rumpf (Becken). Die Rumpfrotation verbessert u. a. den **physiologischen Transfer** von der Rücken- zur Seitlage, die Gegenrotation beim Gehen. Bei entsprechender Rumpfstabilität sollte der Therapeut **Alltagssituationen** wie das Waschen, das An- und Ausziehen des Oberkörpers etc. in die Therapie integrieren. Zum einen verbessert es die Selbstständigkeit des Patienten, und zum anderen muss der Patient dabei Gewicht auf die Beine übernehmen, was als Vorbereitung für den späteren Stand dienen kann.

Anbahnen von Transfer

Durch die adäquate Positionierung des Solitärspiels oder ähnlicher Medien kann der Therapeut den **selbstständigen Transfer** von der Rückenlage über die Seitlage zum Sitz und zum Stand sowie das Gehen verbessern. Bei größeren Stabilitätsstörungen des Rumpfs kann der Therapeut die Ausführung ventraler Rumpfbewegungen durch einen **taktilen Widerstand** am Sternum und bei dorsalen Rumpfbewegungen durch einen Widerstand zwischen den Schulterblättern begleiten. Der Widerstand sollte dabei als sensorischer Reiz gesehen werden, der die Bewegungsausführung für den Patienten erleichtert. Er darf dabei nicht zu hoch sein und den Bewegungsablauf verhindern, wodurch sich kompensatorische Bewegungsmuster verstärken oder als kompensatorische Stütze dienen.

Kompensation

Durch die Position des Stands (Verringerung der USF) steigern sich die Anforderungen an den Haltungshintergrund. Eine fehlende oder gestörte Rumpfstabilität wird häufig, wie im vertikalen Sitz, durch eine **Fixation** des Schultergürtels (Pars descendens) und/oder des Beckens (HWS-Hyperlordose mit im Sitz BWS-Hyperkyphose und/oder im Stand LWS-Hyperlordose, ◘ Abb. 3.6c,d) kompensiert. Bei der Schulterfixation ziehen die Patienten ihre Schultern nach kranial zum Ohr (HWS-Hyperlordose) und fixieren den Rumpf durch ein extensorisches Kompensationsmuster, um das Sitzen bzw. das Stehen zu ermöglichen. Funktionsstörungen sind immer mit kompensatorischen Bewegungen verbunden. Sie führen zu einer unphysiologischen Tonuserhöhung, wodurch sie das Potenzial selektiver Bewegungen einschränken. Es ist daher wichtig, die Kompensation zu erkennen und die Bewegungsvorgaben so einzusetzen, dass sie die Kompensation verringern oder verhindern.

> **Wichtig**
> In der Therapie sollte man das Mögliche verlangen und nicht das Unmögliche.

Der Übergang zwischen einer funktionellen und einer kompensatorischen Bewegung ist fließend. Eine Fixation des Schultergürtels verhindert z. B. bei einer Gewichtsverlagerung des Rumpfs die Ausgleichsbewegung der Arme, die Rumpfstellreaktionen (▶ Abschn. 5.5, „Gleichgewichtsreaktionen") oder das Pendeln der Arme als rotatorisches Gegenlager beim Gehen. Während der Therapeut beim zerebral geschädigten Patienten, z. B. einem Patienten mit Hemiplegie, auf **assoziierte Reaktionen als Zeichen** einer Überforderung achtet, achtet er beim ataktischen Patienten auf die **kompensatorische Fixation**.

8.2.5 Standataxie

8.2.5.1 Befunderhebung

Zur Überprüfung des Stands wird der **Romberg-Stand** verwendet. Hierbei soll der Patient mit zusammengestellten Füßen und zuerst mit offenen, dann mit geschlossenen Augen ruhig stehen. Wird die Position ohne Auffälligkeiten eingenommen, kann die Befundung durch das Ausstrecken der Arme oder das Voreinanderstellen der Füße (Romberg-Tandem) gesteigert werden. Beobachtet werden die Möglichkeit (physiologisch oder unphysiologisch) oder Unmöglichkeit des Stands sowie Falltendenzen oder Schwankungen in die stets gleiche (z. B. Störung des Vestibularapparats) oder in verschiedene Richtungen.

Therapierelevanz

Der vertikale Stand bildet in gleicher Weise wie der vertikale Sitz keine fixierte starre Grundstellung, sondern ist eine **dynamische Stabilisation des Körperschwerpunkts** um die Körpermittellinie (Symmetrielinie, körpereigene USF). Dieser Vorgang erfordert von der Haltungsmotorik ein permanentes Suchen und Finden des Körperschwerpunkts, um die Stabilisation der Körperhaltung im freien Raum zu gewährleisten (s. Rumpfataxie). Im Stand steigt im Gegensatz zum Sitz, bedingt durch die Verringerung der Unterstützungsfläche, die Anforderung an den Haltungshintergrund. Das reziproke Zusammenspiel der ventralen und dorsalen Körpermuskulatur ist bei der Gewichtsverlagerung aus bzw. in oder genau über dem Körperschwerpunkt am größten.

▶ Beispiel

Selbsterfahrung Die Steigerung des normalen Stands mit Fußsohlenkontakt ist der Zehenstand (Verringerung der USF). Stellen Sie sich auf die Zehenspitzen und versuchen Sie, mit Ihrem Körper eine möglichst ruhige Haltung einzunehmen. Sie werden sehr schnell (mehr oder weniger) dezente Schwankungen spüren (**permanentes Suchen und Finden des Körperschwerpunkts**), die durch minimale tonische Anpassungsreaktionen zwischen der ventralen und dorsalen Körpermuskulatur reguliert werden (▶ Abschn. 5.5.1, „Equilibriumsreaktionen"). Diese tonisierende Feinabstimmung im ständigen Wechsel zwischen agonistischer und antagonistischer Aktivität der großen Muskelgruppen bzw. ihre ineinander überfließende Kontraktion bildet die stabilisierende Grundlage für den physiologischen Haltungshintergrund (Steigerung: mit geschlossenen Augen). ◀

Krankheitstypische Erscheinungsbilder der Körperhaltung (grobe Einteilung)

Die Haltung des **Parkinson-Patienten** zeigt sich, trotz gesteigerter Extensorenaktivität (HWS-Hyperlordose), in einem Flexionsmuster. Der Kopf ist zur Exploration hyperlordisiert, während die BWS eine Hyperkyphose zeigt. Hüfte, Arme und Knie befinden sich in einer mehr oder weniger leichten Flexionsstellung (▶ Abschn. 4.5, „Vierter sensomotorischer Regelkreis", ◨ Abb. 8.42b).

Das Standbild des **Patienten mit Hemiplegie** hingegen ist mit Ausnahme der Arme in der Regel durch einen erhöhten Extensorentonus (Tonus gegen die Schwerkraft) geprägt. Um ein Gegengewicht gegen die extensorische Rumpfaktivität zu schaffen, wird dabei der Oberkörper nach ventral verlagert. Auch hier entsteht trotz bestehendem Extensionstonus eine Flexion im Hüftgelenk.

Bei einem **ataktischen Patienten** spielt weniger die tonische Situation als solche eine Rolle, sondern vielmehr das räumliche und zeitliche Zusammenspiel (Koordination/reziproke Innervation) der jeweiligen Muskelgruppen. Dies zeigt sich unter anderem darin, dass die Patienten mit ihrer defizitären Haltungsmotorik je nach Ausgangslage sowohl in das Flexions- als auch in das Extensionsmuster tendieren, zudem zeigen sich Stabilitätsdefizite zur Seite hin. Eine Ataxie ist nicht durch eine abnorme hohe Tonussituation geprägt, sondern zeigt sich mit Ausnahme der kompensatorischen Tonuserhöhung eher durch eine **zentrale Hypotonie**.

8.2.5.2 Therapie

Der Transfer vom Sitz zum Stand sowie der Stand selbst verlangen von schwachen Patienten eine hohe konditionelle Energie. Um eine Überforderung des Patienten zu vermeiden, sollte die Standposition zumindest zu Therapiebeginn, bis der Therapeut den Patienten kennt und seine Fähigkeiten einzuschätzen vermag, mit Maß und Ziel eingesetzt werden. Dabei sollte die Rumpfaktivität den Positionswechsel zulassen. Kommt es im Stand zur

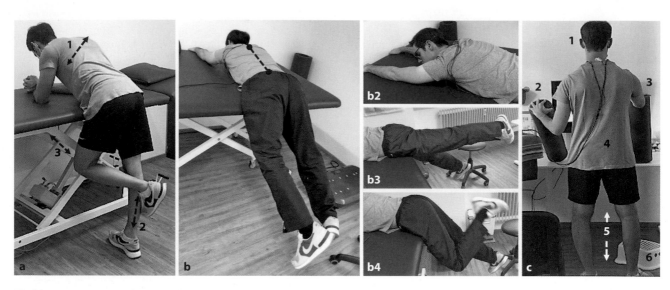

⬛ Abb. 8.29   a–c a Oberkörper-Ellbogenstütz; **b1** ventrale Verankerung der oberen Extremität; **b2** Ausrichtung/Mobilisation der WS und lockere Kopfrotation; **b3** phasisch alternierende Hüftbewegungen; **b4** phasisch alternierende Kniebewegungen; **c** Koordination Kopf und Extremitäten

Verstärkung der kompensatorischen Bewegungsmuster, sollte die Anforderung an die Haltungsmotorik wieder reduziert werden. Zudem ist, vor allem bei ersten Stehversuchen, die Kreislaufsituation abzuklären.

> **Roter Faden**
>
> Immer dann, wenn wir eine Position (angelehnter/ freier Sitz/Stand) beruhigen und oder die Koordination der Extremitäten harmonischer gestalten (re)aktivieren wir neuronale Steuerungszentren und sensomotorische Projektionen in die Physiologie. Koordinierte Steigerung: Ausführung mit geschlossen Augen.

Vor dem Stand können die Beine an die Gewichtsübernahme sowie an die Koordination der Stand- und Schwungbeinphase mittels Therapiebank, Therapiebett, Tisch oder Ähnlichem herangeführt werden. In ⬛ Abb. 8.29a stützt sich Herr F. mit Ellbogen und Oberkörper auf die Therapiebank. Er beginnt Stabilisation/Lotverbesserung der BWS, indem er die im Lot ausgerichtete WS zwischen die Schulterblätter gleiten/ fallen lässt bzw. mit diesen die WS wieder aufrichtet (⬛ Abb. 8.29a1, ähnlich ⬛ Abb. 3.7c,d, f, s. auch Download „Eigenmobilisation", darin die Anleitung „Aufrichtung der WS/Lotgewinnung", unter https://doi. org/10.1007/978-3-662-62292-6_8).

Mit physiologischerer BWS und LWS rotiert Herr F. lockerer und leichter mit seinem Kopf nach rechts und links (ähnlich ⬛ Abb. 8.29b2). In dieser Position können Becken und Beine an die Gewichtsübernahme des Rumpfes herangeführt werden (= Verringerung Bewegungs-

stress, je niedriger die Bank/Bett, desto mehr Gewicht auf den Beinen!). Zudem minimiert der ventrale Stütz die kompensatorische Schulter- und Nackenanspannung (Pars descendens = Nacken locker palpierbar). Als Steigerung wird die Bank etwas nach unten gefahren, und Herr F. gleitet vorab mit beiden Beinen (Wadenmuskulatur) langsam bremsend ruhig möglichst weit in die Hocke (= physiologische Belastung der Fußlängsachse(n)) und richtet sich wieder auf. Es folgen im Wechsel (evtl. mit geschlossenen Augen) das möglichst ruhige Beugen und Wiederaufrichten des linken/rechten Beines, wobei zur Entlastung dabei das entlastete rechte/linke Bein ähnlich einer Stufe/Hocker auf die untere Bankschiene aufgestellt wird. Aufbauend versucht Herr F. vorab beidbeinig, später einbeinig im Stand (M. gastrocnemius), später in der Hocke den Zehenstand (M. soleus).

Zur Koordination des linken ataktischen Beines und zur Tonusnormalisierung des rechten paretischen Beines legt Herr F. sein rechtes Bein auf das Therapeutenbein. Die Kniebeuge rechts wirkt spasmushemmend, wobei Herr F. durch leichte, lockere Kniebewegungen, d. h. Hüftflex- und Extension, das Knie des Therapeuten vor und zurück bewegt. Das linke Bein dient dabei zum Stabilisationsaufbau als Standbein. Die Höhe der Bank entscheidet über die Gewichtsbelastung – je niedriger, desto freier das Becken und desto höher die Belastung. Nun lässt Herr F. langsam das linke Knie los (knickt ein) bzw. richtet sich wieder damit auf (Standbeinstabilität). Mit zunehmender Fersenstabilität bewegt er sein Becken etwas über den medialen Vorfuß und stellt sich auf die Zehenspitzen links. Im Zuge der Bewegungsharmonie folgt der vorab langsame Bewegungsfluss zwischen Einknicken und Zehenstand. Zur Entlastung des linken Beines erfolgt die Wiederholung mit dem rechten Standbein.

Im linken Bein geht es jedoch verstärkt um die harmonische Bewegungskoordination (3 Bewegungsphasen der Extremitäten bei Ataxie).

■ **1. Bewegungsphase**

Bewegungskoordination am Körper (verstärkt die sensible Rückmeldung): Herr F. fährt z. B. mit seiner linken Fußoberfläche langsam über die rechte Wade/Schienbein hoch und runter (◻ Abb. 8.29a2). Bei geordneter, harmonischer Ausführung mit geschlossenen Augen!

■ **2. Bewegungsphase**

Bewegungskoordination am Objekt (verstärkt die sensible Orientierung): In ◻ Abb. 8.29a2 fährt Herr F. mit dem linken Knie/Oberschenkel die Bankkante entlang nach außen/innen (gekreuzte Streckreaktion), ohne im rechten Becken zu retrahieren, und/oder er fährt mit dem linken Fuß unter/über die untere Therapiebankschiene etc. (◻ Abb. 8.29a3).

■ **3. Bewegungsphase**

Bewegungskoordination im freien Raum (verstärkt die Koordination): In ◻ Abb. 8.29b fixiert sich Herr F. ventral entsprechend der 1. Bewegungsphase in der „oberen Extremität" (Elevation > 90°, s. auch ◻ Abb. 8.10b,c) mit Händen an der Bankkante. Mit etwas mobilisierender Unterstützung an der BWS (Th6–Th10) kommt es zur nahezu endgradigen physiologischen Ausrichtung der WS (spätere Lotverbesserung – Sitz/Stand/Gehen). Herr F. tätigt nun wieder leichte Rotationsbewegungen mit dem Kopf und/oder streckt phasisch alternierend das rechte/linke Bein aus (Hüftextensoren, ◻ Abb. 8.29b3) bzw. beugt alternierend den rechten/linken Unterschenkel (◻ Abb. 8.29b4, phasisch, koordinierte Aktivität der Ischiokruralen).

Mit gewonnener Kopffreiheit und Lotverbesserung WS wechselt Herr F. in den Stand (◻ Abb. 8.29c). Er stützt sich dabei ventral auf zwei relativ flexible Therapierollen (zusammengerollte Yogamatten, Nordic-Walking-Stöcke etc.), womit noch eine gewisse ventrale Stütze gegeben ist. Zu Beginn rotiert er blickfixierend mit dem Kopf möglichst weit nach rechts und links (◻ Abb. 8.29c1). Nun führt er mit einem leichten Druck (= Reduktion Nackenanspannung) die Rolle mit der linken Hand langsam, harmonisch zurück und wieder vor (Koordination linke obere Extremität, ◻ Abb. 8.29c2). Bewegungsgeschwindigkeit und Ausmaß orientieren sich an der Bewegungsharmonie. Verliert die Harmonie, so wechselt er wieder zur rechten oberen Extremität. Hierbei liegt der Schwerpunkt auf der Kontrolle assoziierter Reaktionen (im Stand). Das heißt, er bewegt auch mit rechts die Rolle langsam vor und zurück (◻ Abb. 8.29c3). Aufbauend führt Herr F. im Wechsel zwischen leichten Rotationsbewegungen des Kopfes (s. oben) alternierend die linke und rechte Rolle vor und zurück (= Arm-Arm-bzw. Körperkoordination, ◻ Abb. 8.29c4 und 67090_4_De_11_MOESM1_ESM).

In ◻ Abb. 8.29c5 wechselt Herr F. zu koordinierten Standfunktionen der unteren Extremitäten. Er hält mit beiden Armen die Rollen fest und beugt zu Beginn mit Fersenkontakt etwas die Knie in die Hocke (= physiologische Fußlängsachse – Ferse zum pronierten Vorfuß) bzw. richtet sie wieder auf und bewegt das Becken über die medialen Vorfüße zum Zehenspitzenstand (s. oben., M. gastrocnemius, Zehenstand in der Hocke: M. soleus), lässt im Fersenstand wieder im Wechsel das rechte (linke) Knie locker (= Standbein links/rechts). Als Steigerung stellt Herr F. seinen rechten (linken) Fuß auf einen Hocker (= verstärktes Standbein links/rechts) und wiederholt die Übungen mit blickfixierender Kopfrotation sowie den oberen und unteren Extremitäten (◻ Abb. 8.29c6).

Stehen im Alltag

Um die in der Therapie gebahnten Standfunktionen in den Alltag zu transferieren, erhält Herr H. (Hemiparese rechts und MS) Anleitungsfolien, die er zu Hause, z. B. vor/nach der Morgen-/Abendtoilette, täglich umsetzt. Einerseits muss der Betroffene vor der Aushändigung des Eigenprogramms die Bewegungsanforderungen in der Therapiesitzung adäquat umsetzen (immer wieder prüfen!), andererseits nutzen wir dann aber auch den Alltag zur Funktionsverbesserung! Je nach Symptomatik wird dieses Programm an den Betroffenen adaptiert, so wechselt z. B. Herr F. die Standbeinseite.

1. Herr H. faltet seine Hände hinter dem Po möglichst weit nach unten (= Rumpfaufrichtung/Beckenprotraktion/Hüftextension, ◻ Abb. 8.30a1). Aus Sicherheitsgründen sollte ein stabiler Stuhl hinter dem Betroffenen stehen!

2. Das betroffene rechte Becken bzw. die gestreckte Hüfte verlagert sich über den medialen Vorfuß (Fußballen) und orientiert sich an der Tisch-, Waschbeckenkante, Küchenzeile etc. (= physiologische „phasische" Gewichtsübernahme/positive Stützreaktion, ◻ Abb. 8.30a2).

3. Schultern richten sich gerade (horizontal) aus, und v. a. die linke (kompensatorisch angespannte) Schulter wird bewusst ganz locker, dann folgt die rechte lockere Schulter. Die rechten/linken Rumpfseiten, d. h. der Abstand Achsel-Becken, sind symmetrisch ausgerichtet (◻ Abb. 8.30b). **Der Kopf rotiert mit Blickfixierung 3-mal langsam locker, leicht möglichst weit nach rechts und links.**

4. Nun lockert sich das linke Bein/Knie und geht langsam, leicht nach außen (Abduktion) und wieder zurück (Kopf gerade, Schulter locker, Rumpf symmetrisch = automatisierte Beckenstabilität rechts) – dann **Schulter/Rumpf immer wieder korrigieren und/oder waagrecht ausrichten – 3×3 Sätze.**

5. Dem stabilen Standbein rechts folgt ein leichtes, lockeres Hantieren/Kämmen/Waschen etc. mit der linken Hand (Schulter/Rumpf locker und gerade= automatische Beckenstabilität rechts). Immer wieder

8

korrigieren: Linke Schulter/Knie locker und SG gerade!

Die Anleitungen „Aufrichtung der WS/Lotgewinnung", „Eigenübung zur Standbeinphase", „Eigenübung zur Schwungbeinphase" sowie die „Anleitung zum lockeren Schwungarm – Stand" finden Sie im Download „Eigenmobilisation" unter https://doi.org/10.1007/978-3-662-62292-6_8.

Stehen am Stehtisch

Trotz des hohen Nutzens für die **Vigilanzsteigerung** und die **Kontrakturprophylaxe** ist der therapeutische Stehtisch immer mit einer Fixation bzw. einem Einzwängen des Patienten in eine Maschinerie verbunden. Zudem wird das therapeutische Ziel der alltagsrelevanten Funktionsverbesserung nur begrenzt erfüllt. Bei der Benutzung sollte der Patienten darauf vorbereitet werden (Sinn und Zweck erklären), und die Standposition sollte in eine Handlung mit den oberen Extremitäten integriert werden. Der Stehtisch bietet dennoch weniger Möglichkeiten und Flexibilität für Therapeuten und Patienten als der unterstützende Stand im Raum.

> ▶ **Beispiel**
>
> Bei sehr schwer betroffenen Patienten, die **Schwankungen** und **Falltendenzen** nach allen Richtungen zeigen, bietet sich eine Zimmerecke für erste Stehversuche an. Der Patient wird mit dem Rücken zur Ecke positioniert und erfährt durch die seitliche Begrenzung der Wände einen verstärkten sensorischen Input, Unterstützung und Sicherheit. Vor dem Patienten positioniert sich der Therapeut. Er sichert mit seinen Knien die Knie des Patienten. Hierbei ist darauf zu achten, dass sich die Knie des Patienten nie in einer endgradigen Extension (Überstreckung) befinden. Mit einer Hand stabilisiert der Therapeut das Becken, mit der anderen den ZSP am Sternum des Patienten (Rumpfaufrichtung). Die Füße stehen etwa hüftbreit vor dem Becken, was eine evtl. Überstreckung der Knie verhindert. Häufig gibt eine etwas größere Spurbreite (Vergrößerung der USF) mehr Sicherheit. Ebenso kann sich der Patient zu Beginn mit seinen Händen an den Schultern des Therapeuten stabilisieren. Die Anfangshilfen sollten sich jedoch mit zunehmender Sicherheit des Patienten reduzieren: zuerst eine Hand, dann die zweite und evtl. eine Positionierung der Füße auf Hüftbreite. ◀

Kompensation

Kompensiert der Patient durch eine Fixation der Schultern (BWS-Hyperkyphose) und des Kopfs (LWS-Hyperlordose) (**Extensorenmuster**), ist dies i. d. R. die Folge einer fehlenden Beckenstabilität und Rumpfaufrichtung. Mit stabilem Becken und aufgerichteter WS (s. ◘ Abb. 3.7 und 4.6) wird er gebeten, die Schultern zu lockern, z. B.: „Legen Sie Ihre Schultern auf den Rumpf." Um die Kopfmobilität zu verbessern, soll der Patient Blickkontakt halten und den Kopf vorab gegen die Augen rotieren (in alle Richtungen = Kopffreiheit) und dann mit den Augen verschiedene Gegenstände im Raum oder aus dem Fenster suchen (Visuomotorik, s. ◘ Abb. 4.6c,d). Bei einer Kompensation in der Hüfte mit Flexionsmuster/Beckenretraktion wird der Patient gebeten, sich aufzurichten, um sich z. B. ventral zu orientieren (◘ Abb. 8.4 Sitz, ◘ Abb. 8.30 Stand) und/oder mit beiden Schulterblättern eine Wand zu berühren. Es ist darauf zu achten, dass er nicht aus einem kompensatorischen Flexionsmuster in das kompensatorische Extensionsmuster fällt oder umgekehrt. Gelingt der Abbau des Extensionsmusters an der Wand nicht, so können die Stehhilfen von ventral, z. B. durch eine hochgefahrene Therapiebank mit einem Lagerungsklotz/Hocker, angeboten werden (für Beispiele s. ◘ Abb. 3.13, 4.6, 8.29). Als Steigerung zur Zimmerecke kann die flache Wand, evtl. mit einer Eckbegrenzung zur Fallseite, gesehen werden. Ziel der Übung ist jedoch stets die Eroberung des freien Raums. Die WS-Aufrichtung und Gewichtsübernahme auf die Fußsohle (Ferse/Fußballen – Standbein) spielt nach dem Abbau der Kompensationsmechanismen in HWS und BWS die dominierende Rolle. Bei Vorfußbelastung reagieren Patienten häufig mit einer überschießenden Kontraktion der Plantarflexoren (M. soleus und M. gastrocnemius = enthemmte positive Stützreaktion, s. ◘ Abb. 3.8), wodurch z. T. das Kniegelenk überstreckt wird. Diesem kann man entgegenwirken, indem man in Schrittstellung das vordere Bein auf eine weichere Unterlage, z. B. eine Weichbodenmatte oder ein Trampolin, platziert. Durch die weiche Unterlage verringert sich der Druck auf den Vorfuß, wodurch das Bein langsam auf die Gewichtsübernahme vorbereitet werden kann.

> ▶ **Beispiel**
>
> **Position Wand** Der Patient steht mit dem Rücken an der Wand, die Schultern und das Gesäß lehnen dorsal an der Wand an. Die Füße stehen hüftbreit etwas vor dem Becken, und die Arme hängen seitlich am Körper. Der Patient bekommt den Bewegungsauftrag, Becken, Rumpf und Kopf gleichzeitig von der Wand wegzubewegen und das Gewicht auf die Beine zu übernehmen. Die Übung fördert selektive Bewegungen vor allem von den **Fußhebern** (M. tibialis anterior, Punctum mobile und Punctum fixum werden im oberen Sprunggelenk vertauscht) und der Hüftgelenkmuskulatur. Je weiter die Füße vor das Becken platziert werden, desto höher wird die Bewegungsanforderung. ◀

Steigerung der Übung

Sie besteht in der Anbahnung normaler Gleichgewichtsreaktionen und der kontrollierten Gewichtsübernahme in der Abrollphase (Standbein). Der Therapeut führt das Becken nach ventral zur Vorfuß- und Zehenbelastung, wodurch die Fersen den Bodenkontakt verlieren. Dabei sollte der Patient seinen Rumpf sowie die Arme als reflektorisches Gegengewicht nach dorsal bewegen.

Bei einer Beckenbewegung nach dorsal (gegen die Wand) wird die Ferse belastet, und die Zehen verlieren den Bodenkontakt. Der Rumpf sowie die Arme bewegen sich reflektorisch nach vorn. Zwischen den Phasen der Fersen- und Vorfußbelastung kann die Standposition (Finden des Körperschwerpunkts) eingenommen werden. Zur Verbesserung der Abrollphase und als Vorbereitung für das Gehen sollte jedoch nach Möglichkeit die Bewegung von der Fersen- bis zur Vorfußbelastung als Ganzes ausgeführt werden. Zu Beginn ist dabei ein eher geringer Bewegungsausschlag zu wählen. Der Therapeut unterstützt am Becken, am zentralen Schlüsselpunkt sowie den reflektorischen Einsatz der Arme, um die Bewegung möglichst physiologisch zu gestalten. Zudem können die Übungen auf einem Wackelbrett ausgeführt werden. Die vestibuläre Stimulation fördert, z. B. bei einer zentralen Hypotonie, den Haltungshintergrund (s. ◨ Abb. 2.16, 67090_4_De_2_MOESM4_ESM).

Menschen mit einem großen Oberkörper müssen dabei weniger Rumpfgewichte aufbringen als Menschen mit einem kleinen Oberkörper, d. h., der reaktive Bewegungsausschlag des Rumpfs ist geringer.

Gewichtsübernahme auf dem Standbein

> ▶ Beispiel

Der Therapeut fordert den Patienten auf, mit seinem linken lockeren Bein die Ferse etwas abzuheben (Knie fallenlassen). Die Entlastung des linken Beins bedingt die Gewichtsübernahme des rechten. Die Übung kann gesteigert werden, indem der Patient eine imaginäre Zigarette mit dem linken Bein austritt, das linke Bein auf eine Erhöhung stellt (je höher, desto größer die Gewichtsübernahme rechts), es mit möglichst geradem Knie nach vorn und nach hinten schwingt (Sagittalebene) und/oder vom Körper weg bzw. zum Körper hin (Frontalebene) zu verschiedenen Zielen bewegt (Koordination). Ferner können Klatsch-, Ballon- oder Ballspiele (◨ Abb. 4.6g, i), von einem Softball ausgehend mit zunehmendem Ballgewicht und zunehmender Ballgeschwindigkeit, ausgeführt werden. ◄

Bei der Gewichtsverlagerung auf die Seite (Th6–Th8) ist unbedingt auf die adäquate Ausführung der Kopf-, Rumpf- und Extremitätenstellreaktion zu achten, d. h., die rechte Rumpfseite verlängert sich bei der Gewichtsübernahme, und die linke Rumpfseite verkürzt sich stabilisierend in einer Lateralflexion (konkav). **Die Schultergürtel liegen dabei auf dem Rumpf auf und bilden eine horizontale (waagrechte) Linie, der Kopf bleibt symmetrisch im Raum ausgerichtet (◨ Abb. 3.12b).** Das Standbein stabilisiert abduktorisch das Anheben der linken Beckenseite zur Lateralflexion. Bei der weiteren Verschiebung des Körperschwerpunkts über das rechte Standbein bilden die linksseitigen Extremitäten (Arm, Bein) das abduktorische Gegenlager (▶ Abschn. 5.5,

„Gleichgewichtsreaktionen/Balance"). Dies geschieht, bis die Gewichtsverlagerung nicht mehr durch Stellreaktionen ausgeglichen werden kann und ein Schutzschritt (Stützschritt) des linken Beins über das rechte Bein die USF in Richtung der Gewichtsverlagerung vergrößert (Vorsicht: Sturzgefahr). Eine kompensatorische Fixation der rechten gewichtsübernehmenden Rumpfseite, d. h. eine Lateralflexion rechts (SG sind nicht mehr horizontal ausgerichtet), führt zum Verlust der Rumpfstabilität.

> ▶ Beispiel

Selbsterfahrung Um die Rumpfstellreaktion und die damit verbundene agonistische Lateralflexion der dem Standbein gegenüberliegenden Rumpfseite zu spüren, bietet sich der Einbeinstand an. Durch das Anheben des Beins zieht das Becken nach kranial, wobei sich die ipsilaterale Rumpfseite agonistisch verkürzt (Lateralflexion) und die kontralaterale Rumpfseite reaktiv verlängert. **Die agonistische Lateralflexion bietet den ipsilateralen Halt für das Anheben des Beingewichts, wobei das gegenüberliegende Standbeinbecken das kaudale Absinken des Spielbeinbeckens abduktorisch verhinder**t (Mm. gluteus medius et minimus, M. tensor fasciae latae, s. ◨ Abb. 3.12b2). In dieser Stellung ist der Kopf symmetrisch ausgerichtet (Kopfstellreaktion), und die Schultergürtel bilden eine nahezu horizontale Linie (Rumpfstellreaktion). Führt man jetzt aktiv eine Verkürzung (Lateralflexion) auf der eigentlich verlängerten Standbeinrumpfseite aus, verliert man deutlich an Rumpfstabilität, was dem Stabilitätsverlust durch eine kompensatorische Rumpfverkürzung beim Patienten entspricht. ◄

Kontrolle der Gewichtsübernahme

Zur Kontrolle der Gewichtsübernahme werden häufig Personenwaagen eingesetzt. Die Gewichtsübernahme durch die Beine vollzieht sich normalerweise als automatisierter (Bottom-up-)Prozess, der in der Regel nicht dem Bewusstsein unterliegt (▶ Kap. 6, „Neuropsychologie", bewusste und unbewusste Verarbeitung). Die Skala der Personenwaage sollte daher nur zur Kontrolle eingesetzt werden und nicht für die Ausführung der Gewichtsübernahme. Eine Ausnahme bildet der Ausfall der propriozeptiven Sensorik wie z. B. bei der spinalen Ataxie. Die Gewichtsübernahme muss hierbei durch kompensatorische, kognitive (Top-down-)Prozesse übernommen werden. Dabei kann die Skala der Waage dem Patienten helfen.

> ▶ Beispiel

Möchte man, dass der Patient sein rechtes Bein stärker belastet, bittet man ihn, sein linkes Bein auf die Personenwaage zu stellen. Je höher das linke Bein positioniert wird (z. B. auf einem Hocker), desto mehr Gewicht muss das am Boden stehende rechte Bein als Standbein abduktorisch stabilisieren (adduktorische Hemmung im Standbein). ◄

8

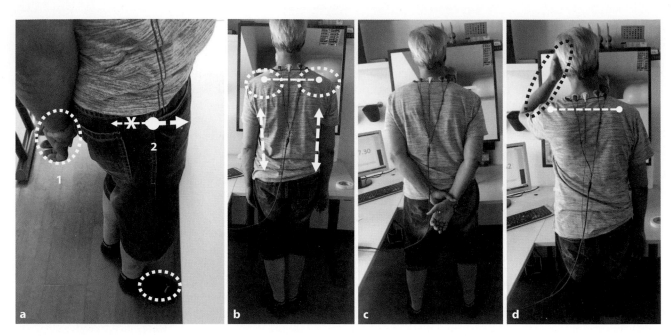

◻ Abb. 8.30   a–d a Aufrechter Stand mit ventraler Beckenorientierung; **b** gelockerte Schultern und Rumpfsymmetrie; **c** leichter, lockerer Abduktionsgang links = automatisiertes Standbein rechts; d lockere Koordination der „gesunden" Hand bei stabilem rechtem Standbein

Ist eine gewisse Stabilität im Stand erreicht, sollten unbedingt funktionelle Inhalte zur Verbesserung der Alltagsfunktionen eingesetzt werden, z. B. das Ankleiden des Oberkörpers, das Zubereiten von Nahrung oder handwerkliche Techniken, das Ein- und Ausräumen von Gegenständen in einem Regal etc.

Übergang vom Stand zum Gang

Ein Gangzyklus gestaltet sich vom Aufsetzen der Ferse zur Standbeinphase über das Abheben der Zehen zur Schwungbeinphase bis zum erneuten Fersenkontakt eines Beins. Die Standbeinphase bildet dabei ungefähr 60 % der Bewegung, was einer Schwungbeinphase von 40 % entspricht. Demzufolge besitzen bei ca. 20 % der Gehbewegung beide Beine Bodenkontakt, was als Doppelstand bezeichnet wird (▶ Abschn. 5.6.3, „Vom Stehen zum Gehen", Gangschule). Während sich das Becken (mit dem Rumpf) beim Gehen nach anterior bewegt, findet ein Wechsel vom hinteren zum vorderen Standbein statt (s. auch ◻ Abb. 3.13, 67090_4_De_8_MOESM2_ESM unter https://doi.org/10.1007/978-3-662-62292-6_8).

> ▶ **Beispiel**
>
> Der Patient geht in die Schrittstellung, der hintere Fuß erfährt dabei die größere Belastung. Dabei ist abzuwägen, ob aus Sicherheitsgründen das stabilere Bein die Position des hinteren Standbeins übernimmt oder eher das schwächere, das in seiner Stabilität gefördert werden muss. Der Therapeut initiiert die Schrittstellung (aus dem Parallelstand), indem er mit seinem Fuß einen leichten Druck auf den Fußrücken des für das hintere Standbein

erwünschten Beins ausübt und den Patienten bittet, einen Schritt nach vorn zu gehen. Der Patient wird automatisch das andere Bein nach vorn bewegen. Die Schrittlänge sollte zur Erleichterung am Anfang gering ausfallen (evtl. halbe Fußlänge) und sich mit zunehmender Sicherheit erweitern. Der Therapeut fazilitiert beidseitig das Becken nach anterior, bis die Ferse des hinteren Fußes den Bodenkontakt verliert. Während der Abrollphase nimmt die Vorfußbelastung und damit die physiologische Gewichtsübernahme des vorderen Fußes zu. Bei der posterioren Fazilitation des Beckens gilt Entsprechendes für das hintere Standbein. Es kommt zur Vorfußentlastung des vorderen Beins (Zehen verlieren den Bodenkontakt), die Gewichtsübernahme des hinteren Standbeins (Fersenkontakt) steigt. Bei der Übung ist neben den schon besprochenen Kompensationsmechanismen unbedingt darauf zu achten, dass die Knie nicht überstrecken. Das kann z. B. durch eine überschießende Reaktion bei Vorfußbelastung (positive Stützreaktion) geschehen oder durch eine Retraktion des Beckens in Verbindung mit einer kompensatorischen Hüftflexion, was zu einer proximalen Anspannung der Ischiokruralen Muskulatur führen kann und distal das Knie überstreckt. Das Becken bzw. die Trochanter als Referenzpunkte bewegen sich daher stets gradlinig über das jeweilige Standbein, d. h., **es darf keine Retraktion des Beckens bzw. einer Beckenseite entstehen**, und Rumpf und Kopf bleiben in der vertikalen Ausrichtung. Die Übung dient der Verbesserung der Gewichtsübernahme und Abrollphase von Fersen- und Vorfußbelastung (Standbein und Gewichtsentlastung: Einleitung der Schwungbeinphase). ◄

8.2.6 Gangataxie

Gehen ist ein grundlegend automatisierter Prozess, der der Fortbewegung dient (► Abschn. 3.5.7, „Rückenmarksgrau"). Einerseits müssen die motorischen Voraussetzungen für das Gehen gegeben sein, wie z. B. die Rumpfstabilität, die Gewichtsübernahme in der Standbeinphase, die physiologische Einleitung der Schwungbeinphase etc. Andererseits sollte dieser Prozess gemäß seiner Natur in eine alltagsorientierte Handlung integriert werden. Gehen, um ein Fenster zu öffnen, um den Papiereimer zu leeren oder um die Tür zu schließen o. Ä., sind mögliche Beispiele. Auf die Therapierelevanz des Rumpfs und der Extremitäten wurde bereits Bezug genommen.

8.2.6.1 Befunderhebung

Das Gangbild sollte überprüft werden durch (s. 67090_4_De_4_MOESM7_ESM):
- den freien Gang,
- den Blindgang und
- den Seiltänzergang.

Kommt es schon im freien Gang zu Auffälligkeiten, erübrigen sich die weiteren Verfahren. Beim sogenannten **Seiltänzergang** setzt der Patient auf einer vorgegebenen geraden Linie, die mindestens 15 Schritte lang ist, einen Fuß vor den anderen. Beobachtet werden neben der Gangrichtung, der Ganggeschwindigkeit, der Schrittlänge und der Spurbreite auch die Härte des Fersenaufsatzes zur Standbeinphase sowie die Einleitung in die Schwungbeinphase, die Rumpfaktivität sowie die fehlende oder überschießende Aktivität der Arme. Die meisten ataktischen Patienten neigen beim Gehen zu einer starken Erhöhung des Gangtempos und der Spurbreite, wodurch sich die Anforderungen an die Haltungsmotorik und die Gleichgewichtsregulation verringern (ähnlich dem Fahrradfahren, bei dem das schnelle Fahren leichter fällt als das ganz langsame Fahren). Das Gehen sollte daher entsprechend langsam ausgeführt werden.

8.2.6.2 Therapie

► **Beispiel**

Der Patient nimmt schon im Sitzen Blickkontakt mit dem Zielobjekt auf. Nach dem Transfer vom Sitz zum Stand setzt sich die Gehbewegung in Blickrichtung fort. Um die Blickrichtung nicht zu behindern, sollte der Therapeut nach Möglichkeit von hinten mit der Unterstützung bzw. dem ventralen Widerstand ansetzen (◘ Abb. 8.23). Er kann dabei je nach Schwierigkeiten einen symmetrischen Widerstand am Becken- oder am Schultergürtel oder asymmetrisch an der Schulter der einen und dem Becken der anderen Körperhälfte (Rotation) setzen. Mittels Therabändern, die zur tonischen Stabilität unter der lateralen Ferse (bei Hypotonie) und zur phasischen Aktivität

unter dem medialen Vorfuß platziert werden, kann man im Stand den Betroffenen an die asymmetrischen Bewegungsabläufe (linke obere zur rechten unteren Extremität und umgekehrt) heranführen (s. ◘ Abb. 4.6h, Video ◘ Abb. 11.4 und 67090_4_De_8_MOESM2_ESM unter https://doi.org/10.1007/978-3-662-62292-6_8). ◄

Bei **schwerer betroffenen Patienten** ist es ratsam, das Gangtraining mit 2 gut eingespielten Therapeuten durchzuführen. Die Therapeuten gehen dabei seitlich vom Patienten. Beide Arme des Patienten werden in leichter Extension und Außenrotation fazilitiert, wobei sich die Therapeuten mit ihren zu dem Patienten gerichteten Händen in Höhe des Sternums berühren und einen Widerstand vermitteln. Aus Sicherheitsgründen sollte eine Drittperson mit geringem Abstand einen Rollstuhl hinter dem Patienten herschieben, oder es werden auf der Wegstrecke genügend Sitzmöglichkeiten positioniert, um bei plötzlich auftretender Schwäche Pausen zu ermöglichen.

Mit zunehmender Verbesserung der Gehfähigkeit sollte eine Vorbereitung auf die Alltagssituation stattfinden, d. h., der Patient umgeht bzw. übergeht Hindernisse, er transferiert Gegenstände von Punkt A zu Punkt B etc. Ein Gehen im Freien auf unterschiedlichen Untergründen (Asphalt, Rasen etc.) und auf verschiedenen Ebenen (Gefälle) ist unumgänglich (► Abschn. 5.6.3, „Vom Stehen zum Gehen", Gang).

Hilfsmittel

Die **Gehfähigkeit** und die damit verbundene Selbstständigkeit spielen nahezu immer eine dominierende Rolle in der Zielhierarchie des Patienten. Verlässt man die funktionelle Ebene des physiologischen freien Gehens, gibt es eine Reihe von **kompensatorischen Gehhilfen**, wie z. B. spezielle Schuhe, Stöcke, Rollatoren etc., die dem Patienten das Gehen ermöglichen oder deutlich erleichtern. Der Einsatz eines Rollators führt zu einem physiologischeren Gangbild und bietet dem Patienten mehr Sicherheit als z. B. die Verwendung von Gehstöcken. Zudem verfügen die meisten Modelle über ein Tablett, auf dem der Patient Gegenstände transportieren kann, und/oder eine Sitzfläche, die bei arretierter Bremse bei weiteren Gehstrecken das Einlegen von Pausen ermöglicht. Es ist jedoch stets auf eine möglichst aufrechte Körperhaltung zu achten. Patienten neigen dazu, sich mit ihrer Gewichtsverlagerung stark nach vorn zu beugen. Durch die erhöhte Vorlastigkeit des Oberkörpers entsteht eine hohe Sturzgefahr. Zudem führt die Vorlastigkeit (= Beckenretraktion) zu einem proximalen Zug der Ischiokruralen, was v. a. bei hypotonen Symptomatiken das distale Knie überstreckt (durchschlägt). Der **adäquate beidseitige Umgang des Rollators** auf verschiedenen Untergründen sowie der Gebrauch der Bremsen muss vom Therapeuten mit dem Patienten geübt werden.

8.2.7 Extremitätenataxie

8.2.7.1 Befunderhebung

Die **Befundung der Extremitäten** (obere und untere) ist stets im **Seitenvergleich** auszuführen. Anfangs wird die Testung mit geöffneten Augen durchgeführt (Visuskontrolle) und später mit geschlossenen. Befundet werden vor allem langsame Bewegungsabläufe, die ein hohes Maß an reziproker Innervation erfordern, sowie die Koordinationsleistungen. Um ein **differenzierteres Befundungsergebnis** zu erzielen, sollte jeder Test mehrmals durchgeführt werden. Falls eine Bewegungseinschränkung in Form von Paresen oder Kontrakturen vorliegt, sind die Testergebnisse zur Einschätzung der Ataxie nicht verwertbar. Bei einer Rumpfataxie bzw. einer Rumpfinstabilität muss die Befundung in Rückenlage durchgeführt werden.

Obere Extremität

■ **Reboundtest**

Das Reboundphänomen ist wohl das bekannteste Testverfahren zur Überprüfung einer Ataxie. Der Patient beugt dabei seinen Ellbogen gegen den Widerstand des Therapeuten. Der Therapeut verringert plötzlich den Widerstand und beobachtet den Rückstoß des Patienten zur Ausgangsposition. Beim Gesunden erfolgt ein sofortiges Abbremsen, was beim Betroffenen stark verringert ist bzw. ausbleibt (▶ Abschn. 8.2.2, Kleinhirnataxie, Reboundphänomen).

■ **Finger-Nase-Versuch**

Der Patient führt anfangs mit offenen, später mit geschlossenen Augen seinen Finger zu seiner Nasenspitze. Die Bewegung soll nach Möglichkeit langsam und aus der endgradigen Abduktionsstellung ausgeführt werden. Der Untersucher beobachtet die Ausführung (abgehackt oder harmonisch) und die Koordination der Bewegung, d. h., ob der Finger auf dem direkten Weg zur Nase geführt wird, ob und wie weit der Finger das Ziel verfehlt (▶ Abschn. 4.4.2, „Praxis: Befunderhebung des Vestibularapparats", „Zeigeversuch nach Barany").

■ **Diadochokinese**

Bei der Diadochokinese wird der Patient aufgefordert, schnell aufeinander folgende Pro- und Supinationsbewegungen mit dem Unterarm durchzuführen. Dabei liegt das flektierte Ellbogengelenk am Rumpf an. Eine mögliche Instruktion könnte lauten: „Bewegen Sie die Unterarme, als würden Sie eine Glühbirne einschrauben." Der schnelle Wechsel zwischen Pro- und Supinationsbewegung stellt eine hohe Anforderung an die reziproke Innervation der Unterarmmuskulatur. Eine Funktionseinschränkung wird häufig über die Ab- und Adduktion im Schultergelenk kompensiert.

Therapierelevanz

Bei der Extremitätenataxie ist das harmonische Zusammenspiel der Muskulatur gestört. Die Störungen zeigen sich vor allem bei langsamen Ziel- und Umwendebewegungen, wie z. B. beim Wechsel zwischen Pro- und Supination (s. Diadochokinese). Um einen physiologischen Einsatz des Arms bzw. der Hand zu ermöglichen, müssen störende Begleitumstände wie eine mangelnde Rumpfkontrolle vermindert werden (z. B. Rückenlage). Der Patient soll seine Hand langsam zu einem Zielpunkt führen, dort etwas verweilen (mögliche Umwendebewegung), bis er zum nächsten Zielpunkt weitergeht. Häufig werden die Bewegungen durch kompensatorische Massenbewegungen mit entsprechend unphysiologischer Tonuserhöhung gekennzeichnet.

❯ **Wichtig**

Unter Koordination versteht man die geordnete räumliche (Bewegungsausmaß) und zeitliche (Bewegungsgeschwindigkeit) Abfolge neuromuskulärer Aktivität zur Hervorbringung eines passenden motorischen Verhaltens.

8.2.7.2 Therapie

■ **Holzstab**

Als Therapiemedium eignet sich sehr gut ein etwas dickerer, ca. 1 m langer Holzstab. Auf dem Holzstab werden im Abstand von ca. 8 cm mit Kreppklebeband (Malerbedarf) Markierungen gesetzt, die in aufsteigender Reihenfolge von ganz links (erste Kreppbandmarkierung) mit der Nummer 1 bis zur letzten ganz rechts mit der Nummer 9 oder 10 beschriftet werden.

▶ Beispiel

Hand-Auge-Koordination Der beschriftete Holzstab wird horizontal vor dem Patienten positioniert. Der Patient greift mit seiner Hand eine vom Therapeuten vorgegebene Nummer. Wird die Position eingenommen, fährt der Patient auf dem Holzstab zur nächsten Nummer, z. B.: „Greifen Sie die Nr. 4 (Stoppen), die Nr. 7 (Stoppen), die Nr. 3 (Umwendebewegung von 7 nach 3)." Zu Beginn fällt es dem Patienten leichter, die Nummern durch das Abfahren des Holzstabs zu erreichen. Einerseits erhält die Hand durch einen dezenten taktilen Widerstand Rückmeldung durch die Oberfläche des Stabs, andererseits wird die Bewegung hauptsächlich über das Schultergelenk (Ab-/Adduktion) eingeleitet, wodurch die Anforderung an die reziproke Innervation des kompletten Arms eher gering ausfällt. ◀

Als **Steigerung** soll der Patient nach jedem Greifen die Hand wieder in ihre Ausgangsposition (z. B. auf die

Oberschenkel) zurückführen und erneut oder abwechselnd mit der anderen Hand greifen. Die Übung dient der Hand-Auge-Koordination und kann jeweils mit der rechten und/oder der linken Extremität durchgeführt werden. Die Höhe, in der der Holzstab angeboten wird, bestimmt über die motorischen Anforderungen.

Ein zu häufiges, zu hohes Greifen kann den Patienten konditionell überfordern. Um dem entgegenzuwirken, sollte die Position des Stabs in der Höhe variieren, die Extremitäten abwechselnd eingesetzt werden und/oder bei Bedarf kleinere Pausen eingelegt werden. Falls notwendig, kann die freie Extremität als Stützarm eingesetzt werden. Der Therapeut kann die Bewegungsausführung durch einen dezenten Widerstand am Arm oder der Hand unterstützen.

> ▶ **Beispiel**

Hand-Hand-Koordination Zur Verbesserung der Hand-Hand-Koordination wird der Patient gebeten, mit seiner linken Hand ganz links an den Anfang des Holzstabs zu greifen. Danach schließt sich die rechte Hand mit dem Daumen an den Daumen der linken Hand an, worauf die linke Hand ihre Position verlässt, um hinter der rechten Hand erneut zu greifen (Kleinfinger liegen aneinander). Diese abwechselnden Greifbewegungen setzen sich bis zum Ende des Holzstabs fort und werden von dort aus in gleicher Weise wieder zurück zur Anfangsposition ausgeführt. Die Bewegungen sollten langsam, evtl. rhythmisch ausgeführt werden, wobei sich die Bewegungsvorgabe an den Fähigkeiten des Patienten orientiert. ◀

■ **Steigerung**

Sie wird möglich mit einer Positionsvorgabe, wie z. B. linke Hand Nr. 3 und rechte Hand Nr. 5 oder linke Hand Nr. 7 und rechte Hand Nr. 4 (Überkreuzen der Hände). Ebenso kann der Patient dazu angeleitet werden, abwechselnd aus der Pronations- (von oben) und aus der Supinationsstellung (von unten) zu greifen, wie z. B. rechte Hand Nr. 4 von oben und linke Hand Nr. 7 von unten. Wird der Holzstab in der horizontalen Position angeboten, werden im Schultergelenk vor allem Ab- und Adduktionsbewegungen ausgeführt (transversale Ab- bzw. Adduktion). Eine Positionierung in der Vertikalen würde hingegen die Flexions- (Anteversion) und Extensionsbewegungen (Retroversion) bedienen. Die Übung kann in der Rückenlage, im Sitz oder Stand eingesetzt werden.

■ **Weitere Steigerung**

Ein Ring aus Holz (Makramee) oder Karton (halbiertes oder geviertelter Innenleben einer Toilettenpapierrolle) wird über den Stab geschoben, der Patient greift mit seinen Händen beiderseits am Ende des Holzstabs. Der Therapeut nennt eine Zahl, auf die der Patient den Ring durch das Bewegen des Stabs platzieren soll. In der gleichen Grifftechnik kann der Patient einen Luft-

ballon zurückschlagen, der mittig (beide Hände heben sich), von der rechten Seite (rechter Arm hebt sich, linker senkt sich) oder von der linken Seite angeboten wird. Als Steigerung greift der Patient mit beiden Händen (oder einer) mittig den Holzstab und schlägt aus der vertikalen, horizontalen oder aus wechselnder Position den Luftballon zurück. Die Übungen erfordern alternierende Bewegungen beider Extremitäten auf allen Ebenen.

Hand-Hand-Koordination im Sitz

Je nach Potenzial beginnen wir im angelehnten (= Lümmelposition, ◻ Abb. 8.31a,b), im aufgestützten (◻ Abb. 8.31c) oder im freien aufrechten Sitz (◻ Abb. 8.31d). Federnde Impulse in den gebeugten Ellbogen stimulieren sensibel die Strecker und lockern die Schulter (◻ Abb. 8.31a, stets v. a. die linke Schulter auf ihre Lockerheit palpieren!). Herr F. drückt nun konzentrisch leicht mit der Hand/Arm aus der Beugestellung heraus bzw. bremst langsam exzentrisch gegen den leichten Druck des Therapeuten zurück. Bewegungsausmaß und Geschwindigkeit (= Koordination) orientieren sich an der Bewegungsharmonie. Bei gutem Gelingen wiederholt Herr F. die Bewegungen mit geschlossenen Augen. Aufbauend bewegt er nun eine Therapie-/Papierrolle, eine große Getränkeflasche o. ä. mit etwas Handdruck (= lockerer Pars descendens) langsam vor und zurück (◻ Abb. 8.31b). In ◻ Abb. 8.31c legt Herr F. mit lockeren Schultern beide Hände flach aneinander. Er fixiert mit den Augen die Hände und rotiert leicht und locker mit dem Kopf nach rechts/links. Nun führt er langsam und möglichst harmonisch die Hände nach unten und oben bzw. klatscht mit der rechten in die linke Hand und umgekehrt. Die leisere Hand sollte besonders beübt werden, z. B. im Wechsel 2/3-mal mit der linken in die rechte und 1-mal mit der rechten in die linke Hand klatschen, sodass zunehmend eine Symmetrie entsteht. Gesteigert wird dies, indem Herr F. ein Tempotaschentuch zwischen den Händen hält und klatscht, ohne dass es herausfällt, bzw. das Tempotaschentuch bei gutem Gelingen während des Klatschens dreht. In ◻ Abb. 8.31d liegt der Ellbogen auf der Unterlage. Herr F. tätigt nun langsam mit offenen/geschlossenen Augen möglichst harmonische Beuge- und Streckbewegungen mit dem Ellbogen, die Pro- und Supination mit dem Unterarm, eine exzentrisch bremsende und konzentrisch aufrichtende Dorsalextension im Handgelenk. Nun führt Herr F. den Oppositionsgriff/Pinzettengriff mit Daumen gegen die Finger und/oder schnalzt den Daumen gegen die Finger und/oder die Finger gegen den Daumen mit offenen/geschlossenen Augen, bis er schließlich ein feinmotorisches Steckspiel tätigt.

> ❯ **Wichtig**

Um die sensorische Rückmeldung (Widerstand) zu verstärken, werden häufig Gewichtsmanschetten verwendet. Es besteht jedoch die große Gefahr der Überlas-

8

tung, wodurch kompensatorische Massenbewegungen entstehen könnten, die immer mit einer unangemessenen Tonuserhöhung einhergehen.

Übungen im Stand Vorab erfolgen stabilisierende und mobilisierende Übungen für die WS und Schulterblätter (s. ◘ Abb. 3.7e–h). Aufbauend werden an einer Zimmertür nummerierte Kreise (Nr. 1–10 oder verschiedene Farben) mit einem Durchmesser von ca. 10 cm wahllos im Greifraum des Arms auf einer Türseite platziert. Die gegenüberliegende Türseite wird (möglichst exakt) mit der gleichen Position und Nummerierung der ersten Seite versehen. Der Patient steht mittig vor dem Türblatt und soll mit seiner rechten Hand die vom Therapeuten vorgegebene Nummer/Position einnehmen. Durch die Blickrichtung des Kopfs und Hinführung der Hand zur Nummer wird neben der Koordinationsverbesserung der Hand auch die Gewichtsübernahme auf das rechte Standbein geübt (Entsprechendes gilt für die linke Körperseite). Als mögliche Therapievariation könnte man die Tür durch Keile fixieren, und der Patient könnte sich beim Greifen mit seiner anderen Hand an der Türklinke stützen. ◀

Transfer in Alltagssituationen

Der Patient kann verschiedene Flaschen oder Plastikbehälter (Gurkenglas, große oder kleine Getränkeflasche, leicht, schwer, leer, gefüllt, Glas, Plastik etc.) aus einem Regal nach Größe, Gewicht, Konsistenz etc. in ein anderes Regal oder in eine Kiste umordnen. Zu Beginn fallen Bewegungen mit gleichen oder ähnlichen Gegenständen leichter, sie sollten jedoch mit zunehmendem Therapiefortschritt in ihrer Beschaffenheit (s. oben) variieren. Die Übung kann auch im Sitzen ausgeführt werden. Der Patient muss über das nötige Bewegungspotenzial verfügen, und der Therapeut muss die Bewegung permanent begleiten, um bei Bedarf das Glas aufzufangen oder den Patienten zu stabilisieren (Verletzungsgefahr).

8.2.8   Feinmotorik bei Ataxie

Die Feinmotorik kann man als agonistisch-antagonistisches Zusammenspiel der distalen Extremitätenmuskeln bezeichnen. Die Greiffunktionen sind dabei meist an rasche, alternierende und selektive Fingerbewegungen gekoppelt. Entsprechend hoch ist die Anforderung an die reziproke Innervation.

8.2.8.1   Befunderhebung

Zur **Funktionsüberprüfung** wird der Patient gebeten, in einer raschen Abfolge den Daumen gegen den Zeigefinger zu bewegen, wie z. B. beim Geldzählen. Zur Befundung der **selektiven Fingerbewegungen** soll der Patient, ähnlich der Tonleiter bei einem Klavierspiel, die Langfinger auf dem Tisch bewegen. Zur Überprüfung des Oppositions-

griffs wird der Daumen abwechselnd zu den Langfingern geführt (bei Digiti II beginnend bis Digiti V und wieder zurück).

Als wichtiges Befundungs- und Dokumentationskriterium **dient das Schriftbild**. Einerseits gibt es Auskunft über den momentanen Status, anderseits ermöglicht die Schriftprobe einen Vergleich über längere Zeit und ist somit ein Beleg für die erreichten Fortschritte.

Auf die Bedeutung der **Rumpfstabilität** (Haltungsmotorik) hinsichtlich der distalen Extremitätenmobilität (Zielmotorik) wurde schon mehrmals hingewiesen. Der Grundsatz der proximalen Stabilität für die distale Mobilität setzt sich in gleicher Weise für die Ausführung selektiver Greifbewegungen fort. Beim Ergreifen der Finger (Flexion) muss das Handgelenk durch eine dorsalextensorische Aktivität den stabilen Hintergrund bieten. Ist der Gegenstand ergriffen, wechseln meist Punctum fixum und Punctum mobile, und die Finger bieten die Stabilität für die Mobilität des Handgelenks. Zudem gewinnt die Hand erst ihre multiple Einsatzfähigkeit durch die Pro- und Supinationsbewegungen des Unterarms. Normales Greifen ist somit an eine Reihe selektiver Gelenkbewegungen gebunden, was durch die Ausführung kompensatorischer Massenbewegungen (Synergie, s. oben) nicht möglich wäre. Physiologische, selektive Greifbewegungen würden sich wesentlich verschlechtern oder gar verhindert werden (s. ◘ Abb. 8.31).

8.2.8.2   Therapie

Erhöhte Widerstände verbessern den **sensorischen Input** und können dadurch die Bewegungsausführung erleichtern. Ein ataktischer Patient wird daher lieber mit einem schweren Glas hantieren als mit einem leichten Plastikbecher. Der Einsatz von Fremdgewichten, wie erschwerte Becher, Besteck oder Schreibhilfen, kann eine Hilfe zur Selbstständigkeit sein, wobei ein funktioneller Gewinn mit den kompensatorischen Bewegungsmustern im Sinne der Selbstständigkeit abgewogen werden muss.

Eine gestörte Feinmotorik verhindert funktionelle Greifbewegungen, dies wird umso gravierender, je differenzierter und feiner der zu ergreifende Gegenstand ausfällt. **Griffverdickungen**, wie sie als Meterware verschiedener Stärken im Sanitätshaus zu beziehen sind, können die Ausführung feinmotorischer Greifbewegungen und das Hantieren mit den entsprechenden Gegenständen erleichtern. Ein erschwertes Besteck, das mit einer Griffverdickung versehen ist, kann z. B. die selbstständige Nahrungsaufnahme ermöglichen. Dies gilt in gleicher Weise für die Adaption eines Schreibgeräts beim grafomotorischen Training (s. 67090_4_De_4_MOESM9_ESM und 67090_4_De_4_MOESM7_ESM).

Solitärspiel Der Patient sitzt auf einem Stuhl mit oder ohne Rückenlehne, wie z. B. einem Hocker (kein Drehhocker), oder auf der Therapiebank. Das Solitärspiel wird auf

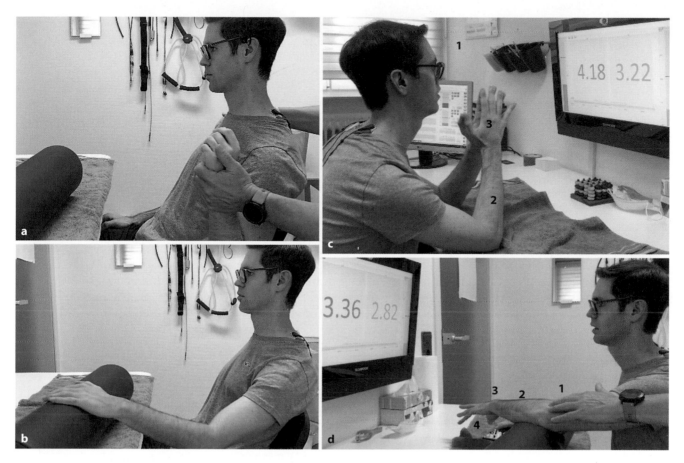

◻ Abb. 8.31 a Phasisch federnde Impulse in den gebeugten Ellbogen; **b** leichte harmonische Arm-/Handbewegungen; **c** H-H-Koordination; **d** 1 Ellbogen-, 2 Unterarm-, 3 Handgelenksbewegungen, 4 FM und H-A-K.

einem verstellbaren Therapietisch möglichst senkrecht aufgestellt, sodass der Durchmesser der Holzstäbe in die Blickrichtung des Patienten zeigt. Die Höhe des Spiels wird an die Funktionen des Patienten adaptiert. Der Patient ergreift die Stäbe im Dreipunktgriff/Spitzgriff, indem er eine stabilisierende Dorsalflexion im Handgelenk ausführt.

Zu Beginn der Therapie sollten sich die zu ergreifenden Gegenstände in Form, Gewicht und Konsistenz ähneln (gleiche Holzstäbe), mit zunehmendem Therapiefortschritt sollten jedoch unterschiedliche alltagsrelevante Greifgegenstände als Therapiemedium dienen. ◄

8.2.8.3 Selektive Bewegungen der unteren Extremität
Befunderhebung
Als klassische Koordinationsüberprüfung der unteren Extremität dient der **Knie-Hacken-Versuch**. Der Patient berührt dabei mit seiner Ferse die Kniescheibe des anderen Beins und fährt an der Schienbeinkante entlang langsam nach unten. Die Beobachtungskriterien entsprechen der oberen Extremität.

Eine feinmotorische Störung zeigt sich in einer Beeinträchtigung der agonistisch-antagonistischen Zu-

sammenarbeit im Sprunggelenk. Die Bewegungsebenen können dabei pro- und supinatorisch, in- und eversorisch sowie dorsalextensorisch und plantarflexorisch in ihrem muskulären Zusammenspiel gestört sein. Eine fehlende oder gestörte Bewegungsbereitschaft verhindert oder gefährdet die physiologische Gleichgewichtsadaption und Gewichtsübernahme im Stand.

Zur Überprüfung der **selektiven Bewegung im Sprunggelenk und in den Zehen** soll der Patient verschiedene Zielbewegungen durchführen. Beispielsweise führt er den Großzeh zur Hand oder zu den Fingern des Therapeuten (Dorsalextension, Inversion, M. tibialis anterior). Für die selektive Bewegung des Großzehs soll der Patient bei locker herunterhängendem Fuß den Großzeh vorsichtig anheben (M. extensor hallucis). Entsprechendes gilt für die übrigen Zehen. Der Patient soll bei locker herabhängendem Fuß langsam die Zehen, ohne den Großzeh, heben (M. extensor digitorum).

Therapie
Neben den schon beschriebenen **Koordinationsübungen** (s. Stand und Gang) können die **Zielbewegungen der unteren Extremität** auch isoliert geübt werden. Beispielsweise sitzt der Patient auf einem Stuhl und berührt mit seinem

Großzeh verschiedene Gegenstände, die halbkreisförmig um den Stuhl angeordnet sind. Ohne Visuskontrolle soll der Patient seinen Fuß zur gleichen Position nach vorn bewegen und mit den Zehen unterschiedlich harte Schaumstoffklötze erkennen, wie z. B. harten, mittelharten und weichen Klotz. Der Patient soll große Buchstaben oder Formen, die mit einer etwas dickeren Schnur auf eine Unterlage geklebt sind, nachfahren und benennen. Die Übungen werden durch die Wegnahme der Visuskontrolle und/oder durch die Veränderung der USF, wie z. B. ohne Rückenlehne, Pezziball, Stand etc. erschwert.

8.3 Multiple Sklerose (MS) – Encephalomyelitis disseminata (ED)

Bei der Multiplen Sklerose (MS, ICD-10-G35-G37) handelt es sich um eine chronisch-entzündliche Erkrankung, bei der die Markscheiden (Myelinscheiden) im zentralen Nervensystem (ZNS) demyelinisiert werden.

Die Krankheit mit den 1000 Gesichtern! Um die Lebensqualität der Betroffenen nachhaltig zu verbessern, müssen wir versuchen, diese 1000 Gesichter der MS zu verstehen.

Merkmale der Multiplen Sklerose sind:
- Die MS ist eine entzündliche, in Schüben oder chronisch verlaufende Autoimmunerkrankung.
- Die Schädigung der Myelinscheide führt zur Leitungsverlangsamung.
- Die Zerstörung der Nervenzellen/Axone führt zum Innervations- und damit zum Funktionsverlust.
- Der Verlauf ist individuell schwer vorhersagbar – MS ist nicht heil-, aber behandelbar.
- Die genauen Ursachen für MS sind noch ungeklärt, man weiß nur, dass das Immunsystem aus der Rolle tanzt. Zudem besitzen erbliche Faktoren und Umwelteinflüsse eine gewisse Bedeutung (s. unten)

8.3.1 Pathologie

Durch eine Fehlfunktion des Immunsystems passieren T-Lymphozyten (weiße Blutkörperchen) die Blut-Hirn-Schranke und greifen die Myelinscheide als quasi körperfremdes Gewebe an. Hieraus resultieren sogenannte Entmarkungsherde (= Plaques), die in erster Linie eine Leitungsverlangsamung herbeiführen. Da sich Gliazellen, d. h. das Axon ummantelnde Markgewebe, recht schnell wieder regenerieren können, gibt es zuweilen nach einem Schub auch eine nahezu vollständige Remission. Im weiteren Verlauf schädigen jedoch Fresszellen (Makrophage) neben der Myelinscheide auch das Axon selbst, es kommt zur Vernarbung/Verhärtung (Sklerose) des Nervengewebes, was zu einem nachhaltigen Funktionsverlust führt. Ein Entmarkungsherd von ca. 1/2 cm^2

kann in der Großhirnrinde (ca. 1800 cm^2 Fläche) nahezu symptomfrei bleiben, während er im Hirnstamm, z. B. in Bahnstrukturen Medulla oblongata/RM, zu gravierenden Folgen führt! Da im Prinzip jedes neuronale Zentrum mehr oder weniger betroffen sein kann, beschreibt man die MS auch als Krankheit mit den 1000 Gesichtern.

Besonders markhaltige Regionen liegen unmittelbar unter der Großhirnrinde (u. a. Capsula interna). Eine Schädigung kann sich durch den Innervationsverlust in einer meist distal betonten schlaffen Parese und/oder in Sensibilitätsstörungen der kontralateralen Extremitäten zeigen und/oder durch die mangelnde Kontrolle subkortikaler und spinaler Zentren zum Auftreten von Pyramidenbahnzeichen (Kloni/Babinski) bis hin zur Spastizität führen. Es besteht häufig eine beidseitige Symptomatik, wobei die sensorischen und/oder motorischen Beeinträchtigungen auf einer Seite dominieren können.

Zu den im ZNS nachweisbaren „Entmarkungsherde" (Plaques) zählen:
- demyelinisierte Fasern/Axone,
- Entzündungszellen,
- Bindegewebswucherungen/Vernarbungen,
- zerstörte Axone.

Neuronale Zentren mit einer hohen Myelinisierung, d. h. weißer Substanz, sind Neokortex, Hirnstamm/Kleinhirn(stiel), die Sehnerven und das RM – grundsätzlich können sich aber überall Plaques bilden!

8.3.1.1 Epidemiologie/Pathogenese/Verlauf

Weltweit leiden etwa 2 Mio. Menschen an MS, wobei die westlichen Industrienationen, v. a. die auf der Nordhalbkugel, deutlich stärker betroffen sind, die am Äquator und südlich davon gelegenen Länder dagegen eher geringer. In Deutschland sind es 80.000 bis 120.000 Betroffene bei ca. 3000 bis 5000 Neuerkrankungen pro Jahr, mit steigender Neuerkrankungsrate. Der Krankheitsbeginn liegt meist zwischen dem 20. und 40. Lebensjahr, wobei Frauen etwas häufiger betroffen sind als Männer (2–3:1). Die Zeit zwischen dem Auftreten eines Erstsymptoms und der Diagnosestellung liegt etwa bei 3 bis 4 Jahren.

Bei Verwandten 1. Grades besteht ein um das 10- bis 20fache Erkrankungsrisiko. Bei eineiigen Zwillingen beträgt die Krankheitswahrscheinlichkeit 30 %, woraus man auf eine gewisse genetische Disposition schließt. Bei zweieiigen Zwillingen und anderen Geschwistern sind es ca. 2–5 %. Adoptivgeschwister tragen ein ähnliches Risiko wie die Allgemeinbevölkerung.

Zudem werden Umwelteinflüsse beschrieben, d. h. bestimmte Gen-Orte mit möglichen Viren/Noxen, die mit einem erhöhten Erkrankungsrisiko einhergehen (= westliche Industrienationen/Nordhalbkugel).

Die MS kann folgende Verlaufsformen haben:
- **Schubförmige (remittierende) MS:** Die Symptome setzen plötzlich über Tage oder Wochen ein, können mit Kortisontherapie behandelt werden. Dann folgen

wieder beschwerdefreie Intervalle über Monate und sogar Jahre (häufigste MS-Form).

- **Primär-progrediente (schleichend-fortschreitende) MS:** Die Einschränkungen nehmen zu ohne dass sich klar abgrenzbare Schübe zeigen. Sie tritt meist ab dem 40. Lebensjahr auf.
- **Sekundär chronisch-progrediente MS:** Die Einschränkungen nehmen von Schub zu Schub weiter zu.

8.3.1.2 Fatigue (Müdigkeit/Erschöpfung)

Das Fatigue-Syndrom beschreibt ein Gefühl von anhaltender Müdigkeit, Erschöpfung und Antriebslosigkeit. Es beeinträchtigt das Leben der Betroffenen nachhaltig und lässt sich auch durch viel Schlaf nicht beseitigen. Etwa 70–95 % aller MS-Patienten leiden unter dem Fatigue-Syndrom. Hieraus resultierende Beeinträchtigungen zeigen sich u. a. folgendermaßen:

- Motorisch:
  - Im Verhältnis zu Gesunden tritt trotz ausreichender körperlicher Kraft und Koordination rasch eine Ermüdung ein.
  - Das Sprechen wird undeutlich.
  - Alltagsaktivitäten wie Waschen und Anziehen fallen schwer.
  - Ein abnormer Erschöpfungszustand setzt oft schon bei leichten Routinebewegungen abrupt ein.
- Kognitiv:
  - Fähigkeiten zu denken und zu koordinieren fällt zunehmend schwerer
  - Die Konzentration auf einzelne Aufgaben fällt zunehmend schwerer.
  - Fehler häufen sich, z. B. Gedächtnis/Erinnerung/Wortfindung.
  - Es kommt zum Motivationsverlust und einem starken Bedürfnis nach Ruhe/Pausen/Schlaf.

Zur Reduktion des Fatigue-Syndroms bieten sich folgende Maßnahmen an:

- Psychischen und physischen Stress möglichst vermeiden (Alltag vs. Olympia!).
- Überprüfen und evtl. Absetzen sedierender Medikamente: Schmerzmittel, Sedativa, Antidepressiva etc.
- Behandlung evtl. sekundärer Ursachen: Flüssigkeitshaushalt, Depressionen, Schilddrüse, Schlafstörungen etc.
- Wärme vermeiden, evtl. physikalische Kälte: Kühlweste, Cool-Packs, Klimaanlage etc.
- Bei organisch bedingten Ursachen wie z. B. Blutarmut (Anämie) sowie bei Schlafstörungen, Schmerzen oder Schilddrüsenerkrankungen ist eine medikamentöse Behandlung möglich.

Mithilfe der über diverse Online-Quellen verfügbaren Fatigue Severity Scale (FSS) können Betroffene zu neun Aussagen mittels einer siebenstelligen Zahlenbewertung (1 = „trifft nicht zu" – 7 = „trifft in vollem Umfang zu")
eine Einschätzung ihrer Fatigue treffen. Ein hieraus resultierender Mittelwert > 5 weist auf eine deutliche Fatigue hin. Man erhält eine objektive Bewertung und kann die FSS zur Einschätzung der Schwere der Auswirkungen sowie in einem gewissen Abstand zur Verlaufskontrolle nutzen!

8.3.1.3 Uhthoff-Phänomen

Das Uhthoff-Phänomen (benannt nach dem Augenarzt W. Uhthoff) zeigte sich durch eine **vorübergehende Verschlechterung** der Sehschärfe bei MS nach körperlicher Anstrengung. Zugrunde lag eine reversible Blockierung der Leitfähigkeit des vorgeschädigten Sehnervs als Folge einer Erhöhung der Körpertemperatur. Im weiteren Sinne wird damit auch die vorübergehende Verschlechterung neurologischer MS-Symptome bei einer Erhöhung der Körpertemperatur (z. B. bei Fieber, heißen Bädern oder in der Sauna) bezeichnet. Betroffen sind mehr als 80 % der an MS Erkrankten. Als Ursache wird auch hier eine temperaturbedingte Verschlechterung der Leitfähigkeit demyelinisierter Axone angenommen. Das Uhthoff-Phänomen wird von einem Erkrankungsschub abgegrenzt, bleibt aber klinisch bedeutsam und wird zuweilen auch als Pseudoschub bezeichnet.

Maßnahmen, um den Auswirkungen des Uhthoff-Phänomens entgegenzuwirken, sind:

- Aktive Kühlung und das Meiden von Auslösern des Uhthoff-Phänomens können eine Linderung der Symptome bewirken. Aufenthalt in gekühlten Räumen, viel trinken – vor allem kühle Getränke bzw. kleine Schlucke eines eiskalten Getränks. Auch Obstsorten wie Äpfel, Ananas und Melone haben einen kühlenden Effekt.
- Vermeidung erheblicher körperlicher Anstrengungen!
- Vermeidung von Situationen, die die Körpertemperatur erhöhen (z. B. Sauna, heiße Bäder, hohe Außentemperaturen etc.).
- Kühlbekleidung wie Kühlwesten, Kühlmanschetten, Kühlstrümpfe, im Gefrierfach gekühltes Funktionsshirt etc.
- Regelmäßige sportliche Belastung, v. a. Schwimmen.
- Auch bereits persistente Einschränkungen können durch Kühlung günstig beeinflusst werden.

8.3.1.4 Alltag mit MS

Um seinen Alltag zu bewältigen, benötigt der MS-Betroffene – oder besser: sein ZNS – eine weitaus höhere Energie als der Gesunde. Durch die Entzündungsherde müssen neuronale Impulse z. T. weite Umwege auf sich nehmen. Die hohe Belastung kostet Kraft und erschöpft, woraus die für MS typische Müdigkeit (Fatigue, s. oben) resultieren kann.

Zu Beginn, d. h. bei der Diagnosestellung, äußern Betroffene häufig: „Jetzt erst recht!", „Ich bin nicht der Gefangene meiner Krankheit!" o. Ä., manche melden sich sogar für einen 10-km-Lauf, Halbmarathon oder gar Marathon an. Sie versuchen alles (Fitnesscenter etc.), um der Symptomatik entgegenzuwirken. Oft kommt es dann bei übermäßigem Sport zu nachhaltigen Muskelkrämpfen und/oder schubtypischen Symptomen, die eine Weile (meist etwas mehr als eine Woche) andauern können. Man könnte sagen, der Tacho steht permanent auf 180!

> **Wichtig**
> Je unökonomischer, stressiger die Bewegung, desto weniger Serotonin, und je weniger Serotonin, desto schwerer die sensomotorische Innervation (s. ▶ Abschn. 1.3.1).

Bewegung ist der wichtigste Motor für Herz, Kreislauf, Sauerstoffaufnahme und Stoffwechsel, d. h. für alle lebensnotwendigen Vorgänge in unserem Körper! Wir sollten daher den MS-Betroffenen nicht dazu animieren, für Olympia zu trainieren, sondern ihn vielmehr unterstützen, seinen Alltag möglichst leicht, ökonomisch etc. zu bewältigen und darauf aufbauend regelmäßig adäquaten Sport wie Schwimmen/Spaziergänge/Fahrten mit dem E-Bike etc. zu betreiben.

> **Wichtig**
> Bewegung ist Leben, und Leben ist Bewegung.

■ **Eigene Gedanken**
(vereinfachte Beschreibung): Als Basis für die Kommunikation zwischen Neuron A und Neuron B (Hebb'sche Regel) brauchen wir das **elektrische Potenzial** über das Axon sowie den **chemischen Transmitter,** um den Impuls weiterzuleiten. Um unser Ziel von A nach B zu erreichen, nutzen wir i. d. R. den kürzesten Weg! Das heißt, unser ZNS arbeitet grundsätzlich ökonomisch! Warum sollte es (unter erschwerten Bedingungen – beschädigte Myelinscheide) elektrische Potenziale aussenden, wenn diese Impulse mangels Transmitter/Serotonin nicht weitergeleitet werden und/oder die entsprechenden Reaktionen (Reizbeantwortung) ausbleiben? Das heißt, **ohne Serotonin sendet das ZNS auch keine Signale**. Es kommt zur zunehmenden Deprivation, Vernarbung und Degeneration der Signalwege (Axone) = Circulus vitiosus.

Schritte zur Aktivierung sensomotorischer Aktionspotenziale
Um einerseits die Haltungsbewahrung zu gewährleisten und dennoch leichte, harmonische und v. a. ökonomische Bewegungen auszuführen, benötigt unser ZNS v. a. 3 Rezeptorsysteme (◘ Abb. 8.33a):
1. Das visuelle Sinnessystem (Blickfixierung zum Bewegungsziel) spielt die dominierende Rolle in Bezug zur Umwelt und zur Manipulation derselben und bestimmt unser sensorisches „externes Gleichgewicht" = Körperhaltung in Bezug zur Umwelt.
2. Die Tiefensensibilität (Propriozeption) liefert dem ZNS permanent Informationen über Stellung, Bewe-

gung und Anspannung unserer Körperteile, was wir auch mit geschlossenen Augen spüren. Die Sensoren/Spindeln der Nackenmuskulatur (M. trapezius pars descendens – Lage: Rumpf zum Kopf) spielen dabei eine besondere Rolle (s. ▶ Abschn. 2.6).
3. Das Vestibulärorgan im Innenohr liefert mittels seiner mit Flüssigkeit gefüllten dreidimensionalen Bogengänge und Makulaorgane permanent Informationen über die Position, Lageänderung und Rotationsbewegungen unseres Kopfes in Bezug zur Schwerkraft (s. ▶ Abschn. 2.7). Die Tiefensensibilität bildet mit der vestibulären Verarbeitung unser sensibles internes Gleichgewicht!

Eine Sinnesmodalität kann das ZNS noch relativ gut kompensieren. Beispielsweise kann der MS-Betroffene die fehlende propriozeptive Sensibilität der Beine (internes Gleichgewicht) durch seinen Visus (externes Gleichgewicht) ausgleichen. Dabei kommt es jedoch zuweilen zu schwerwiegenden Unfällen bis hin zu Oberschenkelhalsfrakturen, die wiederum lange Klinikaufenthalte nach sich ziehen – wenn Betroffene z. B. in der Nacht auf die Toilette müssen und, um den Ehepartner nicht zu stören, das Licht nicht einschalten und/oder in der Dämmerung spazieren gehen. Um diesen Unfällen vorzubeugen, sollte Letzteres vermieden werden, und im häuslichen Umfeld sollten Steckdosenleuchten mit Bewegungsmeldern entsprechend platziert werden.

> **Wichtig**
> Alltagsbewegungen mittels kompensatorischer Nackenan- bzw. -verspannung (i. d. R. mangels Beckenstabilität) bedeuten einen unphysiologischen Dauerstress (= Sympathikusaktivität). Physiologische Bewegungen hingegen reduzieren nicht nur den Stress – sie **fördern auch die Serotoninproduktion** (▶ Abschn. 1.3.1)! Zudem hemmt Dauerstress = Sympathikusaktivität das Immunsystem (Parasympathikus, N. vagus), was wiederum der Erholung/Regeneration entgegenwirkt.
> Sprichwörtlich: Mit jeder Synapse, die wir physiologisch reaktivieren, reduzieren wir Stress – mit dem Ziel, Alltagsaktivitäten wieder so physiologisch wie möglich auszuführen und letztendlich damit die Lebensqualität zu verbessern.

8.3.2 Therapie

8.3.2.1 Atem- und Sprechtherapie
Im Zuge des Krankheitsverlaufs kommt es häufig zu einer Verschlechterung der Atemleistung. Verstärkt wird dieser Prozess u. a. durch Immobilität und eine permanente Rollstuhlnutzung.

Dies führt nicht selten zu einer Verschlechterung der Vigilanz/Kondition sowie zu einer Schwächung des Immunsystems, woraus wiederum Infekte/Erkältungen

(z. T. Lungenentzündungen) resultieren können. Techniken der Atemtherapie sowie ein kontinuierliches Üben mittels Schallpegelmessgerät (z. B. tägliches Zeitungslesen) dienen langfristig einer Verbesserung der Lebensqualität und sind letztendlich lebensverlängernde Maßnahmen (s. 67090_4_De_1_MOESM1_ESM)!

8.3.2.2 Muskuloskelettale Aufrichtung

Der aus den Plaques resultierende Innervationsverlust im (Neo-)Kortex (s. phasische Innervation) und im Markhirn (s. Haltungshintergrund) bedeutet häufig eine proximale hypotone Grundsymptomatik. Zuweilen zeigt auch die untere Extremität frühere Symptome als die obere (da längere Leitungswege). Das ZNS nutzt zur Haltungsbewahrung, ähnlich der „gesunden" Seite bei der Hemiplegie, eine kompensatorische Hirnstammaktivität (XI. Hirnnerv, M. trapezius pars descendens) und hebt z. B. die Hand über die Schulter bzw. zur Haltungsbewahrung im freien Sitz, Stand und Gehen über das Hochziehen beider Schulterblätter. Was sich bei der Hemiplegie (die auch bei MS bestehen kann!) durch das Einschießen assoziierter Reaktionen/Spastik als Zeichen der Überforderung zeigt, ist bei MS-Betroffenen häufig das Hochziehen beider Schultern. Der Körper/Rumpf hängt zunehmend am Kopf (Hyperlordose-HWS-Hyperkyphose-BWS; ◘ Abb. 8.32b, 8.35a)! Bewegungsabläufe verlieren an Harmonie, Rotation und v. a. an Ökonomie und werden schwerfällig, steif und verkrampft (= Stress). Aufrichtung der WS, Rumpf- und Kopfstellreaktionen sowie Rotation (Th6–Th8) = oberer (SG) gegen unteren Rumpf (Becken) gehen verloren (s. ◘ Abb. 5.3e).

Bei leichteren Symptomatiken richtet sich der Kopf im Sitzen, Stand und Gehen trotz frontaler Gewichtsverlagerung zur hypoton(er)en Körperseite noch relativ vertikal aus (◘ Abb. 8.32a1). Mit zunehmender haltungsbewahrender Anspannung (Fixierung/Verklebung) des Schultergürtels verlieren Hand und Finger jedoch an Hantierfunktion, was die Betroffen zuweilen selbst als „schlaffe (flossige) Hand" beschreiben. Ist dabei der (haltungsbewahrende) Hirnstamm selbst betroffen (◘ Abb. 8.32a2), führt dies i. d. R. zu einem zentralen Hypotonus, was neben der Schulter (XI. Hirnnerv, N. accessorius) über die tieferliegende, spinal innervierte autochthone Muskulatur eher haltungsfixierend reguliert wird (◘ Abb. 8.32a2, M. erector spinae). Hierbei folgt der Kopf der Ausrichtung der WS zur angespannten bzw. verspannten Rumpfseite und richtet sich nicht mehr im Schwerkraftfeld aus (◘ Abb. 8.32a2, 8.37c, s. auch ◘ Abb. 3.6b).

Schritte hin zu einer physiologischen, harmonischen Bewegungsausführung

▪ Schritt 1
Wir suchen eine Position, in der für das ZNS keine Notwendigkeit besteht, den Nacken/Schultern (Kompensation-Hirnstamm) und/oder die oberen Extremitäten

(enthemmte assoziierte Reaktionen/Spastik) haltungsfixierend zu aktivieren – z. B. in RL (◘ Abb. 8.33) und/oder angelehnter (◘ Abb. 8.32a, Lümmelposition), ventral ellbogenabgestützter Sitz (◘ Abb. 8.32b, 8.34a und 8.43); abgestützter, angelehnter, freier Stand (◘ Abb. 8.39, 11.7a–d) etc.

▪ Schritt 2
Aufbauend suchen wir kopfwärts beginnend leichte, harmonische Bewegungsabläufe (z. B. Rotation mit Blickfixierung). Fühlen wir z. B., dass sich im angelehnten Sitz der Kopf frei(er) und leicht(er) bewegt, bitten wir den Betroffenen, einen Gegenstand im Raum zu fixieren und dann den Kopf mit Blickfixierung eigenständig leicht zu rotieren. Je freier der Kopf, desto harmonischer die Bewegungen. Bei allen folgenden Anforderungen (freier Sitz, Stand etc.) sollten die Schultern möglichst locker und der Kopf frei bleiben (s. auch ◘ Abb. 8.28).

▪ Schritt 3
Nun suchen wir weiter leichte, harmonische Bewegungsamplituden, z. B. indem der Betroffene mehrmals mit einem leichten therapeutischen ventralen Druck gegen seine Stirn (ventrales Widerlager) sein Becken langsam nach hinten (Rundrücken) gleiten lässt und sich wieder aufrichtet (Sagittalebene), um über die LWS/BWS und HWS die WS ins Lot zu führen (◘ Abb. 8.34b, 8.35a). Gelingt dies, folgt die wechselnde Gewichtsverlagerung zur Seite (Frontalebene) etc. (◘ Abb. 8.34c, 8.35b).

▪ Schritt 4
Unabhängig von der Anforderung: Wenn wir passiv-assistiv spüren, dass sich eine Bewegung leicht und harmonisch anfühlt, bitten wir den Betroffenen, seine Augen zu schließen (= internes Gleichgewicht)! Durch den Lidschluss aktiviert sich reaktiv eine Alpha-Aktivität (EEG) im ZNS (v. a. Okzipitallappen) = entstresst! Zudem wird das Bewusstsein auf die Bewegung verstärkt (internes Gleichgewicht), und das ZNS muss über die von Plaques betroffenen sensomotorischen Bahnen die Bewegung innervieren. Gelingt die Bewegungskoordination, so können wir durch eine Erweiterung und/oder Beschleunigung die Koordination steigern.

▪ Schritt 5
Die in der Therapie erreichten Bewegungskompetenzen transferieren wir in Alltagsituationen. Das heißt nicht die Symptome therapieren, um den Alltag zu verbessern, sondern vielmehr alltagsrelevante Kompetenzen schaffen, um die Symptome der MS zu reduzieren. Im Download „Eigenmobilisation" (zu finden unter https://doi.org/10.1007/978-3-662-62292-6_8) sind Übungen beschrieben, die spezifisch auf die jeweilige Symptomatik bezogen sind – wie gesagt: die MS ist eine Krankheit mit 1000 Gesichtern – und die eine Verbesserung/Erleichterung alltäglicher Bewegungsabläufe unterstützen

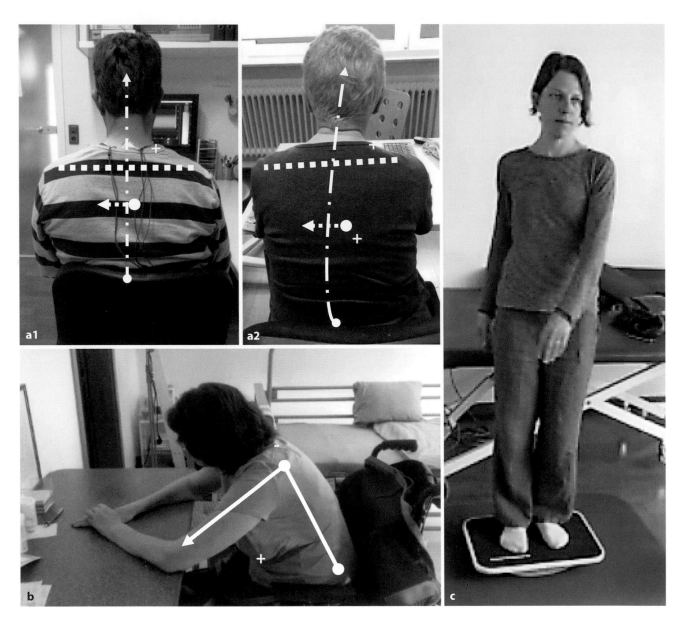

◘ Abb. 8.32 **a–c** **a1** Kopf- und Rumpfstellreaktion bei hypotoner Grundspannung links; **a2** Haltungsfixierung mittels spinal innervierter Muskulatur (M. erector spinae); **b** ventral gestützte Sitzposition nach mehrjähriger Bettlagerung; **c** Frau B., Haltungshintergrund mittels vestibulären Medien (Wackelbrett)

können. Besonders geeignet sind hier u. a. die Anleitungen „Vorbereitung zum lockeren Schwungbein in Rückenlage" (vielleicht vor dem Aufstehen), „Sitzmobilisation I und II" (auf die jeweilige Symptomatik bezogen), „Transfer zum Stand", „Stand im Alltag I und II", „Aufrichtung der WS/Lotgewinnung", „Anleitung zur Selbstmobilisation Standbein (triggern, dehnen und aktiveren)", „Eigenübung zur Standbeinphase", „Eigenübung zur Schwungbeinphase" und die „Anleitung zum lockeren Schwungarm".

> **❯ Wichtig**
> Alltägliche Bewegungsabläufe entstressen – das Mögliche verlangen, nicht das Unmögliche!

Bei Frau H. (◘ Abb. 8.32b) lag die Diagnosestellung MS bei Behandlungsbeginn schon mehr als 30 Jahre zurück. Sie war die letzten 6 Jahre in einem Pflegeheim ohne therapeutische Intervention überwiegend ans Bett gefesselt. Mit Hilfe ihrer Kinder zog sie in eine Wohnung mit 24-Stunden-Betreuung. Ihr Nacken war extrem verspannt, sie klagte über starke Spannungskopfschmerzen und beschrieb ihre funktionslosen Hände als „Flossen"! Kopf und Rumpf waren nur noch minimal en bloc zu bewegen. Um das Bett stundenweise zu verlassen, nutzt sie einen Rollstuhl mit Sitzschale und Kopfstütze. In ◘ Abb. 8.32b stützt sie sich mit den Ellbogen auf den Tisch, womit der Kopf wieder an Mobilität gewann. Zu Beginn mussten wir sehr dosiert vorgehen (3×5 min).

Im Zuge der tonischen Spannungsreduktion (Fixation Rumpf/Kopf) musste sich erst wieder phasische Bewegungsaktivität einstellen, um den Kopf im Lot zu halten. Wir unterwiesen die Betreuungskraft, Frau H. die Sitzposition mehrmals täglich (kurz) einnehmen zu lassen. Mit Ausnahme sehr heißer Sommertage verbesserte sich die Ausdauer, wobei sie kurze TV-Sendungen verfolgen konnte. Mit zunehmender Kopffreiheit beschrieb Frau H. ein verbessertes Körpergefühl und weit weniger Kopfschmerzen. In den Fingern zeigten sich wieder leichte selektive Bewegungstendenzen. Am meisten freute sie sich, dass sie wieder die obersten Fotos der Fotowand, als ihre Kinder noch klein waren, anschauen konnte.

Bei Frau B. (32 Jahre, ◘ Abb. 8.32c, s. auch ◘ Abb. 2.16a–c) besteht die Diagnose MS seit dem 18 Lebensjahr, sie kam nach einem akuten Schub mit stationärem Klinikaufenthalt zu uns. Im Nacken zeigten sich deutliche Verspannungen, wobei sie in der oberen Extremität selbst, d. h. bei Fein- und Grafomotorik, keine Schwierigkeiten zeigte. Proximal, d. h. Becken und untere Extremität, bestand ein rechts dominierender zentraler Hypotonus. Im Stand und v. a. beim Gehen knickte ihr rechtes Becken ein (Retraktion), was fortführend auch zu einem Umknicken im Fuß/Sprunggelenk führte. Bei lockeren Schultern nutzten wir vestibuläre Medien (Wackelbrett – aktiviert Tonus gegen die Schwerkraft, s. ► Abschn. 4.4), um die Stabilität der rechten unteren Extremität zu verbessern. Die Therapieinhalte beinhalteten den sagittal-frontalen Einstieg bis hin zum Rotationsgang mit geschlossenen Augen. Wir konnten bei Frau B. nach 20 Therapieeinheiten die Therapie beenden, da keine alltagsrelevanten Einschränkungen mehr bestanden. Wir verabschiedeten Frau B. mit den Worten, dass sie uns bei Bedarf zwar jederzeit wieder konsultieren dürfe, ihr aber wünschten, dass dies nicht der Fall sei.

Bei Herrn M. (46 Jahre, ◘ Abb. 8.32a1 und c) wurde vor 25 Jahren MS diagnostiziert. Herr H. ist teilerwerbsunfähig, wobei er halbtags in der Lagerlogistik eines Pkw-Herstellers arbeitet. Er kommt mit seinem Pkw in die Praxis und ist ohne Hilfsmittel mit stark flektiertem Gangbild (◘ Abb. 8.37b) gehfähig. In seiner Freizeit nutzt er ein E-Bike und unternimmt tägliche Spaziergänge mit seinem Hund (knapp 1 km).

In der rechten unteren Extremität besteht eine deutliche Hypotonie, wobei in der linken Extremität eine eher kompensatorische, fixierende Spannung dominiert. Herr M. geht mittels starker Nackenanspannung en bloc, d. h., Kopf, Rumpf, Becken und Bein werden (ohne Rotation) im Passgang nach vorn gesetzt (◘ Abb. 8.37b). Er beschreibt, dass sein rechtes Bein sehr instabil sei und es beim Gehen rasch nach hinten durchschlage! Vor allem sein rechtes Becken zieht mangels ventraler Verankerung in die Retraktion, der Oberkörper (BWS-Hyperkyphose) und Kopf (HWS-Hyperlordose) gleichen nach ventral aus. Dies wiederum bewirkt einen proximalen Zug auf die (tonisch verspannten) Ischiokruralen (Beckenansatz), was an ihrem distalen Ansatz zum Durchschlagen des Knies führt.

Um diesem Durchschlagen entgegenzuwirken, flektiert Herr M. Rumpf/Becken/Bein während der Standbeinphase stark. Weiterführend muss er nun das Bein (u. a. mangels Bodenfreiheit) über eine dorsale Beckenhebung (► Abschn. 8.1.1, M. latissimus dorsi) nach vorn führen. Herr M. spürt selbst, dass er seine Alltagsbewegungen, wie z. B. beim Gehen, hauptsächlich über die Schulteranspannung tätigt. Sein größtes Ziel liegt in der Verbesserung der Gehfähigkeit. Im angelehnten Sitz ist sein Körpergewicht (mangels Haltespannung – rechtes Becken) leicht auf die linke Seite verlagert, wobei v. a. die linke Schulter das kompensatorische Widerlager liefert (◘ Abb. 8.32a1). Sämtliche Bewegungsabläufe – aufrechter Sitz, Stand, Gehen etc. – werden über eine eher fixierende Schulteranspannung reguliert (s. oben)! Hierdurch verlieren die Alltagsbewegungen ihre Harmonie und Ökonomie (Circulus vitiosus).

Da bei Herrn M. die Symptomatik schon sehr lange besteht, sprechen wir nicht mehr von „kompensatorischen", sondern vielmehr von „adaptiven" Prozessen (= Kompensation wird zur Normalität).

Wie im ICD beschrieben, handelt es sich bei MS (ED) um eine Erkrankung der Markscheiden. Die Reizweiterleitung mittels intakter Myelinscheide beträgt bis zu 120 m/s! Geschädigte Axone projizieren ihre Potenziale deutlich langsamer. Das heißt, der MS-Betroffene braucht v. a. in der unteren Extremität länger (zeitliche Koordination), um die Bewegungsanforderung umzusetzen.

8.3.2.3 Liegeposition

In ◘ Abb. 8.33 beginnt Herr M. in RL mit selektiven Bewegungen in der unteren, v. a. rechten Extremität. Um dem pathologisch enthemmten Flexionsmuster (◘ Abb. 8.33a) = Hüftaußenrotation, -abduktion und -flexion, Knie- und Sprunggelenksflexion entgegenzuwirken, detonisieren/mobilisieren wir die tonischen Bereiche des M. gluteus medius. Herr M. überkreuzt hierfür sein rechtes gebeugtes Bein über das mit Knierolle unterlagerte (vs. Hohlkreuz) linke gestreckte Bein. Der rechte Fuß befindet sich lateral etwa auf Kniehöhe (je höher, desto mehr Dehnung, s. ◘ Abb. 8.9c, dort mit dem linken Bein). Nun erfolgt eine langsame Dehnung (ca. 20/30 s; Schmerzskala 1–6: 2–3) in das rechte Knie nach links, bis ein Dehnreiz an der rechten lateralen Crista iliaca (Darmbeinkamm, Ursprung: M. gluteus medius) entsteht. Mit der Zeit sollte sich der Dehnreiz etwas reduzieren, wonach eine weitere Dehnung erfolgt!

Nach der tonischen Detonisierung folgt die phasische Aktivierung der Gegenspieler. Herr M. hält dafür bilateral dem isometrischen Druck an seinem besseren linken Knie und federnden (phasischen) Impulsen am rechten Knie entgegen (◘ Abb. 8.33b). Dabei werden

8

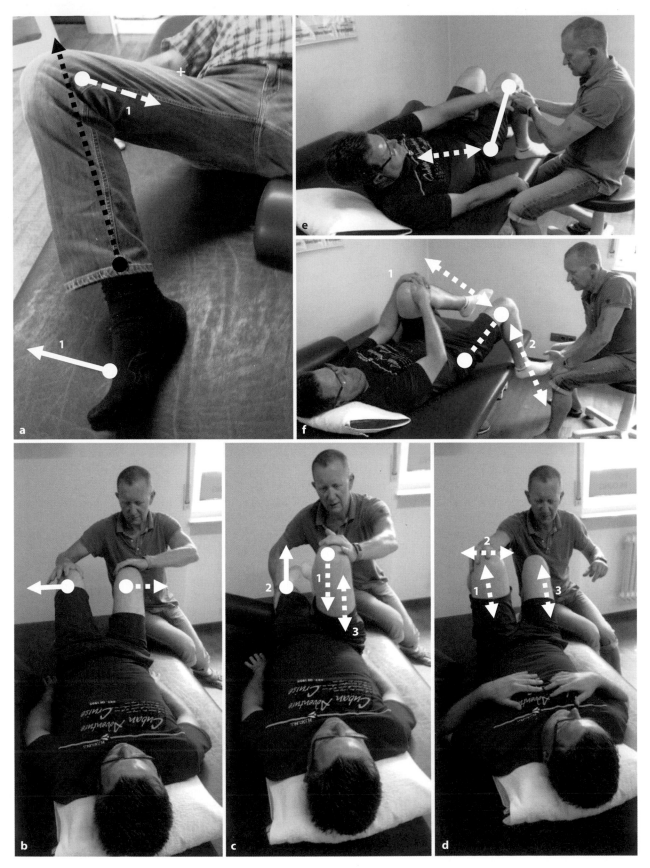

■ **Abb. 8.33   a–f a** Flexionsmuster untere Extremität; **b** bilaterale phasische Aktivierung der unteren rechten Extremität; **c** Streck- und Beugeaktivität in der rechten Extremität mittels gekreuzter Streckreaktion; **d** eigenständiges Halten des rechten Beines; **e** phasische Aktivierung der Hüftbeuger (Punctum mobile proximaler Rumpf); **f** phasische Aktivierung der Hüftbeuger (Punctum mobile distales Bein)

v. a. Muskeln in Richtung physiologische Fußlängsachse aktiviert. In ◘ Abb. 8.33c1 reagiert Herr M. auf federnde Impulse in die gebeugte Hüfte = gestretchte Strecker mit Gegendruck (wenn möglich mit geschlossenen Augen) = phasische Aktivität der rechte Hüftstrecker. Als Steigerung winkelt er nach der Reaktivierung der Streckspannung rechts das linke (dann wieder angestellte) Bein an = gekreuzte Streckreaktion (◘ Abb. 8.33c2, s. ► Abschn. 3.5.7). Das < 90°angewinkelte Bein hemmt pathologisch enthemmte tonische Streckaktivität (= spasmushemmende Stellung). Zudem unterstützt bei < 90°Hüftflexion die Schwerkraft die Flexion. Herr M. hält das Knie isometrisch flektiert für ca. 7 s (zu Beginn evtl. mit etwas Unterstützung). Nun setzt er möglichst langsam (exzentrische Verlängerung – M. iliopsoas) den rechten Fuß auf die Therapieliege bzw. winkelt das Bein wieder konzentrisch an: < 90°(zu Beginn evtl. mit etwas Unterstützung, ◘ Abb. 8.33c3).

Ziel ist es, eigenständig das rechte angestellte Bein zu halten (◘ Abb. 8.33d)! Dies kann erleichtert werden, indem der Fuß im Verhältnis zum Knie etwas nach außen positioniert wird (wenn das Knie nach außen fällt, ◘ Abb. 8.33a1) bzw. nach innen, wenn das Knie nach innen fällt (das Knie tendiert dann nach außen). Durch die entsprechende Positionierung, d. h., der rechte Fuß steht etwas lateraler als das Knie, gelingt es Herrn M., sein Bein eigenständig zu halten. Zur Stabilitätsverbesserung rechts flektiert er nun sein linkes Bein bzw. stellt es wieder ab (s. gekreuzte Streckreaktion, ◘ Abb. 8.33d1). Nun lässt er fazilitierend sein linkes Bein/Knie möglichst locker nach außen/innen bewegen (◘ Abb. 8.33d2 – ist in i. d. R. schwerer als ◘ Abb. 8.33d1 – Vorbereitung zum späteren Standbein rechts/Abbau von Kompensation links).

❯ Wichtig

Je stabiler die rechte, stärker betroffene Extremität, desto weniger Kompensation und desto lockerer das linke Bein (und umgekehrt).

Als Steigerung folgt nun ein alternierender Wechsel zwischen Anbeugen und Abstellen des rechten/linken Beines (◘ Abb. 8.33d3, Steigerung: mit geschlossenen Augen).

In ◘ Abb. 8.33e,f folgen Übungen zur ventralen Beckenverankerung. Herr M. streicht/greift mehrmals mit seiner linken Hand von proximal über den lateralen rechten Oberschenkel bis etwa Kniehöhe (= Angulus inferior links hebt sich etwas ab) und geht wieder langsam in die RL zurück. Im Alltag kann dies z. B. mit dem Einreiben von Lotion, mit Waschen, Hosenbein glattstreichen etc. kombiniert werden. Erleichtert wird die Bewegung, wenn man z. B. im Pflegebett das Rückenteil hochfährt und/oder den Oberkörper mit Kissen unterlagert (67090_4_De_2_MOESM1_ESM). Als Steigerung führt Herr M. sein rechtes Bein langsam an der Bankkante herunter (= exzentrische Aktivität der Hüftbeuger

– Kontrakturprophylaxe M. rectus femoris). Nun wiederholt Herr M. die Bewegung, bis sich der Angulus inferior links etwas abhebt und der rechte Unterschenkel möglichst locker bleibt (Kontrolle – Kompensation M. rectus femoris, s. ◘ Abb. 8.6d,e). Der Ursprung (Punctum mobile) des Hüftbeugers bewegt sich zum Ansatz (Punctum fixum = phasische Aktivität des M. iliopsoas). Aufbauend fixiert Herr M. sein linkes Bein (◘ Abb. 8.33f1). Dies stabilisiert die LWS (vs. Hyperlordose/Hohlkreuz) und führt die rechten Hüftbeuger in einen maximalen Stretch. Herr M. setzt nun (zu Beginn noch mit etwas Unterstützung) seinen Fuß wieder konzentrisch auf die Liege zurück bzw. gleitet langsam exzentrisch an der Bankkante wieder nach unten (◘ Abb. 8.33f2).

Herr M. nutzt nun seine Kompetenzen, um das rechte Bein locker an der Bankkante herunter zu bewegen (◘ Abb. 8.33f2) und mit der linken Schulter/Oberkörper nach rechts zu rotieren (schräge Bauchmuskulatur/Hüftbeuger rechts) für den Transfer zum Sitz bzw. umgekehrt den Transfer vom Sitz zum Liegen. Somit trainiert Herr M. mindestens 2-mal täglich im Alltag alle Muskelgruppen seiner schwächeren Seite, die ihm den physiologischeren aufrechten Sitz, den Stand sowie das Gehen erleichtern.

8.3.2.4 Sitzposition (sagittal)

Herr M. positioniert sich auf einem umgedrehten Alltagsstuhl (◘ Abb. 8.34). Der verkehrte Sitz (Rotationssitz) fördert durch das Abspreizen der Oberschenkel die physiologische Beckenstabilität, Rumpfaufrichtung und -rotation. Durch die andauernde hohe kompensatorische Anspannung der LWS-Muskulatur (M. erector spinae, M. latissimus dorsi) palpieren wir eine ca. 2 cm tiefe lumbale Falte bei Herrn M. (s. ◘ Abb. 3.7a2). In einem ersten Schritt lässt Herr M. sein Becken etwas nach dorsal gleiten (kein Rundrücken!), bis sich die LWS-Falte nahezu abflacht (◘ Abb. 8.34a = physiologische LWS-Lordose). Die auf die Lehne aufgestützten Arme aktiveren die ventrale Kette, entlasten die WS und erleichtern die dorsale Detonisierung (LWS/HWS). Dabei bilden Arme und Schultergürtel eine Art (kaudale) stabilisierende Kette, die sowohl die kranialen Muskelanteile (Nacken) als auch die WS entlastet. Herr M. bewegt daher mit leichtem kaudalem Druck auf die Stuhllehne/Therapierolle und palpierbar lockeren Schultern (◘ Abb. 8.34a2) seinen Oberkörper/Kopf nach vorn. Dort nutzt er die Bewegungsfreiheit, um blickfixierend den Kopf zu rotieren und/oder verspannte Nackenstrukturen zu mobilisieren. Hierfür rotiert er im Wechsel mit dem Kopf maximal nach links (rechts) und dehnt das rechte (linke) Ohr maximal für 10/20 s nach kaudal. Die Dehnposition kann noch verstärkt werden, indem Herr M. mit seiner linken (rechten) Hand den nach links (rechts) geneigten Kopf schmerzfrei (Skala 2–3) nach kaudal zieht.

In ◘ Abb. 8.34b1 folgt eine von lumbal ausgehende Mobilisation dorsal verspannter Strukturen (LWS/BWS)

8

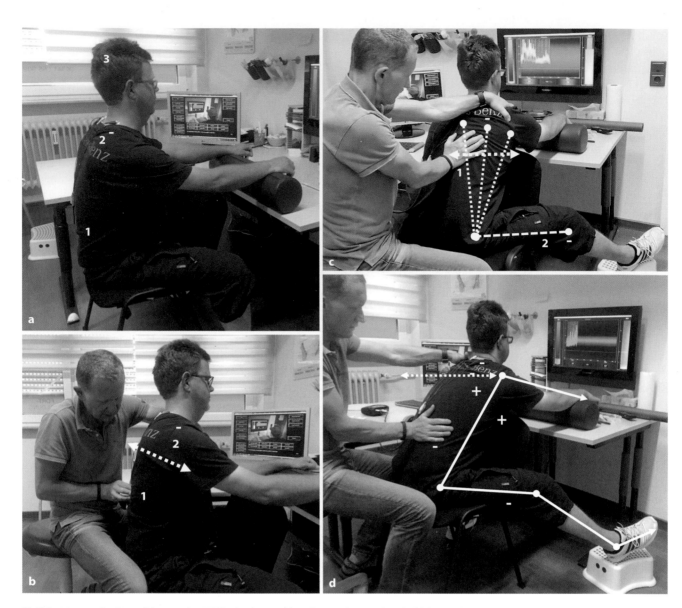

◻ **Abb. 8.34 a–d a** Detonisierung der LWS mittels ventralem Stütz; **b** lotgerechte Aufrichtung der WS und Schulterblattmobilisierung; **c** dorsale Dehnung der dorsalen Kette (Ischiokrurale); **d** Sitzposition im Alltag = Alltagstransfer

und lotgerechte Aufrichtung der WS. Wirbel um Wirbel werden v. a. von Th10 aufsteigend die Spannungen gelöst. Der gelockerte Nacken (HWS) und die detonisierte LWS/BWS erleichtern die Rückgewinnung der physiologischen Becken- und Schulterstabilität. Hierfür lässt Herr M. die physiologisch aufgerichtete WS immer wieder zwischen die Schulterblätter gleiten/fallen (bei langjährigen Verspannungen/Verklebungen braucht dies etwas Zeit!). Desto mehr jedoch diese Position gelingt, desto physiologischer arbeiten die Schulterblattstabilisatoren (s. auch ◻ Abb. 8.10a, b „+") und desto leichter lässt sich der Pars descendens detonisieren. Entsprechend freier wird der Kopf, und die Bewegungsabläufe werden harmonischer/ökonomischer.

Neben den schwachen Hüftbeugern (ventrale Verankerung) wirkt auch eine verspannte dorsale Kette (Ischio-

krurale/Wadenmuskulatur) der Beckenaufrichtung entgegen. Postnatal entwickelt sich die Sensomotorik von kranial nach kaudal und von proximal nach distal.

Roter Faden

Lösung verspannter/kontrakter Muskelbereiche: Je nach Dauer der Verspannung bedarf es vorab meist einer manuellen Mobilisation (Mikrostretch, s. ischämische Kompression). Hierauf folgt die passiv-assistive Dehnung/Verlängerung (Makrostretch) der Muskelfasern. Die Mobilisation löst die Verspannungen/Myogelosen an Muskulatur und Gelenken und dient dem Erhalt bzw. der Erweiterung des Bewegungsausmaßes. Der i. d. R. phasische agonistische Einsatz der tonisch verspannten Gegenspieler (bzw. der distal phasischen Gelenkspartner bei zweigelenkigen Muskeln) führt reziprok zur tonischen Detonisierung (s. ◻ Abb. 8.36)! Im F.A.T. kombinieren wir die manuelle Mobilisation, Dehnung und Detonisierung und transferieren bzw. kombinieren die gewonnene Bewegungsfreiheit mit dem Alltagsgeschehen (s. ◻ Abb. 8.4b, 8.30, 8.34d etc.).

Entsprechend kombinieren wir in ◻ Abb. 8.34c die ventrale Aktivierung, WS-Aufrichtung, Schulterblattmobilität und Kopffreiheit mit der dorsalen Detonisierung der Ischiokruralen (s. oben, Knie schlägt durch). Herr M. zeigt beim beidseitigen Palpieren in den rechten Ischiokruralen eine deutlich höhere Anspannung. Während phasische Muskeln eher durch federnde Impulse stimuliert werden, müssen tonisch verspannte Muskel sehr langsam gedehnt (detonisiert) werden (Adaption der Spindeln).

Zur Dehnung/Detonisierung positioniert Herr M. seinen Fuß auf einem Hocker (Buch/Kiste etc.) und bringt mit leichter ventraler Unterstützung den Körper in Vorlage (Dehnskala 2–3). Nun erhöht er den Druck auf die Unterlage und zählt langsam von 10 rückwärts auf 0. In dieser Position rotiert er z. B. leicht und locker blickfixierend mit dem Kopf nach rechts/links. Nachdem der Dehnreiz etwas nachgelassen hat, lässt er die im Lot ausgerichtete WS zwischen die Schulterblätter fallen und richtet sie wieder entsprechend auf (s. 67090_4_De_3_MOESM2_ESM und 67090_4_De_3_MOESM3_ESM). Nun wiederholt Herr M. mit zunehmendem Bewegungsausmaß (◻ Abb. 8.34c2). In ◻ Abb. 8.34d führt Herr M. die Bewegung ohne therapeutische Unterstützung aus, sodass er selbst ein sicheres Gefühl für die Bewegungsumsetzung bekommt. Um nachhaltig eine Verbesserung zu erzielen, setzt Herr M. das Übungsprogramm/Sitzposition mind. 1-mal täglich (10 min) beim Frühstück, Fernsehen o. ä. um (s. Download „Eigenmobilisation", darin die Anleitungen „Sitzmobilisation I und II", zu finden unter https://doi.org/10.1007/978-3-662-62292-6_8).

8.3.2.5 Sitzposition (frontal)

Bei Herrn K. (52 Jahre) in ◻ Abb. 8.35 besteht die Diagnose MS seit knapp 12 Jahren. Er beschreibt eine beidseitige Nackensteifigkeit, Unsicherheiten beim Gehen, v. a. im Dunkeln und an der Treppe. Sein rechtes Bein (Becken) zeige sich etwas schwächer. Verstärkt treten diese Schwierigkeiten in den Sommermonaten auf, d. h. bei wärmeren Temperaturen! Sein großes Hobby ist das Mountainbiken, wobei er zuweilen längere Strecken absolviert (2–3 h, 50 km+). Zum Teil sei dies aber sehr anstrengend, sodass er oft noch eine Woche danach mit den Folgen zu kämpfen habe (es ihm aber die Sache wert sei!). Diese eher leichteren schubähnlichen Symptome bilden sich zwar immer wieder vollends zurück, beeinträchtigen aber dennoch sein Alltagsleben.

In ◻ Abb. 8.35a1 sitzt Herr K. in stark kyphotischer Sitzhaltung mit palpierbar hoher Nackenanspannung. Mangels lateraler Beckenstabilität rechts und/oder eingeschränkter Rumpfaktivität links zeigt die Frontalebene (◻ Abb. 8.35a2) eine spinale Fixierung nach rechts, bei der der Kopf der Ausrichtung der WS folgt. Herr K. fehlt dadurch Kopffreiheit und Rumpfrotation (Transversalebene), wodurch alltägliche Bewegungsabläufe bis um das 10fache erschwert werden (= Bewegungsstress, s. ◻ Abb. 5.3d).

> ❯ **Wichtig**
>
> Um die frontale Rumpfsymmetrie zu verbessern, positioniert sich der Therapeut stets auf der zu verlängernden (d. h. auf der verkürzten) Rumpfseite. Bei einer pathologisch enthemmten Reaktion/Spastik (= betroffene Seite verkürzt sich) geht es i. d. R. um die physiologische Gewichtsübernahme = ipsilaterale Beckenstabilität und kontralaterale Rumpfflexion (s. Bsp. in ◻ Abb. 8.34e), bei einer hypotonen Grundsymptomatik und kompensatorischer Anspannung der gesunden Seite um die Aktivierung der betroffenen Rumpfseite = Lateralflexion (◻ Abb. 8.35a2 und b2).

Um alltägliche Bewegungsabläufe zu harmonisieren, tätigt Herr K. aufbauend auf sagittale Übungen (s. ◻ Abb. 8.34a–d) frontale Bewegungssequenzen. In ◻ Abb. 8.35b erfolgt ein Griff unter der Achsel zur kontralateralen Schulter. Dabei sollte v. a. die Achsel/Schultergürtel stabilisiert werden und nicht der proximale Humerus (= Traumata im SG vermeiden!). Neben der Ergonomie des Betroffenen sollte auch der Therapeut selbst stets ergonomisch (rückenschonend) fazilitieren. In der rechten Achsel entsteht ein leichter Druck auf den Therapeutenarm, sodass der Nacken locker palpierbar ist. Durch die dorsale Gewichtsverlagerung des Therapeuten erfolgt die Gewichtsübernahme nach rechts (◻ Abb. 8.35b1). Nun hebt Herr K. sein linkes Becken leicht an, ohne die Schultern anzuspannen, und geht wieder zur Unterstützungsfläche (USF) (◻ Abb. 8.35b2, 67090_4_De_3_MOESM3_ESM). Als Steigerung folgen nach dem Anheben des linken Beckens das Knie und dann der Fuß (◻ Abb. 8.35b2 (2–4), s. auch ◻ Abb. 4.6f). Während der jeweiligen Übungen folgen Dehnungssequenzen der v. a. rechten HWS mit Blickrichtung nach links (Abb. ◻ Abb. 8.35b2 (1–4), s. auch ◻ Abb. 8.28e2). In ◻ Abb. 8.35c stützt sich Herr K. dorsal ab, lässt die aufgerichtete WS symmetrisch in die Schultern fallen bzw. richtet sie mit beidseitigem Druck in die Hände/Arme/Schulterblätter wieder auf, ohne die Schultern (Pars descendens) anzuspannen. Als Vorbereitung für den Transfer zum Stand schiebt Herr K. in ◻ Abb. 8.35d die Therapierolle mit leichtem kaudalem Druck (= Nacken locker) und lotgerechter Ausrichtung der WS nach vorn, bis etwa Schultern, Knie und Mittelfuß eine vertikale Linie bilden.

8

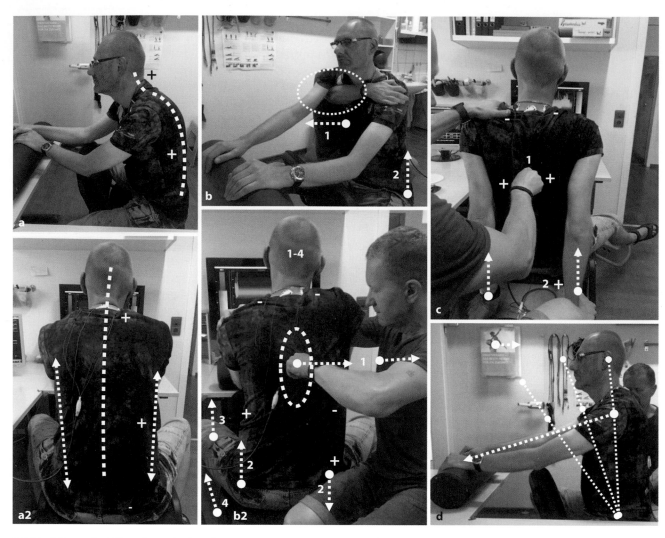

■ **Abb. 8.35 a–d a1** Herr K., sagittale Befundaufnahme im Sitz; **a2** frontale Befundaufnahme; **b1–2** Aufbau lateraler Beckenstabilität und Gewichtsübernahme rechts; **c** dorsale Aktivierung physiologischer Skapulaverankerung auf dem Thorax; **d** lotgerechte Vorbereitung für den Transfer zum Stand

Bei Herrn H. (54 Jahre, ■ Abb. 8.36) besteht seit 15 Jahren die Diagnose MS, zudem erlitt er vor 2 Jahren eine Subarachnoidalblutung (SAB), aus der eine Hemiparese rechts resultierte. Es besteht sowohl eine hohe kompensatorische Anspannung in der linken „gesunden" Schulter als auch mangels lateraler Beckenstabilität rechts eine pathologisch enthemmte Anspannung rechts (= Lateralflexion rechts, ■ Abb. 8.37e, ähnlich ■ Abb. 4.7a), die sich nach distal in einer Spastik von Hand und Fingern fortsetzt. Die phasische ventrale Beckenverankerung ist bei Herrn H. stark beeinträchtigt (Retraktion = dezente Hüftflexion: Stand und Gang). Dorsal zeigen die Ischiokruralen eine tonische Verspannung, weshalb das Knie im Zuge der flektierten Standbeinphase durchschlägt. Der reaktive Übergang von Standbein- zur Schwungbeinphase wird verunmöglicht. Herr H. nutzt beim Gehen (Schwungbein) dorsal die tonische Anspannung im Latissimus dorsi (hebt das Becken) und ventral die tonische Aktivität des M. rectus

(= Extensionsmuster), um sein rechtes Bein nach vorn zu heben.

In einem ersten Schritt lösen wir die distale Spastik auf und nutzen sie als Zeiger einer Überforderung (s. ■ Abb. 2.14, 3.5b, 4.10, 8.6d,e, 8.10 und 8.30). Um die Rumpfsymmetrie zu verbessern, überschlägt Herr H. in ■ Abb. 8.36a zur Beckenstabilisation sein linkes über das rechte (das untere bzw. im Stand hinten stehende Bein ist das Gewichtsbein!). Nun führt er seinen Körperschwerpunkt (Th6–Th8) nach rechts, ohne die Schultern/Hand/Finger anzuspannen bzw. zu verspannen. Der Schultergürtel richtet sich möglichst horizontal und der Kopf vertikal aus. Als Steigerung hebt er die „gesunde" linke Gesäßhälfte an = Gewichtsverlagerung nach rechts (s. auch ■ Abb. 8.35b). Mit der gewonnenen Rumpfsymmetrie wechselt Herr H. die Überkreuzung der Beine, sodass nun das linke gegen das rechte drückt. Es erfolgt eine phasische Aktivierung der Ischiokruralen rechts bei reziproker Detonisierung des Gegenspielers

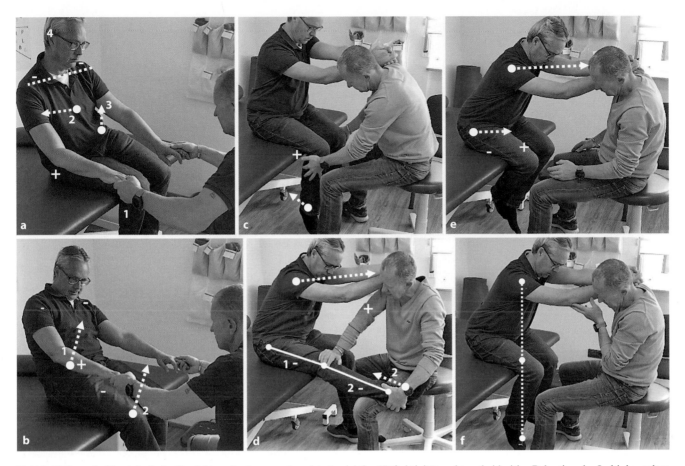

Abb. 8.36   a–f a Physiologische Gewichtsverlagerung nach rechts; **b** selektive Hüftaktivität rechts; **c** beidseitige Palpation der Ischiokruralen; **d** Dehnung/Detonisierung tonischer Verspannung der Ischiokruralen; **e** Detonisierung tonischer Verspannung der Ischiokruralen; **f** symmetrische Vorlage des Oberkörpers als Vorbereitung für den Transfer zum Stand

M. rectus femoris (s. auch ■ Abb. 3.5b1). Herr H. führt nun selektiv mittels exzentrisch phasischer Aktivität der Hüftbeuger rechts seinen Oberkörper nach dorsal links und wieder konzentrisch zurück (■ Abb. 8.36b1). Als Steigerung kann in dorsaler Rumpfposition das rechte Knie zur linken Hand geführt werden (■ Abb. 8.36b2)! Bei Oberkörperaufrichtung/-vorlage palpieren wir im SV (■ Abb. 8.36c) eine deutliche Spannungserhöhung der Ischiokruralen rechts, weshalb u. a. im Vergleich zur linken „gesunden" Seite rechte Schulter, Becken und Fuß nach dorsal tendieren.

In ■ Abb. 8.36d sind rechte Schulter und Becken in der Protraktion, und Herr H. dehnt (ähnlich 8.34c) die Ischiokruralen. Als Steigerung erfolgt eine Dorsalflexion im Fuß, was zudem die tonische Verspannung der Wade dehnt. Herr H. überkreuzt nun wieder den linken vor den rechten Fuß (■ Abb. 8.36e) und baut eine gegenseitige Spannung (Kokontraktion) auf. Durch die Hüftflexion sind die proximalen tonischen Bereiche des M. rectus femoris detonisiert (entspannt), wobei die gewünschten distalen Bereiche durch die Gegenspannung phasisch innerviert werden. Reziprok erfolgt die Detonisierung der Ischiokruralen, was die symmetrische Vorlage des

Oberkörpers für den Transfer zum Stand erleichtert (■ Abb. 8.36f und 67090_4_De_3_MOESM1_ESM).

8.3.2.6 Stand und Gang

Zur Beckenstabilisierung und lotgerechten Aufrichtung der WS im Stand = Muster der Extension benötigen wir die eher tonisch innervierten Haltemuskeln und als deren Widerlager (= ventrale Verankerung) die eher phasisch innervierten Bewegungsmuskeln. Die Hüftbeuger bilden die sagittale Voraussetzung der frontal lateralen Beckenstabilität (■ Abb. 8.37a und c).

Die kompensatorische, aber v. a. pathologisch enthemmte tonische Anspannung der Nackenmuskulatur leitet kopfwärts das Extensionsmuster ein, welches sich über die dorsale Kette, Pars descendens, M. latissimus dorsi, Ischiokrurale (Ausnahme: M. rectus femoris), M. triceps surae, d. h. bis zur Wade/Sprunggelenk (Supination/Spitzfuß) fortsetzt (■ Abb. 8.37a). Die tonische (verkürzte) Wadenmuskulatur wiederum wirkt der phasischen (atrophierten) Aktivität der Fußheber entgegen. Das Problem liegt oft weniger in den Fußhebern, sondern vielmehr in den Fußstreckern, wobei die tonische Innervation der Wade auch phasische Aktivitäten wie

8

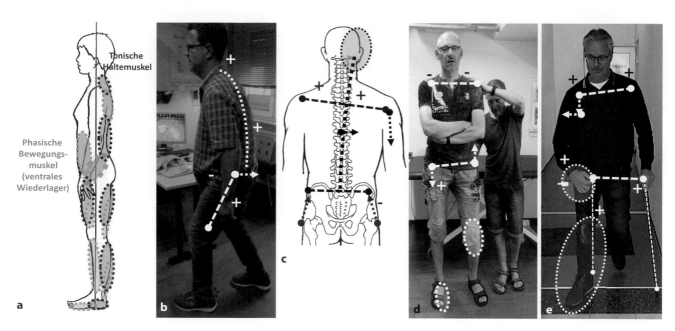

◙ Abb. 8.37 a Sagittaler Stand mit tonisch innervierten Haltemuskeln und phasisch innervierten Bewegungsmuskeln; **b** Gangbild Herr M.; **c** frontal subkortikal und spinal fixierte Standbeinphase rechts; **d** physiologisch ausgerichtete Einleitung der Standbeinphase rechts; **e** Gangbild Herr H. mittels Fußhebeschiene und Einpunktgehstock. (**a** und **c** aus Wottke 2004)

z. B. die Sprungbereitschaft einschränkt (◙ Abb. 3.13b). Bei Herrn M. beginnen wir mit der sagittalen Lotausrichtung (◙ Abb. 8.37b, 8.38), bei Herrn K. liegen die Ziele sagittal aufbauend in der lateralen Beckenstabilität (◙ Abb. 8.37d, 8.39).

Herr H. (◙ Abb. 8.37e) geht seit seiner Reha (vor knapp 2 Jahren) im Alltag mittels Einpunktgehstock und Fußhebeschiene. Ein unmittelbares Ziel liegt darin, Bewegungskompetenzen zu reaktivieren, die beide Hilfsmittel verunnötigen. Der Stütz in der betroffenen Standbeinphase auf den Gehstock aktiviert über die geschlossene Kette v. a. tonisch die Adduktoren rechts, was reziprok die phasischen Abduktoren (M. gluteus medius) hemmt. Daher ist abzuwägen, ob im Sinne der Selbstständigkeit ein Gehstock verordnet wird oder ob (die entsprechenden Ressourcen vorausgesetzt) die Schwerpunkte auf der Reaktivierung physiologisch lateraler Beckenstabilität liegen (evtl. mit Gehstock als Sicherheit). Herr H. geht, um ein dorsales Durchschlagen des Knies zu verhindern, ähnlich Herrn M. in gebückter bzw. gebeugter Haltung. Sein rechtes Becken (Schulter) ist sowohl in der Stand- als auch in der Schwungbeinphase retrahiert (= dezente Hüftflexion). In der Standbeinphase verunmöglicht dies die laterale phasische Kontraktion des M. gluteus medius (s. ◙ Abb. 3.12b), zudem kann die Einleitung der Schwungbeinphase (Stretch-Hüfte) nicht mehr reaktiv erfolgen. Die Fußhebeschiene fixiert den Fuß tonisch mit der Wade. Neben der eingeschränkten sensiblen Rückmeldung kann auch das physiologische Abrollen, d. h. die phasische Belastung des medialen Vorfußes, nicht stattfinden. Beim Gehen ohne Schiene dominiert dagegen die tonische Verspannung (Strecktonus/Supination)

im gesamten Bein. Aufgrund fehlender lateraler Beckenstabilität rechts (s. oben) greift Herr H. (bzw. sein ZNS) auf pathologisch enthemmte (fixierende) Reaktion der rechten Schulter zurück, deren enthemmte Spannung sich nach distal zur Hand/Finger fortsetzt (= Spastik, ◙ Abb. 8.37e). Das „gesunde" Bein tätigt nun einen (sicherheitssuchenden) raschen, kurzen Schritt nach vorn, der die betroffene Seite (Becken/Schulter) weiter retrahiert, und das Becken/Bein wird über den M. latissimus dorsi nach vorn gehoben.

Herr M. nutzt zur Lotverbesserung (WS-Aufrichtung) im Stand für die ventral geschlossene Kette (Stütz) einen Hocker (◙ Abb. 8.38a–c), das rechte Becken orientiert sich dabei an der Tischkante (vs. Beckenretraktion, s. auch ◙ Abb. 8.30). Herr M. beginnt nun, mehrmals langsam seine WS lotgerecht zwischen die Schulterblätter fallen zu lassen und sie wieder mittels Hand-, Arm-, und kaudalem Skapuladruck aufzurichten (◙ Abb. 8.38a1). Der Kopf gewinnt an blickfixierender Bewegungsfreiheit, und die Schultern werden locker palpierbar. Mittels frontaler Beckenbewegung verlagert Herr M. seinen Körperschwerpunkt (Th6–Th8) auf das rechte schwächere Bein (linkes Knie fällt locker = Standbein rechts), ohne die Kante zu verlieren, und im Wechsel wieder zurück auf das linke Bein (rechtes Knie fällt locker = Schwungbein rechts). Als Steigerung hebt er nun das linke Knie gegen die Tischkante (◙ Abb. 8.38b, s. gekreuzte Streckreaktion, ▶ Abschn. 3.5.7), ohne Lot und Becken zu verlieren, bzw. führt aufbauend das linke/rechte Knie zur Tischkannte. Die aufrechte Körperhaltung bei ventral orientiertem (protrahiertem) Becken minimiert den proximalen Zug auf die Ischiokruralen (= Knie schlägt

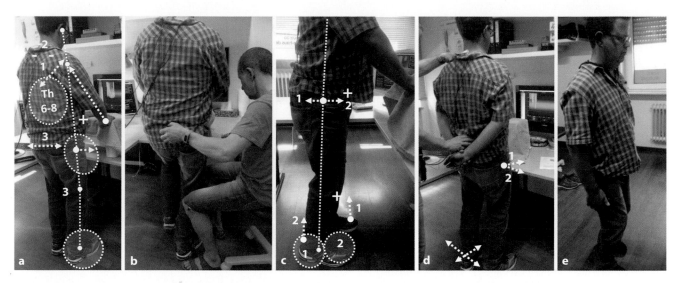

Abb. 8.38 **a–e a** Sagittale Lotausrichtung bei Herrn M. mittels Stütze (ventral geschlossene kinematische Kette); **b** Standbeinphase mittels gekreuzter Streckreaktion bei ventralem Stütz; **c** Aktivierung der ventralen Verankerung und Sensibilisierung rechts; **d** lotgerechte Standbeinphase; **e** aufrecht(er)es, leichteres Gehen im Alltag

nicht so leicht nach dorsal durch!). Unterstützend wird in ■ Abb. 8.38b das rechte Standbein am Becken (vs. Retraktion) sowie am Knie (vs. Durchschlagen) stabilisiert.

In ■ Abb. 8.38c positioniert Herr M. sein rechtes Bein etwas hinter das linke (das hintere Bein übernimmt das Gewicht). Nun führt er seinen Oberkörper im Lot mittels dorsaler Beckenbewegung etwas nach hinten, bis sich die Zehen des linken Fußes reaktiv abheben (■ Abb. 8.38c1). Die ventrale Beckenverankerung wird aktiviert, und die rechte Standbeinferse (tonische Stabilität) ist voll belastet. Die Ferse liefert dabei als physiologischer Referenzpunkt (ähnlich dem Handballen) dem ZNS sensible Informationen (neuronale Präsenz), die wiederum die adäquate Gewichtsübernahme erleichtern. Weiterführend führt Herr M. nun sein Becken ventral über den medialen Vorfuß (Fußballen). Bei entsprechendem ventralem Gegenhalt setzt dabei reaktiv die Gewichtsübernahme ein. Herr M. kneift seine Pobacken zusammen (Extensorenaktivität) und hebt über den Vorfuß die Ferse langsam nach oben bzw. lässt sie wieder langsam auf den Boden gleiten (■ Abb. 8.38c2).

Aufbauend auf die ventrale Verankerung (■ Abb. 8.38d1) setzt Herr M. sein linkes besseres Bein zurück. Die hinter dem Rücken verschränkten Arme (■ Abb. 8.38d) erleichtern die Beckenstabilisierung und Rumpfaufrichtung (was ohnehin viele ältere Menschen nutzen). Dies hemmt jedoch auch die Stützreaktionen der Arme bei Stürzen und sollte daher sehr bedacht angewendet bzw. empfohlen werden! Herr M. nutzt das linke Standbein und führt sein Becken (den Oberköper im Lot) wieder etwas nach ventral, bis es nun über dem rechten Vorfuß (= Standbein) steht. Im Zuge dessen lässt er sein linkes Knie locker zum rechten fallen. Hierbei achten wir darauf (■ Abb. 8.38d2), dass das rechte Becken nicht seitlich einbricht (s. SV). Sollte dies der Fall

sein, muss Herr M. wieder einen Schritt zurückgehen und vorab wieder ventral stabilisieren. Bleibt das Becken hingegen stabil, führt er Schwungübungen mit möglichst geradem Knie links aus. Je leichter die Schwungübungen, desto stabiler das rechte Becken.

Status/Transfer in den Alltag: Herr M. berichtet, dass er deutlich stabiler und aufrechter gehe. Er sei glücklich, dass er im Sommer wieder Sandalen tragen und den Schaltwagen seiner Mutter nutzen könne. Zudem habe sich die Wegstrecke seiner Spaziergänge (3× wöchentlich) auf 2,5 km verlängert. Des Weiteren sei er in seiner Arbeitsstätte und auch privat darauf angesprochen worden, dass er deutlich besser gehe (■ Abb. 8.38e)!

Herr K. nutzt die dorsal geschlossene Kette zur Lotverbesserung (■ Abb. 8.39a,b). Zu Beginn lehnt er sich mit dem Po an die Therapiebank/Tisch/Sideboard o. ä. und stützt sich mit den Armen nach dorsal ab. Um ein Gefühl für die Bewegung zu bekommen, lässt er sich mit dem Oberkörper (WS) zwischen die Schulterblätter fallen. Nun drückt er vom Druck der Handwurzel ausgehend mit den Armen in die kaudalen Schulterblätter, sodass sich die Schulterblätter nach kaudal und der Kopf nach kranial bewegen (■ Abb. 8.39a1, Nacken bleibt locker palpierbar)! Mit stabilisierten Schulterblättern bewegt Herr K. sein Becken von der Bank und wieder langsam zurück (■ Abb. 8.39a2). Mit zunehmendem Kompetenzgewinn erweitert Herr K. seine Fußposition (■ Abb. 8.39a3). Als Steigerung lässt Herr K. bei freiem Becken seine WS (ähnlich wie oben) wieder zwischen die Schulterblätter gleiten und richtet sie wieder mittels Hand-, Arm- und kaudalem Skapuladruck auf (■ Abb. 8.39a4, evtl. kurze Pause einlegen?). Nun lässt Herr K. bei stabilisiertem Oberkörper und Becken seine Knie langsam sinken bzw. richtet sie wieder auf (■ Abb. 8.39a5, tonisch ex- und konzentrische Stand-

8

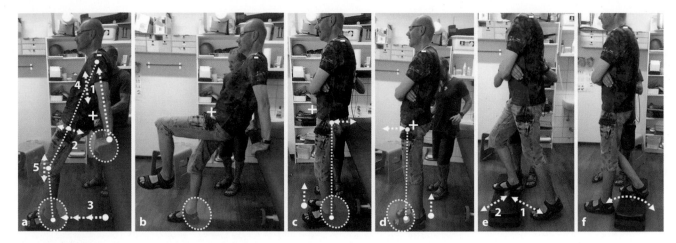

◻ **Abb. 8.39** **a–f** **a** Sagittale Lotausrichtung bei Herrn K. mittels dorsaler Stütze; **b** Standbeinphase mittels gekreuzter Streckreaktion bei dorsal geschlossener kinematischer Kette; **c** ventrale Aktivierung und Sensibilisierung bei tonischer Fersenbelastung mittels offener kinematischer Kette; **d** laterale Stabilisierung und lotgerechte Abrollphase bei phasischer medialer Vorfußbelastung; **e** konzentrische und extensorische Standbeinstabilität; **f** Standbeinstabilität und Schwungbeinflexibilität

beinstabilität). Um das rechte Bein etwas mehr zu fördern, kann Herr K. seinen linken Fuß auf einen Hocker, Schemel, Therapeutenfuß etc. stellen. Bei allen Übungen kann eine Wiederholung mit Lidschluss und/oder blickfixierender Kopfrotation erfolgen.

> ❯ **Wichtig**
>
> Verlieren wir an Stabilität, so müssen wir einen Schritt zurückgehen – um die Voraussetzungen wieder zu schaffen! Gewinnen wir an Stabilität, so gehen wir einen Schritt weiter und stabilisieren das Gewonnene!

Herr K. wechselt in ◻ Abb. 8.39b zwischen Standbeinstabilität und Schwungbeinmobilität. Hierfür flektiert er z. B. im Wechsel das linke (rechte) Bein (gekreuzte Streckreaktion = Standbein rechts/(links)); Unterschenkel und Nacken sollten möglichst locker bleiben. Als Steigerung führt er mit der rechten Ferse zum linken Knie, fährt mit dem Fuß das kontralaterale Schienbein, Wade hoch und runter etc. Der Fokus liegt bei der unteren Extremität, während automatisiert Hände, Arme, Schulterblätter und WS bei freiem Kopf stabilisiert werden (wichtig für das Mountainbiken = Alltagstransfer).

Roter Faden

Drei Schritte der oberen Extremität zur Nackendetonisierung und Aufbau physiologischer Beckenstabilität:

1. Die Arme sind vor dem Rumpf ineinander verschränkt (nicht am Ellbogen gehalten!) (◻ Abb. 8.39c–f). Durch die Minimierung des Armgewichtes fällt es in dieser Position am leichtesten, den Nacken locker zu lassen.
2. Die Arme sind hinter dem Körper verschränkt (◻ Abb. 8.38d). Je tiefer die Hände am Po, desto besser die Aufrichtung. Zudem sind die Arme in spasmus-

hemmender Stellung (innenrotiert), d. h. kein Zug des M. latissimus dorsi. Nachteil ist die fehlende Stützfunktion der Arme bei einem evtl. Sturz.
3. Das Endziel liegt bei lockeren herunterhängenden Armen, die im Rotationsgang zum kontralateralen Schwungbein schwingen. Basis hierfür bilden ein stabiles Becken, lockere Schultern und freie Kopfbewegungen (◻ Abb. 8.40d–h).

Zur ventralen Stabilisierung im freien Stand verschränkt Herr K., mit dem Po angelehnt, seine Arme ineinander (◻ Abb. 8.39c). Die Nackenmuskulatur muss dabei nicht das Gewicht der Arme tragen und kann somit leichter detonisieren. Mit zunehmender Becken- und kaudaler Skapulastabilität können die Arme auch physiologisch möglichst locker herunterhängen (s. ◻ Abb. 8.40). Er bewegt nun mittels ventral offener Kette kopfwärts beginnend den Oberkörper im Lot konzentrisch von der Bankkante weg bzw. führt ihn wieder langsam exzentrisch zurück. Die Zehen heben sich = tonische Fersenstabilität mit sensibler propriozeptiver Rückmeldung (◻ Abb. 8.39c). Nun führt Herr K. im Sinne einer physiologischen Abrollphase sein Becken über die physiologische Fußlängsachse nach vorn auf den medialen Vorfuß. Durch die phasische Aktivität der medialen Vorderfüße/Fußballen (s. positive Stützreaktion, ▶ Abschn. 3.5.7) wird die Ferse frei zum folgenden Zehenstand (◻ Abb. 8.39d). Es folgt der Wechsel zwischen Ferse = Zehen heben sich und Vorfußbelastung = Zehenstand (◻ Abb. 8.39c,d). Um mehr Sicherheit an der Treppe zu gewinnen, stellt Herr K. in ◻ Abb. 8.39e sein schwächeres rechtes Bein auf eine (Treppen-)Stufe, Hocker etc.! Nun bewegt er möglichst langsam seinen linken Fuß zum rechten auf die Stufe = konzentrische Streckaktivität rechts bzw. bringt ihn wieder möglichst

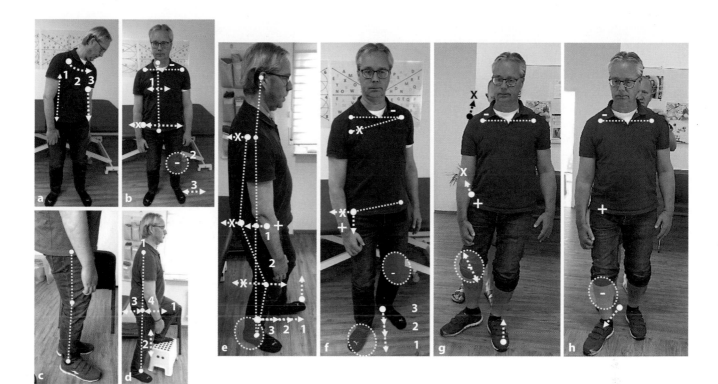

◻ Abb. 8.40   a–h a Verbesserung der Rumpfsymmetrie (Mobilisation Th1–Th4); **b** symmetrischer Stand; **c** Standbein rechts; **d** Standbein und Abrollphase rechts; **e** ventrale Verankerung und tonische Standbeinstabilität (Ferse) rechts; **f** laterale Beckenstabilität, phasische Aktivierung (Vorfuß) rechts und Abbau kompensatorischer Anspannung links; **g** Kontrolle pathologisch enthemmter tonischer Anspannung; **h** physiologische Schwungbeinphase rechts. (Das 67090_4_De_8_MOESM2_ESM finden Sie unter https://doi.org/10.1007/978-3-662-62292-6_8)

langsam zurück auf den Boden = exzentrische Streckaktivität rechts = „Treppe aufsteigend" (◻ Abb. 8.39c1). Als Steigerung führt er nun den parallel stehenden linken Fuß von der Stufe exzentrisch nach vorn zum Boden bzw. führt ihn wieder konzentrisch zurück = „Treppe absteigend". Den entsprechenden Kompetenzgewinn vorausgesetzt, führt Herr K. in ◻ Abb. 8.39f seinen linken Fuß über die Stufe nach vorn und wieder zurück. Die Übungen können auch im Wechsel ausgeführt werden, wobei z. B. das Standbein rechts (zur Förderung) 2-mal und das linke 1-mal die Anforderung absolviert. Als Pause bzw. zur Entlastung können z. B. auf der Stufe wieder blickfixierende Kopfbewegungen und/oder der Wechsel/Abrollphase (◻ Abb. 8.39c,d) auf der Stufe ausgeführt werden.

Das rechte Bein gewann zunehmend an Sicherheit, wobei wir Herrn K. eine spezielle Sportkühlweste, v. a. für wärmere Tage und sein Mountainbiken, empfahlen. Bewegung ist lebenswichtig – Überforderung jedoch schädlich! Daher legten wir Herrn K. den Kauf eines E-Mountainbikes nahe. Mit diesem kann er sich je nach Verfassung sportlich adaptiv betätigen!

Herr H. beginnt mit der Verbesserung seiner Rumpfsymmetrie (◻ Abb. 8.40b vs. ◻ Abb. 8.37e). Hierfür rotiert er mit seinem Oberkörper max. nach links, atmet tief ein verkürzt beim langsamen Ausatmen seine linke Rumpfseite bis zu einem leichten Dehnreiz

rechts (◻ Abb. 8.40a1 = Mobilisation der verspannten oberen BWS). Er richtet sich wieder auf und rotiert weiter nach links und wiederholt diesen Vorgang 3-mal (◻ Abb. 8.40a1–3, s. auch ◻ Abb. 3.7b, d). Nun folgt die Aufrichtung des rechten Standbeines (◻ Abb. 8.40c). Das Anstellen des linken Beines auf eine(n) Stufe, Hocker, Stuhl o. ä. (je höher, desto besser – entsprechende Ressourcen vorausgesetzt) führt zur Hüftextension rechts = leichtere ventrale Verankerung und laterale Stabilität rechts (zur Sicherheit einen Stuhl oder Therapiebank hinter dem Betroffenen positionieren). Sein Oberkörper ist im Lot aufgerichtet, und das Becken befindet sich über der Fußlängsachse rechts (zwischen Ferse und Vorfuß vs. Beckenretraktion = Kniestabilität). Herr K. lässt sein linkes Knie (kompensatorische Anspannung) und Schultern (v. a. die linke) möglichst locker (◻ Abb. 8.40d1, die fehlende Beckenstabilität rechts wird meist über die linke Schulter kompensiert – immer wieder prüfen!). Mit Fersenkontakt beugt er nun mehrmals langsam sein rechtes Knie (exzentrische Streckaktivität) und richtet es wieder möglichst weit auf (Abb. ◻ Abb. 8.40d1, „ohne durchzuschlagen"). Mit entsprechender Stabilität führt er den aufgerichteten Oberkörper etwas nach dorsal auf die Ferse (◻ Abb. 8.40d3 = tonische Stabilität) bzw. nach vorn auf den Vorfuß (◻ Abb. 8.40d4). Die Übungen können nun variieren zwischen Höhe des angestellten Beines, blickfixierender Kopfrotation, Lidschluss etc. (wobei die

Standbeinphase auch im Alltag keine 5 min dauert – immer wieder Pause!, s. 67090_4_De_8_MOESM2_ESM).

Gehen im Alltag (6 Phasen)

Im Prinzip orientieren wir uns beim Gehen an der postnatalen motorischen Entwicklung des Kleinkindes, d. h. an der tonisch-phasischen Innervation von 652 Skelettmuskeln (Sehnen/Bänder/Knochen), die im Sinne des Tragens (= tonische Haltearbeit – Ferse) und (Fort-)Bewegens (phasische Bewegungsvariabilität – federnde Impulse auf den Vorfuß) zusammenspielen. Das Baby zieht sich ventral an einer Couch/Hosenbein, Tisch etc. nach oben (formt dadurch seine WS, ☐ Abb. 3.6a), stabilisiert Becken und Rumpf und gewinnt an Kopffreiheit. Nun schreitet es, noch ventral gestützt (s. ☐ Abb. 3.7e, 3.8c, 3.9c, 3.13a, 4.6c, 8.29a, 8.38a), im Abduktionsgang an der Couch entlang, bis es schließlich vorab eine, dann beide Hände loslässt und kurze Strecken in die rettenden Arme der Mutter oder des Vaters überwindet. Isoliert gesehen hochkomplexe neuromuskuläre Bewegungsvorgänge, die gegen Ende der Laufentwicklung automatisch ineinandergreifen und der Raumeroberung dienen. Diese Entwicklung erfordert Geduld, Ausdauer und eine hohe Frustrationstoleranz. Ein 11–14 Monate altes Baby absolviert dafür ca. 14.000 Schritte/Tag und fällt dabei ca. 100-mal auf den Po. Je mehr das Kleinkind übt, desto seltener stürzt es und desto schneller kann es laufen.

■ **1. Phase des Gehens – ventrale (Becken-) Verankerung**

Herr H. bewegt bei möglichst aufgerichtetem Oberkörper (vs. Becken- und Schulterretraktion, ☐ Abb. 8.40e „X") und geradem rechtem Knie sein betroffenes rechtes Becken nach dorsal, bis sich die Zehen im „gesunden" Bein anheben (☐ Abb. 8.40e , ähnlich ☐ Abb. 8.40d3). Fersenkontakt liefert sensible Information und verbessert die tonische Stabilität. Entsprechende Ressourcen vorausgesetzt, erleichtert zu Beginn eine relativ große Schrittstellung die v. a. proximale ventrale Verankerung (☐ Abb. 8.40e 1). Mit zunehmender Stabilität kann der „gesunde" Fuß zur hüftbreiten Parallelstellung geführt werden (☐ Abb. 8.40e 2–3) = zunehmende distale ventrale Verankerung (optimal: wenn sich auch die Zehen im betroffenen Bein mit anheben, ☐ Abb. 8.39c).

Roter Faden

Eine Beckenretraktion (= Hüftflexion = fehlende ventrale Verankerung und/oder ischiokrurale Verspannung), eine Hyperkyphose der BWS (Rundrücken = Beckenhebung) wie auch eine HWS-Hyperlordose (Hohlkreuz = Beckensenkung) beeinträchtigen die phasisch laterale Beckenstabilität des M. gluteus medius (Ursprung und Ansatz rücken zusammen, s. ☐ Abb. 3.12c, 3.13a2).

Die Beckenretraktion führt zum Verlust der proximalen Stabilität und belastet die Fußaußenkante (Supination), was wiederum meist die Spastik verstärkt (Knie schlägt nach hinten durch).

Herr H. wiederholt nun mit dem rechten Becken die Bewegung nach ventral = Standbein links und wieder zurück, bis sich die Zehen links heben = Standbein rechts (mit offenen, geschlossenen Augen). Je freier der Kopf, aufgerichteter/symmetrischer der Oberkörper (WS) und letztendlich leichter sich die Zehen heben, desto stabiler die ventrale Verankerung im betroffenen Bein = Voraussetzung für die laterale Stabilität!

■ **2. Phase des Gehens – Gewichtsübernahme Frontalebene**

Herr H. verlagert langsam seinen Körperschwerpunkt (Th6–Th8) auf das rechte Standbein, ohne im rechten Becken einzuknicken und/oder die linke Schulter (kompensatorisch) anzuspannen (☐ Abb. 8.40b1). Nun lässt er sein linkes Knie möglichst locker (☐ Abb. 8.40b2; je lockerer links, desto stabiler rechts).

Es folgt der frontale Wechsel zwischen Standbein links (= rechtes Knie locker) und Standbein rechts (= linkes Knie locker). Herr K. rotiert auf dem linken/rechten Standbein blickfixierend mit seinem Kopf nach rechts/links bzw. schließt bei guter Ausführung seine Augen. Aufbauend führt Herr K. nun seinen Körperschwerpunkt nach rechts, lässt das linke Knie locker und führt einen möglichst weiten Seitwärtsschritt (mit möglichst gestrecktem Knie) nach links aus. Dort wird das linke Bein kurz zum Standbein (= rechtes Knie locker), löst sich wieder und geht langsam wieder in die Ausgangstellung zurück (☐ Abb. 8.40b3).

■ **3. Phase des Gehens – laterale Becken-(Standbein-)Stabilität**

Herr H. führt nun bei stabilem Becken rechts sein lockeres linkes „gesundes" Bein in Schrittstellung zurück (☐ Abb. 8.40f1–3). Je weiter das linke Bein in Schrittstellung nach hinten steht (☐ Abb. 8.40f1–3), desto mehr muss das rechte Becken/Standbein stabilisieren. Das heißt, je schwerer es wird, das linke Knie locker fallen zu lassen, desto eher bricht das rechte Becken ein und desto mehr spannt die linke gesunde Schulter kompensatorisch an (daher dosiert/stressfrei vorgehen)!

❯ **Wichtig**

Die kompensatorische Anspannung der „gesunden" Seite bedingt die Innervation der „gesunden" Hemisphäre = reziproke Hemmung der betroffenen Hemisphäre. Selbst bei orthopädischen Leiden wie z. B. Hüft-Tep kompensiert i. d. R. die kontralaterale Schulter.

Herr H. bewegt nun sein rechtes Becken nach ventral auf den rechten medialen Vorfuß (phasische Aktivität) und lässt sein linkes Knie locker fallen (falls dies schon nach der 1. Phase möglich ist, kann die 2. Phase übersprungen werden). Nun wechselt Herr K. mittels dorsal ventraler Beckenbewegung rechts zwischen dem hinteren linken und dem vorderen rechten Standbein (= linkes Knie fällt wieder locker zum rechten).

Selbsterfahrung Bevor wir die Bewegung fazilitieren, bitten wir eine „gesunde" Person, z. B. das hinten stehende linke Bein locker fallen zu lassen, und fühlen am rechten Becken, was passiert! I. d. R. bleibt es stabil!

Selbst bei leichter Betroffenen knickt mangels phasischer Beckenstabilität (M. gluteus medius) der Beckenkamm seitlich ein! Wenn dies geschieht, gehen wir wieder zurück in die 1. Phase (◻ Abb. 8.40e). Falls das Becken/Bein das Gewicht des Oberkörpers noch nicht tragen kann, sollten wir noch mit Stützen arbeiten. ◄

■ **4. Phase des Gehens – Standbein – ventrale Verankerung und laterale Beckenstabilität**

Herr H. kombiniert nun die 1. und 3. Phase zum Schwungbein links (= Standbein rechts). Er geht mit dem linken Bein in Schrittstellung nach vorn, bewegt das rechte Becken etwas nach dorsal auf die Ferse, bis sich die Zehen links heben (= Entlastung links – Standbein rechts, ◻ Abb. 8.40e). Nun gleitet das rechte Becken, den Oberkörper im Lot haltend (vs. Becken- und Schulterretraktion), etwas weiter nach dorsal, worauf erst dann der linke Fuß reaktiv leicht und locker zurückschwingt (◻ Abb. 8.40f). Nun bewegt er wieder sein rechtes Becken nach ventral auf den medialen Vorfuß, lässt das linke Knie locker fallen (Standbein rechts). Das rechte Becken gleitet etwas weiter, und erst dann schwingt der linke Fuß/Bein wieder reaktiv leicht und locker nach vorn.

Je leichter sich die „gesunden" Zehen heben, desto besser die ventrale Verankerung (phasische Kontraktion – M. iliopsoas) im betroffenen Bein! Je leichter das Knie fällt, desto besser die laterale Beckenstabilität im betroffenen Bein (phasische Kontraktion – M. gluteus medius)!

Die betroffene obere Extremität dient dabei als Zeiger der Überforderung! Je stabiler das Becken, desto lockerer die Schulter, desto geringer die Spastik und desto leichter schwingt der betroffene Arm zum „gesunden" Schwungbein (= Rotationsgang).

Durch die Zehenhebung links bekommt das ZNS etwas Zeit für den Aufbau der Standbeinstabilität rechts, dann geht das rechte Becken (als Chef[2]) etwas nach dorsal, bis links reaktiv der Ausgleichsschritt nach hinten folgt (zum Standbein links). Fällt dann wieder das linke Knie locker nach vorn, so erhält (wie oben) das ZNS wieder etwas Zeit für den Aufbau der Standbeinstabilität rechts, erst dann geht das rechte Becken (als Chef) nach ventral, bis links wieder reaktiv der Ausgleichsschritt in Schrittstellung nach vorn erfolgt. Zu Beginn fazilitiert man am Becken das Körpergewicht auf das rechte Standbein und erklärt verbal die Vorgehensweise: „Wir gehen zurück (Becken fazilitieren), bis sich die Zehen links leicht und locker heben (möglichst von alleine – reaktiv). Jetzt ist das rechte (betroffene) Becken der Chef und geht etwas nach hinten, bis möglichst automatisch der linke, gesunde Fuß in Schrittstellung nach hinten folgt" (beim Vorgehen entsprechend). Mit Kompetenzgewinn reduziert sich die verbale und fazilitierende Unterstützung, und die Bewegungsgeschwindigkeit wird gesteigert. Herr H. schaut z. B. auf eine Uhr und führt alle 4, später alle 2 s einen lockeren Schritt nach vorn bzw. wieder zurück aus! Der Kopf sollte dabei nicht auf den Boden, sondern vielmehr zu einem Ziel schauen, evtl. auch Steigerung durch Lidschluss.

■ **5. Phase des Gehens – Übergang zum Schwungbein**

Das zur Schrittstellung locker nach vorn gesetzte linke Bein führt zur Hüftextension rechts = Stretch = reaktive Einleitung der Schwungbeinphase. Herr H. geht nun wieder mit seinem rechten Becken etwas zurück, bis sich die Zehen links heben, und wieder nach ventral auf das linke Standbein und lässt im Zuge des Stretchs (Hüftextension rechts) sein rechtes Knie möglichst locker zum linken fallen (◻ Abb. 8.40g). Dies wiederholt er mehrmals – je lockerer, desto besser!

❯ **Wichtig**

In dieser Phase geht es um den Wechsel zwischen maximaler Standbeinstabilität (bei Vorfußbelastung) und totaler Entspannung = Schwungbeinflexibilität. Dieser Wechsel stellt meist die größte Herausforderung zur Reaktivierung der physiologischen Schwungbeinphase dar. Betroffene knicken zuweilen mit dem „gesunden" Bein/Knie ein, um die enthemmte Spannung im betroffenen Bein zu lösen – dann verliert dieses jedoch noch mehr an Bodenfreiheit und muss nach vorn gehoben werden. In dieser Phase ist verstärkt auf die ipsilaterale Becken- und Schulteranspannung zu achten!

Bei zu hoher Spannung der tonisch verspannten Ischiokruralen (vs. lockeres Kniefallen) und/oder der Wadenmuskulatur (Supination/Inversion, die wiederum im Nacken beginnt!) wird das Bein mittels M. latissimus/M. rectus femoris und ipsilateraler Nackenspannung (= Becken- und Schulterretraktion, s. ◻ Abb. 3.12d,e) in einer Massen-

---

2   Mit dem Ausdruck „Chef" verstehen die Betroffenen meist gut, was bzw. wie es mit der Bewegungsausführung gemeint ist!

bewegung nach vorn gehoben (◻ Abb. 8.40g „X"). Fuß/Sprunggelenk tendieren dabei in die Supinations- bzw. Spitzfußstellungstellung. Mobilisierende, dehnende und detonisierende Maßnahmen können das lockere Fallenlassen erleichtern (◻ Abb. 8.4a,d, 8.36d,e). In spasmushemmender Stellung, z. B. gestützt (= ventrale Verankerung) im Kniestand (◻ Abb. 4.6c, durch die distal flektierten Knie sind die Ischiokruralen proximal detonisiert!), können bei leicht aufgerichtetem Oberkörper die Gewichtsübernahme (Standbein) und -abgabe (Schwungbein) vorbereitet werden (s. ◻ Abb. 11.6a, Kniestand). Zu Beginn unterstützen verbale Hinweise wie: 1. „Das Knie fällt locker nach vorn" (Ischiokrurale), 2. „Die Wade wird ganz locker" (M. triceps surae), 3. Es folgt etwas fazilitierende Gewichtsverlagerung nach links, und 4. „Das Bein, v. a. der Unterschenkel, schwingt ganz locker vor" (s. 67090_4_De_8_MOESM2_ESM und Download „Eigenmobilisation", darin die Anleitungen „Eigenübung zur Standbeinphase" und „Eigenübung zur Schwungbeinphase", unter https://doi.org/10.1007/978-3-662-62292-6_8).

> **Wichtig**
> Je lockerer das rechte betroffene Knie zum linken Standbein fällt, desto leichter und harmonischer schwingt der betroffene Fuß nach vorn! Eine Supinations-/Inversionsstellung ist stets mit zu viel Extensionstonus verbunden!

▪ 6. Phase des Gehens – Gang

Herr H. schwingt nun bei maximal gelockertem rechtem Knie mit dem rechten Fuß nach vorn (◻ Abb. 8.40h) zum Fersenkontakt rechts (= Wahrnehmung, tonische Stabilität). Das rechte Becken gleitet weiter auf den medialen Vorfuß (phasisch variable Aktivität) und wird mit der Gewichtsübernahme zum Standbein rechts. Herr H. lässt dabei zu Beginn sehr bewusst und langsam sein linkes Knie locker fallen = Abbau kompensatorischer Anspannung und automatisiertes Standbein rechts. Mit der folgenden Gewichtsübernahme/Standbein links lässt er nun sein rechtes betroffenes Knie (bewusst) möglichst locker fallen (Kontrolle pathologisch enthemmter Anspannung rechts) und schwingt nach vorn. Ein therapeutisch taktil ventraler Druck gegen die Stirn (bei Nackenanspannung), die betroffene Schulter (bei Schulterretraktion) oder das betroffene Becken (bei Beckenretraktion) können die Umsetzung erleichtern. Herr H. tätigt nun im Raum mehrere Schritte („gesundes" Knie locker – dann vorschwingen, betroffenes Knie locker – dann vorschwingen etc.).

> **Wichtig**
> Vor allem bei langjährigen Verläufen haben sich kompensatorische Strategien automatisiert/adaptiert. Daher kann ein eigentlich neuromuskulär schweres Rückwärtsgehen (eher phasische, ventrale Aktivität) ein physiologischeres Vorwärtsgehen erleichtern.

Herr H. steht in Schrittstellung mit dem linken „gesunden" Fuß nach vorn = Standbein rechts. Nun geht er mit dem rechten Becken etwas nach dorsal (Fersenbelastung rechts), bis sich die Zehen links heben, und geht mit der gewonnenen Beinfreiheit mit links einen Schritt zurück. Nun führt er weiter das Becken nach dorsal, bis der rechten Fuß frei wird! Durch die hohe (vom Nacken ausgehende) tonische dorsale Anspannung bis in die Wade bildet die Zehhebung im betroffenen Bein meist das letzte Glied der physiologischen Kette! Daher setzt Herr H. den möglichst frei gewordenen Fuß locker zurück. Da sich beim Zurückgehen keine Kompensationsstrategien manifestiert haben, gelingt es meist physiologischer als das Vorwärtsgehen. Zudem werden phasische Aktivitäten in den Ischiokruralen/ventrale Kette angesprochen, was das darauffolgende Vorwärtsgehen erleichtert (s. 67090_4_De_11_MOESM5_ESM). Alle Übungen/Vorbereitungen können bei guter Ausführung mit geschlossenen Augen und/oder blickfixierender Kopfrotation kombiniert werden (s. 67090_4_De_8_MOESM2_ESM).

▶ Beispiel

Selbsterfahrung Bevor wir das Gehen fazilitieren, sollten die 6 Bewegungsphasen selbst im Sinne „normaler" Bewegung automatisiert werden. Das heißt, es geht um das „normale" Gefühl der Bewegung und nicht um das Fühlen, wie der Betroffene die Bewegung umsetzt. Schließlich soll der Betroffene die normale Bewegung wieder reaktivieren bzw. an diese herangeführt werden – und nicht der Therapeut die Bewegungen des Betroffenen! ◀

Hantieren

Bei Frau R. (◻ Abb. 8.41), Diagnose etwa 20 Jahre vor Behandlungsbeginn, liegt der Schwerpunkt in der proximalen Becken- und v. a. kaudalen Schulterblattstabilität (u. a. M. trapezius pars transversa et pars ascendens). Aufbauend auf die gewonnene Becken- und Schulterstabilität (s. 67090_4_De_4_MOESM2_ESM, 67090_4_De_4_MOESM8_ESM u. 67090_4_De_4_MOESM9_ESM) folgen Hand- und Fingerfunktion. Vorab mit einer Mobilisation von Hand/Fingern (Propriozeption) und Sensibilisierung mittels protopathischer Medien (Eis, ◻ Abb. 8.41a). Zu Therapiebeginn gelang es Frau R. nur, einen Spielstein ansatzweise zu ziehen (◻ Abb. 8.41b). Mittlerweile kann sie die Steine mit unterschiedlichen Pinzettengriffen (zwischen Daumen und Zeige- bzw. Mittelfinger) und großer Ausdauer ziehen und zurückstecken. Im Alltag beschreibt sie, dass sie mit Alltagsgegenständen wie Besteck, Müllbeuteln etc. leichter und geschickter hantieren kann. Frau R. steht mitten im Leben, sie beteiligt sich u. a. an Kletterkursen für MS-Betroffene, unternimmt Urlaubsreisen und engagiert sich bei sozialen Projekten.

◻ Abb. 8.41 a–d a Sensibilisierung und Mobilisation der Hand; **b** FM-Steckspiel; **c** Klettern für MS-Betroffene; **d** Urlaub in Südfrankreich

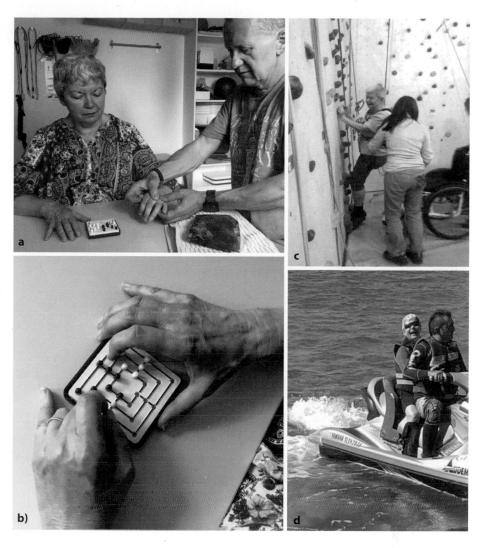

8.3.3 Resümee

Sicherlich gibt es bei 1000 möglichen Gesichtern auch recht dramatische Verläufe und, wie eingangs beschrieben, können wir die MS nicht heilen! Dennoch sollten wir die Diagnose: MS nicht mit einem passiven Leben im Rollstuhl gleichsetzen! Ebenso sollten wir die therapeutischen Ziele auch nicht mit „Statuserhalt" oder „Abbauprozesse verlangsamen" definieren. Herr M. (◻ Abb. 8.38) kam im Sommer, 18 Jahre nach Diagnosestellung, in die Praxis und sagte, er sei glücklich! Er könne wieder Sandalen anziehen, mit dem Schaltwagen seiner Mutter fahren und weiter/leichter (auch wenn ihm dabei der Therapeut im Nacken steckt: „Schulter locker!") mit seinem Hund Gassi gehen! Bewegung/Sport ist für den MS-Betroffenen mehr als wichtig, sie sollte jedoch in dem Maße erfolgen, dass sie das Leben bereichert. In der Therapie trainieren wir nicht für Olympia, sondern suchen vielmehr Möglichkeiten, die den Alltag erleichtern und damit die Lebensqualität verbessern.

8.4 Idiopathisches Parkinsonsyndrom (IPS), Parkinsonkrankheit, Morbus Parkinson (Schüttel- oder Zitterkrankheit)

8.4.1 Historie

Die Parkinsonkrankheit bzw. ihre Symptome wurden schon in ayurvedischen Schriften um 1000–1500 v. Chr. sowie von Ärzten der griechischen Antike um 300–100 v. Chr. beschrieben. Die erste ausführliche Beschreibung stammt aus dem Jahr 1817 von dem britischen Arzt James Parkinson (1755–1824) als Abhandlung der Schüttellähmung mit dem Titel „An Essay on the Shaking Palsy". Der französische Arzt Jean-Martin Charcot fügte dieser Beschreibung den Muskelrigor und die Mikrographie hinzu. Die Wissenschaftler Georges Marinesco und Paul Blocq beschrieben 1893 als „Pathogenesis of Parkinsonism" eine Läsion (Untergang) der Substantia nigra! Der deutsche Neuropathologe Friedrich Lewy beschrieb 1912 einen erhöhten Anteil eosinophiler (Gra-

8

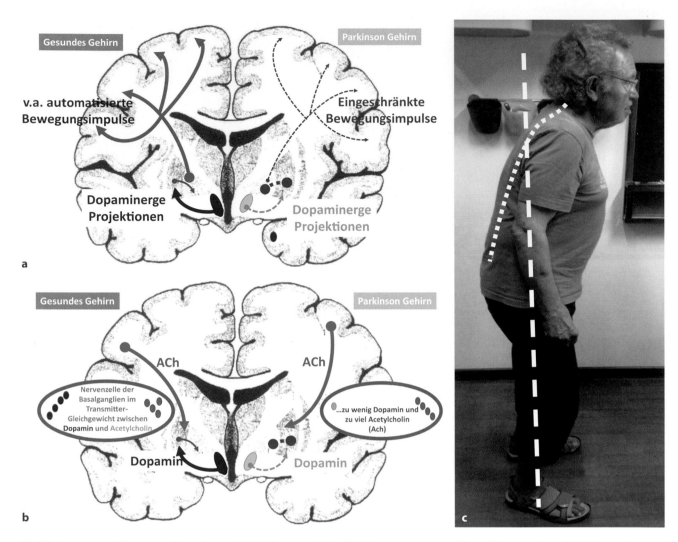

☐ Abb. 8.42 **a–c a** Untergang dopaminerger Projektionen und Einschränkung v. a. automatisierter Bewegungsimpulse; **b** Dopaminmangel und Acetylcholinüberschuss; **c** Körperhaltung bei IPS

nulozyten/Leukozyten) intrazytoplasmatischer Einschlusskörper (Lewy-Körper), die charakteristisch für das Parkinsonsyndrom sind.

8.4.2 Epidemiologie

IPS ist nach der Alzheimerdemenz die zweithäufigste degenerative Erkrankung des Nervensystems in Europa und tritt meist im Alter zwischen 55 und 65 Jahren (1 % der über 60-Jährigen, 2 % der über 80-Jährigen), seltener vor dem 40 Lebensjahr (juveniler Parkinson) auf. In Deutschland sind etwa 400.000 Menschen betroffen. Parkinsonerkrankungen, die vor dem 40. Lebensjahr auftreten, werden als „früh beginnende", und solche, die vor dem 21. Lebensjahr beginnen, als „juvenile" Parkinsonerkrankungen benannt (DGN und AWMF 2016). Erbliche Formen der Parkinsonkrankheit liegen nur bei knapp 5–10 % aller Parkinsonsyndrome vor. Hinweise sind dabei ein sehr früher Erkrankungsbeginn (vor dem 50. oder sogar vor dem 40. Lebensjahr) und eine Häufung von Parkinsonfällen in der Familie.

8.4.3 Neuropathologie (s. ▸ Abschn. 1.3.1, Dopamin)

Die Neuropathologie mit Plus- und Minussymptomatik beim IPS stellt sich folgendermaßen dar:

- Untergang dopaminerger Neurone in der Substantia nigra (> 60 %, Pars compacta) durch die Ablagerung von Proteinen (α-Synuclein/Lewy-Körperchen – Zerfall der NZ, ☐ Abb. 8.42a),
- fehlende Aktivierung oder besser: zu starke Hemmung zentralmotorischer Steuerungszentren für die Ausführung automatisierter, harmonischer Bewegungsabläufe,
- Transmitterungleichgewicht: Dopaminmangel (Minussymptomatik) bei relativem Acetylcholin- und Glutamatüberschuss (Plussymptomatik) führt zu mo-

torischen Symptomen: Tremor, Rigor, Bradykinese bzw. Akinese.

8.4.3.1 Neurotransmitter

Acetylcholin, kurz ACh, spielt als Neurotransmitter eine zentrale Rolle bei der Regulation vieler Körpervorgänge und steht normalerweise mit Dopamin im Gleichgewicht! Als Transmitter an den neuromuskulären Endplatten besitzt es eine eher erregende Wirkung und dient u. a. der (willkürlichen) Kontraktion unserer Skelettmuskulatur.

Der Dopaminmangel führt zu einem relativen **ACh-Überschuss.** ACh-Überschuss führt zu den sogenannten **Plussymptomen** (◘ Abb. 8.42b):

- Tremor ,
- Rigor,

stark flektierte Körperhaltung **Dopaminmangel** ist für die **Minussymptome** verantwortlich:

- Aki- und/oder Bradykinese (Nacken- und Bewegungssteifigkeit),
- reduzierte Mimik (Maskengesicht),
- Trippelschritte,
- Mikrographie (kleiner werdendes Schriftbild, vor allem gegen Ende des Satzes).

8.4.4 Diagnostik

Man unterscheidet das Parkinson-Syndrom im Syndromverlauf sowie zu den unterschiedlichen Ätiologien (idiopathisches, nicht-idiopathisches Parkinson-Syndrom). Parkinson-Syndrome insgesamt sind definiert durch das Vorliegen einer **Brady-, Hyop- oder Akinese** (Bewegungsverlangsamung, Bewegungsarmut) und eines der folgenden, in unterschiedlicher Ausprägung auftretenden Kardinalsymptome (Symptomtrias bei zwei Dritteln der Betroffenen, s. ► Abschn. 8.4.6):

1. Leit- bzw. Kardinalsymptome
   - **Rigor**/Rigidität (Muskelsteifheit/Zahnradphänomen),
   - **Tremor**/Zittern, das sich (v. a. zu Beginn) bei einer bewussten Bewegung reduziert,
   - **Posturale (Haltungs-)Instabilität**/Gleichgewichtsprobleme.
2. MRT/CT
3. L-Dopa-Test (Abgrenzung Plus-Syndrome, s. unten)
4. Ausschluss der Sekundärsymptomatiken
5. Histologisch erst post mortem gesichert

8.4.5 Klassifikation

Die Deutsche Gesellschaft für Neurologie (DGN und AWMF 2016) klassifiziert das IPS entsprechend des Krankheitsverlaufs in:

1. Idiopathisches Parkinsonsyndrom (IPS, ca. drei Viertel aller PS-Betroffenen), wird in folgende Verlaufsformen unterteilt:
   - Äquivalenz-Typ (alle Symptome treten in etwa gleich stark auf),
   - Tremordominanz-Typ,
   - monosymptomatischer Ruhetremor (seltene Variante).
2. Genetische Formen des Parkinsonsyndroms: monogenetische Formen (5–10 %)
   Bei Parkinson-Plus-Syndromen (atypische Parkinsonsyndrome) besteht zwar eine Parkinson-Grundsymptomatik, jedoch zeigen sich auch für das IPS untypische Symptome.
   Syndrome:
   - Multisystematrophie (MSA, ausgeprägte, vegetative Symptomatik),
   - progressive supranukleäre Blickparese (PSP, meist rascher Verlauf),
   - Demenz vom Lewy-Körperchen-Typ (DLK),
   - kortikobasale Degeneration (CBD),
   - sekundäre (symptomatische) Parkinsonsyndrome durch Medikamente, Toxine, Infarkte und Verletzungen (Letztere der amerikanische Boxer Muhammad Ali).
3. Unterscheidung (nicht ganz einfach!):
   - L-Dopa wirkt nur sehr begrenzt oder gar nicht (größte Unterscheidung),
   - Tremor ist deutlich schwächer ausgeprägt,
   - Symptome schreiten jedoch meist rascher voran,
   - Seitendominanz fehlt,
   - häufig verbunden mit Demenz und früher Fallneigung.
4. Symptomatische (sekundäre) Parkinsonsyndrome – medikamenteninduziert:
   - klassische Neuroleptika, Antiemetika etc.,
   - tumorbedingt,
   - posttraumatisch,
   - toxininduziert (z. B. durch Kohlenmonoxid, Mangan),
   - entzündlich (AIDS-Enzephalopathie oder seltene Enzephalitiden),
   - metabolisch (z. B. Morbus Wilson, Hypoparathyreoidismus).

8.4.5.1 Medikamentöse Therapie

Das Parkinsonsyndrom wird meist mit dem Untergang der dopaminergen Neurone in der Substantia nigra pars compacta erklärt. Der dadurch bedingte Dopaminmangel betrifft vor allem die Initiierung und Ausführung automatisierter Bewegungsabläufe. Als Grundlage der medikamentösen Behandlung von Parkinson gilt die Gabe von L-Dopa (Levodopa). Im Gegensatz zu Dopamin selbst, das die Blut-Hirn-Schranke (BHS) nicht überwindet, ist L-Dopa dazu in der Lage. Es bildet die biochemische Vorstufe von Dopamin und wird im

Gehirn zu Dopamin umgebaut. Nachteil des Medikaments ist jedoch (!), dass bei mehrjähriger Behandlung (Langzeittherapie) ein Wirkungsverlust eintritt (i. d. R. < 20 Jahre). Die Dosis muss zunehmend gesteigert werden, bis schließlich die Wirkung völlig verloren geht. Die L-Dopa-Therapie bezieht sich vor allem auf die Reduktion der Plussymptomatiken, wobei der Tremor meist nicht ausreichend beeinflusst werden kann.

Bei der medikamentösen Behandlung des IPS kommen unterschiedlichste Medikamente zum Einsatz:
- **L-Dopa** (Dopamin kann die BHS nicht überwinden!), Kombination mit Decarboxylasehemmer (Carbidopa, Benserazid).
- **Dopamin-Agonisten** (D2-Rezeptor-Agonisten), alternativ zu L-Dopa, Einsatz v. a. bei jüngeren Betroffenen.
- MAO-B-Hemmer (Selegelin) und COMT-Hemmer (Entacapon) in Kombination mit L-Dopa verlangsamen den Dopaminabbau.
- ACh-Antagonisten verringern das Übergewicht, v. a. bei ausgeprägtem Tremor (Plussymptomen).

Therapieverlauf:
- Die ersten Jahre kann der Betroffene mittels Medikamenten nahezu wie gewohnt weiterleben!
- Ca. 3–5 Jahre nach der Erkrankung treten sogenannte „Wearing-off-" bzw. „End-of-dose-Akinesen" auf.
- Betroffene werden gegen Ende der Wirkungszeit unbeweglicher (meist morgens und/oder nachmittags).
- Phasen guter Beweglichkeit = „on" wechseln sich mit schlechten Phasen = „off" ab (zwischen 15 min und mehreren Stunden), dann spricht man vom „On-off-Phänomen"!
- In Off-Phasen fühlen sich die Betroffenen oft müde und niedergeschlagen und möchten „ihre Ruhe haben"! **Ein entsprechender Rückzugsraum wäre für sie von großem Vorteil!**

Roter Faden

Dopaminerge Projektionen entspringen der Substantia nigra (◘ Abb. 1.1, SN) und dem ventralen Tegmentum (◘ Abb. 1.1, VTA). V. a. positive Lebensereignisse („Aha"-Erlebnisse, positiv besetzte soziale Kontakte, Reisen etc.) erhöhen die Dopaminproduktion (VTA). Das heißt, das Planen, Erwarten und Erleben solcher Ereignisse kann dem IPS-Verlauf entgegenwirken!

Eine lang anhaltende verspannte HWS-Hyperlordose (◘ Abb. 8.42, s. auch ▶ Abschn. 11.1.2, TLR rückwärts) aktiviert v. a. die tonische An- bzw. Verspannung und hemmt reziprok phasische Aktivitäten, was von der Nackenmuskulatur (Pars descendens, s. Frühsymptome IPS) ausgehend über die Jahre (Jahrzehnte, > 20 Jahre) zu einer zunehmenden Verspannung/Versteifung des Bewegungsapparates führt.

Wie oben und auch in der gängigen Literatur (DGN und AWMF 2016) beschrieben, zeigt sich der Tremor i. d. R. relativ therapieresistent und wird v. a. durch die Medikation versorgt. In unseren Therapien jedoch konnten sowohl die Betroffenen als auch wir im Zuge der dorsalen Detonisierung (Nacken, lumbaler Rücken, Ischiokrurale, Wade etc., s. u. a. 67090_4_De_8_MOESM3_ESM) und der damit verbundenen proximalen Bewegungserleichterung/-verbesserung auch eine deutliche Verbesserung/Reduzierung der Tremorsymptomatik erkennen.

IPS-Prophylaxe: „Lockere Schultern" und viele positive Lebensmomente (= Dopaminproduktion) könnten somit einen prophylaktischen Einfluss (nicht nur) auf die Entstehung einer „idiopathischen" Parkinson-Symptomatik nehmen.

8.4.5.2 Operative Therapieverfahren

Pumpentherapie (= kontinuierliche Medikamentenabgabe im Dünndarm) bei
- langjährigem Krankheitsverlauf,
- Schluckstörungen,
- Wearing-off-Symptomatik (deutliche Verschlimmerung der Symptome gegen Ende der Wirkungszeit – Extremfall akinetische Krise).

Tiefe Hirnstimulation („Hirnschrittmacher"): Stimulation von SN, Hypothalamus oder Globus pallidus mittels Elektroden. Die OP wird am wachen Patienten durchgeführt und ist i. d. R. relativ komplikationsarm.

8.4.5.3 Aktivierende Therapieverfahren
Physiotherapie, Ergotherapie und Logopädie werden zur Behandlung pharmakoresistenter Bewegungsstörungen eingesetzt. Fallneigung, motorische Blockaden, Gang-, Sprech- und Schluckstörungen und/oder demenzielle Entwicklungen sprechen weder auf Medikamente noch auf neurochirurgische Verfahren (Hirnstimulation) an! Um Alltagskompetenzen länger zu erhalten und Behinderungen im Langzeitverlauf entgegenzuwirken, wird die aktivierende Therapie auch schon in Frühstadien der Parkinsonerkrankung propagiert.

Neben der intensiveren Einzeltherapie besteht auch das Angebot der Gruppengymnastik. Diese beinhaltet neben dem motorischen Gewinn auch eine wichtige psychosoziale Komponente. Einerseits erhält der Patient durch die Gruppengymnastik die aktive Möglichkeit, seiner Symptomatik entgegenzuwirken, andererseits kann er im Kreise Gleichgesinnter Erfahrungen austauschen und seine Isolation leichter überwinden (parkinsonselbsthilfe.de).

Jeder Betroffene hat einmal jährlich den Anspruch auf eine 14-tägige stationäre multimodale Komplexbehandlung. Die Integration unterschiedlicher Therapieansätze führt zu einer intensiven und ganzheitlichen Behandlung und dient u. a. auch einer optimalen Medikamenteneinstellung.

> **Wichtig**
> Während wir bei der Hemiplegie die Muskelinnervation (hypoton) reaktivieren und/oder kompensatorische und pathologische enthemmte Reaktionen kontrollieren, beim SHT die Koordination trainieren und bei der MS eher phasische Funktionen aktivieren, geht es beim IPS um die Detonisierung! V. a. zu Beginn der Erkrankung stehen dabei die tonische Nackenmuskulatur (Pars descendens) und ischiokrurale Muskelgruppe im Fokus. Sie bedingen sich gegenseitig (je verspannter der Nacken, desto verspannter die Ischiokruralen und umgekehrt). Im Laufe der Erkrankung wirkt sich die tonische Anspannung auf die gesamte Skelettmuskulatur aus (Verlust phasischer Aktivität).

■ **Gedanken zur Therapie**
- Es geht nicht um die Heilung der Parkinsonkrankheit, sondern vielmehr darum, den durch die Akinese (Bewegungsmangel) verursachten Versteifungen des Muskelgewebes und den Kontrakturen der Gelenke entgegenzuwirken (s. Anleitung ◘ Abb. 5.3f, 8.4b).
- Ziel ist es, die Mobilität und die damit verbundene Selbstständigkeit des Patienten möglichst lange zu erhalten!
- Das Neuerlernen von Bewegungsmustern ist z. T. schon in der Frühphase beeinträchtigt. Daher geht es um den größtmöglichen Erhalt der noch vorhanden automatisierten Bewegungsabläufe!
- Im fortgeschrittenen Stadium müssen i. d. R. jedoch die mangelnden automatisierten Bewegungsabläufe durch äußere Reize (optisch, akustisch, taktil) über bewusst gesteuerte (kompensatorische) Prozesse initiiert werden.
- Zum Teil wird IPS-Betroffenen ein Kraft- und Gewichtstraining empfohlen, z. B. Gehen mit Gewichtsmanschetten etc. Es ist jedoch fraglich, ob ein ohnehin angespannter Mensch dadurch lockerer wird. Wir setzten daher v. a. auf dynamische/mobilisierende Techniken!

8.4.6 Symptome

Das IPS gilt als degenerative (langsam fortschreitende), idiopathische (unbekannte Ursache), chronische Erkrankung der Basalganglien (früher, des extrapyramidal motorischen Systems/EPMS). IPS ist durch eine allgemeine Verlangsamung der Bewegungsabläufe charakterisiert (Bradykinese). Zu Beginn der Erkrankung kann eine einseitige Betonung bestehen (Hemi-Parkinson), die sich jedoch in der Regel mit zunehmendem Krankheitsverlauf auf den gesamten Körper ausweitet.

8.4.6.1 Psychische Symptome

Psychische Begleiterscheinungen bei IPS sind:
- Depressionen: Ca. 40 % der Betroffenen beschreiben ein lang anhaltendes Gefühl der Hoffnungslosigkeit und Traurigkeit. I. d. R. gut behandelbar – daher Arzt konsultieren (Untergang serotoninsynthesierender Neurone (bis zu 60 %) und Einlagerung von Lewy-Körperchen im kaudalen Mittelhirn und Pons)!
- Betroffene haben meist weniger Selbstbewusstsein, Selbstwertgefühl und Tatendrang als vor der Erkrankung.
- Reduktion der kognitiven Verarbeitungsgeschwindigkeit.
- Halluzinationen (meist visuell)!
- Angststörungen: auch etwa 40 %, häufig in Kombination mit Depressionen. Die Betroffenen meiden oft den Kontakt zu anderen!
- Demenz (nicht Alzheimer!): Beim IPS stehen weniger Gedächtnisprobleme im Vordergrund, sondern vielmehr eine Verlangsamung des Denkens sowie Schwierigkeiten, sich auf neue Anforderungen (kognitive Flexibilität) einzustellen, zu planen und entsprechende Probleme zu lösen!
- Die REM-Schlaf-Störung (im Engl. abgekürzt RBD) kennzeichnet sich durch lebhafte, körperlich aktiv gelebte Träume. Frühsymptom – Auftreten meist schon Jahre vor der Diagnose (s. unten).
- Mit fortschreitendem Krankheitsverlauf können vorübergehende **Verwirrtheitszustände** auftreten. Eine **Störung der Gedächtnisleistungen** zeigt sich zu Beginn der Erkrankung vor allem im Bereich des prozeduralen Gedächtnisses, das für die Speicherung der motorischen Verhaltensweisen verantwortlich ist (► Kap. 6, „Neuropsychologie"). Diese Beeinträchtigung erschwert dem Patienten das Erlernen und Automatisieren neuer Bewegungsmuster. Mit zunehmendem Krankheitsverlauf treten häufig auch Einschränkungen in den deklarativen Gedächtnisleistungen auf.

8.4.6.2 Vegetative Symptome

Vegetative Auswirkungen beim IPS sind:
- Erhöhte Talkproduktion (Seborrhö, Salbengesicht).
- Störung der Temperaturregulation (erhöhte Schweißproduktion, z. T. mit Schweißausbrüchen), vermehrtes Schwitzen (v. a. nachts).
- Erhöhter Speichelfluss (evtl. auch Fehlen bzw. Ausbleiben der Schluckreaktionen – Akinese).
- Durchschlafstörungen (z. T. auch durch Medikamente bedingt).
- Verdauungs- und Blasenprobleme, Verstopfung (Obstipation) und verstärkter Harndrang.
- Schwindel (Orthostase) bei körperlichen Belastungen, wie z. B. bei raschem Aufstehen (Blutdruckabfall!).
- Störungen von Blutdruck und sexueller Funktionen.

Stürze verursachen physische, soziale und finanzielle Belastungen während der Krankheit. Nicht weniger als 65 % der Stürze führen in einem von drei Fällen zu Hüft- und Beckenverletzungen. IPS-Betroffene haben eine 2- bis 4fache Wahrscheinlichkeit, Hüftfrakturen zu erleiden. Im Vergleich mit ihren Altersgenossen liegen IPS-Betroffene mit einer Hüftfraktur länger im Krankenhaus und haben eine längere und weniger erfolgreiche Rehabilitation. Dies ist eine Erklärung für Stürze als Hauptursache von Pflegebedürftigkeit (► www.parkinson.ch).

8.4.6.3 Parkinson-Frühsymptome

Parkinson-Anzeichen können schon Jahre vor den typischen Hauptbeschwerden auftreten. Da diese sehr unspezifisch sind, werden sie in der Regel nicht als solche erkannt. Wer also eines oder mehrere der genannten Symptome bei sich entdeckt, sollte sich zunächst keine Sorgen machen, da es zahlreiche (harmlosere) Erklärungen dafür gibt.

- Muskel- und Gelenkschmerzen (Dysästhesien), meist im **Schulter-Nacken-Bereich** beginnend!
- Verminderung oder kompletter Ausfall des Geruchssinns (Hyposmie/Anosmie).
- REM-Schlaf-Verhaltensstörung (Traumschlaf): Eigentlich ist man beim Träumen sprichwörtlich „wie gelähmt". Bei REM-Schlaf-Verhaltensstörung werden die geträumten Bewegungen zum Teil ausgeführt. Die Betroffenen schreien, treten, zappeln, schreien und schlagen um sich, was für sie und andere gefährlich sein kann.
- Fehlendes Mitschwingen der Arme beim Gehen.
- Probleme bei der Fein- und Grafomotorik, wie z. B. beim Hemdzuknöpfen, Zähneputzen, Schreiben (kleiner werdendes Schriftbild/Mikrographie).

8.4.6.4 Motorische Symptomtrias

Als prägnanteste Krankheitszeichen (Kardinalsymptome), die bei über zwei Dritteln der Betroffenen vorherrschen, werden die Symptome der sogenannten Symptomtrias beschrieben:

- Tremor (Zittern, das sich bei einer bewussten Bewegung reduziert),
- Rigor (Zahnradphänomen),
- Bradykinese (Bewegungsarmut, Startschwierigkeiten).

Tremor (Ruhetremor)

Man unterscheidet drei Tremorformen. Die häufigste ist der klassische Parkinsontremor, der bei unterstützten Armen in Ruhe mit einer Frequenz von ca. 4–6 Hz in Erscheinung tritt (höhere Frequenzen sind in frühen Krankheitsstadien möglich). Er tritt gewöhnlich als erstes Krankheitszeichen auf und zeigt sich vor allem in den Ruhephasen (Ruhetremor) in den distalen Extremitäten (Arm, Hand), wobei auch der Kopf und die Füße betrof-

fen sein können. Als typisches Bild des distal betonten Tremors der oberen Extremität zeigt sich das sogenannte **Pillendrehen oder Geldzählen**, bei dem sich Daumen und Langfinger rhythmisch gegeneinander bewegen. Beim Tremor des Kopfs spricht man vom **Ja-Ja- bzw. Nein-Nein-Tremor**. Teilweise verringert sich der Tremor, vor allem in der Frühphase, durch die Initiierung einer Aktivität (z. B. Finger-Nase-Versuch), wodurch sich der Ruhetremor vom Intentionstremor unterscheidet. In der Spätphase der Erkrankung, in der die Unterdrückung des Tremors durch eine bewusst eingeleitete Bewegung häufig nicht mehr möglich ist, kommt es in den ADL-Bereichen zu schwerwiegenden Einschränkungen. Vor allem feinmotorische Anforderungen, wie z. B. im grafomotorischen Bereich (Mikrographie) oder bei der Flüssigkeitsaufnahme (ein Glas zum Mund führen), sind erheblich beeinträchtigt. In schweren Fällen werden das Waschen, Anziehen sowie die Nahrungsaufnahme unmöglich. Der Tremor ist zwar ein eindrucksvolles Krankheitszeichen des Parkinson-Erkrankten, er ist jedoch keineswegs obligat für die Parkinson-Erkrankung (wie z. B. beim akinetischen Parkinsonsyndrom).

Weitere, seltenere Tremorformen sind der **Haltetremor** (mittlere Frequenz von 5–7 Hz, wie beim essenziellen Tremor), der oft gemeinsam mit einem **Ruhetremor** bestehen kann, sowie der Aktionstremor (8–12 Hz), der im Prinzip bei der Initiierung einer Aktivität auftritt (ähnlich 67090_4_De_4_MOESM7_ESM).

Die verschiedenen Tremorformen können unterschiedlich auf eine Behandlung ansprechen.

- **Kompensationsstrategien**

Gemeinhin zeigen Medikamente (s. oben, ACh-Antagonisten) die besten Erfolge. Bei unseren Betroffenen zeigen sich jedoch auch positive Veränderung durch eine Detonisierung der Nackenanspannung sowie der Ischiokruralen und somit eine verbesserte Lotausrichtung der WS. Kompensation:

- Im Gegensatz zur klassischen Hemiparese, bei der wir möglichst automatisierte Schriftzüge „reaktivieren", nutzen wir bei IPS optische, bewusste Hilfen („cueing techniques") = Linien und Zeilen.
- Keine ganzen Wörter schreiben, nach einigen Buchstaben absetzen, Druckbuchstaben schreiben.
- Ablagefläche der Arme vergrößern, Unterarme auflegen, Ellbogen aufstützen (stabilisiert die kaudale Schulter und entlastet die obere Schulter-Nacken-Muskulatur!).
- Beim Rasieren mit der freien Hand die aktive Hand unterstützen.
- Zum Teil wird auch der Einsatz von Gewichtsmanschetten zur Verbesserung der Selbstständigkeit beschrieben! Diese werden jedoch auch die Schulter- und Körperanspannung erhöhen und könnten somit wiederum harmonischen, physiologischen Bewegungsabläufen entgegenwirken!

Rigor

Als weiteres frühes Zeichen kommt es zu einer **andauernden Tonuserhöhung** der Muskulatur. Dies führt zu einer subjektiv erlebten Muskelsteifigkeit, die aktive Bewegungen nur noch gegen einen erhöhten, zähen, wachsartigen Widerstand zulässt. Die Patienten fühlen sich dabei meist auch in Ruhe sehr steif und fixiert, z. T. beschreiben sie dieses Gefühl als „eingefangen in einem Gipsverband". Prinzipiell betrifft die Tonuserhöhung die gesamte Skelettmuskulatur, d. h. Agonisten und Antagonisten, wobei sich die Symptomatik in der **Nackenmuskulatur**, sowie den langen Unterarmmuskeln (Pro- und Supinatoren) i. d. R. am prägnantesten erfassen lässt. Im Ellbogen lässt sich der Rigor am besten durch ein passives Beugen und/oder Strecken des Gelenks nachweisen. Der erhöhte Antagonistentonus wirkt der agonistischen Bewegungsausführung entgegen. Im Prinzip zeigt sich dabei ein dem (bei der Ataxie besprochenen) „positiven Rebound" gegensätzliches Phänomen, d. h., es kommt zu einem **während des gesamten Bewegungsablaufs gleichbleibenden, zähen, z. T. ruckartigen Widerstand (Zahnradphänomen)**. Im Verhältnis dazu besteht bei einer Spastik zu Bewegungsbeginn ein relativ hoher Widerstand, der im Zuge des fortschreitenden Bewegungsablaufs schnell nachlässt (Taschenmesserphänomen).

Der Tonus in der Nackenmuskulatur (**Nackenrigor**) kann so stark ausgeprägt sein, dass die Flexion der HWS auch in der Rückenlage erhalten bleibt und der Kopf dadurch nur langsam absinkt oder auch ganz von der Unterlage abgehoben bleibt („oreiller psychique", psychisches Kissen). Die Patienten klagen dabei häufig über starke Nackenschmerzen.

Fortführend bildet eine weitere Form der Muskelsteifigkeit, der sogenannte **Achsenrigor**, bei dem die Rotationsbewegung zwischen Kopf **(HWS-Hyperlordose)** und Rumpf und im Rumpf (**BWS-Hyperkyphose)** verloren geht. Bei Umwendebewegungen im Liegen oder im Stand wird die Bewegung von Kopf, Schultergürtel (oberer Rumpf) und Becken (unterer Rumpf) „en bloc" ausgeführt, was u. a. dem Rotationsgang entgegenwirkt. Im fortgeschrittenen Stadium verhindert die fehlende Rotation den selbstständigen Positionswechsel von der Rücken- zur Seitlage und umgekehrt.

Akinese/Bradykinese

Das wohl deutlichste Krankheitszeichen des Parkinsonsyndroms bildet die **Beeinträchtigung der automatisierten Bewegungsabläufe**. Hierbei kommt es zur Reduktion spontaner Bewegungsabläufe, was sich u. a. durch eine Bewegungsverarmung (Akinese) zeigt. **Mimik und Gestik** sind stark reduziert (Amimie, Maskengesicht), und die Bewegungen der Extremitäten werden stark verlangsamt ausgeführt, meist nur noch gerade so viel, wie zum Erreichen des Ziels notwendig ist. Im fortgeschrittenen Stadium werden einmal in Gang gesetzte Bewegungen in ihrer Ausführung zunehmend ruckartiger (rigide Anteile) und laufen vor der eigentlichen Zielerreichung aus (sprichwörtlich „versanden"). Zudem können regelrechte **Bewegungsblockaden** auftreten, bei denen die Bewegung während der Ausführung zum Stillstand kommt und wie eingefroren („freezing") erscheint.

Beim Gehen bleibt das **Mitschwingen der Arme aus**, und die Schrittlänge und das Gangtempo sind deutlich herabgesetzt (**Trippelschritt**). Die Füße werden nur unzureichend vom Boden abgehoben, woraus einerseits der **schlürfende Gang** entsteht und andererseits ein erhöhtes Stolperrisiko (s. auch Haltung) resultiert. Es fehlt allgemein an einer inneren Bewegungsinitiierung (Starthemmung), die im Extrem dazu führen kann, dass beim Schlafen die Umlagerungsbewegungen des Körpers ausbleiben, woraus wiederum ein besonderes **Dekubitusrisiko** resultiert. Gleichgewichtsreaktionen (Stell- und Stützreaktionen) sind ebenso betroffen wie erlernte automatisierte Bewegungsabläufe (z. B. Schnürsenkel zubinden).

■ Posturale Instabilität

Die **Haltung des Parkinson-Patienten** ist durch einen nach vorn gebeugten Oberkörper (HWS-Hyperlordose/BWS-Hyperkyphose) mit leichter Flexion in Ellbogen, Hüfte und Knien geprägt (▣ Abb. 5.3). Durch die Vorverlagerung des Oberkörpers läuft der Patient quasi permanent seinem Körperschwerpunkt hinterher (Pulsionsphänomen). Meist fehlt dabei die Initiierung bremsender Schritte, und die Patienten stürzen zu Boden, wobei ohnehin schon wegen der Vorverlagerung des Oberkörpers und der fehlenden Stellreaktionen eine **erhöhte Sturzgefahr** besteht.

Die Beugehaltung wird z. T. auch während der Schlafphase beibehalten. Die langanhaltende Ruhigstellung bzw. das Verharren in dieser Position birgt die erhöhte Gefahr von **Beugekontrakturen** in den besagten Gelenken.

■ Sprech- und Stimmprobleme

Zum Sprechen benötigt man mehr als 60 Muskelpaare. Es dient neben der Gestik und Mimik v. a. der menschlichen Kommunikation! Mehr als drei Viertel der Parkinson-Betroffenen entwickeln eine Stimm- und Sprechstörung (hypokinetisch-rigide Dysarthrie). Dabei verschlechtert sich auch meist die Atemmuskulatur (steifer)! Atemvolumen und Atemfrequenz verändern sich (flache und schnelle/paradoxe Brustatmung). Erschwerend wirkt die gekrümmte Sitzhaltung der Zwerchfellatmung entgegen! Die Stimme klingt leiser, schwächer, rauer, monotoner etc., auch das Sprechen ist undeutlicher und verwaschener. Das Sprechtempo ist beschleunigt und/oder verlangsamt, z. T. stotterähnliche Wiederholungen (Palilalie). Die Sprechbewegungen sind langsamer, das Gesicht wirkt verspannt, eingefroren und unbeweglich. Zudem werden die Laute monotoner und undeutlicher gesprochen, der Betroffene klingt deutlich teilnahmsloser und zurückhaltender, als er es selbst subjektiv empfindet. Ein tägliches Training (Zeitunglesen) mittels Schallpegelmessgerät trainiert sowohl die Atem- als auch Sprechmuskulatur (s. 67090_4_De_1_MOESM1_ESM).

■ **Kriterien der Befunderhebung: Akinese**
- Wie wird die Bewegung gestartet (ein oder mehrere Anläufe, von innen heraus oder durch äußere Reize (schwache oder starke), geschieht der Start sofort oder verzögert)?
- Wird die eingeleitete Bewegung langsamer und läuft aus? Endet die Bewegung vor dem Ziel (versandet)?
- Wie werden bewusst automatisierte Bewegungsabläufe ausgeführt (erlernte automatisierte Bewegungen wie z. B. Schnürsenkel binden, Schlüssel ins Schlüsselloch stecken, Treppe steigen etc.)?
- Wie werden automatisierte Bewegungsabläufe ausgeführt (Bewegungen mit sehr wenig bewussten Anteilen wie z. B. Gleichgewichtsreaktionen, Umdrehen/Lageveränderung im Bett etc.)?

Therapierelevanz

Die bewegungseinschränkende tonische Muskelsteifigkeit beginnt kopfwärts im Nacken und setzt sich nach bis zur Wadenmuskulatur (M. soleus) fort. Zu Beginn sind v. a. die Nackenmuskulatur (Pars descendens) sowie die Ischiokruralen an- bzw. verspannt. Im Krankheitsverlauf überträgt sich die tonische Anspannung (Verspannung) auf die gesamte Skelettmuskulatur. Mit zunehmender Nackensteifigkeit (= Kopffixierung) steigen auch die Schwierigkeiten, automatisierte Bewegungen von innen heraus zu starten.

Um die größtmögliche Selbstständigkeit zu erhalten, sollten daher detonisierende Alltagssituationen einfließen und von außen gesetzte Mechanismen („cueing techniques") den inneren Bewegungsmangel kompensatorisch ausgleichen, z. B. indem man bei leichter Parkinson-Betroffenen die „Anleitung Sitzmobilisation mit hypertoner Grundsymptomatik I und II" oder bei schwer Betroffenen die „Anleitung Transfer zum Stand I und II" (zu finden im Download „Eigenmobilisation" https://doi.org/10.1007/978-3-662-62292-6_8) visuell gegenüber dem Frühstückstisch platziert. Das heißt, mittels externer Signale wird der Verlust internal generierter Cues (Reize) kompensiert und eine „closed-loop performance" ermöglicht! Durch gezielte Aufmerksamkeitszuwendung und/oder durch die Verwendung weniger automatisierter Bewegungsfolgen (z. B. Marschieren statt Gehen) werden also Bewegungen „entautomatisiert".

Akustische, optische oder andere sensorische Stimuli triggern den Betroffenen zur Bewegungsinitiierung! Diese sind u. a.:
- **Akustische Schrittmacher**, z. B. via Handy-Kopfhörer (rhythmische Musik), die einen externen Bewegungstakt für das Gehen vorgeben.
- **Optische Hilfen können durch Markierungen** auf dem Fußboden oder an den (oder der ersten) Treppenstufen, in Form von Linien (Kreppband), Aufklebern in Fußform, Laserpointer etc. gesetzt werden.
- **Verbal** kann der Patient durch eine Eigeninstruktion wie „Ich stehe auf" die Bewegung in Gang setzen oder durch das Aufsagen von Gedichten, Liedern, Versen, Zahlenreihen etc. den Rhythmus zum Gehen vorgeben.
- **Mentale Verarbeitung** von (v. a. komplexeren) Bewegungsabläufen. Der Patient spielt kognitiv die Bewegung Schritt für Schritt durch, worauf die motorische Umsetzung erfolgt.
- **Kognitive Strategien:** Versandet die Bewegung, d. h., endet sie vor dem Ziel, versucht der Betroffene, das Ziel durch eine bewusste Bewegungsplanung, die über das Ziel hinausschießt, dennoch zu erreichen.
- Keine zwei Tätigkeiten parallel ausführen (z. B. Treppensteigen + Erzählen), da der Betroffene für die Bewegungsausführung sein Bewusstsein benötigt.

Die **Anforderungen an den Patienten** sollten folgenden Kriterien entsprechen:
- Anforderungen auswählen, die das persönliche Interesse des Patienten wecken.
- Übungen mit eher mäßigem Schwierigkeitsgrad auswählen (nicht überfordern) und regelmäßig ausführen.
- Wiederholt Tätigkeiten ausführen, die der Selbstständigkeit dienen.
- Stereotype Bewegungsmuster ohne Sinn und Zweck vermeiden.
- Übungen in der Art der Ausführung und Geschwindigkeit variieren, um eine Vielzahl unterschiedlicher Muskelgruppen anzusprechen.
- Anforderungen einbringen, die keinen allzu hohen Tonus erfordern, d. h. nicht allzu statisch ausgelegt sind (eher dynamisch, mobilisierende Medien).

Eine zusätzliche Problematik besteht in der Initiierung von Bewegungen, die auf rein automatisierter Ebene gesteuert werden und damit nahezu nie der bewussten Kontrolle unterliegen, wie z. B. Gleichgewichtsreaktionen (Stell- und Stützreaktionen). Man versucht über eine mobile Unterstützungsfläche, z. B. auf einem Peziball, einer Weichbodenmatte, einem Trampolin oder einem Wackelbrett, die Reaktionen zu provozieren. Ein lang anhaltender funktioneller Gewinn im Sinne einer automatisierten Verfügbarkeit von Stell- und Stütz-reaktionen scheint jedoch im fortgeschrittenen Stadium fraglich.

8.4.7 Quantitative Einteilung der Schweregrade nach Hoehn und Yahr (1967)

Zur Einteilung nach Art und Ausmaß der Behinderung besteht eine Reihe von Skalen, die sich vor allem auf die funktionelle Beeinträchtigung der Parkinson-Krankheit beziehen (▶ Abschn. 11.3, „ICF-orientierte Befund-erhebung"), wie z. B. die **Webster-Rating-Scale** (Webster 1968) oder die Einteilung der Schweregrade nach Hoehn und Yahr (s. Beispiel.).

Einteilung in 5 Krankheitsstadien nach Hoehn und Yahr (1967)

- **1. Stadium:** Keine sichtbaren funktionellen Krank-heitszeichen; leichte Symptome, unangenehm aber nicht beeinträchtigend; evtl. Tremor in einer Extre-mität; Angehörige bemerken Veränderungen in Hal-tung, Bewegung und Mimik.
- **2. Stadium:** Einseitige Symptomatik ohne Gleichge-wichtsstörung, Beeinträchtigung von Haltung und Gang, minimale Behinderung.
- **3. Stadium:** Leichte bis mäßige Behinderung; trotz funktioneller Einschränkung ist die Selbstständigkeit möglich; Gleichgewichtsprobleme; mittelschwere ge-neralisierte Dysfunktionen; der Patient ist bedingt arbeitsfähig.
- **4. Stadium:** Schwere Behinderung; Patient ist noch steh- und gehfähig, aber funktionell stark einge-schränkt; Rigidität und Bradykinesie; Selbstständig-keit ist nicht mehr uneingeschränkt möglich.
- **5. Stadium:** Patient ist ohne personelle Hilfe bett-lägerig und an den Rollstuhl gefesselt, Kachexie (krankhafte Abmagerung); vollständige Invalidität.

8.4.8 Befunderhebung und Therapie

Neben der quantitativen Befunderhebung (Skala nach Hoehn und Yahr, Barthel-Index etc.) bildet die quali-tative Erfassung der Funktionseinschränkungen den Schwerpunkt der therapeutischen Befunderhebung. Diese ist differenzierter und orientiert sich vor allem an den Bewegungsbeeinträchtigungen, die aus der oben ge-nannten Symptomtrias resultieren.

8.4.8.1 Kurztest zur Eingangsbefunderhebung

- **Item I, Kopf-Fall-Test**

Der Kopf des liegenden Patienten wird passiv vom Kis-sen abgehoben und losgelassen. Infolge der Parkinson-Symptomatik wird die Kopfstellung beibehalten bzw. sinkt der Kopf nur sehr zäh auf die Unterlage zurück (▶ Abschn. 8.4.6, „Rigor").

- **Item II, Armschwingtest**

Der Therapeut bewegt alternierend den Schultergürtel des Patienten, sodass die Arme locker mitschwingen. Je nach Schwere ist das Mitschwingen eingeschränkt oder fehlt völlig. In schweren Fällen fehlt die Rotation des Schultergürtels (oberer Rumpf) gegen das Becken (En-bloc-Bewegung des Rumpfs).

- **Item III, Pendeltest**

Der locker herabhängende Arm des Patienten wird vom Therapeuten passiv 90° flektiert (horizontale Stellung) und zum Auspendeln losgelassen. Bei einem beginnenden Hemiparkinson sind die Pendelbewegungen auf der be-troffenen Körperseite deutlich reduziert.

- **Item IV, Stuhl-Kipp-Test**

Der Therapeut kippt den Stuhl des Patienten ohne Voranmeldung nach hinten. Durch die fehlende Stell-reaktion bleibt die sitzende Körperhaltung erhalten (▶ Abschn. 8.4.6.3 Parkinson-Frühsymptome, Akinese).

- **Item V, Diadochokinese (s. im Gegensatz ▶ Abschn. 8.2.2, „SHT, Ataxie")**

Bei der Diadochokinese wird der Patient aufgefordert, schnell aufeinander folgende Pro- und Supinations-bewegungen mit dem Unterarm durchzuführen. Dabei liegt das flektierte Ellbogengelenk am Rumpf an. So-wohl die Pro- als auch die Supinationsbewegung wird durch die hohen Tonusverhältnisse zwischen Agonisten und Antagonisten nur sehr langsam und zähfließend ausgeführt.

- **Item VI, Schriftbild**

Als typisches Zeichen zeigt sich häufig die sogenannte Mikrographie. Das Schriftbild wird nach rechts kleiner und ist stark „verzittert". Die Grundlinie wird nach oben und/oder nach unten überschritten. Der Patient wird z. B. aufgefordert, eine Zahlenreihe von 1 bis 10 (15) auf einer Linie zu schreiben.

Durch den Kurztest erhält der Therapeut eine erste Einschätzung über die bestehenden Symptome. Um je-doch die therapeutische Vorgehensweise möglichst gezielt zu gestalten, wird eine weitere differenzierte Befunder-hebung gemäß den eingangs beschriebenen Symptomen (vor allem den Kardinalsymptomen) unumgänglich.

8.4.8.2 Alltagseinschätzung

Der fortschreitende Krankheitsverlauf verschlechtert die Lebenssituation von durchschnittlich 33 % der Betroffenen in der Frühphase bis zu 82 % in der Spätphase. Hauptsächlich spätere motorische und nichtmotorische Defizite beeinflussen die Lebensqualität dramatisch: Depression und psychosoziales Wohlbefinden, bewegungsbezogene Einschränkungen, Schwierigkeiten beim Drehen und Transfers vom Liegen zum Sitz, vom Sitz zum Stand sowie das Gehen und häufige Stürze (▸ www.parkinson.ch).

Zur Einschätzung der Alltagssituation können die im Folgenden beschriebenen Kriterien herangezogen werden.

■ **Mobilität im Alltag**
- Ins Bett legen/aufstehen/im Bett drehen – Position ändern (Dekubitus (!), evtl. Cues zur Positionsveränderung einbauen – Handywecker), Transfer zum Sitz
- Sitz (sagittal, Frontale, transversal – keine Drehstühle!), Transfer in den Stand
- Stand (sagittal, Frontale, transversal)
- Bewegungsstart: Gehen, Gang (sagittal, Frontale, transversal)
- Gehen mit Gegenständen
- Treppe …

Beeinträchtigt durch: Rigor (+), Tremor (+), Akinese (−), Gleichgewicht (3. SMRK), Bewegungsinitiierung (4. SMRK), Kognition (5. SMRK)

■ **Feinmotorik im Alltag**
- An- und Ausziehen, Knöpfe öffnen und schließen, Schuhe anziehen und binden
- Mit Schere schneiden, Fleisch schneiden, Brot schneiden und schmieren, mit Besteck essen
- Flaschen, Schraubgläser und Konserven öffnen
- Rasieren (ist eventuell nur beidhändig möglich)
- Musikinstrumente spielen, Schreiben, Tür auf- und zuschließen

Beeinträchtigt durch: Rigor (+), Tremor (+), Akinese (−), Gleichgewicht (3. SMRK), Bewegungsinitiierung (4. SMRK), Kognition (5. SMRK)

■ **Alltagsaktivitäten**
- An- und Ausziehen, Körperpflege/Hygiene, Toilette/Ausscheidungen
- Essen/Trinken, eigene Gesundheit/Medikamenteneinnahme
- Haushalt organisieren, Essen zubereiten, Einkäufe, Putzen, Kleidung waschen, Bett beziehen

Beeinträchtigt durch: Rigor (+), Tremor (+), Akinese (−), Gleichgewicht (3. SMRK), Bewegungsinitiierung (4. SMRK), Kognition (5. SMRK)

8.4.8.3 Haltung: Befunderhebung

■ **Rumpf**
Je nach Dauer und Schwere der Erkrankung weisen Parkinson-Patienten, bedingt durch die tonische Veränderung/Verspannung der Rumpfmuskulatur, typische Haltungsmerkmale auf. Die HWS ist häufig vorverlagert und steil aufgerichtet (HWS-Hyperlordose), woraus eine nach vorn gebeugte Kopfstellung resultiert. Ebenso ist der Oberkörper durch eine Hyperkyphose in der BWS bei abgeflachter bzw. fehlender Lordose in der LWS nach vornübergebeugt (Beugemuster, bei erhöhter tonischer Extensionsspannung). Durch die pathologische Tonuserhöhung der Rumpfmuskulatur sind die Drehbewegungen im Rumpf meist nur noch „en bloc" möglich. Die Rotation des Kopfs geschieht stark verlangsamt und wirkt puppenhaft.

■ **Obere Extremität**
Der Schultergürtel ist entsprechend dem Flexionsmuster protrahiert. Im Schultergelenk besteht eine dezente Extensions- sowie Innenrotations- und Adduktionsstellung. Die Ellenbogengelenke sind bei proniertem Unterarm flektiert. Die Fingergrundgelenke sind bei extendierten Mittel- und Endgelenken flektiert. Der Daumen befindet sich in der Adduktionsstellung.

■ **Untere Extremität**
Im Hüftgelenk besteht meist eine dezente Flexion, Innenrotation und Adduktion, die Knie sind dezent flektiert bei einer Neigung zu Plantarflexion im Sprunggelenk.

8.4.8.4 Haltung: Therapie bzw. Prävention

Die abnorme Tonuserhöhung und die damit verbundene permanente Druckbelastung der Gelenke führt zu Muskel- und Gliederschmerzen, die in der Frühphase der Parkinson-Erkrankung häufig als rheumatisch bedingte Schmerzen fehldiagnostiziert werden.

Zudem führt die eingeschränkte Mobilität (▸ Abschn. 8.4.6, „Akinese") zur Rückbildung/Verspannung der Muskulatur sowie zur Versteifung und zu Kontrakturen in den Gelenken. Steht die Diagnose Parkinson einmal fest, sollte daher frühestmöglich **mit regelmäßigen präventiven Maßnahmen zum Erhalt der Gelenkbeweglichkeit begonnen werden.** Die Anleitung „Transfer zum Stand ICP I und II" finden Sie im Download „Eigenmobilisation" https://doi.org/10.1007/978-3-662-62292-6_8.

Die Übungen sollten zu Beginn unter Anweisung eines Therapeuten fachgerecht durchgeführt werden und im Zuge der eigenständigen Umsetzung als **regelmäßiges Übungsprogramm zu Hause** (evtl. unter der Anleitung

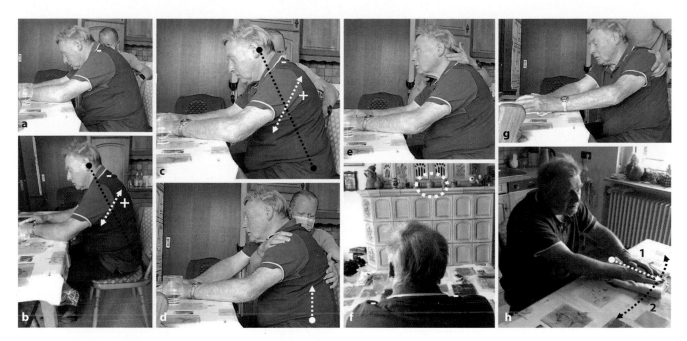

�‐ Abb. 8.43 a–h a Dehnung/Detonisierung der Ischiokruralen durch Oberkörpervorlage mit ventraler Stütze; **b** eigenständige WS-Aufrichtung mittels ventraler Stütze und Beckensenkung/Aufrichtung (Körperlot); **c** sagittale Mobilisation der BWS (Th6–8); **d** frontale Gewichtsverlagerung und Rumpfverlängerung rechts; **e** fazilitierende blickfixierende Kopfrotation; **f** eigenständige blickfixierende Kopf-rotation; **g** fazilitierende Rumpfrotation gegen Kopf und Becken; **h** eigenständige Rumpfvorverlagerung (1) und -rotation (2) gegen blickfixierenden Kopf und Becken. (Das 67090_4_De_8_MOESM3_ESM zu ◐ Abb. 8.43a finden Sie unter https://doi.org/10.1007/978-3-662-62292-6_8)

von Angehörigen) oder in Form von Gruppenaktivitäten (Selbsthilfegruppen) umgesetzt werden.

Therapiebeispiel

Ähnlich wie in ◐ Abb. 8.4b erfolgt in ◐ Abb. 8.43 eine Anleitung zum allmorgendlichen häuslichen Übungsprogramm. Erst wenn der Betroffene die Bewegungen/Übungen in der Therapie adäquat umsetzt, erfolgt das Heimprogramm! Bei Herrn B. besteht neben einer Hemiparese rechts eine IPS-Symptomatik. In ◐ Abb. 8.43a überkreuzt Herr B. seine gestreckten Beine, wobei das in den Ischiokruralen (SV) verspanntere Bein das untere ist. Er bringt nun den gestützten Oberköper (= Reduktion Nackenanspannung) in die Vorlage, bis ein Dehnreiz einsetzt (Schmerzskala 2–3 bei 1–6). Nun drückt er beide Beine gegeneinander (unteres gegen oberes = Detonisierung der Ischiokruralen des unteren Beins), hält dies etwa 10–20 s und lässt wieder los, um sich weiter in den Stretch zu dehnen (s. ◐ Abb. 8.4). Dies wiederholt er 2- bis 3-mal mit jeweils größerem Bewegungsausmaß. Nun führt er seinen Oberkörper und die Füße wieder zurück über das Becken bzw. 90°unter die Knie, lässt langsam das Becken los (Beckenhebung/Rundrücken) und richtet sich wieder auf (◐ Abb. 8.43b). In ◐ Abb. 8.43c erfolgt eine sagittal unterstützende Mobilisierung der BWS. Dabei lässt Herr B. immer wieder die im Lot stehende und bleibende WS zwischen die Schulter fallen und richtet sie wieder auf (◐ Abb. 8.43b,c). Anweisung: „Das Ohr

bildet die Spitze der WS und fällt zwischen die Schulterblätter, und die Schulterblätter führen die WS wieder zurück". Mit adduzierten/lockeren Schulterblättern lässt sich die entspanntere Nackenmuskulatur leichter mobilisieren! Mit der im Lot stehenden WS folgt der Wechsel in die Frontalebene. Der Körperschwerpunkt von Herrn B. wird in ◐ Abb. 8.43d auf die verkürzte rechte Seite verlagert, was Herr B. durch eine Lateralflexion links ausgleicht und evtl. noch das linke Knie leicht anhebt (= Stellreaktion/Lateralextension rechts). Dies tätigt Herr B., bis beim Zurückgehen die Rumpfsymmetrie (Abstand: Achsel-Beckenkamm rechts/links) gleich ist! Die verbesserte Beckenstabilität, Rumpfsymmetrie und ventrale Stütze verbessern die Kopffreiheit. Herr B. fixiert Gegenstände und rotiert möglichst locker und leicht, zu Beginn noch fazilitierend, später alleine mit dem Kopf gegen die Augen (◐ Abb. 8.43f).

In ◐ Abb. 8.43h1 schiebt Herr B. blickfixierend bei möglichst aufgerichteter WS und mit hüftbreit unter den Knien aufgestellten Füßen (Hüfte/Knie/Fuß 90°) schmerzfrei das Handtuch/den Oberkörper nach vorn, bis die Schultern mit Knien und Mittelfüßen etwa eine Linie bilden (= Transfer zum Stand, s. ▸ Abschn. 5.6.2, „Vom Sitz zum Stand"). Aufbauend rotiert Herr B. nun unter Blickfixierung mit den auf einem Handtuch liegenden/gestützten Händen gegen Kopf und Becken (vs. en bloc) nach links. Dort hebt er leicht und locker das linke Knie an (Protraktion: Becken/Schulter, Lateralextension,

8

Gewichtsübernahme, Standbein rechts). Nun rotiert Herr B. blickfixierend wieder nach rechts und hebt dort (wenn möglich ohne Beckenretraktion!) mit der rechten Hüfte möglichst locker das rechte betroffene Knie. Es folgt der Wechsel mit der Rotation nach links und Anheben des ipsilateralen Knies (= Vorbereitung zum Rotationsgang). Das betroffene Knie ist i. d. R. schwerer zu heben, daher immer wieder auf die Rumpfsymmetrie beim Zurückgehen achten und Überforderung vermeiden (vielleicht erst später in die Übungen einbauen, 67090_4_De_8_MOESM3_ESM).

Dabei sollte das Übungsprogramm dem Leistungsstand des Patienten entsprechen und konsequent und regelmäßig als fester Bestandteil des Tagesablaufes stattfinden. Ein tägliches Üben von ca. 15 min ist dabei besser als einmal 90 min in der Woche. Das Training darf nie zu einer Überforderung und/oder zu Schmerzen führen; deshalb sollten die Patienten das Anforderungsniveau und Bewegungsausmaß selbst bestimmen.

Die Übungen sollten nicht als monotones, unangenehmes Pflichtprogramm empfunden werden, sondern vielmehr mit Freude an der Bewegung verbunden sein. Meist fühlen sich die Patienten danach lockerer und leistungsfähiger, wohingegen ein Ausbleiben des Übungsprogramms häufig zu Steifheit und Ungeschicklichkeit führt.

Ergänzend zu dem gymnastischen Bewegungsprogramm sollten Spaziergänge, Haus- und Gartenarbeiten, Freizeitaktivitäten etc. zur Bewegungserhaltung und Verbesserung mit einfließen. Neben den genannten Faktoren ist Bewegung zudem für den Erhalt der Körperfunktionen, wie z. B. Herz-, Kreislauf- und Nierenfunktionen etc., notwendig, wobei in der Regel auch ein positiver Einfluss auf die psychische Verfassung im Sinne einer Stimmungsverbesserung mit einfließt.

8.4.8.5 Vorschläge für die Gestaltung von Übungsprogrammen

Durch die mangelnde Gelenkbeweglichkeit entsprechend den Haltungsanomalien (Beugemuster) besteht vor allem die **Gefahr der Beugekontrakturen.** Das Übungsprogramm sollte daher so aufgebaut sein, dass die Bewegungen proximal am Rumpf (sagittal, frontal und transversale Rotationsbewegungen) beginnen, endgradige Gelenkstellungen beinhalten (s. oben, Haltung, Rumpf – Extremitäten) und somit dem **pathologischen Muster entgegenwirken.** Um die Tonuserhöhung zu reduzieren, kann der Therapeut die Gelenke des Patienten passiv endgradig mobilisieren. Dabei sollte sich die Mobilisation auf alle relevanten Gelenke beziehen und mit genügend Zeit durchgeführt werden. Die aktiven Bewegungen des Patienten sind vor allem dynamisch (evtl. mit Hilfsmitteln wie z. B. Bällen, Luftballons, Kegeln, Stäben etc.), schwungvoll unter Betonung der Rumpfrotation ausgelegt und damit weniger statisch/stabil. Ebenso können gymnastische Übungen im Bewegungsbad tonussen-

kend wirken. Die Anforderungen der Übungen sowie die Anzahl der Wiederholungen (ca. 3- bis 4-mal pro Übung) sind dem Alter, der Konstitution und dem Krankheitsstadium des Patienten entsprechend auszuwählen, d. h., die Übungen sind individuell anzupassen und müssen immer wieder an die Fähigkeiten des Patienten adaptiert werden. Im Folgenden werden Übungsbeispiele mit unterschiedlichen Schwierigkeitsgraden besprochen, aus denen Therapieinhalte und/oder individuelle Übungsprogramme für zu Hause zusammengestellt werden können. Zudem können Betroffene über die **Zentralstelle der dPV (Deutsche Parkinson Vereinigung) Gymnastikfibeln mit Übungsvorschlägen** beziehen. Die folgende Übersicht fasst allgemeine Anregungen zur Gymnastik zusammen.

Allgemeine Anregungen zu Übungsprogrammen

- Das Programm mit Übungen beginnen, die der Patient kennt und die ihm leichtfallen.
- Die Übungen sollten langsam beginnen und ruhig und ohne Hektik durchgeführt werden.
- Ein individuelles Übungsprogramm zusammenstellen, das sich an der Symptomatik, den Bedürfnissen und der Konstitution des Patienten orientiert.
- Die Übungen sollten nicht monoton und langweilig ausfallen, sondern eher abwechslungsreich und unterhaltsam (vor allem in Gruppen).
- Bei der entsprechenden Konstitution sollten die folgenden Übungen ca. 3-mal auf jeder Körperseite durchgeführt werden.
- Häufiges kürzeres Üben ist besser als wenige lange Übungseinheiten.
- Das Wohlbefinden und die persönliche Einschätzung des Patienten entscheiden über die Anforderungen der Übungsinhalte.
- Die Kleidung sollte nicht zu beengend sein (keine Krawatte, Gürtel etc.).
- Bei Erschöpfungszuständen, Unwohlsein oder Schmerzen ist die Übung zu beenden, oder zumindest ist eine längere Pause einzulegen.
- Das primäre Ziel liegt im Erhalt der größtmöglichen Unabhängigkeit von fremder Hilfe und/oder Hilfsmitteln und nicht im Erreichen sportlicher Höchstleistungen.

8.4.8.6 Übungen in Rücken- und Bauchlage

Die Übungen können u. a. morgens vor dem Aufstehen ausgeführt werden. Sie dienen der **Kontrakturprophylaxe** und **verbessern die Mobilität** im Tagesverlauf. Außer im Schlafzimmerbett kann das Übungsprogramm während des Tages auch auf einer Gymnastikmatte (falls der Transfer zum Aufstehen gewährleistet ist), dem Wohnzimmersofa, einer etwas stabileren Gartenliege etc. durchgeführt werden.

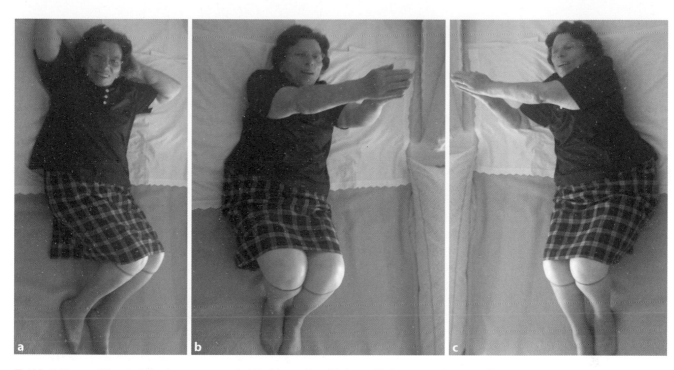

■ Abb. 8.44   a–c Eigenmobilisationsprogramm bei Parkinson-Krankheit zur Verbesserung der Rumpfbeweglichkeit. Das Mobilisationsprogramm findet vor dem Aufstehen statt

■ **Rückenlage, Ausgangsstellung**

Die Patientin faltet, auf dem Rücken liegend, beide Hände hinter dem Kopf zusammen (Dehnung M. pectoralis). Falls diese Position nicht möglich ist, kann das Rückenteil angehoben, mit stabilen Kissen unterlagert (Verringerung der Extension im Hüftgelenk) oder die Hände können seitlich am Körper abgelegt werden (Verringerung der Flexionsstellung im Schultergelenk). Die Beine werden angewinkelt, sodass sich die Knie an der Innenseite berühren und die Fußsohlen fest auf der Unterlage stehen.

■ **Rumpfrotation WS, unterer Rumpf gegen oberen**

Die geschlossenen Knie werden mehrere Male abwechselnd möglichst weit nach rechts und wieder nach links geführt (■ Abb. 8.44a). Die Übung kann auch durchgeführt werden, indem ein Bein gestreckt und das andere gebeugt wird. Dabei wird abwechselnd das gebeugte Bein über das gestreckte geführt.

■ **Rumpfrotation WS, oberer Rumpf gegen unteren**

Die Patientin bewegt abwechselnd ihre ausgestreckten Arme (maximale Flexion im Schultergelenk) mit gefalteten Händen, möglichst weit nach links und wieder nach rechts (■ Abb. 8.44b, Rotation oberer Rumpf, Schultergürtel gegen unteren Rumpf). Die Übung dient zudem der Transfervorbereitung zur Bauchlage (s. unten).

■ **Rumpfrotation WS, gegenläufige Rumpfbewegungen**

Als Steigerung bewegt die Patientin beide Arme (mit gefalteten Händen) nach rechts bei gleichzeitiger Bewegung der Knie nach links (■ Abb. 8.44c), oder sie abduziert und flektiert einen Arm maximal (vom Körper wegstrecken) und führt das ipsilaterale Bein über das ausgestreckte Bein der kontralateralen Seiten (maximale Dehnung der seitlichen Rumpfmuskulatur).

■ **Extension Hüftgelenk**

Die Patientin hebt und senkt mit angewinkelten Knien ihr Gesäß von der Unterlage (Extension im Hüftgelenk). Dabei wird das Gesäß nicht in der Extensionsposition gehalten, sondern immer wieder auf die Unterlage zurückgeführt. Als Steigerung kann man die Übung abwechselnd mit einem angestellten und einem ausgestreckten Bein durchführen. Der Wechsel zwischen linkem und rechtem Bein sollte möglichst schnell erfolgen. Nach Möglichkeit führt die Patientin zur endgradigen Dehnung (M. rectus femoris) abwechselnd ihren rechten bzw. linken Fuß von der rechten bzw. linken Bankkante (schmale Therapiebank) seitlich herab, sodass bei einer extendierten Hüfte (Rückenlage) und bei flektiertem Knie der Unterschenkel seitlich herabhängt. Bei einer breiteren Unterlage (Bett ohne Fußkante) können auch beide Beine am unteren Ende herabhängen. Zur weiteren Dehnung der ventralen Muskelketten führt die Patientin ihre ausgestreckten Arme möglichst weit über den Kopf nach hinten auf die Unterlage.

■ Koordinationsübungen der Extremitäten

Die Patientin stellt abwechselnd (alternierend) ein Bein an und streckt es wieder aus. Der Wechsel zwischen den Beinen sowie das jeweilige Anstellen und wieder Ausstrecken des Beins sollte möglichst schnell erfolgen, um auf das alternierende Gehen vorzubereiten.

Die Patientin führt ihre rechte Zehe über das linke Bein zur Unterlage und wieder zurück und wiederholt Entsprechendes mit der Gegenseite. Gegebenenfalls können auch Ziele (Gegenstände, Körperteile) in erreichbarer Nähe vorgegeben werden, z. B. „Der linke Zeh berührt den rechten Fuß, – das rechte Knie, – die Unterlage und wieder zurück". Neben der Beweglichkeit soll durch diese Koordinationsübung die Extremität stärker ins Bewusstsein rücken.

Als Steigerung wird die rechte Hand zum linken Fuß (Knie) geführt, wieder zurück und in gleicher Weise mit der Gegenseite wiederholt.

■ Transfer von der Rückenlage zur Seit-
    und Bauchlage

Zum Transfer von der Rückenlage zur Seit- und Bauchlage führt die Patientin den (oder die) über den Kopf ausgestreckten Arm(e) mit ipsilateral angestelltem Bein über die kontralaterale Körperseite. Der Kopf leitet dabei die Bewegung ein, Schulter, Arm, Becken und zuletzt das Bein folgen. Durch die fehlende Rumpfrotation (en bloc) führen die Patienten häufig den Lagewechsel mit viel Schwung über das Bein (anstatt über den Kopf) aus.

■ Bauchlage

Die Bauchlage ist nur bei Patienten möglich, bei denen keine Herz-, Kreislauf- oder Atemproblematik besteht und zudem keine Beugekontrakturen vorhanden sind.

■ Ausgangsstellung

Die Patientin rotiert mit ausgestreckten Armen von der Rücken- über die Seitlage zur Bauchlage. In der Bauchlage liegen ihre Hände mit angewinkelten Ellenbogen mittig vor der Stirn, sodass sich die Fingerspitzen berühren. In dieser Position werden die ventralen Muskelketten gedehnt und bei Bewegungen des Rumpfs, Kopfs und der Extremitäten die dorsalen Muskeln aktiviert. Falls die Streckung der Hüfte und/oder der Beine endgradig nicht möglich ist, kann durch die Unterlagerung der Hüfte und/oder Füße (z. B. mit einem Kissen) die Stellung etwas verringert werden.

■ Hüfte, untere Extremität

Die Patientin bewegt abwechselnd (nach dorsal) das rechte ausgestreckte Bein über das linke und umgekehrt. Die Bewegung dehnt die Hüftflexoren und aktiviert die Extensoren.

Als Steigerung führt die Patientin abwechselnd den rechten bzw. linken Fuß (Flexion Knie) in Richtung rechte bzw. linke Gesäßhälfte. Als weitere Steigerung

dreht sie ihren Kopf zum jeweils angehobenen Bein (Rotation HWS).

Die Patientin streckt beide Arme aus und hebt abwechselnd das linke bzw. rechte Bein seitlich an (Flexion Knie, Hüfte), als Steigerung geht die Blickrichtung zum gebeugten Bein (s. oben).

8.4.8.7 Übungen im Sitzen

In der Sitzposition bestehen geringere Anforderungen an den Haltungstonus und das Gleichgewichtssystem als im Stand, wobei eine höhere Aktivität als in der Liegeposition notwendig wird. Zudem kann man das Bewegungsausmaß und die Bewegungsanforderung stark variieren. Dadurch **findet die Sitzposition** in den gymnastischen Übungsprogrammen von **Parkinson-Patienten eine häufige Verwendung**. Die Übungen dienen neben der Mobilitätssteigerung auch einer Verbesserung der Gleichgewichtsreaktionen. Falls das Übungsprogramm eigenständig ausgeführt wird, muss der Patient die nötige Sitzstabilität besitzen. Bewegungen mit mobilen Unterstützungsflächen, wie z. B. einem Pezziball oder einem Wackelbrett, sowie bei Übungen, die eine erhöhte Verlagerung des Körperschwerpunkts beinhalten (wie z. B. Ballspiele), **muss eine Sicherheitsperson** (Therapeut, Angehöriger) **zugegen sein**.

■ Ausgangsstellung

Mit verbesserter Kopffreiheit und WS-Aufrichtung (◘ Abb. 8.4b, 8.43) sitzt der Betroffene nun möglichst aufrecht auf einem stabilen Hocker. Die Hände halten sich seitlich an der Sitzfläche, die etwa die Hälfte des Oberschenkels einnimmt, fest. Die Füße stehen hüftbreit fest auf dem Boden (falls eine Behandlungsbank o. Ä. benutzt wird, eignet sich für die Durchführung auch der Rotationssitz, s. Ataxie). Bei rumpfinstabilen (schwerer betroffenen) Patienten kann ein stabiler Stuhl mit Rückenlehne verwendet werden.

■ Kopffreiheit und Rumpfaufrichtung (Sagittalebene)

Der Patient wird gebeten, verschiedene Ziele an der Wand und der Decke vorab mit den Augen zu erfassen und diesen mit der entsprechenden Kopfstellung zu folgen. Die Ziele werden so vorgegeben, dass die Bewegung des Kopfs (Heben = Extension und Senken = Flexion HWS) zu weiterführenden Rumpfbewegungen (Extension/Flexion) führt, z. B.: „Schauen Sie auf das Bild an der Wand, die Ecke zwischen der Wand und der Decke, auf die erste Lampe, die zweite Lampe etc. (Extension) und wieder den gleichen Weg zurück" (s. unten, Flexion). Beim Rückweg des Kopfs (Flexion der HWS) soll der Patient sein Kinn möglichst weit an das Sternum führen. Verbindet man die Extensionsbewegung des Kopfs/Rumpfs mit einer physiologischen Vorverlagerung des Oberkörpers (über das Becken), so kann der Transfer vom Sitz zum Stand (s. auch ▶ Abschn. 5.6.2, „Vom Sitz zum Stand") vorbereitet werden.

■ **Lateralextension (Frontalebene)**

Der Patient neigt sein linkes Ohr zur linken Schulter (Lateralflexion), wodurch sich die rechte Hals- und Rumpfseite verlängert (Lateralextension = tonische Dehnung und phasische Aktivierung rechts). Als Steigerung kann der Patient seinen kopfseits geneigten Arm (bei Kopfneigung nach links: linker Arm) über den Kopf zum kontralateralen (rechten) Ohr führen und die Dehnbewegung unterstützen. Aufbauend können federnde Impulse in die gedehnten Muskelstrukturen distal phasische Anteile stimulieren/aktivieren. Ebenso aktiviert ein Zentrieren des Kopfes, d. h. eine konzentrische Kopfbewegung gegen den Druck der Hand bzw. exzentrisch langsames Nachlassen in die Dehnposition, phasische Bewegungsanteile (Ursprung bewegt sich zum Ansatz bzw. bremsend davon weg). Durch das Festhalten an der Sitzfläche mit der kontralateralen (rechten) Hand wird eine Aufwärtsbewegung des Beckens verhindert. Entsprechendes wird mit der Gegenseite (rechtes Ohr zur rechten Schulter) wiederholt.

Der Patient hält sich mit beiden Händen seitlich an der Sitzfläche fest und führt langsame Drehbewegungen des Kopfs nach rechts, wieder zurück und nach links aus (Rotation HWS), ohne dass dabei der Rumpf mitrotiert. Die Bewegung kann mit einer visuellen Zielvorgabe (s. oben) unterstützt werden (s. auch Übungen mit Hilfsmitteln).

■ **Rotation Rumpf (Transversalebene)**

Der maximalen Kopfdrehung folgt der Schultergürtel abwechselnd maximal nach rechts und nach links. Nun folgt der Rotationsbewegung des Schultergürtels die abgewandte Hand zur Stützhand auf der Rotationsseite (beide Hände stützen auf der gleichen Seite) und umgekehrt.

Leichter betroffene Patienten falten die Hände hinter dem Kopf (Nacken) und rotieren maximal nach rechts und nach links.

■ **Rumpf – Extremitäten, oberer Rumpf**

Der Patient sitzt auf dem Hocker, die Arme hängen seitlich locker herunter. Er wird gebeten, die Schultern abwechselnd anzuheben und wieder locker fallen zu lassen. Als Steigerung rotiert der Kopf so weit wie möglich zur jeweils angehobenen Schulter.

■ **Bauchtanz**

Der Patient beginnt damit, dass er seinen Bauch selektiv nach vorne (Beckenkippung, Extension WS) und hinten (Beckenhebung, Flexion WS) bewegt. Als Erleichterung kann die rechte Hand am Bauch und die linke Hand im Rücken (oder umgekehrt) die Bewegung durch einen leichten Druck unterstützen (Sagittalebene).

Der Patient versucht nun abwechselnd, die rechte und linke Gesäßhälfte von der Sitzfläche abzuheben. Gegebenenfalls kann das Bein mit der entsprechenden Gesäßhälfte zur Erleichterung mit angehoben werden

(Frontalebene). Die Hände können unterstützend seitlich am Becken platziert werden.

Nun versucht der Patient, die obigen Bewegungsmuster zu integrieren und kreisende rhythmische Bewegungen mit dem Becken (Transversalebene) auszuführen. Hierbei eignet sich eine entsprechende musikalische Untermalung (Bauchtanz, Samba o. Ä.) sehr gut.

■ **Extension, Flexion der Arme und des Rumpfs**

Der Patient wird gebeten, sich mit seinen Armen (ähnlich wie morgens nach dem Aufstehen) ausgiebig zu rekeln. Danach bewegt er seine ausgestreckten Arme (90° Flexion im Schultergelenk) so weit wie möglich nach oben (Extension WS), als wolle er einen bestimmten Gegenstand greifen. Am oberen Endpunkt versucht der Patient, mit den Armen und dem Rumpf langsame Wippbewegungen nach dorsal auszuführen. Auf dem Rückweg versucht er, mit seinen Fingerspitzen den Boden bzw. die Füße zu berühren (Flexion WS). Ohne die Wippbewegungen kann der Patient die Übung mit einem Atemtraining verbinden, indem er bei der Aufwärtsbewegung tief einatmet und bei der Abwärtsbewegung laut ausatmet.

Als Steigerung stellt der Patient seine Beine zusammen (Verringerung der Unterstützungsfläche) und greift zuerst abwechselnd mit der linken Hand am linken Bein vorbei auf den Boden und darauf folgend Gleiches mit der rechten Hand. Gelingt dies, kann der Patient versuchen, mit beiden Händen gleichzeitig (außen an den Beinen vorbei) den Boden zu berühren.

■ **Alternierendes Schwingen der Arme (s. auch unten, Übungen mit Hilfsmitteln, Gymnastikbälle)**

Der Patient schwingt alternierend mit seinem rechten Arm nach ventral und mit dem linken nach dorsal. Als Steigerung kann der Patient zur Ventralbewegung des Arms das kontralaterale Gesäß und Bein anheben (s. oben), d. h. bei der Vorwärtsbewegung des linken Arms das rechte Gesäß (Bein) und umgekehrt.

■ **Untere Extremität**

Der Patient streckt die Beine so weit wie möglich aus. Der Rücken muss dabei nicht gestreckt sein, und beim Strecken muss darauf geachtet werden, dass kein Krampf in das Bein einschießt (ggf. Streckbewegung verringern und Muskulatur lockern). Der Patient dreht locker die Füße (Großzehe) nach außen (Außenrotation, Hüftgelenk) und innen (Innenrotation). Er zieht mit ausgestreckten Beinen die Zehe zur Nase und streckt sie wieder weg. Als Steigerung setzt er im Wechsel beide ausgestreckten Beine mit der Ferse auf den Boden, zieht die Beine (gebeugte Knie) wieder an und berührt mit den Zehenspitzen den Boden und wieder zurück.

Der Patient streckt aus der normalen Sitzposition heraus ein Bein möglichst waagrecht aus, zieht die Zehenspitzen zur Nase und wieder von der Nase weg und führt das Bein wieder zurück in die Ausgangsstellung. Entsprechendes wird mit dem anderen Bein wiederholt.

Der Patient schlägt ein Bein über das andere, sodass nach Möglichkeit das Sprunggelenk des oben liegenden Beins etwa in Höhe des Knies platziert wird. Nun übt er mehrmals einen leichten Druck (von jeweils ca. 10 s) auf den oben liegenden Oberschenkel aus (Beine abwechseln).

Der Patient hebt ein Bein vom Boden, sodass sich das Knie etwas in Richtung der kontralateralen Schulter bewegt und die Ferse auf der Sitzfläche aufsteht. Als Erleichterung kann der Patient mit seinen gefalteten Händen den Unterschenkel umgreifen und damit den Bewegungsablauf unterstützen. Der Erhalt der endgradigen Knie- und Hüftflexion ist u. a. für das selbstständige Anziehen von Schuhen und Strümpfen wichtig.

Der Patient positioniert sich an einem feststehenden Gegenstand, z. B. Sprossenwand, oder auch an einem festen Möbelstück (schwerer Sessel, Arbeitsfläche einer Anbauküche etc.). Er hält sich dort mit der rechten Hand fest und schwingt mit dem leicht gebeugten linken Bein so weit wie möglich hin und her. Entsprechendes wird mit der Gegenseite wiederholt.

■ **Übungen mit Hilfsmitteln**

Gebraucht wird ein längerer Holzstab, z. B. ein Besenstiel, an dessen unterem Ende der Gummistopper einer Unterarmgehstütze angebracht wurde. Er dient schwerer betroffenen Patienten als Hilfsmittel. Die Patienten stellen den Stab zwischen ihre Füße und greifen ihn mit übereinander liegenden Händen so weit oben wie möglich. Als Steigerung greift die unten liegende Hand über die oben liegende und arbeitet sich so im Wechsel in die Aufrichtung (und wieder zurück). Kopf und Rumpf richten sich im Rahmen der Möglichkeiten auf, und der Patient wird aufgefordert, bestimmte Ziele im Raum (s. oben) zu erfassen.

■ **Transferhilfe vom Sitz zum Stand**

Als Transferhilfe kann der Patient mehrmals seinen Oberkörper am Holzstab nach vorne verlagern und so die Gewichtsübernahme der Beine für das Aufstehen trainieren. Beim Aufstehen nach vorne (Sagittalebene) sind die Füße (hüftbreit) parallel ausgerichtet und werden gleichmäßig belastet. Beim Aufstehen zur Seite nimmt der Patient die Schrittstellung zur jeweiligen Seite ein. Das vordere Bein ist in Schrittstellung in der Bewegungsrichtung (nach rechts oder links) ausgerichtet, während das hintere als Standbein (größere Gewichtsübernahme) fungiert. Die Gewichtsübernahme wird langsam begonnen und mit steigender Gewichtsübernahme und zunehmender Vorverlagerung des Oberkörpers ausgebaut, bis schließlich die Beine so viel Gewicht übernehmen, dass sich das Gesäß von der Unterlage abheben kann.

Ältere Menschen mit einer Hyperkyphose in der BWS (fehlende Extension/Aufrichtung der WS) kompensieren den Transfer vom Sitz zum Stand in der Regel über den

Schwung der Arme. Leider ist diese Möglichkeit durch die Haltung der Arme und die Akinese bei Parkinson-Patienten nur sehr eingeschränkt möglich. Schwungvolle Armbewegungen mit je einem Gymnastikball in jeder Hand können daher zur Transferverbesserung vorbereitend angewendet werden (s. unten, Schwungübungen mit Gymnastikbällen).

■ **Holzstab vor dem Körper (evtl. Stab mit Zahlenmarkierungen, ▶ Abschn. 8.2, Ataxie)**

Ein ca. 1 m langer Stab wird mit dem größtmöglichen Abstand zwischen den Händen (abduzierten Armen) gegriffen und symmetrisch nach oben (falls möglich über den Kopf) und wieder zum Boden geführt (Sagittalebene).

Gelingt dies, bewegt sich eine Hand nach oben und die andere nach unten, sodass die sich nach oben bewegende Hand die Lateralextension im Rumpf einleitet und die nach unten eine Lateralflexion. Der Stab liegt dabei ungefähr parallel zur verkürzten Rumpfseite (Frontalebene). Entsprechendes wird abwechselnd auf beiden Körperseiten wiederholt.

Der Stab wird waagrecht, etwa in Augenhöhe, vor dem Körper gehalten. Der Patient dreht sich abwechselnd maximal nach rechts und nach links (Transversalebene). Als Steigerung kann das der Rotationsseite zugewandte Bein (Rumpfrotation nach links: linkes Bein) über das andere Bein geschlagen werden.

Der Patient legt den Holzstab (quer zu sich) etwa 20–25 cm vor den Hocker. Er fährt abwechselnd mit dem rechten (linken) Bein möglichst weit an das rechte (linke) Ende des Stabs und wieder zurück. Als Steigerung kann der Patient bei ausgestrecktem Bein mit den Zehen mehrmals hinter und vor den Holzstab hüpfen.

Der Patient bewegt alternierend ein Bein ausgestreckt vor den Stab, sodass die Ferse den Boden berührt, während das andere Bein hinter dem Stab mit gebeugtem Knie auf den Zehenspitzen steht.

■ **Holzstab hinter dem Körper**

Der Stab wird mit dem größtmöglichen Abstand hinter dem Körper gehalten. Nun schwingt der Patient mit dem Stab abwechselnd hin und her. Als Steigerung folgt eine Kopfbewegung zur jeweils hinschwingenden Seite.

Eine Hand wechselt die Griffposition und führt den Stab nach oben etwas über den Hinterkopf, die andere Hand geht nach unten, etwa an den Lumbalbereich, sodass der Stab auf der hinteren Sitzfläche aufsteht und in etwa der WS-Stellung entspricht. Als Referenzpunkte für die Aufrichtung dienen die Hand im Lumbalbereich und die Berührung des Stabs in Höhe der hinteren BWS (zwischen den Schulterblättern) und nach Möglichkeit des Hinterkopfs.

■ **Bälle (Pezziball, Luftballon, Gymnastikball)**

Bälle bringen stets Dynamik in die Therapie. Sie eignen sich daher sehr gut dazu, automatisierte schwungvolle

Bewegungsabläufe zu üben. Ebenso fördern sie die Koordination in der oberen und unteren Extremität sowie die Gleichgewichtsreaktion (Stellreaktionen). Da bei diesen Übungen ein erhöhtes Sturzrisiko besteht, sollte sich stets eine Sicherheitsperson entsprechend positionieren, um bei Bedarf einzugreifen.

■ **Gymnastikball, Mobilität, Koordination, Körperwahrnehmung**

Der Patient rollt einen Ball von der rechten Zehenspitze mit beiden Händen an seinem Körper entlang zur Brust, wechselt dort auf die linke Brustseite und rollt wieder zurück zur linken Zehenspitze (Wiederholung von der linken Zehenspitze ausgehend).

Der Patient führt den Ball mit der rechten Hand um seinen rechten Unterschenkel, wechselt zwischen den Beinen in die linke Hand und fährt mit dieser um den linken Unterschenkel, sodass die Ballführung in etwa einer Acht entspricht.

Der Patient kreist mit dem Ball in einem möglichst großen Bogen um den Körper. Vor und hinter dem Körper wechselt die Hand (Durchführung nach rechts und nach links).

■ **Schwungübungen**

Der Patient schwingt mit 2 kleineren Bällen in jeder Hand gleichmäßig beide Arme vor und zurück (Vorbereitung zum Aufstehen, s. oben, Transfer).

Der Patient schwingt alternierend mit der rechten Hand nach vorn und gleichzeitig mit der linken Hand zurück (Vorbereitung für das Gehen).

■ **Koordinationsübungen**

Ein zweiter Partner (z. B. Angehöriger) wirft dem Patienten einen Luftballon zu. Der Therapeut sichert den Patienten (hinter ihm stehend). Der Ballon wird mit zunehmendem Bewegungsausmaß (je nach Potenzial des Patienten) in verschiedenen Körperebenen angeboten, d. h. etwa in Brusthöhe, Kniehöhe, über dem Kopf etc. Als Steigerung wird der Luftballon mit dem Gymnastikball ausgetauscht. Die Hilfsperson kann in der Geschwindigkeit, dem Bewegungsausmaß und der Art des Wurfs (z. B. hochwerfen oder aufprellen) variieren.

In ähnlicher Weise soll der Patient den Ball (Luftballon) mit dem Fuß (evtl. Knie) wegschießen, z. B. in ein bestimmtes Ziel, z. B. zwischen 2 Hocker als Tor, oder mit dem Rückwurf bzw. Rückschuss zwischen oberer und unterer bzw. linker und rechter Seite wechseln.

■ **Pezziball**

Der Pezziball liegt vor dem Patienten, er rollt mit beiden Händen den Ball so weit wie möglich nach vorn und wieder zurück (Sagittalebene).

Die linke Hand liegt mit abduziertem Arm auf dem Ball. Der Patient schiebt den Ball so weit wie möglich zur linken Seite und wieder zurück, Gleiches wird mit der rechten Seite wiederholt (Frontalebene). Bei Bewegungsrichtung nach links verlängert sich die linke Rumpfseite, während sich die rechte stabilisierend im Sinne einer Rumpfstellreaktion verkürzt (Lateralflexion).

Der Patient rollt den Pezziball in einem großen Bogen um seinen Körper (Transversalebene).

■ **Mobile Unterstützungsfläche (USF)**

Weitaus größere Koordinations- und Gleichgewichtsanforderungen entstehen, wenn die stabile USF eines Hockers gegen die mobile USF des Pezziballs ausgetauscht wird. Neben den folgenden Übungen können Inhalte auch aus den bisher beschriebenen Vorschlägen (z. B. Luftballon, Gymnastikball etc.) je nach Patientenpotenzial in das Übungsprogramm mit einfließen. Eine Sicherheitsperson ist jedoch unabdingbar, und der Luftdruck des Balls sollte stets vor der Übungseinheit überprüft werden.

Der Patient sitzt auf dem Ball, die Beine stehen hüftbreit fest auf dem Boden, Sprung-, Knie- und Hüftgelenk sind in etwa 90° Grad angewinkelt. Der Patient rollt mehrmals langsam den Ball nach hinten und nach vorn (Sagittalebene), danach mehrmals zur Seite nach rechts, zur Mitte und nach links und wieder zurück zur Mitte (Frontalebene). Zum Schluss versucht er, kreisende Bewegungen auf dem Ball auszuführen (Transversalebene, s. oben, Bauchtanz).

Der Patient beginnt ein leichtes, langsames Hopsen auf dem Ball, das im Bewegungstempo und in der Bewegungsintensität während der Übung variiert. So wie bei allen bisher beschriebenen Übungen eignen sich auch bei dieser sehr gut akustische Taktgeber, wie z. B. in die Hände klatschen, ein Tamburin, Zahlen sprechen „eins-zwei-drei-vier, eins-zwei", Musik etc.

– Ein möglicher Ansatz aus der sensorischen Integrationstherapie (SI) könnte, zumindest in der Theorie, zu einer Verbesserung der Körperhaltung beitragen. Die lineare Stimulation der Makulaorgane, wie z. B. auf einer Vierpunktschaukel, bewirkt eine Extensorenaktivität, die der gebeugten Körperhaltung entgegenwirken könnte (zum Teil finden sich Therapeuten, die dies bestätigen). –

■ **Übergang vom Sitz zum Stand, Transfer- und Alltagshilfen**

Der Wechsel zwischen der Sitzposition zum Stand, vor allem von sehr niedrigen Sitzpositionen ausgehend, stellt auch ein relativ häufiges Problem in Alltagssituationen dar. Gelingt es nicht, ein entsprechendes Bewegungspotenzial zu erhalten bzw. wieder zu erreichen, so muss das häusliche Umfeld an die Möglichkeiten des Patienten adaptiert werden.

Beispielsweise kann durch adaptierbare Holzklötze an den Füßen des Betts die Betthöhe an die individuellen Bedürfnisse des Patienten angepasst werden (Anpassung nur vom Sanitätshaus). Eine weitere Möglichkeit liegt in der Verordnung eines elektrisch verstellbaren Therapiebetts. Zudem sollte die Stand- und Rutschfestigkeit der Stühle und Sessel überprüft werden. Die Toilettenbrille kann mit einer Toilettensitzerhöhung, die in verschiedenen Höhen erhältlich ist, ausgetauscht werden. In der Badewanne kann ein Badewannenbrett oder ein Akku-Badewannenlifter das selbstständige Waschen erleichtern. Als weitere Transfererleichterung und auch zur Sicherheit dienen Haltegriffe in verschiedensten Ausführungen, u. a. für Toilette, Bad, Waschbecken etc. Falls die Toilette (Bad/DU) von mehreren Familienmitgliedern genutzt wird, sollten die Haltegriffe an der Toilette z. B. als Stützschwenkgriffe oder in der Dusche evtl. ein klappbarer Duschsitz gewählt werden. Die Dusche und die Badewanne müssen mit einer rutschfesten Unterlage ausgestattet werden.

8.4.8.8 Übungen im Stand

Die Übungen im Stand stellen höhere Anforderungen an den Haltungstonus und das Gleichgewicht. Sie dienen einer Stabilitätsverbesserung der unteren Extremität und des Beckens sowie der Mobilitätsverbesserung in der oberen Extremität und im Schultergürtel.

▪ Ausgangsstellung

Der Patient steht mit etwas abduzierten Beinen (leicht gegrätscht) in einer möglichst aufrechten Körperhaltung. Durch die Gleichgewichtsanforderung besteht eine erhöhte Sturzgefahr. Der Therapeut oder eine zusätzliche Sicherheitsperson sollten sich daher in nicht allzu großem Körperabstand positionieren, um bei Bedarf eine Hilfestellung zu gewährleisten.

▪ Holzstab vor dem Körper

Der Patient hält den Holzstab (s. oben) vor sich in Brusthöhe, er streckt den Stab über den Kopf (Arme gestreckt) und führt ihn wieder in die Ausgangsstellung zurück. Im weiteren Bewegungsablauf führt er den Stab zur Hüfte, zum Knie und nach Möglichkeit zu den Füßen und wieder zurück zur Brust.

Der Patient führt den vor dem Körper ausgestreckten Holzstab über den Kopf, danach abwechselnd zur rechten Seite, in die Mitte, und wieder zur linken Seite (Frontalebene, Dehnung der seitlichen Rumpfmuskulatur).

▪ Holzstab hinter dem Körper

Der Patient hält den Holzstab mit möglichst großem Abstand zwischen den Händen hinter dem Körper am Gesäß. Er bewegt den Stab möglichst weit vom Gesäß weg und führt ihn an dieses wieder zurück (Sagittalebene).

Der Patient hält den Holzstab hinter dem Körper in der Ellenbogenbeuge. Er rotiert langsam mit zunehmendem Bewegungsausmaß nach rechts und nach links (Transversalebene).

▪ Übungen mit einem Luftballon

Der Patient balanciert einen Luftballon von der rechten zur linken Hand und wieder zurück. Als Steigerung wird der Kopf mit einbezogen. Dabei schlägt die linke Hand den Ballon hoch zum Kopf (Kopfballon), worauf ihn die rechte Hand auffängt und wieder zum Kopf zurückprellt etc.

Je nach Potenzial des Patienten können auch die Knie (rechtes oder linkes Knie) mit einbezogen werden, oder der Ball wird mit den Fingern über dem Kopf (Arme gestreckt) zwischen rechten und linken Fingern (Hand) hin und her geschlagen.

▪ Übungen mit 2 Holzstäben, Ausgangsstellung

Eine zweite Person steht dem Patienten gegenüber (evtl. zusätzliche Sicherheitsperson hinter dem Patienten). Beide Personen halten 2 Stäbe (rechts und links) jeweils an den Enden ungefähr waagrecht zwischen sich.

Beide Personen schwingen mit den Stäben vor und zurück (s. auch Schwungübungen). Danach werden die Stäbe alternierend bewegt, d. h., ein Stab wird nach vorn bewegt, während sich der gegenüberliegende nach hinten bewegt. Als weitere Variante werden die Stäbe zuerst abwechselnd und dann gleichzeitig möglichst weit seitlich vom Körper wegbewegt (Abduktion der Arme).

▪ Gleichgewichtsreaktionen

Um die Anforderung an das Gleichgewicht zu erhöhen, können die Übungen auf einer mobilen USF, wie z. B. einer etwas dickeren Weichbodenmatte, einem größeren Trampolin oder einem Wackelbrett (immer mit „Sicherheitsperson") ausgeführt werden.

▪ Stellreaktionen (Frontalebene)

Der Patient steht mit etwas abduzierten Beinen auf einer dickeren Weichbodenmatte (25–30 cm, je dünner, desto stabiler und sicherer, je dicker, desto größer sind die Anforderungen). Der Therapeut steht hinter ihm und bewegt die USF durch die Verlagerung seines Körpergewichts jeweils nach rechts und links. Der Patient erhält die Anweisung „Stellen Sie sich vor, Sie sind auf einem Schiff bei stürmischer See" o. Ä. Den Fähigkeiten des Patienten entsprechend bewegt der Therapeut die Unterlage und steigert die Bewegungsanforderung (Intensität und Geschwindigkeit) mit dem Einsetzen adäquater Reaktionen (Vorsicht vor Überforderung). Der Patient reagiert mit Stellreaktion im Rumpf, d. h., die belastete Rumpfseite (Standbein) verlängert sich, und die nicht belastende verkürzt sich (Lateralflexion). Mit zunehmendem Bewegungsausmaß sollte der Patient die Arme als Ausgleichsgewichte beteiligen (▶ Abschn. 5.5, „Gleichgewichtsreaktionen", Stellreaktionen der Arme).

▪ Schrittstellung (Sagittalebene)

Als Steigerung nimmt der Patient die Schrittstellung ein (Verringerung der USF), der Therapeut steht nun seitlich neben dem Patienten (evtl. auf der Fallseite) und stimuliert mit der Verlagerung seines Körpergewichts die Gewichtsübernahme vom hinteren auf das vordere Standbein (Verbesserung/Vorbereitung zum Gehen).

8.4.8.9 Allgemeine Praxishinweise

> **Wichtig**
>
> Es ist von **grundlegender therapeutischer Relevanz**, unmittelbar nach dem Auftreten der ersten Krankheitszeichen (und nicht erst im fortgeschrittenen Stadium) mit dem Übungsprogramm zu beginnen.

Dies betrifft vor allem **automatisierte Bewegungsabläufe**, wie z. B. die Stellreaktionen, das Gehen etc. Neben den beschriebenen Übungen bieten auch die gezeigten Beispiele aus dem Sitz ein breites Variationsspektrum für den Stand (auf stabiler oder mobiler USF). Die Wichtigkeit von **rhythmischen, akustischen Taktgebern**, wie z. B. Musik, Händeklatschen, Singen etc., zur Bewegungsinitiierung und Ausführung wurde bereits in der Einleitung und während der Übungsbeispiele besprochen. Die Position des Therapeuten bzw. der Sicherheitsperson muss so gewählt werden, dass eine **Hilfestellung bei einem Sturz** jederzeit möglich ist.

> ▶ **Beispiel**
>
> **Selbsterfahrung** Spielen Sie die beschriebenen Übungen mit einem Kollegen durch, und entwickeln Sie einen Anforderungskatalog für die Sparten: Liegen, Sitz und Stand. Unterteilen Sie die Übungen der jeweiligen Sparte in schwer, mittel und leicht. ◀

Die Aufgabe erscheint auf den ersten Blick etwas aufwändig. Da es jedoch nicht „das Übungsprogramm" für alle Parkinson-Patienten gibt, sondern vielmehr ein der Konstitution und der Krankheitsphase entsprechendes und im Krankheitsverlauf adaptierbares Programm erstellt werden muss, dient die Aufgabe als **Grundlage einer individuellen Vorgehensweise** – ähnlich einem Rezeptbuch, das auf die individuellen Bedürfnisse und Schwierigkeiten des Patienten zugeschnitten ist.

Beispielsweise können individuelle, in der Therapie geübte und sicher ausführbare Sequenzen (Übungen in Rücken und Bauchlage) mit einer digitalen Kamera oder dem Handy fotografiert werden (ca. 2–3 Fotos). Diese werden mittels Folie als Heimprogramm neben dem Bett aufgehängt. Der Betroffene erfährt eine visuelle Anregung vor dem Aufstehen und kann mobilisierende Übungen durchführen, die ihm die weiteren Tagesaktivitäten (Aufstehen, Morgentoilette etc.) erleichtern. Zudem können die Übungssequenzen zur Gruppentherapie, symptomorientiert bei leichtgradigen Hemiparesen und zur aktiven konstitutionellen Verbesserung im geriatrischen Bereich, eingesetzt werden.

8.4.8.10 Therapie des Gangs

- **Schrittlänge**

Wie bereits beschrieben, zeigen vor allem schwerer betroffene Patienten ein kleinschrittiges, schlurfendes Gangbild mit vornübergebeugter Körperhaltung. Die Füße scheinen unlösbar mit dem Boden verbunden und das Losgehen will nicht gelingen, was man als „freezing of gait" bezeichnet. Als vorbereitende Maßnahme eignet sich eine Übung im Sitzen, bei der das Vorschwingen des Arms vom Anheben des kontralateralen Beins (Becken) begleitet wird (s. Übungen im Sitz, alternierendes Schwingen der Arme). Um das kleinschrittige Gangbild zu verbessern, führt der Patient einen möglichst großen Schritt (Schrittlänge) aus. Der Therapeut nimmt das Maß und setzt diesem entsprechend Markierungen (z. B. mit Kreppband) auf den Boden. Der Patient setzt nun möglichst rhythmisch einen Fuß nach dem anderen auf oder zwischen die Markierungen. Zu Beginn wird eine gerade, freie Gehstrecke von Punkt A zu Punkt B gewählt, wobei das Ziel stets mit einer realen Gegebenheit verbunden wird (z. B. zum Schrank, zum Glas etc. gehen). Als Steigerung werden Kurven, Hindernisse, Engpässe, Richtungswechsel etc. (z. B. um Kegel herum oder zwischen 2 Turnbänken hindurch) integriert.

- **Tunnelphänomen**

Um auf das Engpass- oder Tunnelphänomen einzuwirken, können sich die Hindernisse, z. B. beidseitige Begrenzung durch Kegel, Therapiebänke etc., gegen Ende der Wegstrecke konisch verjüngen. Bei einem Hausbesuch können dazu beengende Möbelstücke, z. B. eine Kommode, ein Kleiderständer etc., dienen. Beim Durchschreiten des Engpasses sollten sich das Gangtempo und die Schrittlänge nicht verringern.

- **Trainingsablauf**

Während des Trainings sollten genügend Pausen stattfinden. Gelingt das Losgehen nach einem Bewegungsstillstand nicht (z. B. nach einer Pause, einem Hindernis, einer roten Ampel etc.), kann der Patient durch Eigenstimulation, z. B. durch einen leichten Schlag auf den Oberschenkel, durch das bewusste Vorschwingen eines Arms oder durch eine Hilfsperson, die zum Bewegungsstart in die Hände klatscht (externer akustischer Reiz), die Gehbewegung erneut initiieren. Mit zunehmender Verbesserung des Gehens reduzieren sich die Markierungen, sodass der Patient evtl. für die Strecke von Punkt A (von der Tür) nach Punkt B (zum Fenster) nur noch die Startmarkierung benötigt. Dabei kann auch ein etwas größeres Hindernis (s. unten, schlurfender Gang), das der Patient bewusst überwinden muss, zu einem verbesserten Bewegungsstart führen. Neuere Studien belegen, dass sich mit Häufung der Trainingsintervalle die Dauer der Freezingepisoden verkürzt (s. unten, visuelle Hilfen).

■ **Alltagstransfer**

Ziel ist es, die Unabhängigkeit des Patienten von fremder Hilfe (Hilfsmittel, personell), so weit und so lange wie möglich zu erhalten. Im Rahmen eines Hausbesuchs können die Wegstrecken zwischen den wichtigsten Zimmern als Grundlage dienen. Dabei sollte das Gehen sinnvoll eingesetzt werden, d. h. einen bestimmten Zweck erfüllen. Beispielsweise bringt der Patient eine Schüssel, die Teller oder das Besteck etc. von der Küche ins Esszimmer. Die Anforderungen sind an die Fähigkeiten des Patienten zu adaptieren. Zwei parallel ablaufende motorische Handlungen sind schwerer bewusst zu steuern als eine.

Zudem ist auf eventuelle Stolperfallen (Teppichvorleger etc.) und beengende Möbelstücke (Kommode im Flur etc.) zu achten.

Die Angehörigen sollten als Kotherapeuten in die Therapie mit integriert werden, z. B., wenn die selbstständige Bewegungsinitiierung nur noch bedingt möglich ist, als Sicherheitsperson oder um die Übungsfrequenz zu erhöhen (z. T. auch ohne Therapeut).

■ **Schlurfender Gang**

Um dem schlurfenden Gangmuster entgegenzuwirken, werden die Markierungen durch flexible Gegenstände, wie z. B. Schaumgummiklötze, Kartonschachteln etc., ersetzt. Die Gegenstände dürfen nicht höher und breiter als 20 cm sein. Wegen der Stolpergefahr muss immer eine Sicherheitsperson (Therapeut) zugegen sein. Eventuell kann dabei die Sicherheitsperson den Patienten leicht stützen und verbale Instruktionen wie „Heben Sie das Bein hoch" geben oder laut die Schritte mitzählen „eins, zwei, drei – eins, zwei, etc.".

■ **Pulsionssymptomatik**

Um der Pulsionsproblematik (Propulsion, Fallneigung nach vorn) entgegenzuwirken, sollte der Patient eine möglichst aufrechte Körperhaltung einnehmen, flache Schuhabsätze tragen und größere Wegstrecken in mehrere Teilstrecken unterteilen. Die Unterteilung kann durch das bewusste Fixieren von Gegenständen (Möbelstücken, markante Punkte, wie z. B. Bild an der Wand) geschehen. Bemerkt der Patient eine Erhöhung des Bewegungstempos, so muss er lernen, die Bewegung (z. B. durch Eigeninstruktion) bewusst zu stoppen. Eine besondere Gefahr der Pulsionsphänomene zeigt sich im Straßenverkehr. Die Patienten sind dabei häufig so stark verunsichert, dass sie aus Unsicherheit die Teilnahme am öffentlichen Leben meiden. Daher sollten nach Möglichkeit für die täglichen Spaziergänge ungefährliche Wege (z. B. Fußgängerwege) ausgewählt werden. Zudem müssen die Angehörigen mit der Symptomatik vertraut gemacht werden, um als Hilfs- und Sicherheitsperson eine Teilnahme am öffentlichen Leben zu ermöglichen.

■ **Externe Hilfen**

Das Gehtraining sollte sich nicht auf die Therapieräume beschränken, sondern sich vielmehr an den Möglichkeiten, den Örtlichkeiten (Wohnung, Wohnort) und den Bedürfnissen des Patienten orientieren. Bei leichter betroffenen Patienten kann dies z. B. ein Einkaufstraining zu Fuß in der Stadt oder einen Waldspaziergang in unebenem Gelände beinhalten. Neben dem Atmen, dem Kauen oder dem Schwimmen etc. ist das Gehen wohl das deutlichste Beispiel für rhythmische Bewegungsabläufe (► Kap. 3, „Motorische Systeme", Lokomotion). Entsprechend gut lassen sich diese Bewegungsabläufe durch äußere rhythmische Hilfsmittel unterstützen, wie z. B. akustisch durch Musik beim Tanzen oder visuell durch Markierungen auf dem Boden. Weiter können Hilfsmittel wie der Anti-Freezing-Stock das sogenannte „Einfrieren" der Patienten auflösen (◘ Abb. 8.47d). Dieses Phänomen tritt oft bei zielgerichteten Bewegungen, Richtungswechsel oder Stress auf. Da es sich häufig auf die untere Extremität beschränkt, besteht eine hohe Sturzgefahr. Durch einen Mechanismus am Griff des Stocks kann der Patient eine Querleiste in Fußhöhe ausklappen und darüber steigen, um das Freezingphänomen zu durchbrechen. Beim Gangtraining des Parkinson-Patienten geht es vor allem um die Ausführung möglichst physiologischer, gleichmäßiger Schritte mit einer entsprechenden Schrittgeschwindigkeit.

■ **Visuelle Hilfen**

Das Gehen kann z. B. in der Fußgängerzone, auf öffentlichen Plätzen (evtl. abends ohne Publikumsverkehr), auf leeren Schulhöfen oder gepflasterten Gehwegen trainiert werden. Der Betroffene versucht, auf Bodenmarkierungen (z. B. Pflastersteine, Gehplatten o. Ä.) mit gleichem, nicht allzu großem Abstand (s. oben, Schrittlänge) zu gehen. Er setzt dabei abwechselnd einen Fuß vor den anderen auf die jeweilige Bodenmarkierung. Das Gehen sollte sich gleichmäßig schnell und rhythmisch gestalten, zudem achtet der Betroffene auf das adäquate Abheben der Füße. Die Vorgehensweise und der Ablauf des Gehparcours gleichen dem oben Beschriebenen (Gerade, Kurven, Hindernisse).

Als weitere Möglichkeit, um die Gehblockade zu lösen, kann ein einfacher Laserpointer dienen. Der Betroffene projiziert einen Lichtpunkt vor sich auf den Boden, worauf er seinen Fuß setzt und das Gehen beginnt. Ebenso kann ein Anti-Freezing-Gehstock (auf Knopfdruck lässt sich eine kleine bodennahe Leiste ausklappen) den Startschritt erleichtern.

■ **Akustische Hilfen**

Als Stimulus für den Gehbeginn kann ein sogenannter „Knackfrosch" (Blechfeder mit Resonanzkörper) dienen. Für die musikalische Taktvorgabe zur Initiierung und Ablauf des Gehens eignet sich ein Walkman. Die Musik sollte dabei nicht zu schnell getaktet sein, häufig wird etwas langsamere Marschmusik oder Volksmusik verwendet.

▪ Treppe

Die Treppe stellt meist erst im fortgeschrittenen Stadium ein Problem dar. Der Startbeginn entspricht dem des normalen Gehens, d. h. Eigeninstruktion (z. B. verbal „Ich gehe", taktil: Schlag auf den Oberschenkel), optische Markierungen (z. B. an der ersten und letzten Treppenstufe), taktile Markierung am Geländer oder Fremdinstruktionen durch eine Hilfsperson (Angehöriger). Beim Hinaufgehen der Treppe befindet sich der Therapeut hinter dem Patienten, beim Heruntergehen vor dem Patienten (Sturzgefahr). Bei schwerer betroffenen Patienten ist der Beistellschritt auf jeder Stufe sicherer als das physiologische alternierende Treppensteigen und sollte daher bei dieser Klientel angewandt werden. Eventuell kann die Sicherheit auch durch ein zweites (beidseitiges) Treppengeländer gesteigert werden.

Therapiebeispiel

Bei Herrn P. (71 Jahre) wurde vor 10 Jahren IPS diagnostiziert. Er ist trotz leichter Gleichgewichtsunsicherheiten ohne Hilfsmittel gehfähig. Insgesamt besteht eine hohe Körperspannung bei vorgebeugtem Oberkörper (◘ Abb. 8.42c). Herr P. geht kleinschrittig, stabilisierende Rotationsbewegungen sowie ausgleichende Kopf- und Rumpfstellreaktion (Gleichgewicht) fehlen, auch das Mitschwingen der Arme ist eingeschränkt.

Seine Bewegungen sind verlangsamt, wobei sich ein Freezing-Effekt (Unfähigkeit, sich zu bewegen/Bewegung zu starten) nur in dezenten Ansätzen zeigt. Herr P. gelingt es recht gut, über kognitive Cues (verstärkender Einsatzreiz, der die Bewegungsinitiierung unterstützt/auslöst) seine Alltagsbewegungen auszuführen, z. B. indem er an den Bewegungsstart und/oder an das Bewegungsziel etc. denkt. Eine Propulsionsneigung (Gangtempo wird schneller, ohne anhalten zu können) ist nicht zu erkennen. Herr P. berichtet über eine schmerzhafte Arthrose in beiden Schultergelenken, die die Mobilität der Arme einschränkt. Zudem bestehe sein größtes (Alltags-)Problem beim Aufstehen (Transfer vom Sitz zum Stand)! Bei Herrn P. wurde eine Toilettensitzerhöhung verordnet. Dies ermöglicht ihm zwar den selbstständigen häuslichen Toilettengang, bindet ihn aber wiederum ans häusliche Umfeld, da die Toiletten z. B. in Restaurants dann meist niedriger sind.

Bei Herrn P. nutzten wir unterstützend das EMG-Biofeedback. Mittels Kardinalzahlen (rechts/links) wird die Muskelanspannung (beidseitiger Pars descendens) widergespiegelt. Diese dienen IPS-Betroffenen als eine Art visueller Cues, alternativ kann man die Muskelanbzw. -entspannung natürlich auch palpieren. Schon im angelehnten Sitz zeigt sich eine recht hohe Ruhespan-

nung ($> 50\,\mu V$, Norm = $< 5\,\mu V$), die sich im ganzen Körper widerspiegelt. Aus dieser permanenten Anbzw. Verspannung (= muskuläre Dyskoordination = HWS-Hyperlordose und BWS-Hyperkyphose/Skapula beidseitig fixiert) resultiert wohl auch der Verschleiß der Schultergelenke, d. h. die schmerzhaft eingeschränkte Mobilität der Arme.

Herr P. soll zu Beginn seine Schultern möglichst lockern. Unter tonischer EMG-Kontrolle fazilitiert die Therapeutin den Kopf langsam und leicht nach rechts, in die Mitte und wieder nach links, Herr P. bleibt dabei mit seinen Augen auf den Bildschirm fixiert (Visuomotorik/Blickfixierung – Kopfrotation, ◘ Abb. 8.45c). Gelingt dies harmonisch, bittet sie ihn, nun die Kopfbewegungen zu fühlen und entsprechend locker, eigenständig auszuführen (Kopfrotation gegen Rumpf).

In ◘ Abb. 8.45a drückt Herr P. leicht dosiert gegen die Hand der Therapeutin (konzentrische Aktivität der Schulterblattstabilisatoren und Armstrecker) bis zur nahezu endgradigen Armstreckung und/oder hält langsam, bremsend bei der Zurückbewegung dem Druck der Therapeutin entgegen (= exzentrische Aktivität). In ◘ Abb. 8.45b positioniert er bei entspannter Nackenmuskulatur beide Arme auf der Therapierolle (alternativ kann auch ein Handtuch genutzt werden), um aufbauend die Rolle nach vorn zu schieben. Als optischer Cue dient dabei die aufgestellte Zewarolle (Bewegungsziel). Herr P. wiederholt die Übung 10-mal, indem er in Gedanken und/oder laut bis 10 zählt (interne Cues). Mit zunehmendem Kompetenzgewinn/Schulterblattstabilität (muskuläre Koordinationsverbesserung) verbessern sich die Rumpfaus- bzw. -aufrichtung (WS gleitet im Lot immer wieder zwischen die Schulterblätter vs. BWS-Hyperkyphose) sowie der schmerzfreie Bewegungsraum im Schultergelenk. Die Übung dient auch als Vorbereitung für den Transfer zum Stand. Als Eigenprogramm bekommt Herr P. ein Fotoblatt, anhand dessen er die Übung zu Hause beüben kann (s. Download „Eigenmobilisation", darin die Anleitung „Transfer zum Stand ICP I", https://doi.org/10.1007/978-3-662-62292-6_8). Er beginnt, wie in der Therapie, mit der Entspannung und führt unter Nutzung externer optischer (Foto) und interner Cues 10 Wiederholungen durch (s. 67090_4_De_8_MOESM4_ESM).

Herr P. beginnt den Transfer zum Stand, angelehnt an einer zu Beginn noch relativ hochgefahrenen Therapiebank (◘ Abb. 8.46a). Der Oberkörper muss (noch) nicht zu weit in Vorlage gebracht werden, und durch die noch relativ extendierte Hüfte (Stretch der Hüftbeuger) fällt die stabilisierende ventrale Beckenverankerung leichter. Die hohe Nackenanspannung zieht/fixiert (gegen die Schwerkraft) den Oberkörper nach dorsal und wirkt somit Rotationsbewegungen sowie der Vorlage des Oberkörpers, d. h. dem physiologischen Transfer zum Stand, entgegen. In einem ersten Schritt lockert Herr P. seine

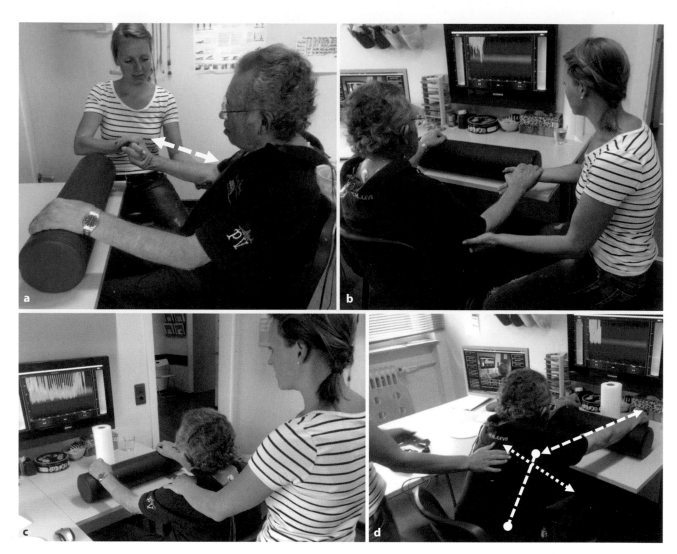

◘ Abb. 8.45   a–d a, b Arme/Schultern lockern; **c** ventraler Druck auf eine Unterlage; **d** Oberkörpervorlage. (67090_4_De_8_MOESM4_ESM zu ◘ Abb. 8.45a finden Sie unter https://doi.org/10.1007/978-3-662-62292-6_8)

Schultern und rotiert möglichst leicht und locker gegen ein Blickziel (optimal: die im Zimmer aufgehängte Übungsvorlage für den Transfer zum Stand, s. Download „Eigenmobilisation", darin die Anleitungen „Transfer zum Stand ICP I und II", zu finden unter https://doi.org/10.1007/978-3-662-62292-6_8). Sowohl der Transfer als auch die aufrechte Körperhaltung fallen Herrn P. leichter (◘ Abb. 8.46a–c). Mit zunehmendem Kompetenzgewinn wird die Therapiebank nach unten auf etwa 40–45 cm (Norm: Toilettensitzhöhe = Alltagstransfer) gefahren. Herr P. erhält das entsprechende Fotoblatt auch zum Mitnehmen, um die Übungen zum Transfer zu Hause zu beüben. Er lockert zu Beginn die Muskulatur und beginnt z. B. von einer stabilen Sessellehne das erhöhte Aufstehen und/oder hängt Kopien (optische Cues) an prekäre Orte im häuslichen Umfeld wie in Toilette, Schlafzimmer, Küchentisch etc.

> **❯ Wichtig**
>
> Je freier der Kopf, desto besser die Rotation vs. en bloc! Herr P. nutzt quasi mittels optischer Cues mehrmals täglich sein Alltagsgeschehen, um seine Symptomatik zu verbessern, d. h. um die Muskelanspannung zu reduzieren und rotierende Bewegungsabläufe zu harmonisieren (s. auch ◘ Abb. 8.43).

Mit verbesserter Körperhaltung (◘ Abb. 8.46 vs. ◘ Abb. 8.42c) folgen Übungen im Stand. Herr P. stützt sich bei entspannter Nackenmuskulatur auf eine Therapierolle (Hocker/Tisch, s. auch ◘ Abb. 3.8c, 3.9c). Er lässt das linke Knie locker fallen (= Standbein rechts) und/oder zieht es langsam zur Tischkante (ventrale Verankerung) und wiederholt dies mit der Gegenseite. Unter Nutzung interner Cues zählt er bis 10 und wiederholt alternierend die Bewegungen. Aufbauend auf die proximale Beckenstabilität rollt er locker und leicht (10-mal)

■ **Abb. 8.46   a–c** Transfer zum Stand. **a** Schulter lockern, blickfixierende Kopfrotation; **b** Oberkörpervorlage (Linie: Schulter/Knie/Fuß); **c** weiterführend zur Körpervorlage der Transfer in den Stand

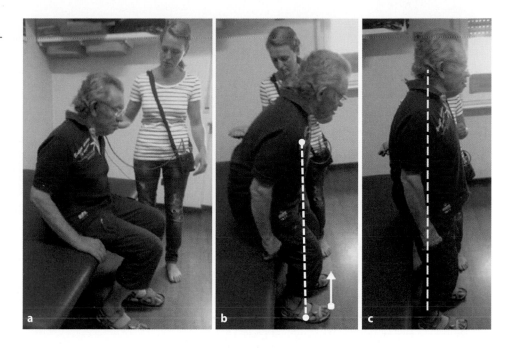

die Therapierolle nach vorn und wieder zurück (Hantieren mit der oberen Extremität).

> **Roter Faden**
>
> Herr B. beginnt mit auf den Tisch (Stuhllehne) gestützten Armen und lässt vorab die ausgerichtete WS zwischen die Schulterblätter fallen. Dies aktiviert die kaudalen Muskelanteile der Scapulae, was die kranialen Anteile (u. a. Pars descendens) detonisiert. Die Myogelosen lassen sich in dieser Position leichter mobilisieren, und die Kopf- und Bewegungsfreiheit wird mit der Lockerung größer. Gelockerte Schultern lassen sich leichter gegen Kopf und Becken rotieren (Rotationsgang, Th6–Th8), wobei zuweilen auch wieder ein Mitschwingen der Arme möglich wird.
>
> Im Gegensatz zur MS, wo ein Schwerpunkt in der phasischen Aktivierung liegt, geht es beim IPS-Betroffenen vielmehr um die tonische Detonisierung. Herr P. beginnt ähnlich ■ Abb. 8.40e–h, jedoch ressourcenorientiert, vorab kleinschrittig, mit zunehmender Bewegungsfreiheit erweitert sich dann auch die Schrittlänge (■ Abb. 8.40e,f bzw. das Schwingen des Schwungbeins, ■ Abb. 8.40h, s. auch Download „Eigenmobilisation", darin die Anleitungen „Eigenübung zur Standbeinphase", „Eigenübung zur Schwungbeinphase" und „Anleitung zum lockeren Schwungarm", zu finden unter https://doi.org/10.1007/978-3-662-62292-6_8).

In ■ Abb. 8.47b verlässt Herr P. die ventrale Stütze und verschränkt seine Arme/Hände hinter dem Rücken (Schürzenbinder-Griff). Die Armposition hemmt die Beckenretraktion, erleichtert die Rumpfaufrichtung (Arme möglichst weit unten verschränken) und wirkt beim Stehen/Gehen der gebeugten Armstellung entgegen (vs. ■ Abb. 8.42c). Da beim IPS eine erhöhte Sturzgefahr mit fehlenden Armschutzreaktionen besteht, sollte die Armstellung nur innerhalb der therapeutischen Intervention genutzt werden. Herr P. rotiert aus dem Stand in ■ Abb. 8.47c abwechselnd sein rechtes/linkes Bein leicht nach vorn gegen die linke/rechte Schulter und wieder zurück (Rumpfrotation – Standbein/Schwungbein). Die Therapeutin nutzt die isolierten Bewegungskompetenzen, um den relativ freien/lockeren Gang zu fazilitieren (■ Abb. 8.47c). Aufbauend werden im Rahmen der Möglichkeiten Hindernisse umgangen, Drehungen eingebaut, Engpässe überwunden und/oder Starts und Stopps eingebaut. Zudem können Stresssituationen eingebaut werden, wie z. B. Bewegungen unter Zeitdruck, das Starten an einer (imaginären) roten Ampel etc. Um Bewegungsblockaden beim Gehen zu lösen, nutzt man u. a. Anti-Freezing-Stöcke (■ Abb. 8.47d). Dabei wird über einen Mechanismus eine Querleiste ausgelöst, die der Betroffene überwinden muss.

8.4.8.11 Fein-/Grafomotorik bei IPS: Befunderhebung

Entsprechend den Kardinalsymptomen zeigen sich auch bei feinmotorischen Bewegungsabläufen eine Verarmung des Bewegungsausmaßes (Akinese), eine reduzierte Bewegungsgeschwindigkeit (Rigor) und eine Beeinträchtigung der Bewegungspräzision (Tremor). Auffällig wird dies vor allem in den ADL-Bereichen, z. B. beim An- und Ausziehen (Schnürsenkel binden, Knöpfe zuknöpfen), bei

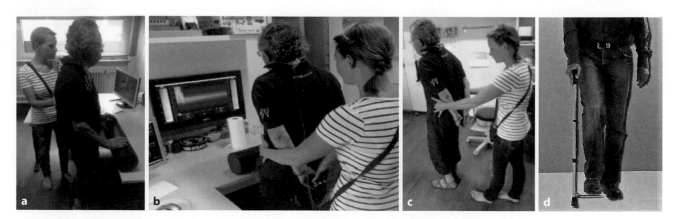

Abb. 8.47   **a–c** Transfer zum Stand. **a** Aufrechter Stand mit ventraler Stütze; **b** aufrechter Stand mit Schürzenbinder-Griff; **c** aufrechter Rotationsgang; **d** Anti-Freezing-Stock

8

der Nahrungsaufnahme (im Umgang mit Messer und Gabel) und schon recht früh in einer Verschlechterung des Schriftbilds. Letzteres wird als typisches Parkinson-Schriftbild als Mikrographie beschrieben. Dabei kommt es zum Verlust der charakteristischen Schriftzüge, einer Verkleinerung der Schriftgröße (vor allem gegen Ende des Satzes) sowie zu einer Verringerung des Schreibtempos, wodurch das Schriftbild zunehmend unleserlicher wird.

Ein möglichst langer Erhalt der feinmotorischen Fähigkeiten ist unabdingbar für die eigenständige Ausführung der Grundbedürfnisse (wie z. B. Waschen, Anziehen, Essen, Trinken etc.) und ist somit Garant für die Unabhängigkeit von fremder Hilfe (Selbstständigkeit).

8.4.8.12 Feinmotorik: Therapie

Die Therapieziele können zwischen der Verbesserung der feinmotorischen Bewegungsabläufe, dem Erhalt der momentanen Fähigkeiten und der Verlangsamung der Abbauprozesse variieren. Als Vorbereitung zu den eigentlichen feinmotorischen Aufgaben dienen **Dehnungs- und Lockerungsübungen**. Sie ermöglichen eine bessere Beweglichkeit vor allem der distalen Extremitäten. Bei Verspannungen des Rumpfs und der proximalen Extremitäten sind die schon besprochenen Rumpfübungen zu wählen. Jedoch müssen gerade bei der Parkinson-Krankheit im Zuge der Selbstständigkeit häufig Kompromisse eingegangen werden. Beispielsweise sind die feinmotorischen Fähigkeiten auch zu üben, wenn die Rumpfmobilität nur noch eingeschränkt möglich ist.

▪ Dehnübungen im Stand

Der Patient steht etwa eine Armlänge entfernt vor der Wand. Er streckt seine Arme aus (90° Flexion im Schultergelenk mit gestreckten Ellbogengelenken) und legt beide Innenhandflächen an die Wand, sodass die Finger in Richtung Decke zeigen. Durch seine Gewichtsverlagerung auf die Hände übt er Druck auf das dorsalextendierte Handgelenk und die Finger aus. Zur Steigerung führt er die Hände an der Wand liegend nach unten, wo-

durch sich die Dorsalextension und, damit verbunden, die Dehnung der Handflexoren erhöht.

Der Patient steht an der Tischkante und führt (mit gestreckten Ellbogengelenken) beide Handflächen mit gespreizten Fingern vor sich auf den Tisch. Durch die Vorverlagerung seines Oberkörpers über den Tisch übt er Druck auf die dorsalextendierten Hände aus und dehnt ebenso (s. oben) die Flexoren.

▪ Dehnübungen im Sitzen

Der Patient sitzt auf einem Stuhl an der Tischkante und führt die Fingerspritzen der abduzierten Finger (und Daumen) beider Hände zusammen. Dabei übt er Druck und Gegendruck mit den Händen aus, wodurch sich Finger und Handgelenk strecken. Als Steigerung zeigen die Fingerspitzen der zusammengeführten Finger (mittig am Körper) nach oben, und der Patient öffnet und schließt an der Handwurzel die Handflächen (bei zusammenbleibenden Fingern). Zur Erleichterung können die Ellbogengelenke und Unterarme auf einem Tisch aufliegen.

Der Patient spreizt die Finger seiner rechten, auf dem Tisch aufliegenden Hand und streicht mit den Fingern der linken Hand mit leichtem Druck zwischen den Mittelhandknochen von der Handwurzel zu den Fingergrundgelenken. Entsprechendes wird mit der linken Hand wiederholt. Bei einem Ödem sollte auf die Streichung verzichtet werden.

▪ Allgemeine Hinweise

Die jeweiligen Dehnpositionen sollten mehrmals (ca. 3- bis 4-mal) eingenommen und für die Dauer von ca. 12 s gehalten werden. Schmerzen sind auf jeden Fall zu vermeiden, und beim Vorliegen eines Handödems ist besondere Vorsicht geboten.

▪ Lockerungsübungen der Hände

Der Patient reibt sich mit der rechten Hand den linken Oberarm und mit der linken Hand den rechten Oberarm (ähnlich dem Warmreiben der Arme im Winter). Danach reibt er seine Hände und Finger (wie beim Händewaschen) gegeneinander und schüttelt sie (ähnlich wie beim Staubtuch ausschütteln) gut aus.

Er nimmt einen etwas breiteren Holzstift zwischen die Hände und rotiert ihn zwischen den Handflächen (wie Feuer anzünden mit einem Brennholz).

■ **Umwendebewegungen der Unterarme (Pro- und Supination)**

Der Patient dreht seine auf dem Tisch aufliegenden Unterarme (Pro- und Supination), sodass abwechselnd der Handrücken und die Handinnenfläche die Tischplatte berühren. Als visuelle Unterstützung kann der Patient einen Tischtennisschläger mit einem roten und einem schwarzen Belag abwechselnd drehen. Leichter Betroffene können zusätzlich einen Tischtennisball abwechselnd mit der schwarzen und der roten Auflage schlagen. Das Schlaggeräusch des Balls gibt dabei einen akustischen Rhythmus vor.

Die Übung kann auch bilateral und alternierend durchgeführt werden. Alternierend wird der rechte Unterarm proniert und der linke Unterarm supiniert und umgekehrt. Bei der bilateralen Ausführung berühren sich die Handinnenflächen und die Finger (Bethände). Beide Hände werden gewendet, sodass abwechselnd der Handrücken der linken bzw. rechten Hand oben liegt.

■ **Hand- und Fingerbewegungen**

Der Patient öffnet (streckt) und schließt abwechselnd seine Hand (zur Faust), evtl. auch gleichzeitig und alternierend (rechte Hand schließt und linke Hand streckt: Flexion/ Extension der Hand und Finger). Eigeninstruktionen, wie z. B. „eins – zwei, eins – zwei …", oder ein Metronom können dabei als (akustische) Rhythmusvorgabe dienen.

Der Patient legt seine Hände mit adduzierten Fingern schulterbreit vor sich auf ein quer liegendes DIN-A3-Blatt (oder 2 DIN-A4-Blätter). Der Therapeut umfährt die Hände mit einem Stift. Danach wird der Patient aufgefordert, seine Finger möglichst weit zu spreizen (zu abduzieren), und der Therapeut markiert die Position erneut. Es entsteht eine optische Hilfe, die die adduzierten und abduzierten Finger zeigt. Der Patient soll nun abwechselnd die Finger einer Hand spreizen und wieder zusammenführen oder alternierend die rechte Hand spreizen und gleichzeitig die linke zusammenführen und umgekehrt (Abduktion/Adduktion der Finger).

■ **Selektive Fingerbewegungen**

Der Patient legt seine Hände mit gespreizten Fingern schulterbreit vor sich auf den Tisch. Er beginnt, die Finger einzeln nacheinander anzuheben und wieder zu senken. Zur Steigerung kann der Patient die Finger wie beim Klavierspiel bewegen.

Der Patient hebt die Hände (Hand) von der Unterlage und berührt mit dem Daumen nacheinander die Fingerspitzen seiner Finger (Oppositionsgriff).

Der Patient rollt einen Igelball mit seinen Fingern auf dem Tisch vor und zurück bzw. zur Seite nach rechts und nach links (Handgelenk, Fingerbewegungen). Das Ellbogengelenk sollte auf der Unterlage aufliegen (evtl. mit Handtuch unterlagern), um Ausgleichsbewegungen aus dem Schultergelenk zu vermeiden.

Der Patient berührt abwechselnd mit seinen Fingerspitzen die Noppen des Igelballs, angefangen bei Daumen, Zeigefinger etc. und wieder zurück.

Der Patient zerknittert ein Handtuch oder ein Blatt Papier und entfaltet es wieder. Die Übung kann alternierend eingesetzt werden, indem die rechte Hand zerknittert und die linke Hand glatt bügelt, oder bilateral, indem beide Hände zerknittern und entfalten.

Unterstützend zu den genannten Übungen kann auch Therapieknete in verschiedenen Stärken verwendet werden.

■ **Funktionsspiele**

Ähnlich der motorischen Verlangsamung können auch die Denkprozesse vor allem im fortgeschrittenen Stadium erheblich verlangsamt sein (Bradyphrenie). Die Aufmerksamkeit und das Interesse engen sich dabei ein. Funktionsspiele, wie z. B. Mikado (mit großen oder kleinen Stäben), „Vier gewinnt", Memory oder Steckspiele (mit kleinen Rundhölzern, z. B. Solitär, Mühle etc.), sind ideal, um neben der feinmotorischen Geschicklichkeit auch die kognitiven Bereiche anzusprechen. Im wahrsten Sinne des Wortes werden auf spielerische Art und Weise automatisierte Bewegungsabläufe abgerufen und kognitive Fähigkeiten wie Aufmerksamkeit, Denkprozesse (Strategien entwickeln), Gedächtnis etc. trainiert.

■ **Kreative und handwerkliche Techniken**

Schöpferische Tätigkeiten bieten neben ihrem positiven Einfluss auf die Psyche auch ein breites Spektrum der motorischen Förderung. Der Patient und das Werkstück sollten dabei so positioniert werden, dass die Aufgabe zwar ein möglichst hohes Bewegungsausmaß besitzt, aber dennoch zu bewältigen ist. Beispielsweise erfordert das Fertigen einer an der Wand aufgehängten Blumenampel (Makramee) neben der Aufrichtung des Kopfs (Blickrichtung) und des Rumpfs ein weiträumiges Greifen (Grob- und Feinmotorik) der Fäden. Der Patient kann, entsprechend seinen Fähigkeiten, im Stehen und/ oder Sitzen arbeiten. Ebenso eignen sich auch andere Techniken wie Seidenmalerei, Weben, Ton-, Steckarbeiten etc. Generell fördern dabei großräumige Bewegungen die Rumpf- und Schulterbeweglichkeit, während feinmotorische Tätigkeiten die Handgeschicklichkeit positiv beeinflussen. Als weiterer positiver Nebeneffekt verbessert die Gruppentherapie die Kommunikation und den Erfahrungsaustausch zwischen den Patienten.

- ■ **Alltagshilfen**

Der primäre Therapieschwerpunkt liegt im Erhalt der Unabhängigkeit von fremder Hilfe. Dies umfasst vor allem das An- und Ausziehen, den Umgang mit Messer und Gabel sowie das Einschenken von Getränken und ihr Zum-Mund-Führen, das selbstständige Waschen und den Toilettengang. Kommt es zu Einschränkungen in den genannten Alltagsbereichen, kann eine Reihe von Alltagshilfen dennoch eine gewisse Selbstständigkeit ermöglichen.

- ■ **An- und Ausziehen**

Beim Ankleiden kommt es vor allem beim Zuknöpfen und beim Binden der Schnürsenkel zu Schwierigkeiten. Im Voraus können die besagten Fertigkeiten in der Therapie geübt werden.

- ■ **Schnürsenkel, Schuhe, Strümpfe**

Zur Beübung von Schleifen und Knoten dient ein Schuh mit 4, 6 oder 8 Ösen. Der Patient zieht vollständig den Schnürsenkel aus dem Schuh und fädelt ihn wieder ein. Danach verschnürt er den Schuh. Es ist darauf zu achten, dass beim Binden die Schuhspitze (wie im Normalfall) vom Patienten weg zeigt. Ist das eigenständige Binden der Schnürsenkel nicht mehr möglich, kann der Patient Schnürsenkel aus Gummizug oder (am besten seine gut eingelaufenen) Slipper verwenden. Von neuen Turnschuhen mit Klettverschluss ist abzuraten. Sie haben den Nachteil, dass die Schuhe nicht eingelaufen sind (Blasenbildung) und die rutschhemmende Sohle das ohnehin eingeschränkte Gehen noch zusätzlich erschwert. Zudem besteht häufig eine erhöhte Schweißbildung (s. vegetative Symptome), die sich vor allem in synthetischen Kunstfaserstoffen (wie z. B. Turnschuhen) geruchsbelästigend niederschlägt.

Durch die Bewegungseinschränkungen können die Patienten häufig nicht mit den Händen den Boden berühren. Ein verlängerter Greifarm (Greifzange) ermöglicht es, Gegenstände, die weiter entfernt sind oder auf dem Boden liegen, zu ergreifen.

Um die Strümpfe anzuziehen, gibt es spezielle Strumpfanzieher, bei denen der Betroffene den Strumpf im Sitzen über eine Halterung zieht und anhand einer Ziehvorrichtung selbstständig über den Fuß zieht.

- ■ **Knöpfe**

Der Patient versucht, an seinem Hemd die Knöpfe zu lösen und wieder zu schließen. Als Steigerung kann das Hemd auch an einer anderen Person oder am Kleiderbügel auf- und zugeknöpft werden. Ferner können auch Alltagssituationen, z. B. das Überziehen des Betts (große schwungvolle Bewegungen) mit dem Zuknöpfen der Kissen, als Therapieinhalte mit einfließen. Ist die Fingerbeweglichkeit nicht mehr gegeben, dient eine sogenannte Knopfhilfe (Knopfverschlusshilfe) für das Zuknöpfen vor allem kleiner Knöpfe.

- ■ **Essen und Trinken bei Parkinson**

Um trotz eingeschränkter Koordination und Feinmotorik das selbstständige Essen zu ermöglichen, gibt es adaptierte Bestecke mit abgewinkelten Gabeln, Löffeln und verdickten Griffen (ergometrisches Essbesteck). Zudem kann man über das Sanitätshaus Moosgummi in verschiedenen Stärken als Meterware beziehen, das, entsprechend abgelängt, flexibel über das Besteck (z. B. in einem Speiselokal), über Schreibgeräte sowie über die Zahnbürste aufgesteckt werden kann.

Der Teller (bzw. das Frühstücksbrett) sollte auf einer rutschhemmenden Unterlage (Antirutschfolie) stehen, und der Tellerrand kann bei Bedarf mit einer Tellerranderhöhung versehen werden.

Beim Trinken sollte der Patient (und die Angehörigen) schon früh lernen, das Glas bzw. die Tasse nur halb zu füllen. Bei einem randvollen Glas gerät der Betroffene unter Druck, wodurch sich der Tremor noch verstärkt und ein Verschütten des Inhalts wahrscheinlicher wird.

Bei einer starken Vorverlagerung des Kopfs (Extension HWS) sollte ein Becher mit ausgesparter Nasenkerbe verwendet werden. Das Trinken aus einem normalen Becher – oder noch stärker aus einem Schnabelbecher – führt vor allem gegen Ende des Austrinkens zu einer Verstärkung der ohnehin hyperextendierten HWS.

- ■ **Hygiene bei Parkinson**

Das Waschen sollte im Sitzen auf einem stabilen Stuhl ausgeführt werden (s. auch Übergang vom Sitz zum Stand, Transfer- und Alltagshilfen). Um dabei den Blick in den Spiegel zu ermöglichen, muss der Spiegel (evtl. durch einen Adapter) vorgeneigt werden. Zur Erleichterung und aus Sicherheitsgründen sollte der Patient einen elektrischen Rasierapparat verwenden. Ebenso erleichtert eine elektrische Zahnbürste die Mundhygiene (s. oben, adaptierbares Moosgummi). Falls der Tremor das einhändige Hantieren mit dem Rasierapparat verhindert, kann der Patient mit seiner freien Hand das Handgelenk der Funktionshand unterstützen und den angewinkelten Ellbogen stabilisierend auf das Waschbecken auflegen.

Zum Waschen des Rückens sind Bürsten, Schwämme mit verlängerten Stielen erhältlich (evtl. Kleiderbügel mit einem Schwamm versehen). Für das Abtrocknen kann der Patient 2 an beiden Enden zusammengenähte Handtücher (ähnlich einem Ring) verwenden.

- ■ **Schreibtraining/Grafomotorik bei Parkinson**

Anfangs sollte im Stand mit großflächigen, schwungvollen, bilateralen Übungen, z. B. Schreiben, Malen und Zeichnen an einer großen, senkrecht stehenden Tafel oder einer entsprechenden Papierwand, begonnen werden. Optische Hilfen, wie z. B. eine Begrenzung der Zeilen durch Linien oder Karos auf der Tafel (Papier), können die Ausführung erleichtern. Der Patient beginnt, beidhändig (später mit einer Hand) mit Kreide (dickem

Edding-Stift) große schwungvolle Kreise, Bögen, Spiralen etc. zu zeichnen. Mit zunehmender Bewegungsverbesserung verringern sich die Durchmesser der Kreise, und ihre Anzahl steig
t. Von der Kreisform kann zu aneinandergereihten Spiralen in unterschiedlicher Dicke und Größe übergegangen werden. Neben den Kreisen und Bögen kann der Patient auch unterschiedliche, wahllose oder an Begrenzungslinien vorgegebene, senkrechte, waagrechte und diagonale Linien in unterschiedlicher Länge ziehen. Nach der Einübungsphase beginnt der Patient das Schreiben in Schreibschrift und/oder Druckbuchstaben in unterschiedlicher Größe (mit oder ohne Begrenzungslinien). Am Ende des Worts bzw. des Satzes ist auf die gleichbleibende Schriftgröße zu achten. Führt die Schreibübung an der Tafel entlang (von links nach rechts), werden neben der Grafomotorik auch automatisierte Bewegungsabläufe, wie z. B. das Seitwärtsgehen, geübt.

Bei Übungen im Sitzen ist auf die **richtige Sitzposition** und den **richtigen Lichteinfall** zu achten. Als **Schreibhilfen** können etwas dickere Stifte, Moosgummi oder Griffverdickungen (ähnlich, wie man sie in der Grundschule verwendet) dienen.

Das Schreibtraining sollte nach einer gewissen Einübungszeit selbstständig ausgeführt werden und kontinuierlich stattfinden. Dabei ist auf eine rutschfeste Unterlage zu achten und liniertes Papier zu verwenden. Beispielsweise kann der Patient den Leitartikel der Tageszeitung (mit dem Datum versehen) für eine bestimmte Zeit, z. B. 10 min täglich, abschreiben. Neben der grafomotorischen und kognitiven Relevanz bietet diese Übung die Möglichkeit einer Verlaufskontrolle. Dabei ist neben der Anzahl der Wörter auch die Lesbarkeit zu beurteilen.

Literatur

Appell HJ (2008) Funktionelle Anatomie, 4. Aufl. Springer, Berlin, Heidelberg

Davies PM (2002) Hemiplegie. Springer, Berlin, Heidelberg

Davies C, Davies A (2016) Arbeitsbuch der Triggerpunkt-Therapie, 5. Aufl. Junfermann, Paderborn

Delank W (2003) Neurologie. Enke, Stuttgart

DGN, AWMF (2016) Idiopathisches Parkinson-Syndrom, Kurzversion. https://dgn.org/wp-content/uploads/2013/01/030010_LL_kurzfassung_ips_2016.pdf

Hoehn M, Yahr M (1967) Parkinsonism: onset, progression and mortality. Neurology 17(5):427–442

Poek K, Hacke W (1998) Neurologie, 10. Aufl. Springer, Berlin, Heidelberg

Schiebler TH et al (1995) Anatomie. Springer, Berlin, Heidelberg

Tillmann B (2009) Atlas der Anatomie. Springer, Berlin, Heidelberg, S 149–405

Tittel K (2016) Beschreibende und funktionelle Anatomie, 16. Aufl. Kiener, München

Uhlmann K (1991) Lehrbuch der Anatomie des Bewegungsapparates. Quelle und Meyer,, Heidelberg

Urban PP (2012) Klinisch-neurologische Untersuchungstechniken. Thieme, Stuttgart

Webster DD (1968) Critical analysis of the disability in Parkinson's disease. Med Treatm 5:257–282

Wottke D (2004) Die große orthopädische Rückenschule. Springer, Berlin, Heidelberg

Weiterführende Literatur

Davies PM (1990) Im Mittelpunkt. Springer, Berlin, Heidelberg

Störungen der Sprache, des Sprechens, der Gesichtsmuskulatur und des Schluckakts

Karl-Michael Haus

Inhaltsverzeichnis

© Springer-Verlag GmbH Deutschland, ein Teil von Springer Nature 2022
K.-M. Haus (Hrsg.), *Neurophysiologische Behandlung bei Erwachsenen und Kindern*,
https://doi.org/10.1007/978-3-662-62292-6_9

9.1   Aphasie (Sprachstörung)

Bei den kortikalen Regionen zur Sprachsteuerung unterscheidet man
- die motorische und
- die sensorische Sprachregion.

Die **motorische Sprachregion** wird nach ihrem Erstbeschreiber P. Broca (1861) als Broca-Sprachzentrum bezeichnet. Es ist im linken präfrontalen Kortex lokalisiert. Da es an das primär-motorische Projektionsareal (▶ Kap. 2, ◘ Abb. 2.7) angrenzt, führt eine größere Schädigung oft zusätzlich zu einer zentral bedingten Bewegungsstörung der mimischen Muskulatur (s. auch ▶ Abschn. 9.2.3, „Fazialisparese") auf der gegenüberliegenden Gesichtshälfte sowie zu einer Beeinträchtigung der Sprechwerkzeuge wie Zunge, Kiefer und Rachenmuskulatur (▶ Abschn. 9.2.1, „Dysarthrophonie").

Die **sensorische Sprachregion** wurde von Wernicke (1874) beschrieben und wird als Wernicke-Zentrum bezeichnet. Sie befindet sich im Temporoparietallappen (sekundär-akustisches Assoziationsareal).

> **Wichtig**
> Eine zentrale Sprachstörung wird als **Aphasie** bezeichnet.

Infolge einer Schädigung (in der Regel durch Schlaganfall) unterscheidet man nach dem jeweiligen Läsionsort und der Art der Störung:

■ **Broca-Aphasie (motorische Aphasie)**
Die Sprachproduktion ist verlangsamt und zähflüssig; oft sprechen die Patienten nur auf Aufforderung und mit großer Anstrengung in Ein- oder Zwei-Wort-Sätzen, ähnlich dem Telegrammstil (Agrammatismus). Das Sprachverständnis ist weitestgehend intakt, und die Wörter, die verbalisiert werden, sind situationsadäquat und sinnhaft.

■ **Wernicke-Aphasie (sensorische Aphasie)**
Im Gegensatz zur Broca-Aphasie besteht bei der Wernicke-Aphasie eine flüssige, z. T. überschießende Sprachproduktion. Das Sprachverständnis und, damit verbunden, die verbale Kommunikation sind hingegen stark gestört. Die Patienten können (komplexe) verbale Anweisungen weder verstehen noch umsetzen. In der Sprache bestehen z. T. schwere semantische und phonematische Paraphrasien (Verwechseln, Auslassen, Hinzufügen von Wörtern), teilweise kommt es zu Neologismen (Wortneubildungen).

■ **Globale Aphasie**
Bei der globalen Aphasie sind motorische und sensorische Beeinträchtigungen vorhanden (s. oben). Meist sind die Bereiche etwa gleich schwer betroffen. Tritt jedoch die Beeinträchtigung eines Störungsbilds, z. B. der sensorischen

Aphasie, besonders prägnant zum Vorschein, spricht man von sensorisch dominanter globaler Aphasie. Den Patienten fehlen die Spontansprache (motorische Aphasie) und das Sprachverständnis (sensorische Aphasie).

■ **Amnestische Aphasie**
Eine amnestische (mnestisch: das Gedächtnis betreffend) Aphasie zeigt sich vor allem durch Wortfindungsstörungen. Die Patienten verfügen über einen relativ guten Sprachfluss, jedoch wird dieser durch das „Nichtfinden" bestimmter Begrifflichkeiten unterbrochen. Durch Kompensationsmechanismen werden die Begriffe umschrieben. Im Allgemeinen besteht jedoch eine gute Kommunikationsfähigkeit (Poeck und Hacke 1998).

9.1.1   Praxis

Im Umgang mit Aphasiepatienten sind folgende Grundsätze zu beachten:
- Sich Zeit nehmen, warten, den Patienten aussprechen lassen.
- Dem Patienten Mut zusprechen; ihn loben, auch wenn die Fortschritte nur sehr gering sind. Lob steigert die Sprachmotivation und das Selbstvertrauen, Kritik bewirkt hingegen das Gegenteil.
- Die Therapeutenanweisung in kurzen, klaren Sätzen geben, bei Nichtverstehen evtl. den Begriff umschreiben, Alternativen für die Satzstellung suchen, eine Erklärung suchen.
- Keine offenen Fragen stellen, deren Beantwortung ist oft zu schwierig. Besser ist eine „Ja/Nein-Fragestellung".
- Hintergrundgeräusche erschweren das Verstehen. Daher keine Gruppengespräche; Zweiergespräche sind leichter zu führen.
- Therapeutenanweisung mit Gestik und Mimik unterstützen.
- Dem Patienten beim Antworten nicht vorgreifen oder vorsagen und nichts vorwegnehmen.
- Mit Einfühlung hören, was der Patient möchte, evtl. sich seine Absicht zeigen lassen.
- Prüfen, ob die Absicht des Patienten verstanden wurde.
- Nicht für den Patienten sprechen, keine Wortvorschläge machen.
- Bei Wortwiederholungen (Perseverationen) den Patienten unterbrechen und ablenken.
- Sätze, wie z. B. „Konzentrieren Sie sich auf das, was Sie sagen wollen" helfen nichts. Wenn gar kein Ergebnis erzielt wird, ist folgender Schlüsselsatz hilfreich: „Vielleicht können Sie es mir später sagen."
- Nicht auf einer sprachlichen Äußerung beharren, auch Gestik und Mimik akzeptieren.

— Auf den Inhalt der Äußerung achten und nicht auf die Form. Permanentes Verbessern führt zur Frustration des Patienten.

— Dem Patienten das Gefühl geben, dass er die Zeit zum Reden hat, keine Hektik verbreiten.

Patienten mit Aphasie sind meist sehr sensibel. Sie kommunizieren – je nach Schädigung – stark durch ihre Mimik und Gestik, reagieren aber auch auf die Mimik und Gestik des Therapeuten. Man sollte daher seinen Gesichtsausdruck sehr aufmerksam kontrollieren. Ein Stirnrunzeln oder Kopfschütteln des Therapeuten kann schnell als extrem abwertend angesehen werden und den Patienten in seiner ohnehin problematischen Lage noch zusätzlich verunsichern. Sehr gut reagieren die Betroffenen auf taktile Reize. Der Therapeut kann sie nutzen, indem er seinen langsam und verständlich ausgesprochenen Satz, wie z. B. eine Handlungsanweisung, gestisch, mimisch und/oder durch Fazilitation unterstützt.

Die Aphasie verbunden mit einer Hemiplegie/Hemiparese resultiert meist aus einer lokal relativ begrenzten neuronale Schädigung. Gelingt es nun, eine sensomotorische Verbesserung des „Systems", d. h. der Symptomatik, herbeizuführen, so verbessern sich meist auch die Sprachleistungen. Ähnliches wird in der Pädiatrie beobachtet: Mit den sensomotorischen Kompetenzen, wie z. B. der Feinmotorik, verbessert sich auch die Aussprache (s. auch ▶ Abschn. 9.2.1, „Dysarthrophonie"). Zum Teil konnten wir sogar die Verbesserung der Sprachproduktion schon durch die Reduktion kompensatorischer Prozesse auf der „gesunden" Körperseite beobachten.

9.2 Störungen der Sprech- und Schluckmotorik und der Mimik

9.2.1 Dysarthrophonie (Sprechstörung)

Der ältere Begriff „Dysarthrie" („arthros", griech. Gelenk) bezieht sich auf die Sprechmotorik. Da diese Störung jedoch häufig mit einer Beeinträchtigung der Stimmgebung (Phonation) und mit der Sprechatmung zusammenhängt, sollte der Terminus **„Dysarthrophonie"** anstelle von Dysarthrie verwendet werden (Poeck und Hacke 1998).

Eine Sprechstörung kann durch die Beeinträchtigung aller Funktionsebenen des ZNS, die mit der motorischen Innervation in Verbindung stehen, verursacht werden. Demzufolge kann man eine Dysarthrophonie zur Einschätzung des zentralen Läsionsorts verwenden.

9.2.1.1 Dysarthrophonieformen

■ **Kortikale Störungen in den motorischen Projektionsarealen**

(s. ▶ Kap. 2, ◘ Abb. 2.7) Sie zeigen sich u. a. durch eine verwaschene Aussprache (unscharfe Konsonanten), einen abgehackten Stimmrhythmus und eine Stimmstörung. Die Dysarthrophonie kann im Gegensatz zur Aphasie (95 % linkshirnig) bei einer entsprechenden Läsion sowohl rechts- als auch linkshemisphärisch auftreten. Eine kortikale Dysarthrophonie entsteht häufig durch Hirninfarkt, Tumor, Trauma.

■ **Schädigung der Basalganglien**

Sie führt zu einer extrapyramidalen Sprechstörung. Die Sprechweise wird hypokinetisch (verlangsamt) und rigide (steif), die Stimme wird sehr leise (Mikrophonie) und monoton oder (je nach Störungsbild) hyperkinetisch überschießend (Makrophonie). Artikulationsstörungen treten u. a. bei der Parkinson-Krankheit (hypokinetisch, s. auch ▶ Abschn. 8.4, IPS) oder bei Huntington-Chorea (hyperkinetisch) auf.

■ **Zerebelläre Koordinationsstörung der Sprechorgane**

Sie zeigt sich unter anderem in einer skandierenden Sprechweise (ataktisch, schleppend), die Vokale werden unangemessen lang gedehnt, und das Sprechtempo entspricht oft nicht der Situation. Die zerebelläre Sprechstörung tritt bei einer Läsion des Kleinhirns auf, u. a. bei Kleinhirninfarkt, Tumor, Trauma, multipler Sklerose sowie bei toxischen Einwirkungen, wie z. B. Alkoholabusus.

Die Symptome einer Dysarthrophonie können zwischen einer zu dezenten Artikulationsschärfe und einer völligen Unverständlichkeit variieren. Oft ist die Sprechweise verlangsamt und monoton, was bei dem Kommunikationspartner den Eindruck einer gewissen Interessenlosigkeit erweckt. Je nach Ausmaß der Beeinträchtigung führt eine Dysarthrophonie zu Schwierigkeiten, die die Lebensqualität im häuslichen und sozialen Bereich stark einschränken. Sind die Symptome so stark, dass sie eine verbale Kommunikation verhindern, muss der Patient Hilfsmittel zur Verfügung gestellt bekommen, die ihm eine alternative Kommunikation ermöglichen.

Hilfsmittel und Bewältigungsstrategien bei Dysarthrophonie:

— Zaubertafel, eine kleine Tafel, die im Spielwarenladen zu beziehen ist. Der Patient kann die Tafel beschriften und das Geschriebene nach Gebrauch wieder löschen.

— Ein kleiner Schreibblock oder ein Vokabelheft, in dem die wichtigsten Sätze und Stichworte vermerkt sind (Kommunikationsbuch). Hierbei sollte auch ein kurzer Hinweis, der die Sprechstörung beschreibt, für den Gesprächspartner nicht fehlen.

◼ Tab. 9.1 Hirnnerven für Gesichts-, Mund- und Schluckbereich

Hirnnerv	Typ	Funktion
N. trigeminus, V. Hirnnerv	Sensorisch	Empfindungen der Gesichtshaut, der Nasen- und Mundschleimhaut sowie von Zähnen und Zahnfleisch
	Motorisch	Innervation von Gesichts- und Kaumuskulatur
N. facialis, VII. Hirnnerv	Sensorisch	Geschmack der vorderen 2 Drittel der Zunge
	Motorisch	Mimische Gesichtsmuskulatur
N. glossopharyngeus, IX. Hirnnerv	Sensorisch	Geschmack des hinteren Drittels der Zunge, Gaumensegel, Pharynx (Rachen)
	Motorisch	Pharynxmuskel
N. vagus, X. Hirnnerv	Sensorisch	Schleimhäute von Larynx (Kehlkopf) und Pharynx, Ösophagus (Speiseröhre)
	Motorisch	Nicht quer gestreifte Muskulatur von Velum (Gaumensegel), Pharynx und Larynx
N. accessorius, XI. Hirnnerv	Motorisch	Begleitend zum Pharynx des N. vagus
		Hals- und Schultermuskulatur (M. trapezius und M. sternocleidomastoideus)
N. hypoglossus, XII. Hirnnerv	Sensorisch	Zunge
	Motorisch	Zunge

— Die gesprochenen Sätze auf den Sinn reduzieren.
— Bei zu schnellem Sprechtempo das langsame Sprechen üben.
— Atmung verbessern, um die Satzlänge und Stimmstärke zu steigern (▶ Abschn. 9.2.2, „Begleitende Maßnahmen, Atemtherapie")
— Der Gesprächspartner sollte über die Beeinträchtigung informiert sein, um sich entsprechend zu verhalten (Kommunikationsbuch).

Aussprache:
Auf die Therapie der Sprechorgane wird im folgenden ▶ Abschn. 9.2.2, „Dysphagie", näher Bezug genommen. Das ausgesprochene Wort bildet sich aus Vokalen (Selbstlauten) und Konsonanten (Mitlauten). Die Steuerung der Vokale („a, e, i, o, u" etc.) erfolgt hauptsächlich durch Lippenbewegung und Ausatmung, die der Konsonanten durch das Zusammenspiel von Lippen, Zunge und weichem Gaumen.

Verbesserung der Vokale:
— Lippenbewegungen, z. B. Mundwinkel hochziehen (lachen) und senken, Lippen zuspitzen (Kussmund) etc.
— Atemtechnik, mit dem Strohhalm in Wasser blasen, Erbsen mit dem Strohhalm (anziehen) aufsammeln etc.

Verbesserung der Konsonanten:
— Lippen, „b, p",
— Zähne (Zunge), „d, t, n, s",
— Gaumen (Zunge), „g, k",
— Zungenbewegung, Zähne und Gaumen im Wechsel, „d-g, d-k, t-g, t-k, n-g" etc.

9.2.2 Dysphagie (Schluckstörung)

Die Steuerung des Schluckakts, d. h. der Nahrungs- oder Flüssigkeitsaufnahme, obliegt im Wesentlichen der Großhirnrinde und dem Hirnstamm. Ungefähr 50 Muskelpaare sind zeitlich und räumlich koordiniert am Schluckvorgang beteiligt. Man geht davon aus, dass die willentliche Einleitungsphase kortikal und der weitere Ablauf reflektorisch über den Hirnstamm gesteuert wird. Die beteiligten Hirnnerven sind in ◼ Tab. 9.1 aufgeführt.

9.2.2.1 Phasen des Schluckakts
Der Schluckakt ist als gesamter physiologischer Prozess anzusehen, dennoch unterteilt man ihn aus didaktischen Gründen in 3 (bzw. 4) verschiedene Phasen.

■ **Orale Phase**
Die Vorbereitungsphase (präorale) und die orale Phase werden zur oralen Phase zusammengefasst. Sie dient der Bolusvorbereitung (Bolus bedeutet Bissen oder Nahrungsmasse). In der **Vorbereitungsphase** wird die Nahrung zerkleinert (zerkaut) und mit Speichel vermischt. Die Kaubewegung (Zermahlen) geschieht durch eine Rotationsbewegung des Unterkiefers gegen den Oberkiefer. Dieser Vorgang ist zwar willentlich beeinflussbar,

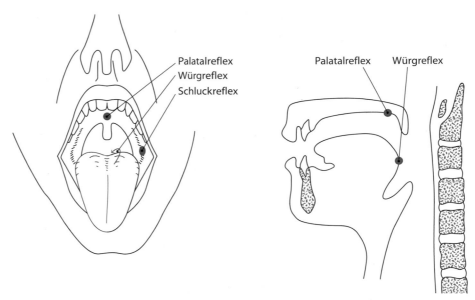

�‪Abb. 9.1‬ Reflexpunkte im pharyngealen Bereich

Palatalreflex
Würgreflex
Schluckreflex

Palatalreflex   Würgreflex

verläuft aber dennoch weitestgehend automatisiert. Die folgende **orale Phase** befördert den Bolus über die Hinterzunge in den Pharynx (Rachen oder Schlund), bis der „Schluckreflex" ausgelöst wird.

■ **Pharyngeale Phase**

In der pharyngealen Phase wird der Bolus reflexgesteuert, bei geschlossener Luftröhre, in den Ösophagus (Speiseröhre) transportiert. Durch die Adduktion der Stimmlippen („Schließreflex") wird die Trachea (Luftröhre) verschlossen, was zum Atemstopp führt. Parallel zur Elevation (Heben) des Kehlkopfs senkt sich die Epiglottis (Kehldeckel) schützend über die Stimmritze, und der Bolus gleitet in den Ösophagus. Kommt es dennoch zur Aspiration, wird das Lungensystem durch den Hustenreflex (Abhusten) gereinigt.

■ **Ösophagusphase**

Die Ösophagusphase führt den Bolus über peristaltische (einschnürende), wellenartige Kontraktionen in den Gaster (Magen). Ein unzureichender Verschluss des Pylorus (Magenpforte) führt zu einem Reflux (Rückfluss von Magensäure und Speiseresten) in den Ösophagus. Dies verursacht Sodbrennen (beim Patienten nachfragen) und kann bis zu Verätzungen der Mundschleimhäute führen. ◪ Abb. 9.1 zeigt die Reflexpunkte im pharyngealen Bereich.

Therapierelevanz

Die Behandlung und Beurteilung einer Schluckstörung sollte stets im interdisziplinären Team mit erfahrenen Kollegen abgeklärt werden. Der Ergotherapeut sollte hierzu vor allem **Kenntnisse** über die Grundlagen des Schluckvorgangs besitzen, um den Patienten, z. B. beim Esstraining, nicht unnötig der Gefahr einer Aspiration auszusetzen. Er sollte dabei bestehende Störungen erkennen und einschätzen können. Unter Aspiration versteht man das Eindringen von Fremdkörpern (Nahrung oder Flüssigkeit) in die Luftröhre. Dies kann u. a. zum Abhusten (soweit der Hustenreflex auslösbar ist), zu Atembeschwerden, einer abnormen, wässrigen Stimme und langfristig zur **Pneumonie** (Lungenentzündung) führen. Eine Pneumonie fesselt den Patienten an sein Bett, wodurch gerade in der Frühphase der Rehabilitation wertvolle Therapiezeit verloren geht. Sowohl die Folgen der Immobilität (Kreislaufstörungen, Kontrakturbildung) als auch die fehlende physiologische Bewegungsanbahnung führen zu einer starken Beeinträchtigung des Therapieerfolgs und damit zu einer Einschränkung der weiteren Lebensqualität. Aspiration ist an verschiedenen Anzeichen zu erkennen (s. Übersicht).

Obwohl berechtigte Bedenken bezüglich der Strahlensicherheit für den Patienten bestehen, kann letztendlich nur die Fluoroskopie (radiografisches dynamisches Bildverfahren) sichere Auskunft darüber geben, inwieweit der Schluckakt physiologisch noch möglich ist. Vor allem beim Auftreten der in der folgenden Übersicht genannten Aspirationszeichen ist eine Überprüfung durch bildgebende Verfahren indiziert. Leider fehlen diese (kostspieligen) bildgebenden Kontrollmöglichkeiten häufig, sodass die Frage nach dem richtigen Zeitpunkt für den Beginn des Esstrainings dann offen bleibt. Der Therapeut muss oft eigenständig die Physiologie des Schluckvorgangs beurteilen.

Zeichen einer Aspiration

- Gurgelnde, brodelnde Stimme
- Häufiges Husten und Räuspern, vor allem im Zusammenhang mit der Nahrungsaufnahme
- Sehr langsamer Nahrungstransport vom Mundeingang in den Rachen
- Fehlende bzw. eingeschränkte Elevation des Kehlkopfs
- Fehlender bzw. eingeschränkter Kehlkopfreflex

> **Wichtig**
> Die Absprache mit dem Arzt über den Beginn des Esstrainings ist zwingend notwendig. Nach Möglichkeit sollte zudem der Zeitpunkt im interdisziplinären Team mit erfahrenen Kollegen (Logopäden, Physiotherapeuten, Pflegekräften) abgeklärt werden.

9.2.2.2 Beobachtungen während der Therapie

Beobachtungen während der Therapie geben erste Hinweise darauf, wieweit das System funktionsfähig ist. Ob der Bolustransport zum Pharynx (Rachen) möglich ist, kann man durch ein Nachsprechen der Laute „mnnnnnng'ga" erfahren, die Zungenbewegung entspricht in etwa der Wellenbewegung in der oralen Phase.

Schutz der Atemwege

- Schlucken des Speichels beobachten **(Schluckreflex)**
- Darauf achten, ob ein spontanes Abhusten möglich ist **(Hustenreflex)**
- An der Stimmstärke erkennen, ob sich die Stimmbänder schließen **(Schließreflex)**

Eine wässrige gurgelnde Stimme ist meist ein Zeichen für eine Flüssigkeitsansammlung in der Trachea. Eine nasale Aussprache lässt auf eine mangelnde Elevation des Gaumensegels schließen. Für den eigentlichen Schluckvorgang hat ein **nicht schließendes Gaumensegel** eine geringe Relevanz, kommt es jedoch zu einem Abhusten, Hochwürgen oder Reflux (Rückfluss der Magenflüssigkeit) geschieht die Ausscheidung z. T. über die Nase. Diese Situation ist für den Patienten sehr unangenehm und peinlich, meist vermeidet der Patient Esssituationen, bei denen andere Personen anwesend sind. Zum Testen der Funktion (Schließung des Gaumensegels) benutzt man den sogenannten **Spiegeltest**. Der Patient wird aufgefordert, von 1 bis 10 zu zählen; man hält ihm dabei den Spiegel unter die Nase und beobachtet, ob dieser beschlägt. Ein leichtes Beschlagen, vor allem bei den Vokalen „e" und „i", ist als normal zu beurteilen. Der Speichelaustritt bzw. der Wiederaustritt von Nahrung ist ein Zeichen für eine orale Sensibilitätsstörung und/oder eine hypotone Wangenmuskula-

tur. Oft verbleiben hierbei auch Nahrungsreste in den Wangentaschen. Besitzt der Patient noch die Fähigkeit, mit einer Hand zu hantieren (Hemiplegie), kann man von einer Sensibilitätsstörung ausgehen. Da der Verbleib von Nahrungsresten bei erhaltener Sensibilität unangenehme Reize verursacht, würde sie der Patient mit seiner funktionierenden Hand entfernen (Finger, Zahnstocher etc.).

Eine **Dysfunktion der Zungenmotorik** zeigt sich in einer mangelnden Boluspositionierung zwischen den Zähnen und im verlangsamten und nur unter Schwierigkeiten stattfindenden Transport vom Mundeingang zum Pharynx (Rachen). Ein eingeschränktes Zusammenspiel zwischen Zungenmotorik und Gaumensegel kann zu einem verfrühten Boluseintritt in den Pharynx führen und somit eine Aspirationsgefahr darstellen.

Schluckreflex/Saug-Schluck-Reflex

Der Saug-Schluck-Reflex ist bei einem Säugling bis zu 3 oder 4 Monaten physiologisch und dient der Nahrungsaufnahme; in dieser Phase sind Saug- und Schluckvorgang nicht zu trennen. Mit der zunehmend kortikalen Entwicklung wird die Zungenmotorik differenzierter, wodurch sie zunehmend vom eigentlichen Schluckakt unabhängige Funktionen übernimmt (z. B. erste Laute).

> **Wichtig**
> Der spätere physiologische Schluckreflex wird ausgelöst von der Berührung der vorderen Gaumenwand durch den Bolus.

Der Therapeut kann mit einem Spatel leichten Druck auf die Gaumenwand (◘ Abb. 9.1, links Schluckreflex) ausüben und so das Einsetzen des Schluckens überprüfen. Lautes Lachen oder ähnliche Laute sind ein Zeichen für die physiologische Adduktion der Stimmbänder, wodurch ein Schutz der Atemwege gewährleistet wird. Das Heben des Kehlkopfs untermauert diese Schutzfunktion und muss daher in die Beurteilung mit einfließen.

Würgereflex

> **Wichtig**
> Der Würgereflex dient dazu, unerwünschte Fremdkörper aus dem Rachen nach außen zu befördern. Somit besitzt er eine dem Schluckreflex entgegengesetzte Wirkungsweise.

Der Würgereflex spielt für den normalen Essvorgang prinzipiell keine Rolle. Fehlt jedoch die Sensibilität, um die Masse und Konsistenz des Bolus abzuschätzen, so ist seine Schutzfunktion nicht zu unterschätzen. Man fährt mit dem angefeuchteten Spatel auf der Zunge entlang an den hinteren Zungengrund bzw. an die Rachenwand. Der Patient reagiert mit einer blitzartigen Extension des

Rumpfs bei weit aufgerissenen Augen (◘ Abb. 9.1, Würgereflex). Für den Patienten ist der Würgreflex sehr unangenehm und sollte entsprechend vorsichtig überprüft werden. Bei einer **Hyperreaktion** wird der Würgereflex verfrüht ausgelöst und kann dadurch die Nahrungszufuhr erheblich behindern. Es genügt oft schon eine Berührung des vorderen Mundraums; in solch einem Fall sollte nicht weiter befundet werden. Bei einem **hyporeaktiven Einsetzen** des Reflexes hingegen muss oft der Zungengrund oder die Rachenhinterwand zum Auslösen berührt werden, zum Teil wird der Reflex auch dadurch nicht ausgelöst.

Wie oben erwähnt, ist das Einsetzen des Würgereflexes keine Voraussetzung, um mit der Esstherapie zu beginnen, jedoch muss der Therapeut ein besonderes Augenmerk auf die Größe und Konsistenz der Nahrung oder Flüssigkeit richten. Beim späteren Esstraining ist darauf zu achten, dass die verabreichte Nahrung auch dem Geschmack des Patienten entspricht. Besteht eine Abneigung oder sogar Ekel gegen die Nahrung, kann anstelle eines Schluckreflexes auch der Würgereflex ausgelöst werden.

Hustenreflex

> **Wichtig**
> Der Hustenreflex dient als Schutzmechanismus, um die Atemwege von Fremdkörpern und Sekreten, z. B. Staub, Schleim, Nahrungsresten etc., zu befreien.

Der Hustenreflex sollte intakt sein, damit die Nahrung beim Verschlucken hochgehustet werden kann. Bei Patienten mit **sensiblen Einschränkungen** im laryngealen Bereich (Kehlkopf) ist die Auslösbarkeit des Hustenreflexes beeinträchtigt. Eine mangelnde Stimmbandadduktion verhindert den Glottisschluss, wodurch ein Hustenausstoß nicht möglich ist. Die Stärke des Hustenausstoßes ist somit abhängig vom Schließen der Stimmbänder, von der Elevation des Gaumensegels (Verbindung zur Nase), von der Inspirationstiefe (Einatmung) sowie von der Fähigkeit der Bauchpresse. Man kann den Patienten zum Husten auffordern und dies durch interkostale Griffe (Druck mit den Fingern zwischen die unteren Rippenräume) unterstützen.

Die oben beschriebenen Reflexe, z. T. auch als Reaktionen bezeichnet, bilden gewissermaßen Schutzmechanismen, die eine Aspiration verhindern. Sie müssen daher vor Beginn einer Nahrungsaufnahme geprüft werden.

Saug-, Beiß- und Suchreflexe sind pathologische Reflexe, die meist bei einer schweren Schädigung (SHT) auftreten und eine physiologische Nahrungsaufnahme verhindern. Im Zuge der Therapie des **faziooralen Trakts** (F.O.T.T.), d. h. in der Bewegungsanbahnung normaler faziooraler Bewegungsmuster, werden diese Reflexe wieder integriert (abgebaut).

9.2.2.3 Pathologische Reflexe
Saugreflex

Der Saugreflex oder auch Saug-Schluck-Reflex sollte bis spätestens zum 4. Lebensmonat integriert und durch normale differenziertere Bewegungsmuster überlagert sein. Der Reflex darf nicht mit späteren, z. T. hoch differenzierten orofazialen Mustern, wie z. B. dem Strohhalmtrinken, verwechselt werden (Abschn. „Schluckreflex").

Beißreflex

Der Beißreflex gilt zwischen dem 4. und 7. Lebensmonat als physiologisch. Mit dem Hinzukommen neuer (breiförmiger) Nahrung reicht die Nahrungsaufnahme durch Schluckreflexe nicht mehr aus. Um dies zu bewältigen, bildet sich der Beißreflex, der sich durch einen schnappenden Kieferschluss zeigt. Mit zunehmender Differenzierung (Rotation) der Kiefermotorik entwickelt sich aus dem Beißreflex (Vorstufe) die spätere Kaubewegung.

> **Wichtig**
> Der pathologische Beißreflex wird durch eine Berührung der Lippen, der Zähne oder des Zahnfleisches ausgelöst.

Kommt es z. B. infolge der Befundung (mit Spatel oder Löffel) zu einem Auslösen des Reflexes, so ist es falsch, den Gegenstand mit Gewalt aus dem Mund zu entfernen. Dies würde den Reflex noch zusätzlich verstärken. Meist kommt es nach kurzer Zeit (2–3 s) zu einer Spontanöffnung des Munds, bei der der Gegenstand entfernt werden kann.

Suchreflex (Rootingreflex)

Der Suchreflex dient dem Neugeborenen zur Lokalisation der Nahrungsstelle. Berührt die Papilla (Brustwarze) der Mutter oder der Sauger die Wange oder die seitliche Lippe des Kinds, dreht sich der Kopf des Kinds zum Reiz, um mit den Lippen die Warze zu greifen. Die Stärke des Suchreflexes steht häufig in Abhängigkeit vom Hungergefühl und sollte daher nicht unmittelbar nach dem Essen geprüft werden.

9.2.2.4 Beginn der Befunderhebung
Sitzposition

Ausgangsstellung des Esstrainings ist eine physiologische Sitzposition. Diese bezieht sich auf Beine, Becken, Rumpf, Kopf (ganzer Körper), um so eine ausreichende Kieferkontrolle für einen Schluckakt zu ermöglichen. Schon kleinste Positionsveränderungen, wie z. B. ein Anheben (Extension) oder zu starkes Senken (Flexion) des Kopfs, wirken sich negativ auf den Schluckakt aus. Beispielsweise kann ein **erhöhter Extensorentonus** im Bein (positive Stützreaktion) Druck auf das Becken ausüben. Dies wiederum führt zu einer Hyperkyphose der

Brustwirbelsäule/BWS (mit Überstreckung der Hüfte) und dadurch zu einer kompensatorischen Hyperlordose (maximale Beugung) der Halswirbelsäule (HWS). Eine **Asymmetrie des Rumpfs** kann eine kompensatorische Kopfstellung im Sinne der Stellreaktion bewirken, was zu einer Verkürzung der Muskulatur zwischen Schulter und Kopfbereich führt (Lateralflexion). Hierdurch werden u. a. die rotatorischen Kaubewegungen stark beeinträchtigt, es kommt zu einem seitlichen Speichelaustritt etc.

> ▶ **Beispiel**

Praxis Schlucken ist mit maximal flektierter (gebeugter) oder extendierter (überstreckter) HWS kaum möglich. Besteht eine inadäquate Tonussituation (hypo- oder hyperton) im Mund- oder Rachenbereich, wird diese durch die endgradige Kopfstellung zusätzlich verstärkt. Oft sitzen die Patienten in einem Flexionsmuster (BWS, HWS) halb liegend im Rollstuhl. Dabei ist das Gesäß auf dem Sitzgurt nach vorn gerutscht, und die Schultergürtel stützen ungefähr am oberen Drittel des Rückengurts, der Kopf ist dabei stark flektiert (nach vorn gebeugt). In dieser Position ist die Distanz zum Teller des Patienten relativ groß. Neben dieser aktivitätsreduzierenden Sitzposition muss der Patient mit seiner nicht betroffenen, evtl. nichtdominanten Hand die Suppe aus dem Teller löffeln und über einen weiten Weg zum Mund führen. Wenn wir dies selbst versuchen, werden wir schnell merken, dass ein Verschütten der Suppe (Nahrung) vorprogrammiert ist. Benutzt der Patient keinen Latz und verschmutzt sich die Kleider, trägt dies zu einer weiteren Schamerhöhung und Demotivierung bei. Schon aus diesem Grund ist die richtige Positionierung unabdinglich. ◀

Positionierung auf dem Stuhl

Der Patient sollte mit symmetrisch aufgerichteter Wirbelsäule (WS) auf einen Stuhl positioniert werden. Gerade für Patienten, die ganztägig im Rollstuhl sitzen, ist es für den Aufbau der Rumpfmuskulatur sehr wichtig, diesen so oft wie möglich zu verlassen, um ihn mit einem normalen Stuhl (evtl. mit Armlehnen) auszutauschen. Der **Schwerpunkt des Oberkörpers** sollte gleichmäßig auf die Gesäßhälften verteilt sein (Abstand Becken zur Schulter rechts und links gleich). Das Gesäß befindet sich dabei an der hinteren Sitzfläche. Hüfte, Knie und Sprunggelenk sollten in etwa 90° flektiert sein, die Beine stehen dabei hüftbreit abduziert auseinander, und beide Fußsohlen berühren plantar den Boden. Die **Wirbelsäule** befindet sich in neutraler **aufgerichteter** Stellung, d. h. keine maximale Flexion und Extension, die vorderen (anterioren) und hinteren (posterioren) Körpergewichte sind gleich. Der **Kopf** befindet sich in der symmetrischen Körpermittellinie und ist dezent nach vorn geneigt (flektiert). Die **Unterarme** liegen mit flektierten Ellbogengelenken proniert auf den Oberschenkeln bzw. auf dem Tisch.

Bei einer mangelnden Rumpfkontrolle muss der Patient anhand von Lagerungskeilen oder Kissen entsprechend positioniert werden. Bei der Lagerung der Unterarme auf dem Tisch sollten das proximale Ende der Ulna (unteres Ellbogengelenk) und die Tischkante überprüft werden. Um keine Druckschäden am Nervus ulnaris (evtl. mangelnde Sensibilität) zu verursachen, kann man ein kleines Handtuch oder Kissen unterlagern. Für die Essenseinnahme sollte der Oberkörper möglichst nahe an der Tischkante positioniert werden.

9.2.2.5 Schluckstörungen: Befunderhebung und Therapie

Die Inspektion des Mundinnenraums berührt einen sehr intimen Bereich des Patienten (wer lässt sich schon gerne in den Mund schauen!). Der Therapeut sollte sich dessen bewusst sein und entsprechend sensibel vorgehen. Das **Therapieziel** liegt in der Sensibilitäts- und Tonusnormalisierung. Bei der Funktionsanalyse gilt ebenso wie für die Befunderhebung der gesamten Körpermotorik, dass eine reine Beobachtung in Ruhe oder die Palpation (Abtasten) allein nicht ausreichen. Dezente Störungen, die die Nahrungsaufnahme schwerwiegend beinträchtigen können, werden oft erst unter Aktivität sichtbar. Zur Befundung sollte der Patient so positioniert werden, dass das Tageslicht auf das Gesicht des Patienten fällt (nicht blendend). Für die intraorale Sichtüberprüfung ist eine kleine Stabtaschenlampe sinnvoll. Die folgende Übersicht fasst alle benötigten Hilfsmittel zusammen.

> **Checkliste – Hilfsmittel zur Befundung und Therapie**
> - Kleine Stabtaschenlampe
> - Spatel
> - Durchsichtiger Trinkbecher (größeren Durchmessers) mit ausgesparter Nasenkerbe, um die Überstreckung der HWS beim Trinken zu verhindern
> - Becher mit lauwarmem Wasser
> - Strohhalm
> - Fingerlinge bzw. ungepuderte Einweghandschuhe
> - Eis (Spritze), um punktuelle Reize zu setzen (Handtuch zum Abwischen bereitlegen)
> - Nahrung (z. B. Joghurt oder Eis ohne Fruchtstücke) für erste Schluckversuche
> - Gaze (Baumwollgewebe) und kleine geschälte Apfelstücke für Kauversuche

Alle Hilfsmittel, die im intraoralen Bereich (Rachenbereich) eingesetzt werden (Handschuhe, Spatel, Löffel etc.), müssen vorher in lauwarmem Wasser angefeuchtet werden.

Die folgende Übersicht enthält eine Checkliste zur Befundaufnahme.

Checkliste – Befund
- Lippen
- Kaumuskulatur
- Zunge, Mundraum
- Gaumensegel
- Kehlkopfelevation
- Reflexe
- Flüssigkeits- und Nahrungsaufnahme

Lippen- und mimische Muskulatur, N. facialis (VII. Hirnnerv)

■ Heranführen der Nahrung
Das Besteck (Gabel oder Löffel) wird mit der Nahrung mittig an den Mund herangeführt. Kurz vor der Lippenberührung schiebt sich der Unterkiefer nach vorn und öffnet die Lippen.

❯ Wichtig
Die Art (Brot oder Fleisch), Größe, Konsistenz und Temperatur der Nahrung entscheiden über die eingeleitete Lippenbewegung.

Bei der Einnahme von heißer Suppe spitzen sich die Lippen zu und ziehen (schlürfen) die Nahrung förmlich in den Mund. Bei einem Biss in einen Apfel hingegen müssen sich Unterkiefer und Lippen weit öffnen, um mit einem höheren Tonus ein Stück aus dem Apfel abzubeißen. Um dies zu bewältigen, benötigen die Lippen und der Mundbereich eine adäquate Sensibilität sowie eine normotone Bewegungsanpassung.

❯ Wichtig
Eine Beeinträchtigung kann in einer Sensibilitätsstörung (Hyper- oder meist Hyposensibilität) und/oder in einer mangelnden Tonusanpassung (Hyper- oder Hypotonus) liegen.

■ Beobachtung in Ruhe
Man unterteilt den Mund mit einer horizontalen und einer vertikalen Linie in 4 Bereiche. Ein geöffneter Mund mit herabhängendem Unterkiefer, ein herabhängender Mundwinkel oder eine Wangentasche geben erste Hinweise auf einen Hypotonus der entsprechenden Muskulatur; durch eine Palpation im Seitenvergleich kann man sich zudem Gewissheit verschaffen.

■ Beobachtung in Aktion
Der Patient wird aufgefordert, den Mund zu spitzen, die obere und untere Zahnreihe zu zeigen, die Mundwinkel anzuheben und zu senken, bei geschlossenem Mund die Wangen aufzublasen und dabei die Luft von einer Wange in die andere zu transportieren. Er soll versuchen, mit dem Strohhalm in den Becher zu blasen und Wasser anzusaugen, ohne zu schlucken. Letzteres gibt zudem Auskunft über die Dichtheit des Gaumensegels.

Kaumuskulatur
Zur **Kaumuskulatur** gehören u. a.:
- M. temporalis (stärkster Kaumuskel),
- M. masseter,
- M. pterygoideus medialis (◘ Abb. 9.2).

Sie bewirken zusammen den Kieferschluss (Zubeißen) und das Zurückziehen des Unterkiefers (M. temporalis). Die dabei entstehende Kauleistung kann einen Druck von mehreren Zentnern aufbringen (Schiebler et al 1995).

■ Beobachtung in Ruhe
In Ruhe prüft man durch Palpation im Seitenvergleich die Tonuslage (M. masseter, M. temporalis, Mm. pterygoidei).

■ Beobachtung in Aktion
Der Patient wird aufgefordert, seinen Unterkiefer nach vorn und wieder zurück zu ziehen, zu öffnen und zu schließen sowie nach rechts, zur Mitte, nach links, zur Mitte zu rotieren (wichtigste Kaufunktion). Das Anheben des Kopfs führt zu einem Öffnen des Munds. Ein leichtes Absenken hingegen verbessert den Kieferschluss. Liegt eine hypotone Kiefermuskulatur vor, so unterstützt eine leichte Ventralflexion des Kopfs den Kieferschluss. Der Therapeut sollte sich dabei auf eine etwas niedrigere Sitzposition (kleiner Hocker) vor den Patienten begeben (auf keinen Fall vor dem Patienten stehen).

Zungenmotorik, N. hypoglossus (XII. Hirnnerv)

■ Beobachtung in Ruhe
Die Zunge liegt normalerweise gelockert hinter der unteren Zahnreihe, die Zungenfurche ist dabei symmetrisch (mittig) ausgerichtet. Eine **hypotone Zunge** liegt teilweise auf der unteren Zahnreihe auf, die Zungenfurche ist kaum erkennbar. Um die Zungenrille zu verbessern, soll der Patient den Laut „jjjjjjjjjj" laut aussprechen. Ein Jodeln ist an dieser Stelle therapeutisch sehr wertvoll. Kommt es dabei zu einem lauten Lachen, bewegt der Patient zudem nahezu alle Muskeln seiner mimischen Muskulatur.

Eine **hypertone Zunge** zeigt sich eher verkürzt (verspannt); sie liegt meist hinter der Zahnreihe. Bei einer einseitigen Störung ist die Zungenspitze bzw. Zungenfurche (Symmetrielinie) entsprechend zur tonushöheren Seite verschoben. Man inspiziert den **Mundraum** nach Speiseresten, Verletzungen von Zahnfleisch und Schleimhäuten, man prüft auf Pilzbefall sowie auf den Sitz der Prothese bzw. schaut nach lockeren Zähnen.

9

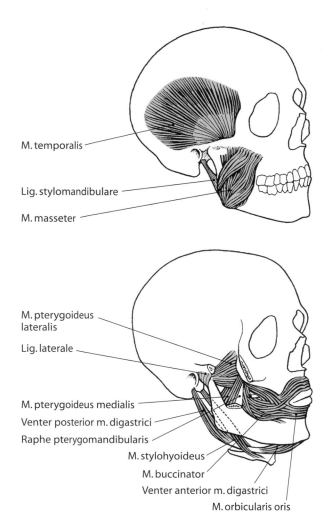

M. temporalis

Lig. stylomandibulare

M. masseter

M. pterygoideus lateralis

Lig. laterale

M. pterygoideus medialis

Venter posterior m. digastrici

Raphe pterygomandibularis

M. stylohyoideus

M. buccinator

Venter anterior m. digastrici

M. orbicularis oris

☐ **Abb. 9.2**   Kau-, Lippen- und Wangenmuskulatur. (Aus Schiebler et al. 2003)

■   **Beobachtungen in Aktion**

Der Patient wird aufgefordert, mit seiner Zunge den angefeuchteten Spatel zu berühren, die Zunge herauszustrecken bzw. zurückzuziehen, den Spatel von unten nach oben und von oben nach unten zu drücken. Mit der Zungenspitze soll er in den rechten Mundwinkel fahren, in die Mitte, in den linken Mundwinkel und wieder zurück zur Mitte (evtl. mehrmals wiederholen). Er soll mit der Zunge abwechselnd in die rechte und linke Wangentasche drücken, in der jeweiligen Wangentasche kreisen. Der Therapeut setzt seinen Finger an die äußere, untere, hintere Wangentasche und fordert den Patienten auf, mit seiner Zunge den Finger zu berühren und ihm zu folgen. Der Therapeut fährt beispielsweise von der linken Wangenseite über das Kinn zur rechten hinteren Wangentasche. Dies wird am Oberkiefer wiederholt und dient als Säuberungsfunktion zwischen Zahnreihe und innerem Lippenbereich.

Versteht der Patient die verbalen Anweisungen nicht (wegen Aphasie oder Apraxie), muss der Therapeut die Bewegung vormachen (Patientenseite ist immer die Seite

von der gesprochen wird). Spricht man von der rechten Wangenseite des Patienten, so muss der Therapeut die Bewegung mit seiner linken (gegenübersitzend) vormachen.

Zungensensibilität, N. trigeminus (vordere zwei Drittel) und N. facialis (hinteres Drittel)

Die Geschmacksempfindung beschränkt sich auf 4 Grundqualitäten: süß, sauer, salzig, bitter. Anhand von Wattestäbchen mit verschiedenen Geschmacksrichtungen kann die Empfindung überprüft werden.

Gaumen, Gaumensegel, N. glossopharyngeus (IX. Hirnnerv)

Der Patient wird aufgefordert, Luft in die Wangen zu blasen (s. Lippenschluss), mit unter die Nase gehaltenem Spiegel bis 10 zu zählen (Spiegeltest). Der Patient soll abwechselnd die Laute „a" und „i" laut aussprechen bzw. die Laute mit anderen Buchstaben verbinden wie „ba, bi, ca, ci, cha, chi" etc.

Sensomotorik

Im Wesentlichen unterscheidet man bei den **Sensibilitätsstörungen** zwischen:

- Hypästhesien (mangelnde Empfindungen),
- Anästhesien (fehlende Empfindungen) und
- Hyperästhesien (erhöhte Empfindlichkeit) für sensible Reize.

Eine abnorme Tonussituation zeigt sich meist durch eine schlaffe Lähmung (**Hypotonie**). Sie kann jedoch auch durch einen erhöhten Tonus (**Hypertonie, Spastik**) zur Beeinträchtigung des Schluckakts beitragen.

Für die Behandlung einer Schluckstörung verwendet man, entsprechend den Empfindungsqualitäten und der Tonussituation, u. a. thermische (warm oder kalt), taktile (Druck, Dehnung) und gustatorische Stimulationsformen.

9.2.2.6 Schluckstörungen: Behandlung Thermische Maßnahmen

■   **Wärmebehandlung**

Warme Kompressen werden zur Entspannung hypertoner Muskel eingesetzt. Teilweise spricht man auch von neutraler Wärme (Rood), dabei wird ein hypertoner Muskel mit einem Kissen bedeckt und entspannt durch die Körperwärme.

■   **Kältebehandlung**

Die Stimulation mit Eis gehört vor allem bei der Behandlung sensibler Defizite im Rachenraum zum festen Bestandteil der Therapie. Als Hilfsmittel der Eisanwendung eignen sich Stieleisbehälter mit gefrorenem Wasser, Wattestäbchen, die vorher in Wasser oder Tee, Bier, Wein, Zitronensaft (gustatorisch) etc. eingetaucht und gefroren wurden. Ebenso kann man mittelgroße Klinikspritzen mit Wasser aufziehen und einfrieren, später (vor der Anwendung) wird die Vorderseite (Spitze) abgetrennt. Aus der Spritzenform wird ein Eisstab, mit dem eine punktuelle Reizsetzung möglich ist. Man unterscheidet die langfristige Eisanwendung, die tonussenkend wirkt, und die kurzfristige, die zu einer Tonisierung beiträgt. Bei der **kurzen Anwendung** werden punktuelle Reize (jeweils 3–5 s) durch Bestreichen oder Betupfen gesetzt. Die **Langzeitanwendung** (zwischen 3 und 20 min) **von Eis** (milde Kälte) dient der Tonussenkung. Neben dem Einfluss auf den Muskeltonus senkt die Kältetherapie die Schmerzempfindlichkeit (▶ Abschn. 4.3.5, „Praxis: Kälte- und Wärmeverfahren").

Taktile Maßnahmen

- **Pinseln**

Je nach Behandlungsziel wird mit Pinseln unterschiedlicher Härtegrade gearbeitet. Man streicht in einer hohen Frequenz (2-mal/s) ungefähr 10 s lang über die zu stimulierenden Regionen und Muskeln; dies wird mehrmals wiederholt. Danach wird der Patient zur willkürlichen Kontraktion aufgefordert, wie z. B. „Heben und senken Sie Ihre Mundwinkel" etc.

- **Dehnung**

Bei der Dehnung wird der hypotone Muskel entgegen seiner Kontraktionsrichtung gedehnt (Stretch bestimmt die Bewegung). Diese Vorspannung erleichtert dem Muskel die Kontraktion. Besteht z. B. eine Mundastschwäche, die sich durch ein mangelndes Hochziehen der oder des Mundwinkels (Lachen) zeigt, schiebt der Therapeut den Mundwinkel in die entgegengesetzte Richtung nach unten. Durch die maximale Spannung des Muskels wird seine Kontraktion erleichtert, mit zunehmender Eigenaktivität wird die Vorspannung verringert. Man wiederholt diesen Vorgang 7- bis 8-mal. Eine vorherige Eisbehandlung kann dabei unterstützend wirken. Der Patient wird aufgefordert, seine Lippen zum Lachen hochzuziehen.

- **Druck**

Der Therapeut drückt mit dem Spatel auf die Zähne des Unterkiefers und fordert den Patienten auf, gegen den Druck die Zähne zu schließen (Kopf nach ventral gesenkt). Druck mit dem Spatel auf den Zungengrund bewirkt eine Elevation des Zungenrückens.

Mit den Fingerlingen (ungepuderte Einweghandschuhe) wird die spastische Zunge von der Zungenrille ausgehend abwechselnd nach lateral (rechts und links) ausgestrichen. Zur intraoralen Sensibilitätsverbesserung (Schleimhäute, Wangenmuskulatur) werden (mit den Fingerlingen) die Wangeninnentaschen mit leichtem Druck kreisförmig ausgestrichen.

- **Tapping**

Tapping oder mehrmaliger Druck wird bei hypotonen Muskelgruppen angewendet. Der Therapeut stimuliert durch ein leichtes Beklopfen mit den Fingerkuppen, den Fingerrücken oder den Handrücken (je nach Größe) die Muskelbäuche.

- **Vibration**

Durch die Vibration, z. B. mit einer elektrischen Zahnbürste, versucht man durch sehr schnelle, kurze Dehnvorgänge die Kontraktionsbereitschaft des Muskels zu erhöhen.

- **Mobilisationstechniken**

Hierbei wird zwischen der isotonischen und der isometrischen Kontraktion unterschieden (Kabat). Bei der isotonischen Kontraktion drückt der Therapeut mit gleichem Druck einen Spatel (angewärmter Löffel) gegen die herausgestreckte Zunge des Patienten. Der Patient versucht, den Spatel wegzudrücken (konzentrisch) oder langsam bremsend die Zunge in den Mund zurückzuführen (exzentrisch). Der Widerstand des Therapeuten darf dabei nur so stark sein, dass die Bewegung für den Patienten gerade noch ausführbar bleibt. Bei der isometrischen Kontraktion drückt der Therapeut aus verschiedenen Richtungen (oben und unten oder rechts und links) mit dem Spatel gegen die feststehende Zunge des Patienten. Der Patient wird aufgefordert, seine Position zu halten.

Gustatorische Maßnahmen, erste Schluckversuche

Apfelstücke werden zerkleinert und in Gaze (Wundgaze, Klinikbedarf bei Verbrennungen) gewickelt. Der Patient wird gebeten, diese zu zerkauen und die daraus resultierenden Tropfen hinunterzuschlucken. Mit dem Spatel oder Löffel wird etwas Speiseeis oder Joghurt (ohne Fruchtstücke) auf den hinteren Zungenrücken platziert, bzw. es wird mit geschmacklich variierenden Wattestäbchen die Zunge bestrichen. In beiden Fällen wird der Patient zum Schlucken animiert.

> **❯ Wichtig**
> Nach jedem Schlucken soll der Patient nachschlucken (noch einmal schlucken), da oft noch Restnahrung nach dem ersten Schluckakt im Mund verbleibt.

9.2.2.7 Mit der Nahrungsaufnahme beginnen

Anhand der vorangegangenen Befundung kann eine erste Einschätzung über die Physiologie des Schluckakts und die Funktion der Schutzmechanismen erfolgen. Vor Beginn der eigentlichen Esstherapie sind unbedingt die **Geschmacksvorlieben** des Patienten abzuklären. Dies kann durch Befragung des Patienten (verbal oder im Kochbuch zeigen lassen) oder ein Gespräch mit seinen

Angehörigen erreicht werden. Von der Konsistenz her sollte die Speise einnehmbar sein. Wurde bisher über eine Nasensonde ernährt, so ist diese vor der Therapie zu entfernen, da sie den physiologischen Schluckakt behindert. Optimal wäre es, wenn der Patient aktiv an der Zubereitung der Speisen mitarbeiten könnte. Besteht ein Ekel gegen die Nahrung, wird eher der Würgereflex anstelle eines physiologischen Schluckakts ausgelöst.

> **Wichtig**
> Die **Esstherapie** sollte immer in der allgemeinen Essenszeit (Mittagszeit) erfolgen.

Bei den meisten Patienten bestehen große Ängste bezüglich des Verschluckens, des lauten Abhustens, des Austritts der Nahrung oral oder nasal etc. Das Esstraining sollte daher nicht im Speisesaal mit mehreren Personen stattfinden. Die Patienten empfinden Scham, fühlen sich beobachtet etc. Dies trägt zu einer zusätzlichen Verkrampfung bei. Es macht Sinn, zumindest am Anfang und bis der Patient die nötige Sicherheit besitzt, die Therapie ins Patientenzimmer zu verlegen. Das Ambiente sollte so normal wie möglich gestaltet werden, d. h. ein Tisch mit Tischdecke, ein Teller und nicht die Warmhaltebehälter der Einrichtung.

Das Schlucken sollte weitgehend automatisiert erfolgen mit der Ausnahme des Nachschluckens bei Verdacht auf Speisereste. Es fällt uns selbst schwer, auf Aufforderung zu schlucken (2-mal nacheinander), zudem ist der Tonus wie bei jeder willkürlich eingeleiteten Bewegung höher als bei der automatisierten Ausführung. Bei der Nahrungsaufnahme sollte der Kopf des Patienten etwas ventralflektiert sein, um den Kiefer-Lippen-Schluss zu erleichtern.

■ **Konsistenz der Nahrung**
Flüssigkeit ist zwar leichter aufzunehmen als feste Nahrung, jedoch birgt gerade sie die Gefahr der Aspiration.

> **Wichtig**
> Zu **Beginn** sollte ein Nahrungsmittel mit einer etwas **festeren Konsistenz** verwendet werden.

Brei hat den Nachteil, dass er vor allem bei einer mangelnden Speichelbildung am Gaumen verklebt. Am ehesten geeignet sind Joghurt, Speiseeis (beides ohne Fruchtstücke), Götterspeise oder püriertes (kein langfasriges) Gemüse. Nachteil dieser Speisen ist die mangelnde Animation für Kaubewegungen.

Der Therapeut beginnt mit kleinen mundgerechten Portionen und beobachtet den Schluckakt genau. Führt die Nahrungsaufnahme zu einem positiven Ergebnis, sollte der Patient nach Möglichkeit die Speise selbstständig mit der weniger betroffenen Seite zu sich nehmen. Die betroffene Hand wird dabei neben dem Teller in einer physiologischen Stellung gelagert. Wird der Schluckakt

durch einen mangelnden Mundschluss, fehlende Kaubewegungen oder eingeschränkte Kehlkopfelevation behindert, kann der Therapeut durch gezielte Griffe die Bewegung unterstützen.

■ **Positionierung und Grifftechnik**
Der Patient sitzt in seinem Stuhl, seine Hände liegen auf dem Tisch. Der Therapeut steht links neben dem Patienten, er stellt sein rechtes Bein hinter die rechte Gesäßhälfte des Patienten auf den Stuhl (zwischen Rücken und Stuhllehne). Diese Position ist für den Therapeuten ergonomisch und gibt dem Patienten Stabilität im Rumpf. Der Therapeut greift mit seiner rechten Hand hinter dem Kopf vorbei auf die rechte Gesichtsseite des Patienten. Der Daumen des Therapeuten liegt ungefähr mittig vor dem Ohr des Patienten, der Zeigefinger zwischen Lippe und Kinn, der Mittelfinger unter dem Kinn. Mit dem Ring- und Kleinfinger kontrolliert der Therapeut die Elevation des Kehlkopfs. In dieser Position kann der Therapeut das Essen mit der linken Hand anreichen und die Motorik mit der rechten Hand unterstützen (Positionierung ist natürlich auch spiegelbildlich möglich).

Auch bei der **Anreichung von Flüssigkeiten** sollte man die Bedürfnisse des Patienten beachten. Hierfür sind meist in den Einrichtungen Verdickungsmittel vorhanden, die man mit Flüssigkeiten wie Tee und Kaffee verrührt. Wie oben beschrieben, beginnt man mit kleinen Tropfen auf die Hinterzunge und steigert dies in Form von Tee- bzw. Suppenlöffeln. Als Trinkgefäß sollte ein Becher mit ausgesparter Nasenkerbe verwendet werden. Das Trinken aus einem normalen Becher führt vor allem gegen Ende (Austrinken) zu einer erhöhten HWS-Extension, Ähnliches gilt für Schnabelbecher, die ebenso ungeeignet sind.

> **Wichtig**
> Nach jeder Nahrungsaufnahme sind Zähne und Zahnfleisch gründlich zu reinigen (sollte ohnehin mindestens 3-mal täglich erfolgen).

Begleitende Maßnahmen, Atemtherapie
Die Atemtherapie dient
- einer Normalisierung des Atemmusters (z. B. Dyspnoe, Kurzatmigkeit),
- der Verbesserung der Respiration (Gasaustausch im Körper),
- der Freihaltung und Säuberung der Atemwege (Sekret, Speisereste),
- einer Verbesserung der Ausdauer und Leistungstoleranz,
- der Verbesserung des Abhustens,
- der Erhaltung der Thoraxmobilität.

■ **Atmung**
Der Atemablauf setzt sich aus dem Einatmen (**Inspiration),** dem Gasaustausch (**Respiration)** und der Aus-

atmung (**Exspiration**) zusammen. Therapeutisch relevant sind vor allem die Inspirations- und Exspirationsabläufe. Das Verhältnis zwischen Einatmung und Ausatmungsphase beträgt in Ruhe Inspiration/Exspiration 1:2 und unter Aktivität 1:1. Ein erwachsener Mensch tätigt ca. 6–8 Atemzüge pro 10 s, was einer Atemfrequenz von ca. 40 bis 50 Atemzügen pro Minute entspricht. Das Atmungsverhältnis sowie die Atemfrequenz sind wesentlich von der konstitutionellen Verfassung und von der auszuführenden Aktivität abhängig.

▪ Atemmuskel
Inspiration: Den wichtigsten Atemmuskel bildet das Zwerchfell (**Diaphragma**). Bei der Einatmung senkt (kontrahiert) es sich nach unten und vergrößert so das innere Thoraxvolumen. Die Mm. intercostales stabilisieren entsprechend dem intrathorakalen Druck (je nach Aktivität der Einatmung) die Zwischenrippenbereiche. Die Schultergürtelmuskeln (Mm. sternocleidomastoidei und M. trapezius pars descendens) sind physiologisch nur bei der Tiefatmung mitbeteiligt. Kommt es zu einer Beeinträchtigung der Zwerchfellmuskulatur, werden sie kompensatorisch aktiv.

Exspiration: Die Ausatmung ist in Ruhe ein passiver Vorgang, d. h., das Diaphragma entspannt sich und senkt die Rippen nach kaudal ab. Der Thorax (elastische Anteile) zieht sich zusammen, und durch den erhöhten Druck auf die Lungen wird die Exspiration ausgelöst. Unter Aktivität ist die Bauchmuskulatur durch eine Thoraxsenkung aktiv am Exspirationsvorgang mitbeteiligt.

▪ Atmungsablauf
In der Inspirationsphase kontrahiert sich das Diaphragma, wodurch es sich senkt und den Bauchraum nach ventral vergrößert. Durch die lateral-kraniale Rippenbewegung erweitert sich der intrathorakale Raum (Thorax) nach lateral. Gegen Ende der Einatmungsphase heben sich die kranialen Thoraxanteile an (Tiefatmung). Die Exspirationsphase ist, wie oben beschrieben, in Ruhe vorwiegend ein passiver Prozess.

Therapierelevanz

Die **Atmungstherapie** sollte in einer ruhigen, entspannten Atmosphäre ausgeführt werden. Der Patient sollte keine beengende Kleidung tragen und eine entspannte Position einnehmen. Man beginnt in Rückenlage, der Kopf wird dabei leicht mit einem Kissen unterlagert. Die Beine werden angewinkelt oder zumindest mit einer Knierolle unterlagert, um die Anspannung der Bauchmuskeln zu verringern.

▪ Zwerchfellatmung
Der Therapeut legt seine Hände auf den Bauch des Patienten und bittet ihn, langsam und tief über die Nase in seine Hände zu atmen. Der Bauch bewegt sich nach ventral, dabei bleibt vor allem der obere Thoraxbereich ruhig. Kann der Patient die Übung eigenständig umsetzen, wird ein kleines Kissen (Kirschkernkissen) anstelle der Hände auf dem Bauch platziert. Der Patient beobachtet das Heben und Senken des Kissens (Hausaufgabe).

▪ Bilaterale Rippenatmung
Der Therapeut legt seine Hände seitlich an den Brustkorb (Finger parallel zum Rippenverlauf) und bittet den Patienten, in seine Hände zu atmen. Die verbale Aufforderung kann lauten „Bewegen Sie Ihre Rippen gegen mein Hände". Während der Inspiration gibt der Therapeut einen leichten Führungswiderstand, um die Wahrnehmung zu verbessern, in der Exspiration kann sie durch einen leichten Druck nach innen und unten durch den Therapeuten unterstützt werden. Sowohl in der Ein- als auch in der Ausatmungsphase soll der Patient seine Aufmerksamkeit auf die Bewegung lenken, um diese zu spüren. Die Rippenatmung ist auch in der Seitlage unilateral möglich, der Therapeut platziert dabei seine Hände an den unteren Rippenbögen (Vorgehensweise s. oben)

▪ Vorsichtsmaßnahmen
Die Exspiration (Ausatmung) soll passiv und entspannt erfolgen. Zu hoher intrathorakaler Druck kann Bronchospasmen auslösen, die wiederum die Luftwege weiter verengen. Die Ausatmungsphase darf nicht zu lange ausgeführt werden, da die darauf folgende Inspirationsphase zu schnell (nach Luft schnappend) erfolgt und so einem physiologischen Atemablauf entgegenwirkt. Falls keine Beeinträchtigung des Diaphragmas vorliegt, sollte die Kompensation über Schultergürtelmuskeln vermieden werden. Um eine Hyperventilation zu vermeiden, darf die Tiefenatmung maximal 3- bis 4-mal ausgeführt werden.

▪ Alltagsaktivitäten
Neben den allgemeinen Aktivitäten wie Wandern, Treppensteigen etc. kann man vor allem bei sehr schwachen Patienten über kognitive Prozesse das Atemvolumen positiv beeinflussen. Beispielsweise kann das Aufsagen von Gedichten, das Singen von (bekannten oder neuen) Liedern oder das Ablesen von Kochrezepten u. Ä. wesentlich zu einer Verbesserung der Vitalfunktionen beitragen. Nach einer vorherigen manuellen Atemtherapie (s. oben) kann durch das Aufsagen von Gedichten in Sätzen, Reimen, Abschnitten (je nach Potenzial des Patienten) die verbesserte Atemfrequenz alltagsrelevant umgesetzt werden. Die Atemtherapie sollte bei allen auffälligen Patienten, wie z. B. im geriatrischen Bereich, bei multipler Sklerose (MS), Hemiplegie etc., mit in die Therapie integriert werden, da sie zum einen als prophylaktische Maßnahme (gegen Aspiration, Pneumonie) dient und zum anderen zur Verbesserung der alltagsrelevanten Leistungsfähigkeit beiträgt.

9

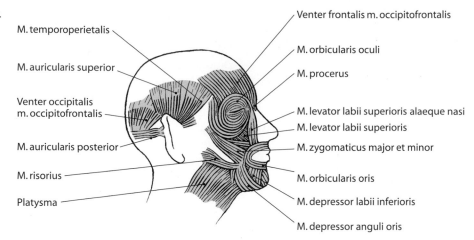

◻ **Abb. 9.3** Mimische Muskulatur. (Aus Schiebler et al. 2003)

M. temporoperietalis

M. auricularis superior

Venter occipitalis m. occipitofrontalis

M. auricularis posterior

M. risorius

Platysma

Venter frontalis m. occipitofrontalis

M. orbicularis oculi

M. procerus

M. levator labii superioris alaeque nasi

M. levator labii superioris

M. zygomaticus major et minor

M. orbicularis oris

M. depressor labii inferioris

M. depressor anguli oris

9.2.3 Fazialisparese

Eine Fazialisparese bzw. periphere Fazialisparese zeigt sich durch eine Lähmung der mimischen Muskulatur. Sie entsteht durch die Schädigung des N. facialis (VII. Hirnnerv) und zeigt sich durch eine gleichmäßige Beeinträchtigung der kompletten mimischen Muskulatur auf der homolateralen Gesichtsseite (Lähmungsseite ist identisch mit der Läsionsseite). Man unterscheidet die inkomplette und die komplette Fazialisparese. Bei der schwereren kompletten Form zeigt sich ein mangelnder Lidschluss.

Im allgemeinen Sprachgebrauch spricht man von der zentralen Fazialisparese, da jedoch eine zentrale Läsion keine peripheren Nerven schädigen kann (Poeck und Hacke 1998), ist der Ausdruck nicht korrekt. Die Beschreibung als zentrale Bewegungsstörung ist aus neurologischer Sicht weitaus treffender. Die zentrale Bewegungsstörung betrifft hauptsächlich die orale mimische Muskulatur der zur Läsionsstelle kontralateralen Gesichtsseite (Pyramidenbahnkreuzung). Da die zentralen Fasern der Stirnmuskulatur, vom Kortex bis zum Nucleus facialis im Hirnstamm, nicht nur gekreuzt sind, sondern auch ipsilateral projizieren, bleibt diese im Gegensatz zur oralen Gesichtsmuskulatur weitgehend intakt.

Die mimische Muskulatur (◻ Abb. 9.3) erfüllt verschiedene Funktionen:
- Aufnahme und Zerkleinerung der Nahrung,
- verbale Kommunikation (Aussprache),
- Schutzfunktionen wie Schließen der Augen,
- mimischer Ausdruck.

Jüngere Versuche zeigten, dass weit mehr Kommunikation über Gestik und Mimik stattfindet als verbal. Eine Beeinträchtigung hat somit multiple Auswirkungen auf die Bewältigung der täglichen Aufgaben.

Die Gesichtsmuskulatur wird in einen oberen (Stirn, Augen) und einen unteren Bereich (Mund und Lippen)

unterteilt. Im ▶ Abschn. 9.2.1, „Dysarthrophonie", wurde spezifisch die Sprache und im ▶ Abschn. 9.2.2, „Dysphagie", der Schluckakt besprochen. Dieser Abschnitt beschränkt sich daher auf die spezifische Anwendung der Muskelgruppen.

9.2.3.1 Praxis

Der Patient liegt entspannt in Rückenlage auf der Therapiebank. Der Widerstand des Therapeuten richtet sich nach den Möglichkeiten des Patienten. Bei einseitigen Störungen (Hemiplegie) gilt dies in gleicher Weise. Reicht der Tonus des Patienten nicht aus, um die Bewegung endgradig zu Ende zu führen, so gibt der Therapeut Widerstand durch Vorspannung (in entgegengesetzter Kontraktionsrichtung). Im Zuge der Tonusreduzierung reduziert auch der Therapeut seinen Widerstand bzw. unterstützt die fehlende Kontraktion, bis die Bewegung endgradig ausgeführt wird. Neben den tonusaufbauenden Zielen liegt ein weiterer Therapiefaktor in der Herstellung der Gesichtssymmetrie. Der Widerstand soll daher an die jeweilige Tonussituation angepasst werden, damit die Bewegung symmetrisch ausgeführt wird. Unterstützend zu den folgenden PNF-Techniken können thermische Verfahren mit Eis (▶ Abschn. 9.2.2, „Dysphagie") hinzugezogen werden.

Beispiele zur Stimulierung der Stirnmuskulatur
- Der Therapeut drückt mit seinen Händen die Stirn von rechts und links mittig nach unten, verbal fordert er den Patienten auf: „Runzeln Sie Ihre Stirn oder ziehen Sie Ihre Augenbrauen hoch" etc. Durch den leichten Druck nach unten werden die Muskeln der Stirn vorgespannt, wodurch die Kontraktion unterstützt wird.
- Der Therapeut zieht die Augenbrauen des Patienten hoch (Vorspannung) und bittet den Patienten: „Schließen Sie Ihre Augen und ziehen Sie die Augenbrauen herunter."

Beispiele zur Stimulierung der Augenringmuskulatur

- Der Therapeut greift mit beiden Händen etwas unterhalb der Augenbrauen, zieht diese nach oben und bittet den Patienten: „Schließen Sie Ihre Augen" (oberes Augenlid).
- Der Therapeut greift mit Zeige- und Mittelfinger seitlich unter das Auge, ungefähr in Höhe des oberen Wangenknochens, zieht die Haut nach unten und bittet den Patienten: „Schließen Sie Ihre Augen" (unteres Augenlid).
- Der Therapeut drückt leicht mit Zeige- und Mittelfinger am lateralen Augenwinkel das Lid herunter und bittet den Patienten: „Öffnen Sie Ihr Auge" (Heben des Augenlids).

Beispiele zur Stimulierung der Lippenmuskulatur

- Der Therapeut zieht mit Zeige- und Mittelfinger (rechts und links) die Mundwinkel nach lateral. Er fordert den Patienten auf, die Lippen anzuspitzen: „Machen Sie einen Kussmund, pfeifen Sie durch die Lippen."
- Der Therapeut drückt mit Zeige- und Mittelfinger zwischen lateraler Oberlippe und Nase die Oberlippe zur Mitte unten. Die verbale Aufforderung lautet: „Bitte zeigen Sie mir Ihre obere Zahnreihe."
- Der Therapeut drückt mit Zeige- und Mittelfinger seitlich (rechts und links) das Kinn nach unten und fordert den Patienten auf: „Runzeln Sie bitte Ihr Kinn."

Literatur

Poek K, Hacke W (1998) Neurologie, 10. Aufl. Springer, Berlin, Heidelberg

Schiebler T et al (Hrsg) (1995) Anatomie. Springer, Berlin, Heidelberg

Schiebler T, Schmidt W, Zilles K (2003) Anatomie. Springer, Berlin, Heidelberg

Wernicke C (1874) Der aphasische Symptomencomplex: eine psychologische Studie auf anatomischer Basis. Cohn & Weigert, Breslau

Neuropsychologische Syndrome

Michael Ertl, Karl-Michael Haus

Inhaltsverzeichnis

© Springer-Verlag GmbH Deutschland, ein Teil von Springer Nature 2022
K.-M. Haus (Hrsg.), *Neurophysiologische Behandlung bei Erwachsenen und Kindern*,
https://doi.org/10.1007/978-3-662-62292-6_10

Die Beschreibung der neuropsychologischen Syndrome stellt nur einen kleinen Auszug aus diesem komplexen Themengebiet dar. Sie werden hier ergänzend dargestellt, um das Verständnis für Wahrnehmungs- und Bewusstseinsprozesse zu verbessern. Die Beschreibung erhebt keinen Anspruch auf Vollständigkeit, sondern beschränkt sich auf die am häufigsten betroffenen neuropsychologischen Teilleistungen.

10.1 Apraxie

> **Definition**
>
> Apraxie ist eine Störung in der sequenziellen Anordnung von Einzelbewegungen zu Bewegungsfolgen oder von Bewegungen zu Handlungsfolgen bei erhaltener Beweglichkeit (Poeck und Hacke 1998).

Das Wort „Apraxie" entstammt dem griechischen „praxis", Handlung. Eine „Apraxie" ist demzufolge ein „Nicht-Handeln". In der Neuropsychologie bezeichnet der Begriff eine beeinträchtigte bzw. unpassende Handlung.

Eine Apraxie (nicht zu verwechseln mit der „konstruktiven Apraxie", ▶ Abschn. 10.1.4) entsteht als Folge einer **linkshirnigen Läsion**. Sie zeigt sich durch motorische Fehlhandlungen beider Extremitäten (Ausnahme: Balkenläsion), die nicht auf eine elementare Bewegungsstörung zurückzuführen sind. Das bedeutet, dass bei einem Patienten mit Hemiplegie auch die nicht betroffene Seite apraktisch handelt. Man spricht auch von der Gliedmaßenapraxie, wenn die Extremitäten betroffen sind, bzw. von der bukkofazialen Apraxie, wenn die Gesichts- und Mundbewegungen betroffen sind.

Der Begriff Apraxie wurde von Liepmann (1908) geprägt. Er klassifizierte die Störungen in der Umsetzung motorischer Programme als „ideomotorische Apraxie" und die Störungen des Handlungsentwurfs als „ideatorische Apraxie". Diese Ansicht findet sich, wenn auch in z. T. abweichender Form, auch in modernen Modellen wieder (Sturm et al. 2000).

- **Ideomotorische Apraxie:** Störung der Bewegungsplanung, zeigt sich durch ein Unvermögen in der Ausführung verlangter symbolischer Gesten sowie im Imitieren von Gesten.
- **Ideatorische Apraxie:** Störung der Handlungsplanung, d. h. ein Unvermögen im Umgang mit Objekten und Handlungsabläufen.

> **Wichtig**
>
> Patienten mit Apraxie sind zwar in der Lage, gesehene Bewegungen oder Handlungen als richtig oder falsch einzuschätzen, die eigene Bewegungsausführung ist zum Teil jedoch mit großen Defiziten behaftet.

Durch die Läsion in der linken Hemisphäre besteht neben der Apraxie meist auch eine Aphasie (umgekehrt ist dies eher seltener der Fall).

> **Wichtig**
>
> Die mangelnde Fähigkeit, gestalterische und konstruktive Handlungen auszuführen, bezeichnet man auch als **räumlich-konstruktive oder visuokonstruktive Störung (konstruktive Apraxie)**. Die Störung tritt vor allem bei rechtshirnigen Läsionen auf.

10.1.1 Ideomotorische Apraxie

> **Definition**
>
> Eine **ideomotorische Apraxie** zeigt sich durch eine Störung in der Auswahl und der zeitlichen Sequenzierung von aufeinanderfolgenden Einzelbewegungen.

Je nach Schweregrad kann das Erscheinungsbild stark variieren. In der Regel tritt sie bei **neuen, komplizierten, bewusst kognitiv gesteuerten Bewegungsabfolgen** auf, wie es z. B. bei verbaler oder imitatorischer Bewegungsaufforderung der Fall ist. Überwiegend sind die distalen Bewegungsabfolgen betroffen.

Da die Bewegungen im alltäglichen Leben überwiegend in einem automatisierten Kontext erfolgen (Routinehandlungen), wird die ideomotorische Apraxie meist nur in bestimmten Testsituationen deutlich. Die ideomotorische Apraxie bezieht sich immer auf **beide Extremitäten**.

10.1.1.1 Vergleich mit normaler Bewegungsplanung

Eine normale Bewegung ist
- automatisiert (bewusst automatisiert),
- zweckorientiert,
- zielgerichtet,
- Erfolg versprechend (Motivation),
- ökonomisch.

Damit eine Bewegung diese Kriterien erfüllt, bedarf es einer **differenzierten Bewegungs- und Handlungsplanung**. Will man z. B. mit der rechten Hand das rechte Knie kratzen, greift man normalerweise mit der Hand außen an das Knie. Ebenso könnte man das Knie zur Hand führen oder mit der linken Hand unter dem rechten Knie hindurchgreifen etc. Es gibt stets mehrere Bewegungsmöglichkeiten, um ein Ziel zu erreichen. Die Bewegung im Sinne der Ökonomie, d. h. mit dem geringstmöglichen Aufwand, erfolgt meist automatisiert und ohne Unterbrechung. Beim Ergreifen eines Glases wird durch eine schnelle Armbewegung die Hand in Richtung Glas geführt. Im Zuge der Annäherung reduziert sich die

Geschwindigkeit des Arms, die Hand formiert sich entsprechend dem Zielgegenstand.

> **Wichtig**
> Je mehr Aufmerksamkeit auf die Bewegung gerichtet wird, desto unharmonischer und unökonomischer wird der Bewegungsablauf (▶ Abschn. 3.4, „Beispiel Selbsterfahrung").

Schwierige und neue Bewegungsabläufe werden bewusster (s. auch ▶ Abschn. 3.4, externes- und internes Feedback), d. h. mit einer höheren Aufmerksamkeit, einem höheren Tonusniveau und einer geringeren Bewegungsgeschwindigkeit ausgeführt. Wird die Bewegung zur Gewohnheit (▶ Abschn. 3.4.3, „Feedforward"), erfolgt eine eher automatisierte Steuerung mit geringerem Tonusniveau. Dabei geht mit zunehmender Routine die Bewegungsplanung (s. prozedurales Gedächtnis) in die Handlungsplanung über, wobei die Aufmerksamkeit nicht mehr bei der Bewegungsausführung, sondern vielmehr in der zu tätigenden Handlung liegt.

> **▶ Beispiel**
>
> Setzt sich eine Fliege auf das Knie des Patienten, kann er sie automatisiert mit der Hand wegschlagen. Wird er jedoch verbal oder gestisch dazu aufgefordert, mit der Hand das Knie zu berühren, gelingt ihm dies nicht. ◀

Im Allgemeinen bezieht sich der Begriff Apraxie auf Bewegungen oder Handlungen der Körperteile, woraus auch der Begriff Gliedmaßenapraxie resultiert. Bei einer Bewegungsstörung der Gesichtsmuskulatur spricht man von der **Gesichtsapraxie bzw. der bukkofazialen Apraxie**.

10.1.1.2 Befunderhebung der ideomotorischen Apraxie

In der ersten Stufe der neuropsychologischen Befunderhebung fordert man den Patienten **verbal** zur Ausführung bestimmter Bewegungen auf. Führt die verbale Vorgabe nicht zum Erfolg, z. B. bei einer Sprachverständnisstörung (sensorische Aphasie), wird der Patient in einem zweiten Schritt dazu aufgefordert, die vom Therapeuten vorgemachten Bewegungen **nachzuahmen**. Nach Möglichkeit sollten beide Extremitäten getrennt befundet werden, bei einer rechtsseitigen Lähmung ist die linke Extremität zu befunden.

Bei der Untersuchung sitzen sich Therapeut und Patient gegenüber. Der Patient beginnt erst dann mit der Bewegungsausführung, wenn der Therapeut seine Demonstration abgeschlossen hat. Die Bewegungsvorgabe muss im Kurzzeitgedächtnis gespeichert werden, bevor die motorische Umsetzung beginnt. Patienten, die neben dem Therapeuten sitzen und parallel die Bewegungen ausführen, können die Bewegung oft fehlerfrei imitieren (Goldenberg 1998). Ein Nachmachen ist dementsprechend schwieriger als das Mitmachen.

Bei der Imitation von Gesten kann es zu folgenden Beobachtungen in der Ausführung kommen:

- beim Versuch eine bedeutungslose Geste zu imitieren, wird die Hand häufig (im Verhältnis zu Gesicht oder Körper) in einer falschen Endposition platziert, verglichen mit der vorgemachten Geste
- die Endposition ist zwar korrekt, aber ein Omissionsfehler tritt auf, das heißt, ein Teil der Geste wird weggelassen
- es kann zu inhaltlichen Fehlern kommen, darunter sogenannte BPO-Fehler (body part as object = Körperteil als Objekt) zum Beispiel wenn statt einer Zahnbürste ein Finger zum Zähneputzen benutzt wird und Perseverationen, zum Beispiel Elemente von Gesten, die zu einer lange zuvor ausgeführten Aufgabe gehören, oder das Festhalten an einer bestimmten Geste.
- Es können bei apraktischen Patienten unterschiedliche Dissoziationen auftreten, das heißt, manche Patienten haben Schwierigkeiten mit bedeutungslosen Gesten, aber nicht mit bedeutungsvollen, und bei anderen Patienten verhält es sich genau umgekehrt
- Nicht selten ist eine deutliche Verbesserung zu beobachten, wenn apraktische Patienten, die bei der Imitation des Objektgebrauchs versagen, ein reales Objekt benutzen

Beispiele

- **Ausdrucksbewegungen:** winken, Arme in die Hüfte zusammenstemmen, Schwurhand heben, militärischer Gruß, lange Nase machen etc.
- **Handhabung imaginärer Objekte:** Klavier spielen, mit einem Kamm die Haare kämmen, sägen, hämmern, Zähne putzen etc.
- **Bewegungen ohne Bedeutung:** mit ausgestrecktem Arm eine Acht in den Raum malen, mit dem Zeigefinger über das Kinn fahren, den Handrücken auf die Stirn legen etc.

10.1.1.3 Praxis

Eine Apraxie zeigt sich meist durch **Bewegungsentstellungen** (Parapraxien), d. h., verlangte Bewegungen werden durch andere ersetzt, es werden Auslassungen oder Überschussbewegungen durchgeführt. Die Bewegungen wirken suchend, übersteigert oder inadäquat in ihren Abläufen. Oft ähnelt die Bewegung auch der vorher gestellten Bewegungsaufgabe (**Perseveration**).

Besondere Probleme bei apraktischen Patienten

◼ Gestik und Mimik

Da das Erscheinungsbild der Apraxie häufig mit einer Aphasie (Wernicke- oder Globalaphasie) einhergeht, liegt im kommunikativen Einsatz von Gestik und Mimik eine besondere Bedeutung. Der Patient muss seine verbalen

Defizite durch Gestik und Mimik ausgleichen, um seine Bedürfnisse seinem Umfeld mitzuteilen. Beim Einüben von Gesten sollte man mit sehr einfachen gebräuchlichen Gesten beginnen, die später in Umfang und Gebrauch erweitert werden. Es ist wichtig, dass das ganze Team die Bedeutung der Gesten kennt und entsprechend auf den Patienten reagiert. Die Gesten müssen vor allem in der Frühphase sinnvoll eingesetzt werden. Es ist unsinnig, mit einem Nichtraucher das Andeuten des Rauchens zu üben, wie z. B. gespreizte Zeige- und Mittelfinger zum Mund führen (s. auch ▶ Abschn. 13.1).

> ▶ Beispiel

Einüben geeigneter Gesten
- Kaffee oder Tee trinken: zusammengeführte Daumen und Zeigefinger zum Mund führen
- Getränk: Daumen und Finger in der Greifform eines Glases zum Mund führen
- Aus- oder Anziehen: am Pullover ziehen
- Müdigkeit: den Kopf zur Seite neigen und auf die Handinnenfläche legen
- Essen: Hand in Form einer imaginären Gabel zum Mund führen
- Waschen: mit der Handinnenfläche kreisförmig über das Gesicht fahren ◄

Den größten Vorteil bringen Gesten, die der Patient schon vor seiner Läsion verwendet hat und die ein allgemeines Verständnis finden.

■ **Neue Bewegungsabläufe**
Das Therapieziel liegt in der größtmöglichen Heranführung an normale Bewegungsabläufe (Restitution). Unter gewissen Umständen, z. B. bei einem feststehenden Entlassungstermin nach Hause, muss der Patient jedoch schnellstmöglich eine gewisse Selbstständigkeit erreichen. In diesem Fall muss man das Ideal der Restitution aufgeben und den Patienten in **neue kompensatorische Bewegungsabläufe** einweisen.

■ **Umgang mit Hilfsmitteln**
Für den kompensatorischen Einsatz von Hilfsmitteln, wie z. B. eines Rollators für das Gehen, müssen neue Bewegungen durch Modelllernen gelernt werden: lenken, Bremse schließen etc. Der Patient kann dabei nur begrenzt auf sein Altgedächtnis (Langzeitgedächtnis) zurückgreifen.

Durch die mangelnde Einschätzung und Umsetzung einer Handlung, z. B. mit dem Rollstuhl an die Treppe fahren, die Bremse beim Transfer nicht schließen etc., werden Gefahrensituationen nur unzureichend beachtet, woraus ein weiteres **Sicherheitsrisiko** resultiert. Eine weitere Schwierigkeit bilden Hilfsmittel, die unilateral betätigt werden, z. B. das Benutzen eines Frühstücksbretts. Der Patient muss mit seiner nichtdominanten linken Hand den Gebrauch des Bretts neu erlernen.

10.1.2 Ideatorische Apraxie

> **Definition**
>
> Die ideatorische Apraxie bezieht sich nicht auf Einzelbewegungen, sondern auf eine Störung einzelner und/ oder komplexerer Handlungen in der logischen Handlungsfolge beim Umgang mit Objekten.

10.1.2.1 Vergleich mit normaler Handlungsplanung

Im Laufe seiner sensomotorischen Entwicklung erlernt der Mensch den Umgang und die Handhabung verschiedenster Objekte (Bewegungsplanung). Der sinnhafte Einsatz dieser Objekte oder Werkzeuge führt zu Handlungen (Handlungsplanung), die unser Alltagsleben prägen und gestalten, also zur Auseinandersetzung mit der Umwelt. Um die ausgeführten Bewegungen zu speichern und in eine Handlung zu integrieren oder an ähnliche neue Situationen zu adaptieren, bedarf es einer **Gedächtnisleistung**. Im Laufe der Zeit speichert der Mensch Engramme, ähnlich einer Gebrauchsanweisung, über die Handhabung und den Einsatz verschiedenster Werkzeuge und Gegenstände. Beim Erkennen eines Gegenstands findet ein neuronaler Abgleich (Assoziation) statt, der eine Aussage über die Funktion sowie die Handhabung des Gegenstands erlaubt. Umgekehrt finden in gewissen Problemsituationen **Assoziationen** statt, die Rückschlüsse auf ein entsprechendes Werkzeug liefern. Neue Objekte oder Werkzeuge werden mit bereits bekannten verknüpft und naheliegend zugeordnet.

> ▶ Beispiel

Werkzeug Hammer Man sieht einen Hammer und weiß sofort, wie dieser Hammer benutzt und eingesetzt wird. Beim Anheben greift man direkt an den hinteren Teil des Stiels und erkennt z. B. an einem lockeren Hammerauge seine Funktionsunfähigkeit. Steht man vor dem Problem, einen Nagel in die Wand zu schlagen, fällt einem sofort der Hammer ein. Ist dieser nicht zur Hand, werden Werkzeuge gesucht, die in ähnlicher Weise zum Ziel führen. Beispielsweise benutzt man eine große Zange oder einen stabilen Schuh im Sinne des Hammers, um den Nagel in die Wand zu schlagen. ◄

> ❯ **Wichtig**
>
> Die **ideatorische Apraxie** wird als eine Störung der konzeptuellen Organisation von Handlungen beschrieben. Sowohl der Einsatz der Körperteile im Verhältnis zum Objekt, die Handhabung des Objekts oder Werkzeugs als auch die Einhaltung der Handlungsfolgen können betroffen sein.

Daraus resultiert eine Klassifizierung der Störungsbilder in 3 Ebenen:

- **Körperebene.** Beispiele: Beim Sägen wird der Abstand zwischen dem Werkstück und dem eigenen Körper zu gering gewählt. Der Sägende bewegt sich in einer starken Beugestellung (Ellenbogen), wodurch der Sägevorgang unökonomisch ausfällt. Ein Hammer wird nicht im Faustgriff umgriffen, sondern im Präzisionsgriff mit 3 Fingern gehalten.
- **Objektebene.** Beispiele: Die Säge wird nicht am Griff, sondern am Bügel gehalten, bzw. der Bügel wird auf das Werkstück zum Sägen gesetzt anstelle des Sägeblatts. Die Patienten stellen einen Locher auf das Papier, statt das Papier in den Schlitz zu führen etc.
- **Handlungsebene.** Beispiele: Bei der Zubereitung von Kaffee wird zuerst Wasser in die Kanne gegossen, das Kaffeepulver eingefüllt und zuletzt der Kaffeefilter eingefügt. Beim Anziehen wird das Unterhemd über den Pullover gezogen.

Im Gegensatz zur ideomotorischen Apraxie besteht bei der ideatorischen Apraxie entsprechend dem Schweregrad eine **hohe Alltagsrelevanz.** Patienten mit einer ideatorischen Apraxie zeigen sowohl im Gebrauch bekannter als auch unbekannter Gegenstände große Defizite (Goldenberg 1998).

10.1.2.2 Befunderhebung der ideatorischen Apraxie

Die Patienten fallen häufig durch den unsachgemäßen Gebrauch diverser Alltagsgegenstände oder durch die Durchführung falscher Handlungsfolgen auf. Es kommt zu Schwierigkeiten beim Anziehen, beim Essen, bei der Zubereitung von Nahrung. Sie essen die Suppe mit der Gabel, bestreichen das Brot mit dem Löffel. Die Hose wird über den Kopf gezogen etc.

Die neuropsychologische **Befundung** erfolgt bei der ideatorischen Apraxie mit realen Objekten, z. B.:

- Flüssigkeiten in ein Glas füllen,
- einen Schlüssel in das dazugehörige Vorhängeschloss stecken,
- einen Strich mit dem Lineal ziehen,
- ein Blatt Papier lochen und in einen Ordner heften,
- einen Brief falten und in ein Kuvert stecken,
- Batterien in einem Gerät (Wecker) wechseln,
- Pulverkaffee zubereiten,
- Kugelschreiber auseinander- und zusammenbauen.

Prägnante Auffälligkeiten der ideatorischen Apraxie zeigen sich durch

- sich wiederholende Handlungen (Perseveration),
- Ratlosigkeit,
- inadäquate Handlungsfolge,
- unbewusste Fehlhandlungen,
- Schwierigkeiten beim Übergang von einer Handlung (Aufgabe) zur nächsten.

10.1.2.3 Praxis

- **Körperebene**

Proximale Bewegungen kann der Patient am Anfang leichter umsetzen als distale. Es sollte daher mit grobmotorischen Handlungen begonnen werden, die später in differenzierte feinmotorische Tätigkeiten übergehen.

Ein unilaterales Arbeiten (Hand-Auge-Koordination) mit einer Hand kann später in bilaterales Arbeiten (Hand-Hand-Koordination) übergehen.

- **Objektebene**

Der Patient sollte mit **sehr einfachen, bekannten Objekten** beginnen, z. B. damit, aus einer Wasserflasche Wasser ins Glas zu gießen. Im weiteren Therapieverlauf werden die Geräte und Werkzeuge komplexer, z. B. Batterien in der Taschenlampe wechseln.

- **Handlungsebene**

Zu Beginn der Behandlung sollten nach einem zuvor erstellten Behandlungsplan vertraute, routinierte Handlungen geübt werden. Am ehesten eignen sich **primäre Alltagssituationen** (Hygiene, Anziehen etc.), die den Patienten auf seine spätere Entlassung vorbereiten. Eine komplexere Handlung kann oft zu einer Überforderung des Patienten führen. Sinnvoll ist die Untergliederung in kleinere Einzelhandlungen (**Sequenzierung**), die nach erfolgreicher Übung wieder zur Gesamthandlung zusammengeführt werden. Teilweise macht es Sinn, mit der letzten Sequenz zu beginnen, um sich mit zunehmendem Therapiefortschritt in Richtung Handlungsbeginn zu bewegen („backward chaining").

Kognitives Strategietraining vermittelt Taktiken zum Lösen von ADL-Problemen Zur Verbesserung der ADLs wird u. a. das kognitive Strategietraining empfohlen. Der zentrale Inhalt besteht aus dem allmählichen Erlernen hilfreicher, praktikabler und effizienter Kompensationsstrategien. Mit Hilfe einer Betätigungsanalyse werden die Schwierigkeiten, die der Patient bei der Durchführung alltagsrelevanter Anforderungen hat, nach einem Drei-Schritte-Modell definiert: **Initiation und Orientierung, Ausführung, Kontrolle** und **Korrektur.** Je nach dem Funktionalitätsniveau des apraktischen Patienten bauen spezifische Interventionen hierarchisch aufeinander auf. Der Therapeut kann aus drei möglichen Interventionen auswählen: **Instruktionen:** keine Instruktion, verbal, Demonstration, Verwendung von Gesten, auf Objekte zeigen, die Aktivität gemeinsam beginnen, die Aufgabe übernehmen; **Unterstützung:** keine Unterstützung, verbale Unterstützung während der schrittweisen Ausführung der Aufgabe, Abbildungen der richtigen Reihenfolge zeigen, physische Anleitung, die Aufgabe übernehmen; **Feedback:** kein Feedback, verbal im Sinne der Kenntnis von Resultaten, physisch, die Aufgabe übernehmen. Selbstinstruktion und, wenn möglich, Selfmonitoring können im Sinne von Problemlösestrategie unterstützend wirken

▶ **Beispiel**

Mittagessen Folgende Schritte müssen vollzogen werden:
- Essenszubereitung,
- Tisch decken,
- Essen auf die Teller verteilen,
- essen.

In der ersten Therapieeinheit nimmt der Patient am Essen teil, in der zweiten und dritten verteilt er das Essen (und isst anschließend selbst). In der vierten und fünften Therapieeinheit unterstützt er das Anrichten des Tisches. Die folgenden Einheiten beginnen mit der Zubereitung. ◄

Diese Vorgehensweise hat den Vorteil, dass der Patient stets mit einem Erfolgserlebnis (Essen) die Therapie beendet. Mit zunehmendem Therapiefortschritt wird seine Handlungskompetenz ausgeweitet. Je nach Schwere der Symptomatik kann schon das Tischdecken eine Überforderung des Patienten darstellen.

Schon ein sequenzierter Handlungsablauf muss häufig mehrmals (je öfter, desto besser) **wiederholt** werden, um eine adäquate Ausführung zu gewährleisten.

Sowohl die Aufgabe als auch die Anleitung durch den Therapeuten sollten so **einfach** wie möglich gewählt werden, um das bestmögliche Verständnis der Patienten zu erreichen.

Um die Handlungsplanung auf kognitiver Ebene zu verbessern, kann auch der Einsatz von **Bildkarten**, die bestimmte Handlungsabfolgen darstellen, förderlich sein. Der Patient beginnt mit der Zuordnung einfacher, gebräuchlicher Handlungsfolgen. Im Zuge der Leistungsverbesserung erhöht sich die Anzahl der Bilder bzw. die Komplexität der Handlungsabfolgen. (Die Herstellung von Fotos mit unterschiedlich schwierigen Handlungsabfolgen kann eine effiziente Aufgabe für Schüler und Praktikanten sein.)

In schweren Fällen sind alle Funktionsebenen betroffen. Es sollte daher – den Restfähigkeiten entsprechend – mit der einfachsten Ebene begonnen werden, meist der Körperebene. Es macht wenig Sinn, eine Handlung zu trainieren, wenn gleichzeitig die Bewegungsplanung oder der Umgang mit Objekten beeinträchtigt ist.

Um die noch vorhandenen Ressourcen bestmöglich zu nutzen, sollte stets ein Transfer zur späteren Entlassungssituation bestehen: Welche Handlungsfähigkeiten benötigt der Patient in Zukunft? Die Antwort auf diese Frage bildet die Grundlage zur Auswahl der Therapiemedien bzw. zur Therapiegestaltung.

10.1.3 Orientierungsstörung

Eine Orientierungsstörung gliedert sich in **4 Ebenen:**
- zur Person,
- zeitlich,
- örtlich,
- situativ.

Eine **zeitliche und/oder örtliche Desorientierung** zeigt sich häufig als sogenanntes Durchgangssyndrom. Es entsteht meist infolge eines Schädel-Hirn-Traumas (Frühphase), bei Fieber oder Delir (Alkoholmissbrauch) und ist somit ein Zeichen eines reversiblen (umkehrbaren) organischen Psychosyndroms.

Die **Desorientiertheit zur eigenen Person** hingegen ist meist Ausdruck einer irreversiblen (nicht umkehrbaren) zerebralen Dysfunktion. Diese bildet das Kardinalsymptom einer Demenz.

10.1.3.1 Befunderhebung Orientierungsstörung

Bereits beim Erstgespräch stellt der Therapeut Fragen, die Aufschluss über die Orientiertheit des Patienten geben und eine hypothetische Einschätzung über seine kognitiven Fähigkeiten erlauben:
- zur Person (Name, Alter, geboren, welche Krankheit, verheiratet, Kinder),
- zeitlich (Uhrzeit, Datum, Wochentag, Monat, Jahreszeit, Jahr),
- örtlich (Ort, Gebäude, Stockwerk),
- situativ (warum sind Sie hier, was erwartet Sie hier).

Es ist wichtig, die Antworten zur Orientierung auf Ähnlichkeiten oder Falschheit zu überprüfen. Bei Falschheit spricht man von „**Konfabulieren**". Der Patient gibt Antworten, die zwar stimmen könnten, jedoch nie der Realität entsprechen. Es kommt zur illusionären Verkennung und Umdeutung der aktuellen Situation. Eine über längere Zeit andauernde Desorientierung ist im Krankheitsverlauf prognostisch eher ungünstig einzuschätzen (Prosiegel 1998).

▶ **Beispiel**

Wie sind Sie zu uns gekommen?
„Mit dem Omnibus bin ich hierher gefahren."
In Wirklichkeit wurde der Patient mit dem Krankenwagen eingeliefert. ◄

10.1.3.2 Praxis

■ **Orientierung zur Person**
Beim Vorliegen einer Orientierungsstörung sollte der Patient **in erster Linie zu sich finden**. Das bedeutet, dass der Therapieschwerpunkt im wiederholten Training seiner persönlichen Informationen liegt. Ein spezifisches Gedächtnistraining wäre an dieser Stelle noch verfrüht, da die persönliche Orientierung die Grundlage der Gedächtnisfunktionen ist. Im Training zur Person werden mit dem Patienten die engeren persönlichen Daten (Geburtsdatum, Adresse, Ehefrau, Kinder etc.) geübt. Daten mit emotional sehr engen Bindungen werden häufig eher richtig eingestuft als neue komplexere Informationen. Ein kleiner Notizblock mit den persönlichen Daten kann zusätzlich eine externe Hilfe sein.

In sehr schweren Fällen ist es sinnvoll, dem Patienten einen Brustbeutel auszuhändigen, den er permanent mit sich führt. In diesem Beutel sind neben seinem Foto sein Name, ein Bezug auf seine Problematik, sein momentaner Aufenthaltsort etc. fixiert (Notizblock). Es bedeutet zwar eine gewisse Art von Etikettierung, ist aber oft das Mittel der letzten Wahl, falls sich der Patient außerhalb der Klinik verläuft.

▪ **Örtliche Orientierung**

Der Patient beginnt mit der örtlichen **Orientierung in einem kleinen Rahmen**. Er lernt vorab sein Krankenzimmer richtig einzuschätzen, d. h., wo und was ist im Schrank, wo ist das Bad etc. Mit zunehmender Orientierung weitet sich die räumliche Ebene aus. Der Patient lernt die Station kennen (Arzt-, Schwesternzimmer, Therapieräume etc.), die Klinik, den Park, die Stadt etc.

▪ **Zeitliche Orientierung**

Innerhalb des Zimmers sollte an einer prägnanten (gut sichtbaren) Stelle eine Art **Tagesplan** platziert werden. Auf dem Plan sind die wichtigen Termine des Tages aufgelistet. Der Patient hakt nach Beendigung oder Ausführung die jeweilige Spalte ab. Der Tagesplan variiert je nach Schwere der Störung. So kann er relativ detailliert ausgeführt und durch einen zweiten Plan (z. B. im Bad) ergänzt werden. Der Plan beginnt z. B. um 6.00 Uhr: Wecker klingelt, aufstehen und ins Bad gehen. Im Bad hängt evtl. der zweite Plan mit Duschen, Rasieren, Zähneputzen etc. Nach Beendigung der Morgenhygiene hakt der Patient auf dem Plan Entsprechendes ab (am Plan sollte ein Bleistift hängen). Der Patient geht um 6.45 Uhr zum Frühstück, 9.00 Uhr Visite, 10.00 Uhr Ergotherapie, Zimmer T3 etc.

10.1.4 Neglect/halbseitige Vernachlässigung

┌─ **Definition** ─────────────────────────
│ Der Begriff „**Neglect**" kommt aus dem Englischen und
│ bedeutet halbseitige Vernachlässigung.
└──

Man bezeichnet damit eine Verhaltensstörung hirngeschädigter Patienten, die sich durch das Nichtbeachten von Reizen (räumlich oder körperlich) auf der zum Läsionsort kontralateralen (meist linken) Körperseite zeigt. Zum Teil findet auch der Begriff Hemineglect Verwendung. Da aber die Vernachlässigung je nach Schwere der Läsion mehr oder minder stark variiert, ist die entsprechende Körperseite nie genau ab der Körpermittellinie betroffen (Sturm et al. 2000).

Eine linksseitige Vernachlässigung bei rechtshirniger Schädigung tritt im Initialstadium nicht häufiger auf und ist auch nicht schwerer ausgeprägt als ein Neglect nach linkshemisphärischer Läsion.

❯ **Wichtig**

Der Neglect nach **linkshemisphärischer Läsion** bildet sich spontan schneller und vollständig zurück.

In den meisten Lehrbüchern wird der Neglect als eine Aufmerksamkeitsstörung beschrieben, die eine Vernachlässigung der zum Läsionsort kontralateralen **Raum- und Körperseite** betrifft. Neben diesem Erklärungsmodell bestehen noch weitere Hypothesen, die zum Teil kontrovers diskutiert werden. Da diese ein aktuelles Thema in der derzeitigen Therapieforschung sind und auch moderne Konzepte der Ergotherapie ansprechen, (z. B. das SI-Konzept), werden sie in diesem Kapitel kurz angesprochen.

Da wie oben aufgeführt, die Vernachlässigung meist auf der linken Körperseite auftritt, wird in den folgenden Beispielen die linke Seite als vernachlässigte Seite beschrieben.

10.1.4.1 Repräsentationshypothese

Versuche von Bisiach und Luzzatti (1978, zit. nach Sturm et al. 2000) mit Neglectpatienten zeigten, dass sich die Vernachlässigung der Körper- und Raumhälfte nicht nur in der physischen Umwelt zeigt, sondern auch in der **Vorstellung** (reizunabhängig) gegeben ist. Die Patienten mussten dabei aus der Erinnerung den Mailänder Domplatz beschreiben. Die Gebäude der rechten Seite wurden lebhaft im Detail dargestellt, während die Gebäude der linken Seite vernachlässigt und weitaus undifferenzierter erklärt wurden. Beim Wechsel der Blickrichtung (180°-Drehung), d. h., die Patienten mussten nun den Domplatz von der anderen Seite (aus der Erinnerung) beschreiben, wurde die zuerst ausführlichst dargestellte Seite vernachlässigt und die vorher vernachlässigte detailliert beschrieben. Aus diesen Ergebnissen schloss Bisiach, dass die Vernachlässigung nicht allein durch die mangelnde Zuwendung der Aufmerksamkeit entsteht, sondern zudem in einer mangelnden geistigen Vorstellung des Raums zu sehen ist.

10.1.4.2 Transformationshypothese

In neurophysiologischen Untersuchungen wurde festgestellt, dass das Gehirn über eine Repräsentation des Raums verfügt. Die visuellen Eindrücke werden mit einem körperbezogenen Koordinationssystem verrechnet, um den Körper entsprechend im Raum zu bewegen. Dabei sind neben taktilen und akustischen vor allem visuelle, propriozeptive und vestibuläre Sinnesinformationen wichtig. Bei der Transformationshypothese geht Karnath (1998) davon aus, dass nicht die Aufmerksamkeitsstörung ursächlich die Vernachlässigung bedingt, sondern vielmehr eine empfundene Verschiebung – oder besser **Rotation der Körpermittellinie** nach rechts – dafür verant-

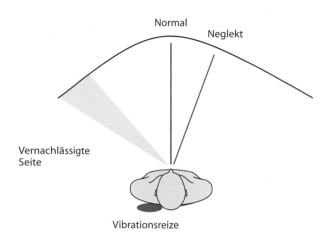

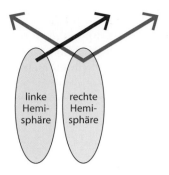

◧ **Abb. 10.1** Vereinfachte Darstellung der Vernachlässigung

◧ **Abb. 10.2** Vereinfachte Darstellung der Aufmerksamkeitszuwendung

wortlich ist. Durch die Mittellinienrotation nach rechts tritt eine mehr oder minder starke Vernachlässigung der linken äußeren Raum- und Körperhälfte ein. Durch Experimente wurde nachgewiesen, dass bei einer Stimulation bestimmter Sinnessensoren, z. B. durch Vibrationsreize auf die linke Nackenmuskulatur, die Vernachlässigung der linken Seite aufgehoben bzw. deutlich verbessert wurde. Die Vibration der Nackenmuskulatur bewirkt über die Stimulation der Muskelspindeln neuronal das Gefühl der Rumpfrotation nach links, wodurch die Aufmerksamkeitszuwendung nach links gesteigert wird. Inwieweit sich diese vorübergehende Verbesserung in einen Dauerzustand umsetzen lässt, ist zurzeit ein aktuelles Thema der Therapieforschung (sensorische Integration, SI). ◧ Abb. 10.1 stellt die Vernachlässigung vereinfacht dar.

10.1.4.3 Aufmerksamkeitshypothese

Als gebräuchlichste Erklärung einer Vernachlässigungssymptomatik findet sich die der **Aufmerksamkeitsstörung** (◧ Abb. 10.2). Anhand der jeweiligen Hemisphärendominanz werden 2 Theorien beschrieben:
- Steuerung der Aufmerksamkeit in der rechten Hemisphäre und
- Steuerung der räumlichen Bewegungsplanung in der linken Hemisphäre (Goldenberg 1998).

Steuerung der Aufmerksamkeit in der rechten Hemisphäre

Die Theorie besagt, dass die rechte Hemisphäre für die Steuerung der Aufmerksamkeit in beiden Raumhälften verantwortlich ist, die linke Hemisphäre hingegen nur für die rechte Raumhälfte. Eine Schädigung der linken Hemisphäre kann somit durch die beidseitige Aufmerksamkeitszuwendung der rechten Hemisphäre kompensiert werden. Bei einer Schädigung der rechten Hemisphäre kommt es zu einer schwerwiegenden Vernachlässigung der linken Seite. Durch die **unilaterale Aufmerksamkeitszuwendung** der linken Hemisphäre nach rechts ist die Kompensation der linken Seite nicht möglich.

Steuerung der räumlichen Planung der linken Hemisphäre

(Siehe auch ▶ Abschn. 10.1, „Apraxie")

Die Theorie der Dominanz der linken Hemisphäre geht davon aus, dass in erster Linie eine **Störung der räumlichen Planung** (Verhalten des Körpers im Raum) für die halbseitige Vernachlässigung verantwortlich ist. Man bezieht sich auf die Tendenz der Hemisphären, stets die Handlungen auf die gegenüberliegende Körperseite zu lenken; d. h., die linke Hemisphäre steuert Handlungen nach rechts, und die rechte steuert Handlungen nach links. Durch die Beeinträchtigung einer Hemisphäre (z. B. durch Schlaganfall) wird die ungeschädigte Hemisphäre dominant (enthemmt) und lenkt die Steuerung der Handlungsabläufe auf die (von ihr hauptsächlich innervierte) kontralaterale Körperseite. Der rechtshändige Mensch tendiert in der Regel mit seinen Handlungen nach rechts. Verläuft er sich im Wald oder im Nebel, zieht er meist rechtsdrehende Kreise. Ebenso geschieht durch den Einsatz der dominanten rechten Hand ein Großteil der Handlungen eher über die rechte Seite. Eine Störung der rechten Hemisphäre (innerviert vor allem die Handlungsabläufe der linken Hand) ist somit gravierender, da die ohnehin dominante Handlungsseite rechts noch verstärkt bzw. die schwache linke noch weiter abgeschwächt wird (s. unten Auslöschphänomen).

Im Grunde widersprechen sich die beiden Theorien nicht, sie beschreiben lediglich unterschiedliche Qualitäten. Somit wäre die Reduktion der Aufmerksamkeitszuwendung zur linken Körperseite durch die Störung der rechten Hemisphäre und die mangelnde Handlungssteuerung durch die Enthemmung (Verstärkung) der linken Hemisphäre bedingt (Goldenberg 1998).

10.1.4.4 Extinktions-/oder Auslöschphänomen (doppelt simultane Stimulation, DSS)

Durch diese Theorien wird das Extinktions- oder Auslöschphänomen (Extinktion bedeutet Auslöschung) erklärbar. Karel Bobath prägte den Begriff des **Auslöschphänomens**. Die Patienten können dabei isoliert die Reize sowohl auf der rechten Seite als auch auf der linken Seite erkennen, bei einer **gleichzeitigen Stimulation** wird jedoch der Reiz auf der rechten Seite beachtet und der auf der linken gelöscht. Besonders bei anscheinend unauffälligen Erscheinungsbildern bzw. zum Nachweis einer Restneglectsymptomatik ist dieses Phänomen ein wichtiges Befundungskriterium (s. Formen der Vernachlässigung).

10.1.4.5 Pusher-Symptomatik oder posturaler Hemineglect

Der Begriff Pusher (Drücker) wurde von Davies (2002) geprägt und beschreibt eine Wahrnehmungsstörung der Körperlängsachse. Neuere Veröffentlichungen sprechen dagegen eher von einem **posturalen Hemineglect** (die Haltung betreffend). Da aber auch dieser Begriff z. T. kontrovers diskutiert wird und die Begrifflichkeit „Pusher" im klinischen Bereich noch weit verbreitet ist, wird in den folgenden Beschreibungen (unter Vorbehalt) vom Pusher-Patienten gesprochen.

Ätiopathogenetisch weisen Pusher-Patienten eine Läsion im posterolateralen Teil des meist linken, aber auch rechten Thalamus bzw. Parietallappens auf und nehmen eine **zur Seite der Parese geneigte Körperorientierung** ein. Das Krankheitsbild wird nicht, wie oft fälschlich angenommen, durch andere neuropsychologische Störungen, wie z. B. Neglect oder Beeinträchtigungen der subjektiven visuellen Vertikalen (visuell-räumliche Wahrnehmung), verursacht (daher auch kein Pusher-Syndrom), ist aber häufiger bei Neglectpatienten zu beobachten. Der Patient versucht aufgrund seiner fehlerhaften rumpfbezogenen, posturalen Wahrnehmung der Körperorientierung im Raum permanent seine subjektiv als verkippt empfundene Körpermittellinie „aufrecht und mittig" auszurichten. Dabei drücken, d. h. **„pushen"** die Patienten z. B. im Sitzen und/oder im Stehen ihr Körpergewicht auf die paretische (meist linksseitig betroffene) Körperseite. Die gesunden Extremitäten zeigen dabei einen erhöhten Extensionstonus (drücken), wobei die betroffen Extremitäten eher einen Hypotonus bzw. noch erschwerend eine Beugetendenz aufweisen. Der Versuch des Therapeuten, von der betroffenen Seite dem Drücken entgegenzuwirken, wird mit noch größerem Gegendruck des Patienten beantwortet.

Folgende **Symptome** sind **charakteristisch**:

- Die Patienten **stoßen sich in jeder Ausgangsstellung an der betroffenen Seite**. Beim Versuch des Therapeuten, die Stellung zu korrigieren bzw. die Rumpfsymmetrie wieder herzustellen, erfolgt ein erhöhter Widerstand.
- Im betroffenen Bein besteht ein **verringerter Extensionstonus**, bzw. der Patient zieht das betroffene Bein im Extremfall ins Flexionsmuster. Auf der weniger betroffenen Seite besteht ein erhöhter Extensorentonus in den Extremitäten (Druck auf die betroffene Seite).
- **Kopfstellreaktionen fehlen**, der Kopf ist zur weniger betroffenen Seite geneigt bzw. rotiert. Der Kopf be-

inhaltet alle Rezeptoren zur Verarbeitung der Lage des Körpers im Raum. Gerade bei den sogenannten Pusher-Patienten bildet er einen **der wichtigsten Schlüsselpunkte für die Bewegungsanbahnung**. (Erreicht man die Kopfstellung nicht, erreicht man die physiologische Bewegung nicht.)

- **Rumpfsymmetrie fehlt**, die weniger betroffene Seite ist lateralflexorisch verkürzt, während sich die betroffene Rumpfseite infolge der Gewichtsübernahme und/oder mangels Tonus verlängert.
- Durch die fehlenden Gleichgewichtsreaktionen besteht eine **erhöhte Sturzgefahr** (auch im Sitzen). Der Patient unternimmt dabei keinen Versuch, den Sturz durch eine Rumpfstellreaktion auszugleichen oder sich abzustützen.
- Koordination und Handfunktionen erscheinen auch auf der weniger betroffenen Seite als **ungeschickt**. Placing ist auch auf der weniger betroffenen Seite nur schwer möglich.
- Die Patienten können rein taktilen Bewegungsanweisungen (Fazilitation) nur schwer folgen, d. h., sie **benötigen eine zusätzliche verbale Aufforderung**.
- **Komplexe Handlungsabfolgen**, wie z. B. das Anziehen, können nicht ausgeführt werden.

Als zugrunde liegende Störung beschreiben einige Autoren eine Wahrnehmungsstörung der Körperlängsachse bzw. eine Verdrehung zur betroffenen Seite. Dabei finden die Patienten ihre asymmetrische Körperhaltung (zur betroffenen Seite) normal, und jeder Versuch, diesem entgegenzuwirken, wird mit einem noch größeren Druck (pushen) in die für den Patienten „normale Position" (auf die betroffene Seite) beantwortet. In der Therapie geht es nun darum, das vorhandene Bewegungspotenzial zu nutzen und über automatisierte (Bottom-up-)Prozesse die physiologische Ausrichtung und Wahrnehmung der Körperlängsachse zu verbessern (▶ Abschn. 5.4, „Schlüsselpunkte [SP] und Schlüsselregionen", Schlüsselpunkt Kopf).

Therapierelevanz

Hypothesen zur Pusher-Behandlung. Veranschaulicht man sich die motorische Entwicklung des Menschen, erfolgt aufbauend auf die Phase der Symmetriefindung (Beuge- und Streckphase des Kleinkinds) die physiologische Asymmetrie (Überkreuzung der Körpermittellinie etc.). Diese Entwicklungsprozesse vollziehen sich im Laufe des 1. Lebensjahrs und sind wesentlich vom Erzeugungsfeedback der Basissinne (vestibulär, propriozeptiv, taktil) geprägt. Dabei hebt das Kind z. B. seinen Kopf über die Bauchlage (aus dem Flexionsmuster) hinaus, um die Rumpfsymmetrie zu verbessern. Im Zuge der kortikalen Reifung entwickeln sich die Stell- und Stützreaktionen, die

10

wiederum die Grundlage für erste gezielte Ziel- und Greifbewegungen bilden (▶ Kap. 3, „Motorische Systeme", ◘ Abb. 3.1). Die Kopf- und Rumpfstellreaktionen sind sehr automatisierte Bewegungsabläufe (Bottom-up-Prozesse), die auf Stammhirn- und Mittelhirnebene (▶ Kap. 4, 3. und 4. SMRK) reguliert werden und in eher bewusste kortikale Bewegungsprogramme (Top-down-Prozesse) integriert sind. Damit spielt die Kopfpositionsausrichtung eine entscheidende Rolle für die Ausrichtung der Körpersymmetrie (die Stellung des Kopfs zum Rumpf entscheidet über die Ausrichtung des Körpers im Raum). Entsprechend bedeutungsvoll wird der **Schlüsselpunkt „Kopf"** bei der Bewegungsanbahnung (Fazilitation) und dabei vor allem bei der automatisierten Ausrichtung der Körpersymmetrie eines Pusher-Patienten. Unterstützend kann zu Beginn der Therapie die linke Nackenmuskulatur mit einem Vibrationsgerät stimuliert werden (s. Transformationshypothese).

Therapiespiegel Therapiemethoden, die versuchen, vor allem über Top-down-Prozesse, d. h. über die kortikale Steuerung, eine Verbesserung der Pusher-Symptomatik herbeizuführen, z. B. über einen Spiegel (visuelle Korrektur) oder durch eine verbale Aufforderung (z. B.: „Setzen Sie sich gerade hin"), sollten daher kritisch hinterfragt und auf ihre Effektivität hin überprüft werden.

> ▶ **Beispiel**

Selbsterfahrung Spiegel Der Proband nimmt ein Tablett und einen Tennisball und stellt sich vor einen Spiegel (z. B. Schlafzimmerschrank). Nun versucht er durch den Blickkontakt zum Spiegel, den Ball auf dem Tablett zu balancieren. Dabei verhindert eine zweite Person (Assistent) durch eine Unterlage, ein aufgeklapptes Heft oder Ähnliches den direkten Blickkontakt auf das Tablett. Durch das Umdenken der Körperhälften gerät der Proband (vor allem am Anfang) in eine Stresssituation. Dies kann der Assistent mit seiner Hand am Tablett erfühlen und beschreiben. Er wird eine hohe Anstrengung und Kraft gegen die normale Bewegung spüren. Ältere Menschen und vor allem Patienten mit Hemiplegie, die ihre beiden Körperhälften ohnehin unterschiedlich wahrnehmen, geraten beim Einsatz eines Spiegels zur Verbesserung der Körperpositionen häufig in Schwierigkeiten und reagieren z. T. sehr verwirrt. (Für den Therapeuten hat jedoch ein Spiegel Vorteile, z. B. um den Rücken des Patienten während des Therapieverlaufs zu kontrollieren.) ◄

10.1.4.6 Praxis: Grundsätze der Therapie

- **Behandlung vor allem von der betroffenen Seite:** Drückt der Patient unvorhergesehen auf seine betroffene Seite, so kann der Therapeut nur auf dieser Seite einen Sturz verhindern.

- **Tonusaufbau in der betroffenen Rumpfmuskulatur**, um die Rumpfsymmetrie zu ermöglichen und zu verbessern.
- **Abbau der Extensorenaktivität auf der weniger betroffenen Seite:** Druck auf die betroffene Seite abbauen und die Koordination verbessern (weg von der betroffenen Seite, hin zur nicht betroffenen Seite).
- **Aufbau der Extensorenaktivität auf der betroffenen Seite:** Extensorentonus erhöhen, um die physiologische Gewichtsübernahme zu verbessern und Stützaktivitäten mit den Extremitäten zu ermöglichen.
- Die **Aktivitäten des täglichen Lebens** in die **Therapie** integrieren.
- **Restfähigkeiten** nutzen und **physiologische Bewegungsabläufe** fördern.

> ▶ **Beispiel**

Therapiebeispiel im Sitz Der Patient (Hemiplegie links) sitzt mittig auf der Therapiebank, die Beine befinden sich auf dem Boden, und der Therapeut sitzt neben der linken Körperseite. Die Therapieeinheit untergliedert sich in 3 Phasen:

1. Phase: Erschließen der rechten Raumhälfte Der Patient bekommt die Anweisung, mit seiner rechten Hand (so weit wie möglich) die Bankkante, das Bettgitter an der rechten Seite abzufahren, ein Kissen auf der rechten Seite geradezurücken bzw. wieder faltig zu schlagen, zu holen und wieder hinzulegen, verschiedene Therapiekegel rechts zu positionieren oder die Schulter des Praktikanten, der möglichst weit rechts positioniert ist, zu massieren etc. Dabei setzt der Patient seine rechte Hand (eher bewusst) ein, um sich die rechte Raumhälfte zu erschließen (weg von der Pusher-Seite).

Um die Bewegung zu ermöglichen, muss er automatisiert (Bottom-up) in der linken (meist hypotonen) Rumpfseite lateralflexorisch den Tonus aktivieren und bekommt sowohl in der oberen als auch in der unteren Extremität eine physiologische Extensorenaktivität, während auf der weniger betroffenen Seite die koordinativen Bewegungsabläufe der Hand den Extensorentonus (Drücken zur betroffenen Seite) verringern.

Im Gegensatz zu einem „normalen" Patienten mit Hemiplegie, bei dem man die Hilfen oder Kompensation auf der weniger betroffenen Seite nach Möglichkeit reduziert bzw. vermeidet, um Kompensationsstrategien zu verhindern, darf sich vor allem der stark betroffene Pusher-Patient mit seiner weniger betroffenen Hand z. B. am Bettgitter festhalten. Dadurch erhält er die Möglichkeit, sich selbst zu positionieren und seinen Körper im Raum aufrecht zu halten.

2. Phase: Finden der Körpermittellinie Aus der rechtsseitigen Raumerschließung resultiert häufig eine Körpermittellinienverschiebung nach rechts, wodurch die Sitzposition symmetrischer eingenommen werden kann. Als Steigerung beginnt nun der Patient die Gegenstände, wie z. B. Therapiekegel, von weit rechts zu holen und sie in die

Mitte in einen Behälter zu legen bzw. von der Körpermitte aus möglichst weit nach rechts zu positionieren.

3. Phase: Überkreuzen der Körpermittellinie Gelingt dies, fordert der Therapeut den Patienten auf, die Gegenstände rechts außen zu holen und sie nach links neben sich (Überkreuzen der Körpermittellinie) bzw. beim Therapeuten zu deponieren. Beim Überkreuzen des rechten Arms wird der linke Arm – evtl. durch die Unterstützung des Therapeuten – als Stützarm (Extensorenaktivität) eingesetzt. ◄

> **Wichtig**
> Um die Körpermitte zu finden und zu behalten, sind Bewegungen mit dem Rumpf um die Körpermitte notwendig.

► Beispiel

Therapiebeispiel im Stand Mit dem Stand bzw. dem Transfer zum Stand steigt auch die Anforderung an die Haltungskontrolle, wodurch das Pushen deutlicher und stärker zum Vorschein tritt. Daher sollte der Patient langsam an den Positionswechsel herangeführt werden.

Der Patient sitzt auf einem Stuhl parallel zur Therapiebank. Sein rechter Arm liegt ausgestreckt auf der Therapiebank (nicht mit der Hand festhalten), während der Therapeut links von ihm steht. Nun wird der Patient aufgefordert, seine rechte Hand langsam auf der Therapiebank nach vorn zu schieben, bis ca. Schultergürtel, Knie und Mittelfuß eine Linie bilden, und wieder zurückzuziehen. Gelingt die Bewegung, wird der Patient gebeten, beim Erreichen der vorderen Position (Linie SG, Knie; Mittelfuß) langsam sein Gesäß vom Stuhl abzuheben und sich wieder hinzusetzen. Dies wird gesteigert, bis schließlich der Transfer zum Stand möglich wird (► Abschn. 5.6.2, „Vom Sitz zum Stand").

Im Stand dient die Kante der Therapiebank als Referenzpunkt für die rechte Beckenseite, während der Therapeut mit seinen Knien das linke Knie des Patienten bzw. mit seinen Händen das Becken (Hüfte) stabilisiert. Durch die Stabilisation im linken Knie und am Becken beginnt der Therapeut die Gewichtsübernahme auf das linke Standbein (Extensorenaktivität). Der Patient wird aufgefordert, mit dem rechten Bein auf die Zehenspitzen zu gehen, einen Schritt nach vorn bzw. nach hinten zu gehen etc. Danach bewegt der Therapeut das Becken des Patienten langsam von der Bankkante weg (Gewichtsübernahme linkes Bein) und wieder heran. Während der Gewichtsübernahme achtet der Therapeut **auf den medialen Fußrand des rechten Beins. Sobald sich dieser vom Boden abhebt, beginnt der Patient zu drücken** (pushen), und der Therapeut führt das Becken an die Therapiebank bzw. im Extremfall den rechten Arm oder Rumpf nach rechts auf die Bank. Der Bewegungsablauf wird ausgebaut, bis die aktive Gewichtsübernahme im Standbein (Extensorenaktivität) möglich wird (s. auch Gang). ◄

10.1.4.7 Erscheinungsbilder der halbseitigen Vernachlässigung (Neglect)

Die Vernachlässigung einer Raum- oder Körperseite kann spezifisch und kombiniert auf die jeweiligen Sinnesmodalitäten bezogen sein. Meist zeigt sich jedoch ein **multimodales Erscheinungsbild**, in dem alle Bereiche (motorisch, somatosensorisch, visuell, akustisch) betroffen sind. Die Ursache liegt dabei nicht in einer primären Schädigung der vernachlässigten Bereiche (s. unten, Hemianopsie). Eine motorische Vernachlässigung kann z. B. auch ohne jede Parese oder Plegie vorliegen, wobei jedoch häufig zusätzlich eine Hemiparese oder Plegie auf der vernachlässigten Körperseite besteht. Eine Hemiparese oder Plegie bietet dabei ein kontinuierliches Bild der Bewegungseinschränkung, wohingegen es bei der Vernachlässigung oft zu kurzen (z. T. komplexen) Bewegungsausführungen kommt. Zudem hat der Patient mit Hemiplegie ein Bewusstsein für seine Extremität und erkennt sie als ihm zugehörig, er greift z. B. mit seiner gesunden Hand die betroffene.

Räumliche Vernachlässigung

In sehr schweren Fällen werden **alle Reize und Ereignisse ignoriert, die von der vernachlässigten Seite** dargeboten werden. Selbst intensive verbale und taktile Stimulation können zu einem Nichtbeachten führen. Das kann so weit führen, dass sich der Patient nicht mehr an den Besuch des Therapeuten oder an seine Therapie erinnert (sie nicht wahrgenommen hat). Eine typische Begleitsymptomatik ist dabei die **Anosognosie** (Unfähigkeit zum Erkennen eigener Krankheitszeichen).

Die Patienten halten vor allem im Akutstadium den Kopf (Blickrichtung) von der gelähmten Seite weg. Auf Ansprache von der vernachlässigten Seite reagieren sie teilweise gar nicht bzw. stark verzögert und führen den Kopf nach kurzer Zuwendung sofort wieder in die Ausgangsposition zurück. Beim Nachzeichnen von Bildern oder beim Essen wird meist nur die repräsentierte Seite beachtet.

▪ Körperliche Vernachlässigung

Ebenso werden die Extremitäten auf der vernachlässigten Seite nicht beachtet, der Arm oder die Hand hängt meist seitlich am Rollstuhl (wichtig: Speichenschutz!) herunter, oder die Patienten sitzen oder liegen darauf. Das Bein verhakt sich in der Fußstütze des Rollstuhls. Selbst Schmerzreize werden nicht mehr wahrgenommen. Fordert man den Patienten z. B. auf, mit seiner rechten Hand zur linken zu greifen, fährt er meist an die Schulter und zeigt suchende Fingerbewegungen, die nicht zum Ziel Hand führen. Bei der Körperhygiene wird z. B. nur die rechte Körperseite gewaschen bzw. nur die rechte Gesichtshälfte rasiert oder gekämmt.

Formen der Vernachlässigung

Die verschiedenen Formen können isoliert, kombiniert und multimodal auftreten:

- motorische Vernachlässigung,
- sensible Vernachlässigung,
- visuelle Vernachlässigung,
- akustische Vernachlässigung.

■ Motorische Vernachlässigung

Ein motorischer Neglect führt zu einer Vernachlässigung der kontralateral zur Schädigung gelegenen Extremitäten. Der Patient setzt dabei seine Arme und Beine nicht spontan ein. Beim Vorliegen z. B. einer linksseitigen Hemiplegie ist die motorische Vernachlässigung nicht eindeutig testbar, wobei vor allem schwer betroffene, bettlägerige Patienten mit Neglect den Eindruck einer Hemiparese bzw. Hemiplegie erwecken können. Sie führen selbst bei verbaler und taktiler Bewegungsaufforderung keine Bewegungen aus. Erst nach einer speziellen Aufmerksamkeitszuwendung stellt sich eine verbesserte Beweglichkeit ein (Poeck und Hacke 1998). Das motorische Auslöschphänomen zeigt sich unter anderem dadurch, dass der Patient isoliert seinen linken (betroffenen) Arm anheben kann. Bei der Aufforderung, den rechten Arm mitzuheben, verliert sich die Aufmerksamkeitszuwendung nach links, und der linke Arm sinkt ab (Goldenberg 1998).

■ Sensible Vernachlässigung

Die Wahrnehmung für taktile Reizquellen, die sich auf der betroffenen Seite befinden bzw. von dieser gegeben werden, ist nicht oder nur eingeschränkt möglich. Besondere Vorsicht ist bei Nichtbeachten von Temperatur- und Schmerzreizen nötig (Verletzungsgefahr). Zur alltagsorientierten Befundung einer Neglectsymptomatik (auch bei Verdacht auf Restneglect) fährt der Therapeut mit seinem Finger über das rechte Schulterblatt. Der Patient registriert: „rechte Seite". Darauf folgend fährt der Therapeut über das linke Schulterblatt und der Patient antwortet mit „linke Seite". Bei der beidseitigen Stimulation der Schulterblätter antwortet der Patient mit **„rechte Seite"** (sensibles bzw. taktiles Auslöschphänomen).

■ Visuelle Vernachlässigung

Eine visuelle Vernachlässigung zeigt sich u. a. durch die mangelnde Wahrnehmung der betroffenen Raumseite. Personen, Gegenstände oder Hindernisse, die sich auf der vernachlässigten Seite befinden, werden nicht beachtet. Schwer betroffene Patienten richten ihren Kopf bei einem linksseitigen Neglect zur rechten Raumseite und kreuzen mit ihren Augen, wenn überhaupt, nur minimal die Körpermittellinie nach links. Bei selbstständiger Rollstuhlmobilität zeigt sich in der Klinik oftmals das Bild, dass ein Patient permanent mit seinem Rollstuhl gegen ein Hindernis (z. B. Türrahmen) auf der linken Raumseite stößt. Dabei fehlt jeglicher Drang, den Rollstuhl etwas nach rechts zu lenken, um das Hindernis zu um-

fahren. Beim Lesen fehlen am Zeilenbeginn oft Wörter, oder die Patienten beginnen (in schwereren Fällen) mittig im Text, in der Zeitung werden nur die Artikel auf der rechten Seite gelesen, und Personen werden in der linken Raumseite nicht wahrgenommen.

Bei einer Neglectsymptomatik bestehen innerhalb der ersten 3 Monate zwar relativ gute Rückbildungstendenzen, jedoch sollte gerade hierbei dem Auslöschphänomen ein besonderes Augenmerk gelten. In leichteren und eher unauffälligen Fällen können die Patienten zwar z. B. visuelle Reize von links differenziert erkennen, kommt jedoch ein rechtsseitiger Reiz hinzu, wird der linke Reiz gelöscht. Dadurch können vor allem im Straßenverkehr schwerwiegende Beeinträchtigungen für den Patienten entstehen. Die visuelle Vernachlässigung, die durch eine Störung der visuellen Assoziationsareale (Parietallappen) bedingt ist, wird häufig mit der homonymen Hemianopsie verwechselt. Eine Hemianopsie ist stets die Folge einer Läsion der Sehbahnen (◘ Abb. 10.3, c) oder der primär-sensorischen Projektionsareale (◘ Abb. 10.3, e, V1).

■ Abgrenzung zur Anopsie

Im Gegensatz zu Vernachlässigungsproblematiken (Neglect) sind bei der Anopsie die Prognosen einer Rückbildung eher als schlecht einzuschätzen. Der Therapieschwerpunkt liegt dabei in kompensatorischen Augenbewegungen in das eingeschränkte Gesichtsfeld. Ein Patient mit Hemianopsie, der, wie weiter oben beschrieben, gegen ein Hindernis fährt, wird die Augen (Kopf) zur linken Seite drehen und das Hindernis umfahren. Erst wenn ersichtlich wird, dass das ausgefallene Gesichtsfeld über die reine Augenbewegung nicht kompensierbar ist, sollte der Patient zu kompensatorischen Kopfwendebewegungen angeregt werden.

Eine homonyme Anopsie ist somit klar von der visuellen Vernachlässigung zu unterscheiden, jedoch kommt es auch häufig gleichzeitig zu beiden Erscheinungsbildern. Ein prägnantes Unterscheidungskriterium ist hierbei, dass der Patient mit einer reinen Hemianopsie kompensiert, d. h., er exploriert mit seinen Augen (Blickbewegung) nach links, bei der Vernachlässigung geschieht dies in der Regel nicht.

Therapierelevanz

Von Neuropsychologen wird beim Training visueller Explorationsstörungen (visueller Neglect/Gesichtsfeldausfälle) häufig ein sog. ELEX-Gerät (elektronisches Lese- und Explorationsgerät) verwendet. Dabei handelt es sich um einen Großbildschirm, auf dem visuelle Reize entsprechend dem Gesichtsfeldausfall auftauchen. Der Patient lokalisiert durch kompensatorische Augensuchbewegungen (bei Hemianopsie) oder durch Aufmerksamkeitszuwendung (beim visuellen Neglect) die Reize und erschließt damit die wahrnehmungseingeschränkte Raumseite.

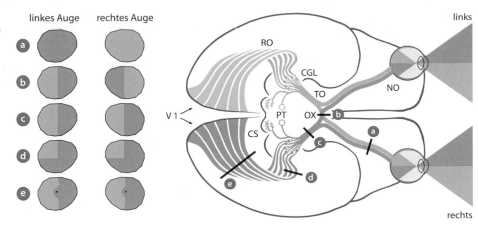

◻ Abb. 10.3 Verlauf der Sehbahn. Die linke Hemisphäre ist intakt, auf der rechten Hemisphäre zeigen verschiedene Läsionsorte die entsprechenden Gesichtsfeldausfälle (Anopsie). Läsion: *a* Gesichtsfeldausfall rechtes Auge, *b* bitemporale Hemianopsie, *c* homonyme Hemianopsie links, *d* linke, obere Quadrantenanopsie, *e* homonyme inkomplette Hemianopsie links (homonym = entsprechend, gleich)

■ **Akustische Vernachlässigung**

Die akustische Vernachlässigung führt zur eingeschränkten Geräuschwahrnehmung von der linken Raumseite. Hören die Patienten ein Geräusch, wie z. B. ein Telefonklingeln, von der linken Seite, drehen sie sich meist mit der rechten Seite (Ohr) zum Geräusch. Ähnlich wie die visuelle Vernachlässigung kann auch die akustische zu großen **Fehleinschätzungen** im Straßenverkehr führen. Das Geräusch eines von links herannahenden Fahrzeugs kann durch ein rechtsseitiges Geräusch (Hupen/Pkws etc.) gelöscht werden, wodurch das herannahende Fahrzeug akustisch nicht erkannt wird.

10.1.4.8 Lokalisation der halbseitigen Vernachlässigung

Vor allem Läsionen des Lobus parietalis, der nicht sprachdominanten, d. h. rechten Hemisphäre scheinen für die halbseitige Vernachlässigung verantwortlich zu sein. Des Weiteren werden rechts- und linksseitige Läsionen des Frontallappens, der Basalganglien (Corpus striatum), des Thalamus und Bereiche des limbischen Systems beschrieben (Poeck und Hacke 1998).

10.1.4.9 Praxis

Die Elemente aus dem Bobath-Konzept führen parallel zur Durchführung der neuropsychologischen Neglectbehandlung (verhaltenstherapeutisches Ankerreiztraining meist in Verbindung mit einem computergestützten Alertnesstraining, propriozeptive Nackenstimulation) meist zu einer Verbesserung der Symptomatik.

Behandlungsprinzipien

- Lagerung auf der betroffenen Seite (Wahrnehmung).
- So früh wie möglich mit der physiologischen Funktionsanbahnung der Extremitäten beginnen (obere Extremität: Greiffunktionen, untere Extremität: Gewichtsübernahme).
- Platzieren des Krankenbetts mit der gesunden Seite zur Wand.
- Nachttisch, Tür, Fenster, Fernseher befinden sich auf der betroffenen Seite.

- Alle Personen, die mit dem Patienten in Kontakt treten (Pflegende, Therapeuten, Ärzte, Angehörige), sprechen den Patienten möglichst von der betroffenen Seite an (Aufmerksamkeitszuwendung).
- In der Therapie vermehrt Funktionen in Seitlage (betroffene Seite) anbahnen.
- Den Patienten auffordern, mit seiner gesunden Hand die betroffene auszustreichen.
- Permanente optische Reize setzen, z. B. auf dem Rollstuhltisch linksseitig einen breiten roten Markierungsstreifen (rutschhemmende Folie oder Ähnliches) befestigen.
- Im Rahmen der Körperpflege sowie beim Anziehen und Essen die betroffene Extremität mit einbeziehen.
- **Bilaterale Übungen, Fazilitation etc. vermeiden**, da der Stimulus auf der weniger betroffenen Seite zum Erlöschen der Reizverarbeitung auf der betroffenen Seite führen kann.
- Umsetzung des 24-Stunden-Konzepts.
- Taktiles Ausstreichen vom Rumpf beginnend nach distal zu den Extremitäten auf der betroffenen Körperseite.
- Propriozeptive Stimulation, Druck und Vibration der Extremitäten auf der betroffenen Körperseite.

Bei sehr schwer betroffenen Patienten kann es vorkommen, dass sie die Situation in der linken Raumhälfte nicht komplett erfassen: Der Therapeut spricht den Patienten von links an, zeigt sich nur von links und mobilisiert die linke Extremität. Beim späteren Besuch wird die Frage des Therapeuten „Wie geht es Ihnen nach unserer Therapie heute Morgen?" mit „Was für eine Therapie?" beantwortet. Es ist fraglich, ob eine Therapie, die nicht wahrgenommen wird, wirklich Sinn macht. In manchen Fällen kann es sich als sinnvoller erweisen, den Patienten nicht ausschließlich linksseitig anzusprechen. Den Restfähigkeiten entsprechend kann sich eine Therapie, die von der gerade noch wahrgenommenen linken Seite ausgeht und sich von hier aus den aufmerksamkeitsreduzierten Raum erschließt, als effizient erweisen. Beispielsweise können Therapiemedien, die mittig angeboten werden und im Zuge der Ausführung auf die betroffene Seite münden (Steckspiele, Holzketten, Seidentücher etc.), eingesetzt werden. Zeigt der Patient gute Fortschritte, sodass augenscheinlich keine Defizite erkennbar sind, sollte die Therapie dennoch nicht mit der Entlassung aus der Klinik enden. Gerade die Problematik des Auslöschphänomens kann gravierende Folgen für den Patienten, z. B. im häuslichen Bereich, im Straßenverkehr, am Arbeitsplatz etc. nach sich ziehen. Daher sollte vor der Entlassung ein Stadttraining (Orientierung, Einkaufen, Busfahren), Arbeitsplatztraining (Gestaltung und Strukturierung) oder auch häusliches Training stattfinden.

10.2 Agnosie

Der Begriff Agnosie wurde von S. Freud (1891) erstmals verwendet (Sturm et al. 2000). Er nahm Bezug auf die mangelnde visuelle Erkennung bei intakter Sehschärfe, die heute als **visuelle Agnosie** bezeichnet wird.

> **Definition**
>
> Eine **Agnosie** ist eine modalitätsspezifische Störung des Erkennens, die in jeder Sinnesmodalität (visuell/sensorisch/akustisch) isoliert oder auch in kombinierter Form auftreten kann. Die Störung ist nicht auf die primären Afferenzsysteme (Projektionsfasern, -areale), Aufmerksamkeitsstörungen oder Intelligenzdefizite zurückzuführen.

Innerhalb einer modalspezifischen Ebene (z. B. visuelle Ebene) kann es zu spezifischen agnostischen Störungsbildern kommen.

10.2.1 Abgrenzung der Agnosie zu anderen neuropsychologischen Syndromen

- Die Agnosie unterscheidet sich von der Apraxie, da im Gebrauch und im zeitlichen Einsatz des erkannten Gegenstands keine Handlungseinschränkung besteht.
- Bei der Aphasie geht es nur um die Benennung des Gegenstands, Erkennen und Hantieren sind unbeeinträchtigt. Ebenso ist die räumliche und körperliche Exploration unbeeinträchtigt, was jedoch bei der halbseitigen Vernachlässigung (Neglect) der Fall ist.

Es ist möglich, dass je nach Ort und Schwere der Läsion mehrere neuropsychologische Syndrome gleichzeitig bestehen können.

10.2.2 Visuelle Agnosie

> **Wichtig**
>
> Bei der **visuellen Agnosie** kann der Patient einen gesehenen Gegenstand nicht benennen, weil er ihn nicht erkennt. Sobald er diesen jedoch in der Hand hält, ist die Zuordnung differenziert möglich.

Bei einer **apperzeptiven Agnosie** kann der Patient einzelne Formen zwar erkennen, ist aber nicht in der Lage, die für ein Erkennen des Gesamtobjekts notwendige Integration der Einzelinformationen zu leisten (Läsion bilateral-sekundärer Rindenfelder).

Bei der **assoziativen Agnosie** ist die Wahrnehmung unbeeinträchtigt, aber der Prozess des Objekterkennens ist gestört (Läsion der linksseitigen Sehrinde und des Balkens), da die visuellen Informationen der rechten Hemisphäre keinen Zugang zum semantischen System (Langzeitgedächtnis) der linken Hemisphäre haben. Eine Sonderform ist die **Alexie**, bei der nur Formen und Buchstaben nicht richtig erkannt werden. Beim taktilen Nachfahren der Buchstaben können diese jedoch benannt werden. Als weiteres selektives Störungsbild bezeichnet man die **Prosopagnosie**, bei der der Patient bekannte Gesichter, in schweren Fällen das eigene Spiegelbild, nicht erkennen kann. Meist besteht neben der Prosopagnosie eine **Objektagnosie**, die mit einer Störung der apperzeptiven oder assoziativen Objekterkennung einhergeht (Apperzeption: bewusstes Erfassen von Eindrücken und deren Einordnung in Zusammenhänge).

Eine Schädigung, die zu einer visuellen Agnosie führt, ist beidseitig in den visuellen Assoziationsarealen (Area 18, 19) lokalisiert.

Therapierelevanz

Nach eingehender neuropsychologischer Diagnostik über die Art der vorliegenden Agnosie (Pseudoagnosien sind sehr häufig und werden durch Perzeptionsstörungen vorgetäuscht) liegt der Therapieschwerpunkt im Wiedereinsatz bzw. in der Erkennung alltäglicher Gebrauchsgegenstände, die der Patient zum Erreichen der Selbstständigkeit benötigt. Hierbei versucht man **kompensatorisch über das deklarative Gedächtnis** (Wissensgedächtnis) einem Gegenstand bestimmte Merkmale zuzuordnen, die seine Erkennung ermöglichen. In ähnlicher Weise geschieht dies bei der Prosopagnosie, bei der ein Gesicht mit prägnanten Identifikationsmerkmalen versehen wird. Der Patient identifiziert anhand der Merkmale die Person. Meist gewinnen die Patienten eine gewisse Routine bei der Erkennung, vor allem von häufig benutzten Gegenständen. Dadurch erübrigt sich ein kompensatorisches Abtasten.

10.2.3 Taktile Agnosie (Stereoagnosie)

> **Wichtig**
>
> Bei der **taktilen Agnosie** können bekannte Gegenstände durch Berührung (Betasten) trotz erhaltener Sensorik (taktil, propriozeptiv) nicht erkannt und zugeordnet werden. Werden sie hingegen gesehen, können sie klar erkannt werden (umgekehrt zur visuellen Agnosie).

Die Fähigkeit, Gegenstände durch Betasten (Gestalt- und Raumwahrnehmung) zu erkennen, wird als **Stereognosie** bezeichnet. Deshalb werden häufig auch die Synonyme Astereognosie oder Stereoagnosie oder gestörte Stereognosie für die taktile Agnosie verwendet. Einer taktilen Agnosie liegt eine Läsion der Assoziationsareale des gegenüberliegenden Parietallappens zugrunde.

10.2.3.1 Praxis

- **Befundung der taktilen Agnosie (gestörte Stereognosie)**

Bei der Befundung soll der Patient ihm **bekannte Gegenstände** erkennen, z. B. Schlüssel, Fingerring, Kugelschreiber. Eine taktile Agnosie bezieht sich rein auf die Erkennensleistung von Gegenständen. Voraussetzung ist daher eine intakte Sensorik. Bei einer bestehenden sensorischen Einschränkung (taktil, propriozeptiv) ist die Befundung der Stereognosie nicht eindeutig möglich. Ein Hypertonus (Spastik) führt ebenfalls zu einer Beeinträchtigung der sensorischen Leistungen. Die Stereognosie sollte schon früh in die Befundung mit einfließen, da bei erhaltener Funktion, d. h. beim Erkennen von komplexeren Gegenständen, sich meist differenziertere sensorische Befundungskriterien erübrigen. Bei einem hemiplegischen Patienten mit feinmotorischen Einschränkungen unterstützt der Therapeut die Hände bzw. Finger des Patienten beim Hantieren und Betasten der Gegenstände.

Eine taktile Agnosie kann über das visuelle System (falls noch erhalten) in Alltagssituationen gut kompensiert werden. Zudem sind Agnosien ein eher seltenes neuropsychologisches Erscheinungsbild.

10.2.4 Anosognosie

Die Patienten verhalten sich, als wäre ein Defizit, wie z. B. eine Halbseitenlähmung, nicht vorhanden. Auf Ansprache verneinen oder bagatellisieren sie die Symptomatik. Als Synonyme der Anosognosie findet man u. a. die Begriffe „unawareness" („awareness": engl. für Bewusstsein, -heit) oder fehlende Störungseinsicht. Man könnte auch von der fehlenden Krankheitswahrnehmung sprechen.

Ein **fehlendes Störungsbewusstsein** und die daraus resultierenden Folgen können nahezu jedes neuropsychologische Syndrom betreffen. Somit ist eine Läsionszuordnung von der entsprechenden Störung abhängig. Besonders hartnäckige Erscheinungsbilder der Nichtwahrnehmung von Lähmungen treten meist bei einer linksseitigen Lähmung, d. h. bei rechtsseitiger Gehirnläsion auf. Vollzieht sich die Nichterkennung einer offensichtlich schwerwiegenden Symptomatik (z. B. Hemiplegie) über einen längeren Zeitraum (Wochen oder Monate), so kann dies ein Zeichen für eine zusätzliche Gedächtnisstörung sein. In diesem Fall ist eine Prognose über den rehabilitativen Krankheitsverlauf als eher schlecht zu bewerten (Goldenberg 1998).

Therapierelevanz

Die Anosognosie ist kein eigenständiges neuropsychologisches Syndrom, sondern immer an die nicht wahrgenommenen neurologischen und neuropsychologischen Erscheinungsbilder gekoppelt. Das Therapieziel liegt in einer Verringerung dieser Defizite. Besteht jedoch keine Krankheitseinsicht über die funktionellen Einschränkungen, ist eine Therapie zu deren Verringerung nicht möglich. Um den Patienten an die Wahrnehmung seiner Einschränkungen heranzuführen, ist es notwendig, in der Ergotherapie sehr sensibel und behutsam vorzugehen. Die Ergotherapie muss in eine psychotherapeutische Behandlung eingebunden sein. Ein Patient mit einer ausgeprägten Anosognosie ist sicherlich kein geeigneter Klient für einen unerfahrenen Therapeuten. Kriterien wie **Distanz und Nähe** sind gerade in dieser Therapie von grundlegender Bedeutung. Der Therapeut muss für den Patienten subjektiv nicht bestehende Funktionseinschränkungen kritisch reflektieren. Um den Patienten dabei nicht noch weiter zu frustrieren, was die ohnehin verminderte Motivation noch weiter schmälern würde, muss vorab eine gute Vertrauensbasis zwischen Therapeut und Patient aufgebaut werden. Nützlich bei dieser Reflexion ist die Koppelung zwischen Lob und Kritik. Zum einen wird nie der Patient kritisiert, sondern immer die Tätigkeit oder Handlung (Sachebene), und zum anderen werden neben den negativen Kriterien vor allem die positiven erörtert. Bezieht sich die Anosognosie eher auf die neuropsychologischen Syndrome, muss die Therapie auf die **alltäglichen Lebenssituationen** (Einkaufen in der Stadt, Arbeitsplatz etc.) erweitert werden. Eine vorherige Einschätzung über den situativen Ablauf durch den Patienten mit anschließender Reflexion kann die mangelnde Krankheitseinsicht verbessern. Förderlich zeigt sich die adäquate Einschätzung der noch vorhandenen Restfähigkeiten. Der Therapeut kann diese Fähigkeiten nutzen, um den Patienten systematisch an seine Schwierigkeiten heranzuführen. Eine zu hohe Anforderung bzw. Überforderung steigert die Frustration des Patienten, was wiederum einem Therapiefortschritt entgegenwirkt.

Literatur

Davies PM (2002) Hemiplegie. Springer, Berlin, Heidelberg
Goldenberg G (1998) Neuropsychologie. Gustav Fischer, Stuttgart
Karnath HO (1998) Space exploration in neglect. Brain 121:2357–2367
Liepmann H (1908) Agnostic Disorders, excerpt from Liepmann H. Über die agnostischen Störungen. Neurol Cent 13:609–675
Poek K, Hacke W (1998) Neurologie, 10. Aufl. Springer, Berlin, Heidelberg
Prosiegel M (1998) Neuropsychologische Störungen und Rehabilitation. Pflaum, München
Sturm W, Herrmann M, Wallesch CW (2000) Lehrbuch der Klinischen Neuropsychologie. Swets & Zeitlinger, Lisse

10

Behandlung auf neurophysiologischer Basis

Inhaltsverzeichnis

Funktionelles Alltagstraining F.A.T.

Karl-Michael Haus

Inhaltsverzeichnis

Ergänzende Information Die elektronische Version dieses Kapitels enthält Zusatzmaterial, auf das über
folgenden Link zugegriffen werden kann https://doi.org/10.1007/978-3-662-62292-6_11.

Das funktionelle Alltagstraining dient der Behandlung von Menschen mit zentralnervöser Schädigung. Es werden **Alltagsaktivitäten und Alltagsmedien** genutzt, um den Betroffenen eine größtmögliche **Selbstständigkeit und Teilhabe** zu ermöglichen. Durch gleichzeitige Orientierung an der ICF (International Classification of Functioning, Disability and Health) werden alle Ebenen, auf denen es durch die Erkrankung zu Beeinträchtigungen kommen kann, berücksichtigt.

Die körperbezogene Arbeit basiert auf neurophysiologischen Grundlagen (▶ Kap. 1–5), indem funktionelle Kompetenzen erarbeitet werden, die eine normalere Bewegung ermöglichen. Das bezeichnet man als ressourcenorientiertes, alltagsrelevantes Kompetenztraining. Im F.A.T. soll der Patient das Gefühl für seine Bewegung oder, besser, für seine Alltagshandlungen (wieder) erfahren. Die erfolgreiche Ausführung („das Mögliche verlangen – nicht das Unmögliche") von Alltagsaktivitäten soll beim Patienten die Lust am Tun wecken und dem Therapeuten ermöglichen, die Aktivität dem Patienten zu überlassen („lassen statt machen").

Das F.A.T. orientiert sich an:
- neurophysiologischen Grundlagen (▶ Kap. 1–4),
- normaler Bewegung (▶ Kap. 5),
- neuropsychologischen Grundlagen (▶ Kap. 6),
- Neuropathologie (▶ Kap. 8),
- der postnatalen sensomotorischen Entwicklung,
- Theorien zum motorischen Lernen,
- funktionellen Ansätzen, alltagsrelevantem Kompetenztraining, d. h. an ökonomischer, harmonischer, ziel- und zweckorientierter und sinnerfüllter Bewegung und Aktivität,
- ICF (klassifiziert den Grad der Beeinträchtigung in Körperstrukturen und -funktionen, Aktivitäten und Teilhabe sowie in den persönlichen und umweltbedingten Kontextfaktoren und basiert auf dem Modell der dynamischen biopsychosozialen Wechselwirkungen zwischen Individuum und Umwelt) (▶ Kap. 7).

Die im Text erwähnten Videos finden Sie unter dem entsprechenden Kapitel bzw. zu diesem Kapitel unter: https://doi.org/10.1007/978-3-662-62292-6_11.

11.1 Funktionelle Ansätze im F.A.T.

Im F.A.T. nutzt man das Wissen über die sensomotorische Entwicklung und lernt anhand der Bewegungsmotorik des Kindes, z. B. dass sich aufbauend auf die proximale Körperstabilität und Symmetrie die dynamische Mobilität der Extremitäten entwickelt. Anhand der kindlichen Lern- bzw. Erfahrungsplateaus vergleicht man, in welchen Positionen das Kind sich die Schulterblattanbindung, d. h. die Schulterstabilität, in der Auseinandersetzung mit der Umwelt erarbeitet, wie es an Beckenstabilität gewinnt, woraus der freie Sitz und damit im oberen Rumpf und Schultergürtel die stabilisierende Mobilität für Arme und Hände resultiert oder was den Beinen einen sicheren Abduktionsgang an Möbelstücken ermöglicht. Diese Plateaus versucht man in die Therapie zu übertragen und mit Alltagssituationen zu verknüpfen im „**alltagsrelevanten Kompetenztraining**". Zur Verdeutlichung werden in den folgenden Beispielen die Verknüpfungen zwischen der kindlichen Entwicklung und Therapiesituationen aufgezeigt.

Das Kind erarbeitet sich in diesen postnatalen Entwicklungsphasen **existenzielle motorische Grundlagen** zu einer Zeit, in der sich seine neokortikalen Strukturen noch verknüpfen (heranreifen) bzw. sich sein Bewusstsein noch entwickelt. Somit liegt es in der Natur der Sache, dass die direkte neuromuskuläre Aktivierung einer Beckenstabilität, der Schulterblattanbindung etc. nicht den neokortikalen Strukturen obliegt. Therapeuten muss bewusst werden, dass es bei Alltagsbewegungen oder bei der Bewegungsanbahnung nicht um die reine Anspannung eines Muskels oder einer Muskelgruppe geht. Hält z. B. die Hand ein Glas, in das Flüssigkeit gegossen wird, findet eine permanente, automatisierte Anpassung in der Arm-, Schulter-, Rücken-, Becken- und Beinmuskulatur statt, die nur sehr bedingt bewusst steuerbar ist. Zudem sind bei der Hemiplegie, die meist mit einem Infarkt der Arteria cerebri media einhergeht, gerade diese postnatal gereiften kortikalen Strukturen betroffen, was die ohnehin aussichtslose Aufgabe gänzlich unmöglich macht. Daher arbeitet man im F.A.T. nach den in der folgenden Übersicht aufgeführten funktionellen Richtlinien.

Funktionelle Richtlinien

Richtlinien der Bewegungsanbahnung:
- Von kranial nach kaudal Anbahnung der Stabilität und von proximal nach distal Anbahnung der Mobilität
- Von der Sagittal- zur Frontalebene und von dort zur Transversalebene (Klein-Vogelbach 2007)
- Von der Symmetrie (Körpermitte) zur Asymmetrie (nach lateral) und daraufhin zur Überkreuzung
- Von der Flexion/Innenrotation (Kopf, Rumpf, Schultergelenk) zur Extension und Außenrotation
- Von den Stütz-, Stell- und Equilibriumsreaktionen zu den Hantierfunktionen
- Von der tonischen Stabilität zur phasisch dynamischen Stabilität und zur Mobilität (Kinematik)
- Von der Schulter- und Rumpfstabilität zur Beckenstabilität, zur Schultermobilität und zu den Hantierfunktionen
- Von der Orientierung am Körper zum Objekt und von dort in den freien Raum
- Vom automatisierten proximalen Haltungshintergrund zu bewussten distalen Hantierfunktionen

Das ZNS umfasst über 100 Mrd. Neuronen, die z. T. individuell miteinander verknüpft sind, daher muss man betonen: Ausnahmen bestätigen auch hierbei die Regel! Es sollte auch klar sein, dass die Hemiplegie nicht heilbar ist. Dennoch gewinnt der Patient mit jeder funktionellen Verbesserung eine Reduktion pathologisch enthemmter und/oder kompensatorischer Muster und somit ein Stück mehr an **Selbstständigkeit** und Lebensqualität. Frau H. leidet z. B. (◘ Abb. 8.32b) seit Jahren an multipler Sklerose (MS). Sie wird wohl nicht mehr allein in der Stadt einkaufen gehen können, jedoch erlebt sie nach der Therapie durch mehr proximale Becken- und Rumpfstabilität eine bessere Sitzposition, sowie durch die detonisierte Nackenverspannung eine Reduktion ihrer nahezu schon chronifizierten Spannungskopfschmerzen = Verbesserung des Alltagsgeschehens und somit der **Lebensqualität**. Die Richtlinien des F.A.T. beschreiben einen eher groben Weg, und das F.A.T. ist sicher nicht der einzige Weg zur Behandlung neurologischer Krankheitsbilder. Zudem ist eine Offenheit für innovative und kreative Vorgehensweisen stets wichtig. Wer jedoch die Grundprinzipien verstanden hat und sie mit einer individuellen Vorgehensweise im Alltag verknüpft, wird viel Erfolg und Anregung auf diesem therapeutischen Weg erfahren.

11.1.1 Postnatale Hirnreifung, sensomotorische Entwicklung und motorisches Lernen

Ein Grundmerkmal des menschlichen Verhaltens ist die permanente Suche nach Ordnung in der sich stetig verändernden Umwelt, d. h. eine Aufrechterhaltung weitgehend konstanter Verhältnisse in einem offenen System (= Homöostase). Damit bedeutet Leben: lernen, sich verändern, sich anpassen und wieder aufs Neue verändern. Körper, Geist, Gehirn und Verhalten bilden in Interaktion mit der Umwelt eine Einheit. Im Verhältnis zu anderen Säugetieren kommt der Mensch eher „unreif" auf die Welt. Sein Hirn besitzt etwa ein Viertel seiner späteren Größe, verfügt aber schon über elementare Fähigkeiten wie Atmung, Nahrungsaufnahme, Ausscheidung etc. Um sein Überleben zu sichern, muss er jedoch die Reize seiner Umwelt registrieren, auf sich aufmerksam machen und soziale Kontakte knüpfen. Bei alledem ist er noch lange auf die elterliche Fürsorge angewiesen. Postnatal bestimmen genetische Programme die motorische Entwicklung, diese ist abhängig von einer stetigen sensiblen Rückmeldung (In- und Output) = Sensomotorik (s. ► Kap. 2–4). So sitzt, steht und geht jedes „gesunde" Kind bei entsprechendem sensiblem Feedback in einem relativ bestimmten Zeitfenster. Im F.A.T. nutzen wir diese vorgegebenen genetischen Programme, um Bewegungsmuster je nach neuronaler Schädigung entsprechend zu reaktivieren.

11.1.2 Motorisches Lernen

Der Psychologe Herrmann Ebbinghaus prägte Ende des 19. Jahrhunderts den Begriff der **Lernkurve**. Sie beschreibt den Erfolgsgrad des Lernens, d. h. die Wissensaneignung über den Verlauf der Zeit. Während Ebbinghaus versuchte, durch den Gebrauch von „Unsinn-Silben", Lernen wissenschaftlich und objektiv messbar zu machen, weiß man heute, dass jeder Mensch sein individuelles neuronales Netzwerk besitzt und somit jeder Lernstoff auf unterschiedliche Wissensnetze stößt (Birkenbihl 2007). Dazu beschreibt der Wissenschaftsjournalist Tor Nørretranders in seinem Buch „Spüre die Welt" (Nørretranders 1997), dass die wesentliche Aufgabe des Bewusstseins nicht in der Wahrnehmung selbst liegt, sondern vielmehr im Aussortieren des Unwichtigen (► Abschn. 6.5, Aufmerksamkeitsstörungen). Dieses explizite Aussondern beschreibt er als **Exformation**. Für den Menschen ist Lernen, d. h. die Trennung von wichtigen und unwichtigen Informationen, überlebensnotwendig.

> **Roter Faden**
>
> Ca. 20 Millionen Sinneseindrücke (optisch, akustisch, propriozeptiv, taktil, vestibulär) treffen jede Sekunde auf unser ZNS (s. ◘ Abb. 6.6). Es ist daher überlebensnotwendig, das Wichtige vom Unwichtigen (= weghemmen) zu trennen, sodass nur das Relevante in unser Bewusstsein rückt. Unmittelbar nach einem Schlaganfall nutzt das ZNS v. a. die noch intakte „gesunde" Hemisphäre und je mehr, desto mehr Hemmung der Betroffenen. Im Zuge der Selbstständigkeit müssen wir dies ein Stück weit akzeptieren. Im Zuge der funktionellen Reaktivierung der betroffenen Seite müssen wir jedoch diese Kompensationsprozesse so gut als möglich kontrollieren!

Wulf et al. (2007) beschreiben in ihren Forschungsarbeiten die Zusammenhänge zwischen Aufmerksamkeitsfokussierung und motorischen Lernprozessen. Dabei unterscheiden sie zwischen einer **körperbezogenen, „internalen Aufmerksamkeitsfokussierung"** und einer bewegungsbezogenen, handlungsorientierten Aufmerksamkeitszuwendung, dem **„externalen Aufmerksamkeitsfokus"**. In zahlreichen Studien belegten sie, dass Instruktionen, die die Aufmerksamkeit rein auf die Körperbewegung lenken (z. B. „Beugen Sie ihren Arm"), weniger effektiv sind. Die Aufmerksamkeitszuwendung **auf einen geplanten Bewegungseffekt**, wie z. B. ein Handlungsziel, erzielte deutlich bessere Ergebnisse (Wulf 2009). Im F.A.T. nutzen wir die Aufmerksamkeitszuwendung zur bewussten „gesunden" Seite, um automatisiert die betroffene Seite zu **reaktivieren,** z. B. in Schrittstellung, mit Anweisungen wie: „Gehen Sie mit dem Becken

11

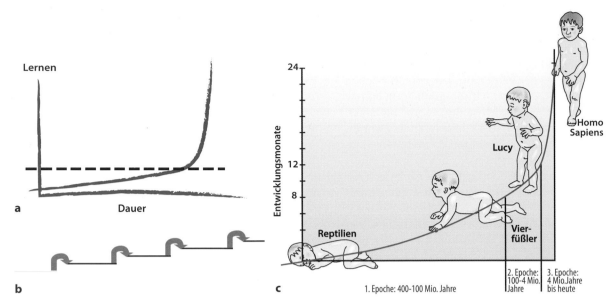

□ **Abb. 11.1   a–c** Lern- und statomotorische Entwicklungskurve in Relation zur Evolution. (Teilabbildung **c** aus Nacke 2005; mit freundl. Genehmigung)

etwas zurück, bis sich die Zehen im vorderen ‚gesunden‘ Bein anheben" (□ Abb. 8.40e = automatisierte ventrale Beckenverankerung im betroffenen Bein) und/oder aufbauend: „Gehen sie mit dem Becken etwas nach vorn (= Belastung medialer betroffener Vorfuß) und lassen Sie das Knie im ‚gesunden‘ hinteren Bein locker fallen" (□ Abb. 8.40f = laterale Beckenstabilität im betroffenen Becken). Beide Prozesse werden dann mit einer möglichst alltäglichen Handlung verknüpft: Wir gehen zu Tür/Fenster/Schrank etc. (s. 67090_4_De_8_MOESM2_ESM).

Ebenso zeigten Fasoli et al. (2002), dass sich auch bei Personen, die einen Schlaganfall erlitten, durch **Instruktionen,** die sich auf den **externalen Fokus** bezogen, deutlich mehr Verbesserungen in den motorischen Fertigkeiten erzielen ließen. Vor allem bei Alltagsaktivitäten, wie z. B. eine Dose aus dem Regal nehmen und auf den Tisch stellen, kam es zu kürzeren Bewegungszeiten und schnelleren maximalen Bewegungsgeschwindigkeiten (d. h. bessere zeitliche Koordination).

Das ZNS ist also nicht darauf vorbereitet, Unsinniges zu lernen. Überträgt man diese Ansätze auf die Bewegung, wird klar, dass auch diese stets mit **Sinn** erfüllt sein sollte. Im F.A.T. versucht man dem gerecht zu werden, indem man, ausgehend von den funktionellen Kompetenzen, Alltagsmedien v. a. aus dem unmittelbaren Umfeld des Patienten und aus den Alltagshandlungen einsetzt, damit der Patient vorhandene **Feedforwardprogramme** nutzen kann.

> ◗ **Wichtig**
> Eine Bewegung **ohne Sinn** ist eine therapeutisch sinnlose Bewegung.

In modernen Lernseminaren, die neben den pädagogischen Ansätzen auch neurophysiologische Aspekte berücksichtigen, zeigt sich eine Lernkurve, die sich auch auf die Aneignung von Verhaltensweisen bezieht. Sie ist nicht mehr mit der Zeit linear ansteigend, sondern exponentiell wachsend (□ Abb. 11.1a). Zu Beginn ist der Erwerb eines neuen Lernstoffs meist mühselig (▶ Abschn. 6.5, Hebb-Regel), dann wird das Lernen allmählich erträglicher, und schließlich, wenn man das Wissen erfolgreich in den Alltag transferiert, kann es sogar Spaß machen. Je mehr man bereits weiß und kennt, umso leichter lernt man dazu (Birkenbihl 2007). Der Philosoph George Leonard (2006) ergänzt dies durch die „**Kurve der Meisterschaft**". Er spricht davon, dass sich das Erlernen neuer Fähigkeiten in relativ kurzen Fortschrittsphasen vollzieht, die jeweils vom leichten Abfallen auf ein Plateau geprägt sind, das höher liegt als das vorherige (□ Abb. 11.1b). Dieses Bild finden wir auch in der sensomotorischen Entwicklung. Die sagittalen Kompetenzen verbessern sich mit Einnahme der Frontalebene (entsprechende Ressourcen vorausgesetzt), die Frontalebene stabilisiert sich mit Bewegungsabläufen der Transversalebene, d. h., das Kind sitzt erst stabil, wenn es bereits steht, es steht erst stabil, wenn es bereits geht etc.

Roter Faden

Wenn auch eine Überforderung stets zu vermeiden ist, sollten die Anforderungen im möglichen Bereich relativ hoch gesteckt werden, d. h. Aufgaben sollten das physiologisch Mögliche verlangen (= erfolgreiche Bewältigung mittelschwerer bis schwerer Aufgaben!), um einen etwas abgeschwächteren Alltagstransfer zu erhalten. Das neue **Fähigkeitsplateau** liegt dann, wenn auch in geringem Ausmaß, höher als zu Therapiebeginn (s. Regelkreis F.A.T., ▶ Abschn. 11.3.7, „Reflexion").

11.1.3 Postnatale sensomotorische Entwicklung

Vergleicht man die oben beschriebene Lernkurve mit der ontogenetischen, motorischen Entwicklung des Kindes (◘ Abb. 11.1c) in Relation zur Evolution, so erkennt man deutliche Parallelen. Kinder lernen grundlegende motorische Fähigkeiten wie Kopfheben, Drehen, Sitzen, Stehen und Laufen etc. ohne das Zutun von außen. Vor ca. 400 Mio. Jahren, als das erste Leben in Form von Fischen und Wirbeltieren entstand, den sogenannten Vertebraten, oblag die motorische Steuerung, wie der Namen schon sagt, dem Rückenmark (Zinke-Wolter 2005). So geschieht auch die intrauterine Entwicklung des Embryos im Ursprung allen Lebens – dem Wasser bzw. Fruchtwasser – und durchläuft bereits dort die Stadien der Evolution (Schellhammer 2002). Die Zusammenhänge mit der ontogenetischen Entwicklung weisen das Rückenmark somit als ältesten Teil des ZNS aus. Unter anderem reguliert es den gekreuzten Streckreflex (▶ Kap. 3.5.7.6 Gekreuzte Streckreaktion), vergleichbar dem Bewegungsablauf einer Forelle: Durch die wechselseitige Körperbeugung und Streckung (Frontalebene) schießt sie pfeilschnell gegen den Strom. Aber selbst bei diesem im Verhältnis zum menschlichen Bewegungspotenzial begrenzten Bewegungsspektrum kann man nicht von einer rein reflexhaften Steuerung (Open-loop-Kontrolle) sprechen, sondern eher von einer umweltabhängigen motorischen **Regulation** (Close-loop-Kontrolle). Da selbst diese relativ einfachen Bewegungsmuster nicht stereotyp auftreten, spricht man eher von **Reaktionen** anstelle des früher gebräuchlichen Begriffs „Reflex". Der **gekreuzte Streckreflex bzw. Streckreaktion** bewirkt die Extension eines Beins während der Flexion des anderen (▶ Abschn. 4.3, 2. SMRK) und bildet somit ein elementares Bewegungsmuster für das Gehen. Eingebunden in höhere (evolutionär jüngere) kortikale und neokortikale Strukturen, ist die Bewegungssteuerung nicht mehr starr (Flexion/Extension), sondern unendlich flexibel, um einer wahrgenommenen Umweltveränderung schon vorausschauend begegnen zu können.

Therapierelevanz

Das pathologische Auftreten **gekreuzter Streckreflexe** (= enthemmte Reaktion) beobachtet man häufig bei schwer betroffenen Patienten mit Hemiplegie in RL. Auf die Bitte, die Beine anzuwinkeln, beugt der Betroffene sein „gesundes" Bein (das Bein, das er bewegen kann und das in seinem Bewusstsein liegt), worauf ein Extensionsmuster in das betroffene Bein einschießt und somit dessen Beugung zusätzlich erschwert. Winkelt der Patient hingegen (mit Hilfe) physiologisch zuerst die betroffene Seite an, übernimmt dieses (in einer spasmushemmenden Stellung, d. h. Hüfte und Knie gebeugt) erste Stützaktivitäten.

Auch das Fortbewegungsmuster des (höheren) Meeressäugers, des Wals bzw. Delfins, findet man in den Wurzeln menschlicher Motorik wieder (Rückenmark/RM, Hirnstamm). Der Delfin gleitet durch das wechselseitige, weiterführende Heben und Senken des Kopfs (Sagittalebene) grazil durch seine Umwelt, d. h., Kopfflexion führt zu Körperflexion bzw. Kopfstreckung zu Körperstreckung (Sagittalebene). Dieses Bewegungsmuster ist als **tonische Labyrinthreaktion** (TLR) bekannt.

Pränatal ermöglicht die TLR dem Ungeborenen im Mutterleib, sich gegen die noch eingeschränkte Schwerkraft platzsparend einzurollen (= fötale Beugehaltung). Das Gehirn erfährt die sagittale Richtungsangabe nach ventral! Mit der vaginalen Geburt ermöglicht die TLR in Extension (TLR rückwärts = Köpfchen streckt sich in den Geburtskanal) das Abstoßen der Beine gegen die Gebärmutterwand (sagittal dorsale Muskelaktivität).

> ❯ **Wichtig**
>
> Wahrscheinlich schon 9 Monate vorher, aber v. a. ab jetzt beginnt das „Wunder" des Lebens! Milliarden von Zellen/Neuronen sind mit jeder Sekunde unseres Tuns gemeinsam aktiv, schenken uns unser Bewusstsein und ermöglichen unser Handeln mit und in unserer Umwelt!
>
> Die Passage des Geburtskanals liefert dem Körper massive sensible propriozeptive, taktile Eindrücke. Kinder, die notwendigerweise via Kaiserschnitt das Licht der Welt erblicken, werden dieser Nahtoderfahrung beraubt. In unseren Praxen sehen wir einen signifikant hohen Anteil dieser Kinder mit sensomotorischen Problemen sowie AD(H)S-Symptomatiken.

Die TLR wird mit der Geburt in höhere kortikale Strukturen integriert, d. h., ein stereotypes (enthemmtes reflexhaftes) Auftreten = der tonische Labyrinth**reflex** wäre höchst pathologisch und deutet auf eine schwerwiegende zerebrale Schädigung hin. Z. B. würde die TLR in Bauchlage den Kopf des Neugeborenen in die Unterlage drücken und könnte somit zum Erstickungstod (Kindstod) führen! Bei apallisch Betroffenen führt dies zuweilen in RL (= Kopfextension) zur Enthaarung der druckbelasteten Kopfhaut sowie zu einem kompletten Extensionsmuster (Tetraspastik).

11

Eine lang anhaltend verspannte Nackenmuskulatur/ HWS-Hyperlordose (= TLR rückwärts) wie z. B. bei IPS (◼ Abb. 8.42) aktiviert kaudal fortlaufend v. a. die tonische An- bzw. Verspannung bis in die Wadenmuskulatur (M. soleus) und hemmt reziprok phasische Aktivitäten.

Das ZNS innerviert nicht phasisch gegen die tonische Anspannung.

Hierzu ein Beispiel zur Selbsterfahrung: Spielen wir den phasischen Gegenspieler zum verspannten tonischen Muskel. Hierfür nutzen wir z. B. ein ca. 30 cm langes und 5 cm dickes Tau (Seil) und versuchen, es mit unseren Händen auf eine Länge von 40 cm zu ziehen!!! Nun ..., Versuchen wir es wirklich? Wahrscheinlich nicht ☺! Das Kind erlernt/erfährt in seiner sensomotorischen Entwicklung, u. a. durch Trial and Error, was sinnvoll ist und was nicht! So war es auch für unser ZNS im Laufe der Evolution überlebensnotwendig, Sinniges von Unsinnigem zu trennen! Es innerviert nicht – wenn es keinen Sinn macht! Nehmen wir nun ein flexibles Gummiband von ca. 30 cm, so wird es für uns ein Leichtes sein, es auf 40 cm zu spannen. Kindern bereitet es zuweilen sogar Spaß, mit Gummibändern und Ähnlichem zu experimentieren bzw. zu hantieren.

Während der neurophysiologischen Behandlung (Apoplex, MS, SHT etc.) sprechen wir i. d. R. nicht von der 100-prozentigen „Heilung"; um aber dennoch nachhaltige physiologische Bewegungsgewinne zu erzielen, sollten wir „mit" dem System ZNS und nicht gegen das System arbeiten. Der Muskel, das Gelenk, die Bewegung sind nicht das primäre Problem, sondern vielmehr ihre alltagsrelevante neuronale Innervation! Das heißt, verspannte Strukturen (s. oben, Tau), zu schnelle, hohe Anforderungen etc. überfordern das System, womit der harmonische, alltagsrelevante Bewegungsgewinn i. d. R. in die Ferne rückt! Selbst wenn wir im Zuge der größtmöglichen Selbständigkeit adaptive Hilfen, kompensatorische und/oder pathologische Bewegungsmuster nutzen, hilft uns jede reaktivierte physiologische Synapse, die Notwendigkeit der vorher beschriebenen Prozesse zu reduzieren.

Um eine Verbesserung/Bewegungsvariabilität zu erzielen, liegt daher der Fokus vorab auf einer Detonisierung v. a. der dorsalen tonischen Muskelspannung, d. h. der Nackenmuskulatur (Kopffreiheit), der Ischiokruralen (Beckensenkung, Rumpfaufrichtung und Rumpfvorverlagerung), der ventralen Kniestrecker (M. rectus femoris) sowie der Wadenmuskulatur. Dies kann bei leichteren Verspannungen (Myogelosen) durch Makrostretch (= Dehnung) und/oder bei stärkeren Verspannungen/Verfilzungen (Triggerpunkten) durch manuelle Mobilisation (Mikrostretch: ischämische Kompression, Rollmassage etc., s. ► Abschn. 5.1.3) geschehen. Um nun eine Nachhaltigkeit zu erzielen, d. h. den Grund der tonischen Anspannung zu beseitigen, müssen wir das ZNS zur phasischen Innervation, d. h. zum muskulären Gleichgewicht zwischen tonischem Halte- und phasischem Bewegungsmuskel führen (67090_4_ De_3_MOESM7_ESM und 67090_4_De_11_ MOESM5_ESM unter https://doi.org/10.1007/978-3-662-62292-6_11).

Postnatal (und lebenslang) wirkt die Schwerkraft auf unseren Körper. Die TLR aktiviert die tonischen, überwiegend dorsalen Muskeln gegen die Schwerkraft. Im Zuge der postnatalen Hirnreifung gewinnt die phasische Innervation (Gegenspieler der Haltemuskultur bzw. -funktionen), womit sich Körperhaltung, Gleichgewicht und letztendlich harmonisch koordinierte Bewegungsabläufe entwickeln. Einen postnatal fehlenden Tonus gegen die Schwerkraft beschreibt man u. a. als „floppy children" (= Kinder können sich nicht gegen die Schwerkraft aufrichten). Diese Kinder sind z. T. (kompensatorische) Zehenspitzengänger (Verringerung der Unterstützungsfläche (USF) = Erhöhung der Haltespannung). Die Bewegungsabläufe variieren zwischen unbeholfenen, schusseligen, z. T. überschießenden Bewegungsabläufen (Bsp.: Umwerfen beim Frühstücken) und schlaffem Haltungshintergrund (= kyphotische Sitzhaltung/Rundrücken, s. ◼ Abb. 3.6e,f) und kompensatorischen anstrengenden, steifen, verkrampften Bewegungen (Stift bricht beim Malen/Schreiben). Dies beeinträchtigt u. a. die Visuomotorik (◼ Abb. 8.27, s. 67090_4_De_4_ MOESM3_ESM), Kopf- und Rumpfstellreaktionen (◼ Abb. 4.5a–c, s. 67090_4_De_2_MOESM4_ESM und 67090_4_De_4_MOESM2_ESM) sowie harmonisch koordinierte Bewegungsabläufe (◼ Abb. 4.13, 4.14, s. Video ◼ Abb. 11.4, 67090_4_De_4_MOESM8_ESM und 67090_4_De_4_MOESM9_ESM).

Auch wenn vielerorts von Beugemuster, Beugespannung bis hin zu Beugekontraktur gesprochen wird, fehlt diesen Kindern vielmehr der Haltungshintergrund, d. h. die Rumpfaufrichtung. Die WS vermag sich nicht adäquat aufzurichten (◼ Abb. 3.6a3, 5.3d). Die juvenile WS bzw. der Bewegungsapparat zeigt sich „noch" relativ flexibel und verzeiht die eine oder andere Fehlbelastung. Mit zunehmendem Alter jedoch verliert sie diese Flexibilität, und es kann zu massiven Haltungsschäden wie z. B. einem Prolaps kommen.

Häufig wird eine mangelnde Rumpfaufrichtung bzw. Beckenretraktion (◼ Abb. 8.42c) mit kontrakten Hüftbeugern (M. iliopsoas) assoziiert. Nach unseren neurologischen Erfahrungen sind diese Muskelstrukturen

(Höhe Nabel – ventraler Beckenkamm) jedoch eher schlaff und hypoton palpierbar. Die Nackenmuskulatur, die Ischiokruralen sowie z. T. der M. rectus femoris hingegen zeigen meist eine deutlich erhöhte Spannung (❒ Abb. 8.6d,e und 67090_4_De_3_MOESM7_ESM und 67090_4_De_11_MOESM1_ESM unter https://doi.org/10.1007/978-3-662-62292-6_11). Bei lang anhaltenden, schwerwiegenden Läsionen wie z. B. einer Tetraspastik, d. h. bei neurologisch schwerstbetroffenen Menschen, bei denen die phasische Innervation nahezu gänzlich erloschen ist, kommt es auch zu tonischen Kontrakturen der ehemals phasischen Muskulatur (aber auch diese zeigt ihren Beginn i. d. R. in der Nackenmuskulatur, s. oben, TLR-rückwärts)!

Mit der phylogenetischen Landeroberung kommen neue Haltereaktionen hinzu, wie z. B. die symmetrisch (STNR, z. B. Fortbewegung der Robbe) sowie die asymmetrisch tonische **Nackenreaktionen (ATNR, z. B. Fort-bewegung des Warans). Diese Reaktionen zeigen sich beim Menschen nur noch in sehr großen motorischen Herausforderungen, wie bei Klimmzügen (STNR) oder beim Speerwerfen (ATNR) (▶ Abschn. 3.5.6, „Haltereaktionen").

Ebenso wie die TLR sind auch STNR und ATNR (Fechterstellung) bei Geburt weitestgehend integriert. Wenn auch zuweilen ein physiologisches Persistieren bis zum 4.–6. Lebensmonat beschrieben wird, wäre ein stereotypes (enthemmtes reflexhaftes) Auftreten = symmetrisch und asymmetrisch tonischer Nacken**reflex** pathologisch und würde auch auf eine schwerwiegende zerebrale Schädigung hindeuten. So wäre z. B. eine Kopforientierung zum Bewegungsziel und Ergreifen/ Hantieren mit dem Bewegungsziel/Hantiergegenstand nicht mehr möglich (= Arme ziehen in Flexion = STNR und/oder Extremität streckt sich zur Gesichtsseite weg = ATNR), zudem wäre eine Drehung in die Seitlage (und spätere Bauchlage) verunmöglicht!

Dabei folgt die postnatale motorische Entwicklung genetischen Gesetzmäßigkeiten. So wird wohl jedes gesunde Kind irgendwann stehen und gehen können. Die Qualität der Bewegungsausführung ist jedoch von der sensomotorischen Auseinandersetzung (In- und Output) mit den permanent wechselnden Umweltbedingungen abhängig. Daher spricht man von der **sensomotorischen Entwicklung** (▶ Kap. 4).

Roter Faden

Durch einen Mediainfarkt sind v. a. kortikale Zentren der sich postnatal entwickelnden Bewegungssteuerung betroffen. Daher versuchen wir im F.A.T., entsprechend diesen **postnatalen Entwicklungsschritten einen sensorischen In- und motorischen Output zu schaffen**, der **ressourcenorientiert** möglichst individuelle, alltagsrelevante Bewegungsabläufe **reaktiviert.**

Im Mutterleib bilden sich zuerst **Kopf und Rumpf** des Embryos (von kranial nach kaudal), die oberen Extremitäten entstehen vor den unteren und die Ausbildung der Hände und Füße geschieht, nachdem die Ausformung der Arme und Beine begonnen hat (von proximal nach distal). Im Groben zeigt sich diese Reihenfolge auch beim Säugling. Die **ersten funktionellen Bewegungen geschehen in Kopf, Augen und Mund** (kranial nach kaudal). Ihnen folgt die Arm- und Handmotorik, die wiederum früher einsetzt als Bein und Fußbewegungen (Stemme und Eickstedt 2007).

Zu Beginn dominiert noch die pränatale, fetale Beugehaltung in Rumpf und Hüfte bei ebenfalls flektierten, innenrotierten Extremitäten, eine Art Schutzreaktion, die man einnimmt, wenn man sich in großer Gefahr befindet. Das Neugeborene besitzt jedoch schon ein beträchtliches Bewegungsrepertoire.

11.1.3.1 Sensomotorische Entwicklung – Feedforwardprogramme (< 2. Lebensjahr)

In den ersten beiden Lebensmonaten sind die Bewegungen des Neugeborenen noch sehr auf den Körper selbst bezogen. Zum Beispiel schluckt oder schmatzt das Baby, hört dabei bestimmte Geräusche, kann diese jedoch noch nicht mit seiner eigenen Bewegung assoziieren (Piagets Stufenmodell – primäre Kreisreaktion). Ab ca. dem 2.–3. Lebensmonat stößt es rein zufällig mit den Händen/ Füßen gegen einen Widerstand/Objekt (Mobile/Kiste etc.) und erkennt einen ersten Zusammenhang zwischen seiner Bewegung und dem Objekt (sekundäre Kreisreaktion, s. Erzeugungsfeedback). Etwa ab dem 8.–12. Lebensmonat werden die Abläufe stärker koordiniert, und das Kind kann Zusammenhänge zwischen seinen Handlungen und Objekten herstellen (z. B. Rasseln, frühe Ballspiele etc. = erste koordinierte Handlungsschemata). Aufbauend überträgt das Kind die Koordination auf andere Objekte; es stößt mit der Hand nicht nur den Ball, sondern auch Becher, Flaschen etc. und/ oder koordiniert mit seinen Extremitäten (Hand oder Fuß) dasselbe Objekt mit ähnlichem Effekt (s. Ergebnisfeedback). Aufbauend integriert/versucht das Kind, seine Handlungen auf andere ähnliche Tätigkeiten zu übertragen (aktives Experimentieren, versucht stetig Neues etc., ca. 12.–18. Lebensmonat – tertiäre Kreisreaktion). Ab etwa dem 18. Lebensmonat beginnt die abstrakte Bewegungsvorstellung. Das Bewusstsein liegt nun zunehmend nicht mehr bei der Bewegung, sondern vielmehr bei der Handlung (Übergang zur Vorstellung, s. ▶ Abschn. 3.4.3, Feedforwardprogramme).

11.1.3.2 Rücken- und Seitlage (RL/SL)

In RL aktiviert der Säugling, von kranial und proximal ausgehend, mit jeder seiner Kopfbewegungen bzw. -hebungen die ventrale **phasische** Muskelkette (❒ Abb. 11.2a1), ausgehend von der ventralen Halsmus-

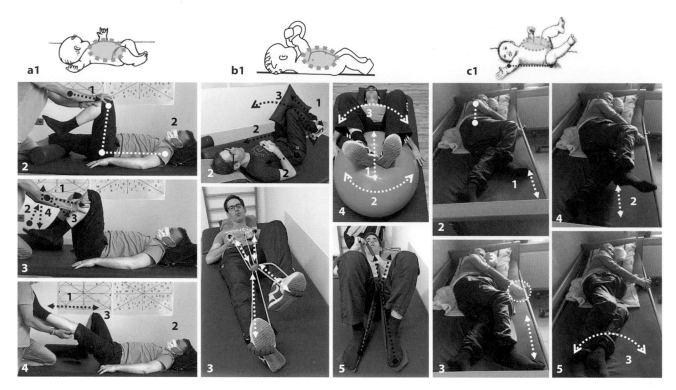

■ **Abb. 11.2 a–c a**1–4 Bahnung phasischer Streckaktivität mit gekreuzter Streckreaktion in RL; **b**1–5 Koordination: Rumpf, Arme, Beine in RL; **c**1–5 Eigenprogramm: sensomotorische Reaktivierung in SL

11

kulatur über die geraden und schrägen Bauchmuskeln zu den ipsi- und kontralateralen Hüftbeugern (Überkreuzung der Körpermitte). Hierdurch integriert (hemmt) der Säugling spinale und subkortikale tonische Haltereaktionen (Reflexe). Durch den Einsatz beider Körperseiten/Extremitäten gewinnt das Kind an Symmetrie, der Kopf löst sich vom Rumpf und wird frei für die Exploration. Die RL bedarf einer geringen Notwendigkeit an Haltungsbewahrung, sodass Arme und Beine frei für erste koordinierte Bewegungsabläufe werden.

Die Haltung wird symmetrischer, und das Kind kann beide Hände in der Körpermitte zusammenführen (**Hand-Mund und Hand-Koordination**). Dabei kommt es neben den taktilen Berührungsinformationen der Hände auch zur visuellen Erfassung, womit die **Hand-Auge-Koordination** beginnt. Über genetisch vorgegebene Programme erfolgen vorab eher sagittal orientierte, erste unbedarfte Bewegungsabläufe (s. oben) der Extremitäten (s. Ergebnisfeedback). Im stetigen Wechsel zwischen Output und Input bringt das Kind die Hände zusammen, tätigt erste bilaterale Hantierfunktionen (■ Abb. 11.2b1, s. oben, Erzeugungsfeedback), überkreuzt damit die Körpermitte zum Knie und kann sich so über die ventrale phasische Anspannung sehr basal ertasten und erfahren und die Basis für folgende automatisierte, handlungsorientierte Feedforward-gesteuerte Bewegungsprozesse schaffen (s. oben). Das Kind (3.–4. Lebensmonat) greift mit proniertem Unterarm erste Gegenstände durch eine Flexion aller Finger ohne Dau-

menbeteiligung (palmarer Griff). Für die ersten aktiven **Greifbewegungen** muss der Arm noch seitlich am Köper positioniert werden (laterales Greifen, s. Schellhammer 2002). Erst mit der verbesserten Schulter-Arm-Koordination und Supination des Unterarms werden das Greifen in den Raum (Körpermitte) und die Differenzierung der Feinmotorik möglich.

> **Wichtig**
> Erste Bewegungsaktivitäten des Säuglings dienen der **Symmetriefindung**, dem Suchen und Finden der Körpermitte.

Im 2.–3. Lebensmonat nutzt das Kind seine phasischen Kompetenzen für die Seitlage (■ Abb. 11.2c). Erste frontale Kopf- und Rumpfstellreaktionen kommen hinzu, um sich weiterführend eigenständig in die Bauchlage (BL, s. unten) zu rotieren (Transversalebene, ■ Abb. 11.3a1).

> **Wichtig**
> Da die RL im „normalen" Leben eher dem Ruhen, Schlafen, d. h. dem Entspannen dient, besitzt sie im Sinne von Tätigkeiten/Handlungen eher einen begrenzten Alltagstransfer. Für das Sitzen, Stehen und Gehen müssen wir sitzen, stehen und gehen! Da jedoch geringe Anforderungen an den Haltungshintergrund bestehen, d. h. der Betroffene mit diesem nicht kämpfen muss, können leichter detonisierende und selektive phasisch koordinierte Bewegungsabläufe reaktiviert werden =

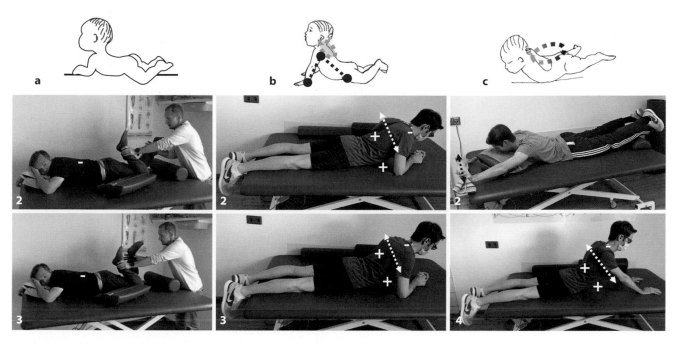

◼ Abb. 11.3 a–c a1 Bauchlage mit Ellbogenstütz, a2 und a3 phasische Aktivierung der Ischiokruralen in Bauchlage; **b** Ellbogenstütz und Handstütz; **c** Bauchlage – Flieger

wieder ein Gefühl für variable, harmonischere Bewegungsabläufe erfühlen (s. auch ◼ Abb. 3.9d,e, 4.7f, 4.1 0, 8.6d,e, 8.10 etc.).

Bei der Hemiparese/-plegie zeigt sich eine muskuläre Dyskoordination bei Hemiparese/-plegie durch Spastizität (= Hypertonus) und Flexibilität (= Hypotonus) und/oder im Wechsel zwischen beiden Zuständen (= pathologisch enthemmte Spannungszustände und/oder mangelnde Innervation). Zuweilen zeigen z. B. Betroffene im Sitzen (= geringere Anforderung an den Haltungshintergrund) eine eher hypotone Grundsymptomatik (Rumpf/ Extremitäten), während sich im Stand pathologisch enthemmte, hypertone Spannungszustände (= Spastik) zeigen.

Therapiebeispiele

■ **Rückenlage**

In ◼ Abb. 11.2a3 führen wir das Knie von Herrn Sch. über das Becken > 90° Hüftflexion. Die flektierte Hüfte wirkt hemmend auf das tonisch pathologische Extensionsmuster. So detonisiert z. B. das flektierte Knie tonische Verspannungen der Ischiokruralen. Zur phasischen Aktivierung erfolgen nun federnde Impulse über das linke Knie in die gestretchten Hüftstrecker (◼ Abb. 11.2a2(1)). Gelingt der Spannungsaufbau Herrn Sch., so schließt er seine Augen, um möglichst reaktiv, sensibel den Knieimpulsen entgegenzuwirken (◼ Abb. 11.2a2(2)). Gelingt auch dies, so öffnet Herr Sch. wieder seine Augen und stellt sein rechtes „gesundes" Bein an (◼ Abb. 11.2a3(2)). Nun folgt wieder ein Druck in das

linke Knie (◼ Abb. 11.2a3(1)), dem Herr H. wieder mit Gegendruck begegnet und dann das rechte Bein anhebt (= gekreuzte Streckreaktion). Die linke Hand/Finger und Unterschenkel bleiben locker (= selektive/physiologische Streckaktivität). Dem proximalen selektiven Kompetenzgewinn folgt in Richtung distal das Knie. Tonische Anteile des M. rectus femoris sind detonisiert und die distalen gestretcht. Federnde Impulse in den Unterschenkel aktivieren die phasische Streckaktivität (Hand/Finger und Sprunggelenk/Fuß bleiben locker). Aufbauend tritt Herr Sch. mit seinem linken Fuß mehrmals möglichst schnell und weit (ähnlich: „Ball wegschießen") gegen die zielgebende Therapeutenhand und lässt ihn wieder locker in die Ausgangsposition zurückfallen (◼ Abb. 11.2a3(4)). Da nun wiederum verspannte Ischiokrurale die selektive Kniestreckung beeinträchtigen könnten, lässt sich die Übung gut mit ◼ Abb. 8.4a1–2 kombinieren. Bei eher großen Betroffenen und eher kleineren Therapeuten kann erleichternd das betroffene Bein/Unterschenkel auf den Oberschenkel des auf die Therapiebank aufgestellten Therapeutenbeines gelagert werden. In ◼ Abb. 11.2a4 drückt Herr Sch. mit seinem linken Fuß konzentrisch gegen die Schulter des Therapeuten. Von proximal ausgehend hält er mit zunehmend mehr Beinextension in gewissen Positionen die Statik und reagiert auf federnde Impulse in den Fuß, mit adäquatem Extensionstonus. Bei einer Verkrampfung (Klonus, Spitzfuß, Supination, Zehenkrallen etc.) hält er kurz inne, versucht zu lockern und/oder führt unter dem Therapeutendruck sein linkes Bein langsam bremsend exzentrisch wieder zurück über die > 90°Hüftflexion. Als Steigerung können die Augen geschlossen werden (◼ Abb. 11.2a4(2)), und/oder unmittelbar nach der Impulsantwort kann verstärkend das rechte Bein kurz angehoben werden (◨ Abb. 11.2a4(3), s. 67090_4_De_3_MOESM5_ESM).

Bei Herrn F. (SHT mit Tetraparese und links betonter Extremitätenataxie) geht es v. a. um die harmonische ruhige Koordination zwischen Rumpf und Extremitäten. In ◨ Abb. 11.2b2 beübt er, bei im Lot stehender WS, bilaterale Koordinationsübungen mit den Beinen. So hält er z. B. mit beiden Knien ein Kissen (Kokontraktion Beine) und bewegt es sagittal langsam, harmonisch mittels Hüftflexion (M. iliopsoas) konzentrisch Richtung Kopf bzw. exzentrisch wieder zurück (◨ Abb. 11.2b2(1)). Nun hebt er mit angewinkelten Beinen (M. iliopsoas) frontal v. a. die linke Beckenhälfte (Lateralflexion links, s. ◨ Abb. 3.6b) und richtet das Becken wieder mittig aus, später dann im Wechsel linke/rechte Beckenseite und immer wieder Mitte (Steigerung: Augen schließen, ◨ Abb. 11.2b2(2)). Nun rotiert Herr F. transversal mit den Knien nach links wieder in die Mitte und nach rechts (Becken gegen Rumpf, ◨ Abb. 11.2b2(3)). In ◨ Abb. 11.2b3 (Fitness-Expander mit 4 Zugrichtungen) beübt Herr F. möglichst koordiniert die beiden oberen gegen die unteren Extremitäten, dann die unteren gegen die oberen und/oder im Wechsel isoliert die rechte und dann die linke obere Extremität sowie die rechte untere und dann die linke. Aufbauend nun die rechte obere (= Flexion) gegen die linke untere (= Extension) und umgekehrt (Steigerung: Augen schließen). In ◨ Abb. 11.2b4 fließen neben den koordinativen Anteilen mittels Pezziball auch vestibuläre Anteile mit ein. Herr F. beginnt ähnlich den Übungen aus ◨ Abb. 11.2b2(1–3), vereinfacht durch die Beinauflage (je mehr, desto leichter). Nun versucht er, symmetrisch den Po vom Boden abzuheben und dabei sein Gleichgewicht zu halten (wichtig: Bei der Hemiparese würde diese Übung v. a. das „gesunde" Bein trainieren!). Aufbauend beugt er nun beide Beine, d. h., er zieht den Ball möglichst ruhig und symmetrisch zurück bzw. schiebt ihn wieder nach vorn, ohne dass das Becken auf den Boden kommt. In ◨ Abb. 11.2b5 beübt Herr F. die tonische Fersenstabilität (s. ◨ Abb. 3.8d1), indem er seitlich mit der Ferse eher tonisch fixiert und überkreuz mit der kontralateralen Hand am Theraband zieht und/oder, wie in ◨ Abb. 11.2b5, mit dem medialen Vorfuß (positive Stützreaktion) eher phasisch dem Zug entgegenhält.

■ Seitlage

Etwa ab dem 2.–3. Lebensmonat nutzt der Säugling seine phasischen Kompetenzen (Kopfhebung und -rotation, schräge Bauchmuskeln, Hüftflexoren = ventrale Hüftverankerung, ◨ Abb. 11.2a,b) für einen weiteren Meilenstein in seiner Entwicklung, die Drehung zur Seitlage (◨ Abb. 11.2c, frontale Anteile kommen hinzu), und fortführend in die Bauchlage (BL). Die Seitlage fördert erste Kopf- und Rumpfstellreaktionen. Zudem wird über das abduktorische Anheben des oberen Beines die phasische

Beckenaktivität des unten liegenden aktiviert (laterale Beckenstabilität, Beinabduktion rechts = phasische Abduktion links, s. ◨ Abb. 3.12b).

◨ Abb. 11.2c2–5 zeigt das morgendliche Eigenprogramm von Herrn D. (hypotone Hemiplegie links, mit Neglect und Pushersymptomatik, wie bei allen Eigenprogrammen, muss der Betroffene die Übungen in der Therapie adäquat ausführen können!). Die Anleitungen „Seitlage bei Hemiplegie links mit Neglect I und II" zu Hause finden Sie im Download „Eigenmobilisation" unter https://doi.org/10.1007/978-3-662-62292-6_8.

Herr D. liegt in möglichst bequemer und achsengerechter Seitlage (Ohr/Schulter/Becken) auf seiner linken Seite, wobei er permanent somatosensible Eindrücke der linken bewusstseinsfernen Seite erfährt. Alle Aktivitäten der „gesunden" Seite müssen über die betroffene linke Seite automatisiert stabilisiert werden. Mit seiner rechten Hand greift er im Faltgriff seine linke Hand/Finger und lagert sie mit gestreckten Armen in einer spasmushemmenden Position. Der linke Handrücken sollte dabei ganz auf der Unterlage aufliegen und nicht dorsal abgeknickt über die Liege/Matratze hinausragen! Zu Beginn fährt er mit möglichst wenig Druck auf die linke Hand das rechte Bein langsam an der Bankkante (5- bis 10-mal) nach oben und wieder zurück (◨ Abb. 11.2c2–3(1)).

Aufbauend hebt Herr D. sein rechtes Bein seitlich möglichst langsam und weit (5- bis 10-mal) ohne Verkrampfung der linken Hand/Finger/Zehe seitlich ab und wieder langsam zurück (◨ Abb. 11.2c4(2)). Je gestreckter das linke Bein, desto besser die phasische abduktorische Stabilität, jedoch auch desto größer die Gefahr einer Verkrampfung (Streckspastik). Das heißt, die Übung beginnt mit relativ flektiertem linkem Bein und steigert sich mit Kompetenzgewinn in Richtung Extension bzw. wechselt bei Verkrampfung der linken Zehen (Spastik) in die Flexion. In ◨ Abb. 11.2c5 führt Herr D. möglichst mit Kopf, Schulter und Becken das Lot haltend sein rechtes Bein (5- bis 10-mal) möglichst langsam und leicht (unter Kontrolle der Streckspastik – Zehen krallen) hinter und wieder vor das linke Bein. Mit einer relativen Hüft- und Knieflexion (= spastikhemmend) beginnend wird das linke Bein mit Kompetenzgewinn zunehmend in Extension (Hüfte/Knie) gelagert.

❯ Wichtig

Das jeweilige Übungsprogramm muss ressourcenorientiert individuell für den Betroffenen adaptiert und gesteigert werden. Je weniger Druck auf die linke Hand und je leichter, harmonischer die Koordination des rechten Beines, desto stabiler und automatisierter die Stützfunktion der linken Seite (Rumpf/Becken/Bein).

11.1.3.3 Bauchlage (BL)

Etwa ab dem 2.–3. Lebensmonat dreht sich das Kind kopfwärts beginnend aus der RL über die SL in die BL. Aufgrund des zweiseitig ausgerichteten Körperbaus ist

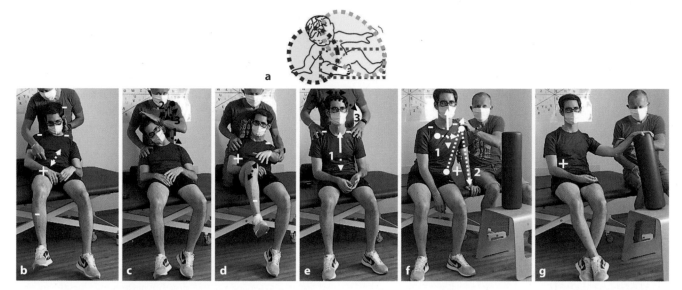

◼ Abb. 11.4 a–g a Stütz- und Stellreaktionen der oberen Extremitäten im Sitz; **b** kon- und exzentrische phasische Kontraktion der schrägen Bauchmuskeln und des M. iliopsoas (Rumpf bewegt sich gegen das Bein); **c** tonische Dehnung und phasische Aktivierung des M. trapezius pars descendens links; **d** kon- und exzentrische Hüftbeugung (Bein bewegt sich gegen den Rumpf); **e** selektive Beckenaufrichtung und -senkung ohne Nackenanspannung; **f** Stützfunktion zur Detonisierung des M. trapezius pars descendens und phasische Aktivierung der Schulterblattstabilisatoren Pars ascendens und transversa; **g** ventrale Beckenverankerung bei Koordination der linken oberen Extremität. (Das 67090_4_De_11_MOESM1_ESM zu ◼ Abb. 11.4g finden Sie unter https://doi.org/10.1007/978-3-662-62292-6_11)

das Finden der **Körpersymmetrie** von elementarer ökonomischer Bedeutung für die Ausrichtung der Körperhaltung im Raum. Die dynamische Stabilität des Kopfs spielt bei der Exploration der Umwelt eine entscheidende Rolle. Um etwa den 3.–4. Lebensmonat entwickelt sich die Anbindung/Stabilität der Skapula an den Thorax/WS durch den symmetrischen Unterarm-, Ellbogen-, Schulterstütz, und das Kind gewinnt an posturaler Kontrolle (Haltungshintergrund). Die tonischen Anteile des M. trapezius pars descendens richten den Kopf gegen die Schwerkraft auf. Tonisch fortführend kommt es zwischen dem ca. 5.–6. Lebensmonat über die proximalen Anteile des M. latissimus dorsi zur Aufrichtung aller Extremitäten gegen die Schwerkraft, dem sogenannten Schwimmen oder Flieger (◼ Abb. 11.3c). Mittels Ellbogenstütz (◼ Abb. 11.3a) und später Handstütz (◼ Abb. 11.3b) erfolgt die Aktivierung der geschlossenen ventralen Kette, wodurch die Nackenmuskulatur an Freiheit für die harmonische Exploration des Kopfes gewinnt. Die Spindeln der Hand(ballen) geben einen starken sensorischen Input an das ZNS, und durch die Stützfunktionen werden alle Muskeln aktiviert (u. a. Pars ascendens und transversal), die für die physiologische Stabilität der Skapulaverankerung auf dem Thorax verantwortlich sind. Das heißt, im Zuge der Hirnreifung und damit zunehmender phasischer Innervation verliert die tonische Halteaktivität beider Muskeln an Bedeutung. Der M. trapezius gewinnt an phasischen Anteilen und ermöglicht feine, leichte, harmonische Körperbewegungen (Punctum mobile) gegen den lotsuchend ausgleichenden Kopf, die bis zum Sprint reichen (Kopf = Punctum fixum). Der M. latissimus dorsi hingegen nutzt seinen großen tonischen Ursprung am Becken, um phasisch orientierte kraftvolle Bewegungen mit den Armen auszuführen, wie z. B. das Anheben schwerer Gegenstände, Klimmzüge etc.

❯ Wichtig

Bei einer zentralen kortikalen Schädigung dominiert bei beiden Muskeln (M. trapezius/latissimus) wieder die ehemals tonische Innervation. Beide zeigen daher recht früh eine kompensatorische Anspannung („gesunde" Seite) und/oder pathologisch enthemmte Bewegungsreaktionen auf der betroffenen Seite. Die fazilitierende Beobachtung beider Muskelanteile ist daher von zentraler Bedeutung beim M. trapezius, v. a. zu Beginn und im Sitz (s. u. a. ◼ Abb. 8.4, 8.28, 8.29, 8.43, 8.45), während der M. latissimus im Stand und beim Gehen an Bedeutung gewinnt (s. u. a. ◼ Abb. 3.12, 3.13a, 8.40).

Auf den **symmetrischen folgt der asymmetrische** Ellbogenstütz als weiterer Meilenstein. Die Hand wird zum Greifen frei, während die andere stützt. Beide Hände werden zum Robben eingesetzt (6.–7. Lebensmonat), d. h. zur **Eroberung des Raums**. Gleichzeitig entwickelt sich die Fähigkeit zum symmetrischen Handstütz (◼ Abb. 11.3b), dabei wird der Rumpf vom Boden abgehoben und die umseitige Raumexploration mit dem Kopf möglich. Die optimale Organisation im Unterarm- bzw. Handstütz bildet eine wesentliche Voraussetzung für die spätere Kopf-, Schulter- und Rumpfkontrolle (Nacke 2005). In der weiterlaufenden Bewegung führt die **asymmetrische, einseitige Stützaktivität** zum schrägen Langsitz. Kopf und Rumpf verlassen die Horizontale zum Übergang in die Vertikale (Rumpfaufrichtung, Langsitz).

> **Wichtig**
>
> Die Bauchlage wird v. a. bei schon länger zurückliegenden neurologischen Störungsbildern eher ungern eingenommen. U. a. können eine Hüftbeugekontraktur, eine Beugespastik (obere Extremität), eine Hyperkyphose der BWS (z. B. bei IPS), Atmungs- sowie kardiale Probleme etc. die Rotation in die Bauchlage verunmöglichen. Daher ist die Einnahme der BL stets mit dem Betroffenen und evtl. auch ärztlich abzuklären. Mit Lotausrichtung der WS und Elevation der betroffenen oberen Extremität (s. ◼ Abb. 8.10c) gelingt der Lagewechsel aus der RL über die „gesunde" Seite mit angestelltem Knie i. d. R. recht gut.

Therapiebeispiele

Die Bauchlage bedingt durch die relativ große USF eine geringe Anforderung an die Haltungsbewahrung, womit die phasische Aktivierung tonisch orientierter Muskelanteile wie z. B. beim M. trapezius pars descendens, dem M. latissimus dorsi sowie den Ischiokruralen erleichtert wird. In ◼ Abb. 11.3a2 beugt Herr H. beide Unterschenkel an. In einem 1. Schritt versucht er, bilateral (beide Füße), später ipsilateral sein betroffenes Bein in der Knieflexion zu halten. Durch die Hüftextension sind die proximalen tonischen Anteile der Ischiokruralen detonisiert, wobei auch die Schwerkraft bei Knieflexion > 90° die distal phasische Kniebeugung erleichtert. Federnde Impulse in das gebeugte betroffene Bein (M. rectus femoris = Aktivierung phasische Steuerungszentren) erleichtern meist die eigenständige ipsilaterale Einnahme der Beugestellung. Nun hält Herr H. ein Therapiekissen/Therapierolle o. ä. mit beiden Füßen fest und bewegt es langsam zur Unterlage bzw. wieder Richtung Gesäß (= bilaterale Koordination). Anschließend bewegt Herr H. aus der beidseitigen Beugestellung sein „gesundes" Bein langsam in die Extension und wieder zurück (ipsilaterale Knieflexion im betroffenen Bein). Gelingt dies, so hält er sein gesundes Bein in gebeugter Stellung und führt es langsam bremsend (exzentrisch, gelingt meist leichter = weniger fazilitierende Unterstützung) in die Extension und/oder beugt es wieder konzentrisch an. Falls phasische Aktivitäten gänzlich ausbleiben, können vorbereitend Übungen aus ◼ Abb. 8.4a (RL) und/oder ◼ Abb. 8.29b (BL – Rumpf) dienlich sein.

> **Wichtig**
>
> Im SV palpiert der Therapeut bei der Bewegungsausführung beidseitig die Muskelbäuche des M. latissimus dorsi, da hierbei v. a. bei der exzentrischen Knieextension bzw. konzentrischen Knieflexion im betroffenen Bein eine kompensatorische Anspannung entsteht. Bei selbigen Bewegungen im „gesunden" Bein bleibt diese i. d. R. aus. Das heißt, die fazilitierende Unterstützung sollte bei der Bewegungsausführung im betroffenen Bein so stark sein, dass die kompensatorische Anspannung des M. latissimus dorsi möglichst ausbleibt, jedoch so gering, dass die Ischiokruralen phasisch mit der Knieflexion aktiviert werden.

Gelingt die selektive konzentrische und exzentrische Knieflexion im betroffenen Bein, beginnt Herr H. alternierend seine Beine zu beugen, wobei das betroffene Bein die Bewegung vorgibt, d. h., der exzentrisch bremsenden Knieextension im betroffenen Bein folgt die Flexion des „gesunden" Beins und umgekehrt (◼ Abb. 11.3a2). Mit zunehmendem Funktionsgewinn steigert sich die Bewegungsgeschwindigkeit bzw. die Bewegungsvariation. In ◼ Abb. 11.3a3 überkreuzt Herr H. seine Füße, klatscht langsam mit den Füßen, drückt in gebeugter Haltung den rechten gegen den linken Fuß und umgekehrt. Ziel ist es, die Bewegungen des betroffenen Fußes an die Funktionen des „gesunden" anzugleichen.

Bei Herrn F. (s. ◼ Abb. 8.2, SHT mit armbetonter Tetraparese rechts bei Rumpf-Extremitäten-Ataxie links) in ◼ Abb. 11.3b geht es um die Koordination und die harmonische Bewegungsausführung zwischen Rumpf und Extremitäten. Während wie oben beschrieben die Bauchlage selbst eher geringe Anforderungen an die Haltungsbewahrung stellt, bedingen Bewegungen aus der BL dagegen ein weitaus größeres Anforderungsniveau. In ◼ Abb. 11.3b2–3 aktiviert Herr F. vorab über den Ellbogen-, später über den Unterarm-/Handstütz (◼ Abb. 11.3b4) die ventral geschlossene Kette. Der obere Rumpf (> Th6–Th10) muss nicht wie im Sitz, Stand und Gang mit dem Gleichgewicht/Haltungshintergrund u. a. bei mangelnder Beckenstabilität (unterer Rumpf) kämpfen bzw. diese ausgleichen. Herr F. stabilisiert seinen Oberkörper ventral in ◼ Abb. 11.3b2–3 zwischen Ellbogen und Becken und aktiviert u. a. durch die Stützfunktionen die phasischen Skapulastabilisatoren (u. a. M. trapezius pars transversa et ascendens) bei Detonisierung der verspannten tonischen Muskelanteile (Pars descendens). Herr F. richtet ähnlich wie in ◼ Abb. 3.7c,e und f, ◼ Abb. 8.4b4 und 8.29a seine WS im Lot aus, indem er sie mittels konzentrischer Skapulaabduktion aufrichtet bzw. exzentrisch die WS wieder langsam nach unten gleiten lässt. Im Lot ausgerichtet nutzt Herr F. z. B. die gewonnene Kopffreiheit für die Augenkoordination o. ä. Als Steigerung wiederholt Herr F. die Übungen im Handstütz (◼ Abb. 11.3b4). Als dorsale Koordination zwischen dem oberen und dem unteren Rumpf nutzt Herr F. den Schwimmer (◼ Abb. 11.3c2). Herr F. spannt mit gestreckten Armen ein Handtuch (= Detonisierung Nacken, locker palpierbar – Aktivierung der Skapulastabilisatoren vs. Scapula alata), hebt es an (Aufrichtung oberer Rumpf) und legt es wieder ab. Im Anschluss hebt er die Füße von der Unterlage ab (unterer gegen oberen Rumpf), legt sie wieder auf bzw. spannt das Handtuch und hebt sowohl

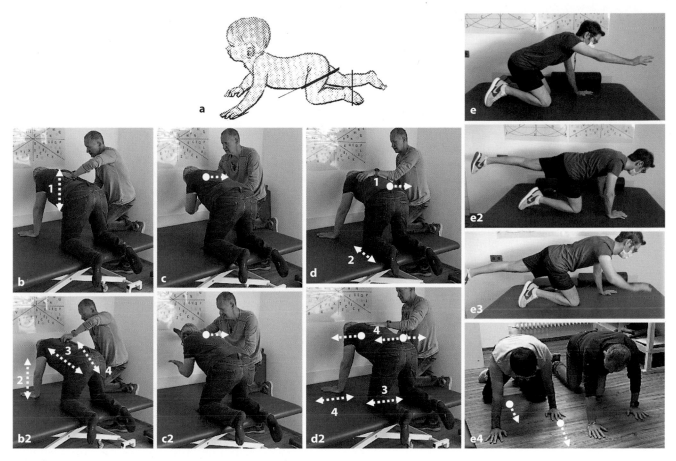

Abb. 11.5 a–e a Vierfüßlerstand – Krabbeln des Säuglings; **b** Lotausrichtung der WS und symmetrische Gewichtsverlagerung zwischen den oberen und unteren Extremitäten; **c** Gewichtsverlagerung zur und Stützfunktion der betroffenen oberen Extremität; **d** Gewichtsverlage-rung zur und Standkniefunktion der betroffenen unteren Extremität; **e** Koordination der oberen, unteren und kontralateralen Extremitäten. (Das 67090_4_De_11_MOESM2_ESM zu **Abb.** 11.5a finden Sie unter https://doi.org/10.1007/978-3-662-62292-6_11)

die Arme und Beine an und versucht dabei sein Gleichgewicht (Mitte) zu halten.

11.1.3.4 Sitzen

Mit zunehmender Beckenstabilität, etwa ab dem 6.–7. Lebensmonat, verlässt das Kind die Horizontale zum Langsitz. Das Kind stützt sich meist mit extendierten, innenrotierten Armen nach **ventral** ab, wobei die Haltearbeit des Rumpfs über das Becken durch die ischiokruralen Muskelgruppen (Kontakt zum Boden oder zur Unterstützungsfläche) kontrolliert wird. Im Zuge der **Rumpfaufrichtung** verlagert sich der Armstütz weiter nach ventral als Vorbereitung zum Vierfüßler und späteren alternierenden Krabbeln (**Abb.** 11.5a) bzw. nach lateral zum seitlichen Armstütz. Das Kind erobert sich im Sitz die Sagittalebene (WS-Extension, Aufrichtung, **Abb.** 11.4a), wodurch seitliche Gewichtsverlagerung (Frontalebene) bzw. rotatorische Bewegungsabläufe (Rumpf gegen Becken, Transversalebene) erleichtert werden. Die muskuläre Haltearbeit der Rumpfmuskulatur entspricht dabei in etwa dem späteren Stand, wobei, bedingt durch geringere Unterstützungsfläche der Füße,

die Anforderungen an Haltungshintergrund (Beckenstabilität) und Gleichgewicht steigen. Mit der Entwicklung der dynamisch-statischen Haltearbeit von Becken und Rumpf reduzieren sich die Stütz- und Stellreaktionen der Arme, und die Hände werden frei für erste **Hantierfunktionen** (Greifen, Entwicklung der Feinmotorik etc.). Ebenso wie im Sitzen aktivieren auch der Vierfüßlerstand (**Abb.** 11.1, Vierfüßler) und das folgende **Krabbeln** (Vorbereitung zum Gehen) die Stützaktivitäten der Arme für die physiologische Skapulafixation auf dem Thorax, die Rotatorenmanschette im Schultergelenk sowie die Rumpfextension gegen die Schwerkraft als stabilisierende Grundlage folgender harmonischer Hantierfunktionen (s. 67090_4_De_11_MOESM2_ESM unter https://doi.org/10.1007/978-3-662-62292-6_11).

> **Wichtig**
>
> Das Kind verlässt die sichere, stabilere Vertikale (Bauch- und Rückenlage) zugunsten eines unbegrenzten **Bewegungsgewinns in der Horizontalen**. Zu Beginn des Sitzes unterstützen die Arme die Haltearbeit des Körpers im Raum, d. h., sie dienen den Stütz- und Stell-

reaktionen (▶ Kap. 5). Erst wenn das Becken die stabile Haltearbeit bzw. der obere Rumpf und Schultergürtel die dynamische Haltearbeit leisten, werden die Arme frei zum Hantieren.

Erreicht man den Armstütz bzw. Ellbogenstütz nicht, gelingt auch die freie Bewegung im Raum nicht!

Fehlt die proximale Stabilität in Becken und Rumpf, so reguliert sich das haltungsstabilisierende Tonusniveau nach distal zu Schultergürtel, Arm, Hand und Fingern und kann sich in der betroffenen Seite durch eine distal betonte Spastik bei fehlender proximaler Stabilität zeigen.

Im Sitz stabilisiert sich der Säugling in der Vertikalen vorab mit Stütz- und später mit Stellreaktionen (s. u. a. ◼ Abb. 4.5b,c, 4.7c,d, 11.4 f). Um die vertikale Welt im freien Sitzen zu erobern (9.–10. Lebensmonat), bildet sagittal die phasische Kontraktion des M. iliopsoas (= ventrale Beckenverankerung) die elementare Grundlage (s. ◼ Abb. 8.36a,b). Das freie Sitzen bietet eine neue Perspektive, und die freien Hände ermöglichen das Hantieren, Spielen bis hin zum ersten Essen.

Therapiebeispiel

Herr F. nutzt in ◼ Abb. 11.4b die maximale Unterstützung des Therapeuten (s. auch ◼ Abb. 11.23). Er lässt locker und begleitet die therapeutischen Dorsal- (Fersensitz) und Ventralbewegungen (Kniestand), ohne im Nacken anzuspannen = Abbau dorsaler (Nacken-) Anspannung. Gelingt die Bewegungsbegleitung ohne Dorsalbewegung/Anspannung des Kopfes (= Extensionsmuster) und/oder folgend einer Knieextension (= Kompensation M. rectus femoris), führt Herr F. zunehmend mehr eigenaktiv die Bewegungen aus. Er führt z. B. den flektierten Oberkörper mittels Kontraktion der schrägen Bauchmuskulatur und phasisch exzentrischer Aktivität des rechten M. iliopsoas langsam bremsend nach dorsal links und wieder konzentrisch zurück in die Aufrichtung (67090_4_De_11_MOESM1_ESM). Die therapeutische Unterstützung verringert sich mit Kompetenzgewinn, bis schließlich Herr F. eigenständig sein linkes Schulterblatt nach dorsal zum aufgestellten Therapeutenknie und wieder zurück führt. Neben der verringerten USF des Therapeuten steigern die Bewegungsgeschwindigkeit sowie das Bewegungsausmaß die ventrale Reaktivierung. Der proximale Rumpf/Oberkörper bewegt sich dabei (Punctum mobile) im Hüftgelenk um den distalen Oberschenkel (Punctum fixum).

Phasische Innervation/Kontraktion entsteht erst nach tonischer Detonisierung und besitzt v. a. zu Beginn nur eine geringe Ausdauer (Kopf drückt wieder nach dorsal und/oder Fuß schießt vor), daher pausiert Herr F. in ◼ Abb. 11.4c auf den Oberschenkeln des Therapeuten (= keine Notwendigkeit der Haltungsbewahrung). Er nutzt diese Zeit, um den linken (rechten) Nacken tonisch zu detonisieren, indem er die maximale Dehn-

position (Schmerzskala 2–3) nach rechts für ca. 20–30 s hält (◼ Abb. 11.4c1). Zur phasischen Aktivierung folgen nun leichte Impulse gegen den gedehnten Kopf, d. h. in die Kontraktionsrichtung Muskelursprung zum -ansatz (◼ Abb. 11.3c2).

❱❱ Wichtig
Der Kopf bildet wohl den sensibelsten Körperbereich. Die Fazilitation sollte genau mit dem Betroffenen besprochen werden und von diesem v. a. als nicht zu unangenehm empfunden werden!

Gelingt dies, so bewegt Herr F. langsam konzentrisch seinen Kopf gegen den dosierten Druck des Therapeuten nach links bzw. führt ihn wieder exzentrisch bremsend zurück in die Dehnposition (◼ Abb. 11.3c3). Gleiches wird auf der rechten Nackenseite wiederholt, sodass Herr F. seinen Kopf frontal möglichst leicht zur rechten/linken Schulter bewegen kann (Grundlage für ausgleichende, frontale Kopfstellreaktionen, s. auch ◼ Abb. 4.5b,c, 8.28d,e).

Herr F. wechselt in ◼ Abb. 11.3d die Gelenkspartner im Hüftgelenk. Aus der Ruheposition (◼ Abb. 11.3c – geringe Notwendigkeit der Haltungsbewahrung) geht er mit seinem linken Arm ruhig und langsam (zu Beginn noch) relativ weit nach vorn (Koordination vs. Ataxie) und führt dann sein rechtes Knie (bei möglichst lockerem Fuß vs. Kompensation M. rectus femoris) zur Hand. Die Zielrichtung hemmt etwas das Flexionsmuster der Hüfte (vs. Massenbewegung – Bein zieht nach außen) = selektive Hüftflexion rechte/überkreuzte Koordination rechte und linke Körperseite. Das Bein/Oberschenkel bildet nun den Punctum mobile gegen den Rumpf (Punctum fixum). Mit Kompetenzgewinn hält Herr F. seine Zielhand stetig etwas höher, sodass die physiologische kontralaterale Hüftflexion entsprechend stärker ausfällt. Bei einschießendem Flexionsmuster (Knie zieht nach außen, Kniestreckung, Dorsalbewegung des Kopfes etc. = Überforderung) folgt wieder der Wechsel zu ◼ Abb. 11.3b. Die Übungen werden bei Herrn F. im Wechsel auf beiden Seiten ausgeführt, wobei die Schwerpunkte der rechten Seite eher bei der Parese liegen (tonische Detonisierung – phasische Aktivierung), während es links eher um ruhige, langsame, zeitlich-räumliche Bewegungsausführung geht (= Koordination).

In ◼ Abb. 11.4e nutzt Herr F. seine ventralen Kompetenzen (Verankerung), um seine WS/Kopf ohne Nackenanspannung lotgerecht aufzurichten (konzentrische Beckensenkung, ◼ Abb. 11.4e1). Im Becken/Rumpf aufgerichtet bewegt er nun unter Blickfixierung seinen Kopf im Wechsel möglichst locker und ruhig nach rechts zur Mitte, nach links (◼ Abb. 11.4e2) und/oder führt das linke/rechte Ohr frontal zur linken/rechten Schulter als Basis späterer Stellreaktionen (◼ Abb. 11.4e3). Kommt es zur Nackenverspannung (= Bewegungsfluss geht verloren), so lässt Herr F. langsam sein Becken fallen

(= ventrale exzentrische Beckenhebung). Langsam folgt nun der Wechsel zwischen konzentrischer Beckensenkung (= Rumpfaufrichtung) und exzentrischer Beckenhebung (= Rumpf fällt langsam in die BWS-Kyphose, ◨ Abb. 11.4e1), bis wieder genügend proximale Stabilität = Rumpf lotgerecht aufgerichtet für leichte, freie Kopfbewegungen zur Verfügung steht.

Aufbauend auf die sagittalen Kompetenzen/proximale Beckenstabilität folgen frontale und distale Bewegungsfunktionen. Herr F. verlagert seinen Körperschwerpunkt (Th5–Th8, ◨ Abb. 5.3e2) bei vertikal lotgerechtem Kopf und horizontal ausgerichtetem Schultergürtel nach links (◨ Abb. 11.4f1, s. auch ◨ Abb. 3.5c2). Die linke Gewichtsseite verlängert sich im Rumpf (exzentrische Verlängerung der Rumpfflexoren links), wobei sich der linke Schultergürtel nach kranial verlagert. Becken und Hand bilden eine geschlossene kinematische Kette, wobei der M. trapezius pars descendens links (und rechts) detonisiert (locker palpierbar) und die Schulterblattstabilisatoren phasisch aktiv werden (vs. Scapula alata). Federnde Impulse mittels Rumpf in die gestretchten Schulterstabilisatoren, d. h. in die stützende Hand, unterstützen die phasische Aktivierung. Aufbauend (konzentrisch) richtet Herr F. nun aus dieser Position mit kaudalem Handdruck links seinen Rumpf wieder mittig aus, wobei sich der Schultergürtel kaudal verlagert und die Horizonte beibehält. Die kontralaterale rechte Seite (Rumpf/Schulter) bleibt locker! Aufbauend verlagert Herr F. wieder sein Körpergewicht in die linke Schulter, lässt langsam dosiert seinen Ellbogen los und richtet diesen wieder mit Druck in die Handwurzel bei Gewichtsverlagerung auf. Speziell bei Herrn F. (beidseitige Symptomatik) wird im Anschluss die Stützfunktion mit der rechten Seite wiederholt, bis beide Schulterblätter (Angulus inferior) wieder möglichst stabil auf dem Thorax aufliegen und die WS wieder leichter aufgerichtet, d. h. ins Lot geführt werden kann.

Mit proximaler Becken- und SG-Stabilität beginnen nun selektive Arm- und Handbewegungen (◨ Abb. 11.4g, s. auch ◨ Abb. 4.7g,h). Herr F. führt mit einem leichten dorsalen Handdruck die Therapierolle vorab mit dem Rumpf nach ventral und dorsal (s. ◨ Abb. 11.4g), dann bewegt er mittels Ellbogenflex- und -extension in möglichst ventraler und/oder dorsaler Rumpfposition die Rolle nach vorn und wieder zurück (s. 67090_4_De_11_MOESM1_ESM).

11.1.3.5 Vierfüßlerstand

Aus der Bauchlage stützt sich der Säugling auf Hände und Knie bzw. später aus dem Kniestand auf die Hände und begibt sich in den Vierfüßlerstand. Er stabilisiert mittels ventraler Kette zwischen Arm, Bauch-, Hüft- und Beinmuskulatur seine Balance. Federnd-wippende Impulse in seine Handwurzeln (s. ▶ Abschn. 2.6, Somatosensibilität) und die Knie stimulieren die phasische Innervation, und aus der dadurch gewonnen Stabilität

resultiert ein weiterer Meilenstein der postnatalen Entwicklung: das Krabbeln (etwa zwischen dem 6.–10. Lebensmonat). Beim alternierenden Krabbeln bewegt sich der Arm überkreuz mit dem kontralateralen Bein. Hierfür müssen beide Hemisphären koordiniert zusammenwirken.

> **Wichtig**
>
> Die Knie stehen hüftbreit (90° hüftflektiert) unter dem Becken, die Hände schulterbreit unter dem Schultergürtel. Im betroffenen Arm kann die Ellbogenextension assistiv am Ellbogen unterstützt werden. Falls die Dorsalextension im betroffenen Handgelenk (Finger zeigen nach vorn, Daumen in die Mitte) nicht möglich ist, kann mit der betroffenen Hand auch seitlich an der Bankkante (Finger sind dann entlastet vs. Dorsalhyperextension) gestützt werden.

Therapiebeispiel

Herr H. (MS/Hemiparese rechts) beginnt in ◨ Abb. 11.5b im Vierfüßlerstand mit der Lotausrichtung der WS (s. auch ◨ Abb. 3.7c). Hierfür lässt er die im Lot ausgerichtete WS (Ohr/Becken) langsam zwischen die Schulterblätter gleiten (exzentrische Aktivität der Schulterblattstabilisatoren) bzw. richtet die WS wieder konzentrisch mittels Druck in die Hände/Arme auf. Als Steigerung folgt bei adduzierten Schulterblättern die langsame Flexion der Ellbogen bzw. folgend die Extension mittels Druck in die Hände (◨ Abb. 11.5b2(2)). Ziel ist es, dass sich die Bewegungsausführung möglichst gleich (betroffene/„gesunde" Seite) anfühlt. Mit ausgerichteter WS (Ohr/Schulter/Becken) folgen nun im Wechsel zu Beginn noch langsame, wippende Impulse zwischen Händen und Knien (◨ Abb. 11.5b2(3)). Für eine kurze Pause geht Herr H. mit seinem Gesäß zum Fersensitz (= Elevation der oberen Extremitäten) und richtet sich wieder mittels Druck/Zug der möglichst rechten Hand (= Schulterblattstabilisatoren) zum Vierfüßler auf.

In ◨ Abb. 11.5c klatscht Herr H. kurz in die Therapeutenhand (= Stützintervalle rechter Arm). Bewegungsausmaß (Zielhand des Therapeuten) und -geschwindigkeit (Intervalle) variieren mit der Stützaktivität der rechten oberen Extremität. Aufbauend hält Herr H. seine linke Hand, und der Therapeut versucht, die Hand zu treffen, die dann Herr H. vorher wegzieht (Klatschspiel!). Das Bewusstsein liegt in der raschen Koordination der linken Hand (vs. Kompensation), während das ZNS die hierfür notwendige Stabilität/Stützfunktion automatisiert aktiviert.

Herr H. verlagert in ◨ Abb. 11.5d sein Körpergewicht auf das rechte betroffene Standknie (◨ Abb. 11.5d1) und geht sagittal mit seinem linken Knie/Bein leicht nach vorn bzw. streckt es möglichst weit nach hinten aus (◨ Abb. 11.5d1(2)). Die Koordination links (vs. Kompensation) wird über das betroffene Standkniebecken automatisiert ventral stabilisiert. Aufbauend führt er

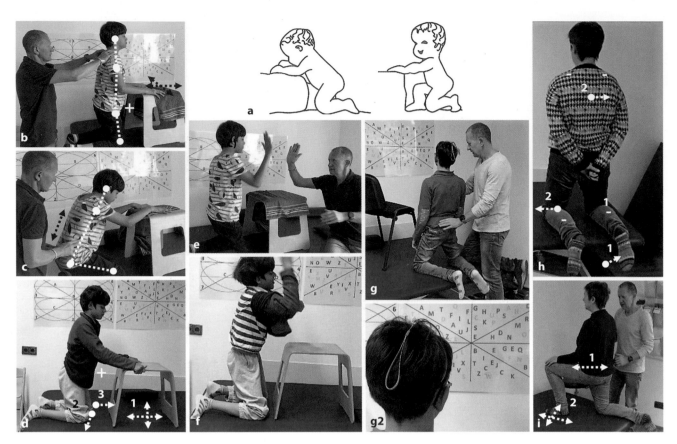

☐ Abb. 11.6   a–i a Knie- und Halbkniestand des Säuglings; **b** Lorenz im gestützten Kniestand mit aufgerichteter WS und lockeren Schultern; **c** kon- und exzentrische Hüftextension bei ventralem Widerlager; **d** Hantieren mit Hocker im Kniestand; **e** Klatschspiele im Kniestand; **f** Alltagsaktivität im Kniestand; **g** Visuomotorik im Kniestand; **h** Detonisierung der Wadenmuskulatur/Abduktionsgang; **i** Beckenaufrichtung, Standknie rechts im Halbkniestand. (Das 67090_4_De_11_MOESM3_ESM zu ☐ Abb. 11.6a finden Sie https://doi.org/10.1007/978-3-662-62292-6_11)

sein linkes Knie langsam nach links (Abduktion) und wieder zurück (☐ Abb. 11.5d2(3)). Mit gewonnener Stabilität folgt die Mobilität, Herr H. verlagert nochmal sein Körpergewicht auf den rechten betroffenen Stützarm/Standknie und geht mit dem linken Arm/Hand etwas nach links, dann folgt das linke Knie ebenfalls etwas nach links. Nun verlagert Herr H. wieder sein Gewicht auf die linke Seite, es folgt der freie rechte Arm etwas nach links, dann das rechte Knie, so geht er nun seitlich im Vierfüßler zur linken bzw. wieder zurück zur rechten Bankkante.

Herr F. (SHT/Tetraparese/Ataxie, s. auch ☐ Abb. 3.7c) tätigt ebenfalls im Vierfüßlerstand koordinierte Bewegungsabläufe zwischen den Extremitäten. Er streckt z. B. abwechselnd langsam und möglichst harmonisch den rechten/linken Arm aus und/oder streckt das rechte/linke Bein nach hinten aus bzw. führt das Knie aus der Streckung zum kontralateralen linken/rechten Ellbogen (☐ Abb. 11.5e1–2). In ☐ Abb. 11.5e3 tätigt Herr F. Bewegungen mit den kontralateralen Extremitäten, bis er schließlich alternierend den Raum nach vorn und wieder zurück erobert (s. 67090_4_De_11_MOESM2_ESM).

11.1.3.6 Knie und Halbkniestand

Grundsätzlich vollzieht jedes Kind seine eigene sensomotorische Entwicklung. Kinder sitzen z. T. schon ab dem 7.–8. Monat, während andere Kinder in diesem Alter sich im Kniestand bereits an Möbelstücken hochziehen, jedoch noch nicht sitzen können. Durch den vorab symmetrischen Kniestand und später den Halbkniestand erobert der Säugling weiter seine Vertikale. Die gebeugten Knie/Unterschenkel liegen flach auf und werden beidseitig belastet. Die ventrale Kette zwischen Knien, aufgerichtetem Becken (= Protraktion) und den an Möbelstücken stützenden Hände aktiviert die sagittale Beckenverankerung (M. iliopsoas) zur lotgerechten Aufrichtung der WS und lateralen Beckenstabilität (M. gluteus medius). Aus der Symmetrie wechselt das Kind die Belastung vom rechten zum linken Knie und umgekehrt. Mit Zunahme der lateralen Beckenstabilität (späteres Standbein) wird ein Bein frei für den asymmetrischen Halbkniestand (Kienzle-Müller und Wilke-Kaltenbach 2008). Das Kind belastet einen Unterschenkel, der flach auf dem Boden liegt, und stellt das andere Bein nach vorne. Dabei bewirkt das nach vorn gehende

Schwungbein eine Hüftextension im knienden Standbein. Diese kniende Standbeinaktivität bedingt einerseits die abduktorische Beckenstabilität (s. M. gluteus medius) und aktiviert anderseits die Becken- und Rumpfaufrichtung (physiologischer Extensionstonus) bei gleichzeitiger Hemmung frühkindlicher Haltereaktionen (Extensionsmuster) durch das flektierte Knie („Hemmung durch Bahnung"). Das Kind gewinnt Kompetenzen, um sich an Möbelstücken, Stühlen, Tischen etc. hochzuziehen und erobert sich als weiteren Meilenstein den **Stand** (s. 67090_4_De_11_MOESM3_ESM unter https://doi.org/10.1007/978-3-662-62292-6_11).

Therapiebeispiele

Im Gegensatz zum typischen Hemiplegiker, bei dem wir von einer erworbenen Hirnschädigung (Apoplex) sprechen, ist es bei Lorenz (ICP, ◘ Abb. 11.6b–g) nicht ganz sicher, ob die Schädigung pränatal, während oder unmittelbar nach der Geburt geschah. Daher sprechen wir hier nicht von der „Reaktivierung" (Bewegung war schon einmal da), sondern vielmehr von der Bahnung „neuer" physiologischer Bewegungskompetenzen. In ◘ Abb. 11.6b richtet sich Lorenz im Kniestand möglichst lotgerecht auf. Zu Beginn erleichtert der Stütz auf den Hocker das ventrale Widerlager zu den überwiegend dorsalen rumpfaufrichteten Haltemuskeln. Die Schultern sind locker palpierbar, und Lorenz tätigt z. B. bei Blickfixierung leichte Rotationsbewegungen mit dem Kopf.

Um die Beckenstabilität zu verbessern, geht Lorenz mehrmals langsam in den Fersensitz und richtet sich wieder auf (◘ Abb. 11.6c). Die Schultern bleiben dabei locker, bzw. Lorenz führt in der jeweiligen Position wieder leichte Kopfbewegungen aus. Zur Automatisierung der Beckenstabilität führt er zu Beginn bilaterale Hantierfunktionen aus. Er schiebt z. B. das Handtuch vor und zurück (◘ Abb. 11.6b), setzt den Hocker vor und zurück (Sagittalebene) und/oder nach links und rechts (Transversalebene, ◘ Abb. 11.6d1). Mit verbesserter Beckenstabilität tätigt Lorenz z. B. Klatschspiele, indem er mit der rechten Hand (links stützt) und umgekehrt klatscht und aufbauend mit beiden Händen gleichzeitig in die Therapeutenhände klatscht. Der symmetrischen (beidseitigen) Gewichtsübernahme der Beine folgt die Asymmetrie. Lorenz verlagert sein Körpergewicht nach rechts und setzt das linke freie Knie etwas nach links und wieder zurück in die Mitte und wiederholt dies mit der kontralateralen Seite (◘ Abb. 11.6d2). Nun setzt er beidhändig den Hocker etwas nach vorn, verlagert seinen Körperschwerpunkt nach links, folgt dem Hocker mit dem freien rechten Knie, verlagert das Gewicht wieder auf rechts und folgt mit dem linken Knie. So geht er alternierend möglichst aufgerichtet nach vorn und wieder zurück. Die gewonnen Stabilität im Kniestand nutzt Lorenz, um eine Alltagsaktivität, wie z. B. den Pulli auszuziehen, zu tätigen (◘ Abb. 11.6f, s. 67090_4_De_3_MOESM8_ESM). In

◘ Abb. 11.6g1–2 beübt Lorenz im freien Kniestand seine Visuomotorik, indem er zuerst ohne Kopfbewegung (Pointer bleibt mittig ausgerichtet) die Buchstaben der Wörter sucht und dann diese später mit dem Pointer nachführt (s. 67090_4_De_4_MOESM3_ESM).

Frau C. (Hemiplegie rechts) verschränkt die Hände möglichst weit unten (Hüftextension/WS Aufrichtung). In dieser Position muss jedoch stets der Therapeut hilfeeingreifend präsent sein, da bei einem Vornüberkippen die Schutzreaktion der Arme beeinträchtigt ist. Da die Füße/Waden (ähnlich ◘ Abb. 11.3a, Ischiokrurale) nicht tonisch haltungsbewahrend aktiv sind, lassen sich tonische Verspannungen leichter detonisieren und aufbauend phasische Innervation leichter aktivieren. Nach der manuellen Mobilisation (s. ► Abschn. 5.1.3, Ischämische Kompression/Rollmassage, s. 67090_4_De_11_MOESM5_ESM unter https://doi.org/10.1007/978-3-662-62292-6_11) der rechten Wadenmuskulatur (M. gastrocnemius caput mediale, M. soleus) führen wir z. B. den Fuß federnd in die maximale Plantarflexion/Streckung (= Stretch M. tibialis), und Frau C. soll aus dieser Position den Fuß beugen (Dorsalflexion), und/oder wir führen den Fuß mit federndem Druck auf den Fußballen in die maximale Supination, und Frau C. soll im Rahmen ihrer Möglichkeiten pronieren. Der phasischen Aktivierung aus der Supination folgt immer wieder eine langsame Dehnung (Schmerzskala 2–3) in die maximale Pronation (◘ Abb. 11.6h1).

> **Wichtig**
>
> Bei einer (z. T. über Jahrzehnte) lang anhaltenden tonischen Verspannung/Immobilität (z. B. Wadenmuskulatur/proximale Ischiokrurale) können die den tonisch verspannten Muskeln phasisch überdehnten agonistischen Gegenspieler auch als eine Art defensive Schutzstrategie sog. **antagonistische Triggerpunkte/Areale** bilden (dann z. B. M. tibialis, M. iliopsoas). Die (phasischen) Muskelverspannungen sind jedoch vielmehr das Opfer der tonisch verspannten Muskulatur. Vor der antagonistischen Mobilisation sollte daher die Mobilisation/Aktivierung der eigentlichen Störenfriede, d. h. der tonisch verspannten Muskulatur erfolgen (Davies und Davies 2016).

Mit lockeren Füßen verlagert Frau C. ihr Körpergewicht nach rechts (Standknie) und setzt das linke frei werdende Knie bei lockeren, horizontal ausgerichteten Schultern nach links. Nun folgt das Körpergewicht nach links, und das rechte Schwungknie folg dem linken. Frau C. geht (mit offenen/geschlossenen Augen) möglichst locker im Abduktionsgang zur linken Bankkante und wieder zurück zur rechten (◘ Abb. 11.6h2).

Mit verbesserter Beckenstabilität rechts setzt Frau C. ihren linken Fuß nach vorn zum Halbkniestand auf. Das rechte Knie muss nun die Hauptlast als Stand tragen.

Frau C. führt nun langsam das Becken nach ventral = maximale Hüftextension und wieder zurück bzw. tätigt mit dem linken „gesunden" Fuß leichte Bewegungen nach vorn/zurück und/oder nach rechts/links (■ Abb. 11.6i1–2, s. 67090_4_De_11_MOESM5_ESM).

11.1.3.7 Stand, Gang und Sprung

Aus dem Knie- bzw. Halbkniestand richtet sich der Säugling an Möbelstücken wie Sofa, Wohnzimmertisch etc. in den (gestützten) Stand auf.

Innerhalb der geschlossenen ventralen Kette, zwischen leicht gebeugten Beinen, Becken, Rumpf und stützenden Armen, stimulieren federnde/wippende Impulse die phasische Innervation der Hüftflexoren (ventrale Verankerung = Beckensenkung/Rumpfaufrichtung) sowie der Hüftabduktoren (laterale Beckenstabilität). Evolutionär gesehen entspricht dieses Haltungsmuster (■ Abb. 11.1c, Lucy) den ersten „Zweibeinern", wobei die Hüften noch etwas flektiert und somit das Becken noch nicht endgradig aufgerichtet ist. Der Stand ist noch relativ unsicher und bei Gleichgewichtsverlust geht das Kind in den rettenden Vierfüßler- bzw. Bärenstand über, womit die Arme wiederum Halte- und Stützfunktion leisten (Nacke 2005). Die sturzverhindernde Haltearbeit bzw. Beckenstabilisation obliegt in dieser Position v. a. den ischiokruralen Muskelgruppen. Das Kind hält sich an Möbelstücken fest, geht beidhändig im sogenannten **Abduktionsgang** an diesen seitlich entlang und aktiviert dadurch seine Hüftextensoren, -abduktoren und -außenrotatoren zur Beckenaufrichtung. Einer der wichtigsten Hüftabduktoren, der **M. gluteus medius**, dessen Funktionalität **(Rotationsgang)** sich mit der aufrechten Haltung, d. h. erst beim Homo sapiens entwickelt hat, bildet daher seine beckenstabilisierende Funktion – u. a. während der Standbeinphase – mit der nahezu endgradigen Hüftextension. Geht dabei die (laterale) Beckenstabilität wieder verloren, hält der Säugling kurz inne, federt in die Beine und setzt dann die frontale Raumeroberung fort. Mit zunehmender Beckenstabilität (unterer Rumpf < Th8–Th10) richtet sich die WS im Lot aus (■ Abb. 3.6a1–3), der obere Rumpf (> Th8–Th10) wird freier und ermöglicht erste transversale Rotationbewegungen. Das Kind beginnt einhändig, dann frei den, Raum gehend zu erobern.

Erst die vollständige Aufrichtung gegen die Schwerkraft (lotgerechte WS) ermöglicht eine Handlungsfreiheit für differenzierte feinmotorische Leistungen (Nacke 2005). Das Kind erhält genügend Standbeinstabilität, um die Möbelstücke loszulassen, und erzielt den **freien Stand**. Im Zuge des neu gewonnenen Bewegungsraums kommt es unweigerlich zu Gleichgewichtsverlusten, worauf das Kind anstelle des oben beschriebenen Bärenstands jetzt mit rettenden **Schutzschritten** reagiert. Das Kind nutzt diese automatisierten Bewegungsmuster und verfeinert sie zum freien Gehen bzw. in der weiteren Entwicklung zum Rennen, Hüpfen, einbeinigen Springen etc.

> **❯ Wichtig**
> Die Meilensteine der sensomotorischen Entwicklung sind v. a. für die **funktionellen Aspekte** des F.A.T. von Bedeutung. Der Therapeut muss sich bewusst sein, welchen funktionellen Hintergrund eine Position, Bewegung oder Übung besitzt, die er gerade jetzt für diesen Patienten auswählt, um Kompetenzen zu schaffen, die eine alltagsrelevante Handlung ermöglichen bzw. erleichtern.

Vergleicht man die bereits erwähnte „Kurve des Meisters" von Leonard (2006) mit den kindlichen Entwicklungsschritten, so erkennt man auch hier wieder die relativen Lernplateaus, d. h. Positionen (Bauchlage, Vierfüßlerstand etc.), in denen das Kind gewisse Erfahrungen sammelt, bis es an Sicherheit gewinnt, um sich die nächsthöhere Position zu erschließen, die meist mit einer Verringerung der Unterstützungsfläche einhergeht (Liegen, Sitzen, Stand, Gehen, Springen).

Dennoch dürfen Therapeuten die **entwicklungsgegebenen Bewegungsprozesse** nicht vernachlässigen, um v. a. im funktionellen Sinn „das Mögliche" und nicht „das Unmögliche" zu verlangen. Erst die statisch geprägte Beckenstabilität, die Anbindung des Schulterblatts an die WS und die damit verbundene dynamische Schulterstabilität auf dem Thorax, die schultergelenksichernde Rotatorenmanschette, die Supination im Unterarm und Dorsalextension im Handgelenk bringen Hand und Finger zum Hantieren. Ebenso haben die Meilensteine, wie Stütz- und Stellreaktionen, sowie die Hantierfunktionen für das F.A.T. Bedeutung. Auf diese Kompetenzen aufbauend folgen die ADL, d. h. bekannte Bewegungsabläufe und Medien, die der Patient vor seinem Schlaganfall kannte bzw. ausführte (s. ▶ Abschn. 3.4.3, Feedforwardprogramme), um möglichst viel neuronales Substrat (wieder) zu gewinnen (d. h. bestehende Verknüpfungen und Assoziationen).

Auch den Verlauf moderner Lernkurven findet man in den Wurzeln der **Evolution** wieder. Vergleicht man die Evolution mit einer Symphonie, so wäre der aufrechte Stand und Rotationsgang des Homo sapiens nur der Paukenschlag am Ende des Musikstücks (Mulder 2007).

Wer jetzt behauptet: „Sensomotorische Entwicklung, normale Bewegung, ressourcenorientierte Alltagshandlungen etc. sind ja nichts wirklich Neues", der hat den Sinn des F.A.T. verstanden. Im F.A.T. trainiert der Therapeut nichts Neues, sondern den Alltag!

> **❯ Wichtig**
> „In Wahrheit liegt die Ursache der Langeweile in der zwanghaften Suche nach etwas Neuem. Doch die wahre Befriedigung lässt sich in der **aufmerksamen Wiederholung** finden, in der Entdeckung eines unendlichen Reichtums in den feinen Variationen eines vertrauten Themas" (Leonard 2006).

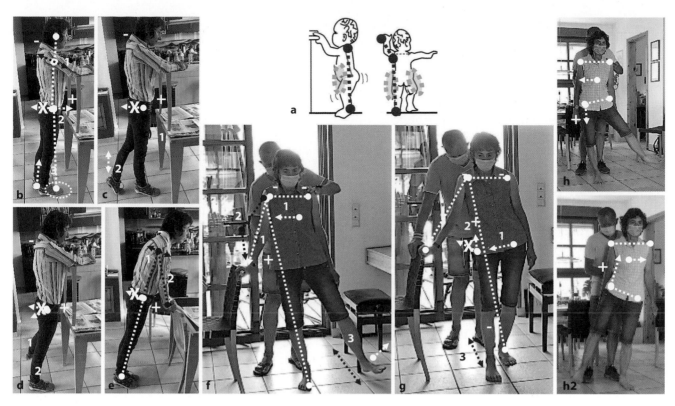

◘ Abb. 11.7 a–h a Stütz- und Abduktionsgang des Säuglings; **b** ventrale Verankerung im Stand mittels Ellbogenstütz; **c** tonisch-phasische Standbeinfunktionen, Vorbereitung zur Sprungbereitschaft im betroffenen rechten Bein; **d** phasische laterale Standbeinstabilität im betroffenen Bein; **e** Wechsel vom Ellbogen- zum Handstütz; **f** Stütz- und Standbeinfunktionen in den betroffenen Extremitäten mittels Seitwärtsstütz; **g** lockere Schwungbeinfunktion im Seitwärtsstütz;

h1 Abduktion links in der offenen kinematischen Kette = frontale Beckensenkung/laterale Beckenstabilität rechts (phasische Kontraktion M. gluteus medius), 2 Abduktion rechts in der offenen kinematischen Kette = frontale Beckenhebung/Lateralflexion rechts. (Das 67090_4_De_11_MOESM4_ESM zu ◘ Abb. 11.7f finden Sie unter https://doi.org/10.1007/978-3-662-62292-6_11)

Therapiebeispiele

Frau W. (Hemiparese rechts) zeigt eine hypotone Grundsymptomatik, im Schultergelenk besteht eine dezent palpierbare Subluxation bei Tendenz zu distaler Verkrampfung (Hand/Finger).

> **Roter Faden**
>
> **Luxation/Subluxation** Das hemiplegische Schultergelenk ist stets luxiert! Der Unterschied zwischen Subluxation zur Luxation liegt darin, dass dabei der Gelenksspalt palpierbar ist. Röntgenuntersuchungen belegen jedoch, dass auch bei der spastischen Schulter der Gelenkskopf nicht konform zur Gelenkspfanne steht. Daher ist das Deltoid stets im SV zu palpieren, und Traumata, Schmerzen, unphysiologische Bewegungsabläufe etc. wie z. B. Bewegungen im luxierten Gelenk (z. B. Abduktion/Elevation mit innenrotiertem Arm) sind absolut zu vermeiden. Bei einem leichten kranialen Druck positioniert sich hingegen die Skapula wieder physiologisch auf dem Thorax, die Rotatorenmanschette wird aktiviert, und der Humuskopf gleitet durch den Bandapparat in die Gelenk-
>
> pfanne (passiver Einrastmechanismus), womit sich die Luxation minimiert. Je physiologischer die Koordination der Schultermuskulatur (detonisierter Nacken, Lotausrichtung der WS, Schulterblattstabilität auf dem Thorax etc.), desto geringer die Subluxation! Die möglichst lotgerecht aufgerichtete WS (vs. Hyperkyphose BWS/Hyperlordose LWS) erleichtert die physiologische Skapulaposition, wobei der Ellbogen-, Arm- und Handstütz die Nackenanspannung detonisiert und die Schulterblattstabilisatoren aktiviert.

In ◘ Abb. 11.7b aktiviert Frau W. mittels Ellbogenstütz ihre ventrale Kette (Verankerung) sowie die Schulterblattstabilisatoren (vs. Pars descendens). Sie lässt zu Beginn ihre WS zur Lotgewinnung zwischen die Schulterblätter gleiten und richtet sie wieder mittels Druck in die Ellbogen auf (s. ähnlich ◘ Abb. 11.5b). Der Nacken ist dabei locker palpierbar, und Frau W. rotiert mit gewonnener Kopffreiheit unter Blickfixierung leicht und locker und maximal mit dem Kopf nach rechts und links! Nun positioniert sie ihr Becken mit im Lot ausgerichtetem Oberkörper zwischen die funktionelle Fußlängsachse

(Ferse/medialer Vorfuß/Fußballen). Im Wechsel verlagert sie nun ihren Körperschwerpunkt (Th6–Th8) nach rechts und lässt das linke Knie locker (= Standbein rechts) bzw. nach links, worauf sie das rechte Knie locker lässt. Die Schultern bleiben dabei horizontal ausgerichtet, und die Geschwindigkeit der Gewichtsverlagerung erhöht sich mit beidseitig ähnlichem Bewegungsgefühl/-ausführung. Um die Bewegungsabläufe weiter zu sensibilisieren, schließt Frau W. schließlich ihre Augen (◘ Abb. 11.7b1). Aufbauend schiebt nun Frau W. in ◘ Abb. 11.7b2 ihr Becken sagittal auf die medialen Vorfüße (Fußballen, s. positive Stützreaktion, ◘ Abb. 3.8b2). Die Ferse wird frei, und sie drückt sich, ohne die ventrale Verankerung im Becken zu verlieren (Beckenretraktion), zum Zehenspitzenstand nach oben (= phasische Aktivität der Wadenmuskulatur). Nun lässt sie die Fersen wieder locker zurück auf den Boden gleiten (◘ Abb. 11.7b3).

> **Wichtig**
>
> **Tonisch verspannte (stereotype) Wadenmuskulatur:** Die enthemmte tonische Nackenver- bzw. -anspannung setzt sich über die überwiegend dorsale Kette (Ausnahme: M. rectus femoris) bis in die Wade fort. Typisch für den Hemiplegiker ist daher eine stereotype (vs. variationsreiche, adaptive) Verspannung der betroffenen Wadenmuskulatur (v. a. M. soleus) mit Tendenz zur Plantarflexion (Streckung/Spitzfuß) und Supination im Sprunggelenk. Eine Fußheber- bzw. Pronationsschiene kann den Druck auf die Fußaußenkante, d. h. die Stimulation der tonischen Plantarflexoren/Supinatoren noch verstärken (s. auch 67090_4_De_4_MOESM9_ESM)! Neben der fehlenden adaptiven Variabilität (u. a. Sprungbereitschaft) wird dadurch auch die eher phasische Fußhebefunktion (M. tibialis) verunmöglicht. Eine manuelle Mobilisation/Dehnung = Detonisierung (s. z. B. ◘ Abb. 8.36d) tonischer Strukturen unterstützt hingegen die phasische Reaktivierung/Sprungbereitschaft der Wadenmuskulatur (◘ Abb. 11.7b).

Daher folgt ein Wechsel zwischen An- (Zehenstand) und Entspannung (Ferse auf dem Boden). Mit Kompetenzgewinn steigert Frau W. wieder die Geschwindigkeit bzw. wiederholt die Bewegung mit geschlossenen Augen. Bei guter und v. a. bleibender Bewegungsharmonie kann auch ein kurzes, abweichendes Gespräch einfließen (= Automatisierung der Bewegungsausführung). In ◘ Abb. 11.7c beübt Frau W. nun die betroffene Standbeinseite. Die Muskulatur der betroffenen Wade ist i. d. R. hypotropher als in der „gesunden" Wade, bei eher monotoner, variationsarmer Anspannung. Durch die Beckenverlagerung auf den Fußballen, Wippen, mit den Zehen hochdrücken und wieder fallenlassen etc. kann die phasische variationsreiche Kontraktion gesteigert werden.

> **Wichtig**
>
> Zum Halten und Tragen des Körpergewichts im aufrechten Stand und (Rotations-)Gang liefern die Plantarflexoren eine entscheidende Stabilität. Dabei besitzen der M. gastrocnemius und der M. soleus (zusammen = M. triceps surae) sowohl den größten Muskelquerschnitt als auch den längsten Hebelarm aller Plantarflexoren. Während der M. gastrocnemius (s. ► Abschn. 5.1.3, Fast-twitch-Fasern) eher die **phasisch** variable Stabilität, wie z. B. bei der Sprungbereitschaft unterstützt, dient der M. soleus (s. Slow-twitch-Fasern) eher der **tonischen** ausdauernden Haltungsbewahrung. Der Faserverlauf des M. soleus ist U-förmig, doppelseitig gefiedert, damit kann sich sein physiologischer Querschnitt um bis um das Dreifache ausdehnen (Tittel 2016). Hierdurch wird es ihm möglich, relativ große Kräfte ausdauernd zu generieren. Jedoch ist er durch die Struktur seines Faserverlaufs und seine eher tonische Innervation quasi prädestiniert, bei Immobilität und/oder eingeschränkter phasischer Innervation zu verkürzen. So kann schon das häufige Tragen von Schuhen mit hohen Absätzen zur Rückbildung von Sarkomeren und somit zum Verlust des Bewegungsausmaßes führen. Bedingt durch die Immobilität neurologisch Betroffener ist dies umso deutlicher der Fall. Wir fühlen diese Verspannungen, wenn wir z. B. (s. ◘ Abb. 11.25b) mit Druck in die Malleolengabel den aufgestellten, plantarflektierten Fuß in die Dorsalflexion führen. Die Ferse sinkt entsprechend den verspannten Muskelfasern eher ruckartig nach unten ab. Im Laufe der Behandlung (meist über mehrere Wochen, Monate), d. h. im Zuge der manuellen Mobilisation und/oder Dehnung reduzieren sich die Verspannungen. Der Muskel gewinnt an phasischer Aktivität, und auch die antagonistischen Fußheber gewinnen wieder an Funktion (s. 67090_4_De_4_MOESM6_ESM).

Frau W. hält z. B. den Zehenstand rechts, lässt das linke Knie locker, führt das linke Knie zur Tischkante (s. gekreuzte Streckreaktion, ◘ Abb. 3.9), fährt mit dem linken Knie die untere Tischkante nach rechts/links entlang und/oder setzt die Zehenspitzen dorsal auf und tippt mit ihnen auf den Boden (◘ Abb. 11.7c2), ohne die ventrale Verankerung im Becken zu verlieren. Es folgt nun der Wechsel rechts zwischen (z. T. maximaler) Anspannung zum Zehenstand und maximaler Entlastung (Fersenstand). Auch im normalen Alltag steht man keine 5 min auf einem Bein, d. h., es sind immer wieder Pausen einzulegen, z. B. wie oben beschrieben mit Wechsel zwischen linkem/rechtem Standbein/Knie. Mit Kompetenzgewinn steigen die Anforderungen (Bewegungsausmaß/-geschwindigkeit) bzw. Wiederholungen mit geschlossenen Augen bzw. mit abweichendem Gespräch, bei Nackenanspannung, Beckenretraktion, Verkrampfung etc. verringern sie sich.

Mit sagittalem Kompetenzgewinn wechselt Frau W. in die Frontalebene (◘ Abb. 11.7d). Sie führt ihr linkes Bein mit möglichst geradem Knie nach links und wieder zurück (◻ Abb. 11.7d1). Je gestreckter das linke Knie, desto mehr Lateralflexion links (Beckenhebung) und desto mehr laterale Stabilität des rechten Beckens (Beckensenkung, phasische Kontraktion des M. gluteus medius, s. ◻ Abb. 11.8c und 3.12b). Die Anforderung richtet sich nun entsprechend der ventralen Verankerung und lateralen Stabilität des rechten Beckens, d. h., es ist sowohl die Beckenretraktion als auch das seitliche Weg- bzw. Einknicken des rechten Beckens zu vermeiden! Gelingt die seitliche kon- und exzentrische (= langsam Bein wieder zurückführen) Abduktion links, bewegt Frau W. im Wechsel ihr rechtes Bein mit möglichst gestrecktem Knie (Lateralflexion rechts, hypotone Rumpfseite) und lockerem Fuß (vs. Streckspastik) in die Abduktion (◻ Abb. 11.7d2). In ◻ Abb. 11.7e wechselt Frau W. nun vom Ellbogen- in den Unterarm- bzw. Handstütz (die Stuhllehne ist dabei durch den Tisch gesichert). Sie beginnt ähnlich wie in ◻ Abb. 11.7b mit der Lotausrichtung der WS mit gestreckten Ellbogen (◻ Abb. 11.7e1), steigert dies mit zunehmender Ellbogenflexion und -extension (◻ Abb. 11.7e2) und wiederholt die Bewegungsabläufe (◻ Abb. 11.7b–d) nun im Armstütz. Mit zunehmender Beckenstabilität rechts lässt Frau W. bei Gewichtsverlagerung nach rechts ihren linken Arm locker (= Stützarm rechts) und dreht sich etwas mit der linken Schulter nach dorsal (= Außenrotation rechts) und wechselt so in den seitlichen Stützarm rechts (◻ Abb. 11.7f,g).

Frau W. verlagert ihr Körpergewicht zu Beginn noch eher dezent auf den rechten Stützarm. Es bildet sich die geschlossene Kette zwischen Hand/Armstütz und rechtem Standbein. Die rechte Schulter verlagert sich etwas nach kranial, Nacken rechts und links sind locker palpierbar. Nun richtet sie mittels Druck in die Hand (Arm) ihren Oberkörper wieder auf (die rechte Schulter verlagert sich dabei nach kaudal), und beide, aber v. a. die linke Nackenmuskulatur (vs. Kompensation) bleiben gelockert (◻ Abb. 11.7f1, s. auch ◻ Abb. 4.12c)! Gelingt dies, folgt als Steigerung bei Gewichtsverlagerung der Ellbogenstütz. Frau W. verlagert dabei wieder ihr Körpergewicht nach rechts (Schulter kranial), knickt dann langsam mit dem Ellbogen ein und richtet diesen wieder mittels Druck in die Handwurzel auf, dem gestreckten Ellbogen folgt fortführend wiederum der Stützarm (◻ Abb. 11.7f2, Schulter kaudal durch aktiv exzentrische Lateralflexion in die Lateralextension, 67090_4_De_11_MOESM4_ESM unter https://doi.org/10.1007/978-3-662-62292-6_11).

Durch die Übungen sollten sich Scapula alata und Subluxation rechts reduzieren, wobei sich mit Kompetenzgewinn die Gewichtsverlagerung in die rechte Schulter steigert. Evtl. Wiederholung mit geschlossenen Augen etc. In ◻ Abb. 11.7f3 nutzt Frau W. ihren seitlichen Stützarm, um das linke Bein möglichst gestreckt nach links zu abduzieren bzw. wieder exzentrisch zurück-

zuführen und/oder locker und leicht damit nach vorn und wieder zurückzuschwingen (= Standbein rechts). Der Standbeinstabilität folgt die Schwungbeinmobilität rechts. Hierfür führt Frau W. ihr Becken langsam in den Stützarm nach rechts (ist zu Beginn, v. a. bei hypotonem Rumpf recht schwer!) und lässt nun ihr rechtes Bein/ Fuß möglichst locker (◻ Abb. 11.7g1). Die Stabilität geschieht nun überkreuz zwischen dem rechten Stützarm und dem linken Standbein. Frau W. tätigt nun eine Lateralflexion rechts, um das Schwungbeingewicht zu übernehmen (◻ Abb. 11.7g2). Der rechte Fuß wird/bleibt locker und schwingt zu Beginn noch langsam etwas nach vorn und zurück bzw. mit physiologischer Bewegungsharmonie schneller und weiter (◻ Abb. 11.7g3). Hierbei ist darauf zu achten, dass das Bein/Becken nicht mittels dorsaler Anspannung (M. latissimus dorsi) gehoben wird. Dies hätte einerseits ein Vorheben des Beckens/ Beines im Sinne einer verspannten Massenbewegung mit Supinations-/Spitzfußstellung im Sprunggelenk zur Folge und würde anderseits bedingt durch den distalen Zug des M. latissimus dorsi auch die Subluxation im SG verstärken.

Frau W. wechselt von der geschlossenen kinematischen Kette im Seitstütz zur offenen Kette in den Abduktionsschritt (◻ Abb. 11.7h ,s. oben, Abduktionsgang des Säuglings). Aufbauend auf die ventrale Verankerung (vs. Beckenretraktion) und laterale (Stütz-)Stabilität verlagert sie ihr Körpergewicht (Th6–Th8) auf die rechte betroffene Seite, die Schultern bleiben horizontal ausgerichtet, bis das linke „gesunde" Bein frei wird. Nun tätigt sie mit möglichst gestrecktem Bein links zu Beginn eher rasche Seitwärtsschritte (◻ Abb. 11.7h1 = Beckenhebung – Lateralflexion links und phasische Beckensenkung rechts – M. gluteus medius), aufbauend langsamere, weitere Bewegungen, Augen geschlossen etc. Nun verlagert sie ihr Körpergewicht auf die linke „gesunde" Seite, hebt das rechte Becken mittels Lateralflexion etwas an (vs. Beckenretraktion und dorsale Hebung – M. latissimus dorsi), dann folgt der Abduktionsschritt mit möglichst gestrecktem rechtem Bein und möglichst lockerem Fuß (vs. Supinationsstellung). Es folgen der Wechsel zwischen rechter und linker Abduktion und/oder der Abduktionsgang durch den Raum (s. 67090_4_De_11_MOESM4_ESM).

Mit ventraler Verankerung und lateraler Becken- und Rumpfstabilität wechselt Frau W. in den freien Stand bzw. Gang. Sie beginnt ähnlich ◻ Abb. 11.7b–e mit Übungen in der offenen Kette ohne Stütz der Arme. Aus Sicherheitsgründen sollte jedoch bei Bedarf als Stütze eine Stuhllehne, Möbelstück, Tischlehne o. ä. zur Verfügung stehen. Frau W. geht mit dem Becken nach ventral auf die Zehenspitzen und nach dorsal auf die Ferse (s. auch ◻ Abb. 8.39c,d), ohne dass der rechte Fuß verkrampft, das Knie dorsal durchschlägt und/ oder das Becken retrahiert. In ◻ Abb. 11.8a1 verlagert Frau W. ihr Becken bei lotgerecht aufgerichteter WS (vs.

11

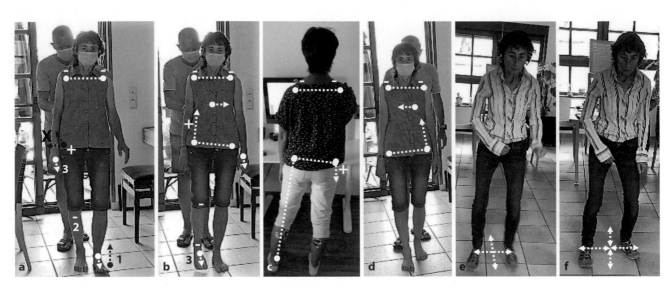

◻ Abb. 11.8   a–f a Ventrale Beckenverankerung, Standbein rechts; **b** physiologische Lateralflexion, lockeres Schwungbein rechts bei proximaler hypotoner Grundsymptomatik; **c** Gewichtsübernahme und phasische laterale Becken- bzw. Standbeinstabilität bei proximaler hypertoner Grundsymptomatik; **d** alternierendes freies, lockeres Gehen. **e** Sprungbereitschaft; **f** gesteigerte Sprungbereitschaft. (Das 67090_4_De_11_MOESM5_ESM zu ◻ Abb. 11.8c finden Sie unter https://doi.org/10.1007/978-3-662-62292-6_11)

Beckenretraktion/Hyperkyphose BWS) nach dorsal, bis sich die Zehen links abheben (= ventrale Verankerung, Fersenbelastung rechts, s. auch ◻ Abb. 3.13a2, 8.40e1). Gelingt dies, verlagert sie im Wechsel ihr Becken auf den medialen rechten Vorfuß (positive Stützreaktion = laterale Beckenstabilität vs. Einknicken des seitlichen rechten Beckens!) und wieder zurück auf die Ferse (linke Zehen heben). Nun verlagert Frau W. fortführend ihr Becken/Körpergewicht auf das linke Standbein. Der dadurch entstehende Stretch in die rechte extendierte Hüfte und die aus der frontalen Gewichtsverlagerung nach links resultierende Lateralflexion rechts (im Sinne der Kopf- und Rumpfstellreaktionen, s. ◻ Abb. 11.7h2, 4.5b,c) erleichtern die Lockerung des rechten Standbeines zum Schwungbein. Das rechte Knie fällt locker mit der Schwerkraft zum linken Knie. Die Schultern bleiben dabei locker horizontal ausgerichtet (Nacken locker). Je lockerer das Knie, desto leichter (vs. Supination/Spitzfuß) schwingt das rechte Bein/Fuß nach vorn. Die physiologische Lateralflexion rechts (seitliche Beckenhebung) bei Gewichtsverlagerung zur kontralateralen linken „gesunden" Seite wird fazilitierend unterstützt, und parallel wird die pathologische dorsale Beckenhebung (Beckenretraktion – M. latissimus dorsi) kontrolliert. Mittels sagittaler (ventrale Verankerung) und frontaler Kompetenzen (laterale Stabilität) wechselt Frau W. in die Transversalebene (Rotationsgang). Hierbei liegt der Schwerpunkt bei der Protraktion von rechter Schulter und Becken. Sie verlagert z. B. ihr Körpergewicht nach rechts (linkes Bein wird frei) und schwingt mit ihrer rechten Schulter, Arm, Hand locker nach ventral, um gleichzeitig das freie linke abhebende Knie zu berühren. Nun verlagert sie wieder im Wechsel ihr Körpergewicht auf das linke Bein. Das rechte Knie wird locker und schwingt zur linken Hand. Mit Zunahme der Bewegungskompetenzen steigert sich die Geschwindigkeit. Frau W. setzt nun wieder mit der rechten Ferse auf, übernimmt mit Beckenverlagerung auf den rechten Fußballen die Standbeinfunktion, das linke Bein schwingt langsam und locker vor und erobert so im möglichst leichten, harmonischen Rotationsgang den Raum nach vorn und zurück (Steigerung: Augen geschlossen).

Roter Faden

Bei der Hemiplegie gibt es nicht den ausschließlich hypotonen (mangelnde Innervation) und/oder hypertonen (enthemmte spinale und/oder subkortikale Reaktionen) Zustand. So kann beim selben Betroffenen die Rumpfsymmetrie zwischen hypotoner Seite im Sitz und mit steigender Anforderung hypertoner Spastik im Stand variieren. In der Frontalebene geht es beim Gehen bei hypotoner Grundsymptomatik rechts mit der Gewichtsverlagerung nach links eher um die haltungsbewahrende Lateralflexion rechts (◻ Abb. 11.8b). Bei der hypertonen Symptomatik hingegen geht es eher um Gewichtsverlagerung zur betroffenen Seite, d. h. um die abduktorische Standbeinstabilität (Beckensenkung, adaptive Lateralextension) (◻ Abb. 11.8b vs. c, ◻ Abb. 4.7a, s. 67090_4_De_11_MOESM4_ESM, 67090_4_De_11_MOESM5_ESM und 67090_4_De_4_MOESM2_ESM).

In ◻ Abb. 11.7d,e nutzt Frau W. ihre Rumpf- und Beckenstabilität, um Sprünge zu tätigen. Vor allem der rechte Fuß darf dabei nicht einknicken, d. h., es ist

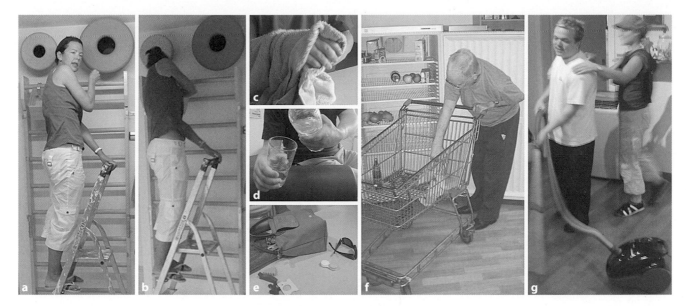

◘ Abb. 11.9 a–g F.A.T.-Behandlungsbeispiele: Bewegung in einen Kontext setzen

beim Aufkommen auf den Fußballen zu achten. Vorbereitend können die Sprünge an der aufgestützten Stuhllehne (◘ Abb. 11.7e) getätigt werden (s. auch ◘ Abb. 3.13b1–4). Frau W. springt nach vorn und zurück, in die Ab- und Adduktion bzw. nach vorn in die Abduktion, weiter in die Adduktion etc. und wieder zurück (◘ Abb. 11.8d). In ◘ Abb. 11.8e steigert sie die Sprungbereitschaft, indem sie mit den Beinen/Füßen sagittal vor und sofort wieder zurück springt (und umgekehrt) und/oder frontal mit adduzierten Beinen in die Abduktion und sofort wieder zurück in die Ausgangsstellung springt (und umgekehrt) (s. 67090_4_De_11_MOESM4_ESM).

11.1.3.8 Bewegung in einen Kontext setzen

Jede Bewegungsverbesserung besitzt nur dann einen nachhaltigen Effekt, wenn der **Transfer** in den Alltag gelingt, d. h., wenn der Bewegungsablauf in einen Kontext gesetzt wird. Gerade beim Erwachsenen sollte die Therapie an Feedforwardprogrammen anknüpfen, und er sollte eine Bewegung bzw. Handlung, die er früher ausführen konnte, **wieder erlernen**.

> ▶ **Beispiel**
>
> Beobachtet man, wie jemand eine Tasse aus dem Schrank holt und diese hält, um etwas einzugießen, wird schnell deutlich, dass es sich nicht nur um eine Bewegung handelt. Diese einfache Alltagshandlung spiegelt schon einen **hochkomplexen Wahrnehmungs-, Entscheidungs- und Bewegungsprozess** wieder. ◀

Die in der Therapie erarbeiteten Kompetenzen müssen ihren **Bezug zum Alltag** finden, wie z. B. das Benutzen einer Leiter, um etwas aus dem Regal zu holen. Das Beladen des Einkaufswagens und das Gehen mit ihm, nasse

Hände abtrocknen, etwas in ein Glas eingießen und aus der Handtasche etwas heraussuchen, sind nur Beispiele aus dem F.A.T. Wer die Grundlagen verstanden hat und offen ist für den Alltag, wird eine unbegrenzte Fülle an Handlungsideen finden (◘ Abb. 11.9a–g).

11.2 ICF-orientierte Befunderhebung

Körper, Geist und Verhalten haben die Tendenz, innerhalb bestimmter Grenzen gleich zu bleiben. Dieser Widerstand gegenüber Veränderungen wird **Homöostase** (griech. „homoios": gleichartig, ähnlich) genannt (Leonard 2006). Hierdurch wird die Anpassung an die Umwelt optimiert und der Kräfteaufwand zur Lebenserhaltung minimiert. Stellt man sich z. B. auf die Zehenspitzen, wird deutlich, dass der Körper auf physischer Ebene durch minimale tonische Anpassungsreaktionen stets bemüht ist, sein Gleichgewicht, d. h. „seine Mitte", zu finden. Diesen Prozess kann man auf den Geist, d. h. auf die Psyche, übertragen. Zum Teil ist man chaotisch und strukturiert sich oder durchlebt wechselhafte Gefühle wie Freude und Leid. Entsprechend sucht man auch auf psychischer Ebene stets die Mitte (Homöostase). Da man nie von einer stets gleichen Umwelt ausgehen kann, ist das Leben vielmehr durch das permanente Suchen einer optimalen, dynamischen Stabilität („Mitte") zwischen „Struktur und Chaos" geprägt (Mulder 2007), womit Bewegungsabläufe und Handlungen des täglichen Lebens eine Art „Problemlösungsstrategie" innerhalb der sich stetig verändernden Umwelt bilden.

Im Zuge eines **ganzheitlichen Rehabilitationsprozesses** darf man den Zusammenhang zwischen Körper, Geist und Umwelt nicht aus den Augen verlieren.

▶ **Beispiel**

Betrachten wir z. B. 3 Patienten, die vor ca. 1 Jahr einen Schlaganfall erlitten: Alle sind um die 60 Jahre alt mit ähnlicher Symptomatik (Eingangsbefund) und nahezu gleichem sozialen Milieu:

- Person A tätigt nun mittels Fußhebeschiene und Einpunktgehstock seine Einkäufe innerhalb der Stadt.
- Person B ist innerhalb seiner Wohnung mobil und benötigt bei den Verrichtungen des täglichen Lebens (Waschen, Anziehen etc.) minimale personelle Hilfe.
- Person C ist in einem Pflegeheim untergebracht und auf die Unterstützung des Pflegepersonals angewiesen. ◀

Die Beispiele sollen verdeutlichen, dass bei ähnlichen Beeinträchtigungen von Körperfunktionen und -strukturen die individuellen und umweltbedingten Kontextfaktoren (Persönlichkeit, Angehörige, Lebenssituation, Wohnsituation) eine wichtige Rolle im Reha-Prozess spielen. Diese Kontextfaktoren, die nicht unmittelbar mit der Erkrankung in Verbindung stehen, können sich sowohl als **Förderfaktoren (+)** wie auch als **Barrieren (−)** auf die funktionelle Gesundheit auswirken und für den mehr oder weniger positiven Verlauf einer Rehabilitation entscheidend sein.

Um bei der rehabilitativen Befunderhebung den Menschen in seiner Ganzheit zu erfassen und seine individuelle Lebenssituation zu berücksichtigen, d. h. eine optimale (Re-)Integration und Teilhabe an all seinen wichtigen Lebenssituationen zu ermöglichen, bildet das biopsychosoziale Modell der ICF (▶ Kap. 7, ICF: International Classification of Functioning, Disability and Health) die Grundlage.

In der ICF beschreibt man die **funktionelle Gesundheit** („functional health") sowie ihre Beeinträchtigung. Hierunter versteht man die Erfassung des gesamten Lebenshintergrunds (s. Kontextfaktoren) einer Person. In der Konzeption der ICF klassifiziert man:

- **körperliche Funktionen**, einschließlich der geistigen und seelischen Bereiche, sowie die **Körperstrukturen**, die allgemein anerkannten Normen entsprechen (Konzept der „**Körperfunktionen und -strukturen**");
- **Aktivitäten**, d. h., wenn eine Person all das tun kann, was von einem Menschen gleichen Alters ohne Gesundheitsproblem (im Sinne der ICD) erwartet wird (Konzept der „**Aktivitäten**");
- Teilhabe an allen Lebensbereichen, die einem Menschen wichtig sind – wenn er sich innerhalb dieser Bereiche entfalten kann, wie es von jemandem erwartet wird, bei dem keine Beeinträchtigung der Körperfunktionen oder -strukturen und Aktivitäten besteht (Konzept der „Teilhabe").

Der Begriff „**funktionelle Gesundheit**" wird in der ICF selbst nicht gebraucht, hat sich aber als international gängiger Terminus in der Kommunikation als sehr nützlich erwiesen.

Die WHO spricht in diesem Zusammenhang auch von Funktionsfähigkeit, wobei dies alle Aspekte der funktionellen Gesundheit umfasst. Es wird deutlich, dass die rein biomedizinische Beschreibung der Körperfunktionen und -strukturen nicht mehr genügt. Vielmehr wird der Mensch als handelndes Subjekt (Aktivitäten) sowie als selbstbestimmtes und gleichberechtigtes Subjekt in Gesellschaft und Umwelt (Teilhabe) erfasst.

Die Gegebenheiten des Lebenshintergrunds werden in der ICF als **Kontextfaktoren** definiert. Man unterscheidet **Umweltfaktoren** und **personenbezogene Faktoren**. Je nachdem, ob sie sich „**positiv**" oder „**negativ**" auf die funktionelle Gesundheit auswirken, werden die als **Förderfaktoren (+)** oder als **Barrieren (−)** beschrieben:

- **Umweltbezogene Faktoren**
Sie spiegeln die materielle, soziale und einstellungsbezogene Umwelt wieder, in der sich der Mensch entfaltet.

- **Personenbezogene Faktoren**
Hierbei spielen die individuelle Lebensführung sowie der Lebenshintergrund einer Person eine Rolle. Sie umfassen die Gegebenheiten einer Person, die nicht Teil des bestehenden Gesundheitsproblems sind (z. B. zählt der Antriebsmangel infolge einer depressiven Erkrankung nicht zu den personenbezogenen Faktoren).

Im dynamischen **biopsychosozialen Modell** der ICF geht man davon aus, dass nicht nur die Verbesserung der Körperstrukturen und Körperfunktionen zu mehr Aktivität und Teilhabe am gesellschaftlichen Leben führt, sondern dass auch die Ausübung von Aktivitäten und die aktive Teilhabe einen positiven Einfluss auf die Körperfunktionen bzw. den Gesundheitszustand besitzen können.

Diesen Grundsatz versucht das F.A.T. (Funktionelles Alltagstraining, s. Fallbeispiele ab ▶ Abschn. 11.4) zu bedienen. Auf funktioneller Ebene schaffen Therapeuten ressourcenorientiert Kompetenzen, um unter Nutzung alltagsrelevanter Medien und Aktivitäten Problemlösungsstrategien zu erarbeiten, die die Körperstrukturen und -funktionen verbessern und die Teilhabe am privaten und gesellschaftlichen Leben erleichtern (◘ Abb. 11.10).

11.2.1 Behandlungsbeispiel zur ICF-Klassifikation

Im Gegensatz zur Orthopädie, bei der die Befunde der Körperfunktionen und Körperstrukturen relativ klar lokalisierbar und erfassbar sind, wie z. B. die Bewegungseinschränkung einer Beugekontraktur durch den Winkelmesser, gestaltet sich die Befunderhebung neurologischer Krankheitsbilder meist komplexer. Zwar zeigen sich die Schwierigkeiten ebenfalls peripher, die Ursachen liegen jedoch im ZNS.

◻ **Abb. 11.10** F.A.T.-Behandlungs-beispiel in Bezug auf die ICF-Klassifi-kationen

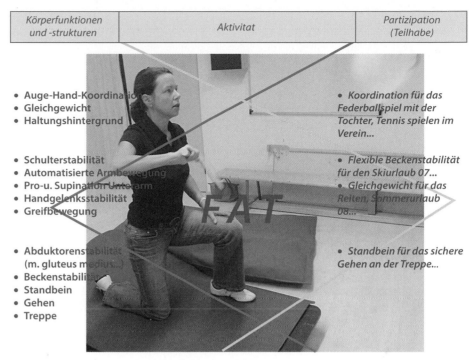

| Körperfunktionen und -strukturen | Aktivität | Partizipation (Teilhabe) |

- Auge-Hand-Koordination
- Gleichgewicht
- Haltungshintergrund

- Schulterstabilität
- Automatisierte Armbewegung
- Pro-u. Supination Unterarm
- Handgelenksstabilität
- Greifbewegung

- Abduktorenstabilität (m. gluteus medius...)
- Beckenstabilität
- Standbein
- Gehen
- Treppe

- *Koordination für das Federballspiel mit der Tochter, Tennis spielen im Verein...*

- *Flexible Beckenstabilität für den Skiurlaub 07...*
- *Gleichgewicht für das Reiten, Sommerurlaub 08...*

- *Standbein für das sichere Gehen an der Treppe...*

Therapiebspl. "Halbkniestand": Luftballontennis auf dem Wackelbrett ("das Mögliche verlangen")

❯ **Wichtig**

Therapeuten sehen und fühlen die **Ursache** einer Bewegungseinschränkung, müssen aber den **Grund** dessen, was sie sehen und fühlen, behandeln.

Zudem ist eine eindeutige und objektive Aussage, z. B. über die Stärke einer Spastizität, relativ schwierig, da das Erscheinungsbild durch persönliche Kontextfaktoren, wie die Tagesverfassung des Patienten, den physischen und psychischen Zustand (Stress, Angst, Gesundheitszustand, Müdigkeit etc.), und durch Umweltfaktoren, wie das soziale Umfeld, stark **variieren** kann. Patienten mit Schlaganfall haben, bedingt durch die Schädigung kortikaler Strukturen, neben der im Vordergrund stehenden sensomotorischen Störung häufig auch **Wesensveränderung**en. Es kommt zu einer mehr oder weniger stark ausgeprägten **Beeinträchtigung** der sogenannten **höheren Gehirnleistungen** (▶ Kap. 6, „Neuropsychologie"), d. h. der kognitiven und exekutiven Funktionen wie Wahrnehmung, Aufmerksamkeit, Handlungsplanung, Motivation etc., die unmittelbar die Teilhabe am privaten und gesellschaftlichen Leben beeinflussen können (▶ Abschn. 8.1, „Hemiplegie").

Die Befunderhebung sollte einerseits den Patienten ganzheitlich, d. h., die Teilhabe, Aktivitäten sowie die Beeinträchtigung von Körperfunktionen und -strukturen möglichst detailliert erfassen und persönliche und umweltbedingte Kontextfaktoren mit einbeziehen. Andererseits darf sie nicht zu komplex gestaltet sein, um eine **praktische Umsetzung** zu gewährleisten. In den

Einrichtungen bestehen in der Regel spezifische Befunderhebungssysteme, die sich schon seit Jahren bewährt haben. Der Anspruch, dabei allen Anforderungen gerecht zu werden, würde den Rahmen des Buchs sprengen. Die Vorstellung des folgenden Befunderhebungsbogens ist ICF-orientiert und als Vorschlag zu sehen, der im Individualfall an die spezifischen Einrichtungsbedürfnisse adaptiert werden kann. Zudem sind ICF-orientierte Befunderhebungs- und Dokumentationsbögen über den Deutschen Verband der Ergotherapeuten (DVE e. V.) zu beziehen.

Eine umfassende Befunderhebung kann nicht am ersten Tag geschehen. Sie ist vielmehr integraler Bestandteil eines fortlaufenden Therapieprozesses (s. folgende Übersicht). Bertha Bobath prägte den Satz: „Befund ist Therapie und Therapie ist Befund" (zit. nach Paeth-Rohlfs 1999).

Umfassende Befunderhebung und Dokumentation

Eine sorgfältige Befunderhebung und Dokumentation bildet die **Grundlage für eine Vorgehensweise**, die

- ▬ ressourcenorientiert Ziele im Sinne von Funktionsfähigkeit und Behinderung ganzheitlich beschreibt, d. h., Körperstrukturen und -Funktionen, Aktivitäten und die Teilhabe, persönliche und umweltbedingte Kontextfaktoren mit einbezieht (s. ICF);
- ▬ Effizienz der Therapie selbstkritisch reflektiert;

- Therapiefortschritte feststellt;
- im Rahmen einer interdisziplinären Zusammenarbeit einen effektiven und umfassenden Therapieverlauf gewährleisten kann.

11.2.2 Normale Bewegung versus Adaption

Eine Beeinträchtigung der Körperstrukturen und -funktionen führt zu Kompensationsstrategien. Wird die Kompensation zur Gewohnheit, kommt es zur **Adaption** (Mulder 2007). Das heißt, auch ein weniger förderliches Verhalten, Bewegungsabläufe etc. können zur Homöostase werden. Diese meist unphysiologischen Bewegungsmuster wirken sich in der Regel negativ auf physiologische Bewegungsprozesse (Körperstrukturen und -funktionen) aus, so ermöglicht z. B. ein überstrecktes Knie zwar das Gehen, kann jedoch langfristig arthrotische Veränderungen verursachen. Selbst unter dem Aspekt, dass die Hemiplegie nicht heilbar ist, sollte man v. a. zu Rehabilitationsbeginn an der Physiologie festhalten, um **Kompensationsstrategien** entgegenzuwirken oder zumindest zu reduzieren. Daher bilden die Erkenntnisse über normale Bewegungsabläufe (► Kap. 5, „Neuromuskuläre Grundlagen normaler Bewegungen") und ihre Komponenten die Voraussetzung zur Erfassung neuromuskulärer Bewegungsstörungen.

> **Wichtig**
> Das vordergründige **Therapieziel** im F.A.T. liegt in der **Wiedererlangung** der normalen Bewegung. Je größer die Kompetenzen für normale Bewegung, desto weniger wird eine Kompensation und Adaption notwendig.

Im Zuge der Teilhabe am privaten und gesellschaftlichen Leben muss jedoch z. T. das Ideal „normale Bewegung" aufgegeben und die Kompensation bzw. Adaption akzeptiert werden. Die unmittelbaren Ziele im F.A.T. sind diese aber nicht.

> **Wichtig**
> Das F.A.T. versucht, funktionelle Kompetenzen zu schaffen (**Körperfunktionen und -strukturen**), um ressourcenorientiert alltagsrelevante Aktivitäten zu nutzen, möglichst physiologisch auszuführen und in das Alltagsgeschehen zu transferieren. Dabei integriert es die persönlichen und umweltbedingten Kontextfaktoren.

11.3 Regelkreis der Befunderhebung und Zielerfassung im F.A.T.

Die Erfassung der **Funktionsfähigkeit und Behinderung** ist grundsätzlich ressourcenorientiert (◻ Abb. 11.11) und beginnt mit der Beurteilung der individuellen Lebenssituation.

11.3.1 Teilhabe

Zur Befunderhebung der Teilhabe gehören z. B. die Fragen:
- Wie und wo lebt der Patient?
- Was kann er?
- Welche berufliche Tätigkeit/Hobbys übt er aus?

Neben den primären ADLs wie Waschen, Anziehen und Nahrungsaufnahme etc. geht es auch um das häusliche und gesellschaftliche Umfeld: Selbstversorgung, Arbeit, Freizeitaktivitäten, Hilfsbedürftigkeit etc.

11.3.2 Aktivitäten

Im Bereich der Aktivitäten erfasst man, welche Aktivitäten der Patient ausführen kann.

Diese **quantitative Aussage** liefert ein eher grobes Bild über die Aktivitäten des Patienten, wie z. B.: „Er kann frei sitzen oder stehen, er kann 50 m mit dem Einpunktstock gehen, er kann sich selbstständig waschen, anziehen, er bewältigt eigenständig den Transfer vom Bett in den Rollstuhl, vom Rollstuhl auf die Toilette etc." Diese Informationen dienen v. a. dem Kostenträger, Arzt, Pflegepersonal und den Angehörigen dazu, die Situation des Patienten einzuschätzen. Zur Einschätzung der Selbstständigkeit liegen zudem mehrere **Bewertungsskalen** vor, wie z. B. der Functional Independence Measure (FIM), das Rivermead Stroke Assessment (RSA), die ADL-Skala nach Barthel etc. In den Kliniken werden am häufigsten der Barthel-Index und der FIM eingesetzt. Beim Barthel-Index werden 10 Items mit Punkten zwischen 0 und 10 bewertet, woraus ein Gesamtwert zwischen 0, d. h. völlig unselbstständig, und 100, d. h. völlig selbstständig, resultiert.

11.3.3 Körperfunktionen und -strukturen

Aus der rein quantitativen Aussage resultiert jedoch noch kein funktionelles Therapieziel. Die therapeutische Relevanz liegt vielmehr in der **qualitativen Aussage**: Wie kann der Patient die Aktivität oder Bewegung ausführen? Dabei soll die funktionelle Schlüsselproblematik möglichst genau erfasst werden, woraus die Behandlungsplanung sowie die Reflexion (Messbarkeit) des Behandlungsver-

11.3 · Regelkreis der Befunderhebung und Zielerfassung im F.A.T.

447   **11**

Befunderhebung, Ziele im
Funktionellen Alltagstraining (F.A.T)

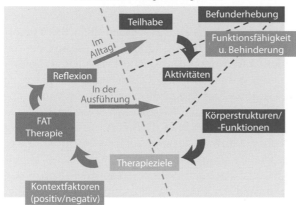

Abb. 11.11 An der ICF orientierter Regelkreis der Befunderhebung, Zielsetzung im F.A.T

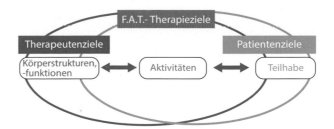

Abb. 11.12 F.A.T.: Dynamischer Prozess zur Erfassung der Therapieziele anhand der ICF-Konzepte

laufs (Fortschritte) resultieren. Des Weiteren ergibt sich bei Vertretungssituationen bzw. bei einem Therapeutenwechsel ein Einblick in die Ziele, Schwerpunkte und spezifische Inhalte der bisherigen Therapie.

> **Wichtig**
> Während die Quantität der Erfassung der Aktivitäten dient, beschreibt die **Qualität** möglichst individuell und differenziert die Ausführung der Aktivität. Hierbei werden die Körperfunktionen und -strukturen, d. h. die Bewegungskomponenten und Bewegungsanalysen, beschrieben.

▶ **Beispiel**

Quantitative Aussage: Der Patient kann sich mit Kompensationsstrategien anziehen.

Qualitative Analyse der Bewegungskomponenten:
- Warum? → Er kann den Arm nicht heben.
- Warum? → Er spannt den Nacken bei der Armhebung an.
- Warum? → Keine Skapulastabilität im Schultergürtel.
- Warum? → Mangelnde Rumpfstabilität.
- Warum? → Gestörte reziproke Innervation der Rumpfmuskulatur (fehlender Haltungshintergrund).

Um die Schlüsselproblematik möglichst genau zu lokalisieren, tastet man sich von dem, was man sieht und fühlt, zum Grund für das Geschehen vor. ◀

11.3.3.1 Bewegungsanalyse

Grundlage einer qualitativen Beurteilung über die Beeinträchtigung von Körperfunktionen und -strukturen bilden die **Komponenten normaler Bewegung** (▶ Kap. 5, „Neuromuskuläre Grundlagen normaler Bewegungen"; s. folgende Übersicht). Abweichende Komponenten behindern oder verhindern die normale Bewegungsausführung, wie z. B. „Was kann der Patienten nicht?" oder

„Warum kann er es nicht besser?". Damit dienen sie der therapeutischen Zielerfassung.

Komponenten normaler Bewegung
- **Normaler Tonus** (vs. Hypotonus oder Hypertonus [Spastik, assoziierte Reaktionen] auf der betroffenen Seite, kompensatorische Tonuserhöhung auf der weniger betroffenen Seite)
- **Normale Sensibilität** (vs. fehlende Sensibilität, die betroffene Körperseite wird nicht bewusst)
- **Reziproke Innervation** (vs. muskuläre Dyskoordination), das harmonische Zusammenspiel zwischen eher haltungsbewahrenden tonischen Muskelgruppen und phasischen Bewegungsmuskeln
- **Haltungsmotorik** (vs. fehlende Stabilität, vor allem im Rumpf, Becken)
- **Gleichgewichtsreaktionen, Balance** (vs. fehlende Dynamik)
- **Ziel- und Greifmotorik, räumlich-zeitliche Koordination** (vs. ausfahrende, überschießende oder zähfließende Bewegungsabläufe, mangelnde Selektivität)

11.3.4 Therapieziele

Die Zielsetzung (▶ Abb. 11.12) ergibt sich aus:
- der **Beurteilung der Teilhabe** (individuelle Lebenssituation des Patienten),
- **Aktivitäten** und der
- **Beeinträchtigung der jeweiligen Körperstrukturen und -funktionen (Bewegungskomponenten)** in Bezug auf die persönlichen und umweltbedingten Kontextfaktoren.

Der Therapeut sollte sich fragen:
- Was will der Patient tun oder woran will er teilhaben?
- Was soll bzw. muss der Patient können?
- Was kann der Patient (Aktivität, quantitative Aussage)?
- Warum kann er es nicht besser?
- Wie könnte er es besser (Körperfunktionen und -strukturen, qualitative Aussage)?

Die Einschätzung der individuellen Lebenssituation ist nur in Zusammenarbeit mit dem Patienten und ggf. seinen Angehörigen möglich (teilhabeorientierte Zielsetzung). Es folgen eine Beurteilung der Alltagsaktivitäten und der Vergleich zwischen der normalen und der abweichenden Bewegungsausführung (Körperfunktionen und -strukturen), d. h. die Analyse der dazu führenden Bewegungssequenzen. Dabei überprüft der Therapeut, **welche Komponenten** die normale Bewegung beeinträchtigen:

- Wie sind die Tonusverhältnisse (tonisch verspannt – phasisch atrophiert)?
- Treten assoziierte Reaktionen auf?
- Sind Stell- und Gleichgewichtsreaktionen möglich (Balance)?
- Sind selektive Bewegungen möglich?
- Wie zeigt sich die Bewegungskoordination?
- Behindern neuropsychologische Störungen die Bewegungsausführung?

> **Wichtig**
> Die **Einschränkungen der Körperfunktionen und -strukturen** führen zur qualitativen Zieldefinition und bilden die Grundlage zur Erstellung des Therapieplans.

Das **Einbeziehen der persönlichen und umweltbedingten Kontextfaktoren** ist für die weitere Behandlungsplanung von zentraler Bedeutung. So zeigt z. B. ein älterer Herr, der in seinem bisherigen Leben sein Frühstücksbrötchen stets von seiner Frau geschmiert bekam (Homöostase), und dies auch nach dem Reha-Aufenthalt bekommt, meist eine geringe Motivation für diese Aufgabe (persönliche Kontextfaktoren). Muss er dagegen auf dem Weg zu seinem Haus eine Treppe überwinden (umweltbezogene Kontextfaktoren), steigt sicherlich das persönliche Interesse für die Therapie an der Treppe.

Zudem müssen die Therapieziele im **Setting zwischen Patient, Angehörigen und dem interdisziplinären Team abgestimmt werden**. Die therapeutische Vorgehensweise wird für den Patienten (Angehörige, Pflegekräfte) transparenter, und v. a. das familiäre Umfeld wird in den Therapieablauf integriert – woraus wiederum ein Konsens zwischen den Bedürfnissen des Patienten und der therapeutischen Zielsetzung resultiert. Um eventuelle Enttäuschungen zu vermeiden, sollten die **Therapieziele** zudem in einem erreichbaren Maß festgelegt werden (▶ Kap. 12, CMOP).

Ein weiteres Kriterium bildet die Frage: Was muss der Patient können? Beispielsweise muss der Patient häufig zur Entlassung in das häusliche Umfeld ein gewisses Maß an Selbstständigkeit besitzen (Kontextfaktoren). Dabei muss z. T. das Ideal der normalen Bewegung im Zuge der Selbstständigkeit zugunsten **kompensatorischer und/oder adaptiver Lösungsstrategien**, wie z. B. Hilfsmittel, aufgegeben werden.

11.3.5 F.A.T.-Therapieplanung

Der Therapeut bildet sich anhand seiner Beobachtungen und seines Handlings eine **Hypothese über das Haupt- oder Schlüsselproblem** (s. Übersicht „Komponenten normaler Bewegung"), das der normalen Bewegungsausführung entgegenwirkt. Dabei muss die jeweilige Problematik z. T. sehr spezifisch und funktionell angegangen werden. Nach Möglichkeit sollte jedoch (vor allem in der Ergotherapie) die funktionelle Bewegung entsprechend ihrer neuromuskulären Natur im Zuge einer möglichst alltagsrelevanten Aktivität in eine Handlung bzw. eine Tätigkeit transferiert werden. Neben den primären Bedürfnissen wie Waschen, Anziehen etc. spielen dabei die Interessen des Patienten wie Hobbys, Beruf, Urlaub etc. eine nicht zu unterschätzende Rolle (s. Kontextfaktoren). Der Patient im Behandlungsbeispiel (◘ Abb. 11.13b) stellt nur Plastikbecher auf die farblich passenden Unterteller. Der Therapeut positioniert ihn jedoch so, dass er bei der Ausführung seiner Tätigkeit Gewicht auf seiner betroffenen Seite übernimmt, den Oberkörper in die Vorlage bringt, woraus wiederum eine Verbesserung der physiologischen Bewegungsanbahnung resultiert. Der Fokus des Therapeuten ist dabei auf die physiologische Gewichtsübernahme, den Transfer zum Stand gerichtet, während das Bewusstsein des Patienten bei der Ausführung seiner (alltagsrelevanten) Tätigkeit liegt.

11.3.6 F.A.T.-Therapie

Der Therapieaufbau kann von den noch vorhandenen physiologischen Restfähigkeiten ausgehen, um die defizitären Komponenten zu verbessern. Dieser Ansatz wird auch **Bottom-up-Ansatz** genannt, da er „von unten", d. h. von den **Basisfähigkeiten des Patienten** ausgeht.

Er kann auch, wie im ▶ Kap. 12 (CMOP) beschrieben wird, **klientenzentriert** sein und von den Aktivitäten ausgehen, die der Patient wieder oder besser ausführen möchte. Nach dieser Vorgehensweise – auch **Top-down-Ansatz** genannt – werden (von oben, im Gesamtüberblick) die Aktivitäten, die Umweltbedingungen und die Performance der Patienten analysiert, um die Ziele und Vorgehensweise der Therapie zu bestimmen.

In der Therapie selbst wird zunächst eine Umgebung (Grundstellung, Bewegungsaufgabe, Unterstützung) ausgewählt, deren Anforderungsniveau dem Patienten das Erreichen der Therapieziele ermöglicht.

11.3.6.1 Fazilitation

Durch die Fazilitation des Therapeuten werden normale (bzw. normalere) Bewegungsabläufe gebahnt. Die Hände bilden dabei die wichtigsten Messfühler, die eine Einschätzung über die Funktionsweise und die Trophik der Muskulatur ermöglichen. Der Therapeut moduliert

11.4 · Fallbeispiel zum ICF-orientierten Regelkreis der Befunderhebung: Herr B.

449

11

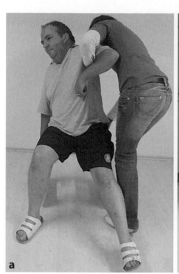
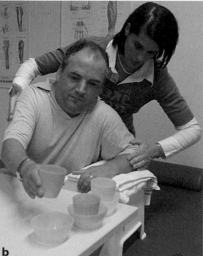
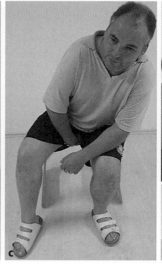
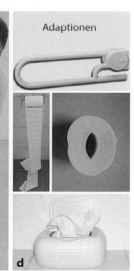

Adaptionen

a   b   c   d

Abb. 11.13   a–d F.A.T. Behandlungsbeispiel (Szenen nachgestellt)

die Bewegung im Sinne der Normalität. Beispielsweise wird anhand der Schlüsselregionen bzw. -punkte eine physiologische **Bewegung gebahnt** und der Hypertonus gehemmt (Hemmung durch Bahnung). Dabei bewegt der Therapeut nicht den Patienten, sondern gibt ihm vielmehr **das Gefühl seiner Bewegung** wieder bzw. erleichtert ihm die Bewegungsausführung (so viel Hilfe wie nötig und so wenig wie möglich; lassen statt machen!). Das geschieht so alltagsrelevant wie möglich.

> **Roter Faden**
>
> Funktionelle Therapie muss die **Notwendigkeit** zur Ausführung einer physiologischen Bewegung schaffen. Das Anforderungsniveau darf jedoch nicht zu hoch sein, um kompensatorische Bewegungsstrategien oder pathologische Bewegungsmuster zu verhindern.

11.3.7 Reflexion

Der Therapeut überprüft seine Vorgehensweise und reflektiert, **ob aus seiner Therapie tatsächlich eine qualitative oder quantitative Verbesserung resultiert**. Dies kann unter anderem mit Hilfe des Interviews COPM (▸ Kap. 12) geschehen. Eine Verbesserung kann dabei schon in der Normalisierung der Tonusverhältnisse liegen oder im verringerten Auftreten von assoziierten Reaktionen. Tritt jedoch keine erkennbare Verbesserung ein, macht es wenig Sinn, die Therapie bzw. die Inhalte ständig zu wiederholen, und die Vorgehensweise sollte entsprechend neu überdacht werden.

11.4 Fallbeispiel zum ICF-orientierten Regelkreis der Befunderhebung: Herr B.

■ **Kurzanamnese**

Herr B. ist 60 Jahre alt, verheiratet und lebt mit seiner Ehefrau im 5. Stock eines Mehrfamilienhauses mit Aufzug. Herr B. war Außendienstmitarbeiter und wurde infolge eines Schlaganfalls und der daraus resultierenden linksseitigen Hemiplegie vor 2 Jahren berentet. Er war zeitlebens ein geselliger Mensch, der sich bis zu seiner Erkrankung im ortsansässigen Fußballverein engagierte. Er besuchte u. a. wöchentlich das Sportheim, um gemeinsam mit seinen Sportkameraden Fußballübertragungen im Fernsehen zu verfolgen. Wesentliche Vorerkrankungen sind nicht bekannt. Herr B. ist intensiv auf die Unterstützung seiner Ehefrau angewiesen, wobei diese selbst sowohl physisch als auch psychisch stark beeinträchtigt ist. Vor allem die Transfers sowie den Toilettengang empfindet sie als sehr anstrengend, sodass mittlerweile eine Heimunterbringung überlegt wird, obwohl beide dies gerne verhindern würden. Herr B. erhielt nach seiner stationären Rehabilitationsbehandlung (vor 2 Jahren) einmal wöchentlich Physiotherapie und infolge der zunehmenden Verschlechterung seiner Selbstständigkeit vor ca. einem halben Jahr erstmals auch eine Verordnung für Ergotherapie.

11.4.1 Ersteindruck und Hypothesen

11.4.1.1 Neuropsychologisch

Herr B. ist zu allen Qualitäten orientiert. Er spricht etwas undeutlich (leichtgradige Dysarthrophonie). Zuweilen schweift er ab und erzählt Geschichten aus seinem früheren

◻ Tab. 11.1 ICF-orientierte Befunderhebung

Teilhabe	Aktivität	Körperfunktionen/Körperstrukturen
– Sitzt ganztägig im Rollstuhl, benötigt eine hohe personelle Unterstützung für sämtliche ADLs (Teilhabe). Ehefrau ist überfordert, eine Heimunterbringung wird überlegt – Seine Freizeitbeschäftigung besteht hauptsächlich aus TV (Sport) schauen – Seine außerhäuslichen (Freizeit-)Aktivitäten haben sich auf ein Minimum (Arztbesuche) reduziert. Ein Besuch des Sportheims kam seit dem Schlaganfall nur 2-mal zustande – Seit der Erkrankung besteht eine eher negativ geprägte Lebenseinstellung	– Beeinträchtigungen beim Toilettengang, beim Reinigen des Körpers (◻ Abb. 11.13a). – Transfer vom Bett in den Rollstuhl, Toilettengang etc. sehr schwierig, harmonischer Bewegungsablauf nicht möglich. Drückt sich, bedingt durch das Extensionsmuster, nach dorsal (Körperfunktion), während seine Frau versucht, den überstreckten Oberkörper nach vorne zum Rollstuhl zu ziehen. Der Ablauf ist für beide über die Maßen anstrengend	– Spontane Blickrichtung stets in die rechte Raumhälfte (Orientierung nach rechts). Keine spontane Gewichtsübernahme zur betroffenen Seite (Sitzgleichgewicht) – Reduzierte neuronale Präsenz der betroffenen Körperseite (Restneglect) – Pathologisch erhöhte Extensorenaktivität in Rumpf, Becken und der unteren Extremität – In der oberen Extremität starke Beugespastik mit Kontrakturen in Schulter-, Ellbogen- und vor allem Handgelenk (Armstütz nicht möglich) – Bewegungsüberforderungen, wie Transfer Bett–Rollstuhl, Toilettengang etc., verstärken seine pathologischen Muster (assoziierte Reaktionen)

Kontextfaktoren

Umweltfaktoren	Persönliche Faktoren
(+) Fahrstuhl vorhanden (+) Pkw vorhanden, der von der Ehefrau gesteuert wird (−) Ehefrau sowohl physisch als auch psychisch stark belastet	(+) Zur Therapie motiviert (+) Möchte Ehefrau entlasten

11

Leben, weshalb man ihn immer wieder in die Therapiesituation zurückholen muss (gerichtete Aufmerksamkeit beeinträchtigt). Das Hantieren mit Alltagsgegenständen, wie der Fernbedienung des Fernsehers oder den Bremsen seines Rollstuhls, gelingt adäquat (Praxie). Bei einer Ansprache von hinten links dreht er den Kopf über die rechte Schulter. Er kann einen isolierten Berührungsreiz auf der linken bzw. der rechten Schulter lokalisieren, bei der beidseitigen Stimulation benennt er jedoch die rechte Schulter (Auslöschphänomen), beide Symptome eines Restneglects.

11.4.1.2 Neurophysiologisch

Der Kopf ist spontan stets zur rechten Seite gedreht, was ebenfalls darauf schließen lässt, dass die linke, betroffene Seite weniger bewusst ist. Entsprechend ist sein Gewicht im Sitzen aus der Mitte heraus nach rechts verlagert. Infolge dieser Position (Rumpfstellreaktionen) müsste die linke Seite fallverhindernd das stabilisierende Widerlager bieten. Durch die neuromuskuläre Dyskoordination kommt es jedoch zur Aktivierung subkortikaler Systeme, woraus eine pathologische Tonuserhöhung in der rechten Rumpfseite, der oberen (Beugespastik) sowie der unteren Extremität (Extensionsspastizität) resultiert. Die starke, über die Jahre andauernde und distal betonte Beugespastik in der oberen Extremität führte zu Kontrakturen in Schulter-, Ellbogen- und vor allem im Handgelenk, die Handmuskulatur ist atrophiert (Krallenhand).

11.4.1.3 Vorhandene Hilfsmittel

An Hilfsmitteln sind vorhanden: Leichtgewicht-Trippelrollstuhl, Treppensteighilfe Scalamobil, Toilettensitzerhöhung (12 cm), Vierpunktgehstock, Badewannenlifter, elektrisch verstellbarer Einlegerahmen im Ehebett.

11.4.2 Ziele des Patienten und Therapieziele

Nicht nur die Verbesserung der Körperfunktionen und -strukturen kann zu mehr Aktivität und Teilhabe führen. Auch die Ausübung von Aktivitäten und das Bedürfnis nach Teilhabe können einen positiven Einfluss auf die Körperfunktionen bzw. den Gesundheitszustand besitzen (◻ Tab. 11.1).

Herr B. besitzt z. B. auf seiner Toilette eine **Toilettensitzerhöhung**. In der Therapie zeigte er Kompetenzen (Transfer zum Stand), die diese Adaption unnötig machten. Herr B. hatte sich an die Sitzerhöhung gewöhnt und wollte trotz der Wünsche der Angehörigen, die auch die Toilette benutzen, nicht darauf verzichten. So kann auch eine weniger förderliche Gewohnheit zur Homöostase (Gewohnheit) führen. Eine Umweltadaption im häuslichen Umfeld, wie beim barrierefreien Wohnen, kann zwar dort die Selbstständigkeit verbessern, sie kann aber auch die Teilhabe am öffentlichen Leben beeinträchtigen

11.4 · Fallbeispiel zum ICF-orientierten Regelkreis der Befunderhebung: Herr B.

451

11

(s. oben, Toilettensitz). Daher sollte im Vordergrund stets die normale Bewegung stehen.

Der Hinweis, dass Herr B. eine größere Flexibilität bei Freizeitaktivitäten gewinne, wie bei der Toilettennutzung im Sportheim (Teilhabe), steigerte die Motivation auf den Verzicht des Hilfsmittels. Somit wirkte sich ein Ziel aus der Teilhabe positiv auf die Körperfunktionen und -strukturen aus (◘ Abb. 11.12, dynamischer Prozess). Im F.A.T. versucht man dies zu nutzen und durch den Einsatz alltäglicher Medien und Aktivitäten einerseits die beeinträchtigten Körperfunktionen zu verbessern und anderseits die größtmögliche Selbstständigkeit und Teilhabe zu erreichen.

Im Zuge der ICF-orientierten Befunderhebung mit Herrn B. und seiner Ehefrau wurde eine Art **Problemhierarchie** erarbeitet, bei der sich der Toilettengang als größte Alltagsschwierigkeit herauskristallisierte (◘ Abb. 11.12, Teilhabe). Herr B. fixiert sich mit seiner rechten Hand am Toilettenrand, was assoziierte Reaktionen links begünstigt. Frau B. nutzt seine pathologische Anspannung links, um das Gesäß anzuheben und zu reinigen, was wiederum die Symptomatik verstärkt (Körperfunktionen und -strukturen). Die Aktivität ist dadurch extrem unökonomisch und für beide überaus anstrengend (◘ Abb. 11.13a). Zudem begrenzt sie das Freizeitverhalten (Teilhabe), da sich Herr B. und auch seine Frau scheuen, öffentliche Toiletten zu nutzen.

11.4.3 F.A.T.-Behandlungsbeispiele

11.4.3.1 Aktivität erarbeiten

Um die **linke Körperseite stärker ins Bewusstsein** zu rücken (◘ Abb. 11.13b), beginnt die Therapeutin mit einer Vibrationsmassage der linken Nackenmuskulatur (Vorsicht mit Vibrationsreizen bei kardialen Problemen, Herzschrittmacher etc.; Einsatz mit Arzt abklären!). Die Nackenmuskulatur verfügt über eine hohe Rezeptorendichte, um permanent dem ZNS Informationen über die Position „Rumpf zu Kopf" zu liefern. Herr B. erweitert sein Gesichtsfeld im Zuge der Stimulation (ohne Anweisung) nach links, was das verbesserte Bewusstsein der linken Raum- und Körperhälfte verdeutlicht. Um diese Fähigkeit zu erhalten und in den Alltag zu übertragen, positioniert er Becher auf die farblich entsprechenden Unterteller (räumlich-konstruktive Anforderungen). Die Therapeutin positioniert vorab die Unterteller in der Symmetrielinie (Zielvorgabe), das macht die Vorverlagerung des Oberkörpers in der Sagittalebene notwendig und begünstigt u. a. den späteren Transfer vom Sitz zum Stand. Da der Handstütz durch die Kontrakturen nicht möglich ist, nutzt Herr B. den Ellbogenstütz (s. oben sensomotorische Entwicklung). Die Therapeutin achtet auf die **achsengerechte Ausrichtung zwischen linkem Schultergelenk und Ellbogen**. Die **Hand** wird in

einer **relativen Palmarflexion** an **der Kante der Unterlage positioniert**. Dadurch wird der Bewegungsablauf nicht durch die Beugekontraktur im Handgelenk behindert, und Herr B. belastet im Zuge der Oberkörpervorlagerung die linke Handwurzel als physiologischen Referenzpunkt. Als **Drehpunkt** der rechtsseitigen Rumpf- und Hantierbewegungen dient das **linke Schultergelenk**, woraus eine aktive **Mobilisation von proximal nach distal** (s. oben, sensomotorische Entwicklung) resultiert.

Aus der Körpermitte erarbeitet sich Herr B. ressourcenorientiert die **linke Raumhälfte**. Der linke Arm übernimmt dabei die Stützaktivität (s. oben, sensomotorische Entwicklung, Ellbogen- und Armstütz). Sensorisch erfährt das ZNS über die Muskel- und Sehnenspindeln sowie die Gelenkrezeptoren propriozeptive Information über die linke obere Extremität, was wiederum (neo-)kortikale Strukturen aktivieren und kontrollierende, hemmende Einflüsse begünstigen kann. Motorisch werden alle Muskeln aktiviert, die am kaudalen, medialen Zug der Skapula beteiligt und für die physiologische Skapulaanbindung an den Thorax verantwortlich sind (Appell 2008). Im Zuge der linksseitigen Gewichtsübernahme unterstützt die Therapeutin die rechtsseitige Beckenhebung (Lateralflexion). Die linke Rumpfseite wird dadurch verlängert und lässt einen physiologischen Spannungsaufbau im linken Rumpf- und Schulterbereich zu.

11.4.3.2 Alltagstransfer und Teilhabe

Der Küchentisch befindet sich unmittelbar neben der Spülmaschine. Herr B. wechselt vom Rollstuhl auf einen normalen Stuhl, wozu er im Zuge des Therapieverlaus selbstständig in der Lage ist. Der linke Arm wird auf dem Tisch im Gesichtsfeld gelagert, und die Sitzposition (Vorverlagerung, Aufrichtung des Oberkörpers, Ellbogenstütz, Beckenflexion) begünstigt die physiologische Rumpfaufrichtung und reduziert die pathologische Tonuserhöhung im Bein (Körperfunktionen und -strukturen). Sowohl Herrn B. als auch seiner Frau werden der Zweck und die physiologische Einnahme dieser Position verdeutlicht. Herr B. stellt z. B. die Teller, Tassen, Besteck etc. zusammen, die seine Frau gerade aus der Spülmaschine räumt. Er **wiederholt die Therapieinhalte** und erfährt neben der körperlichen und kognitiven Förderung eine größere Teilhabe im häuslichen Alltagsgeschehen. Zudem erhalten beide eine Kommunikationsmöglichkeit, die nicht von extremer Anstrengung geprägt ist. Das heißt, über eine Zielsetzung auf Ebene der Körperfunktionen und -strukturen wird die sozioemotionale Interaktion (Akzeptanz, Wertschätzung etc.) des Ehepaars (Teilhabe) unterstützt.

Herr B. nutzt seine erworbenen Kompetenzen (◘ Abb. 11.13c) wie Sitzgleichgewicht, Rumpfvorverlagerung, Koordination über die Körpermitte etc. und lernt, sich zwischen den Beinen das Gesäß zu reinigen.

■ **Reflexion zum Alltagsziel „selbstständiger Toilettengang"**

Nach ca. 20 Therapieeinheiten stellt sich der Therapeut die Frage, ob sich die Alltagsfertigkeiten von Herr B. tatsächlich verbessert haben, und überprüft diese. Herr B. verfügt nun über die funktionellen Möglichkeiten und kann die notwendigen Aktivitäten zum (nahezu selbstständigen) Toilettengang in der Therapie durchführen. In der realen Umgebung zu Hause ist ihm dies leider noch nicht möglich.

Die Ehefrau berichtet, dass Herr B. durch die fehlende seitliche Begrenzung noch sehr unsicher sei. Er reinige sich zwar selbst, jedoch ließe die Hygiene noch zu wünschen übrig. Daher müsse sie, zwar mit einer deutlich geringeren Belastung als früher, aus Sicherheitsgründen sowie zur abschließenden Reinigung noch präsent sein. Zudem rolle sich das Toilettenpapier durch sein zu starkes Ziehen unkontrolliert ab. Damit wurde deutlich, dass die in der Therapie erreichten Ziele nur bedingt in den Alltag übertragen wurden.

11.4.3.3 Adaptionen

Reicht das normale Bewegungspotenzial nicht aus, um die größtmögliche Selbstständigkeit zu ermöglichen, muss das Ziel „normale Bewegung" vernachlässigt und **Adaptionen zugelassen** werden (◘ Abb. 11.13d). Dabei gilt es, kontextabhängige Förderfaktoren auszubauen und Barrieren zu reduzieren. Herrn B. gelingt es, Gewicht auf seine betroffene Seite zu übernehmen, ihm fehlt jedoch (mangels räumlicher Begrenzung) die Sicherheit, um dies zu tun (Aktivität). Deshalb wurde nicht nur aus Sicherheitsgründen, sondern auch für das Gefühl der Sicherheit (zur Reduktion pathologischer Tonuserhöhung) ein Stützschwenkgriff gewählt. Das Hochklappen des Griffs ermöglicht zudem den Angehörigen die relativ normale Nutzung der Toilette. Um das Abrollen des Toilettenpapiers zu verhindern, wird die Toilettenrolle vor dem Aufstecken zusammengedrückt (Frau B. wurde eingewiesen). Zudem bekam Herr B. die Anleitung, das Toilettenpapier abzudrehen, anstatt zu ziehen. Um die Hygiene zu verbessern, wurde eine Kunststoffbox mit feuchten Tüchern durch Klettstreifen an der Wand befestigt. Diese sind auch problemlos unterwegs einsetzbar.

11.4.3.4 Therapiereflexion nach ca. 30 Therapieeinheiten

Herr B. geht mit dem Vierpunktgehstock 15 m mit geringer personeller Hilfe. Für das Umsetzen auf Bett, Rollstuhl, Stuhl ist nur noch aus Sicherheitsgründen eine Person anwesend. Herr B. bewältigt den Toilettengang allein (Aktivität). Die gewonnene Selbstständigkeit konnte auch auf die **Teilhabebereiche** übertragen werden. So dient z. B. auf der Toilette im Sportheim das Waschbecken als Sicherheitsbegrenzung, wodurch Herr B. seine Sportfreunde besuchen kann (Teilhabe). Zudem besucht er an einem Nachmittag in der Woche

eine Selbsthilfegruppe, wodurch Frau B. etwas Zeit für sich gewinnt. Herr B. erarbeitete sich in einem für ihn und seine Frau sehr wesentlichen Bereich Selbstständigkeit. Über eine Heimunterbringung denken beide derzeit nicht mehr nach.

11.5 Manual zum Befunderhebungsbogen

Den hier erläuterten Befunderhebungsbogen finden Sie als Kopiervorlage im Anhang, ◘ Abb. 1–4.

11.5.1 Allgemeine Angaben zum Patienten und zur Krankheitsgeschichte

Keine Erläuterungen erforderlich.

11.5.2 Ersteindruck, Teilhabe

Der Ersteindruck gibt eine erste Auskunft über die Verfassung und Problemstellung des Patienten. Es ist wichtig, im Erstgespräch mit dem Patienten zu reden und ihn zu beobachten. Hierbei sollte nicht das Gefühl einer Testsituation entstehen. Gerade im neurologischen Bereich entsteht dadurch häufig ein psychischer Druck, den man meist nicht vollends vermeiden kann. In der Therapie und vor allem bei der Befunderhebung sollte der Patient nur leicht bekleidet sein, wie z. B. ein Trägershirt und Shorts. Der Therapeut kann dabei schon beim Entkleiden auf die Bewegungsabläufe bzw. auf die benötigte Hilfe achten.

11.5.2.1 Beobachtungen während der ersten Therapieeinheit(en)

- Wie betritt der Patient den Behandlungsraum – mit oder ohne Hilfsmittel (Rollstuhl, Rollator), mit oder ohne Begleitung?
- Entkleidet er sich mit Hilfe oder selbstständig?
- Bewältigt er den Transfer vom Rollstuhl auf den Stuhl eigenständig oder mit personeller Hilfe?
- Setzt er seine betroffene Extremität im Rahmen seiner Möglichkeiten funktionell ein?
- Kann er die Bremsen seines Rollstuhls schließen (Apraxie), stößt er mit dem Rollstuhl unentwegt an (Neglect), korrigiert er, wenn er mit dem Rollstuhl anstößt (Hemianopsie)?
- Wie sehen Kopfhaltung, Rumpfsymmetrie und das Gangbild aus?
- Begrüßt er mit der betroffenen oder nicht betroffenen Extremität (wenn die betroffene Extremität die dominante Hand ist), setzt er die betroffene Hand zur Gestik ein?
- Spricht er klar (Dysarthrie), sinngemäß (Wernicke-Aphasie), spricht er nicht oder nur sehr wenig, be-

nutzt er Floskeln (Broca-Aphasie), hat er Wortfindungsstörungen (amnestische Aphasie), versteht er verbale Anweisungen nicht (Wernicke-Aphasie)?
- Stellt er sich selbst vor (Orientierung), wird er vom Angehörigen vorgestellt?
- Erzählt er seine Krankheitsgeschichte, kann er sich den Namen des Therapeuten merken (Gedächtnis), erlebt er einen Leidensdruck, weiß er, warum er in der Therapie ist (Anosognosie), sagt er, was er erreichen will (Ziele des Patienten), ist er motiviert mitzuarbeiten?

Alle Anzeichen einer Normabweichung sind für die Befunderhebung wichtig. Stellen sich Eindrücke im Laufe der späteren Therapie als unangemessen heraus, kann der Therapeut Entsprechendes in seiner Dokumentation berichtigen.

11.5.2.2 Teilhabe
- Wie lebt, wohnt der Patient?
- Wie sind seine Lebenssituationen?
- Wie sehen seine Lebensbereiche aus?
- Welche Lebensbereiche sind ihm besonders wichtig?

11.5.3 Ziele des Patienten

Was möchte, soll oder muss der Patient erreichen? (▶ Abschn. 11.4.2; ▶ Kap. 12 CMOP-E)

11.5.4 Neuropsychologischer Kurzbefund

Siehe ▶ Kap. 6, „Neuropsychologie".

11.5.4.1 Bewusstsein (Vigilanz)
Beschreibt den Wachheitsgrad des Patienten.

11.5.4.2 Orientierung
Die Orientierung ergibt einen ersten groben Überblick über die kognitiven Fähigkeiten des Patienten:
- zur Person (Name, Alter, geboren, welche Krankheit, verheiratet, Kinder),
- zeitlich (Uhrzeit, Datum; Wochentag, Monat, Jahreszeit, Jahr),
- örtlich (Ort, Gebäude, Stockwerk),
- situativ (Warum sind Sie hier?).

11.5.4.3 Motivation
Beschreibt den Antrieb bzw. die Motivationslage des Patienten.

11.5.4.4 Aufmerksamkeit (Konzentration)
Der Patient:
- kann den Inhalten während der gesamten Therapiestunde folgen (Daueraufmerksamkeit),
- kann sich während der Ausführung einer Aktivität unterhalten (geteilte Aufmerksamkeit),
- ist unruhig, schweift leicht ab (interne Ablenkbarkeit),
- lässt sich leicht ablenken (externe Ablenkbarkeit).

11.5.4.5 Raumwahrnehmung
Der Patient:
- beachtet seine betroffene Seite und setzt sie im Rahmen seiner Möglichkeiten ein (Wahrnehmung der betroffenen Körperseite).
- wendet sich über die betroffene Seite nach hinten zu einem Geräusch (akustische Wahrnehmung).
- kann Tastpunkte auf dem Rücken, rechts, links und gleichzeitig klar lokalisieren (taktile Wahrnehmung).
- beachtet in einer Zeitung nur die Artikel auf der rechten Seite bei linksseitiger Hemisymptomatik bzw. umgekehrt (visuell-räumliche Wahrnehmung).
- erkennt die Uhrzeit einer analogen Uhr (räumlich-konstruktive Wahrnehmung).
- Weist einen Gesichtsfeldausfall (links oder rechts), Hemianopsie, Quadrantenanopsie auf.

11.5.4.6 Psychische Verfassung
Der Patient:
- ist in der Lage, seine momentane Situation adäquat einzuschätzen (situationsadäquate Stimmung).
- ist depressiv, weint leicht, häufig bei rechtsseitiger Hemiplegie (linkshirnig betroffen), wobei die emotionale Verarbeitung (rechtshirnig) relativ intakt ist.
- zeigt unkontrollierte Affektausbrüche (enthemmter Patient); Scham und Taktgefühl gehen z. T. verloren (Affektinkontinenz oder Enthemmungssyndrom).
- lacht viel, erzählt gern Witze oder zeigt sich mimisch eher monoton und teilnahmslos (Lachen nur selten, dezent), kann ein Hinweis auf eine beeinträchtigte emotionale Verarbeitung sein, häufig bei linksseitiger Hemiplegie (rechtshirnig betroffen).
- hat mangelnde Krankheitseinsicht, Unfähigkeit der eigenen Krankheitswahrnehmung (Anosognosie), verhält sich, als wäre ein Defizit, wie z. B. eine Halbseitenlähmung, nicht vorhanden. Auf Ansprache verneint oder bagatellisiert er die Symptomatik.

11.5.4.7 Sprechen und Sprache
Siehe ▶ Kap. 9, „Störungen der Sprache, des Sprechens, der Gesichtsmuskulatur und des Schluckakts".
Der Patient:
- spricht klar und deutlich, verwaschene Sprache (Dysarthrophonie, keine neuropsychologische Beeinträchtigung, da reine Sprechstörung), skandierende Sprache (Hinweis auf eine Hirnstammläsion).
- spricht wenig, die Sprachproduktion ist verlangsamt und nicht flüssig (Broca-Aphasie), oft nur Ein- oder Zweiwortsätze, ähnlich dem Telegrammstil (Agrammatismus).

11

- spricht sinngemäß, kann verbale Anweisungen verstehen, das Sprachverständnis und, damit verbunden, die verbale Kommunikation sind gestört (Wernicke-Aphasie), er kann (komplexe) verbale Anweisungen weder verstehen noch umsetzen. In der Sprache bestehen z. T. schwere semantische und phonematische Paraphrasien.
- zeigt Wortfindungsstörungen, verfügt über einen relativ guten Sprachfluss, jedoch wird dieser durch das „Nichtfinden" bestimmter Begrifflichkeiten unterbrochen (amnestische Aphasie).

11.5.4.8 Gedächtnis

Der Patient:
- gibt Auskunft zu seiner Person, gibt frühere Therapieinhalte wieder (Langzeitgedächtnis).
- braucht lange, um kognitive Aufgaben zu lösen (Informationsverarbeitungsgeschwindigkeit, Arbeitsgedächtnis).
- kann sich den Namen des Therapeuten merken, Termine einhalten (Arbeitsgedächtnis).

11.5.4.9 Handlungsabläufe

Der Patient:
- benutzt bei der Hygiene Zahnpasta, Zahnbürste, Rasierapparat adäquat, sucht seine Kleidungstücke selbst aus, kann ein Vorhängeschloss öffnen (Praxie).
- zieht die Kleidungsstücke adäquat an (räumlich-konstruktive Praxie).

11.5.5 Aktivitäten, quantitative Befunderhebung

Gibt grobe Auskunft über die Selbstständigkeit des Patienten (▸ Abschn. 11.3.2). Die ICF bietet die Möglichkeit, die Beeinträchtigung in Aktivitäten zu kodieren, d. h. den Schweregrad festzuhalten.

11.5.6 Körperfunktionen und -strukturen, qualitative, funktionelle Befunderhebung

Mit der funktionellen Befunderhebung wird entsprechend der motorischen Entwicklung von kranial nach kaudal sowie von proximal nach distal begonnen. Zu den jeweiligen Extremitäten oder Körperregionen gibt es viele **Kriterien**, die schon beim Ersteindruck die Beachtung des Therapeuten finden sollten (▸ Abschn. 11.3.3).

Der **Schweregrad der Spastizität** ist ein wichtiges Kriterium. Anhand der ◻ Tab. 11.2 können die Symptome entsprechend zugeordnet werden.

Im Befundbogen unter Punkt 3 (s. Anhang) kann in eine Abbildung direkt eingezeichnet werden, in welcher Körperregion der Patient welche Probleme hat. Dazu

◻ **Tab. 11.2**   Einteilung nach Schwere der Spastizität

Geringe Spastizität	Assoziierte Reaktionen treten nur in Ausnahmefällen auf, z. B. bei Stresssituationen oder großer körperlicher Anstrengung, und verschwinden sofort wieder
	Der Patient ist in der Lage, seine Unterstützungsfläche anzunehmen
Mäßige Spastizität	Assoziierte Reaktionen (AR) zeigen sich schon bei der Vorbereitung einer Bewegung
	AR zeigen sich während der Bewegung (Überforderung)
	AR verschwinden nicht sofort
	Der Patient kann nur bestimmte Unterstützungsflächen annehmen
	Wiederholte assoziierte Reaktionen können sich zu einem spastischen Muster manifestieren
Schwere Spastizität	Assoziierte Reaktionen sind permanent vorhanden
	Spastik lässt sich kaum lösen

werden die in der Legende aufgeführten Symbole entsprechend ihrer Bedeutung der jeweiligen Körperregion (Schlüsselregionen, -punkte) zugeordnet. Eine unphysiologische Körperhaltung wird anhand der **3 Bewegungsebenen** (▸ Abschn. 5.2, „Grundstellungen") analysiert und entsprechend der Abweichung in der Abbildung markiert und in der Tabelle beschrieben bzw. angekreuzt. Beispielsweise kann mit einem roten Stift die abweichende Haltung des Kopfs, des Rumpfs bzw. der Wirbelsäule (Flexion, Extension, Lateralflexion) sowie des Schultergürtels markiert werden.

Befundet und in der Abbildung angekreuzt (liegend, sitzend, stehend) wird in der Position, die der Patient ohne personelle Hilfe sicher einnehmen kann (meist sitzend), bzw. in der Position, aus der die Aussagekraft der jeweiligen Funktion resultiert (z. B. die Stützfunktion der Arme im Sitzen bzw. die Schutzschritte der Beine im Stehen).

Eine **abweichende Bewegungskomponente** zeigt sich in der Regel am ehesten mit einer hohen neuromuskulären Anforderung. Neben der Markierung der unphysiologischen Körperpositionen werden die dazu führenden abweichenden Komponenten, d. h. Tonusverhältnisse, Sensibilitätseinschränkungen etc., durch die entsprechenden Symbole in der Abbildung gekennzeichnet. Verspannungen bzw. Verfilzungen werden als „M" = Myogelosen, „T" = Triggerpunkte sowie „K" = Kontrakturen an der entsprechenden Körperregion markiert. Die Schwere kann durch ein Kreuz für leichte, zwei Kreuze für mittlere und drei Kreuze für starke Verspannungen etc. in den Kästchen darunter eingetragen werden.

11.5.6.1 Befunderhebung möglicher Abweichungen

Die Erfassung der Körperposition bzw. Körperfunktionen orientiert sich an den Gesetzmäßigkeiten der Biomechanik. Dabei werden vor allem **3 Bereiche** unterschieden:

- **Stabilität** (Statik), d. h. das Gleichgewicht der Kräfte beim ruhenden Körper (1. Spalte: Kopf- und Rumpfposition), Stand- und Sitzposition, Stützarm, Standbein
- **Dynamik**, d. h. die Bewegungen des Körpers aufgrund einwirkender Kräfte, Gleichgewichtsreaktionen (2. Spalte: Stell- und Stützreaktionen)
- **Kinematik**, d. h. orientiert an der Bewegungslehre, die den Ablauf von Bewegungen beschreibt (1., 2. und 3. Spalte: Bewegungsabläufe, Schätzwerte)

Schlüsselpunkt Kopf (Kopfstellung und -beweglichkeit)

In welche Raumhälfte ist der Kopf bzw. das Gesichtsfeld gerichtet (Exploration)?

- **Kopfkontrolle:** aktiv, passiv-assistiv oder nur passiv möglich.
- **Kopfstellreaktion:** Die Kopfsymmetrie bleibt auch bei Gewichtsverlagerungen erhalten (symmetrisch, die Augen bilden eine horizontale Linie, s. ◘ Abb. 2.16c–h, 3.5c1–3).
- Kopf nach vorn geneigt (Flexion HWS), nach hinten geneigt oder überstreckt (Extension HWS).
- Kopfstellreaktionen sind auch mit geschlossenen Augen möglich.
- Der Patient kann auf verbale Aufforderung den Kopf nach links oder rechts drehen (Rotation).
- Der Patient kann auf verbale Aufforderung das linke bzw. rechte Ohr zur linken bzw. rechten Schulter führen (Lateralflexion HWS).
- Kopfstellung entspricht fortlaufend der WS-Ausrichtung (s. ◘ Abb. 2.9c).
- **Mimische Muskulatur:** Mundwinkel-, Wangen-, Augen- und Stirnpartie sind symmetrisch (Stirnrunzeln beidseitig möglich: zentrale Bewegungsstörung der mimischen Muskulatur, Stirnrunzeln nur einseitig möglich: Fazialisparese) (▶ Abschn. 9.2.3, „Fazialisparese").
- Kopf ist nach rechts oder links geneigt, ist nach vorn oder hinten geneigt, ist rotiert (z. B. nach rechts vorn rotiert, entspricht der Verbindungslinie zwischen der Vorgabe rechts und vorn in der Tabelle).

Sinnessysteme des Kopfs (Sehen, Hören)

- **Exploration:** Patient exploriert mit den Augen im Raum, kann Blickkontakt halten, Visuomotorik/Blickfixierung bei Kopfbewegungen möglich (s. ◘ Abb. 8.27), kein Nystagmus.
- **Beweglichkeit:** Der Patient reagiert von hinten auf Ansprache (von rechts und links) durch Kopfdrehen (s. ◘ Abb. 2.9b).

Rumpf

Siehe ▶ Kap. 5, „Neuromuskuläre Grundlagen normaler Bewegungen" sowie ▶ Abschn. 8.2, „Kleinhirnataxie und Ataxie" und ▶ Abschn. 8.4, IPS (◘ Abb. 8.42).

- **Rumpfkontrolle aktiv**, passiv-assistiv oder nur passiv möglich.
- Körpermittellinie symmetrisch (zentraler Schlüsselpunkt, Gewichtsverlagerung, Schultergürtel bilden eine horizontale Linie, Abstand Achsel–Becken seitengleich).
- Wie lotgerecht ist die WS aufgerichtet (Hyperkyphose BWS, Hyperlordose HWS und/oder LWS)?
- Kann lotgerecht im Ellbogenstütz (Bauchlage/Vierfüßler/Sitz/Stand) zwischen die Schulterblätter gleiten und mittels Ellbogen-/Unterarmdruck (vs. Nackenanspannung) wieder aufrichten (67090_4_De_11_MOESM1_ESM, 67090_4_De_11_MOESM2_ESM).
- Kann lotgerecht im Armstütz (Bauchlage/Sitz/Vierfüßler/Stand) zwischen die Schulterblätter gleiten und mittels Arm-/Handdruck (vs. Nackenanspannung) wieder aufrichten.
- Wie befindet sich der Rumpf auf dem Becken (oberer Rumpf gegen unteren rotiert?)
- Kann die Grundstellung im Sitz stabilisierend aufrecht halten und immer wieder von allen Seiten einnehmen (Mitte finden, mit offenen/geschlossenen Augen).
- **Körpergewicht** wird gleichmäßig (ZSP, Th6–Th10) zur rechten und linken Seite verlagert.
- Freier Sitz ist ohne oder mit großer oder kleiner Unterstützung (wie lange?) möglich?
- Rumpf ist kompensatorisch überstreckt (Fixation in Extension) oder gebeugt (Fixation in Flexion).
- **Rumpfataxie** (Rebound-Rumpf, ▶ Abschn. 8.2.2, Ataxie).
- Reziproke Innervation im Rumpf zwischen Bauchmuskulatur, ventraler Beckenverankerung (z. B. M. iliopsoas hypoton) und Rückenmuskulatur (z. B. Muskelbäche M. latissimus dorsi hyperton).
- **Tonusverhältnisse:** auf der betroffenen, nicht betroffenen Seite, in Nacken, Bauch-, Rückenmuskulatur, Ischiokruralen.
- **Rumpfstellreaktion** ist vorhanden (Schultergürtel bleibt horizontal ausgerichtet).
- Lateralflexion, links und rechts (betroffene Seite: Hypo- bzw. Hypertonus), nicht betroffene Seite: kompensatorische Tonuserhöhung.
- **Rumpfrotation** (Rumpf z. B. nach links dorsal bzw. rechts ventral rotiert, O-Bloc unterer/oberer Rumpf vs. Rotation).
- **Gleichgewichtreaktionen:** reagiert adäquat auf Gewichtsverlagerungen aus der Grundstellung (körpereigene Unterstützungsfläche, Stellreaktionen und Stützreaktionen).

Becken

- **Position des Beckens** (physiologische Stabilität): Wie befindet sich der Rumpf auf dem Becken (physiologische LWS-Lordose, ◻ Abb. 5.3c,d, 8.4b), das Becken zur Unterstützungsfläche, Becken ventral verankert, lateral stabilisiert (symmetrischer Sitz/Stand; vs. **Retraktion** der betroffenen Beckenseite; Gewichtsverteilung)?
- **Symmetrisches Becken:** Rechter und linker Beckenkamm (rechts und links Crista iliaca superior) bilden eine horizontale Linie.
- Körpergewicht ist gleichmäßig auf beide Gesäßhälften verteilt (Symmetrie/Sitzgleichgewicht).
- Becken ist nach vorn gekippt (Hyperlordose in der LWS, z. B. durch hypotone Bauchmuskulatur, Hüftbeugekontraktur [M. rectus femoris], Hypertonus der Rückenmuskulatur [M. latissimus dorsi] etc.).
- Mangelnde Beckensenkung/Rumpfaufrichtung (= Hyperkyphose BWS/Rundrücken, Hyperlordose HWS vs. mangelnde ventrale Verankerung in den Hüftflexoren [M. iliopsoas]) und/oder tonisch verspannte Ischiokrurale.

Untere Extremität

Hüfte:

- Position des Oberschenkels zum Becken: innenrotiert, außenrotiert, ab- oder adduziert.
- Tonus: hyper- oder hypoton (Stützaktivität im Oberschenkel möglich?).
- Tonisch stereotyp verspannt: Proximale (distale) Ischiokrurale, M. rectus femoris, Wadenmuskulatur, Supinations-, Spitzfußstellung.
- Reziproke Innervation zwischen den Adduktoren und Abduktoren (z. B. Adduktorenaktivität erhöht mit beeinträchtigter Abduktion), Hüftflex- und Extensoren, Fußhebefunktion.
- Muskuläre Dyskoordination (zwischen Hüft- und Kniegelenkmuskulatur, s. unten).
- Trophik der Hüftgelenkmuskulatur (ventrale Verankerung – M. iliopsoas, laterale Abduktorenstabilität – M. gluteus medius – tonisch-phasisch, s. ◻ Abb. 3.6, 3.12a,b).
- Hüftbeugekontraktur (s. Becken): wird überprüft, indem der Patient mit ausgestreckten Beinen in Rückenlage liegt und man das gegenüberliegende Bein maximal angebeugt; die Lendenlordose wird ausgeglichen, und das Ausmaß der Hüftbeugekontraktur auf der betroffenen Seite wird sichtbar (s. ◻ Abb. 3.11e1, 67090_4_De_3_MOESM7_ESM, 67090_4_De_11_MOESM4_ESM).
- Beweglichkeit aktiv, aktiv-assistiv oder passiv.
- Selektive Bewegungen des betroffenen Beins: Kompensation im weniger betroffenen Bein?
- Hüftflexion selektiv (Knie/Sprunggelenk locker) oder mit Massensynergie/Flexionsmuster: Abduktion und Außenrotation, Knieflexion und Supination.
- Hüftextension selektiv (Becken gleitet über die Fußlängsachse s. ◻ Abb. 3.8, 3.12) oder eher Extensionsmuster: Adduktion und Innenrotation, Knieextension, Spitzfuß.
- Bewegungsausmaß: innerhalb der Bewegungsachsen, Flexion und Extension, Ab- und Adduktion, Außen- und Innenrotation.
- Schmerzen (Koxarthrose).
- Gewichtsübernahme (Einbeinstand betroffene Seite [phasische Abduktorenstabilität, ◻ Abb. 3.12b], Einbeinstand „gesunde" Seite [Stabilität der kontralateralen Rumpfmuskulatur, ◻ Abb. 11.19b]).
- Standbeinstabilität, ventrale Verankerung/laterale Stabilität (vs. Retraktion, s. Anleitungen „Eigenübung zum Standbein" und „Eigenübung zum Standbeinphase" unter https://doi.org/10.1007/978-3-662-62292-6_11).
- Schwungbein, Schwung des Unterschenkels im Knie (vs. Supination/Spitzfuß), des Oberschenkels Hüfte (vs. lumbale Beckenhebung/Massenbewegung, s. Anleitung „Eigenübung zur Schwungbeinphase" im Download „Eigenmobilisation").

Knie:

- Position des Unterschenkels zum Oberschenkel
- Stabilität bzw. Instabilität (überstreckt, knickt ein)
- Muskuläre Koordination/reziproke Innervation zwischen Hüft- und Kniebewegungen (M. rectus femoris [Kniestrecker tonisch im Stand, Hüftbeuger phasisch beim Gehen] und die ischiokrurale Muskelgruppe [phasischer Kniebeuger, tonischer Hüftstrecker])
- Muskuläre Koordination zwischen Knie- und Sprunggelenkbewegungen (Knie überstreckt, tonisch verspannte Wadenmuskulatur – Ischiokrurale, Beckenretraktion, z. B. durch das Aufsetzen/Belasten der Fußaußenkante/Supination)

Sprunggelenk, Fuß:

- Position des Fußes zum Unterschenkel
- Trophik der Wadenmuskulatur (M. gastrocnemius/M. soleus – tonisch verspannt), Mobilisation möglich/Myogelosen (M)/Triggerpunkte (T)/Kontraktur (K)
- Ausrichtung und Abrollen über die physiologische Fußlängsachse (Linie zwischen den Fersen und den Grundgelenken von Großzeh und zweitem Zeh, s. ◻ Abb. 3.8)
- Bodenkontakt der Ferse (ohne Schuhe): Hypertonus der Wadenmuskulatur (Spitzfuß – kein Bodenkontakt, Knie schlägt durch bei Bodenkontakt? Kontraktur der Achillessehne?)
- Belastung nur auf der Außenkante (Supinationsstellung, Fußgewölbe intakt)
- Belastung nur auf dem Vorfuß (Auslöser der positiven Stützreaktion, Klonus [pathologischer erhöhter Extensorentonus])
- Phasische Fußheberfunktion (vs. Spitzfuß)

Obere Extremität (Händigkeit)

Schultergürtel:

- Symmetrisch: Die Schultergürtel bilden eine horizontale Linie.
- Schultergürtel rechts oder links Hochstand.
- Schultergürtel rechts oder links kaudal gezogen bzw. hängend (hängende Schulter).
- Schultergürtel nach ventral (Protraktion) oder nach dorsal (Retraktion) gezogen.
- Beide Schultergürtel diagonal verschoben (rotiert, oberen gegen unteren Rumpf).
- Reziproke Innervation (ventrale und dorsale Muskelketten).
- Tonusverhältnisse (Hyper-/Hypotonus), Trophik der Muskelbäuche (Palpation).
- Position der Skapula (SV) auf dem Thorax.
- Wie wird die Hand gehoben (über die Schulter?)?
- Trophik der Nacken-Schulter-Muskulatur, tonisch verspannt (Pars descendens), phasisch atrophiert (Pars transversa und ascendens = Scapula alata).

Stell-, Stützreaktionen (Gleichgewicht, Balance):

- Körpergewicht ist im Sitz, Stand gleichmäßig auf beide Körperhälften verteilt (◻ Abb. 11.8).
- Extremitäten werden stabilisierend als Ausgleichs- bzw. Gegengewichte eingesetzt (◻ Abb. 4.5, 67090_4_De_4_MOESM1_ESM).
- Einbeinstand ist auf dem betroffenen Bein (Abduktorentonus?) möglich, Seitenvergleich (Zeit), mit offenen und geschlossenen Augen.
- Kopf- und Rumpfstellreaktionen sind möglich (◻ Abb. 4.5b,c).
- Stützfunktion obere Extremität (◻ Abb. 4.12b,c): Stützfunktion des Arms ist nur möglich, wenn der Patient seine betroffene Seite belastet; ohne Stützfunktion keine physiologische Bewegung im freien Raum (verbessert die Fixation am Thorax); Vorsicht im Handgelenk (Mikrotraumen).
- Gewichtsübernahme der unteren Extremität ist möglich (ohne Standbein kein Schwungbein).

Bewegungsausführung:

- Aktiv, aktiv-assistiv oder passiv.
- Wird die 1. Bewegungsphase der oberen Extremität (Anteversion, Abduktion) ohne Beteiligung des Schultergürtels (mangelnde physiologische Fixation der Skapula auf dem Thorax) ausgeführt (s. unten)?
- Reziproke Innervation (Diadochokinese).
- Selektive Armbewegungen, Massensynergien.
- Tonusverhältnisse, Spastik, Rigor (▶ Kap. 4, 4. SMRK).
- Ataxie (Rebound-Arm, ▶ Kap. 4, 3. SMRK).
- Tremor (Ruhetremor, Intensionstremor).

Schulterblatt:

- Position des Schulterblatts auf dem Thorax (Seitenvergleich): in Ruhe (1), mit ausgestrecktem Arm (2) und unter dezenter Belastung (3) (eine mangelnde Fixation [am Rumpf] zeigt sich vor allem unter Belastung). Wenn in der ruhenden Position (1) keine Diskrepanzen erkennbar werden, kann durch Position (2) und (3) die Anforderung gesteigert werden.
- Skapulastabilität/-anbindung an den Thorax, dynamische Stabilität vorhanden; kann die Bewegungen des Arms (Abduktion bis ca. 70/90° und Anteversion bis ca. 50/60°) stabilisieren (ohne Mitbewegung des Schultergürtels/Rumpf, 1. Phase).
- Reziproke Innervation der Rumpf-, Schultergürtel- und Schultergelenksmuskulatur.
- Tonusverhältnisse (tonisch auf dem Thorax verklebt, BWS-Hyperkyphose), phasisch atrophiert Scapula alata, Seitenvergleich, s. oben, Schultergürtel.
- Skapulohumeraler Rhythmus (Seitenvergleich).

Schultergürtel

- **Symmetrisch:** rechts und links, die Schultergürtel stehen in einer horizontalen Linie.
- **Schultergürtel:** rechts oder links Hochstand (Abstand Akromion zum Ohr).
- **Tonusverhältnisse.**
- Seitenvergleich rechtes zum linken Schulterblatt.
- Kann die Armbewegungen des Arms in der ersten Bewegungsphase stabilisieren (▶ Kap. 5, Bewegungsphasen).
- **Bewegungsausmaß, Bewegungsausführung** (Elevation und Depression, Protraktion und Retraktion).

Schultergelenk

- **Stellung** des Humeruskopfs im Schultergelenk
- **Tonus** hyper- oder hypoton, assoziierte Reaktionen, Kompensation
- Reziproke Innervation zwischen den Innenrotatoren und Außenrotatoren (häufig verstärkte Innenrotationsstellung mit mangelnder Außenrotation)
- Reaktionen im Schultergelenk beim Gehen (Schwungbeinhebung mittels M. latissimus dorsi, ◻ Abb. 3.12e)
- **Trophik** der Schultergelenkmuskulatur (Dach des Deltoid, SV), Rotatorenmanschette/Außenrotatoren (Skapulastabilisatoren auf dem Thorax vs. Scapula alata, SV)
- **Subluxation** (Hypotonus), Luxation (Hypertonus)
- **Beweglichkeit** aktiv, aktiv-assistiv oder passiv
- Bewegungsachsen Ante- (Flexion) und Retroversion (Extension), Außen- und Innenrotation, Ab- und Adduktion
- **Bewegungsausmaß, Kontrakturen**
- **Schmerzen**

11

Ellbogengelenk

- **Stellung** des Unterarms zum Oberarm (proniert?)
- **Reziproke Innervation** zwischen den Pronatoren und Supinatoren, häufig verstärkte Pronationsstellung mit mangelnder Supination (Diadochokinese)
- **Tonus** hyper- oder hypoton, assoziierte Reaktionen, Kompensation, Rigor, Ataxie (Rebound-Arm)
- **Beweglichkeit:** Bewegungsausmaß aktiv, aktiv-assistiv oder passiv
- **Schwingt/pendelt** gestreckt nach hinten bzw. gebeugt nach vorn (s. „Anleitung zum lockeren Schwungarm" unter https://doi.org/10.1007/978-3-662-62292-6_11)
- Flexion und Extension, Pronation und Supination
- Bewegungsausmaß, Beugekontraktur
- **Schmerzen**

Handgelenk (proximales, distales)

- **Position** der Hand zum Unterarm
- Stabilisierende Dorsalextension als Grundlage selektiver Fingerbewegungen möglich
- **Tonus** hyper- oder hypoton, assoziierte Reaktionen (Flexorentonus), Kompensation
- **Beweglichkeit** aktiv, aktiv-assistiv oder passiv
- Flexion (Palmarflexion), Extension (Dorsalextension), Ulnar-/Radialabduktion (häufig Flexionsstellung mit Ulnarabduktion)
- Bewegungsausmaß, Kontrakturen
- **Schmerzen** (palmar, dorsal)
- **Ödem**

Daumen und Finger

- **Position** der Fingergelenke (Fingergrundgelenk gebeugt, Mittel- und Endgelenk gestreckt)
- **Tonus** hyper- oder hypoton, assoziierte Reaktionen, Kompensation
- Selektive **Beweglichkeit**, aktiv-assistiv oder passiv
- Flexion und Extension, Abduktion, Bewegungsausmaß (endgradig), Kontrakturen
- **Schmerzen**
- **Ödem**

Hantierfunktionen (betroffene Hand)

Der Patient kann:
- selektive Fingerbewegungen ausführen,
- Flasche beim Aufdrehen halten (Zylindergriff),
- Flasche aufdrehen (Dreipunktgriff, kompensatorisch Faustschluss),
- Getränk eingießen (Hand-Auge-Koordination),
- aus einem Glas trinken (Aufnahme von Flüssigkeit),
- Brot schmieren (Faustschluss, Hand-Hand-Koordination, Nahrungszubereitung),
- Brot schneiden (Faustschluss, Hand-Hand-Koordination, Nahrungszubereitung),
- Vorhängeschloss beim Schließen halten (Hand-Hand-Koordination, Gebrauch von Alltagsgegenständen),
- Vorhängeschloss mit Schlüssel schließen (Schlüsselgriff),
- sich eine Schürze umbinden (Schürzengriff, Anziehen),
- Schnürsenkel seiner Schuhe binden (Dreipunktgriff, Hand-Hand-Koordination, Anziehen),
- sich mit einem Kamm oder einer Bürste die Haare kämmen (Sphärengriff, Waschen, Anziehen).

11.5.7 Sensibilitätsüberprüfung

Die Überprüfung der Sensibilität erfordert ein hohes Maß an Aufmerksamkeit des Patienten, zudem muss die visuelle Kontrolle (Kompensation) ausgeschlossen werden. Um eine differenzierte Befunderhebung zu erhalten, müssen die jeweiligen Sinnesleistungen entsprechend ihrer Qualität (Rezeptoren) spezifisch überprüft werden. Die somatosensorische Befundung muss mit Ausnahme des Placings stets **langsam und klar lokalisiert** durchgeführt werden. Zu viele, schnelle und diffuse Bewegungen beeinträchtigen die ohnehin gestörte Wahrnehmung noch zusätzlich. Zudem sollte einfaches Testmaterial eingesetzt werden, das für den Patienten leicht umsetzbar ist, keine große Vorbereitung benötigt und dennoch eine qualitative Aussagekraft besitzt.

11.5.7.1 Stereognosie
Siehe ▸ Kap. 4, sensomotorische Regelkreise, 2. SMRK.

❯ Wichtig
Bei der Testung der Stereognosie soll der Patient ihm bekannte Gegenstände **ohne Visuskontrolle** erkennen.

Hilfreich ist die freie Beobachtung des Patienten **beim Hantieren mit Alltagsgegenständen**, z. B.: Wie sucht er das Messer aus dem Besteckkasten, den Schlüssel in der Hosentasche, die Geldmünzen aus dem Portemonnaie etc. Der Therapeut erhält so einen allgemeinen Eindruck über Fähigkeiten bzw. Einschränkungen der **stereognostischen Leistungen** (Erkennen von bekannten Gegenständen und Formen durch Betasten). Fehlt dem Patienten das motorische Potenzial, um die Gegenstände eigenhändig zu erfühlen, platziert der Therapeut bekannte Gegenstände, z. B. Vorhängeschloss, Schlüssel, Bleistift, Geldmünzen etc., in der Innenhandfläche des Patienten und fazilitiert dazu die Fingerspitzen mit leichtem Druck, um den Gegenstand, ähnlich wie beim normalen Bewegungsablauf, **durch Bewegung** zu ertasten.

Stereognostische Leistungen setzen sich aus den Qualitäten der Oberflächensensibilität (vor allem epikritisch), der Tiefensensibilität und den höheren kognitiven Hirnleistungen (Erkennen von Gegenständen) zusammen. Daher kann man bei guten stereognostischen Leistungen in der Regel auch von einer intakten tiefen- und oberflächensensiblen Wahrnehmung ausgehen.

11.5.7.2 Tiefensensibilität

Siehe ▶ Kap. 4, sensomotorische Regelkreise, 1. SMRK.

Zu den Qualitäten der Tiefensensibilität zählt man den Bewegungssinn, den Kraftsinn, den Stellungssinn sowie das Vibrationsempfinden. Zur Testung der jeweiligen Leistungen kann man die Techniken **Placing, Holding und Mirroring** (aus dem Bobath-Konzept stammend) anwenden.

11.5.7.3 Bewegungssinn (Placing)

Der Therapeut greift die distale Extremität des Patienten (Finger und Hand oder Zeh und Fuß) und bewegt sie in verschiedenen Bewegungsebenen mit unterschiedlicher Bewegungsgeschwindigkeit ohne eine verbale Bewegungsvorgabe. Dabei wird geprüft, ob die Bewegung im Sinne der reziproken Innervation möglich ist. Die Rezeptoren (Muskelspindeln) einer gesunden Person können sich sehr schnell an die Bewegungsvorgabe **adaptieren** und ihr durch automatisierte Bewegungsabläufe folgen. Der Arm sowie die Bewegung fühlen sich normalerweise für den Therapeuten leicht und geschmeidig an.

Obere Extremität

Soweit die nötige Rumpfstabilität gegeben und das nötige Bewegungspotenzial vorhanden ist, sitzt der Patient auf der Therapiebank, und der Therapeut bewegt die betroffene obere Extremität (s. oben). Spastik ist definiert als unangemessener Widerstand gegen eine passive Bewegung. Beim Placing zeigen sich diskretere **pathologische Tonuserhöhungen** vor allem mit einer Zunahme des Bewegungsausmaßes (räumlich, vor allem über 90°) sowie bei einer steigenden Bewegungsgeschwindigkeit (zeitlich, kann nicht so schnell adaptieren); d. h. bei einer Anforderungserhöhung der **räumlich-zeitlichen Koordination**.

Bei **Patienten mit stärkeren Bewegungseinschränkungen** greift der Tester seitlich die distalen Endphalangen der Finger und bewegt sie passiv in die Streckung und die Beugung. Der Patient soll nun die jeweilige Bewegungsrichtung angeben, verbal oder durch Zeigen mit der weniger betroffenen Extremität. Bei einer guten distalen Sensibilität kann man in der Regel auch von entsprechend guten proximalen Leistungen ausgehen.

Häufig zeigt sich auch beim Placing auf der weniger betroffenen Seite eine unangemessene Bewegungsreaktion. Der Arm folgt nicht so leicht der Vorgabe, wie der eines Gesunden. Es handelt sich hierbei in der Regel (früherer Infarkt oder andere neurologische Erkrankung ausgeschlossen) um eine **kompensatorische Tonuserhöhung**, die sich mit der Rückgewinnung der sensomotorischen Fähigkeiten auf der betroffenen Seite reduziert.

Untere Extremität

Der Patient sitzt locker mit auf dem Boden aufstehenden Füßen auf der Therapiebank oder er liegt mit angestellten Knien. Der Therapeut bewegt das Knie auf der betroffenen Seite mehrmals mit unterschiedlicher Bewegungsgeschwindigkeit (schnell) und wechselndem Bewegungsausmaß nach innen (Adduktion) und außen (Abduktion). Dabei zeigt sich häufig ein **Widerstand bei den Bewegungen nach außen**, was mit einer pathologischen Tonuserhöhung der Adduktoren verbunden ist, oder ein **fehlender Widerstand oder eine mangelnde Mitbewegung nach innen**, aus dem mangelnden Abduktorentonus resultierend.

Eine **kompensatorische Tonuserhöhung auf der weniger betroffenen Seite** zeigt sich durch eine zögerliche Mitbewegung in beide Bewegungsrichtungen (◘ Abb. 11.17, Fallbeispiel Herr K.).

11.5.7.4 Kraftsinn (Holding)

Die im Placing geführte betroffene Extremität wird vom Therapeuten in einer physiologischen Stellung losgelassen. Der Patient wird dabei verbal aufgefordert, die **Position bewusst zu halten** (Holding). Der Therapeut sieht oder spürt, ob der Patient die physiologische Muskelkraft aufbringt, um die Extremität gegen die Schwerkraft zu halten (Kraftsinn). Bei einer pathologischen Tonuserhöhung tendiert die Extremität beim aktiven Halten in die Richtung der Tonuserhöhung, wie z. B. im Arm ins Beugemuster. Bei einem Hypotonus fehlt die Spannung der Muskulatur, und der Arm fällt in Richtung der Schwerkraft nach unten.

11.5.7.5 Stellungssinn (Mirroring)

Der Therapeut platziert die jeweiligen Gelenke des betroffenen Arms im bewegungs- und schmerzfreien Raum. Diese Stellungen soll der Patient **ohne Visuskontrolle mit der weniger betroffenen Extremität nachstellen** (spiegeln). Der Therapeut führt dabei die betroffene Extremität.

Bei der Überprüfung ist es wichtig, dass vorab der Therapeut die Position mit dem paretischen Arm einnimmt, erst dann soll der Patient mit seinem weniger betroffenen Arm der Position folgen. Hält man dieses Vorgehen nicht ein und lässt die Nachstellung während der Bewegung (begleitend) zu, prüft man in erster Linie den Bewegungssinn.

Der Therapeut sollte auch nie gleichzeitig beide Extremitäten berühren (Auslöschphänomen). Während der Therapie kann man die betroffene Extremität an der Bankkante platzieren (z. B.: „Halten Sie sich hier fest.") und den Patienten bitten, mit seiner weniger betroffenen Extremität die gleiche Position einzunehmen. Geschieht dies relativ schnell **ohne visuelle Kontrolle**, kann man in der Regel auch von einer guten Lageempfindung ausgehen.

Das Vibrationsempfinden wird durch das Aufsetzen einer Stimmgabel auf hautnahe Knochenstellen getestet.

11.5.7.6 Oberflächensensibilität

Siehe ▶ Kap. 2, „Sensorische Systeme", und ▶ Kap. 4, 2. SMRK.

Nach der Art der Reize und der Reizverarbeitung wird die Oberflächensensibilität in 2 neuronal grundverschiedene Strukturen unterteilt, in die epikritische Sensibilität (Hinterstrangsystem, zusammen mit der propriozeptiven Verarbeitung) und die protopathische Sensibilität (Vorderseitenstrangsystem).

Epikritische Sensibilität

> **Wichtig**
> Die **epikritische** Sensibilität bedingt eine sehr spezifische Reizverarbeitung und bezieht sich dabei vor allem auf das mechanische Empfinden von Druck-, Berührungs- und Vibrationsreizen.

Das **Berührungsempfinden** wird überprüft, indem man mit einem Wattebausch oder einem etwas zarteren Pinsel die Fingerbeeren berührt. Der Schwerpunkt der epikritischen Befunderhebung bezieht sich auf die **Innenhandfläche und die Fingerbeeren**. Sie besitzen die größte Rezeptorendichte und werden zum Ertasten und Fühlen im Alltag am häufigsten eingesetzt. Dabei benennt der Patient (verbal oder durch Zeigen mit den anderen Fingern) den jeweiligen Finger. Zudem kann der Tester Zahlen, Buchstaben oder geometrische Formen in die Innenhandfläche und auf die Haut des Unterarms zeichnen, die der Patient benennen oder mit der Hand zeigen soll (z. B. 3 Finger für die Zahl 3).

Um die **Unterscheidung von Texturen und Oberflächen** zu prüfen, fährt der Therapeut zuerst mit einem Schwamm über die Fingerbeeren und die Handinnenfläche und benennt den Schwamm mit der Nr. 1. Darauf folgend fährt er mit gleichem Druck mit einer Bürste (Nr. 2) über die gleiche Stelle. Der Therapeut fährt nun mehrere Male in unregelmäßiger Abfolge über die Fingerbeeren, und der Patient soll den Gegenstand (Textur) bzw. die Zahl (Nr. 1, Nr. 2, Nr. 3 etc.) benennen Bestehen beim Patienten große Einschränkungen in der epikritischen Wahrnehmung, müssen die Reize stärker differenziert (gröber) werden. Unterstützend kann man auch die protopathische Sensibilität mit einbeziehen, indem man den taktil zu erkennenden Gegenstand kühlt (z. B. Espressotasse). Sind die Defizite relativ gering, werden die Reize entsprechend ähnlich ausgelegt, z. B. Schmirgelpapier mit unterschiedlicher Körnung, raue und weiche Bürste, Borstenpinsel und Pferdehaarpinsel etc.

Die **Spitz-stumpf-Diskrimination** prüft der Therapeut mit einem Kugelschreiber (Mine eingezogen). Mit einem Tastzirkel kann die **Zweipunktdiskrimination** geprüft werden, d. h., der Patient soll zwischen einem Einpunktreiz und einem Zweipunktreiz unterscheiden. Je nach Körperregion ist eine mehr oder weniger große Anzahl an Sinnesrezeptoren vorhanden. Die Rezeptorendichte ist dabei verantwortlich für die Genauigkeit der Tastempfindung (► Kap. 4, sensomotorische Regelkreise, ► Abschn. 4.3.3, „Tastsinn").

Protopathische Sensibilität

> **Wichtig**
> Der **protopathischen Sensibilität** schreibt man eine eher unspezifische Reizverarbeitung zu, die sich auf die Empfindungen Schmerz und Temperatur bezieht.

Entsprechend bezeichnet man die Rezeptoren als **Schmerz- bzw. Nozirezeptoren und Thermorezeptoren**. Durch die engen Verflechtungen mit der Formatio reticularis und dem limbischen System kommt der protopathischen Reizverarbeitung eine besondere Bedeutung bei der **emotionalen Bewertung** (angenehm oder unangenehm) der eintreffenden Reize zu.

Es macht wenig Sinn, einem Patienten bewusst Schmerzen zuzufügen. Daher sollte das Schmerzempfinden nicht mit der Nadel geprüft werden, da dies zu Verletzungen führen kann und der Einstich mit der dünnen Nadelspitze zwischen 2 Schmerzpunkten liegen kann. **Freie Beobachtungen** oder ein leichtes Kneifen (Hautfalte) eignen sich eher, um die Schmerzempfindlichkeit zu überprüfen.

Zur **Testung der Temperaturempfindung** benutzt man 2 Reagenzgläser (oder 2 angefeuchtete Waschlappen) mit jeweils kaltem (ca. 5 °C) und warmem Wasser (ca. 25 °C). Der Reiz wird abwechselnd gesetzt. Die thermischen Rezeptoren reagieren zwischen 5 und 40 °C, wobei der thermische Reiz bei einer Temperatur von 32,5 °C nicht wahrgenommen wird, da sie der Eigentemperatur der Haut entspricht. Unter 5 °C bzw. über 40 °C reagieren nicht die thermischen, sondern die Schmerzrezeptoren.

11.5.8 Kontextfaktoren

Kontextbezogene Faktoren sind umwelt- und personenbezogene Faktoren, die die Gegebenheiten des Lebenshintergrunds beschreiben und nicht Teil des bestehenden Gesundheitsproblems sind. Sie können förderlich sein (werden im Folgenden mit „+" bezeichnet), oder hinderlich, sie werden dann als Barrieren beschrieben („−").

11.5.9 Therapieziele (► Abschn. 11.3.4)

Die Therapieziele resultieren aus der Befunderhebung, aus den Zielen des Patienten sowie aus der Absprache mit den anderen Berufsgruppen des interdisziplinären Teams. Die Zielhierarchie gliedert sich nach Dauer der Erreichbarkeit. Dabei unterscheidet man **langfristige Ziele**, z. B. das Reha-Ziel während des gesamten Reha-Verlaufs (einschließlich der häuslichen Versorgung). Sie beinhalten meist Ziele in Teilhabebereichen: **mittelfristige Ziele**, z. B. das jeweilige Ziel während des Reha-Aufenthalts in der Klinik oder unmittelbar danach (z. B. Aktivitäten, die wöchentlich oder nach 4–6 Wochen erreicht bzw. verbes-

11.6 · Fallbeispiel zur qualitativen Befunderhebung der Körperfunktionen und -strukturen: Herr K.

461

11

sert werden), sowie **kurzfristige Ziele (Nahziele)**, die während einer bzw. mehrerer Therapieeinheiten erreichbar sind. Die Nahziele betreffen häufig Körperfunktionen und -strukturen. Die dazu durchgeführten Maßnahmen (Inhalte der Therapieeinheiten) sind in einem Verlaufsbogen evtl. täglich zu dokumentieren.

Um den größtmöglichen Reha-Erfolg für den Patienten zu erzielen, ist die **Absprache aller am Reha-Verlauf beteiligten Berufsgruppen** unabdinglich. Daher sollte das langfristige Reha-Ziel in Zusammenarbeit mit dem Patienten, den Angehörigen sowie dem interdisziplinären Team definiert werden.

> ► **Beispiel**
>
> Arbeitet z. B. eine Berufsgruppe an kompensatorischen Bewegungsstrategien wie dem Gehen am Vierpunktstock, während die andere Berufsgruppe ein eher funktionelles Ziel wie Gehen ohne Hilfsmittel verfolgt, so **widerspricht** sich die therapeutische Zielsetzung. Das wirkt einem effektiven, erfolgreichen Reha-Verlauf entgegen. ◄

Am **langfristigen Reha-Ziel** orientieren sich die jeweiligen Berufsgruppen mit ihrer berufsspezifischen mittel- und kurzfristigen Zielsetzung.

Die Ziele sollten prognostisch, realistisch, für den Patienten umsetzbar und überprüfbar definiert sein. Einerseits dürfen sie den Patienten nicht überfordern, sie sollten aber andererseits auch nicht zu niedrig angesetzt werden, da z. B. ein Ziel wie „Erhalt der passiven Beweglichkeit" wenig zu einer Funktionsanbahnung bzw. Funktionsverbesserung animiert.

Mittel- und kurzfristige Ziele innerhalb der Therapieplanung stehen nicht fest, sondern sollten je nach Therapieverlauf (Fortschritte, Verschlechterungen) und Situation des Patienten individuell verändert werden.

11.5.10 Dokumentation

Innerhalb der Patientenakte sollte ein **Verlaufsbogen** (s. oben, Therapieinhalte), der formell (Datum, Uhrzeit, Therapeut, Maßnahme etc.) in etwa bei jeder Berufsgruppe gleich aussieht, über die ausgeführten Therapie- bzw. Pflegeinhalte der jeweiligen Berufsgruppe Auskunft geben. Unterstützend zur Verlaufsdokumentation sollten **Therapiepläne**, in der die Anwendungen der jeweiligen Berufsgruppen mit einer Positionsnummer versehen sind und über die geplanten Therapiezeiten Auskunft geben, an den Patienten ausgehändigt werden. Sie werden in den Einrichtungen meist über Computer erstellt. Sie ermöglichen dem Patienten einen Überblick über seine anstehenden Termine und eine Abstimmung der Therapiezeiten unter den Therapeuten, sodass z. B. nicht alle Therapien am Vormittag stattfinden und am Nachmittag gänzlich ausbleiben. Ferner sollte ein Teamordner geführt werden, in dem die Absprachen, Ziele, Reflexionen des evtl.

täglichen Kurzteams, aber vor allem des wöchentlichen Gesamtteams festgehalten werden.

Die Ausführlichkeit des Befunderhebungsbogens soll nicht dazu animieren, bei jedem Patienten Punkt für Punkt zu befunden. Sie soll vielmehr die Möglichkeit bieten, möglichst viele der z. T. sehr unterschiedlichen Symptombilder zu erfassen.

11.6 Fallbeispiel zur qualitativen Befunderhebung der Körperfunktionen und -strukturen: Herr K.

Da die funktionelle Problemerfassung dominierende therapeutische Relevanz besitzt, liegen die Schwerpunkte im folgenden Patientenbeispiel neben der ICF-orientierten Befunderhebung in der Festlegung der funktionellen Therapieziele. Zudem werden Beispiele für mögliche Therapiemaßnahmen sowie die Reflexion der Therapie besprochen.

Herr K. ist ein relativ mobiler Patient mit verhältnismäßig geringen Defiziten. Er wurde ausgewählt, da Befunderhebung, Zielsetzung und Therapie bei einem „eher besseren" Patienten in der Regel schwieriger und differenzierter sind als bei schwer Betroffenen, bei denen die Problematik wesentlich klarer zum Vorschein tritt.

11.6.1 Anamnese, Teilhabe und Ersteindruck

■ **Medizinische Anamnese**

Herr K. ist 57 Jahre alt und erlitt im Herbst 2000 als Folge einer Bypassoperation einen Apoplex rechts mit einer stark beinbetonten **Hemiparese links**. Nach Angaben von Herrn K. (Eigenanamnese) wurde er nach der Akutbehandlung in einer Klinik für Frührehabilitation aufgenommen und nach dortiger frührehabilitativer Förderung in eine neurologische Reha-Klinik zur Anschlussheilbehandlung weitergeleitet. Von dort aus kam Herr K. (Mai 2001) zur ambulanten Weiterbehandlung in die Ergotherapie.

■ **Sozialanamnese**

Herr K. besitzt ein Eigenheim in einer westpfälzischen Stadt. Seine Verrichtungen innerhalb der Stadt, wie z. B. der Besuch der Ergotherapie, erledigt er mit öffentlichen Verkehrsmitteln selbstständig und ohne Hilfsmittel. Die Schlaf- und Kellerräume seines Hauses erreicht er über eine Treppe.

Beruflich übte Herr K. bis zu seiner Läsion eine kaufmännische Tätigkeit aus. Er strebt derzeit eine Wiederaufnahme an, nach Möglichkeit mit einem geringeren

◻ **Abb. 11.14**   Ersteindruck

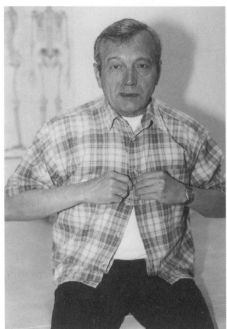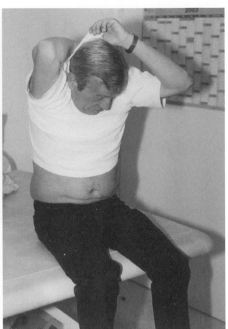

Stundenpensum (ca. 4 h pro Tag). Als Hobbys gibt Herr K. den ortsansässigen Fußballbundesligisten und Reisen an.

■ **Ersteindruck**

Herr K. (◻ Abb. 11.14) **kommt selbstständig** mit öffentlichen Verkehrsmitteln zur Therapie. Er **setzt seine linke obere Extremität funktionell ein**, wie z. B. beim Ausziehen der Jacke, des T-Shirts, der Schuhe, Strümpfe etc., und zeigt dabei **selektive Arm- und Fingerbewegungen**, wie z. B. beim Öffnen und Schließen der Hemdknöpfe. Im **Gangbild** bestehen links eine verkürzte Standbeinphase und eine Dorsalbewegung des Oberkörpers während der Schwungbeinphase. Seine **Mimik und Gestik** wirken eher monoton, was sich auch in der herabgesetzten Schwingungsfähigkeit seiner sprachlichen Kommunikation widerspiegelt. Verstärkt wird die eingeschränkte Mimik durch eine zentral bedingte Bewegungsstörung der mimischen Muskulatur in der linken Gesichtshälfte.

11.6.2 Ziele des Patienten – Grund für die Therapie

Herr K. sieht sein größtes Problem in seinem **unsicheren Gangbild**. Da seine Lebensgefährtin von einer starken **p**rimär**c**hronischen **P**olyarthritis (PCP) betroffen ist (−), muss er vor allem die gewichtsträchtigen Haushaltsarbeiten übernehmen. Dabei kommt es zu besonderen Schwierigkeiten, wenn er Getränke, Lebensmittel etc. aus dem Keller über eine Treppe (−) in die Küche transportieren muss. Schon die Überwindung der Treppe stellt eine besondere Herausforderung für ihn dar.

11.6.3 Neuropsychologischer Kurzbefund

Herr K. ist **allseits orientiert und motiviert**, an der Verbesserung seiner Situation mitzuarbeiten. Er kann während der kompletten Therapieeinheit den Anweisungen des Therapeuten folgen und die Inhalte adäquat umsetzen. Er gibt Auskunft zur Person, über bisherige Therapieinhalte und zeigt dabei eine **altersentsprechende Informationsverarbeitungsgeschwindigkeit**. Seine affektive Schwingungsfähigkeit scheint etwas reduziert zu sein. Bei humoristischen Kommentaren des Therapeuten reagiert er lediglich mit einem dezenten Lächeln.

11.6.4 Aktivitäten: quantitative Befunderhebung

Herr K. bewältigt seine Alltagsaktivitäten weitgehend selbstständig, da er seine linke Hand uneingeschränkt einsetzt.

Treppensteigen ist mühsam für ihn, da er im Stand nur **vermindert Gewicht auf der betroffenen Seite übernimmt** und lediglich mit Beistellschritt (zum rechten Bein) Treppen steigen kann (Körperfunktion). Herr K. ist innerhalb der Stadt mobil, unternimmt Reisen und bewältigt seine Aufgaben des täglichen Lebens ohne Hilfsmittel selbstständig.

Probleme hat er neben dem Treppensteigen mit dem Transport von Gegenständen im Haus, **besonders auf der Treppe**. Beim Gehen auf unebenen Untergrund ist er beeinträchtigt. Das führt zu Verkrampfungen in der rechten oberen Extremität (Körperfunktion).

11.6 · Fallbeispiel zur qualitativen Befunderhebung der Körperfunktionen und -strukturen: Herr K.

463   11

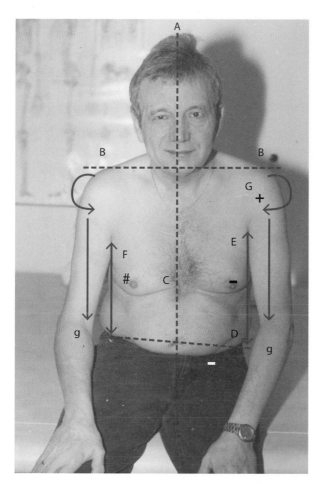

Abb. 11.15 Qualitative, funktionelle Befunderhebung

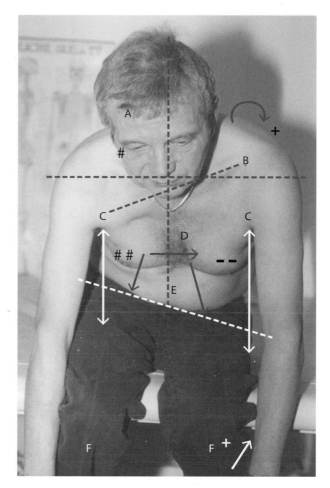

Abb. 11.16 Vorverlagerung des Oberkörpers (ZSP)

11.6.5 Körperfunktionen und -strukturen: qualitative, funktionelle Befunderhebung

Herrn K.s Kopf (■ Abb. 11.15) ist symmetrisch im Raum ausgerichtet (**A**), und der Schultergürtel bildet eine horizontale Linie (**B**). Beides lässt auf physiologische Kopf- und Rumpfstellreaktionen schließen. Die Fazilitation/ Drehung des Kopfes zur rechten „gesunden" Seite ist altersentsprechend, nach links hingegen (Dehnung: Pars descendens links) gestaltet sich dies etwas zögerlicher.

> **Wichtig**
>
> Im Gegensatz zu einer Hirnstamm- bzw. Kleinhirnläsion ist bei einer **kortikalen Läsion** in der Regel nicht das Gleichgewichtssystem selbst betroffen, sondern vielmehr der kortikale, sensomotorische Informationsfluss zur Ausführung der Gleichgewichtsreaktionen.

Der Rumpf befindet sich in einer **kyphotischen Stellung** (BWS-Rundrücken) mit nach dorsal rotiertem Becken (durch tonisch verspannte Ischiokruralen sowie mangels ventral phasischer Verankerung des M. iliopsoas). Der

zentrale Schlüsselpunkt (ZSP, ► Kap. 5, „Neuromuskuläre Grundlagen normaler Bewegungen") ist etwas nach links verschoben ©, wodurch sich das Körpergewicht im Sitz auf die linke Gesäßhälfte (Becken nach kaudal, **D**) verlagert. Mangels Tonus der linken (vor allem ventralen) Rumpfmuskulatur (**E**) kann das Becken nicht symmetrisch stabilisiert werden. Um den Körper und Rumpf dennoch im Raum aufrecht zu halten, entsteht eine kompensatorische Lateralflexion der rechten Rumpfseite (**F** = reziproke Hemmung links).

Der Humeruskopf ist durch die Tonuserhöhung der Innenrotatoren (vor allem M. latissimus dorsi) etwas nach innen rotiert (**G**), was sich u. a. durch ein vermindertes Hervortreten der Ellbogenkehle, im Vergleich zur rechten Seite zeigt (**G**, Pfeile).

11.6.5.1 Vorverlagerung des Oberkörpers (ZSP)

Um die Anforderungen an die neuromuskuläre Aktivität zu erhöhen, bittet die Therapeutin Herrn K., seinen **Oberkörper so weit wie möglich nach vorn zu verlagern** (■ Abb. 11.16). Sein Kopf richtet sich durch eine kompensatorische Lateralflexion nach rechts aus (**A**). Die linke Nackenmuskulatur zeigt eine deutliche Spannungs-

■ **Abb. 11.17**   Überprüfung der
Tonusverhältnisse in der oberen Extremität

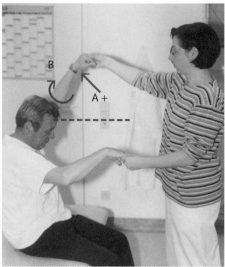
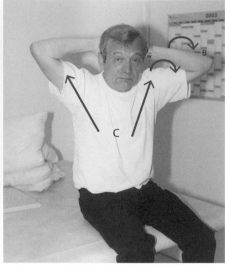

erhöhung, was sich dorsal nach kaudal fortsetzt. Durch
die dorsale tonische Ver- bzw. Anspannung (vor allem
M. latissimus dorsi) können die Schultergürtel nicht symmetrisch in die Vorlage gebracht werden (**B**). Die Stellung
der beiden Schlüsselbeine (**Linie C–B**) macht deutlich,
dass es sich nicht um eine reine Retraktion des Schultergürtels handelt, sondern vielmehr die komplette linke
Rumpfseite nach links dorsal rotiert ist. Der ZSP verlagert sich weiter nach links (**D**), und der Abstand zwischen der linken Achselhöhle und dem linken Oberschenkel wird deutlich größer als auf der rechten Seite (**C**).
Ebenso ist die Bauchfalte (**E**) durch den Beckenschief-
stand (Lateralflexion rechts) zwischen Oberschenkel und
Bauch rechtsseitig deutlich stärker ausgeprägt als linksseitig. Durch die mangelnde Aktivität der linken (ventralen und lateralen) Rumpfseite verstärkt sich die kompensatorische Tonuserhöhung der rechten Rumpfseite (**C,
E**). Fortführend zieht durch die tonische Verspannung
der Ischiokruralen bei Vorlage des Oberkörpers (= exzentrische Verlängerung) der linke Fuß deutlich schneller
und stärker nach dorsal als der rechte (**F**). In der linken
Großzehe hat sich nach dem Reha-Verlauf während des
Gehens eine Beugekontraktur gebildet (s. ■ Abb. 11.25)
gebildet (tonische Verspannung der Wadenmuskulatur),
die sich zunehmend verstärkte.

11.6.5.2 Tonusverhältnisse in der oberen Extremität

Die Therapeutin greift die distalen linken Finger und **fazilitiert den Arm auf verschiedenen Bewegungsebenen** (räumliche
Koordination) **mit unterschiedlicher Bewegungsgeschwindigkeit** (zeitliche Koordination) (■ Abb. 11.17). Die Therapeutin spürt bei schnellen Bewegungen und bei Bewegungen
über 90°, vor allem in Richtung Außenrotation, einen erhöhten Widerstand (■ Abb. 11.17, **A**, s. auch ▶ Abschn. 11.5.7,
Placing). Herr K. kann der Bewegungsvorgabe im kleinen
Aktionsradius (Ellbogen-, Hand- und Fingergelenke) fol-

gen, lediglich bei Umwendebewegungen des Unterarms in
Richtung Supination kommt es zu **dezenten Widerständen**
(**B**), die jedoch die alltagsrelevante Funktionalität, laut Aussage von Herrn K., nicht einschränken (▶ Abschn. 11.6.1,
s. Ersteindruck). Im großen Aktionsradius (Schultergelenk)
sind **endgradige Bewegungseinschränkungen** zu erkennen (**C**,
Seitenvergleich). Beim Loslassen des Arms und der Aufforderung, den Arm in der entsprechenden Position zu halten,
kann Herr K. den Anweisungen uneingeschränkt folgen
(s. auch ▶ Abschn. 11.5.7, Holding).

11.6.5.3 Sensibilität

Dass Herr K. ohne visuelle Kontrolle sein Hemd knöpfen
oder gezielt Münzen aus seiner Geldbörse heraussuchen
kann, wie z. B. beim Bezahlen der Rezeptgebühr, weist
auf **gute stereognostische Leistungen** hin.

Im der rechten oberen Extremität sind dezente kompensatorische Tonusaktivitäten zu erkennen. Die Bewegungen, v. a. mit hoher Geschwindigkeit, fühlen sich
etwas angespannt an.

11.6.5.4 Tonusverhältnisse der unteren Extremität

Das linke Knie lässt sich ohne Widerstand nach innen
(transversale Adduktion) bewegen (■ Abb. 11.18a,
A). Das lässt auf einen **mangelnden Abduktorentonus**
schließen (**a**). Bei einer vor allem schnellen Bewegung
nach außen (transversale Abduktion, **B**) spürt die Therapeutin dagegen einen unangemessen hohen Widerstand
(Spastik), was auf eine **pathologische Tonuserhöhung der
Adduktoren** deutet (**b**). In der rechten unteren Extremität (**c**) sind die Bewegungsfolgen eher zögerlich, zähfließend (**C**) und nicht so geschmeidig und fließend wie
die eines Gesunden, was aus einer kompensatorischen
Tonuserhöhung resultiert.

Im Gegensatz zum rechten Fuß bewirkt ein leichter
Zug des linken Fußes nach anterior (■ Abb. 11.9b, **D**)

11.6 · Fallbeispiel zur qualitativen Befunderhebung der Körperfunktionen und -strukturen: Herr K.

465   11

◘ Abb. 11.18   a,b Tonusverhältnisse
der unteren Extremität

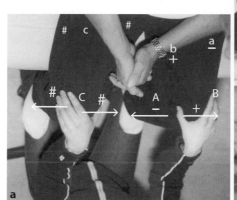

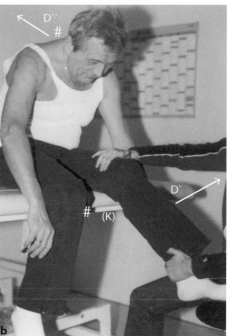

eine Dorsalbewegung des Oberkörpers (**D″**). Die **Tonuserhöhung der dorsalen Muskelketten**, vor allem der Ischiokruralen und des M. latissimus dorsi, führt zur Verkürzung der Muskulatur und damit zur **Beeinträchtigung ihrer exzentrischen Aktivität**. Die dorsale pathologische Tonuserhöhung führt zur **Hemmung der ventralen Muskulatur** (reziproke Hemmung). Es entsteht eine muskuläre Dyskoordination zwischen den dorsalen (+) und den ventralen (−) Muskelketten, was wiederum normale Bewegungsabläufe beeinträchtigt bzw. verhindert.

11.6.5.5 Einbeinstand

Eine muskuläre Dyskoordination steigt mit der Bewegungsanforderung und tritt dadurch deutlicher in Erscheinung. Der Einbeinstand bietet, das motorische Potenzial vorausgesetzt, eine gute Ausgangsstellung zur Befunderhebung.

Auf dem **rechten, weniger betroffenen Standbein** (◘ Abb. 11.19a) stehend, fühlt sich Herr K. sicher und kann die Stellung, seinem Alter und seiner Konstitution entsprechend, mehrere Sekunden halten. Der Kopf richtet sich dabei symmetrisch im Raum aus und die Schultergürtel bleiben horizontal ausgerichtet. In der linken Rumpfseite fehlt jedoch die lateralflexorische Aktivität (**A**), um das Becken nach kranial zu führen (die starke kompensatorische Anspannung der rechten gesunden Seite, s. ◘ Abb. 11.15 und 11.16, hemmt reziprok die linke Rumpfseite). Des Weiteren besteht in der Hüfte eine muskuläre Dyskoordination. Einerseits besteht eine hohe tonisch An- bzw. Verspannung der Ischiokruralen, andererseits verunmöglicht dies die phasische Beugeaktivität der Hüftflexoren (M. iliopsoas), um das Bein adäquat vom Boden abzuheben (**B**). Herr K. verlagert den

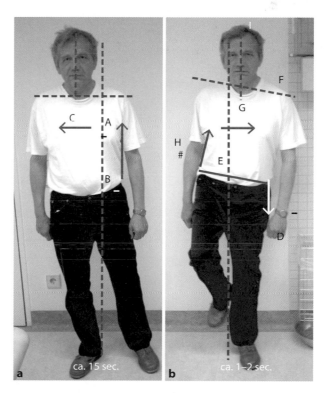

◘ Abb. 11.19   a,b Einbeinstand

ZSP (Körpergewicht) kompensatorisch nach rechts, um das linke Bein vom Boden abzuheben (**C**).

Die Standzeit auf dem **linken, betroffenen Bein** (◘ Abb. 11.19b) fällt dagegen deutlich geringer aus (ca. 1–2 s). Dabei kann sich die rechte Beckenseite wegen der fehlenden Abduktorenstabilität linksseitig (**D**) nicht zur rechtsseitigen Lateralflexion heben (**E**). Das linke

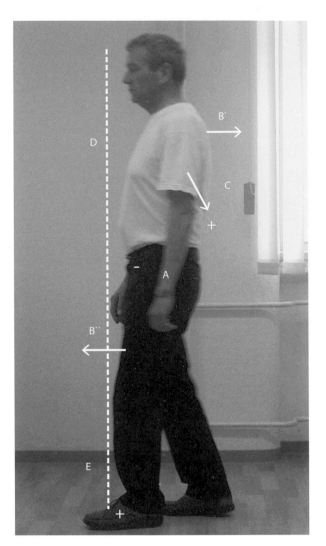

◘ Abb. 11.20   Gang

Standbein wird instabil, der Rumpf kollabiert (**F**), und der ZSP zieht nach links (**G**). In der rechten oberen Extremität zeigt sich als Zeichen einer kompensatorischen Tonuserhöhung eine assoziierte Bewegung (**H;** ist nicht mit der assoziierten Reaktion zu verwechseln, die stets pathologisch und nur auf der betroffenen Seite auftritt). Die Kopfstellreaktion bleibt erhalten (**I**).

11.6.5.6 Gang

Bedingt durch die muskuläre Dyskoordination (**◘** Abb. 11.20, **A**), d. h. die kompensatorisch erhöhte Aktivität der Ischiokruralen (mangelnde exzentrische Verlängerung) und die mangelnde Aktivität der Hüftflexoren, leitet Herr K. die **linke Schwungbeinphase** nicht reaktiv, sondern über eine kompensatorische Dorsalbewegung des Oberkörpers ein (**B,–B″**, vor allem M. latissimus dorsi). Die kompensatorische Aktivität des M. latissimus dorsi zieht das linke Schultergelenk in Innenrotation (Hauptaufgabe des Muskels) sowie den Schultergürtel in Retraktion ©.

Die physiologische Vorverlagerung des Oberkörpers geht verloren (**D**, ZSP; ► Kap. 5, „Neuromuskuläre Grundlagen normaler Bewegungen"), das betroffene Becken wird nach vorn gehoben und das Gangbild gleicht eher einem Schreiten als dem normalen Gehen.

Der **Übergang zur Standbeinphase** geschieht nicht mit dem Fersenkontakt, sondern mit der kompletten Fußsohle (**E**). Dabei wird das Körpergewicht durch eine erhöhte Aktivität der Zehenflexoren (Zehenkrallen) über das Standbein geführt. Hieraus resultiert wahrscheinlich eine zentral bedingte Beugekontraktur im linken Großzeh, die wiederum der physiologischen Abrollphase über die funktionelle Fußlängsachse entgegenwirkt. Im Hüftgelenk entsteht eine dezente Flexions-, Innenrotations- und Adduktionsaktivität, was die **stabilisierende** Hüftextension, Abduktion (M. gluteus medius) verhindert und die Schrittlänge und Schrittdauer der **rechten Schwungbeinphase** verkürzt. Hierdurch wiederum wird die endgradige Hüftextension, die über einen Dehnreiz des M. iliopsoas die Schwungbeinphase reaktiv einleitet, verhindert, und das linke Schwungbein muss wieder (s. oben) über eine kompensatorische Dorsalbewegung des Oberkörpers und Beckenhebung nach vorn gebracht werden.

11.6.6 Hypothesen zur Therapieplanung

❯ **Wichtig**
Die Hypothesen über die Gründe der **abweichenden Bewegungskomponenten** führen zu den (kurzfristigen) Behandlungszielen und damit zur Auswahl der entsprechenden Maßnahmen.

Herr K. weist mit Ausnahme seiner verminderten emotionalen Schwingungsfähigkeit keine Beeinträchtigungen seiner kognitiven Funktionen auf (► Kap. 6, „Neuropsychologie", kognitive und exekutive Funktionen).

Die selektiven Fingerbewegungen der linken Hand sowie der funktionelle Einsatz des linken Arms lassen darauf schließen, dass die kortikale Schädigung ein eher geringeres Ausmaß einnimmt. Die **Prognose** zur Rückgewinnung normaler Bewegungsmuster ist daher eher positiv einzuschätzen. Zudem können die symmetrische Ausrichtung des Kopfs und die horizontale Ausrichtung der Schultergürtel als Zeichen intakter Gleichgewichtsreaktionen (Kopf- und Rumpfstellreaktionen) gedeutet werden. Die dazu notwendige sensorische Informationsverarbeitung, vor allem visuelle, propriozeptive und vestibuläre Informationen zur Regulation der Gleichgewichtsreaktionen (► Kap. 2, „Sensorische Systeme", vestibuläres System) ist weitgehend gegeben. Lediglich die motorische Umsetzung bereitet Probleme durch die muskuläre Dyskoordination der linken Körperseite. Dabei stehen im Vordergrund:

467   **11**

11.6 · Fallbeispiel zur qualitativen Befunderhebung der Körperfunktionen und -strukturen: Herr K.

◻ Tab. 11.3 ICF-orientierte Zielsetzung: Fallbeispiel Herr K

Teilhabe	Aktivität	Körperfunktionen/Körperstrukturen
– Aufgaben im häuslichen Umfeld (Ehefrau entlasten) eigenständig und ohne Hilfsmittel verrichten – Berufliche Tätigkeit wieder aufnehmen	– Physiologischere Transfers vom Sitz zum Stand und Gangbild – Gegenstände des täglichen Lebens, wie Tüten, Kisten, Flaschen etc. (unterschiedliche Gewichte, Texturen …), innerhalb verschiedener Räume transportieren – Geh- und Standsicherheit an der Treppe erreichen – Gegenstände über die Treppe transportieren	– Kranial beginnende tonische Detonisierung und Mobilisierung der dorsalen Muskelgruppen – Phasische Aktivierung ventraler und lateraler Muskelketten (ventrale Verankerung/Hüftflexion, laterale Stabilität Becken/Rumpf) – Gewichtsübernahme und Rumpfsymmetrie verbessern – Stabilere Standbeinphase und mobilere Schwungbeinphase – Beugekontraktur im Großzeh beheben bzw. reduzieren

Kontextfaktoren	
Umweltfaktoren	**Persönliche Faktoren**
(−) Rheumatische Erkrankung der Ehefrau (−) Treppe im Haus (+) Nutzung öffentlicher Verkehrsmittel	(+) Zur Therapie motiviert (+) Möchte Ehefrau entlasten (+) Konstitution

- tonisch pathologische Tonuserhöhung der dorsalen Muskelketten (Pars descendens, M. latissimus dorsi, Ischiokrurale, M. triceps surae), bis hin zur **Beugekontraktur des Großzehs** (was zudem einem physiologischen Gangbild entgegenwirkt).
- mangelnde ventrale Verankerung und laterale Stabilität im linken Rumpf, Becken (ventrale, seitliche Rumpfmuskulatur) und Bein (Abduktoren),
- die gesteigerte Adduktorenaktivität der Hüfte und
- die kompensatorische Anspannung der rechten Körperseite und Extremitäten.

Um seinen Körper trotz der linksseitigen muskulären Dyskoordination (tonisch-phasisch) im Raum aufrecht zu halten und zu bewegen, nutzt Herr K. **kompensatorische Strategien**. Dabei erhöht er kompensatorisch den Tonus der rechten, weniger betroffenen Körperseite. Zudem führt die Instabilität (Abduktorenschwäche) des linken Standbeins zu einer verkürzten Schrittlänge und Schrittdauer während der rechten Schwungphase. Die mangelnde exzentrische Verlängerung der Ischiokruralen und die verminderte Aktivität der Hüftbeuger (M. iliopsoas) zur Einleitung der linksseitigen Schwungbeinphase werden durch eine Beckenhebung und Dorsalbewegung des Oberkörpers, die mit einer Retraktion des linken Schultergürtels verbunden ist, kompensiert.

11.6.7 Vorgehensweise und Auswahl der Maßnahmen

Prinzipiell liegt die **F.A.T.-Zielsetzung** in der Rückgewinnung der normalen Bewegung des Patienten, d. h. in der Funktionalität (◻ Tab. 11.3; ◻ Abb. 11.21). Teil-

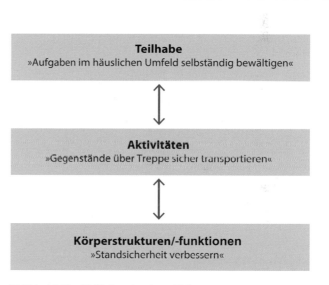

Teilhabe
»Aufgaben im häuslichen Umfeld selbständig bewältigen«

⇕

Aktivitäten
»Gegenstände über Treppe sicher transportieren«

⇕

Körperstrukturen/-funktionen
»Standsicherheit verbessern«

◻ Abb. 11.21 Teilhabeorientierte Zielsetzung

weise muss man jedoch dieses Ideal aufgeben, um dem Patienten durch kompensatorische Bewegungsstrategien oder Hilfsmittel eine gewisse Selbstständigkeit zu ermöglichen.

Kompensatorische Lösungsstrategien lägen z. B. darin, dass die Lebensmittel nicht mehr im Keller, sondern im Erdgeschoss gelagert werden (Kontext: Vermeidung der Treppe), oder in der Bewältigung einer möglichst weiten Wegstrecke mit den bisherigen Kompensationsstrategien. Im Zuge dessen würde sich das funktionelle Ziel der normalen, physiologischen Bewegung jedoch zunehmend entfernen.

Als positiv für die Therapie von Herrn K. sind seine kognitiven Wahrnehmungsleistungen und die Selektivität der linken oberen Extremität zu bewerten; deshalb kann

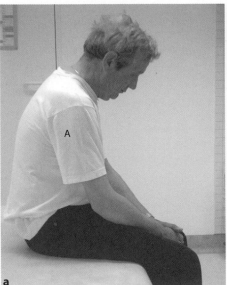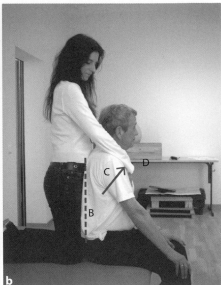

■ **Abb. 11.22   a,b** Rumpfaktivitäten, aufrechte Sitzposition

11

von einem eher positiven Reha-Verlauf ausgegangen werden. Dem steht jedoch entgegen, dass der Apoplex bei Herrn K. bereits längere Zeit zurückliegt (2 ½ Jahre) und seine kompensatorischen Bewegungsstrategien zum größten Teil automatisiert ausgeführt werden (Adaption).

Aufgrund der schon oben genannten guten Funktionen, den ersten Behandlungseinheiten, die ein Reha-Potenzial erkennen lassen, und der hohen Motivation von Herrn K. entscheidet sich die Therapeutin für die **funktionelle Zielsetzung**: Rückgewinnung normaler Bewegungsfunktionen, um die kompensatorischen Bewegungsstrategien zu reduzieren. Im Vordergrund steht dabei die linksseitige muskuläre Dyskoordination.

11.6.8 Maßnahmen und Therapiebeispiele

Wie aus der Befunderhebung hervorgeht, besteht eine muskuläre Dyskoordination (gestörte reziproke Innervation) sagittal zwischen den dorsal tonisch verspannten Muskelketten sowie dem fehlenden phasisch ventralen Widerlager. Frontal besteht eine Instabilität der linken Rumpfseite, die die Rumpfsymmetrie und Rumpfstabilität beeinträchtigt (■ Abb. 11.16) und eine kompensatorische Tonuserhöhung der rechten Rumpfseite verursacht. Das **kurzfristige Ziel** liegt in der kranial beginnenden linksseitigen Detonisierung/Mobilisation dorsal tonisch verspannter Strukturen sowie in der Funktionsverbesserung (Tonusaufbau) der ventralen und lateralen Becken- und Rumpfmuskulatur, um die Physiologie zu verbessern und damit die kompensatorische Tonuserhöhung der rechten, „gesunden" Körperseite zu reduzieren.

> ❯ **Wichtig**
> Die Therapeutin erarbeitet zu Beginn **funktionell und selektiv** das motorische Potenzial, um die Voraussetzungen für die handlungsorientierte Therapie und damit den Transfer in die Alltagssituationen zu schaffen.

11.6.8.1 Rumpfaktivitäten, aufrechte Sitzposition

Die Therapeutin überprüft, ob es sich bei der stark kyphotischen Sitzhaltung von Herrn K. (■ Abb. 11.22a, **A**) um einen degenerativen Abbauprozess der WS handelt oder ob die muskuläre Dyskoordination ursächlich für die Sitzhaltung verantwortlich ist. Die Therapeutin richtet ihren rechten Oberschenkel parallel zur Wirbelsäule aus (■ Abb. 11.22b, **B**) und fazilitiert mit ihrem Becken, mit der linken Hand im dorsalen Lumbalbereich und mit der rechten Hand etwa in Höhe des Sternums (**D**) den ZSP nach ventral-kranial über das Becken (vor Schultergelenk und Kopf) zur Rumpfaufrichtung ©. Mit lotgerechter Aufrichtung der WS mobilisiert sie v. a. die Verspannungen der linken Nackenmuskulatur, bis Herr K. möglichst leicht und seitengleich seinen Kopf unter Blickfixierung nach links zur Mitte und rechts rotiert (s. Beispiel in ■ Abb. 8.43e,f, 67090_4_De_8_MOESM3_ESM).

11.6.8.2 Bauchmuskulatur: Hüftbeuger links

Um die v. a. **Aktivität der linksseitigen ventralen Muskelketten** (Bauch, Hüfte) zu verbessern, geht die Therapeutin in den Fersensitz und fazilitiert den **flektierten** Rumpf nach dorsal rechts (■ Abb. 11.23a, **A**, s. auch ■ Abb. 3.5b, 11.4, 67090_4_De_11_MOESM1_ESM). Bei der Rückwärtsbewegung in der (je nach therapeutischer Unterstützung relativ) offenen kinematischen Kette aktiviert Herr K. phasisch konzentrisch seine

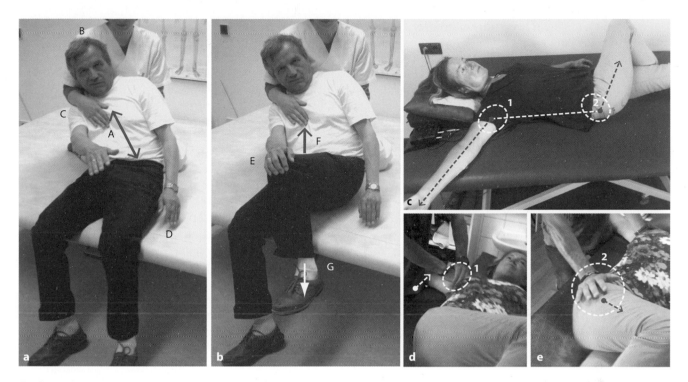

◘ Abb. 11.23 a–e a, b Bauchmuskulatur: Hüftbeuger links; **c** Mobilisation lateraler Verspannungen, endgradige Detonisierung/Dehnung; **d** Schultermobilisation; **e** Beckenmobilisation, unterer Rumpf

Bauchmuskeln für die Rumpfflexion sowie die Hüft-beuger phasisch exzentrisch bei der Dorsalbewegung (bewegungskontrollierend) bzw. phasisch konzentrisch bei der Aufwärtsbewegung (Beine: Punctum fixum, Rumpf: Punctum mobile). Der ZSP liegt dabei hinter Kopf, Schultergürtel und Becken (=Rumpfflexion). Bewegt sich der Oberkörper in Richtung körpereigene Unterstützungsfläche (über das Becken) fazilitiert die Therapeutin die Rumpfaufrichtung (s. oben, exzentrische Verlängerung der Ischiokruralen), bis der ZSP im Lot zwischen Kopf, SG und Becken liegt. Die Therapeutin wiederholt den Bewegungsablauf mehrmals und variiert dabei mit ihrer Unterstützung bzw. mit der Bewegungsgeschwindigkeit und/oder mit dem Bewegungsausmaß, sodass sie die größtmögliche physiologische Eigenaktivität von Herrn K. erhält. Als **Zeichen einer Überforderung** kann das kopfwärts beginnende dorsale Abdrücken mit dem Kopf oder dem Schultergelenk (◘ Abb. 11.23a, B, C) und/oder die fortführende übermäßige Extension des linken Beines (gesteigerte Aktivität des M. rectus femoris, s. unten) gewertet werden. Verfügt Herr K. über genügend ventrale Kompetenzen, um die freie Sitzposition altersentsprechend und möglichst lotgerecht einzunehmen (s. ◘ Abb. 11.26a), führt er mit aufgestellten Füßen (90° Hüfte/Knie) seinen aufgerichteten Oberkörper (Rumpfextension) mit den Schultern symmetrisch über die Knie (= exzentrische Verlängerung der Ischiokruralen, s. auch ◘ Abb. 8.46, ► Abschn. 5.6.2, „Vom Sitz zum Stand").

Um die **selektive Funktion der Hüftbeuger** zu verbessern, bleibt die Therapeutin im Fersensitz und wechselt zum Punctum fixum Rumpf und Punctum mobile Bein. In dieser Position sind die Fasern des M. iliopsoas endgradig gedehnt, und der Muskel erhält ein höheres Potenzial, um eine phasische Kontraktion auszuführen (Stretch bestimmt die Bewegung). Um eine unphysiologische tonische Massenbewegung der unteren Extremität in das Flexionsmuster (Hüfte: Flexion, Abduktion, Außenrotation) zu vermeiden, bittet die Therapeutin Herrn K., sein linkes Knie zu seiner rechten Hand zu führen (◘ Abb. 11.23b, **E**). Die Hüftbeuger müssen sich beim Heben des Beines (**F**) phasisch agonistisch-konzentrisch verkürzen und die ischiokrurale Muskulatur antagonistisch-exzentrisch verlängern (= detonisieren). Beim langsamen Zurückführen des Beins verlängern sich die Hüftbeuger agonistisch-exzentrisch (**G**). Der M. rectus femoris ist synergistisch an der Hüftflexion beteiligt, seine Hauptfunktion liegt jedoch in der Knieextension. Sein **kompensatorischer tonischer Einsatz** zum Heben des Beins (Hüftflexion) wird daher stets von einer **Knieextension begleitet** und ist als assoziierte Reaktion (**Überforderung**) zu bewerten und zu vermeiden.

11.6.8.3 Mobilisation kompensatorischer und/oder tonisch verspannter Strukturen

Tonische Verspannungen/Verkürzungen verunmöglichen die phasische Kontraktion. Die therapeutische Unterstützung in ◘ Abb. 11.23a,b variiert daher zwischen „so viel wie nötig", um die Notwendigkeit tonisch fixierender (Halte-)Anspannung zu minimieren und „so wenig wie möglich", um die eigenständige phasische (physiologische) Kontraktion zu aktivieren. Sollten trotz der Positionierung auf den Oberschenkeln des Therapeuten die Bewegungen nicht möglich sein, so bedarf es kopfwärts beginnend detonisierender, mobilisierender Maßnahmen; s. dazu z. B. ◘ Abb. 4.14a, 67090_4_De_4_MOESM9_ESM, ◘ Abb. 8.4b, 67090_4_De_8_MOESM3_ESM, ◘ Abb. 8.28, 8.34, 8.35 etc. zur Rumpfaufrichtung und Lockerung/Mobilisation der Nackenmuskulatur sowie 67090_4_De_4_MOESM4_ESM.

Bei einer verspannten dorsalen lateralen Rumpfmuskulatur wie z. B. bei Frau C. (s. ◘ Abb. 4.7a) mobilisieren wir in einem ersten Schritt, ähnlich wie bei den Nackenverspannungen (s. oben), die seitliche Rumpfverlängerung. Frau C. nutzt hierfür die Rückenlage (► Abschn. 5.3.2), um kompensatorische und/oder pathologisch tonische Spannungszustände zu reduzieren und darauf aufbauend physiologisch selektive Becken- und/oder Rumpfaktivitäten auszuführen.

Entgegen der Kontraktionsrichtung des M. latissimus dorsi führt Frau C. ihren außenrotierten Arm in die Elevation (◘ Abb. 11.23c) und kreuzt das betroffene Bein über das gesunde (Beckenprotraktion). In ◘ Abb. 11.23c–e wird der M. gluteus medius entgegen seiner tonischen Kontraktionsrichtung gedehnt. Die Myogelosen zeigen sich meist am kranialen Os ilium (Ursprung), können sich aber je nach Stärke und Dauer der enthemmten tonischen Innervation nach kaudal fortsetzen.

Therapierelevanz

In der unteren Extremität zeigen sich **pathologisch enthemmte Spannungszustände** im Stand und beim Gehen meist in Form eines kopfwärts eingeleiteten Extensionsmusters. Die phasische Standbeinstabilität des M. gluteus medius (s. ◘ Abb. 3.12a,b, 11.7h) geht verloren und führt i. d. R. zur tonischen Schulter- und Beckenretraktion mit Lateralflexion (Spastik, ◘ Abb. 4.7a). Ebenso zeigen sich im Liegen diese tonischen Verspannungen mit einer Lateralflexion im Rumpf sowie die Beckenretraktion und fortführend die Hüftflexion, -abduktion und -außenrotation. Hierbei leitet die tonisch enthemmte Anspannung (vs. phasische Anspannung, s. oben) des M. gluteus medius dieses Flexionsmuster ein (◘ Abb. 8.33a). Die Position in ◘ Abb. 11.23c dient daher neben der Schulter- und Rumpfmobilisation auch der Abduktorenmobilisation (s. auch Abduktorenstabilität in Seitlage, Herr D., ◘ Abb. 11.2c2–5).

Im Schultergelenk zeigen sich Verspannungen/Myogelosen neben der Nackenmuskulatur (Pars descendens) an

den Ansatzstellen des M. latissimus dorsi und der Mm. pectoralis (stärkste Innenrotatoren/Adduktoren), wobei die Ansatzsehne des M. pectoralis minor in der Tiefe liegt (◘ Abb. 11.23d1). Mit einem leichten kranialen Druck des Humeruskopfs beginnt der Therapeut die Querdehnung der Myogelosen (► Abschn. 5.1.3) in den entsprechenden Schulter- und Brustbereichen. Mit dem Lösen des schmerzfreien Dehnreizes erweitert er das Bewegungsausmaß (1–2 cm). Um die Bewegung zu erleichtern, verlagert der Therapeut seinen Körper in Richtung Armelevation oder durch eine kaudale Beckenverschiebung und Beckenprotraktion in die Rumpfverlängerung (◘ Abb. 11.23e2). Nachdem Frau C. ihren Arm in der erweiterten Position schmerz- und spannungsfrei halten kann, beginnt sie mit dem Aufbau selektiver Beckenstabilität.

> **Wichtig**
> Da die Verspannungen neuronal bedingt sind, d. h. der Muskel nicht direkt betroffen ist, reicht es nicht, nur die tonischen Myogelosen zu lösen. Um eine entsprechende Nachhaltigkeit zu bewirken, ist es vielmehr wichtig, im spannungsfreien Raum phasische Aktivität des Muskels selbst und/oder seiner phasischen Gegenspieler neuromuskulär zu aktivieren (► Abschn. 5.3.1, „Muskuläre Dysbalance").

Aufbau „Abduktorenstabilität"
Der Therapeut fazilitiert den Fuß mit Fersenkontakt möglichst weit zum Gesäß (Dehnung der kompletten dorsalen Kette, Kontrakturprophylaxe Spitzfuß, s. ◘ Abb. 11.23, Herr K.). Frau C. hebt nun langsam die betroffene Beckenseite an (Protraktion), hält die Position für ca. 7–8 s und führt das Becken wieder langsam zur Unterlage zurück (konzentrische/exzentrische Hüftabduktion, -außenrotation und -extension als Vorbereitung zum Stand).

> **Wichtig**
> Der Arm dient beim Aufbau der Abduktorenstabilität als Anzeiger der Qualität der physiologischen Ausführung. Zieht das Becken nach kranial und/oder der Arm in die Innenrotation, so geschieht dies durch den M. latissimus dorsi und ist als Überforderung zu bewerten!

11.6.8.4 Hüftgelenk: Außenrotation, Abduktion

Die Therapeutin beginnt die Therapie von Herrn K. in der Rückenlage mit der **selektiven Abduktion im Hüftgelenk**. Wie oben beschrieben gilt der **M. gluteus medius** als einer der **wichtigsten Abduktoren**. Er kann seine phasisch stabilisierende Wirkung jedoch nur bei nahezu endgradiger Hüftextension entfalten (s. ◘ Abb. 3.12b). Herr K. **soll seine linke Beckenseite leicht anheben und in einer Rotationsbewegung gegen die rechte drehen** (◘ Abb. 11.24a, A). Mit der rechten Hand initiiert die Therapeutin die

11.6 · Fallbeispiel zur qualitativen Befunderhebung der Körperfunktionen und -strukturen: Herr K.

471   **11**

☐ Abb. 11.24 a–c Hüftgelenk: Außenrotation, Abduktion

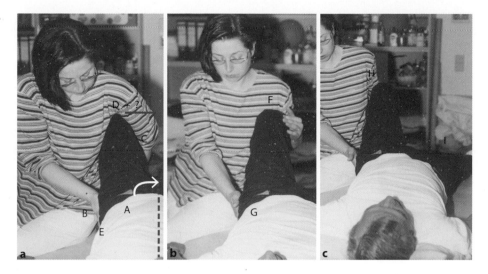

Beckenbewegung (**B**). Mit der linken Achsel fazilitiert sie das Anheben des Beckens (**D**; durch einen Zug des Knies nach kaudal) und spürt gleichzeitig, ob eine kompensatorische Adduktorenaktivität entsteht oder das Bein physiologisch stabilisiert werden kann. Die linke Hand der Therapeutin kann die rechte Beckenseite stabilisieren oder im Gabelgriff ventral etwas oberhalb der Malleolen (Knöchel) einen stabilisierenden Druck auf den Referenzpunkt Ferse ausüben (**C**). Dabei positioniert die Therapeutin den linken Fuß von Herrn K. so weit vor das Knie, dass Ferse und Zehe aufstehen (funktionelle Fußlängsachse/Wahrnehmung). Mit Kompetenzgewinn rückt der Fuß immer weiter Richtung Po = Dehnung/Mobilisation der Wadenmuskulatur/Spitzfußprophylaxe/Kontraktion Großzehe etc.

Die Therapeutin wählt daher zu Beginn ein **eher niedrigeres Bewegungsniveau** und steigert es mit der Zunahme des physiologischen Bewegungspotenzials (**☐** Abb. 11.13b, **F**). Als **Steigerung** reduziert die Therapeutin ihre Unterstützung (**F**; **☐** Abb. 11.24c, **H**) und/oder bittet Herrn K., bei angehobener linker Beckenseite das linke Knie langsam nach außen (Außenrotation, Abduktion) und wieder zur Mitte (Innenrotation, Adduktion) zu führen. Gelingt dies, kann Herr K sein rechtes ausgestrecktes Bein leicht anheben und den Fuß nach außen und innen bewegen (**I**; **Stützaktivität links**). Dabei steigt die Anforderung an die Stabilität der linken Beckenseite mit der Abduktionsbewegung des rechten Beins. Als weitere Steigerung soll Herr K. während der Beinbewegung nach rechts mit seiner Ferse in Intervallen leicht auftippen (Tonisierung links).

11.6.8.5 Behandlung der Beugekontraktur im Großzeh

Aus dem unphysiologischen Gangbild (s. Befunderhebung), bei dem Herr K. seinen Körperschwerpunkt u. a. durch eine kopfwärts eingeleitete tonische Anspannung der überwiegend dorsalen Muskelgruppen bis hin zu den Zehenflexoren nach vorn führte, bildete sich im Laufe seiner Rehabilitation eine **Beugekontraktur des Großzehs.** Sie war prämorbid nicht vorhanden (**☐** Abb. 11.25a).

Es macht wenig Sinn, eine **zentral bedingte Kontraktur** rein passiv zu mobilisieren, da diese nur das periphere Symptom der beeinträchtigten neuronalen Innervation ist. Der Therapeut beginnt mit einer **passiv-assistiven Mobilisation am Sprunggelenk** (exzentrische Verlängerung der tonisch verspannten Muskelstrukturen (M. gastrocnemius u. M. soleus) und Achillessehne; **☐** Abb. 11.25b). Er stellt den linken Fuß in einer Pronationsstellung auf seinen Oberschenkel (wirkt der Supination, dem Spitzfuß entgegen) und hebt mit seiner rechten Hand den Unterschenkel an (= leichtere Mobilisation), lässt ihn los und bittet Herrn K.: „Lassen Sie Ihr Bein nach unten sinken." Mit seiner linken Hand unterstützt er im Gabelgriff die Abwärtsbewegung der Ferse. Die Bewegung wird mehrmals wiederholt, bis Herr K. in der Lage ist, sein Bein relativ harmonisch (s. Seitenvergleich) absinken zu lassen. Eine zu schnelle Bewegungsgeschwindigkeit, eine zu starke, rasche Vorfußbelastung (s. **☐** Abb. 3.8, positiver Stützreflex vs. Reaktion) und/oder eine zu geringe Unterstützung können dabei leicht einen Klonus auslösen (pathologische Tonuserhöhung der Extensoren). Über die Bewegungsgeschwindigkeit und das Bewegungsausmaß kann das physiologische Potenzial erkannt und ausgebaut werden, wobei der Gabelgriff des Therapeuten die physiologische Bewegungsausführung unterstützt.

> **Wichtig**
>
> Meist dominiert die tonische Verspannung der Wadenmuskulatur. Versuchen wir z. B. wie in **☐** Abb. 11.25c, den Fuß rasch anzuheben, verhindert dies die Verspannung. Bitten wir nun den Betroffenen, mit seinem Vorfuß ganz leicht die Ferse hochzudrücken (phasische Kontraktion), so gelingt dies meist nicht. Phasische Innervation kann erst nach tonischer Detonisierung aktiviert werden.

11

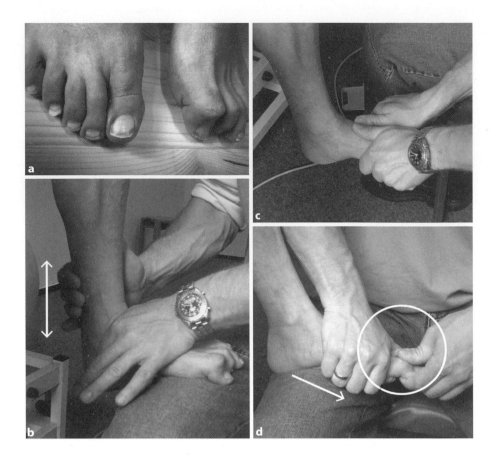

■ **Abb. 11.25   a–d** Behandlung der Beugekontraktur im Großzeh

Nach dem Sprunggelenk folgt die **Mobilisation des Fußgewölbes** (■ Abb. 11.25c). Dabei greift der Therapeut beiderseits am Fuß und dehnt langsam, von proximal nach distal, das Fußgewölbe (Mittelfußmuskeln) auf.

Um das eigentliche Problem, die Beugekontraktur des Großzehs, zu beheben, bewegt der Therapeut den Fuß, auf seinem Oberschenkel stehend, etwas nach vorn (Knieextension), um eine **Plantarflexion im Sprunggelenk** zu erreichen und dadurch die Spannung der Beugesehnen auf ein Minimum zu reduzieren (■ Abb. 11.25d). Danach greift der Therapeut proximal und distal am Zehengrund- bzw. Zehenmittelgelenk und dehnt es maximal auf und führt den Fuß wieder zurück (Knieflexion, Dorsalextension). Da eine Überdehnung zu Schmerzen führt, bekommt Herr K. einen Zahlencode, d. h. bei 1 kein Schmerz und bei 6 maximaler Schmerz. Die Position 3–4 angenehmer Dehnschmerz ist für die Mobilisation ausreichend. In der **Dehnposition** (3) hält der Therapeut fest und bittet Herrn K., mit seiner Ferse gegen den Unterschenkel zu drücken. Dabei aktiviert Herr K. seine Zehenstrecker, die wiederum der Beugekontraktur entgegenwirken. Durch den Fersendruck bestimmt Herr K. über das Ausmaß seines Dehnschmerzes selbst. Ein warmes Fußbad zu Beginn der Mobilisation macht die kollagenen Fasern dehnfähiger. Der Therapeut hält ca. 15 s die maximale Dehnposition (3–4), pausiert kurz und dehnt erneut. Trotz der schon pathologisch verknöchernden Strukturen wurden durch die Mobilisations-

technik sichtbare Fortschritte erzielt. Die Abrollphase verläuft wesentlich physiologischer, und Herr K. spürt beim Gehen am Großzeh keinen Druckschmerz mehr gegen die Schuhrücken (eigene Aussage). Der Abbau tonischer Verspannungen (im Nacken beginnend) und Bewegungsabläufe, die die phasischen Zeh- bzw. Fußheber aktivieren, wirken sich positiv auf die Kontrakturbehandlung aus, z. B. das Schuhebinden (Dehnen der dorsalen Muskelketten), oder Gleichgewichtsreaktionen, wie z. B. das Wegdrücken des Rollhockers zur Verbesserung der Standbeinphase (s. unten).

11.6.8.6 Exzentrische Aktivität der dorsalen Muskelketten

Die **Ischiokruralen** sind 2 gelenkige Muskeln, die an ihrem proximalen Ende eher tonisch die Hüftextension unterstützen (Aufrichtung des Beckens, Symphyse hebt sich) und an ihrem distalen Ende eher phasisch die Knieflexion ausführen.

Ihre extensorische Hüftaktivität reicht zwar zum Gehen auf ebenem Gelände aus, höhere Anforderungen, wie z. B. das Aufstehen aus der Hocke oder das Treppensteigen, bedingen jedoch das Zutun des M. gluteus maximus. Trotz ihrer **beträchtlichen Länge bestehen die Ischiokruralen aus kurzen, federförmig angeordneten Muskelfasern.** Dadurch können sie sich bei einer Kontraktion nur begrenzt verkürzen, z. B. ist bei einer endgradigen Hüftextension die maximale Knieflexion nicht mehr möglich.

11.6 · Fallbeispiel zur qualitativen Befunderhebung der Körperfunktionen und -strukturen: Herr K.

473   11

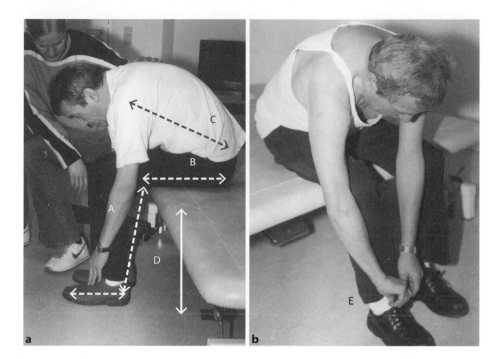

◨ **Abb. 11.26   a,b** Exzentrische Aktivität der dorsalen Muskelketten

Entsprechend schnell können sich, bedingt durch die permanente tonisch stereotype Tonuserhöhung, Kontrakturen (Verkürzungen) bilden, wodurch wiederum die exzentrische Verlängerung sowie phasische Bewegungsamplituden verloren gehen, wie es sich bei Herrn K. zeigt (◨ Abb. 11.26). Physiologisch kontrollieren die Ischiokruralen durch ihre exzentrische Verlängerung die Vorverlagerung des Oberkörpers (◨ Abb. 11.26a, **B**). Bei einer mangelnden exzentrischen Verlängerung (muskuläre Dyskoordination) kommt es dabei häufig, bedingt durch die Vorverlagerung des Oberkörper (Becken), im Sitz zu einem Zurückziehen des betroffenen linken Fußes (das distale Ende folgt dem proximalen Zug) oder beim Gehen zu einem Durchschlagen (Beckenretraktion/Hyperextension) des Knies während der Standbeinphase bzw. zu einer eingeschränkten Schwungbeinphase (Bein kann nicht vorschwingen).

Die Hauptaufgabe des **M. latissimus** besteht in der Innenrotation, Adduktion und Retroversion des Schultergelenks. Seine kompensatorischen Rumpfaktivitäten sind daher stets an eine Innenrotation und Adduktion des Schultergelenks gekoppelt. Dies bewirkt wiederum einen Zug des Schultergürtels nach ventral und medial, der der physiologischen Außenrotation des Schultergelenks und der Rumpfaufrichtung bei der Vorverlagerung des Oberkörpers entgegenwirkt (▶ Abschn. 5.6.2, „Vom Sitz zum Stand") und damit die physiologische Aufrichtung verhindert.

Um die **exzentrische Aktivität der dorsalen Muskulatur zu verbessern** (tonische Muskulatur zu mobilisieren), bittet die Therapeutin Herrn K., seine Hände (evtl. gefaltet) abwechselnd am linken und rechten Knie entlang zu den Fußspitzen zu führen (◨ Abb. 11.26a, **A**). Die

Füße müssen dabei Bodenkontakt besitzen, jedoch kann die Therapeutin durch die Höhe der Therapiebank (**D**) etwas im Bewegungsausmaß variieren. Um die Sequenz in eine **Alltagsfunktion** einzubauen, bittet sie (und erklärt warum) Herrn K., seine Schuhe, statt wie bisher mit überschlagenem Knie, auf dem Boden zu schnüren (◨ Abb. 11.26b, **E**). Sie nutzt dabei das bestehende Potenzial der selektiven Fingerbewegungen, um über eine alltagsrelevante Tätigkeit tonische Verspannungen zu mobilisieren und somit exzentrische Aktivität zu verbessern (Einsatz der ADLs, um die Symptomatik zu verbessern).

11.6.8.7 Verbesserung der Standbeinphase

Um die Standbeinphase zu stabilisieren, sollte die ventrale Verankerung als Gegenlager der agonistischen Hüftstrecker (Ischiokrurale, M. gluteus maximus), sowie die laterale Stabilität der Hüftabduktoren (phasische Kontraktion des M. gluteus medius) verbessert werden. Dadurch wird die kompensatorische Aktivität vor allem der Hüftadduktoren reduziert, und Herr K. wird in seinem Gangbild sicherer (s. auch ◨ Abb. 8.40, 11.7, 11.8, s. Download „Eigenübung zum Standbein" und „Eigenübung zur Standbeinphase", unter https://doi.org/10.1007/978-3-662-62292-6_11).

■ **Gewichtsübernahme im Stand (statische Stabilität)**
Die Therapeutin umgreift mit ihren Händen den Schlüsselpunkt Becken und verlagert langsam das Körpergewicht auf das linke Bein (medialer Vorfuß). Sie dosiert langsam die Gewichtsübernahme des linken Beins, indem sie Herrn K. bittet, mit seinem rechten Bein auf die Zehenspitzen zu gehen (= lateral phasische Becken-

11

■ Abb. 11.27 a,b Verbesserung der Standbeinphase

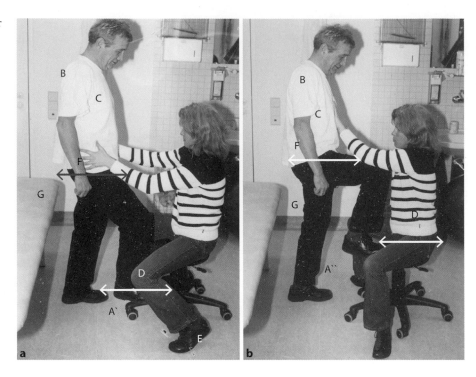

senkung links), eine imaginäre Zigarette auszudrücken und schließlich einen Ausfallschritt nach rechts und wieder zurück bzw. nach vorn und wieder zurück zu tätigen. Als Steigerung soll Herr K. sein rechtes Bein auf den vorderen Fuß des Rollhockers stellen (■ Abb. 11.27, **A′**). Die Therapeutin überprüft anhand der Schlüsselpunkte Schultergelenk (SG; horizontale Ausrichtung) und ZSP (**B, C**) die adäquate Bewegungsausführung. Als **Zeichen einer Überforderung** wären u. a. der Verlust der Rumpfstellreaktion (Ausrichtung der SG), starke assoziierte Reaktionen im linken Arm bzw. starke assoziierte Bewegungen im rechten Arm festzustellen (s. unten, wobei ein dezentes Auftreten der beiden letztgenannten Auffälligkeiten z. T. noch tolerabel ist). Beim Anheben des rechten Beins müssen die Extensoren und Abduktoren des linken Beins stabilisierend aktiv werden. Die Therapeutin achtet stets auf die horizontale Ausrichtung der SG (Kopf- und Rumpfstellreaktionen), auf den im Lot aufgerichteten Oberkörper (vs. Beckenretraktion) sowie auf ein möglichst locker aufgestelltes rechtes Bein (vs. Kompensation). Je höher dabei das rechte Bein positioniert wird (**A,–A″**), umso größer die Hüftextension (entsprechendes Potential vorausgesetzt!) umso mehr ventrale Verankerung und laterale Stabilität. **Unterstützt wird die Abduktorenaktivität** durch die Anweisung: „Kneifen Sie fest Ihre Pobacken zusammen." Ungeachtet der therapeutischen Relevanz dieser Position sollte man jedoch bedenken, dass die Standbeinphase normalerweise keine 5 min dauert (Pausen einlegen!).

Die Therapeutin bittet nun Herrn K., mit seinem rechten Bein den Rollhocker langsam nach vorn zu schieben und wieder zurückzuziehen (■ Abb. 11.27, **D**).

Das Becken (Rumpf) und vor allem das linke Standbein sollen die Bewegungsausführung stabilisieren und sich nicht sonderlich bewegen. Sie unterstützt dabei die Bewegungsanforderungen mit ihren Beinen (**E**) so, dass Herr K. die Bewegung mit seiner größtmöglichen Eigenaktivität physiologisch ausführt. Ihr Bewegungsschwerpunkt liegt dabei vor allem beim Wegschieben des Rollhockers, wodurch linksseitig die ventrale Kette bis hin zu den Fußhebern aktiviert wird (vs. Beugekontraktur im Zeh), während sie das Zurückziehen stärker unterstützt (**E**), um ein Krallen der Zehen (s. Gang, Beugekontraktur) zu verhindern.

Einerseits verhindert die Mobilität des lockeren rechten Beins die kompensatorische Aktivität (s. Befunderhebung), andererseits muss das linke Standbein (automatisiert) die rechtsseitige Bewegungsausführung extensorisch, phasisch abduktorisch stabilisieren.

■ **Gewichtsübernahme beim Gehen (dynamische Stabilität, Abrollphase)**

Die Therapeutin bittet Herrn K., sein rechtes Knie nach vorn in Richtung Stuhl bzw. Sternum zu bewegen und wieder zurück (■ Abb. 11.27, **F**). Dabei gleitet das Becken symmetrisch über das linke Standbein (Abrollphase, Ferse/Fußballen), und es entsteht eine Hüftextension. Die Therapeutin achtet auf die lotgerechte Ausrichtung der WS (vs. Schulter-/Beckenretraktion), die Rumpfsymmetrie zwischen Schultern und Becken, sowie auf die Stabilität des Beins (vs. dorsallaterales Einknicken), sowie auf das Abrollen über die funktionelle Fußlängsachse (zwischen Ferse und Fußballen). Dabei beginnt sie mit einem eher kleinen Bewegungsausmaß

11.6 · Fallbeispiel zur qualitativen Befunderhebung der Körperfunktionen und -strukturen: Herr K.

475   **11**

und steigert es entsprechend der physiologischen Ausführung, bis sich schließlich bei der Vorwärtsbewegung die Ferse vom Boden abhebt bzw. bei der Rückwärtsbewegung die Zehen (phasische Aktivierung der Fußheber, wirkt der Beugekontraktur im Großzeh entgegen) den Bodenkontakt verlieren.

Als Steigerung übt die Therapeutin die **Gleichgewichtsreaktionen (F)**. Dabei bewegt sie relativ schnell das Becken nach vorn, worauf Herr K. mit einer physiologischen Dorsalbewegung des Oberkörpers und einer Fersenablösung (phasischer Zehenstand) reagiert. Bei der schnellen Dorsalbewegung des Beckens zeigen sich jedoch deutliche Auffälligkeiten. Herr K. reagiert nicht mit einer physiologischen Gleichgewichtsreaktion, d. h. mit einer Vorverlagerung des Oberkörpers (s. auch Gangbild) und Zehenablösung (Dorsalextension, physiologische Flexion), sondern mit einer kopfwärts eingeleiteten Dorsalbewegung des kompletten Körpers (Streckmuster) sowie der Plantarflexion (physiologische Extension) des Fußes. Herr K. wird dabei unsicher, verliert das Gleichgewicht und kommt auf der hinter ihm stehenden Therapiebank zum Sitz. Die Therapeutin verringert sowohl das Bewegungsausmaß (räumliche Koordination) als auch die Bewegungsgeschwindigkeit (zeitliche Koordination), um Herrn K. langsam an die physiologische Bewegungsausführung heranzuführen, und steigert die Anforderungen im Zuge einer adäquaten Ausführung (stets auf die Sicherheit des Patienten achten – Einbeinstand birgt immer ein Sturzrisiko!).

Eine Überforderung zeigt sich u. a. durch:

- Verlust der Rumpfstabilität (SG – horizontale Ausrichtung geht verloren),
- Retraktion der linken Schulter- und/oder Beckenseite,
- durchschlagendes Knie (Hyperextension, meist verbunden mit der Vorverlagerung des ZSP),
- assoziierte Reaktionen in der unteren Extremität, durch einen pathologischen Extensorentonus, Zehenkrallen (vor allem bei Vorfußbelastung und Dorsalverlagerung des ZSP, Extensionsmuster),
- assoziierte Reaktion in der linken oberen Extremität durch ein Flexionsmuster,
- assoziierte Bewegungen (Kompensation) in der rechten oberen Extremität.

Aus Sicherheitsgründen muss hinter dem Patienten eine Therapiebank positioniert und nach Möglichkeit ein zweiter Therapeut als Sicherheitsperson hinzugezogen werden (◻ Abb. 11.27, **G**).

11.6.8.8 Beispiel einer handlungsorientierten Therapieeinheit Motorische Anteile einer Bewegung

Die Therapeutin integriert das z. T. sehr isoliert und funktionell gewonnene Bewegungspotenzial in einen **Handlungsablauf**. Dabei fließen die einzelnen Bewegungs-

anteile entsprechend ihrer neuromuskulären Bestimmung (tonisch-phasisch, bewusst, bewusst-automatisiert und automatisiert, ▶ Kap. 3, Motorische Systeme) in einen normalen Bewegungsablauf mit ein. Die Therapeutin wählt ein räumlich-konstruktives Spiel (Solitär, vor allem bei rechtshirnig geschädigten Patienten bestehen häufig Schwierigkeiten in der räumlich-konstruktiven Verarbeitung; ▶ Kap. 6, „Neuropsychologie"). Der Kopf von Herrn K. richtet sich zum Bewegungsziel aus und greift **(Greifmotorik)** sehr **bewusst** mit seiner rechten Hand die Spielsteine. Dabei wird die Hand durch die Armbewegung **(Zielmotorik)** zuerst relativ schnell **(automatisiert)** und mit Zielannäherung langsamer **(bewusst)** zum Spielbrett geführt **(bewusst-automatisiert)**. Bereits vor Beginn der Armbewegung tonisiert sich der linke Rumpf **(automatisiert/automatisch)**, um dem Arm die entsprechende Stabilität für die Bewegungsausführung zu bieten und gleichzeitig die Aufrechthaltung des Körpers im Raum zu gewährleisten **(Haltungskontrolle, Balance)**.

Wie in ◻ Abb. 11.28 deutlich wird, bildet die **Schlüsselregion Kopf** dabei eine Sonderrolle **(A)**. Er ist sowohl bei der bewussten Zielerfassung und Kontrolle der Bewegungsausführung beteiligt als auch an der automatisierten Aufrechterhaltung der Körperhaltung und des Gleichgewichts im Raum (Kopfstellreaktion). Der Kopf bildet die wichtigste Schlüsselregion: Erreicht man die Kopfstellung nicht, gelingt die physiologische Bewegung nicht (s. auch ▶ Abschn. 4.4, 3. SMRK; ◻ Abb. 1.8).

Die **Dynamik der rechten Hand** für die Ausführung des Solitärspiels muss durch die linke Körperseite stabilisiert werden. Dabei aktiviert Herr K. (oder besser sein ZNS) vor allem die Muskelgruppen, die in der Befunderhebung einen mangelnden Tonus zeigten (◻ Abb. 11.28, **B**).

Durch den Armstütz kommt es zur **Rumpfrotation** (reziproke Innervation zwischen der dorsalen und ventralen Rumpfmuskulatur) und zur **Protraktion des linken Schultergürtels** ©. Dabei werden die Extensoren des Arms (M. triceps brachii) und alle Muskelgruppen, die für die physiologische Verankerung des Schulterblatts auf dem Thorax verantwortlich sind, aktiviert.

❯ **Wichtig**

Ohne die Verankerung der Skapula auf dem Thorax sind Armbewegungen im freien Raum nicht möglich (▶ Abschn. 8.1.3, Schulter, Anteversion, Abduktion, 1. Bewegungsphase).

Beim Armstütz ist jedoch zu beachten, dass sich das Schultergelenk in seiner physiologischen Stellung befindet und das Handgelenk durch die Dorsalextension (◻ Abb. 11.28, **D**) nicht überstrapaziert wird. Vor allem bei schon bestehenden Bewegungseinschränkungen (Ödem, Kontraktur) kann durch eine zu starke Gewichtsverlagerung des Oberkörpers über das Handgelenk eine Hyperextension entstehen, die Mikrotraumen verursacht bzw. bestehende verstärkt. Eine Verringerung der Dor-

◘ Abb. 11.28 Motorische Anteile einer Bewegung

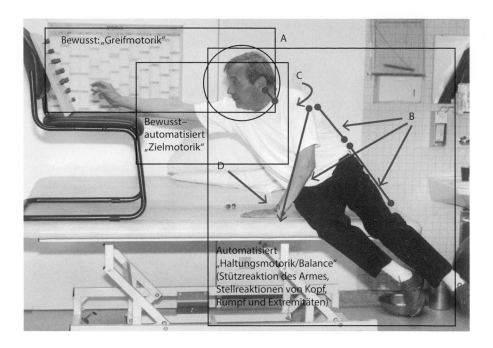

11

salextension kann durch die Positionierung des Handballens an der Bankkante oder indem man die Stützhand weiter vom Körper weg positioniert, geschehen (wobei sich bei Letzterem auch die Gewichtsübernahme verringert).

Therapiebeispiel

Alternativ zum Armstütz setzt Herr K. seinen linken Arm automatisiert, im Sinne einer **Extremitätenstellreaktion** ein (◘ Abb. 11.29a, **A**). Während in der vorherigen Stützfunktion (s. oben, ◘ Abb. 11.28) die Muskelgruppen in einer eher geschlossenen, **kinematischen Kette stabilisierend** aktiviert wurden, kommt in der **Stellreaktion des Arms eher die offene kinematische Kette** zum Tragen (**Übergang von der Stabilität zur Mobilität**). Dabei muss für das ZNS die Notwendigkeit zur Ausführung einer Rumpf- bzw. Extremitätenstellreaktion entstehen. Würde das Bewegungsziel näher angeboten, würde das ZNS weniger neuromuskuläre Aktivität einsetzen, und entsprechend geringer wäre der therapeutische Nutzen. Die Therapeutin muss daher die Zielvorgabe genau abwägen, um einerseits den größtmöglichen physiologischen Bewegungsgewinn zu erzielen und andererseits eine Überforderung und die damit verbundenen kompensatorischen Bewegungsstrategien und/oder pathologischen Tonuserhöhungen zu verhindern.

Herr K. wechselt die Spielsteine von der rechten in die linke Hand (**Hand-Hand-Koordination**) und wirft sie in eine vor ihm platzierte Schüssel (◘ Abb. 11.29b, **Zielmotorik, selektive Fingerbewegungen** beim Loslassen der Spielsteine). Dabei nutzt er sein in der Frontalebene gewonnenes Potenzial der Rumpf- und Schultergürtelmuskulatur, um mit seinem Arm bzw. seiner Hand in der Sagittalebene die Spielsteine relativ genau zu werfen.

Die zu Boden gefallenen Steine werden mit der linken Hand aufgehoben (**Dehnung der dorsalen tonischen Muskulatur, selektive Fingerbewegung**). Je weiter die Spielsteine von der linken Körperseite entfernt sind (◘ Abb. 11.29c, Pfeil), umso größer wird die Gewichtsübernahme des linken Standbeins.

Um die Spielsteine unter der Therapiebank hervorzuholen, setzt Herr K. sein rechtes, weniger betroffenes Bein (Spielbein) ein (◘ Abb. 11.29d). Hierbei muss das **linke Standbein automatisiert die Mobilität des rechten Beins stabilisieren**.

11.6.9 Ziele des Patienten, Therapiebeispiel Treppe

Laut Herrn K. bestehen seine größten Probleme an der Treppe. Er fühlt sich vor allem beim Heruntergehen sehr unsicher und führt dies im Beistellschritt und mithilfe des Geländers aus. Dabei entstehen häufig Schwierigkeiten, wenn Herr K. zu Hause Gegenstände, wie z. B. eine Getränkekiste, vom Keller in den Wohnraum oder umgekehrt transportieren muss.

Die Therapeutin nutzt auch hierbei das funktionell gewonnene Bewegungspotenzial der Rumpf- und Hüftgelenkmuskulatur, um es im Sinne einer **alltäglichen Aktivität** (Treppe steigen bzw. heruntergehen) umzusetzen. Zudem fließt die Zielsetzung des Patienten in die Therapie mit ein, wodurch Sinn und Zweck der vorher eher isolierten und z. T. abstrakten Bewegungsabläufe zur Funktionsverbesserung (Stabilität) des Beins transparenter werden.

Die Therapeutin beginnt zur **Tonisierung der linksseitigen Hüftabduktoren** (s. Befunderhebung, Einbeinstand) mit Bewegungen in der Frontalebene. Dazu positioniert

477   **11**

11.6 · Fallbeispiel zur qualitativen Befunderhebung der Körperfunktionen und -strukturen: Herr K.

◘ **Abb. 11.29   a–d** Therapiebeispiel

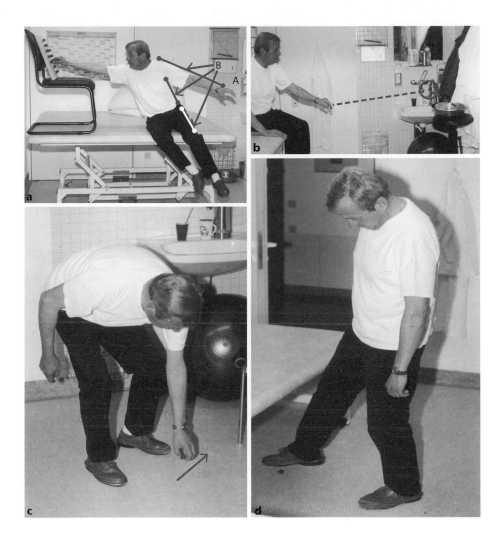

sie Herrn K. quer zur Treppe, sodass sein Blick auf das linksseitige Treppengeländer gerichtet ist und der rechte Fuß quer zur untersten Treppenstufe steht. Herr K. darf zur Sicherheit (nicht zum Abstützen) beide Hände auf das Treppengeländer legen. Nun führt er seinen rechten Fuß (Standbein, phasische Abduktorenaktivität links) seitlich auf die erste Treppenstufe und wieder zurück. Als Steigerung führt er den rechten Fuß auf die zweite Stufe und wieder zurück. Dies wiederholt Herr K. mehrmals, bis das linke Standbein über die nötige Stützaktivität verfügt, um dynamische Bewegungsabläufe (Balance, Mobilität) physiologisch auszuführen. Die Therapeutin bittet ihn nun, mit seiner rechten Hand am Geländer möglichst weit nach oben zu fahren (Außenrotation, Stützaktivität linke obere Extremität) und wieder zurück (Balance, Be- und Entlastung des linken Standbeins). Als **Steigerung** führt Herr K. mit dem linken Standbein eine Knieflexion aus: „Beugen Sie Ihr linkes Knie" (exzentrische Verlängerung der Strecker) und wieder zurück (konzentrische Extensionsaktivität). Das rechte Bein steht dabei auf der ersten Treppenstufe.

Das eigentliche **Treppensteigen** erfordert eine konzentrische Muskelaktivität (gegen die Schwerkraft),

das **Heruntersteigen** eine exzentrische (bremsend zur Schwerkraft). Bei einer konzentrischen Bewegung muss das ZNS mehr motorische Einheiten rekrutieren als bei der exzentrischen, d. h., die konzentrische Aktivität bedingt eine höhere neuromuskuläre Anforderung als die exzentrische. Da sich Herr K. vor allem beim Treppe Heruntersteigen unsicher fühlt, liegt hierin der primäre Fokus des Therapeuten (wobei man erst die Treppe hochgehen muss, um sie wieder herunterzugehen).

Meist führt nur ein Bruchteil der in der Therapie erreichten Aktivität zu einem automatisierten, alltagsrelevanten Bewegungsgewinn. Daher sollte die Therapie ein entsprechend **höheres, funktionelles Bewegungspotenzial** schaffen, um einen alltagsrelevanten Nutzen zu erzielen.

Um die **Anforderungen zu erhöhen**, positioniert die Therapeutin Herrn K. mit dem Rücken zur Treppe (◘ Abb. 11.30). Herr K. soll über konzentrische Bewegungsabläufe – d. h. hier höhere Bewegungsanforderung, indem er die Treppe rückwärts hochgeht (**A**) – das normalerweise exzentrische Treppe Heruntergehen (**B**) verbessern (Einsatz konzentrischer Bewegungsabläufe, um exzentrische zu verbessern).

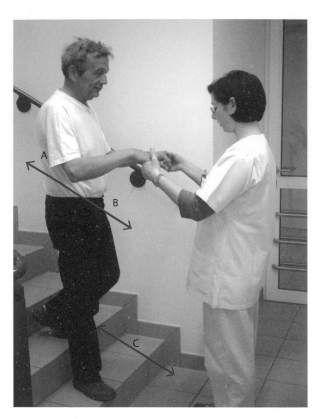

◻ **Abb. 11.30**   Treppe rückwärts hochgehen

Um Herrn K. Sicherheit zu geben, darf er seine Hände locker auf die Schulter bzw. in die Hände der Therapeutin legen. Dadurch spürt die Therapeutin einen evtl. kompensatorischen (weniger betroffene Seite) oder pathologischen Tonusanstieg. Herr K. wird gebeten, mit seinem **rechten Bein rückwärts die Stufe hochzugehen** (linkes Bein als Standbein). Danach zieht Herr K. sein möglichst lockeres linkes Bein nach, sodass jetzt beide Beine auf der Treppe stehen. Die Therapeutin bittet nun Herrn K., sein rechtes Bein wieder langsam die Stufe herunter auf den Boden zu stellen (normale exzentrische Treppenaktivität im linken Bein) – Pause – und wieder zurück auf die Stufe neben den linken Fuß zu stellen (konzentrische Treppenaktivität im linken Bein). Dies wird mehrere Male wiederholt, bis sich Herr K. relativ sicher fühlt.

Nun bittet die Therapeutin Herrn K., ausgehend von der ersten Treppenstufe sein rechtes Bein nach hinten auf die nächsthöhere, zweite Treppenstufe zu stellen – Pause – und wieder zurück auf die erste.

Als **Steigerung** führt Herr K. nun sein rechtes Bein von der hinteren zweiten Treppenstufe langsam über die erste Stufe hinweg vor sich auf den Boden – Pause – und wieder zurück auf die zweite Treppenstufe. Während Herr K. die **Bewegungen mit seinem rechten Bein** ausführt (Dynamik), muss er mit seinem linken Bein stabilisieren (exzentrische und konzentrische Aktivität der Extensoren, Abduktoren Mm. gluteus maximus et medius,

M. quadriceps, Plantarflexoren [Wadenmuskulatur]) und wird im Zuge der Stabilitätsverbesserung sicherer.

Darauf folgend wechselt Herr K. das Standbein und führt die **Bewegungen nun mit dem linken Bein** aus (konzentrisch-exzentrische Aktivität der Ischiokruralen, M. iliopsoas beim Heben und Senken des Beins). Beim Anheben des linken Beins vom Boden auf die erste Stufe, um es neben das rechte Standbein zu stellen, kompensiert Herr K. die mangelnde physiologische Aktivität der Hüftbeuger und Ischiokruralen (Knieflexion) durch eine Rumpfverlagerung nach rechts (ähnlich dem Einbeinstand auf dem rechten Bein). Seinem ZNS fällt es in dieser Situation leichter, eine kompensatorische Bewegungsstrategie einzusetzen, anstatt über eine leichte konzentrische Flexion das Bein physiologisch anzuwinkeln. Die Therapeutin bittet nun Herrn K., sein Bein über die erste Stufe hinweg gleich auf der zweiten hinteren Stufe zu positionieren (◻ Abb. 11.30, **C**), und Herr K. bzw. sein ZNS muss nun durch eine konzentrische Flexion die Bewegung ausführen. Einerseits darf die Anforderung nicht zu hoch sein, um kompensatorische oder pathologische Bewegungsstrategien zu verhindern bzw. zu reduzieren. Andererseits darf sie aber auch nicht zu niedrig sein; **für das ZNS muss die Notwendigkeit zur Ausführung physiologischer Aktivität geschaffen werden**, um damit die Nutzung der scheinbar einfacheren, eingeschliffenen und kompensatorischen Bewegungsstrategien zu verhindern bzw. zu reduzieren.

Die Therapeutin führt nun die sequenziell erarbeiteten Bewegungsanteile zusammen, und Herr K. soll rückwärts und alternierend 2–3 Treppenstufen hoch und wieder heruntergehen. Beim Rückwärtshochgehen darf sich Herr K. (vor allem zu Beginn) noch etwas Sicherheit mit seinen Händen holen, das darauf folgende Heruntergehen sollte jedoch nach Möglichkeit **alternierend und frei**, d. h. ohne Geländer und ohne Unterstützung des Therapeuten, geschehen (wobei dieser aus Sicherheitsgründen auf der Treppe **immer** unmittelbar unter dem Patienten steht).

Als **Steigerung** kann man die Unterstützung des Therapeuten reduzieren oder die Anzahl der zu bewältigenden Stufen erhöhen. Hierbei ist jedoch genau abzuwägen, inwieweit Herr K. über die nötige Sicherheit und Stabilität verfügt. Zudem wurde Herr K. strengstens angewiesen, zu Hause keine Experimente zu unternehmen und vor allem, wenn er Gegenstände transportiert, dies (zumindest bis er über die nötige Sicherheit verfügt) wie bisher im Beistellschritt zu tätigen.

11.6.10 Reflexion der Therapieziele

Durch die tonische Detonisierung und den gezielten phasischen Aufbau der v. a. linken, ventralen Rumpf- bzw. Bauchmuskulatur (wird leider allzu häufig vernachlässigt) konnte Herr K. nach ca. 3–4 Therapieeinheiten seine

◘ Abb. 11.31 a–c Reflexion der Therapieziele: **a** 3–4 Therapieeinheiten, bis ca. 1/4 Jahr Therapie; **b** nach ca. 1/4 Jahr Therapie; **c** nach ca. 1/2 Jahr Therapie

| Kurzfristige Ziele | Mittelfristige Ziele | Langfristiges Ziel |

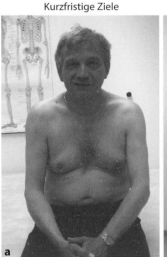 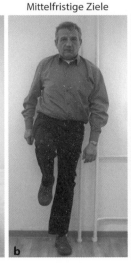 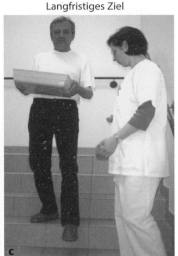

Sitzposition symmetrisch einnehmen (◘ Abb. 11.31a, **kurzfristige Zielsetzung**). Dabei fehlte ihm jedoch noch das stabilisierende Potenzial zur physiologischen Ausführung von Arm- bzw. Beinaktivitäten. Zudem griff Herr K. außerhalb der Therapie wieder auf seine alten kompensatorischen Bewegungsstrategien zurück. Dies zeigte sich u. a. dadurch, dass Herr K. zwar in symmetrischer Haltung die Therapie verließ, aber 2 Tage (bzw. 4 Tage) später wieder in asymmetrischer Haltung zur Therapie kam. Mit der Zeit stabilisierte sich jedoch sein Zustand, wodurch sich die Therapiezeit zur Verbesserung der Rumpfstabilität (symmetrischer Sitz) stetig verringerte, und Herr K. nach ca. einem Vierteljahr die **Rumpfsymmetrie** auch in Ausnahmesituationen, wie z. B. beim Einbeinstand, sicher und automatisiert (Rumpfstellreaktion) halten konnte (eine kurzzeitige, stabilisierende Intervention nicht ausgeschlossen). Die **Stabilität des linken Beins** wurde ebenfalls deutlich besser, was sich u. a. durch eine nahezu synchrone Schrittlänge und Schrittdauer beim Gehen zeigte (◘ Abb. 11.31b, **mittelfristige Zielsetzung**). Der Oberkörper kommt deutlicher in die Vorlage, die linke Rumpfseite rotiert dabei dezent gegen das rechte Schwungbein, was man bei einem höheren Schritttempo am Armschwingen erkennt. Herr K. fühlt sich nach eigener Aussage **beim Gehen deutlich sicherer** und kann nach ca. einem halben Jahr in der Therapie schwerere Gegenstände, z. B. Ton oder einen mit Büromaterial gefüllten Pappkarton, über mehrere Stockwerke alternierend und ohne personelle Hilfe nach oben bzw. nach unten **transportieren** (◘ Abb. 11.31c, **langfristige Zielsetzung**).

Literatur

Appell HJ (2008) Funktionelle Anatomie, 4. Aufl. Springer, Berlin, Heidelberg

Birkenbihl V (2007) Stroh im Kopf? Vom Gehirn-Besitzer zum Gehirn-Benutzer. Moderne Verlagsgesellschaft Mvg, München

Davies C, Davies A (2016) Arbeitsbuch der Triggerpunkt-Therapie, 5. Aufl. Junfermann, Paderborn

Fasoli S et al (2002) Effect of instructions on functional reach in persons with and without cerebrovascular accident. Am J Occup Ther 56:380–390

Kienzle-Müller B, Wilke-Kaltenbach G (2008) Babys in Bewegung. Urban & Fischer, München

Klein-Vogelbach S (2007) Functional Kinetics, 6. Aufl. Springer, Berlin, Heidelberg

Leonard G (2006) Der längere Atem, 2. Aufl. Heyne, München

Mulder T (2007) Das adaptive Gehirn: über Bewegung, Bewusstsein und Verhalten. Thieme, Stuttgart

Nacke A (2005) Ergotherapie bei Kindern mit Wahrnehmungsstörungen. Thieme, Stuttgart, S 12

Nørretranders T (1997) Spüre die Welt. Rowohlt, Reinbek

Paeth-Rohlfs B (1999) Erfahrungen mit dem Bobath-Konzept. Thieme, Stuttgart

Schellhammer E (2002) Bewegungslehre. Urban & Fischer, München

Stemme G, von Eickstedt D (2007) Die frühkindliche Bewegungsentwicklung. Selbstbestimmtes Leben, Düsseldorf

Tittel K (2016) Beschreibende und funktionelle Anatomie, überarbeitete Edition, KIENER Verlag

Wulf G (2009) Motorisches Lernen (Teil 1). Ergopraxis (refresher) 2:6–9

Wulf G et al (2007) Attentional focus effects as a function of task difficulty. rqes 78:257–264

Zinke-Wolter P (2005) Spüren, Bewegen, Lernen: Handbuch der mehrdimensionalen Förderung bei kindlichen Entwicklungsstörungen. Verlag Modernes Lernen, Dortmund

Das Canadian Model of Occupational Performance and Engagement (CMOP-E)

Sabine George

Inhaltsverzeichnis

© Springer-Verlag GmbH Deutschland, ein Teil von Springer Nature 2022
K.-M. Haus (Hrsg.), *Neurophysiologische Behandlung bei Erwachsenen und Kindern*,
https://doi.org/10.1007/978-3-662-62292-6_12

12.1 Einleitung

„Ziel der Ergotherapie ist es, Menschen bei der Durchführung von für sie bedeutungsvollen Betätigungen in den Bereichen Selbstversorgung, Produktivität und Freizeit/Erholung in ihrer Umwelt zu stärken", so lautet ein Auszug aus der Ergotherapiedefinition der deutschsprachigen Regionen Deutschland (D), Österreich (A), Schweiz (CH) und Südtirol (S) (ESF und Claudiana 2007).

Wie erreichen Ergotherapeuten dieses Ziel? Eine Antwort gibt das „Canadian Model of Occupational Performance and Engagement" (CMOP-E).

Die erste Version dieses Modells wurde bereits Anfang der 1980er-Jahre als Leitlinie des kanadischen Berufsverbands der Ergotherapeuten (Canadian Association of Occupational Therapists – CAOT) entwickelt. Gemeinsam mit seinem Assessmentinstrument COPM (▶ Abschn. 12.3) hat es sich rasch weltweit verbreitet. Inzwischen wurden Modell und COPM mehrfach an die sich wandelnden Anforderungen angepasst. Die aktuelle Fassung des CMOP-E – ergänzt um 2 weitere Modelle, sodass man nun von einer „Modell-Triplette" sprechen kann – wurde 2007 im Buch *Enabling Occupation II: Advancing an Occupational Therapy Vision for Health, Well-Being, & Justice Through Occupation* veröffentlicht (CAOT 2007, 2013).

12.2 Drei Modelle, ein Ziel: Gesundheit, Wohlbefinden und Gerechtigkeit durch Betätigung

In diesem Buch schlägt die CAOT folgende Definition von Ergotherapie vor:

> **Definition**
>
> „Ergotherapie ist die Kunst und die Wissenschaft, durch Betätigung Eingebundensein im täglichen Leben zu ermöglichen, Menschen zu befähigen, die Betätigungen durchzuführen, die Gesundheit und Wohlbefinden fördern, und eine gerechte und inklusive Gesellschaft zu ermöglichen, damit alle Menschen ihrem Potenzial entsprechend an den alltäglichen Betätigungen des Lebens teilhaben können." (CAOT 2013, S. 27; Übers. d. A.)

Demnach verfolgt die **Ergotherapie 3 Ziele. 1. Ziel: „Betätigung ermöglichen"**, d. h. die Durchführung von Betätigungen (Betätigungsperformanz, „occupational performance") verbessern. Als **2. Ziel** will Ergotherapie das **„Engagement"** (Übersetz. von Reichel 2005: **„Eingebundensein"**) in **Bezug auf Betätigungen verbessern**. Engagement bedeutet demnach weniger aktives Tun („Betätigungen durchführen", „performance"), sondern vielmehr „beschäftigt sein" („Betätigungen haben") (CAOT 2013, S. 24).

▶ Beispiel

Als Beispiel führen die Autoren die wahre Geschichte von Rick und Dick Hoyt an (CAOT 2013, S. 25). Rick hat bei seiner Geburt eine irreversible Hirnschädigung erlitten, sodass er in seiner Mobilität stark eingeschränkt ist und erst seit dem 11. Lebensjahr aktiv mit Hilfe eines über Kopfbewegungen gesteuerten Kommunikators kommunizieren kann. Als in seiner Schule ein Spendenlauf für einen Klassenkameraden organisiert wird, überredet er seinen Vater Dick, mitzumachen. Dick, der bis dahin eigenen Aussagen zufolge nie mehr als eine Meile am Stück gelaufen ist, fasst sich ein Herz und schiebt seinen Sohn 5 Meilen im Rollstuhl vor sich her. Rick ist begeistert und schreibt: „Dad, als wir rannten, fühlte ich mich auf einmal nicht mehr behindert!" Dies spornt seinen Vater an, und gemeinsam beginnen sie zu trainieren. Sie nehmen schließlich an großen Marathons und sogar an Triathlons teil. (Nähere Informationen und Videos zu dieser Geschichte auch im Internet) ◄

Im weiteren Sinn fassen die kanadischen Autoren unter den Begriff „Eingebundensein in Betätigung" („occupational engagement") auch weitere Facetten im Zusammenhang mit Betätigung, die in der Ergotherapie über das aktive Tun hinaus berücksichtigt werden: z. B. Betätigungskompetenz, Betätigungsdeprivation, Betätigungsentwicklung, Betätigungspotenzial, Betätigungsrolle oder Betätigungszufriedenheit. Sowohl aktives Tun („performance") als auch Eingebundensein („engagement") können durch Umweltfaktoren gefördert oder behindert werden. Dementsprechend sollte das **3. Ziel aller Ergotherapeuten** sein, eine **gerechte und inklusive Gesellschaft zu ermöglichen,** damit jeder Mensch mit seinem **individuellen Potenzial** an **Betätigungen teilhaben** kann.

Insgesamt sollen durch diese Verbesserung der (Möglichkeiten zur) Teilhabe an Betätigungen Gesundheit, Wohlbefinden und auch die Gerechtigkeit in unserer Gesellschaft verbessert werden.

3 Modelle dienen als Hilfestellung, um diese Gedanken praktisch umzusetzen, und werden nun der Reihe nach vorgestellt:

- ▬ Das Canadian Model of Performance and Engagement (CMOP-E)
- ▬ Das Canadian Model of Client-Centred Enablement (CMCE)
- ▬ Das Canadian Practice Process Framework (CPPF).

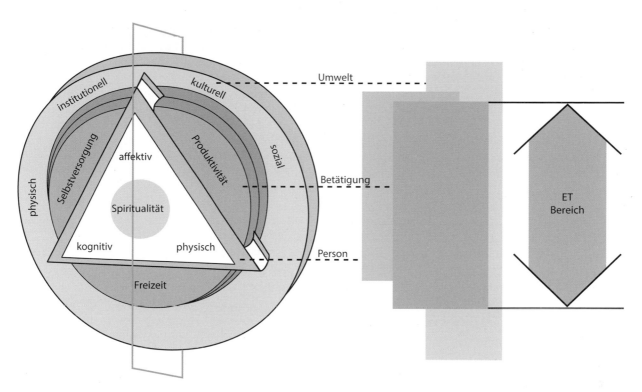

■ **Abb. 12.1** Das CMOP-E (Canadian Model of Occupational Performance and Engagement). (Aus Polatajko et al. 2007, S. 23; mit freundl. Genehmigung der CAOT)

12.2.1 Kernaufgabenbereich und wichtige Faktoren der Ergotherapie: Canadian Model of Performance and Engagement (CMOP-E)

❯ **Wichtig**

Nach dem CMOP-E ist es Ziel und Aufgabe der Ergotherapie, es dem Klienten zu **ermöglichen** („to enable"), die **Ausführung** („performance") von für ihn wichtigen **Betätigungen** und das **Eingebundensein** („engagement") in diesen Betätigungen zu verbessern bzw. zu erhalten. Dies kann nur gelingen, wenn der Therapeut klientenzentriert arbeitet (▶ Abschn. 12.2.2). Alle im Modell dargestellten Faktoren (■ Abb. 12.1) beeinflussen Ausführung von Betätigung und das Eingebundensein darin und sind demnach in der Therapie zu berücksichtigen.

Das Hauptaugenmerk der Ergotherapie (in ■ Abb. 12.1 als „ET-Bereich", d. h. Gegenstandsbereich der Ergotherapie, bezeichnet) liegt auf menschlicher **Betätigung** („occupation"). Deren Ausführung oder das Eingebundensein in diese soll (wieder) **ermöglicht** (ermöglichen = „to enable") werden. Betätigung und Ermöglichen sind damit die Kernelemente des CMOP-E. **Betätigung ermöglichen** gilt darüber hinaus als *die* Kernkompetenz von Ergotherapeuten. Wie das „Ermöglichen" in die Praxis umgesetzt wird, wird im CMCE erklärt (▶ Abschn. 12.2.2). Im

CMOP-E geht es um das Kernelement Betätigung und die Faktoren, von denen sie beeinflusst wird.

12.2.1.1 Betätigung

Dass ein Mensch diejenigen Betätigungen durchführen kann bzw. in die Betätigungen eingebunden ist, die für ihn zu einem bestimmten Zeitpunkt seines Lebens subjektiv wichtig sind, wird als wesentliche Voraussetzung für Gesundheit und Wohlbefinden und auch als essenzielles Element einer gerechten Gesellschaft angesehen.

┌─ **Definition** ─────────────────────

„**Betätigungen** sind Gruppen von Aktivitäten und Aufgaben des täglichen Lebens, die von Einzelnen und von der Kultur benannt, organisiert und mit einem Sinn und Wert belegt werden; Betätigung ist alles, was Menschen tun, um sich zu beschäftigen/betätigen, inklusive sich selbst zu versorgen (Selbstversorgung), das Leben zu genießen (Freizeit) und zum sozialen und ökonomischen Gefüge ihrer Gemeinschaft beizutragen (Produktivität); der Gegenstandsbereich und das therapeutische Medium der Ergotherapie … ein Set von Aktivitäten, die mit einer gewissen Beständigkeit und Regelmäßigkeit ausgeführt werden, die Struktur vermitteln und von Individuen und einer Kultur mit Sinn und Wert belegt werden." (CAOT 2013, S. 377; Übers. d. A., Hervorh. im Original)

Betätigungen liegen in der Domäne der Aktivitäten und Teilhabe der ICF (▶ Kap. 7) (CAOT 2013, S. 34).

Um Betätigung zu ermöglichen, berücksichtigen Ergotherapeuten sowohl Eigenschaften der Betätigung (z. B. Gewohnheiten, wie jemand vor einem Schlaganfall bestimmte Betätigungen durchgeführt hat, oder Routinen, wann im Tagesablauf bestimmte Betätigungen durchgeführt wurden) als auch Eigenschaften der Person und der Umwelt. Mit Hilfe der Therapie wird der Klient in die Lage versetzt, eine oder mehrere Komponenten zu verändern, um seine optimale Betätigungsperformanz bzw. sein optimales Eingebundensein in Betätigungen (wieder) zu erreichen. Kann sich z. B. ein Klient aufgrund einer Hemiparese nicht mehr selbstständig ankleiden und möchte dies wieder erlernen, könnte im Anziehtraining der Einsatz bestimmter Hilfsmittel (Umweltfaktoren) und von Kompensationsstrategien (Eigenschaften der Betätigung, ggf. unter Zuhilfenahme bestimmter Umweltfaktoren wie eines höhenverstellbaren Betts) trainiert werden. Zusätzlich kann in weiteren Therapieeinheiten versucht werden, die motorischen und/oder kognitiven Voraussetzungen für das Ankleiden zu verbessern (Eigenschaften der Person).

12.2.1.2 Eigenschaften der Person

Hierunter werden **kognitive, physische und affektive Komponenten** verstanden, vergleichbar mit den Körperfunktionen und -strukturen, aber auch mit relevanten personbezogenen Faktoren in der ICF (CAOT 2013, S. 34). Als weitere und zentrale Eigenschaft der Person steht im Mittelpunkt des Modells die **Spiritualität**, ein personbezogener Faktor. Sie ist „… in der Person angesiedelt, ist geformt durch die Umwelt und verleiht Betätigungen Sinn" (CAOT 1997, S. 33; Übers. d. A.). Die Spiritualität ist so etwas wie der Wesenskern eines Menschen, den er nicht zuletzt in seinen Handlungen ausdrückt. Sie macht jeden zu einem einzigartigen Individuum mit einem besonderen Wert, unabhängig von seinem Alter, seinen Fähigkeiten und anderen Charakteristika. Ergotherapeuten berücksichtigen die Spiritualität, indem sie jeden Klienten als eigenständigen, wertvollen Menschen wahrnehmen, seine Überzeugungen, Werte und Ziele respektieren und für ihn bedeutungsvolle Betätigungen als Therapiemedien nutzen.

12.2.1.3 Eigenschaften der Umwelt

Im CMOP-E werden **physische**, **soziale**, **kulturelle** und **institutionelle Elemente der Umwelt** unterschieden (Beispiele s. in ▫ Tab. 12.2 und 12.3). Diese liegen in der Domäne „Umweltfaktoren" der ICF. Umweltbedingungen können auf Betätigungen förderlich (als Ressource bzw. – mit Worten der ICF – als Förderfaktor) oder hinderlich (als Barriere) wirken. Sie beeinflussen einen Menschen außerdem darin, welche Betätigungen er auswählt, warum er bestimmte Betätigungen durchführt, wie (gut) er sie durchführt und wie zufrieden er mit ihrer Auswahl, Organisation und Durchführung bzw. dem Eingebundensein ist.

12.2.1.4 Zusammenfassung

Zusammenfassend lässt sich festhalten, dass das CMOP-E den Gegenstandsbereich der Ergotherapie beschreibt, nämlich menschliche Betätigung und die Faktoren, die in wechselseitigen Einflussbeziehungen zur Betätigung und zueinander stehen (Eigenschaften der Person, der Umwelt und der Betätigung). Diese Faktoren müssen berücksichtigt werden, um Betätigung zu ermöglichen. Welche Fertigkeiten Ergotherapeuten zu diesem Zweck einsetzen, wird im nächsten Modell dargestellt: dem CMCE.

12.2.2 Berufliche Fertigkeiten von Ergotherapeuten: Canadian Model of Client-Centred Enablement (CMCE)

Laut CAOT kann Ergotherapie nicht über die Anwendung einzelner Methoden (z. B. Bobath, Perfetti, Betätigung) beschrieben werden, sondern besser durch die Kernkompetenz „Enabling" (Ermöglichen/Befähigen) im Zusammenhang mit Betätigungsorientierung und Klientenzentriertheit.

> **Definition**
>
> „**Klientenzentrierte Praxis** ist ein Ansatz für die Ergotherapie, dem der Respekt und der partnerschaftliche Umgang mit den Menschen, die unsere Dienste nutzen, zugrunde liegt. Klientenzentrierte Praxis erkennt die Autonomie des Klienten an, die Stärken, die ein Klient in die Therapie einbringt, das Bedürfnis des Klienten nach einer Auswahlmöglichkeit und den Nutzen der Zusammenarbeit von Klient und Therapeut." (Law et al. 1995, S. 253; Übers. von Harth 2002, S. 107; Hervorh. d. A.)

Die Kernkompetenz „Enabling" wird durch sogenannte „enablement skills" (Ermöglichungsfertigkeiten) näher beschrieben. Die 10 Schlüsselfertigkeiten („key enablement skills") sind im CMCE grafisch dargestellt (▫ Abb. 12.2; ▫ Tab. 12.1) und werden im Hintergrundtext um weitere, ähnliche Fertigkeiten („related enablement skills") ergänzt. Je nach Arbeitssetting, Art und Zielen der Klienten und nach Phase im ergotherapeutischen Prozess (z. B. Zielsetzung oder Ergebnisevaluation) müssen bestimmte Fertigkeiten eingesetzt werden, um effektives Enablement zu erreichen (▶ Abschn. 12.2.3).

Neben diesen 10 „enablement skills" gibt es noch generische, d. h. allgemeine Fertigkeiten, die alle Therapeuten benötigen:

- „process skills", z. B. analysieren, planen, reflektieren
- „professional skills", z. B. arbeiten in Übereinstimmung mit dem nationalen Ethikkodex (für Deutsch-

◻ Tab. 12.1 Die 10 wichtigsten Ermöglichungsfertigkeiten („key enablement skills")

Ermöglichungsfertigkeit („enablement skill")	Beschreibung
Anpassen („adapt")	Passend machen für einen bestimmten Anwendungszweck oder eine bestimmte Situation (z. B. die Art und Weise der Durchführung der Betätigung)
Fürsprechen („advocate")	Sich einsetzen für Menschen bzw. gemeinsam mit ihnen, z. B. um kritische Aspekte aufzuzeigen, neue Formen der Aufteilung von Macht vorzuschlagen, im Rahmen der Lobbyarbeit oder um Entscheidern neue Handlungsoptionen nahezubringen
Coachen („coach")	Kontinuierliche Partnerschaft mit dem Ziel, Klienten zu helfen, in ihrem privaten und beruflichen Leben optimale Ergebnisse zu erreichen, ihre Leistung zu verbessern und ihre Lebensqualität zu steigern
Zusammenarbeiten („collaborate")	Zusammenarbeiten, besonders auf ein gemeinsames Ziel hin oder in Form einer gemeinsamen intellektuellen Anstrengung. Der Therapeut handelt nicht „für" den Klienten, sondern mit ihm gemeinsam. Gemeinsam wird auf diese Weise mehr erreicht, als wenn jeder einzeln für sich arbeitet
Beraten („consult")	Ansichten austauschen, sich absprechen. Erfolgt meist nicht nur mit dem Klienten selbst, sondern mit unterschiedlichsten Personen und Institutionen, z. B. Absprachen im interdisziplinären Team, mit Angehörigen, mit Kostenträgern, mit Selbsthilfegruppen usw.
Koordinieren („coordinate")	In einer gemeinschaftlichen Aktion oder Anstrengung etwas harmonisieren, in Übereinstimmung bringen oder kombinieren und anpassen, um einen bestimmten Effekt zu erzielen
Entwerfen/konstruieren („design/build")	Entwurf/Konstruktion von Produkten wie z. B. Hilfstechnologien oder Orthosen, aber auch Gestaltung der emotionalen Umgebung und Konzeption sowie Ein-/Durchführung von (therapeutischen) Programmen und Dienstleistungen. „Design" bedeutet so viel wie einen Plan zu formulieren, etwas zu entwickeln oder eine Strategie auszuarbeiten. „Design" ist kombiniert mit „build", um darauf hinzuweisen, dass die entwickelten Pläne auch in die Tat umgesetzt werden
Informieren („educate")	Philosophien und Methoden der Edukation/Schulung – sowohl der Erwachsenenbildung als auch der Erziehung bei Kindern – mit Klienten anwenden, vor allem erfahrungs- und verhaltensbezogene Ansätze, die „learning by doing" unterstützen
Beteiligen („engage")	Klienten ins „Tun" und „Teilhaben" bringen, d. h., sie über das Reden hinaus in konkrete Aktionen zu bringen, mit denen sie und andere sich beschäftigen und einbringen
Spezialisieren („specialize")	In besonderen Situationen spezifische Techniken anwenden, z. B. Lagerungsmethoden, neurophysiologische Verfahren oder Techniken der psychosozialen Rehabilitation, um Menschen zur Teilhabe an Betätigungen oder zu ihrem eigenen Empowerment zu befähigen

land: ► https://dve.info/ergotherapie/ethik), dokumentieren
- „scholarship skills", z. B. evidenzbasierte Praxis (EBP), Evaluation von Therapieprogrammen und anderen Angeboten

Während das CMOP-E Gegenstandsbereich, Ziel und Aufgaben der Ergotherapie beschreibt und das CMCE darlegt, welche beruflichen Fertigkeiten zum Einsatz kommen, ist das letzte Modell der Triplette, das CPPF, ein Prozessmodell.

12.2.3 Ergotherapeutischer Prozess: Canadian Practice Process Framework (CPPF)

Das CPPF schildert das konkrete Vorgehen, um Betätigung bzw. das Eingebundensein in Betätigung zu er-

möglichen. Der idealtypische Ablauf der Ergotherapie (◻ Abb. 12.3) umfasst demnach 8 „Aktionspunkte" (Schritte). Diese müssen in der praktischen Arbeit nicht unbedingt in der Reihenfolge ablaufen, wie es im CPPF dargestellt ist: Manche Schritte finden vielleicht parallel in derselben Therapieeinheit statt, andere müssen ggf. wiederholt werden. Das ist unter anderem auch abhängig vom Kontext, in dem die Therapie stattfindet.

12.2.3.1 Kontext der Therapie („context of practice")
Die ersten 3 Kernelemente des Modells sind der gesellschaftliche Kontext, der Praxiskontext und der bzw. die Bezugsrahmen, die in der Therapie zum Einsatz kommen.

Gesellschaftlicher Kontext („societal context")
Der gesellschaftliche Kontext ist der Ausgangspunkt, von dem aus Klient und Therapeut in den Praxiskontext und in die therapeutische Beziehung starten. Beide füh-

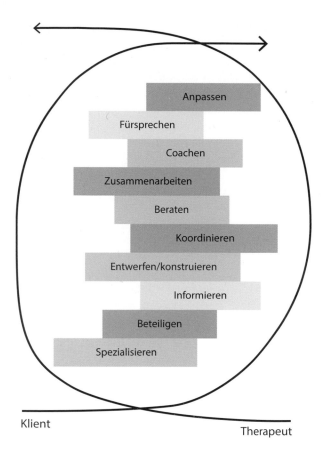

Klient

Therapeut

Abb. 12.2 CMCE (Canadian Model of Client-Centred Enablement). (Aus Polatajko et al. 2007, S. 110; mit freundl. Genehmigung der CAOT)

Tab. 12.2 Beispiele für Elemente des gesellschaftlichen Kontexts. (Aus CAOT 2013, S. 237; Übers. d. Autorin)

Physisch	– Natürliche Umwelten: Berge, Flüsse, Rohstoffe/Bodenschätze – Gebaute Umwelten: Gebäude, Städte, Verkehrswege/-mittel – Technologie – Veränderungen der physischen Umwelt im Zeitverlauf – Physische Zugänglichkeit
Sozial	– Soziale Netzwerke: Unterstützung durch Familie und Peers – Professionelle Netzwerke und Vereinigungen – Unterstützung am Arbeitsplatz – Ressourcen der Gemeinde – Veränderungen sozialer Ideologien im Zeitverlauf – Auftreten gesellschaftlicher Ereignisse
Kulturell	– Ethnizität, Rasse, Geschlecht, Alter – Gewohnheiten und Rituale der kulturellen Gruppe – Kulturelle Erwartungen in Bezug auf Betätigungen – Kultur des Berufs und des Arbeitsplatzes – Veränderungen des kulturellen Kontexts im Zeitverlauf
Institutionell	– Juristische, ökonomische und politische Kontexte – Gesundheitssystem, Vergabe von Geldern und Politik der Regierung – Institutionelle Strukturen: Schulen, Pflegeheime, Unternehmen – Arbeitsplätze, Schulen: Politik und konkrete Abläufe

ren in ihrem jeweiligen gesellschaftlichen Kontext unterschiedliche Betätigungen aus und/oder sind in diese eingebunden. Welche Betätigungen das sind und in welcher Umwelt sie stattfinden, ist höchst individuell, d. h. bei Klient und Therapeut i. d. R. nicht identisch. Auch hat jeder von ihnen eigene Überzeugungen, Einstellungen, Werte und Fähigkeiten. Beispiele für Elemente des gesellschaftlichen Kontexts zeigt �‧ Tab. 12.2.

Praxiskontext („practice context")

Die Arbeitsbeziehung zwischen Klient und Therapeut beginnt, wenn beide in den Praxiskontext eintreten, d. h. beim Erstkontakt. An diesem Punkt treffen mehrere Faktoren aufeinander und werden auf ihre „Passung" überprüft (s. auch ◲ Tab. 12.3):

- personbezogene und Umweltfaktoren von Klient und Therapeut,
- professioneller Verhaltenskodex und die ethischen Grundsätze des Therapeuten,
- Wahrnehmung des Klienten von seiner Rolle im Ergotherapieprozess.

Passen diese Faktoren nicht zusammen, kann die Ergotherapie wieder beendet werden. Das kann z. B. der Fall sein, wenn der Klient aus einem anderen Kulturkreis

kommt und der Therapeut deshalb der Ansicht ist, dass ihm jemand, der mit diesem Kulturkreis eher vertraut ist, besser helfen könnte. Es kann auch vorkommen, dass der Klient Erwartungen an die Ergotherapie hat, die der Therapeut nicht erfüllen kann oder möchte.

Bezugsrahmen („frame/s of reference")

Innerhalb des Praxiskontexts ist im CPPF ein Kreis eingezeichnet (◲ Abb. 12.3), der die Bezugsrahmen symbolisieren soll. Darunter werden die Theorien, Modelle und „Brillengläser der Praxis" verstanden, die der Therapeut während des therapeutischen Prozesses anwendet. Beispiele sind neurophysiologische, sensomotorische, sensorisch-integrative, akquisitorische, biomechanische, kognitiv-wahrnehmungsbezogene, gemeindeorientierte („community based") und (bio-)psychosoziale Ansätze (CAOT 2013, S. 242 f., S. 188 ff.). Je nach Beschaffenheit des Praxiskontexts, der therapeutischen Beziehung und der Phase im Prozess können unterschiedliche Bezugsrahmen zum Einsatz kommen. Welche zum jeweiligen Zeitpunkt besonders geeignet sind, wird an jedem Aktionspunkt (s. unten) erneut reflektiert.

Tab. 12.3 Beispiele für Elemente des Praxiskontexts. (Adaptiert nach CAOT 2013, S. 237)

Physisch	– Zuhause, Institution, Strukturen der Gemeinde – Therapieräume – Therapeutische Technologien – Ausstattung
Sozial	– Andere Gesundheitsberufe, Teams, Teammitglieder – Andere Klienten – Soziale Natur der Institution oder der Gemeinde
Kulturell	– Kultur, Vision und Leitbild der Institution oder der Gemeinde – Kultur, Werte und Überzeugungen des Gesundheitsberufs – Praxismodelle, Theorien
Institutionell	– Politik und konkrete Abläufe in der Institution – Ethikkodex und Praxisschwerpunkt der Gesundheitsfachpersonen – Bestimmungen der Versicherer/Kostenträger – Modelle der Leistungserbringung – Maximale Anzahl von Therapieeinheiten, Zeit pro Einheit, Wartelisten

Auch Klienten bringen „Bezugsrahmen" in die Therapie ein:

▶ **Beispiele für Bezugsrahmen der Klienten (CAOT 2013, S. 243)**

- Vorstellung, wodurch die Krankheit ausgelöst wurde
- Vorstellungen zur Bedeutung des Alterns, des Alters usw.
- Vorstellungen über die Rolle von Gesundheitsfachpersonen wie Ergotherapeuten und die Rolle von Patienten/Klienten
- Einstellungen zu Behinderung und dazu, wie sich Menschen mit Behinderung in der Gesellschaft verhalten bzw. zu verhalten haben ◀

12.2.3.2 Acht Aktionspunkte

Neben den 3 Kernelementen des Kontexts bilden die 8 Aktionspunkte der Ergotherapie das vierte Kernelement des CPPF. Im Folgenden werden sie der Reihe nach vorgestellt. (CAOT 2013, S. 251–264)

Aktionspunkt 1: Eintreten/initiieren („enter"/„initiate")

Hier findet der Erstkontakt von Klient und Therapeut statt. Dieser kann telefonisch – etwa bei der Terminvereinbarung in einer Praxis – oder persönlich erfolgen. Auch kann der Therapeut eine Informationsveranstaltung in einer Schule oder einem Kindergarten durchführen oder sich bei einem Unternehmen vorstellen, das seine Leistungen in Anspruch nehmen will (z. B. im

Rahmen der betrieblichen Gesundheitsförderung). Der Klient wird über das Angebot der Ergotherapie informiert, mündlich und/oder mit Hilfe von Informationsmaterialien. Er erhält eine Aufklärung über die Rechte und Pflichten in der Ergotherapie – seine eigenen und die des Therapeuten. So sollte er z. B. Informationen über die Schweigepflicht des Therapeuten bekommen und erfahren, an wen er sich wenden kann, wenn er mit dessen Leistungen nicht zufrieden ist. Außerdem wird er gebeten darzustellen, weshalb er Ergotherapie in Anspruch nehmen möchte. Es wird abgeglichen, ob er mit dieser Zielvorstellung in der Ergotherapie bzw. beim jeweiligen Therapeuten richtig ist. Falls nicht, wird die Therapie beendet und der Klient erhält ggf. eine „Überweisung" bzw. Adressen von Leistungserbringern, die sich für seine Belange besser eignen (s. oben: Praxiskontext).

Welche Fertigkeiten für den Aktionspunkt 1 besonders wichtig sind, zeigt die folgende Übersicht.

Wichtigste „Ermöglichungsfertigkeiten" und Aktionen in Aktionspunkt 1

- Fürsprechen („advocate"), damit Klient und Ergotherapeut einen positiven Erstkontakt bekommen
- Beraten („consult"), damit der Klient gut entscheiden kann, ob der Praxisprozess fortgeführt werden soll oder nicht
- Informieren („educate") und zusammenarbeiten („collaborate"), um Konsens zwischen den Beteiligten herzustellen und zu dokumentieren

Aktionspunkt 2: Erwartungen abklären („set the stage")

Nachdem Klient und Therapeut beschlossen haben, zusammenzuarbeiten, folgen nun das nähere Kennenlernen und der Aufbau einer therapeutischen bzw. Arbeitsbeziehung. Klient und Therapeut stellen ihre Erwartungen an die Zusammenarbeit vor. Sie schaffen eine Basis für ihre Zusammenarbeit, indem sie z. B. Regeln besprechen und ggf. schriftlich festhalten oder einen Therapievertrag abschließen. Daneben versucht der Therapeut zu verstehen, wo der Klient „herkommt" und wo er „hin möchte": Er wird den Kontext des Klienten erfragen und versuchen, seine Betätigungsgeschichte, seine Erwartungen, Werte, Überzeugungen, Einstellungen usw. nachzuvollziehen. Hierzu können neben dem freien Gespräch Interviews und Checklisten wie z. B. die Interessencheckliste, die Rollencheckliste oder ein Betätigungsprofil zum Einsatz kommen. Außerdem ist es nun an der Zeit, die Betätigungsanliegen und -ziele des Klienten herauszufinden: Welche Betätigungen sind für ihn in seinem individuellen Alltag momentan besonders wichtig (Betätigungsanliegen, „occupational issues"), und welche davon möchte er am dringendsten verändern (Betätigungsziele, „occupational goals")? Um das herauszufinden, bietet sich bei

Abb. 12.3 CPPF (Canadian Practice Process Framework). (Aus Polatajko et al. 2007, S. 23; mit freundl. Genehmigung der CAOT)

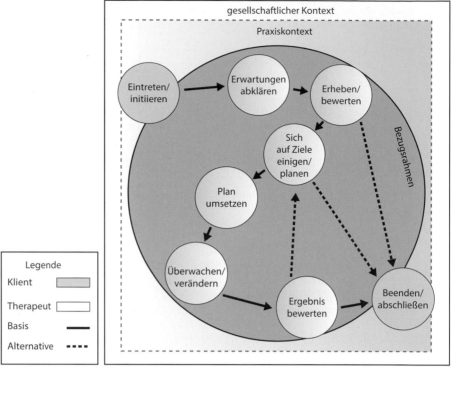

12

den meisten Klienten die Durchführung des COPM-Interviews an (▸ Abschn. 12.3). Abschließend reflektiert der Therapeut, inwieweit sein Wissen und seine Erfahrungen zum Bedarf des Klienten passen und welche Bezugsrahmen für die weitere ergotherapeutische Diagnostik und Therapie in Frage kämen.

Welche Fertigkeiten für den Aktionspunkt 2 besonders wichtig sind, zeigt die folgende Übersicht.

Wichtigste „Ermöglichungsfertigkeiten" und Aktionen in Aktionspunkt 2

- Klienten beteiligen („engage"), um Werte, Überzeugungen, Annahmen, Erwartungen und Wünsche zu klären
- Zusammenarbeiten („collaborate"), um die gemeinsame Basis „auszuhandeln" oder die gemeinsame Entscheidung zu treffen, nicht weiterzumachen
- Grundregeln für die Situation anpassen („adapt"), die Beziehung aufbauen und die Bereitschaft des Klienten zur weiteren Zusammenarbeit unterstützen
- Gegenseitige Erwartungen deutlich machen, Ergebnisse von Schritt 2 dokumentieren („document the ‚stage' set")
- Zusammenarbeiten („collaborate"), um besonders wichtige Betätigungsanliegen und mögliche Betätigungsziele zu identifizieren

---

Aktionspunkt 3: Erheben/bewerten („assess"/„evaluate")

Nun wird analysiert, was die Ursachen für die Betätigungsanliegen und -ziele des Klienten sind und von welchen Faktoren sie beeinflusst werden – im positiven oder im negativen Sinn, also als Förderfaktoren/Ressourcen oder Barrieren, Schädigungen und Beeinträchtigungen. Analog zum CMOP-E können diese Faktoren aus 3 unterschiedlichen Bereichen stammen, die bei der Analyse zu beachten sind:

■ **Eigenschaften der Person**
Betätigungsanliegen und -ziele resultieren gerade in der Neurologie häufig aus bestimmten Schädigungen von Körperfunktionen und ggf. auch -strukturen, etwa einer Hemiparese, Beeinträchtigungen der Aufmerksamkeit oder einer depressiven Verstimmung. Therapeut und Klient müssen sich also fragen, ob und welche physischen, kognitiven oder affektiven Komponenten der Person sich förderlich bzw. hinderlich auf die Betätigungsanliegen und -ziele auswirken. Auch sind erste Vorüberlegungen hilfreich, inwieweit zu erwarten ist, dass diese Komponenten nach einem gewissen Zeitraum wieder „so funktionieren wie früher", da in Aktionspunkt 4 über das weitere Vorgehen in der Therapie entschieden werden muss (z. B. ob ein eher kompensatorischer oder eher restitutiver Ansatz gewählt werden soll). Doch nicht allein der „objektive" Zustand der physischen, kognitiven oder affektiven Komponenten ist wichtig für die spätere Therapiezielsetzung und -planung. Eine mindestens

genauso große Rolle spielen die personbezogenen Faktoren des Klienten, wie z. B. seine Erwartungen, seine Einstellungen und seine Spiritualität. Deshalb kann die Frage, wie sich bestimmte Eigenschaften der Person auf die Betätigungsanliegen und -ziele des Klienten auswirken, nur in enger, gleichberechtigter Zusammenarbeit mit dem Klienten entschieden werden, nie vom Therapeuten allein. Dies gilt genauso für die beiden anderen Bereiche, die Betätigungsanliegen und -ziele des Klienten voranbringen oder behindern können: die Eigenschaften der Umwelt und Faktoren im Zusammenhang mit der Betätigung.

■ **Eigenschaften der Umwelt**

Wie im CMOP-E dargestellt, sind hierbei Faktoren der physischen, der sozialen, der kulturellen und der institutionellen Umwelt zu beachten (Beispiele s. ◘ Tab. 12.2; 12.3). Die Leitfrage lautet wiederum, welche Faktoren sich förderlich oder hinderlich auf die vom Klienten benötigten Betätigungen auswirken.

■ **Faktoren im Zusammenhang mit der Betätigung**

Unter der gleichen Fragestellung werden Faktoren im Zusammenhang mit der Betätigung analysiert, etwa Gewohnheiten, die Art der Betätigungsausführung usw. So kann es sein, dass es zum Zeitpunkt der Erhebung aufgrund eingeschränkter Belastbarkeit nicht mehr wie bisher möglich ist, alle Betätigungen der Haushaltsführung an einem Vormittag zu erledigen. Diese Betätigungen könnten jedoch vielleicht bewältigt werden, wenn sie – mit Pausen durchsetzt – über den Tag verteilt werden.

Die benötigten Informationen können einerseits durch Gespräche mit dem Klienten zusammengetragen werden, andererseits indem der Klient bei der Ausführung wichtiger Betätigungen beobachtet wird (ggf. mit Videoaufzeichnung) und im Anschluss gemeinsam mit ihm reflektiert wird („Betätigungsanalyse"), und/oder auch mit Hilfe standardisierter Assessmentinstrumente wie z. B. des AMPS (Assessment of Motor and Process Skills). In der Regel werden alle 3 Arten der Erhebung eingesetzt. Im Anschluss reflektiert man die Erkenntnisse gemeinsam, leitet Handlungsoptionen für das weitere Vorgehen ab und dokumentiert sie. So entsteht eine optimale Grundlage für Aktionspunkt 4.

Welche Fertigkeiten für den Aktionspunkt 3 besonders wichtig sind, zeigt die folgende Übersicht.

> **Wichtigste „Ermöglichungsfertigkeiten" und Aktionen in Aktionspunkt 3**
> Mit größtmöglicher oder größter erwünschter Klientenbeteiligung und Aufteilung der Macht zwischen Klient und Therapeut:
> ─ Betätigungsstatus, Träume und Veränderungsmöglichkeiten erheben („assess")

> ─ Mit dem Klienten und anderen beraten („consult") und spezifische Fertigkeiten anwenden („specialize"), um Einflüsse von Spiritualität, Person und Umweltfaktoren auf Betätigungen zu analysieren
> ─ Datenanalyse koordinieren („coordinate") und bei der Interpretation der Ergebnisse alle Sichtweisen bzw. Perspektiven berücksichtigen
> ─ Empfehlungen auf Basis der besten Erklärungen formulieren und dokumentieren

Aktionspunkt 4: Sich auf Ziele einigen, planen („agree on objectives, plan")

In Aktionspunkt 3 haben Klient und Therapeut ein Gesamtbild der Betätigungsanliegen und -ziele des Klienten inklusive ihrer Einflussfaktoren und mögliche Ideen zum weiteren Vorgehen entwickelt. Auf dieser Basis können sie nun realistische Ziele („objectives") für den Therapiezeitraum formulieren. Stehen diese Ziele fest, wird ein Plan ausgearbeitet, wie sie erreicht werden können und sollen. Dabei wird die beste verfügbare Evidenz berücksichtigt. Zur Zielsetzung und Planung sind Diskussionen zwischen Klient und Therapeut wichtig, in denen mögliche Ziele und Vorgehensweisen gegeneinander abgewogen werden. Hierbei sollten einerseits die Wünsche und Visionen des Klienten eine tragende Rolle spielen, andererseits muss das voraussichtlich Mögliche und Erreichbare benannt werden, um zu realistischen Zielen und einer realistischen Planung zu kommen. Kann dem Klienten z. B. abends zu Hause jemand bei Eigenübungen helfen, hat er wahrscheinlich Chancen auf größere Fortschritte, als wenn er nur während der Therapiezeiten übt. Schließlich ist ausschlaggebend, dass Ziele und Plan vom Klienten selbst formuliert werden – nur unterstützt vom Therapeuten. Denn es ist ein Teil des Lebens des Klienten, über den entschieden wird, und je mehr Teile des Plans er außerhalb der Therapiezeit erledigen kann, desto besser sind generell seine Erfolgschancen und sein Erleben der Selbstwirksamkeit beim Lösen seiner Betätigungsanliegen. Letzteres kann ihm auch mittel- bis langfristig noch hilfreich sein, wenn nach Abschluss der Therapie neue Betätigungsprobleme auftreten, die er dann vielleicht sogar selbstständig oder im Rahmen einer kürzeren Ergotherapie lösen kann.

Nicht explizit von der CAOT (2013) erwähnt, aber aus praktischer Erfahrung heraus empfehlenswert ist es, die Therapieziele zunächst nach den S.M.A.R.T.-Kriterien zu formulieren (siehe die folgende Übersicht; Doran 1981; vgl. z. B. auch Schaefer und Kolip 2015) und anschließend eine Zielerreichungsskala (Goal Attainment Scaling) zu verwenden (Kiresuk und Sherman 1968; vgl. auch McLaren und Rodger 2003).

Zielformulierung nach den S.M.A.R.T.-Kriterien

- **S – Spezifisch:** als Zielpunkt formuliert, nicht als Zielrichtung (z. B. „Kleine Münzen beim Bezahlen ausreichend schnell aus dem Geldbeutel holen" statt „Verbesserung des Umgangs mit Münzen")
- **M – Messbar:** so beschrieben, dass auch ein Außenstehender verstehen kann, was genau mit dem Ziel gemeint ist
- **A – „Attainable"/erreichbar:** innerhalb des vereinbarten Zeitraums realistisch erreichbar, wenn nichts dazwischen kommt; das Ziel stellt im Rahmen dieses Zeitraums weder eine Über- noch eine Unterforderung dar
- **R – Relevant:** subjektiv bedeutsam für den Klienten
- **T – Terminiert:** mit einem Datum versehen, an dem das Ziel erreicht sein wird (DVE 2014)

Außerdem sollten sich die nach den S.M.A.R.T.-Kriterien formulierten Ziele auf die für den Klienten relevanten Betätigungsziele, wie er sie z. B. im COPM benannt hat, beziehen. Um das nicht zu vergessen, könnte man vor das Wort „S.M.A.R.T." noch ein „B" für „Betätigung" schreiben. Die **Therapieziele** sollten also **nach B.-S.M.A.R.T.-Kriterien formuliert** sein.

Bei einer **Zielerreichungsskala** (Goal Attainment Scaling) handelt es sich häufig um eine 5-stufige Skala von +2 bis −2. Das zuvor formulierte Therapieziel wird auf Stufe 0 („erwartetes Ergebnis") eingetragen. Anschließend überlegen Klient und Therapeut, wie „deutlich besser" (+2) und „etwas besser" (+1) sowie „deutlich schlechter" (−2) und „etwas schlechter" (−1) aussehen würden, und beschreiben diese Zustände ebenfalls möglichst genau.

Sind die Ziele gesetzt, arbeiten Klient und Therapeut den **Plan zum weiteren Vorgehen** aus. Dieser sollte nach CAOT (2013, S. 260)

- schriftlich festgehalten werden,
- eine Beschreibung der Ansätze enthalten, die genutzt werden sollen,
- verfügbare Ressourcen benennen,
- eine Aussage treffen, wo die einzelnen Leistungen erbracht werden,
- beschreiben, wie Klient und Stakeholder sich beteiligen werden (Stakeholder = relevante Dritte, die ein Interesse an den Fortschritten des Klienten haben, z. B. Angehörige, andere an der Versorgung beteiligte Gesundheitsfachpersonen, Vertreter von Kostenträgern, Lehrer usw.).

Nähere Erklärungen zur Zielformulierung mittels der S.M.A.R.T.-Kriterien sowie Erläuterungen und Vorlagen für die Zielerreichungsskala und die Planung finden Sie in der *Basisdokumentation Ergotherapie* (DVE 2014).

Sowohl die vereinbarten Therapieziele als auch den schriftlich niedergelegten Plan sollte der Klient mitnehmen dürfen. Der Therapeut behält eine Kopie für seine Unterlagen.

Welche Fertigkeiten für den Aktionspunkt 4 besonders wichtig sind, zeigt die folgende Übersicht.

Wichtigste „Ermöglichungsfertigkeiten" und Aktionen in Aktionspunkt 4

Mit größtmöglicher oder größter erwünschter Klientenbeteiligung und Aufteilung der Macht zwischen Klient und Therapeut:

- Zusammenarbeiten („collaborate"), um prioritäre Betätigungsanliegen zu identifizieren, auf die sich Klient und Therapeut vor dem Hintergrund der Ergebnisse der Erhebung („assess"/„evaluate") einigen können
- Plan entwerfen/konstruieren („design"/„build") und folgende Aspekte aushandeln:
  - Übereinstimmung in Bezug auf das übergeordnete Betätigungsziel („occupational goal"), das der Klient mit Hilfe der Therapie erreichen will
  - Ziele in der Therapie („objectives")
  - Plan zum Vorgehen im Therapiezeitraum; dieser sollte realistisch die Grenzen von Zeit, Raum und Ressourcen sowie den Kontext von Klient und Therapeut mit seinen Elementen berücksichtigen

---

Auch wenn die Formulierung von Therapiezielen und Plan gemeinsam mit dem Klienten – bzw. durch den Klienten mit Unterstützung des Therapeuten – deutlich mehr Zeit benötigt, als wenn der Therapeut einfach aus seiner Sicht geeignete Ziele festlegt, ist sie für den weiteren Therapieerfolg sehr wichtig. Denn dadurch kann – der praktischen Erfahrung nach – ab Aktionspunkt 5 häufig deutlich effektiver, effizienter und auch nachhaltiger gearbeitet werden: Im Idealfall hat der Klient für sein weiteres Leben außerdem gute Strategien mitgenommen, um neu auftretende Betätigungsprobleme selbstständig oder mit geringerer Unterstützung zu lösen.

Aktionspunkt 5: Plan umsetzen („implement plan")

Nun wird der vereinbarte Plan umgesetzt. Dabei kommt häufig ein breites Spektrum an Ermöglichungsfertigkeiten zum Einsatz. Am wichtigsten ist es, den Klienten so gut wie möglich am Voranbringen und an der Dokumentation des Plans zu beteiligen und die geeigneten Bezugsrahmen auszuwählen und anzuwenden (Spezialisieren) (s. die folgende Übersicht).

> **Wichtigste „Ermöglichungsfertigkeiten" und Aktionen in Aktionspunkt 5**
>
> Mit größtmöglicher oder größter erwünschter Klientenbeteiligung und Aufteilung der Macht zwischen Klient und Therapeut:
>
> - Den Klienten durch Betätigung daran beteiligen („engage"), den Fortschritt voranzubringen und zu dokumentieren
> - Sich für das Therapieprogramm auf (einen) Bezugsrahmen spezialisieren („specialize"), die (der) geeignet sind (ist), Veränderungen zu bewirken oder zu verhindern

Aktionspunkt 6: Überwachen/verändern („monitor"/„modify")

Aktionspunkt 6 läuft parallel zu Aktionspunkt 5. Während seiner Umsetzung wird fortwährend geprüft, ob der Plan noch zur Erreichung der Ziele geeignet ist, ob Teilschritte geändert oder ergänzt werden müssen und ob die Ziele noch die richtigen sind. Diese Überprüfung erfolgt kontinuierlich und informell, etwa in Gesprächen zwischen Klient und Therapeut („formative Evaluation"). Ihre Ergebnisse können dazu führen, dass Ziel(e) oder Plan im Therapieverlauf immer wieder leicht angepasst bzw. modifiziert werden, z. B. indem die Schwierigkeit oder Komplexität von Betätigungen erhöht wird. Auch Änderungen des Kontexts sind zu beachten: Zum Beispiel könnten neue Stakeholder (s. oben) identifiziert werden, die künftig mit einbezogen werden sollen, etwa eine Selbsthilfegruppe, an der der Klient künftig teilnehmen möchte. Und schließlich ist es auch möglich, dass sich neue Betätigungsanliegen ergeben oder vom Klienten benannt werden. Dann muss besprochen werden, ob zu diesen Anliegen neue Therapieziele und ein Plan formuliert werden, und ggf. auch, welche(s) andere(n) Ziel(e) dafür zurückgestellt oder aufgegeben werden sollen (s. folgende Übersicht).

> **Wichtigste „Ermöglichungsfertigkeiten" und Aktionen in Aktionspunkt 6**
>
> Mit größtmöglicher oder größter erwünschter Klientenbeteiligung und Aufteilung der Macht zwischen Klient und Therapeut:
>
> - Beraten („consult"), zusammenarbeiten („collaborate"), fürsprechen („advocate"), informieren („educate") sowie Klienten und andere beteiligen („engage"), um Erfolg zu ermöglichen
> - Plan anpassen oder neu gestalten, je nachdem, welcher Bedarf bei der Beobachtung der Fortschritte durch die formative Evaluation (= informelle, fortlaufende Verlaufsevaluation) festgestellt wird

Aktionspunkt 7: Ergebnis bewerten („evaluate outcome")

Nun findet die Ergebnisevaluation statt (meist zum Abschluss der Therapie oder wenn zwar noch Therapiezeit vorhanden ist, aber alle Ziele schon erreicht sind). Es handelt sich um eine „summative Evaluation", also eine Beurteilung der Therapieergebnisse insgesamt. Hierfür werden nach Möglichkeit die zu Beginn der Therapie verwendeten Assessmentinstrumente eingesetzt, sofern sie zur Ergebnisevaluation geeignet sind (s. folgende Übersicht). Beispielsweise führt man hier nun die zweite Erhebung des COPM und des AMPS durch, und auch die Zielerreichungsskala wird abschließend beurteilt. Die Leitfrage lautet: Hat der Klient sein(e) Betätigungsziel(e) erreicht?

> **Wichtigste „Ermöglichungsfertigkeiten" und Aktionen in Aktionspunkt 7**
>
> Mit größtmöglicher oder größter erwünschter Klientenbeteiligung und Aufteilung der Macht zwischen Klient und Therapeut:
>
> - Betätigungsbezogene Herausforderungen erneut erheben/bewerten und mit den anfänglichen Befunden vergleichen
> - Ergebnisse und Empfehlungen für die nächsten Schritte dokumentieren und weitergeben

Aktionspunkt 8: Beenden/abschließen („conclude"/„exit")

In Aktionspunkt 8 geht es darum, die Therapie bewusst und explizit zu beenden. Sowohl Klient als auch Therapeut müssen den Grund für den Abschluss der Therapie verstehen, insbesondere falls die Betätigungsziele im Therapiezeitraum nicht erreicht werden konnten. Klient und Therapeut treffen Vereinbarungen zum weiteren Vorgehen, z. B. dass der Klient in 3 Monaten nochmal anruft, um zu berichten, wie es ihm geht und ob im Alltag alles (weiterhin) so klappt wie in der Therapie angedacht. Der Klient sollte bei Bedarf auch Informationen über Möglichkeiten für andere Therapien oder zur Wiederaufnahme der Ergotherapie erhalten. Darüber hinaus wird der Therapeut evtl. einen Abschlussbericht verfassen, von dem der Klient eine Kopie bekommen kann. Kopien sollten ihm ebenfalls von wichtigen Assessmentinstrumenten angeboten werden, z. B. vom AMPS. Das COPM mit der zweiten Erhebung kann er im Original mit nach Hause nehmen, nachdem der Therapeut eine Kopie für sich angefertigt hat. So hat der Klient alles beisammen, um es ggf. nachfolgenden Therapeuten vorzulegen, und verliert keine Zeit bei der Bearbeitung seiner Anliegen (s. folgende Übersicht). Handelt es sich beim Klienten um Unternehmen, Organisationen oder Kommunen, wird der Therapeut wahrscheinlich eine zusammenfassende Präsentation mit Empfehlungen zum weiteren Vorgehen erstellen.

Wichtigste „Ermöglichungsfertigkeiten" und Aktionen in Aktionspunkt 8

Mit größtmöglicher oder größter erwünschter Klientenbeteiligung und Aufteilung der Macht zwischen Klient und Therapeut:

- Interaktion zwischen Klient und Therapeut für beendet erklären
- Abschluss/Beendigung des Prozesses dokumentieren und Informationen weitergeben, die für einen koordinierten Wechsel (z. B. nach Hause oder zu anderen Therapeuten) oder für eine spätere Wiederaufnahme des Klienten nötig sind

---

Therapierelevanz

Das COPM ist ein **generisches** (d. h. prinzipiell diagnose- und altersunabhängiges) **Assessmentinstrument** in Form eines **teilstandardisierten Interviews**. Es kann mit allen Menschen genutzt werden, die sich etwa 20 min auf ein Gespräch konzentrieren und mitteilen können, welche Betätigungen für ihren Alltag wichtig und momentan eingeschränkt oder bedroht sind (z. B. durch die Erkrankung, Barrieren der Umwelt). Ist das Interview mit dem Klienten selbst nicht durchführbar, kann es stellvertretend mit Angehörigen oder anderen Bezugspersonen angewandt werden – oder Klient und Angehörige werden gleichzeitig befragt (George et al. 2003). Dadurch ist das COPM prinzipiell für fast alle neurologischen Klienten anwendbar (George 2002).

So weit die 8 Aktionspunkte im Einzelnen. Wie eingangs dargestellt, werden manche Aktionspunkte parallel bzw. zumindest in einer Therapieeinheit stattfinden. Auch sind Unterschiede in der Reihenfolge und der Intensität, in der die Aktionspunkte durchlaufen werden, vorstellbar. Die wichtigsten Wege sind im CPPF (◘ Abb. 12.3) durch Pfeile zwischen den Aktionspunkten eingezeichnet.

12.2.3.3 Unterschiedliche Wege im Prozess (Verbindungslinien)

Bei den durchgezogenen Pfeilen (◘ Abb. 12.3) handelt es sich um den sogenannten **Basisweg**: Die Aktionspunkte 1–8 werden der Reihe nach durchlaufen. So dürfte es in den meisten Fällen sein, wobei nochmals darauf hingewiesen werden soll, dass Prozessmodelle wie das CPPF stets nur den idealtypischen Ablauf zeigen – wenn nötig, können einzelne Aktionspunkte auch gleichzeitig oder in umgekehrter Reihenfolge bearbeitet werden. Dies zeigen die gestrichelten Pfeile in der ◘ Abb. 12.3 zum CPPF, die **Abkürzungen bzw. alternative Wege** aufzeigen.

12.3 Betätigungsanliegen, -ziele und -fortschritte aus Sicht der Klienten erfassen: das Assessmentinstrument COPM

Das Canadian Occupational Performance Measure (COPM; Law et al. 2020a, b) kommt üblicherweise bei den Aktionspunkten 2 („Erwartungen abklären") und 7 („Ergebnis bewerten") zum Einsatz. Eingangs dient es dazu, die Betätigungsanliegen und -ziele des Klienten herauszufinden. Bei den Betätigungszielen bewertet der Klient die Ausführung (Performanz) und Zufriedenheit. Diese Bewertung kann in Aktionspunkt 7 wiederholt werden, sodass der Therapieerfolg bezüglich der Betätigungsziele des Klienten aus dessen Sicht deutlich wird.

Als Grundlage für das Interview dient der COPM-Bogen (CAOT 2020b). Dieser ist unterteilt in die 3 Bereiche der Betätigung „Selbstversorgung", „Produktivität" und „Freizeit", und insgesamt in 9 Teilbereiche (◘ Tab. 12.4).

In der **ersten Erhebung des COPM (Aktionspunkt 2)** fragt der Therapeut den Klienten, welche Betätigungen er in den jeweiligen Teilbereichen in seinem Alltag durchführen muss oder möchte oder die Durchführung welcher Tätigkeiten von ihm erwartet wird. Die Tätigkeiten, die aus Sicht des Klienten momentan nicht gut oder zufriedenstellend gelingen, werden in den Bogen eingetragen. Nachdem auf diese Weise alle Betätigungsanliegen aus den 9 Teilbereichen des Bogens gesammelt wurden, bewertet der Klient für jedes Anliegen, wie wichtig es ihm ist, es wieder (besser) durchführen zu können bzw. in der Therapie daran zu arbeiten. Die Bewertung erfolgt auf einer ordinalen Skala von 1 (unwichtig) bis 10 (sehr wichtig) (◘ Tab. 12.4).

Als Nächstes wählt der Klient 1 bis maximal 5 aus diesen Anliegen aus, die aus seiner Sicht momentan im Vordergrund stehen und an denen er in der nächsten Zeit arbeiten möchte. Für jedes dieser Betätigungsziele bewertet er, wie gut es momentan gelingt (**Ausführung**) und wie zufrieden er damit ist (**Zufriedenheit**), wiederum auf der Skala von 1 bis 10. Diese beiden Werte gelten als Maß für die Betätigungsperformanz, wobei die Autoren darauf hinweisen, dass insbesondere der Zufriedenheitswert auch etwas über das Eingebundensein in die jeweilige Betätigung aussagt (CAOT 2013, S. 27).

In der **zweiten Erhebung** bzw. in **weiteren Erhebungen des COPM (Aktionspunkt 7)** beurteilt der Klient nur nochmals die Ausführung und Zufriedenheit bezüglich der 1–5 Betätigungsziele. Die Differenzen dieser Werte gelten als Maß für Veränderungen der Betätigungsperformanz im Therapieverlauf.

Im Idealfall dauert das COPM-Interview nur eine knappe Viertelstunde (Law et al. 2020a, S. 43). Hat der

◻ Tab. 12.4 Betätigungsanliegen eines Klienten nach Media-teilinfarkt rechts im COPM

	Wichtigkeit
SELBSTVERSORGUNG	
Eigene körperliche Versorgung	
Waschen: Haare waschen u. einseifen	7
Bügeln	8
Wäsche einräumen	8
Essen mit Messer und Gabel	10
Mobilität im Alltag	
Laufen	10
Rennen	8
Fahrrad fahren (Bremsen)	10
Regelung persönlicher Angelegenheiten	
Einkaufen: Tragen mit links schwierig	10
Teller/Gläser aus Schrank holen	10
Tisch decken	6
PRODUKTIVITÄT	
Bezahlte oder unbezahlte Arbeit	
Computer: schreiben	6
Haushaltsführung	
Schrubben/Kehren: Besen mit beiden Händen halten	10
Staubsaugen	10
Schule und/oder Spiel	
FREIZEIT	
Ruhige Erholung	
Badminton (Fuß)	6
Essen gehen	10
Fußball	6
Lesen: weiterhin viel, aber schwierig	10
Aktive Freizeit	
Handwerkliche Tätigkeiten (Auto, Fahrräder reparieren)	7
Schwierig wegen Krankheit	n.B.
Soziales Leben	
Einkaufen: sprachliche Probleme	10
Noch nie bei Behörden angerufen	8

Klient Schwierigkeiten, sich zu konzentrieren oder zu sprechen, oder kommt das Gespräch auf Themen, die nicht direkt mit dem Sammeln von Betätigungsanliegen

zu tun haben, kann das Interview aber auch mehr Zeit in Anspruch nehmen. In mehreren Studien lag die Dauer zwischen 20 und 40 min (Law et al. 2020a). Für den Anfang sollte man deshalb eher 30–45 min einplanen; bei der gleichzeitigen Durchführung mit Klient und Angehörigen mindestens 1 h. Für die zweite Erhebung genügen in allen Fällen in der Regel 5–10 min.

Das COPM ist inzwischen in 36 Sprachen übersetzt und eines der bekanntesten ergotherapeutischen Assessmentinstrumente weltweit – in Praxis und Forschung. Das zeigt sich unter anderem an der Literaturliste auf der offiziellen Website ► www.thecopm.ca: Diese umfasst bereits weit über 500 Publikationen. Während sich die Artikel anfangs vor allem mit den psychometrischen Eigenschaften (Testgütekriterien) des COPM und mit seiner Anwendbarkeit bei unterschiedlichen Klientengruppen befassten, sind die aktuelleren Arbeiten meist Studien, in denen das COPM als Assessmentinstrument eingesetzt wird. Das deutet darauf hin, dass die Testgütekriterien in den Ländern, in denen diese Studien durchgeführt wurden, als ausreichend belegt gelten. Eine zusammenfassende Darstellung des aktuellen Forschungsstands zu dieser Frage finden Sie im COPM-Handbuch (Law et al. 2020a, S. 34 ff.). Daneben zeigt die neuere Literatur eine Ausweitung des Anwendungsbereichs: Jenseits der traditionellen Rehabilitation ist das COPM inzwischen unter anderem mit wohnungslosen Menschen, mit Studierenden, in der Palliativversorgung, bei Menschen mit Adipositas und in der Arbeit von „Ärzte ohne Grenzen" im mittleren Osten mit verletzten Zivilisten eingesetzt worden. Die gemeinwesenorientierte Ergotherapie, die Gesundheitsförderung und Primärprävention sind weitere aktuelle Anwendungsbereiche. Die große Bedeutung des COPM spiegelt sich auch darin wider, dass es inzwischen auch von anderen Berufsgruppen – wie Physiotherapeuten, Pflegekräften, Psychologen und Sozialarbeitern – und von multidisziplinären Teams verwendet wird (Law et al. 2020a, S. 48 ff.).

Exkurs 12.1

Eine genaue **Anleitung zur Durchführung des COPM** mit Beispielvideos für die Schritte des Interviews, ausgewählte Fallstudien und ein Verzeichnis aller den kanadischen Autorinnen bekannten Veröffentlichungen zum COPM weltweit finden Sie auf ► www.thecopm.ca (auf Englisch). Auf Deutsch erhalten Sie die wichtigsten Informationen und die Anleitung zur Durchführung des Interviews im COPM-Handbuch (Law et al. 2020a), das wie die COPM-Bögen (Law et al. 2020b) über den Schulz-Kirchner Verlag erhältlich ist (► https://www.skvshop.de/de/). Kurse zur praktischen Anwendung von Modell und COPM-Interview finden Sie z. B. über die DVE AKADEMIE (► https://dve.info/service/dve-akademie).

12.4 Chancen und Grenzen der Anwendung in der Neurologie

Höchste Zeit also, das COPM und die dazugehörigen Modelle einmal auszuprobieren, wenn man sie noch nicht kennt!

Das COPM lässt sich vielleicht nicht mit jedem neurologischen Patienten selbst anwenden – manchmal sind die kognitiven oder sprachlichen Einschränkungen so groß, dass Bezugspersonen einbezogen werden müssen. Auch in der Akutphase, wenn die Aufenthaltsdauer der Klienten nur 1–3 Tage beträgt und die mittel- und längerfristigen Folgen der Erkrankung für die Betreffenden noch gar nicht absehbar sind, macht die Durchführung nicht immer Sinn. Doch auch hier kann man die Modelle nutzen, um klientenzentriert und betätigungsorientiert zu arbeiten.

Die Modell-Triplette dient als **übergeordneter Rahmen** für die **ergotherapeutische Diagnostik, Therapie und Evaluation** und für die **Außendarstellung unserer Arbeit**.

Das **CMOP-E** lenkt unseren Blick auf die **Betätigung als Kernelement der Ergotherapie**: Die Betätigungsanliegen und -ziele des Klienten zu kennen ist unabdingbar für die Formulierung ergotherapeutischer Therapieziele. Diese müssen immer in Zusammenhang mit Betätigungszielen des Klienten stehen und ihm **ermöglichen**, sie zu erreichen oder ihnen näher zu kommen. Auch zur Evaluation der **Ergebnisqualität** genügt es nicht, Verbesserungen von bestimmten Eigenschaften der Person zu benennen, etwa von Arm-/Hand- oder kognitiven Funktionen. Die ausschlaggebende Frage lautet: „Welche Betätigungsziele des Klienten konnten erreicht werden?" Das Modell unterstützt damit die Zielformulierung und Evaluation auf Teilhabeebene der ICF (vgl. ▶ Kap. 7) und eine klientenzentrierte Arbeitsweise. Spezifische Therapieverfahren wie z. B. neurophysiologische Ansätze verlieren dadurch nicht ihren Wert. Sie kommen unter der Ermöglichungsfertigkeit „Spezialisieren" in bestimmten Phasen des ergotherapeutischen Prozesses zum Einsatz, wenn die Evidenz dafür spricht, dass der Klient dadurch seinen Betätigungszielen näherkommen wird.

Ein Kritikpunkt am Modell und damit auch am COPM ist die willkürlich anmutende Aufteilung der Betätigung in die drei Bereiche Selbstversorgung, Produktivität und Freizeit. Whalley Hammell (2004, S. 29; zit. n. Möller 2017, S. 129) hat diese Aufteilung als Hierarchie bezeichnet, welche „die spezifischen Werte und Prioritäten von körperlich unabhängigen, beschäftigten (d. h. in Arbeit stehenden) Theoretikern" reflektiere. Sie fordert, dass Kategorien von Betätigungen nicht nur von „Theoretikern" und/oder Ergotherapeuten formuliert werden, sondern dass die „Betroffenen" viel mehr bei der Entwicklung solcher Modelle einbezogen werden müssen.

Das **CPPF** kann eine wertvolle Hilfe zur Reflexion, Beschreibung und Außendarstellung unserer **Prozess-**qualität sein. Konsequent angewandt, unterstützt es auch die klientenzentrierte Ausrichtung der Therapie: Der Klient wird von Anfang an als gleichberechtigter Partner in den Prozess einbezogen. Dadurch lernt er, selbst Betätigungsziele zu setzen, die Einflussfaktoren dieser Betätigungen zu analysieren (bei Bedarf zunächst mit Hilfe des Therapeuten), daraus realistische Therapieziele abzuleiten und sich einen Plan zu erstellen, wie er diese erreichen kann. Zwar dauert die Phase, bis der Plan für die Therapie steht, bei einem solchen Vorgehen nach dem CPPF deutlich länger als ohne Einbeziehung des Klienten. Die große Chance dieser klientenzentrierten Arbeitsweise liegt jedoch in der optimalen Nutzung vorhandener Ressourcen (z. B. Einbeziehung von Angehörigen), einer spürbar anderen Motivation des Klienten und einer Sicherung des Transfers der Therapieergebnisse – über die Beendigung der Therapie hinaus und in den Alltag des Klienten hinein.

Das **CMCE** schließlich zeigt die **Vielfalt ergotherapeutischer Fertigkeiten und damit das Potenzial der Berufsgruppe**: Gerade Fertigkeiten wie „Koordinieren" werden bisher oft zu wenig eingesetzt bzw. interdisziplinär genutzt. Wenn Ergotherapeuten jedoch in Aktionspunkt 2 des CPPF die Betätigungsanliegen und -ziele des Klienten erheben, bietet es sich im Sinne der Teilhabe- und Patientenorientierung geradezu an, dass an diesen nicht nur in der Ergotherapie gearbeitet wird. Vielmehr macht es Sinn, die Arbeit an den Betätigungszielen des Klienten zwischen unterschiedlichen Berufsgruppen aufzuteilen. Durch die Analyse der Möglichkeiten und Grenzen der Erreichung der Betätigungsziele mit dem Klienten kann die Ergotherapie hier für alle Berufsgruppen eine gute Ausgangsbasis bieten, um gemeinsam für und mit dem Klienten an einem Strang zu ziehen. Auch die Überprüfung, inwieweit der Klient seinen Zielen näherkommt (Aktionspunkt 6, CPPF) bzw. sie abschließend erreicht hat (Aktionspunkt 7, CPPF), kann dann wieder bevorzugt im Rahmen der Ergotherapie stattfinden. Auf diese Weise können sich Ergotherapeuten optimal dafür einsetzen, für ihre Klienten in jedem Einzelfall „Gesundheit, Wohlbefinden und Gerechtigkeit durch Betätigung" zu ermöglichen.

■ **Hilfe zur praktischen Umsetzung**

Die Einführung von CMOP-E, CMCE, CPPF und COPM am eigenen Arbeitsplatz geht häufig mit einigen Herausforderungen einher, z. B. bei der Frage, wie alles praktisch umsetzbar ist oder wie man seine Kollegen und Vorgesetzten von der veränderten Arbeitsweise überzeugen kann. Anregungen, Argumente und Hilfestellungen für diesen „Upgrade-Prozess" hin zum betätigungsorientierten Arbeiten finden Sie z. B. bei Rüther (2019) und Schulte et al (2017) (für die neurologische Rehabilitationsklinik), bei Scholz-Minkwitz und Heß (2018) (für ganz unterschiedliche Settings wie z. B. die Akutversorgung) und bei Scholz-Minkwitz und Minkwitz (2014) (ebenfalls für unterschiedliche Settings).

Literatur

CAOT (Canadian Association of Occupational Therapists) (Hrsg) (1997) Enabling occupation: an occupational therapy perspective. CAOT Publications ACE, Ottawa

CAOT (Canadian Association of Occupational Therapists) (Hrsg) (2007) Enabling occupation II: advancing an occupational therapy vision for health, well-being, & justice through occupation. CAOT Publications ACE, Ottawa

CAOT (Canadian Association of Occupational Therapists) (Hrsg) (2013) Enabling occupation II: advancing an occupational therapy vision for health, well-being, & justice through occupation, 2. Aufl. CAOT Publications ACE, Ottawa

Doran GT (1981) There's a S.M.A.R.T. way to write management's goals and objectives. Manage Rev 70(11):35–36

DVE (Hrsg) (2014) Basisdokumentation Ergotherapie. Ein fachbereichsübergreifendes Dokumentationssystem orientiert an der ICF, 2. Aufl. DVE, Karlsbad

ESF (Europäischer Sozialfonds), Claudiana (2007) Ergotherapie. Was bietet sie heute und in Zukunft? http://www.dachs.it/de/kap-1.php. Zugegriffen: 23. März 2019 (Broschüre zum ESF-Projekt „Ergotherapie 2010 – Weiterentwicklung des Berufes und der Ausbildung im Bereich der Ergotherapie insbesondere in Bezug auf Gesundheitsförderung und Prävention unter Berücksichtigung von Arbeitsmarkt und Berufsbefähigung (employability)". Claudiana, Bozen)

George S (2002) Praxishandbuch COPM. Darstellung des COPM und Entwicklung eines Praxisleitfadens zur Durchführung des Interviews in der neurologischen Klinik. Schulz-Kirchner, Idstein

George S, Böld B, Hummel K, Stättmayer P (2003) Das Kanadische Modell der Betätigungsperformanz CMOP und sein Assessment-Instrument COPM. Teil 2: Einsatz in frühen Phasen der neurologischen Rehabilitation. Ergotherapie Rehabil 9:13–17

Harth A (2002) Das Canadian Model of Occupational Performance (CMOP). In: Marotzki U, Jerosch-Herold C, Hack BM (Hrsg) Ergotherapeutische Modelle praktisch angewandt. Eine Fallgeschichte – vier Betrachtungsweisen. Springer, Berlin, Heidelberg, S 103–130

Kiresuk TJ, Sherman RR (1968) Goal attainment scaling: a general method for evaluating comprehensive community mental health programms. Community Ment Health J 4(6):443–453

Law M, Baptiste S, Mills J (1995) Client-centered practice: what does it mean and does it make a difference? Can J Occup Ther 62:250–257

Law M, Baptiste S, Carswell A, McColl MA, Polatajko H, Pollock N (2020a) OPM. Canadian occupational performance measure, 5. Aufl. CAOT Publications ACE, Ottawa (lizenz. dt. Ausgabe 2020. Übers.: Dehnhardt B, George S, Harth A. Schulz-Kirchner, Idstein)

Law M, Baptiste S, Carswell A, McColl MA, Polatajko H, Pollock N (2020b) COPM. Canadian occupational performance measure (Erhebungsbogen), 5. Aufl. CAOT Publications ACE, Ottawa (lizenz. dt. Ausgabe 2020. Übers.: Dehnhardt B, George S, Harth A. Schulz-Kirchner, Idstein)

McLaren C, Rodger S (2003) Goal attainment scaling: clinical implications for paediatric occupational therapy practice. Aust Occ Ther J 50(4):216–224

Möller M (2017) Betätigung (occupation) als ergotherapeutischer Schlüsselbegriff und seine epistemologischen Anpassungen im Verlauf von 100 Jahren Berufsgeschichte: analytischer Überblick und Ausblicke für die Zukunft – Teil 2: Komplexitätstheorie als epistemologische Grundlage für die Reflexion über neue Formen von Typologien und Taxonomien der menschlichen Betätigung. ergoscience 12(3):125–131

Polatajko HJ, Townsend EA, Craik J (2007) Canadian Model of Occupational Performance and Engagement (CMOP-E). In: Townsend EA, Polatajko HJ (Hrsg) Enabling occupation II: advancing an occupational therapy vision of health, well-being, & justice through occupation. CAOT Publications ACE, Ottawa, S 23

Reichel K (2005) Ergotherapie systematisch beschreiben und erklären – das AOTA Framework als Beitrag zur Systematisierung der deutschen Ergotherapie. Schulz-Kirchner, Idstein

Rüther L (2019) Ein Wegweiser für den Upgrade-Prozess. Betätigungsorientierte Ergotherapie in der neurologischen Rehabilitationsklinik. Ergotherapie Rehabil 58(2):20–24

Schaefer I, Kolip P (2015) Leitfaden Zielerreichungsskalen – Goal Attainment Scaling. Universität Bielefeld, Fakultät für Gesundheitswissenschaften, School of Public Health, AG 4 Prävention und Gesundheitsförderung. https://www.uni-bielefeld.de/gesundhw/ag4/GAS_Leitfaden.pdf. Zugegriffen: 23. März 2019

Scholz-Minkwitz E, Heß A (Hrsg) (2018) Betätigung und Funktion – eine starke Allianz für Teilhabe und Lebensqualität in der Neurologie? Herbsttagung DVE des Fachausschusses Neurologie 2017. Schulz-Kirchner, Idstein

Scholz-Minkwitz E, Minkwitz K (Hrsg) (2014) Ergotherapie sucht Topmodelle. Theorie und Praxis aktuell. Herbsttagung 2013 DVE Fachausschuss Neurologie. Schulz-Kirchner, Idstein

Schulte L, Sturmhöfel O, Andres L (2017) Klientenzentrierung und Handlungsorientierung im neurologisch-klinischen Setting. ergoscience 12(1):3–10

Whalley Hammell K (2004) Dimensions of meaning in the occupations of daily life. Can J Occup Ther 71(5):296–305

Therapiekonzepte

Anke Hengelmolen-Greb

Inhaltsverzeichnis

© Springer-Verlag GmbH Deutschland, ein Teil von Springer Nature 2022
K.-M. Haus (Hrsg.), *Neurophysiologische Behandlung bei Erwachsenen und Kindern*,
https://doi.org/10.1007/978-3-662-62292-6_13

Die folgenden Therapiekonzepte sind eine Auswahl der häufig angewandten Konzepte und Modelle in der neurophysiologischen Behandlung. Ein Anspruch auf Vollständigkeit wird damit nicht erhoben.

13.1 Das Bobath-Konzept in der Ergotherapie

Anke Hengelmolen-Greb

Bobath-Therapeuten erarbeiten mit ihren Patienten Problemlösungen für den Lebensalltag, und sie streben die Wiederherstellung verlorener Fähigkeiten und Fertigkeiten an. Das Bobath-Konzept bietet einen Handlungsrahmen, in dem sich alle an der Therapie Beteiligten abstimmen können. Die Anwendung passt sich an Lernziele und Lernvoraussetzungen der Patienten an und soll sie befähigen, mit den vorhandenen Möglichkeiten möglichst vielfältig und effizient zu agieren (Puschnerus et al. 2018).

Das Bobath-Konzept ist weltweit verbreitet und anerkannt, es beinhaltet die Befundaufnahme und Behandlung von Erwachsenen und Kindern mit neurologischen Erkrankungen. Ein Bobath-Grundkurs entspricht dem aktuellen Stand der klinischen Medizin auf der Grundlage klinischer Studien und medizinischer Veröffentlichungen (Theoretical Assumptions IBITA, ► www. ibita.org, ► www.vebid.de). Er beinhaltet und vermittelt evidenzbasierte therapeutische Interventionen für alle Phasen in der Neurorehabilitation. Bobath-Kurse in Deutschland sind konzipiert für Ergotherapeuten, Physiotherapeuten, Sprachtherapeuten und Ärzte im Bereich der neurologischen Rehabilitation Erwachsener (► www.vebid.de) und Kinder (► www.bobath-kurse. de), weiterhin auch für Pflegende (► www.bika.de). Zusammenfassende Informationen über das Bobath-Konzept in Deutschland findet man auf ► www.bobath-konzept-deutschland.de.

13.1.1 Geschichte, Entwicklung und die sich verändernden Prinzipien des Bobath-Konzeptes, basierend auf Neuro- und Bewegungswissenschaften

Berta Bobath (geb. Busse, 1907) und Karel Bobath (geb. 1906) wuchsen beide in Berlin auf und gingen gemeinsam zur Schule. Berta Busse absolvierte zunächst eine Ausbildung als Gymnastiklehrerin, bevor sie auf der Flucht vor den Nationalsozialisten Deutschland verließ und 1938 nach England emigrierte. Karel Bobath studierte zunächst in Deutschland Medizin, verließ aber bereits 1933 das Land, als Hitler Reichskanzler wurde, und studierte in Prag erneut bis zum Doktorat. 1939 emigrierte auch er nach England, und 1941 heirateten Berta und Karel Bobath.

Im Jahr 1943 kam es zum sogenannten „Schlüsselerlebnis", wie es das Ehepaar später nannte; Berta Bobath behandelte einen Schlaganfallpatienten mit Spastizität und Schmerzen in der Schulter, sie konnte die Spastizität reduzieren, Schmerzreduktion und neue Bewegungsmöglichkeiten erreichen. Dies war aufgrund der neurophysiologischen Annahmen zu dieser Zeit etwas komplett Neues, da man davon ausging, dass Spastizität eine unveränderbare Größe sei und ein Gehirn sich weder reparieren noch reorganisieren könne. Dr. Karel Bobath untermauerte die praktischen Erfahrungen seiner Frau mit seinen Annahmen zu den neurophysiologischen Grundlagen des Bobath-Konzeptes und war in dieser Epoche der neuromedizinischen Erkenntnisse mit seinen Theorien und Hypothesen durchaus revolutionär. Das Ehepaar gründete 1951 das Bobath-Zentrum in London, da die Flut von Hospitanten und lernwilligen Therapeuten die Krankenhausumgebung zu sprengen drohte. Seitdem werden weltweit tausende von Therapeuten, Ärzten und Pflegende im Bobath-Konzept ausgebildet.

Um der Lehre des Bobath-Konzeptes eine gemeinsame Grundlage zu geben, wurde 1984 die IBITA (International Bobath Instructors Training Association) gegründet. Ziele waren die kontinuierliche Interaktion und Weiterbildung der derzeitigen Bobath-Instruktoren, weiterhin die Erstellung von Statuten und Richtlinien bezogen auf das weltweite Unterrichten des Bobath-Konzeptes und auch die Festlegung der Richtlinien für die Ausbildung weiterer Bobath-Instruktoren. Zur Gründung der IBITA sagten Berta und Karel Bobath über ihr Konzept: „So viel wir auch gelernt und verändert haben und fortfahren, beides weiterhin zu tun, muss festgehalten werden: Das allem zugrunde liegende Konzept hat sich nicht verändert. Jeder Therapeut arbeitet anders mit seinen Erfahrungen und seiner Persönlichkeit. Das ist gut und kreativ. Aber wir bauen unsere Behandlung auf demselben Konzept auf. Und dieses Konzept ist so weitreichend und offen, dass es uns ermöglicht, weiter zu lernen und der kontinuierlichen Entwicklung wissenschaftlicher Forschung – auch bei Veränderung der klinischen Bilder – folgen zu können."

Mitglieder der IBITA planen, organisieren und führen weltweit Kurse durch, um Physio-, Ergo- und Sprachtherapeuten, Ärzte und examinierte Pflegepersonen in Befund und Behandlung von Erwachsenen mit Läsionen des ZNS zu schulen. Sie stellen sicher, dass ihr Unterricht und die klinische Praxis auf dem aktuellen Verständnis von motorischer Kontrolle, neuraler und muskulärer Plastizität, motorischem Lernen und Biomechanik basiert, integriert in das Bobath-Konzept. Weiterhin wissen sie um die Wichtigkeit von evidenzbasierter Praxis und evaluieren die wissenschaftliche Literatur kritisch, um sie in die Praxis zu integrieren. Dies basiert auf dem Bewusstsein, dass Forschung für die theoretischen Annahmen und die klinischen Ergebnisse der Behandlung notwendig ist. Neben der internationalen Vereinigung IBITA hat jedes Land eine nationale Gruppe, im Falle von Deutschland ist das der VeBID (Verein der Bobath-Instruktoren IBITA Deutschland und Österreich e. V., ▶ www.vebid.de).

Berta und Karel Bobath wählten 1991 den Freitod, sie hatten ihr gesamtes Leben miteinander und mit und für das Bobath-Konzept verbracht und entschieden sich, auch gemeinsam zu gehen.

Heute ist das Bobath-Konzept weltweit bekannt und das meistgenutzte Therapiekonzept für die Behandlung von Erwachsenen und Kindern mit Erkrankungen des Nervensystems (Kollen et al. 2009). Es zeichnet sich durch die dauerhafte Weiterentwicklung anhand der wissenschaftlichen Erkenntnisse aus.

13.1.2 Neurophysiologische Grundlagen des Bobath-Konzeptes

13.1.2.1 Plastizität

Das ZNS kann sich jederzeit in seiner Funktion verändern, um Prozesse zu optimieren und Neues zu erlernen. Somit ist die Plastizität die Grundlage für jeden Lernprozess.

„Ein Gehirn hört erst auf zu lernen, wenn es tot ist". (Anke Hengelmolen-Greb)

Synaptische Plastizität ist die synaptische Übertragung, die aktivitätsabhängig ihre Stärke ändern kann. Man unterscheidet die Kurzzeit- und die Langzeitplastizität („short term"/„long term"). Bei der Kurzzeitplastizität ändert sich die Übertragungsstärke nur für einige Millisekunden bis Minuten, bei der Langzeitplastizität für viele Minuten bis Stunden, ggf. sogar für immer.

Kortikale Plastizität ist die aktivitätsabhängige Änderung der Größe, Konnektivität oder der Aktivierungsmuster von neuronalen Netzen. Diese Änderungen bedingen, dass eine Funktion im Gehirn quasi von einer Stelle zur anderen wechseln kann. Diese Funktionsverlagerungen wurden insbesondere nach Hirnschädigungen durch bildgebende Verfahren nachgewiesen.

13.1.2.2 Systemtheorie/Programmtheorie

Lernprozesse, Verhalten und der darauf resultierende motorische Output sind das Resultat eines Netzwerkes von neurofunktionellen Systemen, welche sich gegenseitig beeinflussen. Diese individuelle Vernetzung von neurofunktionellen Systemen ist zielorientiert – also abhängig von der Aufgabe und den Umweltbedingungen. Wird eine bestimmte Aktivität oder Aufgabe immer wieder durchgeführt (Repetition), so ist das Resultat ein basales Programm, ein Bewegungsmuster, welches fast autonom abläuft und somit die Neuvernetzung der neurofunktionellen Systeme für weitere Lernprozesse ermöglicht.

13.1.2.3 Neurofunktionelle Systeme – im Bobath-Konzept wird systematisch erfasst und gelernt!

Neurofunktionelle Systeme sind die Basis jeglicher Handlungen und Bewegungen, aber auch jedes Lernprozesses. Diese Systeme sind als Teilaspekte des Gesamtnetzwerkes Gehirn anzusehen, und deren Funktion sollte im Clinical-Reasoning-Prozess des Bobath-Therapeuten genau beobachtet, analysiert und gewertet werden. Dieser Prozess zielt darauf ab, herauszufinden, warum der Patient die geforderte Aufgabe nicht bewältigen kann; innerhalb der neurofunktionellen Systeme wird also das Hauptproblem auf Körperfunktions- und -strukturebene bestimmt.

Perzeptive Systeme

Über die Wahrnehmungssysteme werden aktuelle Situationen erfasst und ausgewertet, dies bezieht sich sowohl auf die Umwelt als auch auf den Körper des Menschen. Basierend auf den aufgenommenen Informationen wird eine problemlösende Handlung erst möglich. In Bezug auf die Lernfähigkeiten des individuellen Patienten werden alle perzeptiven Systeme vom Therapeuten erfasst, analysiert und bewertet:

- visuelles System,
- auditives System,
- olfaktorisches System,
- gustatorisches System,
- vestibuläres System,
- propriozeptives System (Tiefensensibilität) und
- exterozeptives System (Oberflächensensibilität).

Im Bobath-Konzept werden insbesondere über die interaktiv dialogische Vorgehensweise die Wahrnehmungsinformationen bewusst gemacht und in Bezug mit der Handlung gesetzt.

Motorisches System

Motorische Planung basiert kortikal-anatomisch auf den Funktionen des primär-motorischen Kortex, des prämotorischen Kortex, der supplementär-motorischen Area und der zingulär-motorischen Area. Über die Pyramidenbahn werden die Planungsinformationen weitergeleitet zu den Basalganglien, welche den Bewegungsplan steuern und den Tonus modulieren. Das Kleinhirn kontrolliert die Planung und erstellt basierend auf sensorischen Informationen aus dem Körper einen ständigen Soll-Ist-Abgleich. Der nun sehr komplexe Bewegungsplan gelangt über absteigende Bahnsysteme zum Rückenmark und von dort über den spinalen Nerv zum Effektor Muskel.

Bei einer Schädigung des motorischen Systems ist zunächst die Plegie der Muskulatur die Folge, die Patienten sind teilweise komplett hypoton. Man spricht von der Minus-Symptomatik, zu der Schwäche, Verlangsamung und Verlust von Geschicklichkeit gezählt werden. Der Patient greift in seinem Bewegungsverhalten nun auf – meist tonische – Muskeln zurück, die ihm noch oder wieder Tonus zur Verfügung stellen. Tonische Muskeln sorgen für Extension, für die Aufrichtung gegen die Schwerkraft, für Haltung und Stabilität. Im weiteren Verlauf wird mittels Kokontraktion die volle Kraft in den tonischen Muskeln erzeugt, was jedoch keine bzw. nur limitierte selektive Bewegung zulässt. Dies bezeichnet man als Plus-Symptomatik. Hier setzt der Bobath-Therapeut an und betrachtet die Muskelarbeit der tonischen Muskeln (Plus-Symptomatik) als Ressource – sie geben zunächst Stabilität und Halt. Um selektive Bewegung zu ermöglichen, wird nun die Minus-Muskulatur in Muskelketten, basierend auf Bewegungsübergängen, trainiert. Dieses Kraft- und Ausdauertraining führt zu adäquater reziproker Innervation und sorgt für die Wiederherstellung von muskulärer Balance. Alle grundlegenden Prinzipien von Krafttraining werden genutzt, z. B. Steigerung der Wiederholungen (Repetition), Arbeiten an der Leistungsgrenze etc. So werden über die Kraftzunahme der Minus-Muskeln Fixationen, veränderte Aktivierungsmuster und in der Folge Kontrakturen vermieden.

> **Fazit:** Im Bobath-Konzept wird NICHT der Tonus gesenkt, im Gegenteil wird die Plus-Symptomatik als Ressource angesehen und die Minus-Symptomatik in Kraft und Ausdauer trainiert, um ein muskuläres Gleichgewicht wiederzuerlangen.

Kognitive Systeme

Lernprozesse beginnen mit dem Verstehen der Aufgabe, der Situation und der Notwendigkeit der zu erlernenden Handlung. Ob und wie ein Mensch handelt, basiert auf seinen gemachten Erfahrungen, seinen Wertvorstellungen und Denkschemata, die er unter anderem im expliziten Gedächtnis gespeichert hat. Weiterhin benötigt man zum Lernen Aufmerksamkeit und Konzentration, um Problemlösungen und die Planung von komplexen Handlungen zu ermöglichen. Im Bobath-Konzept werden diese kognitiven Parameter erfasst und insbesondere mit der Planung von Aufgaben und Umweltsituationen ressourcenorientiert in Bezug gesetzt. Alltags- und handlungsorientierte Therapie im Bobath-Konzept beeinflusst also nicht nur die Motorik und die Fähigkeit des Körpers zu bewegen, sondern auch die Hirnleistungsfähigkeiten wie Aufmerksamkeit, Gedächtnis und Planung (Exekutive).

Limbisches System

Compliance, Motivation und Anstrengungsbereitschaft sind unter anderem auch abhängig von der individuellen Planung des therapeutischen Vorgehens. Standardisierte Übungsprogramme ermöglichen zwar Repetition, werden aber von Patienten sehr unterschiedlich gewertet, und somit sind auch die Lernerfolge sehr unterschiedlich. Im Bobath-Konzept erfasst der Therapeut den sog. Phänotyp – es geht um „kennen-lernen". Wie situativ angemessen sind die emotionalen Reaktionen des Patienten? Wie gut kann er seine Affekte kontrollieren? Sind seine Emotionen adäquat zu seiner Situation? Über erfolgsorientiertes Befähigen zur Alltagshandlung kann der Bobath-Therapeut das limbische System positiv beeinflussen und somit zur schnelleren Abspeicherung des Erlernten nutzen.

Vegetatives System

Insbesondere in der frühen Phase nach ZNS-Verletzung sind vegetative Symptome zu erwarten, diese sind insbesondere auch durch die tiefe Minus-Symptomatik und die daraus resultierende Immobilität bedingt und verursacht. Um die Symptome erfassen zu können, benutzt der Bobath-Therapeut sowohl Inspektion als auch Palpation, um herauszufinden, wann und wodurch der Patient vegetativ entgleist. Werden Parameter wie Blutdruck, Puls, Kaltschweißigkeit, Sauerstoffsättigung eher durch bestimmte Bewegungen oder eher durch Immobilität beeinflusst? Aus diesem Clinical-Reasoning-Prozess entwickelt der Therapeut die individuelle Therapiestrategie, die sowohl die Arbeit am Individuum als auch insbesondere die Umweltgestaltung wie Positionierung/Lagerung, Arbeiten mit anderen Berufsgruppen (hier insbesondere mit den Pflegenden) und den Angehörigen beinhaltet.

Kommunikationssysteme

Im Bereich der Kommunikation werden Sprache und Sprechen unterschieden: Das Sprachsystem übersetzt Gedanken in einen Kommunikationscode, Sprechen beschreibt den motorischen Ablauf zur Lautbildung. Insbesondere zum Erlernen des Sprechens kann die Bobath-Therapie durch die Erarbeitung von posturaler Kontrolle (v. a. über Beeinflussung von Motorik, Biomechanik und Perzeption) deutlich beitragen; weiterhin wird über Umweltgestaltung und die Planung des individuellen Tagesablaufes eines Patienten die Notwendigkeit erzeugt, Sprache zu erzeugen und an die Situation anzupassen.

Biomechanisches System

Im Bobath-Konzept werden die passiven Strukturen wie Knochen/Gelenke, Kapseln, Ligamente, Faszien etc. nicht (!) passiv behandelt – das bedeutet: Auch für diese Strukturen nutzt der Therapeut keine standardisierten Techniken, sondern versteht diese als Informationsgeber für die motorische Planung. Biomechanische, also passive Strukturen des menschlichen Körpers sind mit unzähligen Rezeptoren versehen, deren Stellungsinformationen für den feedbackorientierten Bewegungsplan des motorischen Systems essenziell sind. Insbesondere in der Beurteilung der Startposition („postural set") als auch in der Bewegung an sich kann der Bobath-Therapeut über die Palpation und Veränderung der biomechanischen Strukturen den Bewegungsplan des Patienten positiv beeinflussen. Daher ist biomechanische Arbeit im Bobath-Konzept nie passiv.

13.1.3 Posturale Kontrolle[1] und die Analyse von menschlicher Bewegung

Posturale Kontrolle ist die Fähigkeit, bei allem, was wir tun, unsere Körperposition gegen die Schwerkraft zu kontrollieren. Geschickte Bewegung hat posturale und selektive Komponenten: Die posturale Komponente richtet den stabilisierenden Rahmen ein für die zweite Komponente, die selektive Bewegung. Diese effiziente Haltungskontrolle verlangt eine Gegenkraft zur Schwerkraft und eine Adaptationsbereitschaft in Bezug auf selbst gewählte Ziele und externe Einflüsse. Posturale Kontrolle kann als motorische Geschicklichkeit verstanden werden, die durch die Interaktion von Individuum, Aufgabe und Umwelt entsteht.

Voraussetzung für eine effiziente posturale Kontrolle und darauf basierend die Analyse von menschlicher Bewegung sind:

1. Individuelle, sensorische Systeme, Sensorische Strategien und innere Repräsentation des Körpers
   - Diese perzeptiven Systeme werden im Bobath-Konzept über afferenten Input (spezifisches Hands-on) beeinflusst, um über die Aufnahme und Integration der sensorischen Informationen eine aktive Bewegung zu initiieren und zu beeinflussen (s. auch ▶ Abschn. 13.1.2, „Perzeptive Systeme").
   - Zusätzlich werden Aufgaben und Umgebungsreize genutzt, deren Integration und die entsprechende Reaktion sind ebenfalls ausschlaggebend für die angepasste motorische Planung.
   - Haltung und Bewegung müssen aktiv erfahren und wahrgenommen werden.
2. Neuromuskuläre Synergien, muskuloskelettale Komponenten
   - Im Bobath-Konzept werden die Alignments von Körperabschnitten sowohl in Haltung als auch in Bewegung analysiert und ihre Ausrichtung zueinander in Bezug gesetzt. In diese Analyse fließen sowohl die Umweltfaktoren, die Aufgabenstellung und die Art und Nutzung der Unterstützungsfläche mit ein. Darauf basierend kommt der Therapeut zu einer Tonus-Hypothese, die die Beurteilung von Agonisten und Antagonisten und deren reziproke Innervation im Schwerkraftsfeld beinhaltet.
3. Antizipatorische und reaktive Mechanismen
   - Antizipatorische posturale Adjustments (APAs): geplante Einstellungen bei Willkürbewegungen, die den Körper auf eine erwartete Störung vorbereiten.
   - Man unterscheidet:
     - pAPAs: prädiktiv, proaktiv, vorbereitend, gehen der primären Bewegung voraus,

   - aAPAs: adaptiv, begleitend, sind während der Bewegung vorhanden,
   - reaktiv: ohne Planung, unerwartet, Antwort auf äußere Störungen, z. B. Stolpern, ausrutschen, Schutzreaktionen.

Der Bobath-Therapeut integriert diese Faktoren in seinen Clinical-Reasoning-Prozess und erkennt die Abweichungen im Falle der Pathologie, die insbesondere im ungleichen Verhältnis zwischen Minus- und Plus-Muskeln zu suchen sind. Darauf basierend stellt er sich die Frage, warum bestimmte Muskeln nicht aktiviert werden, und sucht nach dem Hauptproblem innerhalb der neurofunktionellen Systeme (siehe ▶ Abschn. 13.1.2).

13.1.4 Therapeutische Diagnostik im Bobath-Konzept basiert auf der International Classification of Functioning, Disability and Health (ICF)

■ **Partizipation und Ziel-Formulierung**
Zunächst erfasst der Therapeut das Einbezogensein des Patienten in die individuelle Lebenssituation, um die Alltagskompetenzen zu beurteilen. Aus dieser Beurteilung der Partizipationsebene wird das SMART-Ziel formuliert: spezifisch, messbar, aktionsorientiert, realistisch und in einer bestimmten Zeit erreichbar.

■ **Aktivitäten**
Der Bobath-Therapeut beurteilt die Durchführung einer Aufgabe oder die Handlung des Patienten und beurteilt, ob die Bewegungsübergänge des Patienten beeinträchtigt sind. Aktivitäten werden im Bobath-Konzept quasi als essenzielles „Mittel zum Zweck" angesehen, der Zweck ist die Zielsetzung auf Partizipationsebene.

■ **Körperfunktions- und -strukturebene**
Hier beginnt die Suche des Bobath-Therapeuten nach dem „Warum" – warum kann der Patient die gewünschte Aktivität nicht durchführen, die zum Erlangen des Partizipationsziels notwendig wäre? Welches neurofunktionelle System ist hauptsächlich als ursächlich anzusehen? Hat der Bobath-Therapeut die gestörten neurofunktionellen Systeme erst einmal erkannt und evaluiert, werden diese in Form einer Hitliste dokumentiert.

Die ICF-Ebenen werden mittels standardisierter, valider und reliabler Messverfahren objektiviert. Diese Messungen begleiten den Bobath-Therapeuten durch den gesamten Behandlungsprozess und stellen so die Fortschritte des Patienten auf allen Ebenen dar. Zusätzlich werden Kontextfaktoren in Umwelt und Person beurteilt und eingeteilt in Förderfaktoren und Barrieren.

---

1 Modifiziert nach Shumway-Cook und Woollacott (2016).

Produkt der therapeutischen Diagnostik ist die Formulierung einer Arbeitshypothese, die sowohl die Arbeit am Individuum als auch die Gestaltung von Aufgaben und Umweltfaktoren beinhaltet (s. Technikebene im Bobath-Strukturmodell, s. ▶ Abschn. 13.1.5). Ein alltagsrelevantes Eigentraining ist essenziell und gehört zum Therapieplan im Bobath-Konzept dazu, um eine Konsolidierung des Erlernten zu erreichen.

13.1.5 Anwendung des Bobath-Konzeptes mittels zweier Modelle

13.1.5.1 „Model of Bobath Clinical Reasoning" – Bobath-Modell Klinische Praxis

Ziel des Bobath-Modells Klinische Praxis ist es, zu identifizieren, was im Rahmen der modernen Neurorehabilitation einzigartig im Bobath-Konzept ist. Die einzelnen Aspekte der klinischen Praxis werden definiert, die Zusammenhänge, die im Bobath-Konzept einzigartig sind, werden verdeutlicht, um so einen Rahmen für die Forschung zu bilden. Analyse und Interpretation werden als fortlaufender Prozess in der Therapie angesehen.

Das Klinische Bobath-Modell beinhaltet folgende Aspekte:

„Critical Cues" – entscheidende Hinweise

„Critical Cues" können Alignments, Bewegungsmuster, muskuloskelettale Auffälligkeiten, spezifische Reaktionen auf Fazilitation oder das Fehlen dieser, Vorlieben des Patienten, Begleiterkrankungen etc. beinhalten. Es wird beurteilt, was die wesentlichen positiven und negativen Aspekte der klinischen Präsentation in Bezug auf Bewegungsanalyse, Fazilitation, persönliche Faktoren, Gesundheitszustand und Umweltfaktoren sind.

Inklusiv und individuell

Das Bobath-Konzept kann bei allen Menschen, unabhängig vom Alter und dem Grad der physischen und funktionellen Behinderung, angewandt werden. Die Behandlungen nach dem Bobath Konzept sind patientenorientiert, komplex, multidimensional, basierend auf den Reaktionen des Patienten und reflektierend.

Optimierung von Aktivitäten und Partizipation

Das Bobath-Konzept stimmt mit der ICF überein. Die Optimierung der Aktivitäten und der Partizipation fordert ein Verständnis für die Beziehung zwischen dem Gesundheitszustand des Patienten, den persönlichen Faktoren und den Umgebungsfaktoren. Dies ermöglicht, sinnvolle, funktionelle Ziele als einen Aspekt des Behandlungsplans zu identifizieren.

Funktionelle Bewegungsanalyse

Eine Ausführung einer alltagsorientierten Aufgabe wird beobachtet, analysiert, interpretiert und optimiert. Der Bobath-Therapeut analysiert detailliert die einzelnen Bewegungssequenzen während einer Aktivität und bestimmt, ob sich diese vom typischen Bewegungsverhalten unterscheiden und welche Kompensationsstrategien benutzt werden. Diese therapeutische Fähigkeit der funktionellen Bewegungsanalyse umfasst ebenfalls sensomotorische Leistungen, und die gewonnen Informationen tragen zum klinischen Denkprozess bei. Der motorische Output ist abhängig von der Qualität des spezifischen sensomotorischen Inputs, da diese Informationsquellen für das Erstellen und Aktualisieren des Körperschemas verantwortlich und für selektive Bewegung von größter Bedeutung sind. Das Bobath-Konzept beruht auf der Analyse von Aufgaben und der Behandlung. Diese unteilbaren Bestandteile beruhen auf dem Verständnis der Beziehung zwischen posturaler Kontrolle und der Durchführung von Aufgaben, die eine selektive Bewegungskontrolle verlangen, um koordinierte Bewegungssequenzen produzieren zu können. Berücksichtigt werden nicht nur die Durchführung von Aufgaben/ die erforderliche Unterstützung, sondern auch die Qualität und Effizienz der Durchführung.

„Skilled Facilitation"

Fazilitation ist ein einzigartiger Aspekt in der Behandlung des Bobath-Therapeuten und ermöglicht die Ausführung einer Aufgabe durch fachgerechten Einsatz von Hands-on, Umgebungsgestaltung und verbaler Kommunikation. Fazilitation ist abhängig von der stereognostischen Fähigkeit (Fähigkeit zu interpretieren, zu integrieren und therapeutisch zu handeln), der Bewegungskontrolle und dem Umfang des theoretischen und praktischen Wissens.

Problemlösung

Der Bobath-Therapeut reflektiert über alle gesammelten Informationen und beginnt, eine oder mehrere Hypothesen zu entwickeln, um das klinische Bild zusammenzusetzen. Durch diesen Prozess sammelt der Bobath-Therapeut relevante kritische Hinweise in Bezug auf posturale Kontrolle, selektive Bewegung, Bewegungsabläufe und Aufgabenerfüllung. Das Sammeln von Informationen leitet zu weiteren Bewegungsanalysen, basierend auf den Kontextfaktoren jedes einzelnen Patienten.

Bewegungsdiagnose

Die Bewegungsdiagnose ist eine Zusammenstellung der entwickelten Hypothesen und liefert daher eine Zusammenfassung der Eigenschaften der individuellen Präsentationen. Der Bobath-Therapeut behandelt nicht „die neurologische Erkrankung", sondern behandelt die einzelnen Auswirkungen der neurologischen Erkrankung bezogen auf Bewegungskomponenten, perzeptive und kognitive Aspekte.

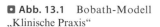 **Abb. 13.1**　Bobath-Modell „Klinische Praxis"

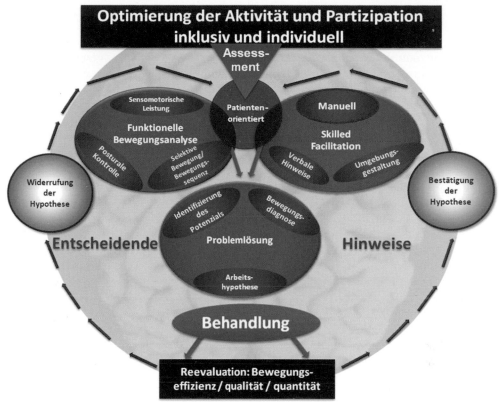

Identifizierung von Potenzial

Das Bobath-Konzept hat immer die Plastizität innerhalb des Systems benutzt, die für den Patienten einen positiven Nutzen gebracht hat. Der Bobath-Therapeut versucht, dies aus der Perspektive der Erholung und nicht aus der der Kompensation zu tun. Der Bobath-Therapeut erkennt das Potenzial des Patienten für positive funktionelle Erholung, untermauert durch die Grundsätze der neuromuskulären Plastizität und des motorischen Lernens, unter Berücksichtigung der Begrenzung des entstandenen neurologischen Defizits. Die funktionelle Bewegungsanalyse aus der Perspektive des Bobath-Konzeptes erkennt, dass eine Erholung basierend auf Kompensation die Wiederherstellung des typischen (normalen) motorischen Verhaltens limitieren könnte.

Arbeitshypothese

Der Bobath-Therapeut wählt auf der Grundlage der Bewegungsanalyse und Identifizierung des Potenzials eine geeignete Arbeitshypothese. Der Therapeut überarbeitet immer wieder seine Arbeitshypothese(n) und Bewegungsanalyse in einem sich wiederholenden Prozess, abhängig von der Antwort des Patienten auf die Behandlung.

Behandlung

Die Behandlung zielt darauf ab, Aktivität, Teilhabe und darauf aufbauend die subjektive Lebensqualität zu optimieren. Die Interpretation der kritischen Hinweise ist ein geschickter, logischer und systematisch schrittweiser

Ablauf, individuell ausgerichtet auf den Patienten, um eine effiziente Muskelaktivierung für die erfolgreiche Ausführung einer bestimmten Tätigkeit oder Aufgabe zu erreichen. Die Berücksichtigung des 24-Stunden-Ansatzes wird adaptive Prozesse und die Wiederherstellung der typischen Bewegungsmuster fördern. Die Behandlung sollte viele afferente Informationen beinhalten, um das Körperschema wiederherzustellen oder zu aktualisieren, sodass die posturale Kontrolle und die Bewegungskontrolle optimiert werden.

Evaluation von Bewegungseffizienz, -qualität und -quantität

Die Beurteilung der Bewegungseffizienz, -qualität und -quantität ist ein kritisch-reflektierender Prozess, um eine Hypothese zu bestätigen oder zu widerrufen. Damit vertieft der Bobath-Therapeut seine Berufserfahrung und sein Wissen. ◘ Abb. 13.1 fasst das Bobath-Modell „Klinische Praxis" zusammen.

13.1.5.2 Model of Bobath Conceptual Framework – Strukturmodell Bobath-Konzept

❯ Erfolgreiche Therapie benötigt eine hohe Intensität!

Über das Erlernen von alltäglichen Bewegungsabläufen soll die Benutzbarkeit ermöglicht werden, die dann automatisch die Anzahl der Repetitionen erhöht. Basierend auf dem individuellen Lernprozess gemeinsam mit dem Therapeuten soll das Erlernte im Alltag benutzt werden. Auf dieser Annahme basiert der 24-Stunden-Ansatz im Bobath-Konzept: Alle, die mit dem Patienten umgehen, und die spezifische Gestaltung der Umwelt fordern die aktive Teilhabe des Patienten an den alltäglichen Prozessen!

> Das Bobath-Konzept ist ein Denkmodell! Dieses Denkmodell ist sehr komplex und das Verständnis von Therapeuten für die vielen einzelnen Teilaspekte ist essenziell.

Um diesem Denkmodell mehr Struktur zu geben, wurde im Wissenschaftsbeirat des Bobath-Konzeptes das Strukturmodell erarbeitet (◻ Abb. 13.2):

1. **Konzeptebene**
   Fortlaufender Entscheidungsprozess: Warum tut der Therapeut was wann wie und wie oft?
   Voraussetzung für diesen gedanklichen Hintergrund ist das Fachwissen des Therapeuten, wie z. B. Wissen um das Menschenbild, dargestellt innerhalb der ICF, Suchen des Hauptproblems innerhalb der neurofunktionellen Systeme, Wissen von Anatomie, Physiologie, Pathologie, verschiedene Lernstrategien des Gehirns, abhängig von der Schadensebene und vieles mehr.

2. **Prinzipienebene**
   Wie verhält sich der Therapeut prinzipiell?
   Geleitet vom Clinical-Reasoning-Prozess setzt der Therapeut den passenden Handlungsrahmen für die aktuellen Ressourcen des Patienten, plant die motorische Handlung und passt diese an Aufgabe und Umweltbedingungen an.
   Prinzipiell arbeitet der Bobath-Therapeut alltags- und handlungsorientiert, problemlösend, interaktiv/dialogisch, ziel- und ressourcenorientiert.
   Dies wechselt kontinuierlich zwischen Befund und Therapie und integriert die interdisziplinäre Vorgehensweise des 24-Stunden-Ansatzes des Bobath-Konzeptes, indem die Arbeit der verschiedensten Fachgruppen und der Angehörigen in den Lernprozess des Patienten einbezogen werden.

3. **Methodenebene**
   Wie gestaltet der Therapeut den individuellen Lernprozess des Patienten?
   Ressourcenorientiert entscheidet der Therapeut, wie er es dem Patienten so leicht macht, dass eine motorische Reaktion überhaupt möglich wird. Wurde diese möglich, so wird der Therapeut sie fordern und somit immer aktiv an der Leistungsgrenze arbeiten.
   Anwendung von Shaping: „Shaping up" – die Anforderung steigt. „Shaping down" – die Anforderung wird gesenkt. Shaping wird für alle Konzepte der ICF angewendet, daher befinden sich die Stellschrauben für „leichter" und „schwerer" in allen neurofunktionellen Systemen, auf Aktivitätsebene und in Bezug auf die Partizipation über Anpassen von Aufgaben und Umwelt.
   Anwendung von Repetition: Wiederholung ist das Grundgesetz aller Lernprozesse. Im Bobath-Konzept wird Repetition jedoch variationsreich eingesetzt, basierend auf der konsequenten Behandlung des Hauptproblems. Ein Beispiel: Hauptproblem ist die Minus-Symptomatik, die Leitkomponente ist der schwache M. obliquus internus der linken Seite. Diesen lässt der Therapeut in Bewegungssequenzen wie z. B. post. + ant. tilt in Rückenlage arbeiten, integriert ihn in die Aktivitäten Rückenlage zu Seitenlage zu Sitz zu Stand zu Gang und ruft den Muskel wiederum ab beim Schuhe anziehen im Stand. Repetition ohne Repetition.

4. **Technikebene**
   Arbeit am Individuum: Erst lernen, dann üben! ... ein wichtiger Leitsatz im Bobath-Konzept. Bewegungen sollen neu erlernt oder eine gelernte Bewegung soll optimiert werden, in der Einzeltherapie wird das „Mache es anders" als Ziel gesetzt. Der Patient lernt **implizit** das Gefühl einer Bewegung, experimentiert mit verschiedenen Bewegungsstrategien, entscheidet im dialogischen Prozess mit dem Therapeuten, was leichter oder schwerer ist, was wo in seinem Körper wie selektiv arbeiten muss und wo dafür haltende (posturale) Kontrolle verloren geht (Suchprozess) und wie er diese wieder erlangen kann. Dieser Prozess wechselt kontinuierlich zwischen Analyse und Therapie; Fazilitation wird im Bobath-Konzept als aktiver, sensomotorischer Lernprozess betrachtet. Der Therapeut geht mit dialogischem Hands-on vor, er erfasst die Bewegungsfähigkeiten des Patienten, erkennt palpatorisch die Defizite und macht diese über verbale und nonverbale Kommunikation dem Patienten bewusst. Basierend auf diesem Erfahrungsprozess erarbeitet der Patient zusammen mit dem Therapeuten eine neue Strategie. Entweder wird der Rückgewinn der verlorenen Funktion angestrebt; ist dies im Moment nicht möglich, werden angemessene Kompensationen in den Vordergrund gestellt. Gearbeitet wird in allen neurofunktionellen Systemen, orientiert am Hauptproblem des Patienten auf Körperfunktions- und -strukturebene.
   Arbeit an der Aufgabe: Durch die Arbeit am Individuum wurde ein verändertes Bewegungsverhalten erarbeitet, welches durch die Anwendung von alltagsorientierten Aufgaben konsolidiert werden soll. Hat der Patient beispielsweise eine veränderte Beckenstellung erfahren, erlernt und somit Zugang zu seinen tiefen Bauchmuskeln und den Glutaen bekommen, so soll er dies in eine Aufgabe integrieren, z. B. in das tiefe Bücken vor einer Spüle, um das Geschirrspülmittel herauszuholen und zu spülen. Stellt der das gespülte Glas in den Oberschrank, wird auch hier die erlernte Beckenstellung in Haltung konsolidiert.

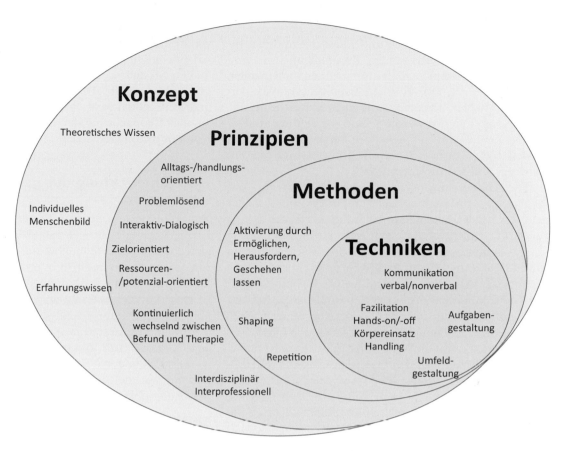

Arbeit an der Umwelt: Um die o. g. Aufgabe in die Tat umzusetzen, wird die Umwelt an die Ressourcen des Patienten angepasst. Für das Beispiel „Spülen" benötigt man logischerweise eine Spüle, Spülmittel und Geschirr (Material), weiterhin werden aber die Unterstützungsfläche und auch die Räumlichkeit so angepasst, dass die Aufgabe gelingen kann. Vielleicht muss man das Spülmittel höher stellen, eine spezielle Flasche mit Einbuchtung verwenden, im Moment sind nur Keramiktassen möglich (noch keine Sektgläser), und man kann die Tasse nur auf die untere Regalebene stellen. Erfolg ermöglichen!

Die technische Vorgehensweise ist immer eingebettet in die konzeptionellen, prinzipiellen und methodischen Vorgaben des Bobath-Konzeptes. Die Ebenen des Bobath-Strukturmodells stehen in Wechselbeziehung zueinander und können jederzeit kombiniert werden, angepasst an die individuellen Fähigkeiten des Patienten. Der Bobath-Therapeut arbeitet auf mehreren Ebenen gleichzeitig.

13.1.6 Das Bobath-Konzept und „Evidence Based Practice (EBP)"

Es wurde mit klinischer Forschung untersucht, ob das Bobath-Konzept effektiver ist als andere Therapieansätze (Basmajian et al. 1987, Langhammer und Stanghelle 2000,

van Vliet 2005, Platz et al. 2005, Thaut et al. 2007). Der systematische Review von Kollen et al. 2009 kommt zu dem Schluss, dass das Bobath-Konzept nicht mehr und nicht weniger effektiv ist als andere Therapien, doch trotz dieser Erkenntnisse einer der am häufigsten verwendeten Ansätze von Therapeuten in der Neurorehabilitation ist. Julie Vaughan-Graham ging 2014 in ihrem Scoping-Review Part I4 der Frage nach: Was ist der aktuelle Wissensstand bezüglich des Bobath-Konzeptes/NDT (NDT = NeuroDevelopmental Treatment – das Bobath-Konzept in der amerikanischen Literatur) in der neurologischen Rehabilitation von Erwachsenen? Dieser Scoping-Review (Literatur zu Scoping-Reviews: Levac 2010, Arksey 2005) beinhaltet die Analyse, Synthese und Neuinterpretation einer breiten Palette von Evidenz für das Bobath-Konzept. Sie fanden konzeptionelle und klinische Arbeiten, die das gegenwärtige Bobath-Konzept definieren (Raine 2007, Raine 2006 10), und dass moderne Neurowissenschaften und Rehabilitationswissenschaften das Konzept untermauern (IBITA 2012, Vaughan-Graham 20098, Levin 2011).

Weitere Arbeiten versuchten, Schlüsselaspekte der klinischen Praxis zu identifizieren (IBITA 2012, Vaughan-Graham 2009, Levin 2011, Vaughan-Graham 2010, Tyson 2007, Sidar 2009, Tyson 2009, Natarajan 2008). Die Menge an Literatur legt nahe, dass Bobath/NDT-Kurse eine einzigartige Kombination für die Entwicklung von Fähigkeiten bieten, insbesondere in Bezug auf Bewegungsanalyse und die Verwendung von sensorischem

Input; das Konzept kann auf eine breite Palette von Patienten angewendet werden und kann mit anderen Interventionen kombiniert werden. Zusammenfassend wird das Bobath-Konzept jetzt als umfassender, individueller, problemlösender, umweltorientierter systemischer Ansatz beschrieben, basierend auf motorischer Kontrolle, mit besonderem Schwerpunkt auf Bewegungsanalyse und Kraftrückgewinnung aus der Perspektive der Integration von posturaler Kontrolle, aufgabenorientiertem Arbeiten und sensorischem Input.

Die Diskussion bezüglich der Entwicklung und Akzeptanz von evidenzbasierten Maßnahmen in der neurologischen Rehabilitation wird in den letzten Jahren verstärkt geführt, und es stellt sich die Frage, ob etablierte Therapiekonzepte wie das Bobath-Konzept diese Maßnahmen integrieren und in ihren Weiterbildungen vermitteln. Das Core-Curriculum für Bobath-Grundkurse wird ständig weiterentwickelt, und evidenzbasierte Maßnahmen werden integriert. Anke Hengelmolen-Greb untersucht seit 2004, in welchem Ausmaß die Inhalte des Core-Curriculums von Bobath-Instruktoren unterrichtet werden. In ihrer Arbeit zur Qualitätssicherung (Hengelmolen-Greb 2016) belegte sie, dass evidenzbasierte Kernaspekte nicht nur im Core-Curriculum für Bobath-Kurse enthalten sind, sondern auch in den Bobath-Kursen unterrichtet werden.

13.1.7 Schlusswort

Das Bobath-Konzept ist keine Technik, und es gibt keinerlei „Rezepte" für die Behandlungen. Bewertung, Zielsetzung und Behandlungsplanung sind absolut individuell, basieren allerdings auf den komplexen Denkprozessen des Bobath-Therapeuten auf Konzept-, Prinzipien-, Methoden- und Technikebene (Bobath-Strukturmodell). Die individuelle Herangehensweise wird vom Therapeuten auf der Basis vom Clinical Reasoning des Bobath-Konzeptes entschieden, dieser Suchprozess richtet sich nach dem Bobath-Modell Klinische Praxis. Jederzeit leitet die Zielsetzung auf Partizipationsebene nach dem SMART-Prinzip die Therapiemaßnahmen des Bobath-Therapeuten. Bewegung wird als Element der alltagsorientierten Handlung verstanden und wird jederzeit aktiv vom Patienten an der individuellen Leistungsgrenze gefordert.

13.2 Das Affolter-Modell: gespürte Interaktion zwischen Person und Umwelt

Reinhard Ott-Schindele

Das Affolter-Modell wurde von Frau Dr. Félicie Affolter begründet und sukzessiv weiterentwickelt. Es hat sich aus einer mehr als 30-jährigen klinischen Forschungsarbeit von Frau Dr. Affolter, Herrn Dr. Bischofberger und der Arbeit eines multidisziplinären Teams entwickelt.

Das Modell ist in der Arbeit mit Kindern entstanden und wurde auf die Arbeit mit Erwachsenen übertragen und weiterentwickelt. Wichtige Erkenntnisse konnten aus der Beobachtung der Entwicklung von gesunden Kindern gewonnen werden.

13.2.1 Entwicklung des gesunden Kindes

Neugeborene verfügen von Geburt an über motorische Fähigkeiten, die sich zunächst noch in reflexhaften Bewegungen zeigen. „Es fällt dabei auf, dass diese Tätigkeiten von den ersten Anfängen ihres primitiven Funktionierens sowohl für sich allein als auch in Beziehung zueinander zu einer Systematisierung neigen, die ihren Automatismus bei Weitem überschreitet" (Piaget 1996, S. 34).

In der Manifestation dieser Verhaltensweisen wird eine Organisation erworben. Die Bewegungen entwickeln sich in der Auseinandersetzung mit der Umwelt zu gewollten, zielgerichteten und komplex koordinierten Bewegungsabläufen. Wie geschieht dies?

> **▶ Beispiel**
>
> **Körper – Umwelt** „Durch Berührung der Umwelt erhält das Kind mannigfaltige Information über die Existenz seines Körpers und dessen Gliedmaßen – in Unterscheidung zur Existenz der Welt um es herum" (Affolter 2001). Berührt das Kind die Umwelt (z. B. eine Flasche), verändert sich das Kind (z. B. es hat die Finger um die Flasche gelegt), aber auch die Umwelt (z. B. die Flasche wird warm) verändert sich. Es passiert etwas **zwischen** dem Kind (Person) und der Umwelt. Dies wird als **gespürte Interaktion** bezeichnet. Das Kind erfährt durch solche Interaktionen **Widerstandsveränderungen** zwischen seinem Körper, der Unterlage und der Seite (seitliche Begrenzung wie z. B. Wand oder Bettgitter). Es erlebt dabei Gesetzmäßigkeiten, die zum Erwerb gewisser Regeln führen. Das Kind lernt im Laufe der Zeit, seine Bewegungserfahrungen zu ordnen und in veränderten Situationen Erwartungen aufzustellen. In der ständigen Auseinandersetzung des Kindes mit seiner Umwelt (Interaktionen) erfährt es langsam die Gestalt seines eigenen Körpers und die Gestalt der Umwelt (Affolter 2001). ◀

Das Kind erfährt durch Bewegungen des eigenen Körpers auf der Unterlage, bzw. wenn eine Wand vorhanden ist, auch die Berührungen der Seite, wo es sich in Bezug zur Umwelt befindet. Darüber hinaus erfährt es seinen Körper in Abgrenzung zur Umwelt und Gegenstände in Beziehung zueinander innerhalb von Geschehen.

❯ Das **Spüren** wird als Wurzel der Entwicklung und des Lernens gesehen.

Das Anschauen von gesunden Kindern in ihrer Entwicklung ist eine sehr nützliche Möglichkeit, Anhaltspunkte zu bekommen, welche Fähigkeiten und Leistungen zu welchem Zeitpunkt oder in welcher Reihenfolge „entdeckt" werden.

> ▶ **Beispiel**

Das Kind **berührt** eine Rassel. Es geschieht zunächst eher zufällig. Das Kind zieht seine Hand zurück. Der neue Reiz ist unvertraut. … Immer wieder berührt das Kind diese Rassel … das Zurückweichen findet nicht mehr statt. Der „neue" Reiz ist vertrauter geworden … das Kind verweilt nun bei der Berührung. Der Gegenstand wird auf der Unterlage (mal auf dem Fußboden, dem Bett, der Hand der Mutter …) bewegt. Das Kind entdeckt, dass die Rassel von der Unterlage getrennt werden kann. Es kommt auch hier eher zufällig, in seinem unermüdlichen Suchen nach Neuem, zum **Umfassen** … Über vielfältiges Berühren und Umfassen zunächst mit einer, dann aber auch mit beiden Händen wird das **Loslassen** entdeckt. Manchmal geschieht dies, weil das Kind mit dem Objekt an der Umwelt anstößt und dabei der Gegenstand aus der Hand gleitet. Manchmal braucht das Kind aber auch seine ganze Aufmerksamkeit für die eine Hand, die nach einem gesehenen Gegenstand greift, und verliert dann den festgehaltenen Gegenstand der anderen Hand. ◀

Aus diesem Beispiel ergibt sich eine aufsteigende Komplexität innerhalb einer zwingenden **Reihenfolge der Entwicklung**. Um Loslassen zu können, muss vorher die Fähigkeit des Berührens und des Umfassens vorhanden sein.

In den im Beispiel beschriebenen Interaktionen entdeckt das Kind, dass es mit seinem Tun Wirkungen erzielt. Diese Wirkungen resultieren daraus, dass das Kind sich bewegt – die Umwelt berührt – und Veränderungen schafft. Dies wird als Ursache bezeichnet.

❯ „Wirken besteht aus Ursache und Wirkung" (Affolter 2001, S. 52).

Bei all den spannenden Veränderungen bezüglich des Geschehens muss das Kind jederzeit wissen, wo es sich mit seinem Körper in Bezug zur Unterlage oder zu einer Seite befindet. Dies erfordert ein Sich-ausrichten-Können auf die jeweilige **Quelle des Reizes**. Die Quelle ist ein Ort, der zwischen der Person und der Umwelt liegt.

> ▶ **Beispiel**

Liegt ein Kind auf dem Rücken, so sind die Quellen der Information bezüglich der Position zwischen dem Gesäß, Rumpf, Hinterkopf, ggf. Extremitäten **und** der Unterlage. Die Informationsquellen können im Laufe der normalen Entwicklung immer mehr differenziert werden. Es entdeckt z. B., dass das Gesäß und der Rumpf nicht aus einem „Block" bestehen, sondern auch gegeneinander

bewegt werden können. Bei den Informationsquellen gibt es Quellen, die zwingend bzw. unerlässlich sind, andere dagegen nicht unbedingt notwendig, also erlässlich wären. ◀

In unserem Beispiel ist es für das Liegen zwingend notwendig, die Quelle zwischen Gesäß, Rumpf und Unterlage zu haben. Die Arme und Beine können durchaus von der Unterlage weggenommen werden, trotzdem spürt das Kind noch, dass es liegt. Die Quelle zwischen Armen, Beinen und der Unterlage wären erlässliche Quellen.

Wie wichtig die Quellen bezüglich der Position sind, lässt sich sehr gut in Selbstbeobachtungen bzw. Selbsterfahrungen in Labors erfahren.

Labors sind definierte Aufgaben in definierten Situationen. Die Situation und die Aufgabenstellung erzeugen für den Teilnehmer Stress. In Stresssituation können unsere (von uns Gesunden) Leistungen zerfallen. Die Verhaltensauffälligkeiten in diesen Situationen ähneln oft auch den pathologischen Erscheinungsformen und Verhaltensauffälligkeiten beim Patienten.

> ▶ **Beispiel**

Der Teilnehmer erhält die Aufgabe, kniend auf einem Gymnastikball eine Flasche zu öffnen und sich etwas einzugießen. ◀

In den meisten Fällen verläuft diese Übung so, dass die Teilnehmer entweder vom Ball absteigen müssen oder die Aufgabe „Flasche öffnen" nicht erfüllen können oder die Aufgabe unvollständig ausführen (verschütten) etc. Manchmal äußern die Teilnehmer, dass sie sich nicht mehr auf das Geschehen „Flasche öffnen" ausrichten konnten, weil sie so sehr mit ihrem Gleichgewicht (Position) zu kämpfen hatten. Alle hatten einen deutlichen unspezifischen Tonusanstieg.

Die Leistungen zerfallen in all diesen Beispielen. Es zerfallen zuerst die komplexen Leistungen und dann die einfacheren. Dies geschieht in der umgekehrten Reihenfolge ihrer Entwicklung (Affolter und Bischofberger 1993).

13.2.2 Organisation der Suche nach Spürinformation

Die **Suche nach Spürinformationen** muss vom Gehirn **organisiert** werden. Das Gehirn muss sich auf die Informationsquellen zur Position (Wo bin ich, wo ist die Umwelt?) und auf die Informationsquellen zum Geschehen ausrichten. Wie schwierig und komplex sich das gestaltet, wurde im obigen Beispiel „Gymnastikball" beschrieben. Hier war es nicht möglich, sich auf die Informationsquellen bezüglich der Position **und** des Geschehens auszurichten. Die Umwelt war nicht stabil und veränderte sich in jedem Moment. Die Körperspannung stieg. Für das Gehirn interpretieren wir hier ein absolutes Chaos.

❯ Organisation und Chaos stehen im Widerspruch zueinander.

► Beispiel

Während Sie diese Zeilen lesen, sitzen Sie z. B. auf einem Stuhl. Der Stuhl steht auf einem stabilen Untergrund. Vor Ihnen auf einem Tisch liegt das Buch. Mit kleinen Bewegungen des Gesäßes auf der Stuhlfläche schaffen Sie kleine Widerstandsveränderungen. Sie richten Ihren Oberkörper etwas auf, die Körperspannung verändert sich etwas. Sie sitzen. Es ist stabil. Ihre Hand berührt die Buchseite, umfasst sie und blättert um. Die Seite wird nun losgelassen. Sie lesen weiter. Immer wieder führen Sie kleine Bewegungen mit dem Gesäß auf der Stuhlfläche durch. Sie berühren mit dem Rücken die Stuhllehne (Seite). Ihr Muskeltonus verändert sich wieder um etwas. ◄

In diesem Beispiel ist der Ablauf harmonisch. Es findet ein Ausrichten auf die Quelle zur Position statt und führt zu kleinen Veränderungen in unserem Tonus.

Die gespürten Informationen der stabilen Unterlage geben uns das Gefühl der **Sicherheit**. Das Spüren der Rückenlehne schafft zusätzlich **Geborgenheit**. In dieser Situation oder Umgebung gelingt es uns, uns nun auf das Geschehen auszurichten und die Seite umzublättern. Immer wieder richten wir uns wieder auf die gespürte Informationsquelle zur Position, zum Sitzen aus. Wenn es notwendig ist, erspüren wir das Papier, die Seite des Buchs, trennen sie von den anderen Seiten und blättern um. Teilweise müssen wir immer wieder Widerstandsveränderungen herbeiführen, bis wir die einzelne Seite spüren (Exploration).

Wir sprechen hier von einem **Wechsel der Informationsquellen** bezüglich Position und Geschehnis. „Ein solcher Wechsel von Informationsquellen und gleichzeitiger Tonusveränderung in der Interaktion mit der Umwelt zeigt eine Art von Organisation der Suche nach Spürinformation" (Affolter und Bischofsberger 1993, S. 26).

Tonusveränderungen beim Einbeziehen von beiden Körperhälften, beiden Seiten in das Geschehen, geben uns einen Anhaltspunkt, dass auch beide Gehirnhälften untereinander in Verbindung stehen. Kommt der Blick zum berührten Gegenstand hinzu, werden bereits **Sinnesmodalitäten miteinander verknüpft**. Solche Verhaltensbeobachtungen lassen die Interpretation zu, dass das vorher beschriebene Chaos weniger geworden ist. Es scheint organisierter, geordneter zu sein. Da es nicht möglich ist, diese Vorgänge direkt im Gehirn zu beobachten, sind wir in der Arbeit mit Patienten auf klinische Verhaltensbeobachtungen angewiesen.

13.2.3 Verhaltensweisen und -auffälligkeiten bei Patienten

Patienten zeigen unterschiedlichste Verhaltensweisen bzw. Auffälligkeiten in ihrem Alltag.

Beispiele (Habermann und Kolster 2002):
- Der Muskeltonus kann an die Anforderungen der jeweiligen Situation nicht angepasst werden.
- Eine Körperseite wird vernachlässigt.
- Dysexekutives Syndrom (Patient kommt nicht zur Ausführung).
- Handlungen können nicht begonnen, fortgeführt oder beendet werden.
- Planungsschwierigkeiten treten auf.
- Unwesentliche Impulse können nicht von wesentlichen unterschieden werden.
- Agitiertheit (Getriebensein, sensomotorische Unruhe etc.).
- Verbale bzw. nonverbale Perseverationen.
- Affektschwankungen/-labilität.
- Verlangsamtes Agieren.
- Leistungs- und Ausführungsschwankungen.
- Sprachprobleme, -schwierigkeiten.
- Vigilanzschwankungen (Aufmerksamkeit).
- Kommunikationsprobleme.

Diese Verhaltensweisen und Auffälligkeiten im Verhalten innerhalb der Problemstellungen des Alltags, gelten als **Ausdruck von Wahrnehmungsstörungen**. Die meisten Patienten können diese Zustände bzw. Verhaltensweisen nicht ohne Unterstützung verändern oder anpassen. Es ist notwendig, therapeutische Unterstützung zu geben. Die Patienten werden in ihrem individuellen Alltag geführt.

13.2.4 Was bedeutet „Führen"?

┌ Definition

Führen heißt, dem Patienten zu helfen, gespürte Informationen aufzunehmen, die er allein nicht erhalten könnte.

In Interaktionen zwischen der Person und der Umwelt ist es wichtig zu erspüren, **„WAS"** sich in welcher Art und Weise durch mein Tun (Ursache/Wirkung) verändert. Dabei muss ich in jedem Moment wissen, **„WO"** ich mich bezüglich der Unterlage und ggf. einer stabilen Seite (z. B. Wand, Rückenlehne, Tischkante) befinde (Affolter und Bischofsberger 2000).

Eingebettet in zielgerichtete **sinnvolle Geschehnisse des Alltags** berühren die Patienten Gegenstände. Sie umfassen sie und lassen sie wieder los. Manchmal müssen Gegenstände an einen anderen Ort gebracht oder von einem Ort geholt werden. Wir sprechen hier von Interaktionen zwischen der Person und der Umwelt im Gegensatz zu Aktionen (wie z. B. Armstrecken – Armbeugen).

> Die Suche nach Informationen wird zu einem wichtigen Ziel der Behandlung. Um mit dem Patienten Verbesserungen zu erzielen, führen wir ihn im Alltag.

Je nach Schweregrad der Betroffenheit des Patienten gibt es unterschiedliche Möglichkeiten und Notwendigkeiten, therapeutisch zu intervenieren.

Der Patient in seiner momentanen Verfassung steht im Mittelpunkt. Er soll dort abgeholt werden, wo er sich gerade befindet. Was bedeutet dies?

► **Beispiel**

Herr K.N. mit Zustand nach Schädel-Hirn-Trauma (SHT) liegt in seinem Bett. Alle Extremitäten sind in Bewegung. Der ganze Körper bewegt sich ständig. Es gibt überhaupt keine Ruhephase. Die Atmung ist flach und schnell. Der Puls ist bei 180/min. Der Patient ist schweißgebadet. Das Gesicht des Patienten ist verzerrt. ◄

Es drängt sich die Interpretation einer panischen Atmosphäre auf. Es sind keine Verhaltensanpassungen (z. B. Tonusreduzierung – Ablegen der Extremitäten auf der Unterlage) zu beobachten, die als Veränderung in Richtung Normalität interpretiert werden könnten. Obwohl dieser Patient mit seinem Gesäß, dem Rücken, dem Kopf und immer wieder mit den Extremitäten mit der Unterlage in Berührung kommt bzw. ist, hat es den Anschein, dass es für den Patienten nicht möglich ist, sich auf diese Quellen auszurichten und andere unwichtige Quellen auszublenden. Seine Suche nach den für ihn wichtigen Informationen ist defizitär. Dies hat zur Folge, dass für ihn ein großes Chaos in seinem „Gehirn" vorherrscht.

Der Ergotherapeut versucht, dem Patienten innerhalb seines Alltags zu mehr deutlich gespürter Interaktion zu verhelfen.

13.2.4.1 Gestaltung der Umwelt

Die Umwelt ist so zu gestalten, dass der Patient die Möglichkeit bekommt, die Umwelt überhaupt berühren zu können. Die Umwelt muss **stabil** sein, sodass der Patient beim Berühren **deutlichen (maximalen) Widerstand** spüren kann. Dabei soll die Umwelt **möglichst natürlich** sein, d. h., sie soll dem Geschehnis entsprechen, und vorhandene Einrichtungsgegenstände sollen bestmöglich einbezogen werden.

► **Beispiel – Fortsetzung**

In dem bereits beschriebenen Beispiel wurde neben der Unterlage (Matratze) auch die Seite eingesetzt (z. B. die Wand). ◄

13.2.4.2 Auswahl des Geschehens

Zur Auswahl des Geschehens ist es notwendig zu wissen, wie der **Tagesablauf** des Patienten ist. Innerhalb dieses Tagesablaufs wird z. B. das Waschen als sinnvolles Geschehnis ausgewählt. Ob es für den Patienten sinnvoll ist,

hängt unter anderem davon ab, ob damit sein Bedürfnis befriedigt werden kann bzw. ob das Geschehen **notwendig** ist. Das Geschehnis innerhalb der therapeutischen Intervention sollte die Problemsituationen beinhalten, die vom Patienten nicht eigenständig zu lösen sind.

Natürlich ist auch der **Zeitpunkt** von Bedeutung, zu dem die Maßnahme stattfinden soll. Für den Therapeuten ist es darüber hinaus wichtig, sich über die **Struktur des Geschehens** im Klaren zu sein. Der Ablauf muss verinnerlicht sein. Es sind verschiedene **Vorüberlegungen** anzustellen (s. folgende Übersicht).

Vorüberlegungen für das Führen in Alltagsgeschehnissen

- Welches Geschehen wähle ich aus?
  - Wo ist der Patient gerade (räumlich)?
  - Was kann der Patient?
  - An welcher Stelle im Tagesablauf befindet sich der Patient (inhaltlich)?
- Wie komplex wähle ich das Geschehen?
  - Besteht das Geschehen nur aus einem Handlungsziel mit wenigen Schritten, oder ist dieses Ziel ein kleiner Teil eines größeren Geschehens?
  - Beinhaltet das Geschehen Reihenfolgen?
  - Sind die Reihenfolgen zwingend (z. B. zuerst waschen dann abtrocknen)?
  - Sind andere Personen anwesend und sind die wichtig innerhalb des Geschehens?
- Wie beginne ich das Geschehen (Einstieg)?
  - Reichen dem Patienten visuelle oder auditive Informationen, um eine Hypothese bezüglich des Geschehens aufzustellen?
  - Braucht der Patient einen Gegenstand in Berührung, um eine Hypothese bezüglich des Geschehens aufstellen zu können?
  - Braucht der Patient 2 Gegenstände in Berührung, um eine Hypothese bezüglich des Geschehens aufstellen zu können?
  - Oder braucht der Patient gar die erste topologische Veränderung zwischen den Gegenständen, die zum Geschehen gehören, um mit Verständnis dabei zu sein und eine Hypothese bezüglich des Geschehens aufstellen zu können?

► **Beispiel**

Es sind keine weiteren Personen im Raum. Der Oberkörper des Patienten soll gewaschen und abgetrocknet werden. Der Therapeut beginnt das Geschehen, indem er dem Patienten z. B. eine Duschgelflasche in die Hand gibt und zusammen mit ihm den Deckel der Flasche öffnet. ◄

Hier geschieht die erste **topologische Veränderung** zwischen der Duschgelflasche und dem Deckel bezüglich des Geschehens. Topologische Beziehungen sind räumliche

Beziehungen. Wenn es um topologische Veränderungen bezüglich des Geschehens geht, so ist die Beziehung der Gegenstände zueinander gemeint. Im Beispiel wird der Deckel von der Duschgelflasche **getrennt** – vorher war der Deckel **zusammen** mit der Duschgelflasche. Die topologische Veränderung getrennt/zusammen ist die einfachste Stufe der Veränderungen von topologischen Beziehungen.

> ▶ **Beispiel**
>
> Der Therapeut versucht, zusammen mit dem Patienten diese Veränderung zu explorieren und wahrzunehmen, indem er nach taktilen Informationen sucht. Im auffälligen Verhalten des Patienten tritt eine kleine Veränderung ein – er wird etwas ruhiger. ◀

Ich interpretiere diese **Verhaltensänderung** als ein erstes Zeichen von Verständnis bei dem Patienten.

Nachdem es zur Exploration der Veränderung bezüglich des Geschehens (was ist die Ursache und was bewirke ich) gekommen ist, ist es nun wichtig, mit dem Patienten Informationen bezüglich der eigenen Position in Beziehung zur Umwelt zur suchen.

Mit kleinen Bewegungen versucht der Therapeut, das Gesäß des Patienten in **Bezug zur Unterlage** zu erspüren. Währenddessen versucht der Therapeut den Patienten auch mit der Wand (der stabilen Seite) in Berührung zu bringen, sodass der Patient nun die Möglichkeit hat, auch die Wand zu spüren.

Gelingt es, dies mit dem Patienten zu erspüren, können kleine Veränderungen im Verhalten des Patienten beobachtet werden (z. B. der Tonus wird etwas weniger, der Patient hält für einen Moment inne, die Atmung wird etwas tiefer etc.).

Wiederholen sich diese kurzfristigen Verbesserungen im Verlauf der therapeutischen Interventionen, kann die Interpretation vorgenommen werden, dass es hier zu einer Ausrichtung auf die Informationsquelle zwischen Gesäß, Rumpf **und** Unterlage, Wand gekommen ist. Eine Ausrichtung auf diese Quelle zur Position kann als ein Schritt zur Reduzierung des Chaos und zu mehr Organisation bewertet werden (Nielsen 2001).

Die oben beschriebene Form der therapeutischen Intervention wird als **pflegerisches Führen** bezeichnet. Führen im Geschehen schließt nicht nur die Hände ein, sondern den ganzen Körper.

Die Hand des Therapeuten führt den Körper des Patienten. Einer Aktion auf der einen Seite, dem Explorieren und Erspüren der Veränderungen bezüglich des Geschehens, folgt die Suche der Information bezüglich der Position. Dazu wird das Gesäß des Patienten in kleinen Schritten auf der Unterlage bewegt und an der Seite verändert. Anschließend wird auf der anderen Seite eine topologische Veränderung bezüglich des Geschehens geführt und exploriert. **Gemeinsam** mit dem Patienten werden taktile Informationen gesucht. Das

bedeutet für den Patienten, dass er **aktiv** sein muss. Er muss die Widerstandsveränderungen eines Geschehens verfolgen. Er muss dem Geschehen zugewandt sein und daran teilhaben.

Zunächst ist der Patient noch nicht imstande, etwas auszuführen (z. B. die Duschgelflasche zu nehmen und zu öffnen).

> ❯ Verständnis ist eine Voraussetzung für das Lernen. Etwas, das nicht verstanden wird, wird auch nicht gespeichert werden, und somit kann daraus nicht gelernt werden.

Führe ich einen Patienten in einem **problemlösenden Geschehnis**, spüre ich, ob er mit „dabei" ist, Anteil nimmt. Wir interpretieren, dass der Patient mit Verständnis folgt, wenn es gelingt, dass er genau wie der Therapeut im selben Ablauf Spannung aufbauen kann bzw. reduzieren kann, je nach Erfordernis des jeweiligen Augenblicks. Verständnis kommt vor der Ausführung.

> ❯ Die therapeutische Intervention im Affolter-Modell richtet sich auf den Verständnisstand des Patienten aus (Affolter 2001).

Die Informationen bezüglich der Position „Wo bin ich, wo ist meine Umwelt?" sind von grundlegender Bedeutung. Im oben beschriebenen Beispiel des Patienten K.N. gelang es über viele gespürte Interaktionen in liegender Position, Veränderungen im Bewegungsverhalten zu erzielen (er wurde ruhiger).

> ▶ **Beispiel**
>
> Dem Patienten wurde, pflegerisch geführt, das T-Shirt angezogen. Dabei wurde er entlang der Unterlage bewegt und entlang der Seite und Wand gedreht. Das Informationssuchen brachte im Laufe der Zeit Tonusanpassungen in Richtung Normotonus und ein Ruhigerwerden.
>
> Dem Patient wurde, pflegerisch geführt, die Windel gewechselt. Dabei wurde entlang der Unterlage gerutscht. Im Laufe der Zeit konnten selektive Bewegungen von Rumpf und Gesäß auf der Unterlage erreicht werden. Auch hier kam es zu Tonusanpassungen in Richtung Normotonus. ◀

Zeigen Patienten deutliche und reproduzierbare Anpassungen des Tonus in der aktuellen **Ausgangsposition**, kann man versuchen, die nächsthöhere zu erarbeiten. Die nächste Stufe nach dem Liegen ist, vom **Liegen zum Sitzen** zu kommen und den Rumpf über dem Gesäß gegen die Schwerkraft aufzurichten. Danach folgt das **Stehen**. Hier gilt es, durch die Beine und Füße wie mit einem Stab die Verbindung zwischen dem Becken und dem Fußboden wahrzunehmen und auch hier den Rumpf gegen die Schwerkraft über dem Gesäß und dem Becken aufzurichten.

Dann erst folgt das **Gehen**. Auch beim Gehen muss sich der Rumpf über dem Gesäß und dem Becken aufrichten. Dabei werden die Beine wechselseitig als Standbein bzw. Spielbein eingesetzt. Soll ein Schritt mit dem rechten Bein erfolgen, muss **vorher** der Körperschwerpunkt über dem Gesäß und dem Becken mittels des Stabs des linken Beins in Bezug zur Unterlage ausgerichtet werden. Nur wenn es gelingt, die Quelle zwischen dem Becken und der Unterlage über den Stab des Beins zu vermitteln, kommt es auch tatsächlich zur sogenannten Standbeinphase.

Ist es nicht möglich, diese Anpassungen in der entsprechenden Stufe zu erhalten, muss auf den niedrigeren Stufen gearbeitet werden.

13.2.5 Ich wirke im Alltag

Das Leben in der Wirklichkeit stellt mannigfaltige Anforderungen.

> ► Beispiel

Nach dem Aufstehen in der Früh gehen wir ins Bad und verrichten dort unsere Morgentoilette. Wir waschen uns, ziehen uns an – anschließend bereiten wir das Frühstück vor, frühstücken, gehen erneut ins Bad zum Zähneputzen … Während des Zähneputzens stellen wir fest, dass die Mundwasserflasche leer ist. Wir öffnen den Spiegelschrank – kein neues Mundwasser da. Wir schauen im Badeschrank nach und finden dort eine neue Flasche. Beim Herausnehmen stoßen wir an die Puderdose. Sie fällt zu Boden und überall im Bad ist der Puder verstreut. Wir gehen in die Kammer und holen Besen und Schaufel und kehren den verstreuten Puder auf. Anschließend öffnen wir die Mundwasserflasche, geben ein paar Tropfen in ein Glas und spülen den Mund aus. ◄

Die Aufgaben im Beispiel sind sehr komplex. Das Geschehen beinhaltet unterschiedliche Schritte, eine Vielzahl von Handlungszielen, verschiedene Orte, Reihenfolgen, Umwege, kleine separate Geschehnisse und vieles mehr. Im Beispiel ist es gelungen, das Geschehnis Zähneputzen erfolgreich zu bestreiten. Dieses Beispiel soll stellvertretend für die Mannigfaltigkeit und Komplexität des Alltags stehen. Dieser Alltag kann in der Arbeit mit dem Patienten genutzt werden, um seine Organisation im Gehirn zu verbessern.

13.2.6 Wie kommt der Patient zur Ausführung?

„Es wird versucht, mit dem Patienten auf der Stufe des Verständnisses zu arbeiten. Gelingt uns dies, dann rufen wir ein Muster der Aufmerksamkeit hervor. Dies ist eine Vorbedingung für Lernen" (Affolter 1987, zit. nach Nielsen 2001, S. 39).

In der therapeutischen Intervention geht es zunächst darum, das Verständnis des Patienten zu erweitern. Natürlich soll das Verständnis auch zu Verbesserungen der Ausführung führen. Dies ist jedoch ein mittel- oder sogar langfristiger Prozess.

> ► Beispiel

Der Therapeut kommt in der Früh zum Patienten ans Bett. Er begrüßt ihn und sagt ihm, er wolle nun mit ihm zum Waschbecken zum Waschen. Zum Einstieg gibt der Therapeut dem Patienten z. B. eine Flasche Duschgel in die Hand. Er exploriert mit der Hand des Patienten das Duschgel und versucht es zusammen mit dem Patienten zu öffnen. Der Patient kann seinen Tonus in der geführten Hand etwas reduzieren, ohne bereits die Aktion maßgeblich selbst zu gestalten. Er ist mit dabei und verfolgt, was mit ihm geschieht. ◄

❯ „Eine Verhaltensänderung, welche uns erlaubt, auf Lernen zu schließen, ist die Erwartung (Antizipation)" (Affolter 1987, zit. nach Nielsen 2001, S. 39).

> ► Beispiel

Der Patient sitzt auf der Bettkante. Der Therapeut führt den rechten Fuß des Patienten in den rechten Schuh. Er exploriert zusammen mit dem Patienten diese Veränderung. Der Patient blickt zum rechten Fuß. Der Therapeut nimmt nun den linken Schuh in seine Hand. Daraufhin blickt der Patient zu seinem linken Fuß – und lächelt. ◄

„Erwartung ist mehr als Verständnis. Verständnis ist eine Voraussetzung für die Erwartung. Dies verlangt jedoch eine Verarbeitung des Aufgenommenen und eine gewisse Speicherung" (Affolter und Bischofsberger 2000).

Der Alltag kann nun etwas komplexer gestaltet werden. Auch jetzt werden die Patienten in Alltagsgeschehnissen geführt. Die Hand des Therapeuten führt nun die Hand des Patienten. Dabei sind die **Fingerspitzen des Therapeuten auf den Fingerspitzen des Patienten**. Einer Aktion auf der rechten Seite und der Exploration der Veränderungen folgt das Erspüren der Quelle zur Position (wo bin ich – wo ist die Umwelt). Dann findet eine nächste Aktion mit der linken Hand statt. Auch hier sind die Fingerspitzen des Therapeuten auf den Fingerspitzen des Patienten. Anschließend folgt erneut das Erspüren der Quelle zur Position. Dieser Ablauf wiederholt sich. Diese Form des Führens nennt man **einfaches Führen**.

Übernimmt der Patient einen Schritt des Geschehens und führt ihn weiter, hört der Therapeut auf zu führen. Er versucht dann, den Patienten bei der Informationssuche bezüglich der Position zu unterstützen. Entsteht ein Problem innerhalb des Ablaufs des Geschehens, hilft der Therapeut wieder führend weiter.

Es können auch Situationen gewählt werden, die den Patienten **unvertraut** sind. Hier können sie Probleme

13

lösen, die sie in vertrauten Situationen wahrscheinlich hätten bewältigen können.

Das Ziel der therapeutischen Intervention liegt darin, zusammen mit dem Patienten, **direkt in seinem Alltag**, ein Problemlöseverhalten aufzubauen. Dies ist nur im Alltag möglich!

> Der Alltag dient beim Aufbau eines Problemlöseverhaltens als Medium und stellt die Wirklichkeit dar, um diese Ziele zu erreichen.

Das direkte Arbeiten im Alltag kümmert sich darüber hinaus natürlich auch um die Befriedigung von primären Bedürfnissen der Patienten (wie z. B. Schmerzfreiheit, Sauberkeit, Ernährung, Toilettenmanagement etc.).

Der Alltag mit all seinen vielschichtigen Anforderungen bietet den idealen Rahmen zur therapeutischen Intervention – aber natürlich auch, um Erfahrungen in immer wieder veränderten Situationen zu festigen und Sicherheit in der Ausführung zu erlangen.

Veränderte Situationen können den Patienten Problemsituationen – und damit auch Lernsituationen – ermöglichen. Während sich in der normalen Entwicklung das Kind mit Begeisterung diesen Herausforderungen stellt und nach Lösungen sucht, geraten wahrnehmungsgestörte Menschen hier sehr leicht an ihre Grenzen bzw. überschreiten sie.

Beobachtet man Patienten in ihrer spontanen Ausführung, die an ihre **Grenzen** stoßen oder sie überschreiten, treten oftmals folgende Faktoren auf:
- Sie agieren übertrieben hektisch.
- Sie führen gar nicht aus.
- Sie sprechen viel.
- Sie bauen Spannung auf.
- Sie schreien, beißen, kratzen, schlagen, lachen.
- Sie werden wütend.
- Sie ziehen sich zurück.
- Sie weichen aus.
- Sie verlassen die Situation.

Es kann durchaus sein, dass der Patient wegen des Zerfalls seiner Leistung, des Versagens in der Situation Frustration entwickelt.

Dieses **Versagen** ist in unserer Deutung durch den **Mangel an Spürinformation** bedingt. Deshalb sollte der Therapeut beim Eintreten einer solchen Situation führend eingreifen.

„Es ist wichtig, die Schwierigkeiten, die innerhalb geführter ‚Problemlösender Alltagsgeschehnisse' auftreten, zu begrüßen. Ungeschicktheiten beim Führen sind nicht zu vermeiden. Man soll nicht erschrecken, wenn ein Missgeschick passiert … All dies sind prächtige Gelegenheiten, mit dem Geführten das Unerwartete anzugehen, die Schwierigkeiten mit ihm zu meistern. Wie viele Berührungen und Bewegungen, wie viele Widerstandsveränderungen ergeben sich, bis die jeweilige Schwierigkeit

beseitigt ist. **Und welch ein Erlebnis, dies zu erreichen**" (Affolter 2001, S. 260).

Es kommt dabei auf den Weg, „das Lösen des Problems", an und nicht auf das Produkt.

> ► **Beispiel**
>
> Herr M. soll seine Zwischenmahlzeit – eine Banane – zu sich nehmen. Er sitzt auf einem Stuhl am Tisch. Der Therapeut führt den Patienten dabei, eine Banane vom Bund abzubrechen, und will sie anschließend schälen. Beim Wegreißen vom Bund fällt die Banane auf den Boden. Der Therapeut nutzt die Gelegenheit, einen Positionswechsel mit einzubauen. Er versucht, den Patienten vom Sitzen auf dem Stuhl auf den Boden zu bringen. Der Therapeut erspürt mit dem Patienten die Veränderungen, die sich in den einzelnen Schritten des Ablaufs ergeben … Immer wieder gibt er dem Patienten die Information über seine Position in Bezug zur Unterlage und zur Seite (z. B. Stuhl, Tisch). … Auf dem Boden angekommen, wird der Patient mit seiner linken Hand zur Banane geführt und die Banane vom Boden weggenommen. Nach der Informationssuche zum Geschehen und der Informationssuche zur Position wird nun die rechte Hand des Patienten auf den Stuhl geführt und versucht, die Stuhlfläche zu erspüren. – In kleinen Schritten wird der Patient zurück zum Sitzen auf den Stuhl geführt … Sitzt der Patient dann wieder auf dem Stuhl am Tisch, wird mit ihm die Banane geschält … und anschließend gegessen. ◄

Der Patient ist jederzeit in diesem Geschehen mit einbezogen. Es finden sehr viele Wechsel von der einen zur anderen Seite und vom Geschehen zur Position statt – mehr als auf dem „direkten" Weg entstanden wären. Vielleicht gelang es dem Patienten hier sogar, die **Hypothese** bezüglich des Geschehens (ich soll eine Banane schälen) aufzustellen. Als die Banane runterfiel, kam es möglicherweise zur **Bewertung der Hypothese** (… diese Banane ist nicht wichtig).

Der Therapeut versucht, gemeinsam mit dem Patienten das Problem zu lösen. Hätte er einfach die Banane aufgehoben, hätte er dem Patienten wertvolle Spürerfahrung vorenthalten. Mit dem Erspüren der Banane auf dem Boden und dem Wegnehmen der Banane vom Boden kam es möglicherweise zu einer neuen Hypothese: „Diese Banane werde ich essen."

Das Erstellen von Hypothesen, die Bewertung der Hypothesen, das Verwerfen von Hypothesen und Erstellen neuer Hypothesen findet ständig in unserem Alltag statt. Diese Fähigkeit ist uns nicht einfach in die Wiege gelegt, sondern entwickelt sich im Laufe der Zeit in vielen Interaktionen im Alltag.

> Ein verbales Vorgeben des Problems und dessen Lösung nehmen dem Patienten die Möglichkeit zu lernen.

13.3 · Neurokognitive Rehabilitation nach Prof. Carlo Perfetti

513 **13**

Exkurs 13.1

VFCR (Verein für kognitive Rehabilitation) Der Verein wurde 1998 gegründet und hat u. a. das Ziel, die neurokognitive Rehabilitation (des Begründers Prof. Perfetti (1940–2020)) zu verbreiten und zu fördern. Schon in der Art des Konzepts liegt eine ständige Weiterentwicklung und Veränderung, sodass die Aus- und Weiterbildung der Therapeuten einen hohen Stellenwert hat.

Der VFCR organisiert regelmäßig Symposien und Kurse mit Schwerpunktthemen.

Mitglieder des Vereins organisieren regelmäßig Anwendertreffen, um einen Austausch über die Anwendung des Konzepts zu ermöglichen.

Seit 2017 bietet der VFCR in Deutschland eine modulbasierte Weiterbildung zum „Fachtherapeuten für NeuroKognitive Rehabilitation (VFCR)®" an. Die Weiterbildung umfasst 9 Module, sie sind in sich abgeschlossen und einzeln belegbar. Neben theoretischen Inhalten sind praxisbezogene Elemente der Selbsterfahrung, Analyse von Patientenvideos, Erproben von Übungen, Tests und Therapiematerial sowie die Behandlung von Patienten wesentliche Bestandteile der Weiterbildung.

Kontaktadresse: ▶ http://www.vfcr.de

Patienten mit Wahrnehmungsstörungen erfahren oftmals eine Vielzahl von einwirkenden Reizen (Input). Es entsteht Chaos im Gehirn.

Es gilt, durch geführte Interaktionen im Alltag den Patienten zu helfen, dieses Chaos zu reduzieren. Der Patient soll lernen, Informationsquellen zu organisieren, wie etwas Unvertrautes vertraut wird – er soll lernen zu unterscheiden, was wichtig und was unwichtig ist, um irgendwann eine größere Selbstständigkeit in seinem Alltag zu erleben und eine gesteigerte Lebensqualität zu erfahren.

13.3 Neurokognitive Rehabilitation nach Prof. Carlo Perfetti

Birgit Rauchfuß

13.3.1 Das Perfetti-Konzept

❯ Ziel der Behandlung nach Professor Perfetti ist die Reorganisation des zentralen Nervensystems (ZNS).

Professor Carlo Perfetti (Neurologe/Rehabilitationsarzt) war Leiter des Studienzentrums für neurokognitive Rehabilitation in Santorso/Italien. Auslöser für die Forschungsaktivitäten und die Entwicklungsarbeit im Bereich der neurologischen Rehabilitation war seine Unzufriedenheit mit den Therapieergebnissen der Rehabilitation der Hand bei Hemiplegiepatienten. Deshalb entwickelte Perfetti in Zusammenarbeit mit seinem Klinikteam (Neurologen, Bioingenieure, Linguisten, Ergotherapeuten und Physiotherapeuten) ein eigenständiges Rehabilitationskonzept. Es wird u. a. in der Behandlung von neurologischen, orthopädischen und pädiatrischen Patienten angewendet. Ausgangspunkt für das Entstehen und die Weiterentwicklung des Konzepts sind jeweils aktuelle wissenschaftliche Erkenntnisse der Neurowissenschaften. Die Grundlagen des Therapiekonzepts sind

u. a. von Gedanken von Alexander Lurija, Oliver Sachs, Jean Piaget und Carl Popper beeinflusst.

Entgegen vorherrschenden mechanistischen Anschauungsweisen der 1970er Jahre bevorzugte Perfetti bereits zu dieser Zeit eine systemische Sichtweise des Menschen, auf der er die Annahmen seines Therapiekonzepts gründet (Perfetti 1997).

Zur Weiterbildung nach dem Perfetti-Konzept im Rahmen des Vereins für kognitive Rehabilitation siehe Exkurs 13.1.

13.3.2 Grundlegende Annahmen der neurokognitiven Rehabilitation

13.3.2.1 Bewegung als Erkenntnisprozess – kognitive Vision der Bewegung

Perfetti betrachtet die Rehabilitation als einen Lernprozess unter pathologischen Bedingungen. Die Qualität der Wiederherstellung der Bewegungsfähigkeit hängt von der Korrektheit der Aktivierung kognitiver Prozesse ab.

„Als kognitiv definiert man die Abläufe, die es dem Menschen ermöglichen, sich mit der Außenwelt in Verbindung zu setzen, Informationen hinsichtlich dieser Interaktionen zu verarbeiten, gemachte Erfahrungen zu sammeln, diese bei anderen Gelegenheiten anzuwenden, die Merkmale nachfolgender Interaktionen zu verändern und sie zum Gegenstand der Kommunikation zu machen. Zu den kognitiven Prozessen gehören die Wahrnehmung, die Aufmerksamkeit, das Gedächtnis, die Vorstellungsgabe und die Sprache" (Perfetti 2007).

Nach der kognitiven Vision dient Bewegung dazu, der Welt einen Sinn zu geben (Perfetti 1997). Wenn Menschen die Welt um sich herum erfahren wollen, geschieht dies in Interaktion mit ihr. Bewegung wird somit als Element der **„Erkenntnis"** betrachtet.

Moderne Modelle von Bewegung sehen die Aufgabe des ZNS nicht nur in der Bewegungskontrolle. Das ZNS analysiert, schaut voraus, plant und adaptiert Bewegung.

Zwischen den verschiedenen Modulen der Bewegungsorganisation findet eine ständige Interaktion statt. Eine Läsion, wie z. B. nach einem Hirninfarkt, führt daher zu einer komplexen Störung des gesamten Systems. Die kognitive Theorie setzt sich mit dem Einfluss der kognitiven Prozesse auf die Bewegungswiederherstellung innerhalb der Rehabilitation auseinander, d. h. sie beschäftigt sich damit, was vor der Ausführung der Bewegung im ZNS geschieht.

„Die rehabilitative Arbeit ist dadurch gekennzeichnet, dass sie den Patienten zur Aktivierung dieser Prozesse führen soll, um ihm dadurch die weitestgehende Wiederherstellung der durch die Läsion beeinträchtigten Funktionen zu ermöglichen" (Perfetti 2007).

Basierend auf Arbeiten der Kognitionsbiologen Maturana und Varela von 1986, kommt Perfetti (2007) zu der Auffassung, dass es keine stereotypen motorischen Programme zum Auswählen gibt. Der Mensch bewegt sich jedes Mal anders. Dabei werden die Strukturen des ZNS und des Körpers immer wieder neu organisiert. Das System besitzt die Fähigkeit, sich zu wandeln und zu erneuern. Mit diesem Verständnis zerstreut er die Illusion, man könne als Therapeut Bewegungsprogramme beim Patienten aktivieren, so wie man ein Buch aus dem Regal holt. Die Rehabilitation soll sich darauf konzentrieren, den Patienten die Fähigkeit zu lehren, Bewegungen immer wieder ganz anders zu organisieren.

„Deshalb muss es unser Ziel sein, nicht einzelne Phänomene anzugehen, sondern den Patienten in die Lage zu versetzen, Strategien zu erlernen, die er unter immer neuen internen und externen Bedingungen anwenden kann" (Beise 2001).

Basierend auf Forschungsarbeiten über die Plastizität und Reorganisationsprozesse des ZNS schreiben Pascual-Leone et al. (1993), dass kognitive Aufgaben mittels Plastizität zu einer Anpassung der Organisation des Gehirns und auch des Verhaltens führen. Die kognitiven Aufgaben bedingen eine gerichtete Aufmerksamkeit auf die spezifische Aufgabe. Die gerichtete Aufmerksamkeit und die Schwierigkeit der Aufgabenstellung spielen im Lernprozess eine wichtige Rolle. Diese kann verstärkt werden, wenn die Strategien im Lernprozess bewusst werden.

13.3.2.2 Der Körper als wahrnehmende Oberfläche

Der Körper wird im Rahmen des Konzepts als wahrnehmende Oberfläche und differenzierte Informationsquelle betrachtet (Perfetti 1997). Perfetti bezieht sich auf wissenschaftliche Arbeiten von Strick und Preston (1982) sowie Gould et al. (1986), die das Wissen über die Repräsentation sensibler und motorischer Informationen im ZNS erweitert haben. Demnach gibt es in den motorischen und sensorischen Kortexarealen mehrfache Repräsentationen, die je nach Funktion und Interaktion aktiviert werden. Somästhetische Informationen spielen

für die Organisation von Bewegung eine bedeutende Rolle. Informationen, die vom Körper kommen, erscheinen für den Wiederherstellungsprozess nach einer Läsion besonders geeignet. Aus diesem Grund werden Patienten im Rahmen der Übungen aufgefordert, die Augen zu schließen und ihre Aufmerksamkeit auf Informationen zu richten, die vom eigenen Körper kommen (Perfetti 1997).

„Der Körper des Fühlenden ist nicht nur in der Lage, auf die Außenwelt einzuwirken, sondern ist auch in der Lage, mit der Außenwelt einen Dialog zu führen" (Perfetti 1997).

Der Körper als differenzierte Rezeptoroberfläche ist aufgrund seiner Fragmentierungsfähigkeit in der Lage, dem ZNS Informationen zu liefern und sich optimal in Interaktion mit der Umwelt anzupassen (Perfetti 2007).

Die Reorganisation des Systems geschieht durch die Aktivierung programmierter Lernprozesse. Dies ist ohne Aufmerksamkeit nicht möglich, sie hat deshalb innerhalb der Therapie einen hohen Stellenwert. Die Aufmerksamkeit hilft dem Patienten, ein Körperbewusstsein zu entwickeln und zu erspüren, was noch pathologisch ist.

Eine wichtige Frage während der Therapie ist daher: Worauf richtet der Patient seine Aufmerksamkeit, um das gestellte Problem zu lösen, um zu erkennen? Welche somästhetischen Informationen (Informationen des Körpers) kann ich nutzen, um das Erkenntnisproblem zu lösen? Um die Informationen aus der Umwelt gezielt nutzen zu können, muss der Patient selektiv die Aufmerksamkeit darauf richten, und dies für eine bestimmte Zeit. Wahrnehmen, Betrachten, Auswählen, Abwägen, Entscheiden sind Prozesse, die mit Aufmerksamkeitsleistungen verbunden sind.

13.3.3 Komponenten der spezifischen Pathologie

Bei der beurteilenden Beobachtung des Hemiplegikers hat die traditionelle Rehabilitation für gewöhnlich das Auftreten und das Ausmaß des als „Spastizität" definierten Phänomens in den Vordergrund gestellt. „Man kann annehmen, dass unter diesem Terminus ein Symptomenkomplex zu finden ist. Er setzt sich aus verschiedenen Phänomenen bei unterschiedlichen Ursachen zusammen" (Perfetti 1997).

Das angestrebte Ziel der Therapie ist die Veränderung der Organisation der Bewegung. Daher ist es für den Therapeuten wichtig zu wissen, wie die Läsion die Organisation des ZNS verändert hat und welche Faktoren eine spontane korrekte Reorganisation verhindern.

Die Läsion bewirkt im geschädigten System einen abnormen oder veränderten Zustand (Perfetti 1997). Durch **„falsche" Organisation** des Systems zeigen sich wenig fragmentierbare, kaum anpassbare und nur sehr begrenzt veränderbare Bewegungen.

13.3 · Neurokognitive Rehabilitation nach Prof. Carlo Perfetti

515

13

„Es ist nicht notwendig, die ‚Spastizität' zu studieren, als vielmehr jene Faktoren, die zur ‚Spastizität' führen" (Perfetti 1997). Der erste Ansatz dafür wurde mit der Definition der „spezifischen Motorik" unternommen. Das Ersetzen des Konzepts der Spastizität mit dem Konzept der spezifischen Motorik soll es ermöglichen, die Rehabilitationsbehandlung strukturierter und genauer an die Besonderheiten der einzelnen Patienten angepasst auszuarbeiten.

Komponenten der spezifischen Pathologie der Hemiplegie sind:

- abnorme Reaktion auf Dehnung,
- abnorme Irradiation (Ausstrahlung, Aussendung),
- Auftreten elementarer Bewegungsschemata,
- Auftreten von quantitativer und qualitativer Veränderung der Rekrutierung.

13.3.3.1 Abnorme Reaktion auf Dehnung (ARD)

Hierbei handelt es sich um den physiologischen Dehnungsreflex, dessen Reizschwelle durch fehlende oder mangelnde kortikale Kontrolle stark herabgesetzt ist. Beim passiven Bewegen eines Muskels entsteht ein erhöhter Widerstand (abnorme Reaktion auf Dehnung) in den bewegten Muskeln. Die Ausprägung ist abhängig von der Lokalisation der Läsion und der Unterstützungsfläche, die dem Patienten zur Verfügung steht. Eine entscheidende Rolle spielt die Geschwindigkeit der Bewegung. Je höher die Geschwindigkeit, desto intensiver und schneller ist das Auftreten eines Widerstands.

13.3.3.2 Abnorme Irradiation (AIR)

Die abnorme Irradiation ist die Strategie, auf die das zentrale Nervensystem zurückgreifen muss, wenn es überfordert ist, d. h., wenn von ihm eine Leistung abverlangt wird, zu deren Erfüllung es noch nicht fähig ist. Durch die diffuse anstatt selektive Impulsweiterleitung ist die Reizschwelle für die Irradiation stark herabgesetzt.

Der Neurophysiologe Asratian (1963) beschreibt als Ursache für die abnorme Irradiation die segmentarische Übererregbarkeit im Rückenmark und die Reduktion hemmender Einflüsse des ZNS.

Bei willkürlicher Innervation eines Körperbezirks der hemiplegischen oder der anderen Seite treten ungewollte und unphysiologische Innervationen auf, die auch andere Körpersegmente mit einbeziehen können.

> ▶ **Beispiel**
>
> Beim Aufstehen des Patienten kommt es häufig zur Flexion des betroffenen Arms. Die abnorme Irradiation tritt beim Patienten immer in denselben Muskelgruppen auf. ◀

Faktoren, die die Irradiation bei einem Patienten begünstigen können, sind zu schnelle, zu kraftvolle oder zu komplexe Bewegungen, Anstrengung, automatische Aktivitäten oder Aktivitäten der nicht betroffenen Extremität und emotionale Faktoren.

13.3.3.3 Elementare Bewegungsschemata

Der Hemiplegiepatient weist eine extrem verarmte Willkürbewegung hinsichtlich der Fragmentierung, der Anpassung und der Variabilität der Bewegung auf (Perfetti 1997). Als elementare Schemata werden stereotype, globale Bewegungsmuster infolge der Störung der regulierenden Führung des ersten Motoneurons nach der Läsion im zentralen Nervensystem verstanden. Es ist eine grobe Antwort des Systems mit einfachsten, primitiven Bewegungen. Diese Bewegungen bieten kaum eine wahrnehmende Funktion. Sie sind meist die ersten Bewegungen, die auftreten, und für den Patienten am leichtesten ausführbar.

> ▶ **Beispiel**
>
> Als Beispiel kann der spontane Gehversuch beschrieben werden: Das Bein wird durch Hochziehen des Beckens mit einer Schwungbewegung aus dem Rumpf in eine außen rotierende gestreckte Stellung mit anschließender Zirkumduktion nach vorne gebracht und mit dem Vorfuß auf den Boden gestellt. ◀

13.3.3.4 Rekrutierungsdefizit

Rekrutierungsdefizit bedeutet, dass nicht alle notwendigen Einheiten organisiert werden können, die für die Entwicklung der vollen Bewegungsfähigkeit notwendig sind (Lehmann et al. 2009). Die Läsion absteigender Systeme verursacht eine Beeinträchtigung der Koordination zwischen verschiedenen Muskelgruppen. Diese bewirkt eine qualitative (schlechte Koordination der aktivierten motorischen Einheiten) und quantitative (wenige motorische Einheiten) Veränderung der Ausführung einer korrekten Bewegung.

13.3.4 Profil des Patienten

Aus der kognitiven Sicht der Bewegung lassen sich die menschlichen Fähigkeiten wie Bewegung, Wahrnehmung und die kognitiven Leistungen nicht isoliert betrachten. Sie bilden eine funktionelle Einheit, die nur im gegenseitigen Austausch Erkenntnisprozesse (Kognition) hervorbringen. Eine Läsion führt daher zu einer Störung dieser funktionellen Einheit. Der Patient zeigt ein anderes Profil. Er zeigt dementsprechend auch eine andere Interaktion mit der Welt.

Neben der Beobachtung und Interpretation der Pathologie des Patienten ist es wichtig, herauszufinden, inwieweit diese kognitiven Prozesse verändert sind oder nicht (◘ Abb. 13.3). Wie erkennt er? Wie benutzt er seine Aufmerksamkeit? Wie ist seine Vorstellungskraft? Wie

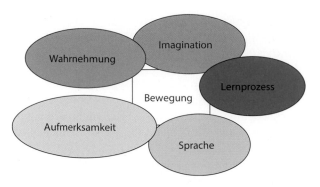

☐ Abb. 13.3   Profil des Patienten

kann er einen Lernprozess aktivieren? Welche Sprache benutzt der Patient?

Das Profil des Patienten erstellt der Therapeut auf der Basis seines theoretischen Wissens, seiner bisherigen Erfahrungen sowie der eigenen Beobachtungen und der Untersuchungsresultate von anderen beteiligten Fachleuten (Physiotherapie, Logopädie, Neuropsychologie).

13.3.5   Praktische Übungen

Die Anwendung der neurokognitiven Theorie bedingt die Auswahl bestimmter Übungen und die eigene Interpretation der verschiedenen Pathologien (Perfetti 2007). Jede Übung enthält die Aufnahme und Verarbeitung von Informationen und stellt ein Problem dar, das der Patient durch den Einsatz seines Körpers lösen muss (Perfetti 2007). Die Aufgaben sollen so gestaltet sein, dass die maximale pathologiefreie sensomotorische Leistung eingesetzt und dadurch ihre Wiedererlangung gefördert werden kann.

Grundsätzlich werden 3 Übungsgrade unterschieden:

13.3.5.1   Übungen 1. Grades
Bei den Übungen 1. Grades werden die Bewegungen des Patienten komplett vom Therapeuten geführt. Die Aufmerksamkeit des Patienten wird dabei auf unterschiedliche Elemente der Bewegung (Richtung, Distanz, Richtungswechsel, Gelenkstellung), aber auch auf Kontaktelemente (Oberflächen) und das (Wieder-)Erkennen der Informationen gelenkt. Dabei hält er die Augen geschlossen.

Die Übungen 1. Grades werden dann angewandt, wenn es notwendig ist, dass der Patient lernt, die abnorme Reaktion auf Dehnung (ARD) zu kontrollieren (Perfetti 1997).

Weitere Ziele sind die Verbesserung der taktil-kinästhetischen Wahrnehmung und die Verminderung des Rekrutierungsdefizits.

Während der geführten Bewegungen lenkt der Patient seine Aufmerksamkeit auf die Ausarbeitung und Überprüfung der perzeptiven Hypothese (Perfetti 1997).

13.3.5.2   Übungen 2. Grades
Bei den Übungen 2. Grades beginnt der Patient, einen immer größer werdenden Teil der Bewegung aktiv zu übernehmen, aber nur so viel, dass es nicht zu abnormen Irradiationen kommt. Der Patient hält dabei die Augen geschlossen, damit er seine Aufmerksamkeit auf die relevanten somästhetischen Informationen und die Kontrolle der abnormen Irradiationen lenken kann.

Die Informationen können taktil-kinästhetischer Art sein, aber auch Druckwahrnehmung und Erkennen des Reibungswiderstands können einen Bestandteil der Übung ausmachen.

Ziel der Übungen 2. Grades ist es, dass der Patient die Kontrolle über die abnorme Irradiation erlangt. Weitere Ziele sind die Verbesserung der taktil-kinästhetischen und somästhetischen Wahrnehmung, die Verminderung des Rekrutierungsdefizits durch korrekte Antizipation der Bewegungsintensität sowie die Konstruktion komplexer Informationen (Druck, Reibungswiderstand, Gewicht). Im Laufe der Behandlung wird der Therapeut die Unterstützung schrittweise reduzieren, wenn es dem Patienten immer besser gelingt, seine Motorik ohne Pathologie einzusetzen.

13.3.5.3   Übungen 3. Grades
Bei den Übungen 3. Grades werden die Bewegungsabläufe immer komplexer, und der Patient beginnt die Bewegungen immer selbstständiger durchzuführen. Eine koordinierte Aktivierung der motorischen Einheiten verschiedener Muskelgruppen gehört zu den wichtigsten Voraussetzungen für das Wiedererlernen physiologischer Bewegungsabläufe (Lehmann et al. 2009).

Dabei wird versucht, die kinematische Kette sukzessiv zu verlängern. Der Patient muss seine Aufmerksamkeit auf das Überwinden der elementaren Schemata (Fähigkeit der komplexen Bewegungsorganisation) lenken. Er soll lernen, die Bewegung an die gestellte perzeptive Hypothese anzupassen (Perfetti 1997).

Das Ziel dieser Übungen besteht darin, den Patienten in die Lage zu versetzen, das Rekrutierungsdefizit so weit zu vermindern, dass feine Bewegungsregulierungen vorgenommen werden können. Auch soll die somästhetische Wahrnehmung verbessert bzw. normalisiert werden. Die Bewegungen dienen weiterhin dazu, Informationen einzuholen.

13.3.6   Motorische Imagination

Imagination oder mentale Vorbereitung nimmt in der kognitiven Rehabilitation einen sehr großen Stellenwert ein. Die motorische Imagination, die mit der perzeptiven Hypothese gleichzusetzen ist, ist bei jeder Bewegung notwendig, damit das Gehirn die notwendige Geschwindigkeit, das Bewegungsausmaß und die Kraft im Voraus planen kann (Interview mit G. Birbamer in Beise 2001).

Decety (1996) definiert die motorische Imagination als einen dynamischen Zustand, in dem man sich eine bestimmte Handlung vorstellt. Diese Art der Erfahrung setzt voraus, dass man sich selbst beim Ausführen einer bestimmten Handlung wahrnimmt.

Als Folge der Aktivierung verschiedener Prozessserien macht es die Imagination möglich, im Voraus sagen zu können, was man zu spüren erwartet. Sie soll dazu führen, eine interaktive Beziehung mit dem Wahrnehmungsobjekt einzugehen, um seine Eigenschaften erkennen zu können.

Forschungen haben nachgewiesen, dass es beim Hervorrufen von Imaginationen zu einer deutlichen Veränderung der Erregbarkeit und der Blutzirkulation in speziellen Zonen des zentralen Nervensystems kommt. Sie haben auch bewiesen, dass die Areale, die bei der Durchführung bestimmter Bewegungen am meisten aktiviert werden, auch dann aktiviert werden, wenn man sich nur die Bewegung vorstellt (Perfetti 2007). Auch kann es bei bestimmten Läsionen des zentralen Nervensystems zu einer Beeinträchtigung einer korrekten Imagination kommen. Andere Studien zeigen, dass bestimmte Vorstellungen bei gesunden Personen und Patienten eine eindeutige Verhaltensveränderung bewirken können (Perfetti 2007).

Die motorische Imagination ist innerhalb der neurokognitiven Rehabilitation als ein Instrument zu sehen, das eine bessere Konstruktion und Bewusstmachung der „perzeptiven Hypothese" ermöglicht (Perfetti 2007). Sie hat somit Bedeutung für die Vorbereitung und Korrektur der Bewegung (s. folgende Übersicht).

Anwendungsmöglichkeiten für die motorische Imagination
- Vorbereitung einer korrekten Bewegung
- Aufmerksamkeit auf wichtige Punkte lenken
- Sensibilitätsstörungen überwinden
- Adäquate Muskelaktivierungen hervorrufen
- Hoch entwickelte Bewegungen aufrechterhalten, wenn diese vorübergehend nicht möglich sind
- Neue Bewegungen erlernen (Wopfner-Oberleit 2005)

Damit der **Transfer** der Übungen in den Alltag der Patienten noch besser gelingt und diese in der Handlung autonom sind, gibt es aktuelle Vorschläge bezüglich der therapeutischen Vorgehensweise: Neben den schon bekannten Merkmalen der neurokognitiven Rehabilitation, wie dem Arbeiten mit geschlossenen Augen, den geführten Bewegungen, dem Nutzen von Sprache, Aufmerksamkeit und Gedächtnis, dem Verarbeiten somästhetischer Informationen sowie besonderen Therapiemitteln, sollten alle Phasen des rehabilitativen Prozesses einen konstanten Bezug zur Realität haben.

Ein neues Arbeitsmittel ist somit der **Vergleich**: Er ist ein wichtiger mentaler Prozess für das Erkennen, das Lernen und das Erreichen eines Bewusstseins. Hier ist es Aufgabe des Therapeuten, den Patienten anzuleiten, einen Vergleich herzustellen. Dieser kann u. a. sein:
- Vergleich der betroffenen Seite mit der nicht betroffenen Seite,
- Vergleich der aktuellen Handlung mit einer präläsionalen Handlung (Wopfner 2015),
- Vergleich einer vorgestellten Handlung mit Elementen der Übung.

Innerhalb des Vergleichs soll der Patient auch Verbindungen herstellen. Die neurokognitive Hypothese lautet, dass besonders die Suche nach Unterschieden und Ähnlichkeiten eine Veränderung der Organisation des Systems bewirken kann.

Literatur

Affolter F (2001) Wahrnehmung, Wirklichkeit und Sprache. Neckar, Villingen-Schwenningen

Affolter F, Bischofberger W (1993) Wenn die Organisation des zentralen Nervensystems zerfällt – und es an gespürter Information mangelt. Neckar, Villingen-Schwenningen

Affolter F, Bischofsberger W (2000) Nonverbal perceptual and cognitive processes in children with language disorders. Toward a new framework for clinical intervention. Erlbaum, Mahwah

Asratian EA (1963) Compensatory adaptation, reflex activity and the brain. Pergamon Press, New York

Basmajian JV, Gowland CA, Finlayson AJ et al (1987) Stroke treatment: comparison of integrated behavioural physical therapy vs. traditional physical therapy programs. Arch Phys Med Rehabil 68:267–272

Beise U (2001) Das Gehirn denkt nicht in Muskelkontraktionen – Interview mit Prof. Birbamer. Ars Med 6:282–285

Decety J (1996) Do imagined and executed actions share the same neural substrate? Brain Res Cogn Brain Res 3:87–93

Eckhardt G, Haase G, Brock K et al (2018) Positioning partial aspects within a holistic therapeutic approach: Bobath Concept Structural Framework (BCSF). Am J Health Res 6(4):79–85

Gould HJ, Cusick CG, Pons TP, Kaas JH (1986) The relationship of corpus callosum connections to electrical stimulation maps of motor, supplementary motor, and the frontal eye fields in owl monkeys. J Comp Neurol 247:297–325

Habermann C, Kolster F (2002) Schwere erworbene Hirnschädigungen. In: Ergotherapie im Arbeitsfeld Neurologie. Thieme, Stuttgart

Hengelmolen-Greb A (2016) Bobath-Konzept – Überprüfung der Lehrinhalte von Bobath-Grundkursen: Enthält der Lehrplan evidenzbasierte Maßnahmen? Querschnittstudie. physioscience 12:17–25

Kollen BJ, Lennon S, Lyons B et al (2009) The effectiveness of the Bobath concept in stroke rehabilitation: what is the evidence? Stroke 40:e89–e97

Langhammer B, Stanghelle JK (2000) Bobath or motor relearning programme? A comparison of two different approaches of physiotherapy in stroke rehabilitation: a randomized controlled study. Clin Rehabil 14:361–369

Lehmann R et al (2009) Die kognitiv-therapeutische Übung nach Perfetti. In: Habermann C, Kolster F (Hrsg) Ergotherapie im Arbeitsfeld Neurologie. Thieme, Stuttgart

Nielsen K (2001) Jubiläumsschrift: 10 Jahre Schulungszentrum des Therapiezentrums Burgau. Schulungszentrum des Therapiezentrums Burgau, Burgau

Pascual-Leone A et al (1993) Modulation of motor cortical outputs to the reading hand of Braille readers. Ann Neurol 34:33–37

Perfetti C (1997) Der hemiplegische Patient – Kognitiv-therapeutische Übungen. Pflaum, München

Perfetti C (2007) Rehabilitieren mit Gehirn – Kognitiv-Therapeutische Übungen in der Neurologie und Orthopädie. Pflaum, München

Piaget J (1996) Das Erwachen der Intelligenz beim Kinde. Klett-Cotta, Stuttgart

Platz T, Eickhof C, van Kaick S et al (2005) Impairment-oriented training or Bobath therapy for severe arm paresis after stroke: a single-blind, multicentre randomized controlled trial. Clin Rehabil 19:714–724

Puschnerus C, Selz E et al (2018) Kapitel 5 Bobath-Konzept. In: Leitfaden Physiotherapie in der Neurologie. Elsevier, Amsterdam

Raine S (2007) The current theoretical assumptions of the Bobath concept as determined by the members of BBTA. Physiother Theory Pract 23:137–152

Shumway-Cook A, Woollacott MH (2016) Motor control: translating research into clinical practice. Lippincott Williams & Wilkins, Philadelphia

Sidar SS (2009) A survey on advanced training in motor recovery intervention: why do occupational therapists seek training in neurodevelopmental treatment? Dissertation, Virginia Commonwealth University, 102 p.

Strick PL, Preston JB (1982) Two representations of the hand in area 4 of a primate. I. Motor output organization. J Neurophysiol 48:139–149

Thaut MH, Leins AK, Rice RR et al (2007) Rhythmic auditory stimulation improves gait more than NDT/Bobath training in near-ambulatory patients early poststroke: a single-blind, randomized trial. Neurorehab Neural Repair 21:455–459

van Vliet PM, Lincoln NB, Foxall A (2005) Comparison of Bobath based and movement science based treatment for stroke: a randomized controlled trial. J Neurol Neurosurg Psychiatry 76:503–508

Vaughan-Graham J (2010) Clinical reasoning by expert Bobath therapists: a grounded theory. Dissertation, Leeds Metropolitan University, 114 p.

Wopfner-Oberleit S (2005) Kognitiv-therapeutische Übung nach Prof. Perfetti. Script Einführungsseminar, unveröff.

Weiterführende Literatur

Arksey H, O'Malley L (2005) Scoping studies: towards a methodological framework. Int J Soc Res Method 8:19–32

International Bobath Instructors Training Association Theoretical assumptions and clinical practice. http://www.ibita.org

Levac D, Colquhoun H, O'Brien K (2010) Scoping studies: advancing the methodology. Implement Sci 5:69–78

Levin MF, Panturin E (2011) Sensorimotor integration for functional recovery and the Bobath approach. Mot Control 15:285–301

Maturana H, Varela F (1986) Autopoiesi e Cognizione. La realizazione del vivente. Marsilio Editori, Venezia

Natarajan P, Oelschlager A, Agah A et al (2008) Current clinical practices in stroke rehabilitation: regional pilot survey. J Rehabil Res Dev 45:841–849

Tyson SF, Selley AB (2007) The effect of perceived adherence to the Bobath concept on physiotherapists' choice of intervention used to treat postural control after stroke. Disabil Rehabil 29:395–401

Tyson SF, Connell LA, Busse ME et al (2009) What is Bobath? A survey of UK stroke physiotherapists' perceptions of the content of the Bobath concept to treat postural control and mobility problems after stroke. Disabil Rehabil 31:448–457

Wopfner-Oberleit S (2015) Autobiographische Erinnerung und motorische Imagination als Lernmittel in der Rehabilitation. http://vfcr.de/download/masterarbeit_wopfner.pdf

13

Serviceteil

© Springer-Verlag GmbH Deutschland, ein Teil von Springer Nature 2022
K.-M. Haus (Hrsg.), *Neurophysiologische Behandlung bei Erwachsenen und Kindern*,
https://doi.org/10.1007/978-3-662-62292-6

Anhang

Arbeitsbögen zur Befunderhebung und Therapiedurchführung

Auf den folgenden Seiten sind verschiedene Arbeitsbögen zur Befunderhebung und Therapiedurchführung aufgeführt. Erläuterungen dazu finden Sie in ▶ Abschn. 11.5.

— Neurologischer Befunderhebungsbogen (◘ Abb. 0.1)

Name der Einrichtung	Patienten-Aufkleber

Abt.: .... **Therapeut:** .... **zust. Arzt:** .... **Datum:** ....

Name:	Alter:

Diagnose: Datum   -   Erkrankung/Ereignis: __.__.____
    gepl. Entlassung: __.__.____
    Verlängerung: __.__.____

Therapierelevante Begleiterkrankungen:

Therapierelevante Vorerkrankungen:

Medikamente/therapierelevante Nebenwirkungen:

Vorhandene Hilfsmittel/Behandlungshinweise:

Ansprechpartner: Tel.:   Krankenkasse:

◘ **Abb. 0.1** Neurophysiologischer Befunderhebungsbogen

▬ Ersteindruck, Teilhabe (◨ Abb. 0.2)

☐ Eigenanamnese,   ☐ Fremdanamnese:
Ersteindruck des Patienten
Lebenssituation (Familie, Sozialkontakte, Freizeit, Hobbys, Interessen…):
Lebensbereiche (Wohnsituation, häusliches Umfeld, Beruf, Mobilität…)

◨ **Abb. 0.2** Ersteindruck, Teilhabe

▬ Ziele des Patienten/Angehörige (◨ Abb. 0.3)

Was möchte der Patient erreichen?
Was sollte (muss) er erreichen?

◨ **Abb. 0.3** Ziele des Patienten/Angehörige

— Neuropsychologischer Kurzbefund (■ Abb. 0.4)

Bewusstsein (Vigilanz):	**Orientierung:**	**Motivation:**
☐ Patient ist wach	☐ zur Person	☐ ist sehr motiviert
☐ schläfrig (somnolent)	☐ zeitlich	☐ ist motiviert
☐ apathisch (teilnahmslos)	☐ örtlich	☐ braucht Fremdmotivation
☐ eingetrübt	☐ situativ	☐ lässt sich nicht Motivieren

Konzentration/Aufmerksamkeit:
☐ kann den Inhalten während der
  gesamten Therapiestunde folgen
☐ kann sich während der Ausführung
  einer Aktivität unterhalten
☐ lässt sich leicht ablenken
☐ unruhig, schweift leicht ab

Psychische Verfassung:
☐ Stimmung situationsadäquat
☐ depressiv verstimmt, weint leicht,
  mimisch monoton
☐ enthemmt, lacht viel
☐ unrealistische Krankheitsverarbeitung

Gedächtnis:
☐ gibt Auskunft zu seiner Person
☐ braucht lange um kognitive
  Aufgaben zu lösen
☐ kann sich den Namen des
  Therapeuten merken
☐ kann Therapietermine einhalten
☐ kann frühere Therapieinhalte
  wiedergeben

Bemerkungen:

Raum-Wahrnehmung:
☐ beachtet, setzt seine betroffene Seite ein
☐ wendet sich über die betroffene Seite nach
  hinten zu einem Geräusch
☐ kann Tastpunkte auf dem Rücken, rechts, links
  und gleichzeitig klar lokalisieren
☐ beachtet eine Zeitung nur auf einer Seite
☐ erkennt die Uhrzeit einer analogen Uhr
☐ Gesichtsfeldausfall _____

Sprechen/Sprache:
☐ spricht klar und deutlich
☐ spricht sinngemäß
☐ spricht wenig
☐ zeigt Wortfindungsstörungen
☐ kann verbale Anweisungen verstehen

Handlungsabläufe:
☐ benutzt bei der Hygiene Zahnpasta,
  Zahnbürste, Rasierapparat adäquat
☐ kann ein Vorhängeschloss öffnen
☐ sucht seine Kleidungstücke selbst aus
☐ zieht die Kleidungsstücke adäquat an

■ **Abb. 0.4** Neuropsychologischer Kurzbefund

— Aktivitäten: quantitative Befunderhebung (s. Barthel-Index, FIM) (◨ Abb. 0.5)

Was kann der Patient physiologisch?

Was kann der Patient durch Kompensation oder den Einsatz pathologischer Muster?
(könnte er ohne Kompensation auskommen und/oder die Bewegungen physiologischer ausführen?)

Transfers: Liegen-Sitz, Sitz-Sitz (Bett-Rollstuhl, Toilette…), Sitz-Stand, Gehen…

Welche Hilfen benutzt der Patient (personell, Hilfsmittel, Kompensation)

Was kann der Patient nicht?

◨ **Abb. 0.5**   Aktivitäten: quantitative Befunderhebung (s. Barthel-Index, FIM)

— Körperfunktionen/-strukturen: qualitative, funktionelle Befunderhebung (■ Abb. 0.6)

Wie liegt, sitzt oder steht der Patient? (es wird die Grundstellung gewählt, die der Patient ohne Hilfen einnehmen kann, entsprechendes ankreuzen). Die Symbole werden den jeweiligen Körperregionen zugeordnet.

Spastizität (assoziierten Reaktionen):   □ gering   □ mäßig   □ schwer

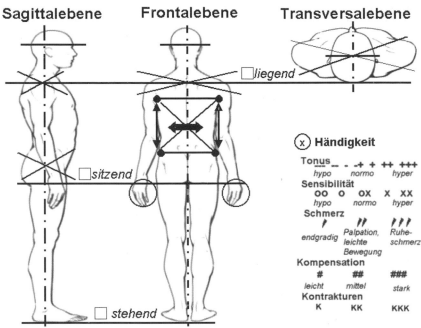

Körperposition/Funktion: Ø (oB.), **eF.** (eingeschränkte Funktion), **oF.** (ohne Funktion)

■ **Abb. 0.6**   Körperfunktionen/-strukturen: qualitative, funktionelle Befunderhebung

— Stabilität (■ Abb. 0.7)

Stabilität: Kopfposition	Rumpfposition	Arm (betroffene Extr.)	Bein (betroffene Extr.)
□ symmetrisch □ nach re. □ nach li. □ re. □ li. lateralflektiert □ nach v. □ nach hi.	□ symmetrisch □ nach re. □ nach li. □ re. □ li. lateralflektiert □ flektiert □ extendiert	_____ _____ □ selekt. B. □ Massensy. □ schlaffe P. □ Spastik □ Rigor □ Ataxie	_____ _____ □ selekt. B. □ Massensy. □ schlaffe P. □ Spastik □ Klonus (Extensorent.)

■ **Abb. 0.7**   Stabilität

— Dynamische Stabilität (◖ Abb. 0.8)

Stellreaktionen	Kopf	Rumpf	Arme	Beine
sitzend nach re./li. m./o. Bodenkontakt: SG: **stehend** Einbeinstand re./li. mit off. u. geschl. Augen	vert. Ausricht. Gesichtsfeld re.__ - li.__ M. trapezius: Fazilitation:	horiz. Ausricht. (SG) ZSP re.__ - li.__ M. latissimus: M. erector spinae:	☐ Ø ☐ eF ☐ oF **Stützfunktion** (betr. Arm sitzend) ☐ Armstütz mgl. ☐ mit Hilfe mgl. ☐ Ellbogenstütz ☐ oF	☐ Ø (ohne Boden- ☐ eF kontakt) ☐ oF **Gewichtsüber-nahme** (betr. Bein) ☐ Ø ☐ eF ☐ oF

◖ **Abb. 0.8** Dynamische Stabilität

— Bewegung (◖ Abb. 0.9)

| ☐ aktiv ☐ aktiv/assistiv ☐ passiv (Bewegungsausmaß/ grobe Schätzwerte) | **Lateralflexion** ☐ re. ☐ li. ☐ Flexion HWS ☐ Extension HWS ☐ symmetrische Ausrichtung | **Lateralflexion** ☐ re. ☐ li. ☐ Rumpfflexion ☐ Rumpfextension ☐ stabilisierende Ausrichtung | **Anteversion ca. °** **Abduktion ca. °** **Retroversion ca. °** **Außenrotat. ca. °** (sitzend) | **Flexion ca. °** **Abduktion ca. °** **Extension ca. °** Schutzschritte ☐ nach vorn/hin. ☐ nach rechts/links |

Schulterblatt/Thorax (A)	
Schultergürtel (B)	
Schultergelenk/Oberarm (C)	
Oberarm/Unterarm (D)	
Handgelenk/Finger	

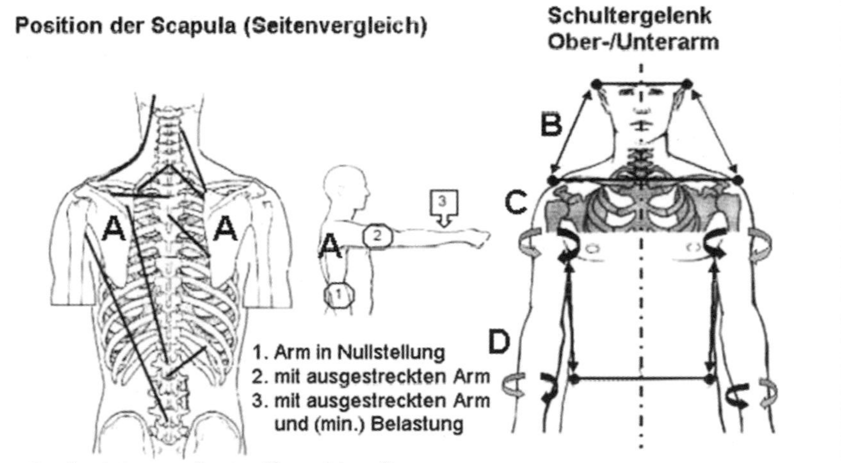

Position der Scapula (Seitenvergleich)

Schultergelenk Ober-/Unterarm

1. Arm in Nullstellung
2. mit ausgestreckten Arm
3. mit ausgestreckten Arm und (min.) Belastung

Hantierfunktionen (betroffene Hand)
☐ selektive Fingerbewegungen sind möglich
☐ kann Flasche beim Aufdrehen halten
☐ kann Flasche aufdrehen
☐ kann Getränk eingießen
☐ kann aus einem Glas trinken
☐ kann Brot schmieren
☐ kann Brot schneiden
☐ kann Vorhängeschloss beim Schließen halten
☐ kann Vorhängeschloss mit Schlüssel schließen
☐ kann sich eine Schürze umbinden (hinten)
☐ kann Schnürsenkel seiner Schuhe binden

◖ **Abb. 0.9** Bewegung

– Sensibilität (■ Abb. 0.10)

Stereognosie			
Tiefensen-sibilität (propriozeptiv)	**placing (Bewegungssinn)**, variierendes Bewegungs-ausmaß (räumlich) u. –Geschwindigkeit (zeitlich)	**holding (Kraftsinn)**	**mirroring (Stellungssinn)**
	betroffene obere u. unter Extremität		
	weniger betroffene obere u. untere Extremität		
Oberflächen-sensibilität	epikritisch		
	protopathisch		

■ **Abb. 0.10**   Sensibilität

- Kontextfaktoren: Förderfaktoren (+), Barrieren (−) (■ Abb. 0.11)
- Behandlungsziele (■ Abb. 0.12)

Umwelt	personenbezogen

■ Abb. 0.11   Kontextfaktoren: Förderfaktoren (+), Barrieren (−)

Körperstrukturen/ -Funktionen (kurzfristig)	Aktivitäten (mittelfristig)	Partizipation (Teilhabe) (langfristig)

◼ **Abb. 0.12** Behandlungsziele

Stichwortverzeichnis

Printed by Wilco bv, the Netherlands